化 学 药 物

芦金荣　周　萍　编著

东南大学出版社

内 容 简 介

本书是根据医药类院校国际经济与贸易、工商管理、市场营销、经济学、药事法规、信息管理与信息系统、药学英语等非药学类专业教学要求，并在作者多年的教学实践的基础上编写的。

全书共分2篇，上篇为基础有机化学，下篇为药物各论。第1章为绪论。第2～14章为基础有机化学部分，该部分采用脂肪族、芳香族化合物混合编排的方式，重点阐明有机化合物的基本知识、基本反应、基本理论，对有机化合物的结构和性质之间的关系进行了强化，对有机反应机理及有机合成的内容则只进行了简单介绍。第15～27章为药物各论，主要介绍了各类化学药物，包括各类药物的发展、常用药物的化学结构、化学名称、构效关系、药物的作用原理及典型药物的合成方法。第27章则简单介绍了药物的研究与开发的途径和方法。

全书每章均附有习题，其中有机化学部分的习题给出了参考答案。

本书不仅可作为高等医药院校相关专业的本科、大专教材，还可作为有关科研人员的参考书。

图书在版编目(CIP)数据

化学药物/芦金荣等编著. —南京:东南大学出版社,2006.8(2012.12重印)

ISBN 978-7-5641-0533-4

Ⅰ.化... Ⅱ.芦... Ⅲ.化学合成-药物-医学院校-教材 Ⅳ. TQ460.31

中国版本图书馆CIP数据核字(2006)第093692号

东南大学出版社出版发行

(南京四牌楼2号 邮编210096)

出版人:江建中

江苏省新华书店经销 江苏省地质测绘院印刷

开本:787mm×1092mm 1/16 印张:27 字数:691千字

2006年8月第1版 2012年12月第3次印刷

印数:5501-6600册 定价:42.00元

前　言

《化学药物》课程是医药类院校国际经济与贸易、工商管理、市场营销、经济学、药事法规、信息管理与信息系统、药学英语等非药学专业的专业基础课。针对上述专业的实际情况，在多年讲授《化学药物》课程的基础上，我们编写了这本《化学药物》教材。

本教材将药学类专业的《有机化学》和《药物化学》两门专业基础课程加以综合、交融，贯彻了以有机化学及药物化学的基本概念、基本理论和基本知识为主的指导思想，注意理论联系实际。在内容的选择上有所取舍，有所侧重，不求面面俱到，但求重点突出，特点鲜明。

全书共分2篇，上篇为基础有机化学，下篇为药物各论。第1章为绪论。第2～14章为基础有机化学部分，该部分采用脂肪族、芳香族化合物混合编排的方式，以官能团为纲，以结构和反应为主线，重点阐明各类官能团化合物的结构和性质之间的关系，对有机反应机理及有机合成的内容则只进行了简单介绍。第15～27章为药物各论，主要介绍了各类化学药物，包括各类药物的发展、常用药物的化学结构、化学名称、构效关系、药物的作用原理及典型药物的合成方法，并简单介绍了药物的研究与开发的途径和方法。

考虑到学生的学习基础及课程设置，在教材中的药物各论部分，适当地添加了部分衔接内容，如在介绍抗心律失常药时，先简单介绍了心脏的形态结构、特殊传导系统及心律失常的产生和类型；在介绍抗菌药时先简单介绍了微生物的分类、细菌的形态、类型等；在介绍抗病毒药时分别简单介绍了病毒的形态、分类，核酸的分类、组成，碱基的种类及结构等。

为配合双语教学，教材中各类有机化合物的命名实例、药物的名称、《有机化学》及《药物化学》中常见的名词术语、《有机化学》中的人名反应等均用中英文表示。

本书每章均附有习题，其中有机化学部分的习题给出了参考答案。

希望本教材的出版能对医药类院校非药学专业的教学实践与教学改革起到抛砖引玉的作用。

参加本书编写的有中国药科大学芦金荣(编写第1、2、3、4、5、6、7、8、9、14、15、16、17、19、21、22、23、25、27章),周萍(编写第10、11、12、13、18、20、24、26章)等2位同志。

由于编者水平有限,加之时间比较仓促,错误和不妥之处在所难免,敬请广大读者及同行专家提出宝贵意见。

编　者

2006年8月

目　　录

上篇　基础有机化学

1　绪论 …… 3
　1.1　有机化合物、有机化学和化学药物 …… 3
　　1.1.1　有机化学的产生和发展 …… 3
　　1.1.2　化学药物的研究内容 …… 3
　　1.1.3　药物化学的发展简介 …… 4
　1.2　有机化合物的特性 …… 5
　1.3　共价键理论简介 …… 5
　　1.3.1　经典共价键理论 …… 6
　　1.3.2　现代共价键理论 …… 7
　1.4　共价键的几个重要属性 …… 8
　　1.4.1　键长 …… 8
　　1.4.2　键角 …… 9
　　1.4.3　键能和键的离解能 …… 10
　　1.4.4　键的极性 …… 10
　1.5　有机化合物的分类 …… 11
　　1.5.1　按碳架分类 …… 11
　　1.5.2　按官能团分类 …… 12
　习题 …… 12

2　烷烃 …… 14
　2.1　烷烃的通式和同分异构 …… 14
　2.2　有机化合物中碳原子和氢原子的分类 …… 15
　2.3　烷烃的结构 …… 15
　　2.3.1　碳原子的 sp^3 杂化 …… 15
　　2.3.2　σ键的形成和特点 …… 16
　2.4　烷烃的命名 …… 16
　　2.4.1　烷基的概念 …… 16
　　2.4.2　普通命名法(习惯命名法) …… 17
　　2.4.3　系统命名法 …… 17
　2.5　烷烃的构象 …… 18

2.5.1 乙烷的构象 18
2.5.2 正丁烷的构象 20
2.6 烷烃的物理性质 20
2.7 烷烃的化学性质 21
2.7.1 卤代反应 21
2.7.2 氧化反应 24
习题 25

3 烯烃和环烷烃 26
3.1 烯烃的结构 26
3.1.1 碳原子的 sp^2 杂化 26
3.1.2 碳碳双键的形成 26
3.1.3 π键的特点 27
3.2 烯烃的通式和同分异构 27
3.3 烯烃的命名 28
3.3.1 常见烯基 28
3.3.2 烯烃的系统命名 29
3.4 烯烃的物理性质 30
3.5 烯烃的化学性质 31
3.5.1 双键的加成反应 31
3.5.2 双键的氧化反应 36
3.5.3 α-氢原子的反应 37
3.5.4 烯烃的聚合反应 38
3.6 环烷烃的分类、同分异构和命名 38
3.7 环烷烃的理化性质 40
3.7.1 加氢 40
3.7.2 与卤素反应 40
3.7.3 与卤化氢反应 41
3.8 环烷烃的结构 41
3.9 环己烷及其取代衍生物的构象 42
3.9.1 环己烷的构象 42
3.9.2 环己烷取代衍生物的构象 44
3.10 十氢萘的构象 44
习题 45

4 炔烃和二烯烃 47
4.1 炔烃的结构 47
4.1.1 碳原子的 sp 杂化 47
4.1.2 碳碳叁键的组成 47

4.2 炔烃的同分异构和命名…… 48
4.2.1 同分异构…… 48
4.2.2 命名…… 48
4.3 炔烃的理化性质…… 49
4.3.1 炔烃的加成反应…… 49
4.3.2 炔烃的氧化反应…… 52
4.3.3 炔氢的反应…… 52
4.3.4 聚合反应…… 53
4.4 二烯烃的分类和命名…… 53
4.5 共轭二烯烃的结构…… 54
4.5.1 共轭二烯烃的量子力学结构…… 54
4.5.2 共振论简介…… 55
4.6 共轭二烯烃的反应…… 56
4.6.1 1,4-加成(共轭加成) …… 56
4.6.2 双烯加成(狄尔斯-阿尔特反应) …… 56
4.7 共轭加成的理论解释…… 57
习题 …… 58

5 对映异构…… 60
5.1 手性分子和对映异构…… 60
5.1.1 偏光…… 60
5.1.2 旋光性物质和旋光度…… 61
5.1.3 手性分子和对映异构…… 62
5.2 含1个手性碳原子化合物的对映异构…… 63
5.3 对映异构体的表示方法和构型标记…… 63
5.3.1 对映异构体的表示方法…… 63
5.3.2 构型的标记…… 64
5.4 含2个手性碳原子化合物的对映异构…… 65
5.4.1 含2个不相同手性碳原子的化合物…… 65
5.4.2 含2个相同手性碳原子的化合物…… 66
5.5 不含手性碳原子化合物的对映异构…… 68
5.5.1 丙二烯型化合物…… 68
5.5.2 联苯型化合物…… 68
5.6 环状化合物的立体异构…… 69
5.7 外消旋体的拆分…… 70
习题 …… 71

6 芳烃…… 73
6.1 苯及其同系物的同分异构和命名…… 73

6.1.1 同分异构 …… 73
6.1.2 常见取代基 …… 74
6.1.3 系统命名 …… 74
6.2 苯的结构 …… 74
6.2.1 凯库勒(Kekulé)式 …… 74
6.2.2 现代价键理论对苯分子结构的描述 …… 75
6.3 苯及其同系物的物理性质 …… 75
6.4 苯及其同系物的化学性质 …… 76
6.4.1 苯环上的反应 …… 76
6.4.2 烷基苯侧链的反应 …… 79
6.5 芳环上亲电性取代反应的定位效应 …… 80
6.5.1 定位基的分类 …… 81
6.5.2 定位效应的理论解释 …… 81
6.5.3 二取代苯的定位效应 …… 82
6.5.4 定位效应在合成中的应用 …… 83
6.6 稠环芳烃 …… 84
6.6.1 稠环芳烃的命名 …… 84
6.6.2 萘的结构 …… 84
6.6.3 萘的化学性质 …… 85
6.7 休克尔规则 …… 86
习题 …… 87

7 卤代烃 …… 89
7.1 卤代烃的分类和命名 …… 89
7.1.1 分类 …… 89
7.1.2 命名 …… 89
7.2 卤代烃的物理性质 …… 90
7.3 卤代烃的化学性质 …… 91
7.3.1 亲核性取代反应 …… 91
7.3.2 消除反应 …… 93
7.3.3 与金属镁反应 …… 95
7.4 取代反应和消除反应的竞争 …… 95
7.5 卤代烃中卤原子的活泼性 …… 96
习题 …… 97

8 醇、酚、醚 …… 99
8.1 醇的分类和命名 …… 99
8.2 醇的物理性质 …… 100
8.3 醇的化学性质 …… 101

8.3.1 与金属反应 …… 101
8.3.2 羟基被取代 …… 102
8.3.3 脱水反应 …… 103
8.3.4 氧化反应 …… 104
8.4 邻二醇 …… 104
8.4.1 被高碘酸氧化 …… 104
8.4.2 频哪醇重排 …… 105
8.5 硫醇 …… 105
8.6 酚的命名 …… 106
8.7 酚的理化性质 …… 106
8.7.1 酚羟基的反应 …… 107
8.7.2 芳环上的取代反应 …… 109
8.7.3 氧化反应 …… 110
8.8 酚的制备 …… 110
8.8.1 磺酸盐的碱熔融法 …… 110
8.8.2 异丙苯法 …… 111
8.8.3 芳卤烃水解 …… 111
8.9 醚的分类和命名 …… 111
8.10 醚的理化性质 …… 112
8.10.1 鎓盐的生成 …… 112
8.10.2 醚键的断裂 …… 113
8.10.3 过氧化物的形成 …… 113
8.11 环醚 …… 113
8.12 硫醚 …… 114
8.13 冠醚 …… 114
8.14 醚的制备 …… 115
8.14.1 醇分子间脱水 …… 115
8.14.2 威廉姆逊合成 …… 115
习题 …… 115

9 醛和酮 …… 118
9.1 醛、酮的分类和命名 …… 118
9.2 醛、酮的物理性质 …… 119
9.3 醛、酮的化学性质 …… 120
9.3.1 亲核性加成反应 …… 120
9.3.2 α-氢原子的反应 …… 124
9.3.3 氧化反应和还原反应 …… 126
9.4 不饱和醛、酮 …… 128
9.5 醌类 …… 129

9.5.1 烯键的加成 …… 129
9.5.2 羰基与氨衍生物的加成 …… 130
9.5.3 1,4-加成反应和1,6-加成反应 …… 130
习题 …… 130

10 羧酸及其衍生物 …… 133
10.1 羧酸 …… 133
10.1.1 羧酸的分类和命名 …… 133
10.1.2 羧酸的物理性质 …… 134
10.1.3 羧酸的结构 …… 134
10.1.4 羧酸的化学性质 …… 134
10.2 羧酸衍生物 …… 139
10.2.1 羧酸衍生物的命名 …… 139
10.2.2 羧酸衍生物的物理性质 …… 140
10.2.3 羧酸衍生物的化学性质 …… 140
10.3 碳酸衍生物 …… 145
习题 …… 146

11 取代羧酸 …… 148
11.1 取代羧酸的分类和命名 …… 148
11.2 卤代酸 …… 149
11.2.1 酸性 …… 149
11.2.2 与碱的反应 …… 149
11.3 羟基酸和酚酸 …… 150
11.3.1 羟基酸 …… 150
11.3.2 酚酸 …… 150
11.4 羰基酸和羰基酸酯 …… 151
11.4.1 羰基酸 …… 151
11.4.2 乙酰乙酸乙酯 …… 151
11.4.3 丙二酸二乙酯 …… 154
11.5 氨基酸 …… 154
11.5.1 两性及等电点 …… 155
11.5.2 氨基酸受热后的变化 …… 156
11.5.3 显色反应 …… 156
11.5.4 肽与蛋白质 …… 157
习题 …… 157

12 有机含氮化合物 …… 159
12.1 硝基化合物 …… 159

12.1.1 分类和命名…… 159
12.1.2 物理性质…… 159
12.1.3 化学性质…… 160
12.2 胺类…… 162
12.2.1 胺的分类和命名…… 162
12.2.2 胺的结构…… 163
12.2.3 胺的物理性质…… 163
12.2.4 胺的化学性质…… 164
12.3 重氮化合物与偶氮化合物…… 172
12.3.1 结构与命名…… 172
12.3.2 重氮盐的性质…… 172
习题…… 174

13 芳香杂环化合物…… 176
13.1 杂环化合物的分类与命名…… 176
13.1.1 分类…… 176
13.1.2 命名…… 176
13.2 五元杂环化合物…… 178
13.2.1 含1个杂原子的五元杂环化合物…… 178
13.2.2 含2个杂原子的五元杂环化合物…… 181
13.3 六元杂环化合物…… 182
13.3.1 含1个杂原子的六元杂环化合物…… 182
13.3.2 含2个杂原子的六元杂环化合物…… 186
13.4 由2个杂环形成的稠杂环化合物…… 186
13.5 杂环化合物合成法…… 187
13.5.1 喹啉及其衍生物合成法…… 187
13.5.2 嘧啶类化合物合成法…… 187
习题…… 188

14 糖类化合物和萜类化合物…… 190
14.1 糖类化合物的定义和分类…… 190
14.2 单糖…… 191
14.2.1 单糖的结构…… 191
14.2.2 单糖的化学性质…… 194
14.3 双糖…… 196
14.3.1 麦芽糖…… 196
14.3.2 乳糖…… 197
14.3.3 蔗糖…… 197
14.4 多糖…… 197

14.4.1 淀粉……198
14.4.2 纤维素……198
14.5 萜类化合物的定义和分类……199
14.6 单萜类化合物……199
14.6.1 链状单萜……200
14.6.2 单环单萜……200
14.6.3 双环单萜……201
14.7 其他萜类化合物……202
14.7.1 倍半萜类……202
14.7.2 二萜类……202
习题……203

下篇 药物各论

15 麻醉药……207
15.1 全身麻醉药……207
15.1.1 吸入性麻醉药……207
15.1.2 静脉麻醉药……208
15.2 局部麻醉药……209
15.2.1 普鲁卡因的发现过程……210
15.2.2 局麻药的结构类型……211
15.2.3 局麻药的构效关系……212
习题……216

16 镇静催眠药、抗癫痫药和抗精神失常药……217
16.1 镇静催眠药……217
16.1.1 巴比妥类药物……217
16.1.2 苯二氮䓬类药物……219
16.1.3 其他类药物……221
16.2 抗癫痫药……223
16.3 抗精神失常药……225
16.3.1 抗精神病药……225
16.3.2 抗抑郁药……229
16.3.3 抗焦虑药……231
习题……232

17 解热镇痛药、非甾体抗炎药和镇痛药……233
17.1 解热镇痛药……233
17.1.1 作用机理……233

17.1.2　解热镇痛药物…… 234
17.1.3　解热镇痛药的稳定性…… 236
17.2　非甾体抗炎药…… 238
17.2.1　邻氨基苯甲酸类…… 238
17.2.2　吲哚乙酸类…… 239
17.2.3　芳基烷酸类…… 240
17.2.4　1,2-苯并噻嗪类…… 242
17.3　镇痛药…… 243
17.3.1　吗啡及其衍生物…… 244
17.3.2　合成镇痛药…… 246
17.3.3　镇痛药物的构效关系…… 248
习题…… 251

18　抗过敏药和抗溃疡药…… 252
18.1　抗过敏药…… 252
18.1.1　H_1 受体拮抗剂的发展…… 252
18.1.2　H_1 受体拮抗剂的构效关系…… 256
18.2　抗溃疡药…… 258
18.2.1　H_2 受体拮抗剂…… 258
18.2.2　质子泵抑制剂…… 259
习题…… 262

19　拟肾上腺素药和抗肾上腺素药…… 263
19.1　拟肾上腺素药…… 263
19.1.1　拟肾上腺素药的发展…… 264
19.1.2　拟肾上腺素药的构效关系…… 265
19.2　抗肾上腺素药…… 269
19.2.1　α 受体拮抗剂…… 269
19.2.2　β 受体拮抗剂…… 270
习题…… 273

20　拟胆碱药和抗胆碱药…… 274
20.1　拟胆碱药…… 274
20.1.1　胆碱受体激动剂…… 274
20.1.2　胆碱酯酶抑制剂…… 276
20.2　抗胆碱药…… 280
20.2.1　M 胆碱受体拮抗剂…… 280
20.2.2　N 胆碱受体拮抗剂…… 283
习题…… 288

21 心血管系统药物…… 289
21.1 强心药…… 289
21.1.1 强心苷类…… 289
21.1.2 非苷类…… 290
21.2 抗心绞痛药…… 291
21.2.1 硝酸酯及亚硝酸酯类…… 291
21.2.2 钙拮抗剂…… 291
21.2.3 β受体阻断剂…… 293
21.3 血脂调节药…… 296
21.3.1 烟酸类…… 296
21.3.2 苯氧乙酸类…… 297
21.3.3 羟甲戊二酰辅酶A还原酶抑制剂…… 297
21.3.4 其他类型…… 298
21.4 抗心律失常药…… 300
21.4.1 钠通道阻滞剂…… 301
21.4.2 钙通道阻滞剂…… 302
21.4.3 钾通道阻断剂…… 302
21.4.4 β受体拮抗剂…… 302
21.5 抗高血压药…… 304
21.5.1 作用于自主神经系统的药物…… 304
21.5.2 影响RAS系统的药物…… 306
21.5.3 作用于离子通道的药物…… 308
习题…… 309

22 抗菌药和抗病毒药…… 310
22.1 磺胺类药物及抗菌增效剂…… 310
22.1.1 磺胺类药物的发展…… 311
22.1.2 磺胺类药物的构效关系…… 312
22.1.3 磺胺类药物的作用机制…… 312
22.1.4 抗菌增效剂…… 314
22.2 喹诺酮类抗菌药…… 316
22.2.1 喹诺酮类抗菌药的发展概况…… 316
22.2.2 喹诺酮类药物的分类…… 316
22.2.3 喹诺酮类药物的构效关系…… 317
22.3 抗结核病药…… 319
22.3.1 抗生素类抗结核病药…… 319
22.3.2 合成抗结核病药…… 320
22.4 异喹啉类及硝基呋喃类抗菌药…… 322
22.5 抗真菌药…… 323

22.5.1 抗生素类抗真菌药……………………………………………………… 323
22.5.2 合成抗真菌药……………………………………………………………… 324
22.6 抗病毒药…………………………………………………………………… 326
22.6.1 非核苷类………………………………………………………………… 326
22.6.2 核苷类…………………………………………………………………… 327
习题……………………………………………………………………………… 329

23 抗生素……………………………………………………………………… 330
23.1 β-内酰胺类抗生素 ……………………………………………………… 330
23.1.1 β-内酰胺类抗生素的发展、结构特点及分类 ……………………… 330
23.1.2 青霉素及半合成青霉素类………………………………………………… 332
23.1.3 头孢菌素及半合成头孢菌素类…………………………………………… 336
23.1.4 非典型的β-内酰胺类抗生素及β-内酰胺酶抑制剂 ……………… 341
23.2 四环素类抗生素………………………………………………………… 343
23.3 氨基糖苷类抗生素……………………………………………………… 345
23.4 大环内酯类抗生素……………………………………………………… 347
23.5 氯霉素类抗生素………………………………………………………… 350
习题……………………………………………………………………………… 352

24 抗肿瘤药物………………………………………………………………… 353
24.1 烷化剂……………………………………………………………………… 353
24.1.1 氮芥类…………………………………………………………………… 353
24.1.2 乙撑亚胺类……………………………………………………………… 356
24.1.3 甲磺酸酯类及多元醇类………………………………………………… 356
24.1.4 亚硝基脲类……………………………………………………………… 357
24.2 抗代谢药物………………………………………………………………… 359
24.2.1 嘧啶拮抗物……………………………………………………………… 359
24.2.2 嘌呤拮抗物……………………………………………………………… 360
24.2.3 叶酸拮抗物……………………………………………………………… 361
24.3 抗肿瘤天然药物…………………………………………………………… 363
24.3.1 抗肿瘤抗生素…………………………………………………………… 363
24.3.2 抗肿瘤的植物药有效成分及其衍生物………………………………… 364
24.4 金属配合物抗肿瘤药物…………………………………………………… 366
习题……………………………………………………………………………… 368

25 甾体化合物和甾类药物…………………………………………………… 369
25.1 甾体化合物………………………………………………………………… 369
25.1.1 甾体化合物的基本碳架和命名………………………………………… 369
25.1.2 甾体化合物碳架的构型和构象………………………………………… 370

25.2 甾类药物…… 370
25.2.1 雌激素…… 371
25.2.2 雄激素和同化激素…… 373
25.2.3 孕激素和甾体避孕药…… 375
25.2.4 肾上腺皮质激素…… 378
习题…… 381

26 维生素…… 382
26.1 脂溶性维生素…… 382
26.1.1 维生素 A …… 382
26.1.2 维生素 D …… 383
26.1.3 维生素 E …… 384
26.1.4 维生素 K …… 384
26.2 水溶性维生素…… 386
26.2.1 B族维生素…… 387
26.2.2 维生素 C …… 388
习题…… 389

27 新药研究概述…… 390
27.1 先导化合物的发现…… 390
27.1.1 从天然活性物质中筛选和发现先导化合物…… 391
27.1.2 用普筛方法发现先导化合物…… 392
27.1.3 以生物化学或药理学为基础发现先导化合物…… 392
27.1.4 从药物的代谢产物中发现先导化合物…… 393
27.1.5 从药物临床副作用的观察中发现先导化合物…… 394
27.1.6 由药物合成的中间体作为先导物…… 395
27.1.7 幸运发现…… 395
27.1.8 通过组合化学的方法得到先导化合物…… 396
27.2 先导化合物优化的一般方法…… 396
27.2.1 生物电子等排原理…… 396
27.2.2 前药原理…… 397
27.2.3 硬药和软药…… 399
习题…… 400

习题参考答案…… 401

上篇

基础有机化学

1 绪 论

药物通常是指对疾病具有预防、治疗或诊断作用以及对调节人体功能、提高生活质量、保持身体健康具有功效的物质。根据药物的来源及性质不同,可以将其分为中药或天然药物、化学合成药物及生物药物。在这些药物中,有些是直接使用的天然植物,如草、叶、根、茎、皮等,有的是直接使用的动物的脏器及分泌物等,但有很大一部分是通过化学合成或生物合成的方法得到确切组成的化合物后作为药物使用的。我们所研究的药物就是这类既具有药物的功效,同时又有确切化学组成的药物,即化学药物。化学药物可以是无机的矿物质或合成的有机化合物,从天然药物中提取得到的有效单体以及通过发酵方法得到的抗生素等等。可以看出,化学药物是以化合物作为其物质基础,以药物发挥的功效(生物效应)作为其应用基础的。化学药物的主体是有机化合物,故本教材在介绍有机化合物基本知识的基础上分别介绍各类药物。

1.1 有机化合物、有机化学和化学药物

1.1.1 有机化学的产生和发展

自然界的物质一般被划分为**无机化合物(Inorganic compound)**和**有机化合物(Organic compound)**两大类。历史上人们将那些从动植物体(有机体)内所获得的物质称为有机化合物,即在一种神秘的"生命力"支配下才能产生的、与无机化合物截然不同的一类物质,如从粮食发酵而获得的酒、醋等。

1828 年德国化学家维勒(F. Wöhler, 1800～1882)在实验室用无机物氰酸铵合成了有机物尿素,这一发现冲破了"生命力"学说对有机化学发展的束缚。

$$NH_4CNO \xrightarrow{\triangle} NH_2CONH_2$$

后来,人们又陆续合成了一些有机酸、油脂、糖等。现代有机化学是从 19 世纪才开始形成的。

随着碳的四面体模型学说的提出以及有机结构理论的发展,特别是一些现代物理仪器和技术(如 X-结晶衍射、波谱技术、电子计算机等)的应用,才为人类认识有机化合物的结构、研究有机反应的规律及进行有机合成开辟了极为广阔的途径。

1.1.2 化学药物的研究内容

化学药物的研究内容主要包括基础有机化学及药物各论两部分。

1) 基础有机化学

有机化合物主要含碳氢两种元素。按照现代的观点,有机化合物是指碳氢化合物及其

衍生物(Derivatives)。衍生物是指化合物分子中的原子或原子团直接或间接地被其他原子或原子团所取代(置换)而衍生出来的产物。

因此,有机化学就是研究碳氢化合物及其衍生物的科学。具体地讲,就是研究有机化合物的组成、结构、性质、制法、分离提纯以及变化规律的科学。

2) 药物各论

该部分研究内容涉及药物的发现、发展、化学性质、合成以及药物在体内的作用、变化等。其研究任务大致为:①为合理利用已知的化学药物提供理论基础。通过研究药物的理化性质,阐明药物的化学稳定性,为药物剂型的设计、选择,药物的分析检验、保管和贮存服务;通过药物理化性质的研究及代谢产物的分离鉴定,为进一步认识药物在体内的动力学过程,药物的代谢产物及其可能产生的生物效应提供化学基础。②为生产化学药物提供先进、经济的方法和工艺。③寻找和发现新药,不断探索新药研究和开发的途径和方法。综合运用化学、生物学等学科的理论和知识,研究化学结构与生物活性之间的关系,创制疗效好、毒副作用低的新药。上述研究内容及研究任务主要涉及建立在多种化学学科和生物学科基础上的交叉学科——药物化学,故在介绍有机化学的基本知识之前,先简单介绍药物化学的发展。

1.1.3 药物化学的发展简介

有史记载以来,人们对药物的应用是源于天然物特别是植物,我国就有几千年的应用中医药的历史。到19世纪中期,由于化学学科的发展,人类已不满足于应用天然植物治疗疾病,而是希望从中发现有效的化学成分。其中最有影响的工作是从阿片中分离出吗啡,从金鸡纳树皮中提取得到奎宁,从莨菪中提取出阿托品,以及从古柯树叶中得到可卡因等。这些最早的研究结果说明,天然药物中所含的化学物质是天然药物产生治疗作用的物质基础。另一方面,在这个时期,由于化学学科的发展,尤其是有机化学合成技术的发展,临床医学家开始从有机物中寻找对疾病有治疗作用的化合物,如用氯仿和乙醚作为全身麻醉药等。由于有机合成化学为生物学实验提供了化合物基础的来源,人们在总结化合物生物活性的基础上提出了药效团的概念,指导人们开始有目的地进行药物合成研究,在19世纪末发现了苯佐卡因、阿司匹林等一些化学合成药物,药物化学才真正地逐渐形成一门重要的独立的学科。

化学工业的兴起促进了制药工业的进步,有机化学已由合成简单化合物向合成复杂化合物发展,加之这一时期药物活性评价已由动物代替人体进行研究,形成了实验药理学,减少了冒险性,扩大了药物筛选的范围,加快了新药研究的速度和成功的机会,推动了药物化学的发展。

20世纪20年代,解热镇痛药和局部麻醉药在临床上已得到较好应用;30年代磺胺类药物的发现,使细菌感染性疾病的治疗有了有效的药物,并利用体内代谢产物进行新药设计和研究,创立了药物的抗代谢作用机制;40年代青霉素用于临床,开创了从微生物代谢产物中寻找抗生素的思路,使药物化学的理论和实践都有了飞速的发展。

20世纪50年代以后,随着生物学科的发展,人们对体内的代谢过程,身体的调节系统,疾病的病理过程有了更多的了解,对蛋白质、酶、受体、离子通道等有了更深入的研究,在心脑血管疾病治疗、肿瘤的化学治疗效果上有了较大的提高。60年代开始由于定量构效关系的研究，使药物化学的发展由盲目设计到有目的的合理设计，极大地丰富了药物化学的理论。计算机图像学技术的应用使药物设计更加合理、可行，组合化学方法的发展，使快速大量合成化合物成为可能；高通量和自动化筛选技术的应用，缩短了药物发现的时间，大大加快了新药寻找过程；生物技术特别是分子克隆技术、人类基因组学、蛋白组学的形成和发展，为新药研究提供了更多的靶点。

1.2 有机化合物的特性

与无机化合物相比，有机化合物大致有以下几个特点：

1）对热不稳定，容易燃烧

有机物稳定性较差，易发生氧化、分解反应。有机物一般都易燃而大多数无机物不易燃烧。

2）熔点较低

有机物熔点(Melting point)一般在400℃以下，而大多数无机物通常难以熔化。

3）难溶于水，易溶于有机溶剂

有机化合物分子的极性较小或没有极性，根据**“相似相溶”(Like dissolves like)**原理，有机物易溶于极性较小的有机溶剂而难溶于极性较大的水。

4）反应速度较慢、产率较低、产物较复杂

无机物间的反应一般为离子反应，反应非常迅速；而有机物间的反应，其速度取决于分子间的不规则碰撞，故反应速度较慢。有些有机反应需要几十小时甚至几十天才能完成，因此常需采用加热、搅拌、加入催化剂等措施来加速反应。此外，由于大多数有机分子较复杂，在发生化学反应时，常常不是局限在某一特定部位，这就使反应结果较复杂，往往在发生主要反应的同时还伴随着一些副反应而导致产率较低、副产物较多。所以有机反应后常需用蒸馏(Distillation)、重结晶(Recrystallization)等操作进行分离提纯。

5）同分异构现象普遍

同分异构体(Isomers)是指具有相同组成而结构不同的化合物。例如乙醇与甲醚，它们的分子式相同，都是C_2H_6O，但它们是两个不同的化合物，乙醇是液体，甲醚是气体。通常，我们把乙醇和甲醚称作同分异构体，这种现象称**同分异构现象**。同分异构现象是导致有机化合物数目众多的主要原因之一。

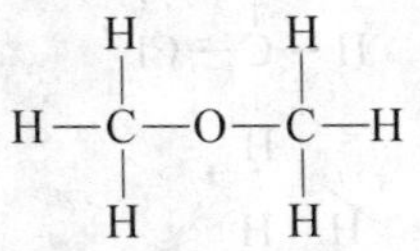

甲醚 dimethyl ether

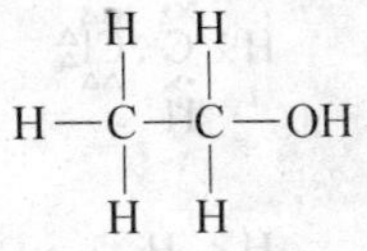

乙醇 ethyl alcohol

1.3 共价键理论简介

现在已确知的化学键有3种类型，即电价键(其中主要是离子键)、共价键和金属键。有机化合物主要以共价键相结合，所以我们只讨论与共价键有关的问题。

1.3.1 经典共价键理论

化学键本质的问题，一直是化学的重大研究课题。1914～1917 年，美国的物理化学家路易斯(G. N. Lewis，1875～1946)等人曾经提出著名的“八隅学说”，这就是**经典的共价键理论**。

经典共价键理论认为，原子在结合成键时有一种趋势，希望其外层电子满足 8 电子或 2 电子的稳定电子层结构。为了达到这一结构，它们采取失去、夺得或共用电子的方式成键。

有机化合物中的主要元素是碳，碳外层有 4 个电子，它要失去或得到 4 个电子都是不容易的，故采取共用电子的方式成键。例如：

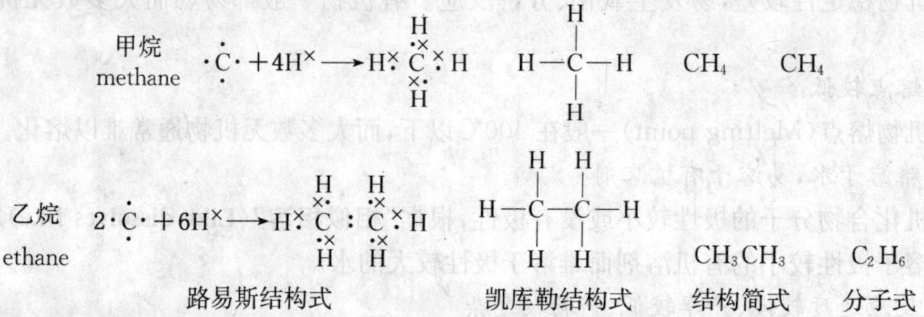

这种通过共用电子对形成的键称**共价键**(**Covalent bonds**)，通常用**路易斯(Lewis)结构式**、**凯库勒(Kekulé)结构式**和**结构简式**来表示化合物结构，其中使用最多的为结构简式。

表 1-1　一些化合物的几种结构式

化合物名称	路易斯结构式	凯库勒结构式	结构简式
乙烯(ethylene)	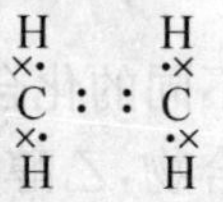	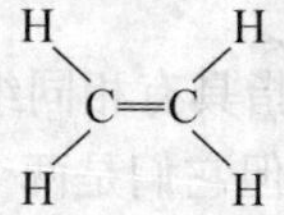	$CH_2{=}CH_2$
乙炔(ethyne)		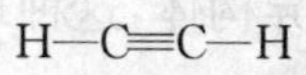	$CH{\equiv}CH$
氯甲烷(methyl chloride)	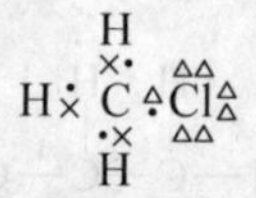	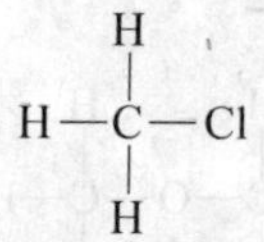	CH_3Cl
乙醇(ethyl alcohol)	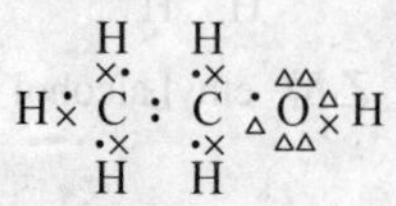	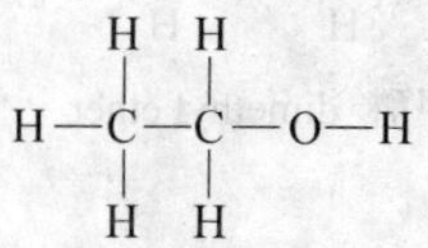	CH_3CH_2OH
丙酮(acetone)	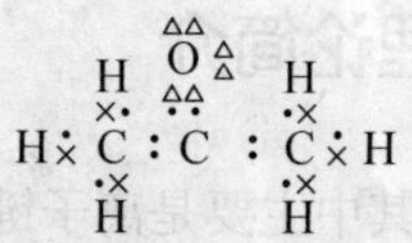	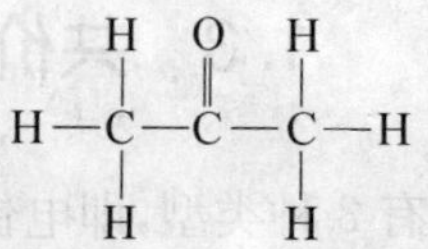	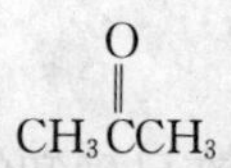

但是这一理论只解决了原子之间的结合顺序，并没有涉及有机分子的立体形象。范德霍夫(J. H. Van't Hoff, 1852～1911)等人首次提出了碳原子的立体概念，认为碳原子具有四面体结构，它位于四面体中心，4 个相等的价键伸向四面体的 4 个顶点，各个键之间的夹角为 109.5°。

现在用 X-射线衍射法已准确地测定了碳原子的立体结构，完全证实了当初这种预测的正确性。碳原子的四面体模型不仅反映了碳原子的真实形象，而且为研究有机分子的立体形象打下了基础。其模型见图 1-1。

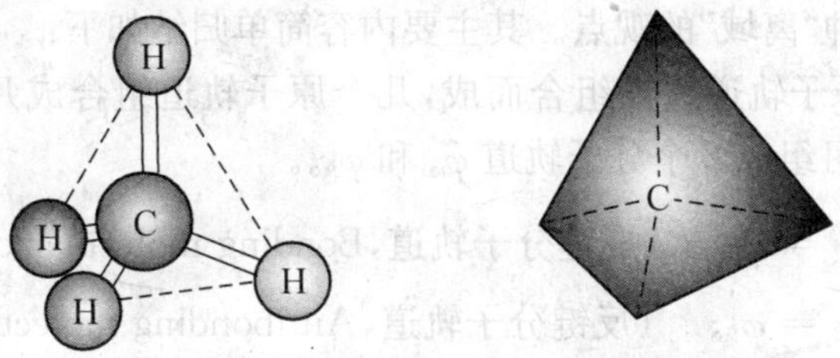

图 1-1　甲烷的四面体结构

1.3.2　现代共价键理论

现代共价键理论是建立在量子力学的基础上的，包括价键法和分子轨道法。量子力学创始于 20 世纪 20 年代，是现今用来描述电子或其他微观粒子运动的基本理论。它的引入使得人们对分子如何形成的概念和共价键的本质有了更深入的理解。

1) 价键理论

价键理论(Valence bond theory)认为共价键的形成是由于成键原子的原子轨道相互重叠的结果。只有自旋相反的未成对电子才能相互接近结合成键，因此该法也称电子配对法。其主要内容可归纳为：

(1) 共价键具有饱和性　如果 1 个原子的未成对的电子已配对，它就不能再与其他原子的未成对电子配对。如氢原子的 1s 电子与 1 个氯原子的 3p 电子配对形成 HCl 分子后，就不能再与第二个氯原子结合形成 HCl_2。

(2) 共价键具有方向性　原子成键时，电子云重叠愈多，形成的键愈强，因此要尽可能在电子云密度最大的方向重叠。例如在形成 H—Cl 时，只有氢原子的 1s 轨道沿着氯原子的 3p 轨道对称轴的方向才能达到最大重叠(见图 1-2)而形成稳定的键。这就是共价键的方向性。

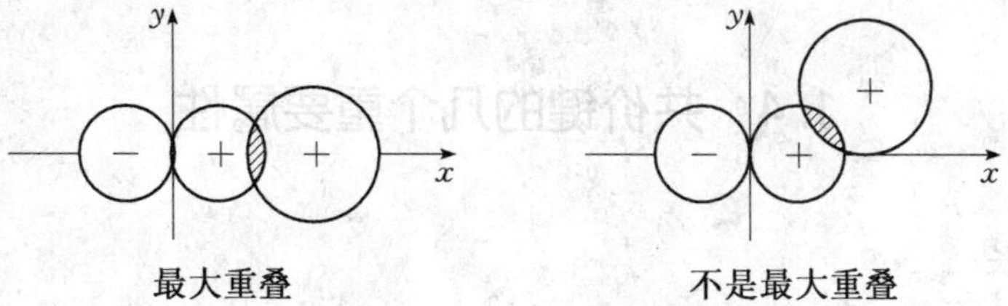

图 1-2　s 轨道和 p 轨道的重叠

(3) 能量相近的原子轨道可进行杂化而组成能量相等的杂化轨道(详见第 2、3、4 章中

的 sp^3、sp^2、sp 杂化）。

价键理论认为“形成共价键的电子只处于成键的两原子之间”，即定域于成键原子之间，这是“定域”的观点。

2）分子轨道理论

分子轨道理论（Molecular orbital theory）从分子的整体出发考虑问题，认为共价键的形成是成键原子的原子轨道相互接近、相互作用而重新组合成整体的分子轨道的结果。分子轨道（简写为 MO）是电子在整个分子中运动的状态函数，“形成共价键的电子是分布在整个分子之中的”，这是一种“离域”的观点。其主要内容简单归纳如下：

(1) 分子轨道由原子轨道线性组合而成，几个原子轨道组合成几个分子轨道。例如 2 个原子轨道 Φ_1 和 Φ_2 可组成 2 个分子轨道 φ_{MO} 和 φ^*_{MO}。

$$\Phi_1 + \Phi_2 = \varphi_{MO} \quad \text{（成键分子轨道，Bonding molecular orbital）}$$

$$\Phi_1 - \Phi_2 = \varphi^*_{MO} \quad \text{（反键分子轨道，Antibonding molecular orbital）}$$

2 个波函数相加组成的分子轨道其能量低于 2 个原子轨道，称成键分子轨道。2 个波函数相减得到的分子轨道，其能量高于 2 个原子轨道，称反键分子轨道。

(2) 分子中电子排布时仍遵守**能量最低原理、保里（Pauli）原理和洪特（Hund）规则**，因此，在基态时电子应占据能量较低的成键分子轨道。

(3) 由原子轨道组成分子轨道时还必须符合成键三原则，即：能量相近原则，只有能量相近的原子轨道才能有效地组成分子轨道；电子云最大重叠原则，原子轨道相互重叠程度越大，形成的键越牢固；对称性匹配原则，原子轨道符号（相位）必须相同才能相互匹配组成分子轨道。氢分子轨道的形成见图 1-3。

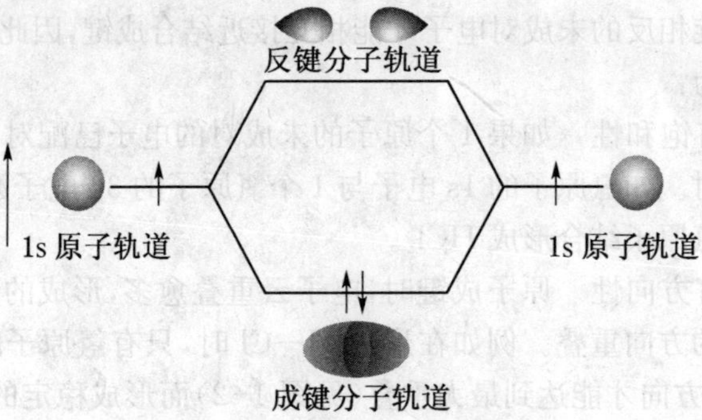

图 1-3　氢分子轨道的形成

1.4　共价键的几个重要属性

1.4.1　键长

2 个成键原子核之间的距离称为**键长（Bond lengths）**。一定的共价键其键长是一定的，相同的共价键在不同的化合物中键长稍有差异。共键价的常见特性见表 1-2。

表 1-2 一些常见共价键的键长和(平均)键能

键	键长(nm)	键能(kJ · mol⁻¹)	键	键长(nm)	键能(kJ · mol⁻¹)
C—C	0.154	361.0	C—O	0.143	355.6
C═C	0.133	612.5	C═O	0.121	736.4(醛)748.9(酮)
C≡C	0.121	833.9	C—N	0.147	284.5
C—H	0.109	412.1(甲烷 415.5)	C═N	0.127	606.7
C—F	0.140	460.2	C≡N	0.115	891.2
C—Cl	0.177	334.7	N—H	0.104	390.8
C—Br	0.191	284.5	O—H	0.096	462.3
C—I	0.212	217.6			

1.4.2 键角

共价键之间的夹角称为**键角(Bond angles)**。键角与有机分子的立体形象有关。当中心原子连接的基团不同时,键角将有不同程度的改变(见图 1-4)。

为了在纸平面上较形象地表示分子的立体形象,常采用立体结构式描述分子中原子或原子团在空间的相互关系。在此先介绍一种常用的立体结构式——**楔形式(Wedge-and-dash model)**。如:

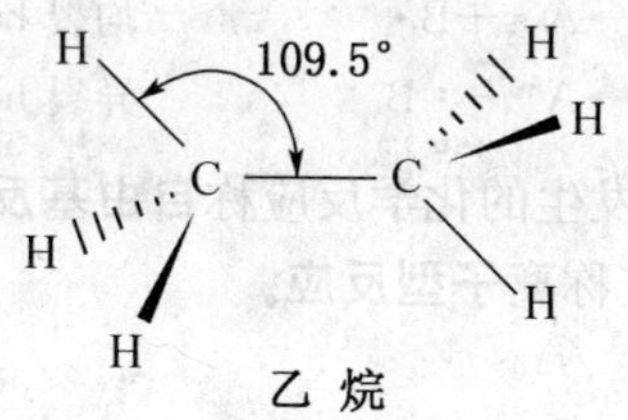

乙 烷

楔形实线表示指向纸平面的前方,细实线表示位于纸平面,楔形虚线(可用虚线代替)表示指向纸平面的后方。

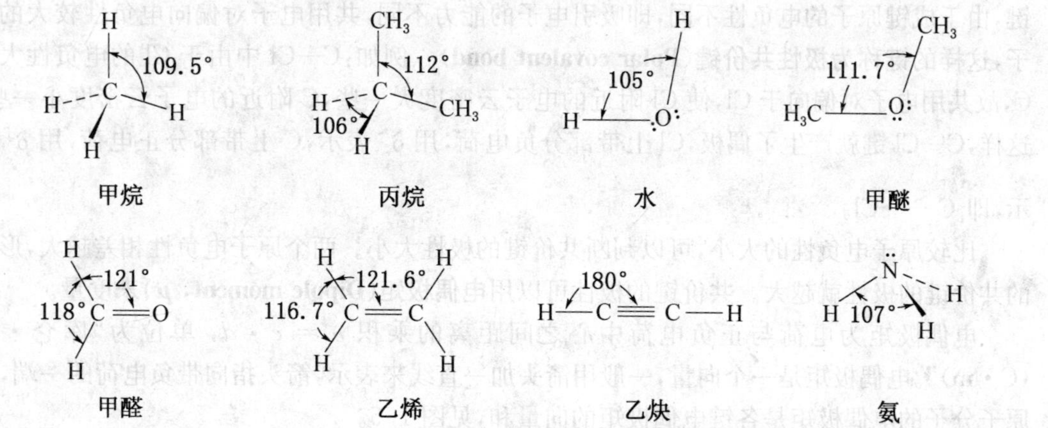

图 1-4 几个共价化合物分子中的键角

1.4.3 键能和键的离解能

根据多原子分子离解成原子时所需的能量计算出来的破坏某一共价键所需要的平均能量称之为**键能**(**Bond strengths**)。

断裂或形成某一个键时所消耗或放出的能量称为键的**离解能**(**D**),这是每个键的一种特性。键能和键的离解能是不同的概念。如甲烷离解为1个碳原子和4个氢原子需要1 662 kJ·mol^{-1}的能量,每个碳氢键平均键能为415.3 kJ·mol^{-1},而每步离解能分别为:

$CH_4 \longrightarrow \cdot CH_3 + H\cdot$	$D(CH_3—H)=435\ kJ\cdot mol^{-1}$
$\cdot CH_3 \longrightarrow :CH_2 + H\cdot$	$D(CH_2—H)=444\ kJ\cdot mol^{-1}$
$:CH_2 \longrightarrow \vdots CH + H\cdot$	$D(CH—H)=444\ kJ\cdot mol^{-1}$
$\vdots CH \longrightarrow \cdot\dot{\underset{\cdot}{C}}\cdot + H\cdot$	$D(C—H)=339\ kJ\cdot mol^{-1}$

这里,牵涉到共价键的断裂方式问题。一般来说,共价键有2种断裂方式:一种是断裂后成键的1对电子平均分给2个原子或基团,这种断裂方式称为**均裂**(**Homolytic bond cleavage, homolysis**)。均裂后生成的带单电子的原子或基团称**游离基或自由基**(**Radicals**)。另一种断裂方式是共价键断裂后成键的1对电子为某一个原子或基团所占有,产生离子,这种断裂方式称**异裂**(**Heterolytic bond cleavage, heterolysis**)。

$A:B \longrightarrow A\cdot + B\cdot$	均裂 homolysis
$A:B \longrightarrow A^+ + :B^-$	异裂 heterolysis

通过均裂,即通过自由基而发生的化学反应称**自由基反应**。

通过异裂所进行的化学反应称**离子型反应**。

1.4.4 键的极性

两个相同原子形成的共价键,共用电子对处于两原子核之间,这样的共价键没有极性,称为**非极性共价键**(**Nonpolar covalent bond**),如H—H和Cl—Cl等。不相同原子形成的键,由于成键原子的电负性不同,即吸引电子的能力不同,共用电子对偏向电负性较大的原子,这样的键称为**极性共价键**(**Polar covalent bond**)。例如:C—Cl中由于Cl的电负性大于C,故共用电子对偏向于Cl,使Cl附近的电子云密度大一些,C附近的电子云密度小一些,这样,C—Cl键就产生了偶极,Cl上带部分负电荷,用δ^-表示,C上带部分正电荷,用δ^+表示,即$\overset{\delta^+}{C}\longrightarrow\overset{\delta^-}{Cl}$。

比较原子电负性的大小,可以判断共价键的极性大小。两个原子电负性相差越大,形成的共价键的极性就越大。共价键的极性可以用**电偶极矩**(**Dipole moment, μ**)来度量。

电偶极矩为电荷与正负电荷中心之间距离的乘积$\mu=e\cdot d$,单位为"库仑·米(C·m)"。电偶极矩是一个向量,一般用箭头加一直线来表示,箭头指向带负电荷的一端,多原子分子的电偶极矩是各键电偶极矩的向量和,见图1-5。

其中HCl、H_2O为极性分子,而四氯化碳分子虽然C—Cl键的电偶极矩为$\mu=2.3\times10^{-30}$C·m,但由于4个C—Cl键在碳原子周围是对称分布的,其电偶极矩的向量和为零,

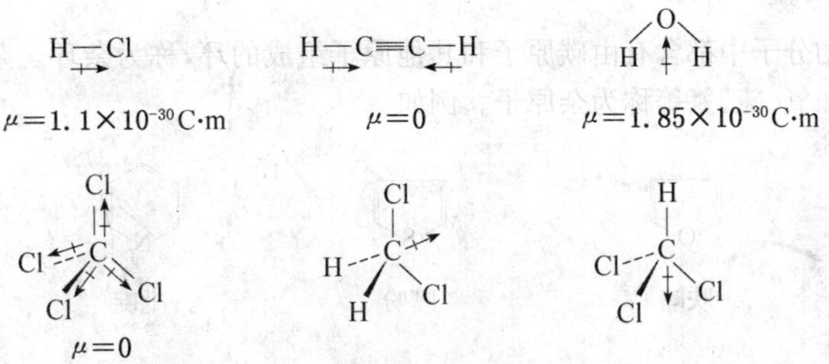

图1-5　几种化合物的偶极方向和电偶极矩

因此，四氯化碳是非极性分子，而三氯甲烷的电偶极矩为 3.83×10^{-30} C · m，为极性分子。

1.5　有机化合物的分类

有机化合物的数目繁多，为了系统地进行研究，有必要将有机化合物进行科学分类。一般采用两种分类方法：一种是按碳架分类；另一种是按官能团分类。

1.5.1　按碳架分类

根据碳原子结合方式不同，可将有机化合物分成三大类。

1）链状化合物

这类化合物分子中的碳原子连接成链状，又因油脂分子中主要为这种链状结构，所以又称为**脂肪族化合物**（**Aliphatic compounds**）。例如：

$CH_3CH_2CH_2CH_3$　　　$CH_3CH_2CH_2OH$

正丁烷　　　正丙醇

2）碳环化合物

这类化合物分子中含有由碳原子组成的环状结构骨架，故称碳环化合物，它又可分成两类：

(1) 脂环族化合物　这是一类性质和脂肪族化合物相似的碳环化合物。如：

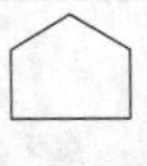

环戊烷

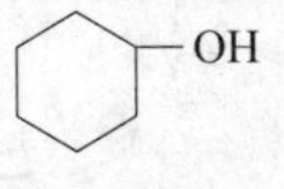

环己醇

(2) 芳香族化合物　**芳香族化合物**（**Aromatic compounds**）分子中含有苯环或稠合苯环，它们具有与脂环族化合物不同的特性。例如：

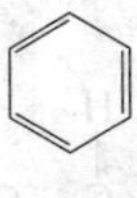

苯

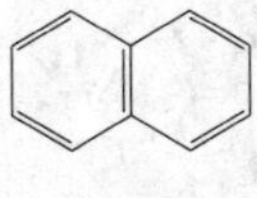

萘

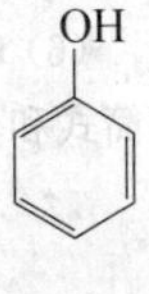

苯酚

3）杂环化合物

这类化合物分子中都含有由碳原子和其他原子组成的环，称为杂环。杂环中除碳原子外的其他原子如氧、硫、氮等称为杂原子。例如：

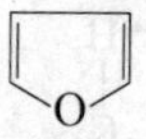

呋喃

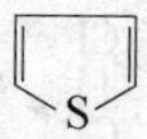

噻吩

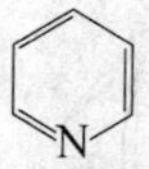

吡啶

1.5.2　按官能团分类

官能团(Functional group)是指能决定化合物特性的原子或原子团。官能团是有机化合物分子中比较活泼的部位，一旦具备条件，它们就发生化学反应。由于含有相同官能团的有机化合物的性质基本上相似，因此，将有机化合物按官能团分类进行研究较为方便。常见有机化合物的重要官能团如表 1-3 所示。

表 1-3　常见官能团及有机化合物类别

官能团 名称	官能团 基团结构	有机化合物类别	官能团 名称	官能团 基团结构	有机化合物类别
烯键	>C=C<	烯烃	氨基	$—NH_2$	胺
炔键	—C≡C—	炔烃	硝基	$—NO_2$	硝基化合物
羟基	—OH	醇	卤素	—X	卤代烃
		酚	巯基	—SH	硫醇
羰基	>C=O	醛、酮	磺酸基	$—SO_3H$	磺酸
			氰基	C≡N	腈
羧基	—C(=O)—OH	羧酸	醚键	—C—O—C—	醚

习　题

1. 根据电负性指出下列共价键电偶极矩方向：

(1) C—O　(2) C—S　(3) C—B　(4) N—O

(5) N—Cl　(6) C—Br　(7) B—Cl　(8) C—N

2. 写出下列化合物的结构简式和分子式：

(1) 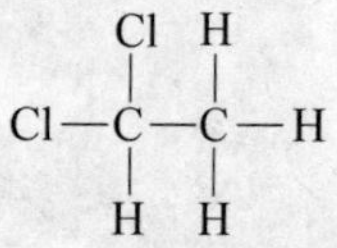

(2) 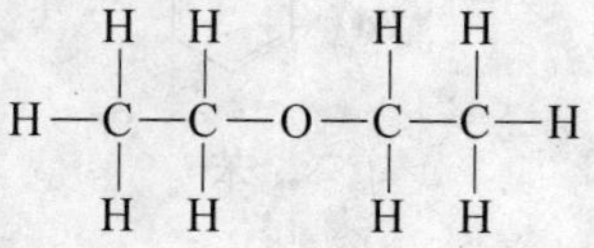

(3) 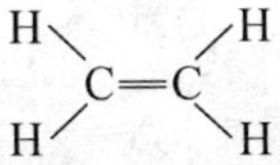

(4) 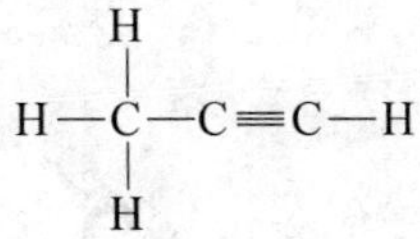

(5) 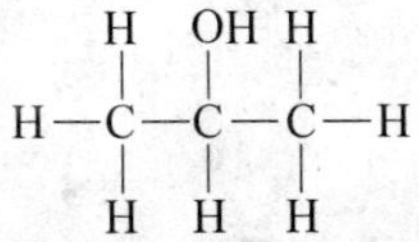

(6) 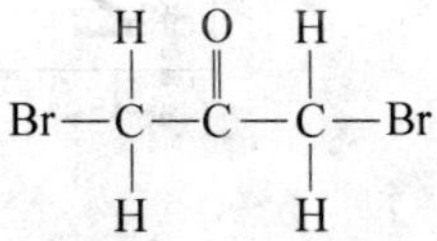

3. 下列化合物哪些互为同分异构体：

(1) 丙酮 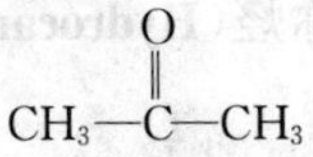

(2) 环己醇 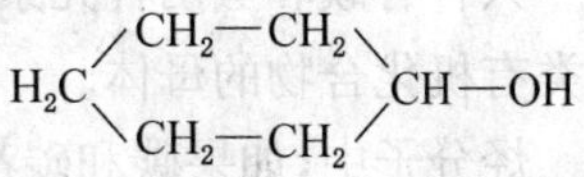

(3) 2-溴己烷 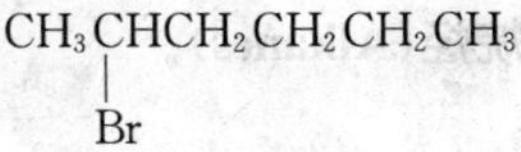

(4) 2-戊烯 $CH_3CH{=}CHCH_2CH_3$

(5) 5-己烯-2-醇 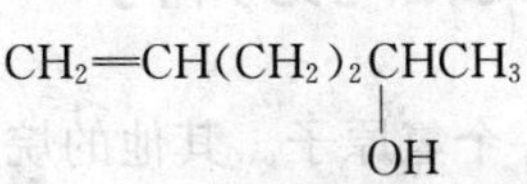

(6) 丙醛 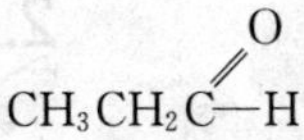

(7) 1-溴己烷 $BrCH_2CH_2CH_2CH_2CH_2CH_3$

(8) 环戊烷 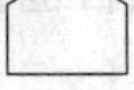

4. 下列化合物哪些具有相似的性质：

(1) $CH_3CH_2CH_2Cl$

(2) $(CH_3)_2CHCH_2Cl$

(3) 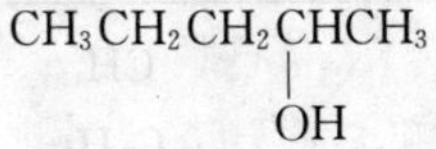

(4) $CH_3CH_2OCH_2CH_3$

(5) 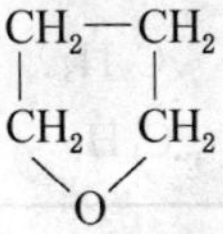

(6) 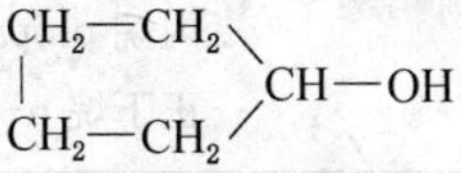

(7) 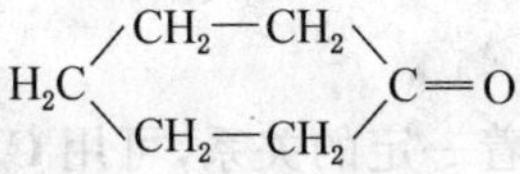

(8) 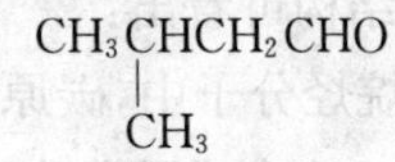

5. 比较下列各组化学键极性的大小：

(1) $CH_3{-}Br$, $CH_3{-}I$, $CH_3{-}Cl$

(2) $CH_3CH_2{-}NH_2$, $CH_3CH_2{-}OH$

6. 下列化合物是否有极性：

(1) H_2O (2) NH_3 (3) $C_2H_5OC_2H_5$

(4) $CHCl_3$ (5) CO_2 (6) ICl

2 烷 烃

只含有碳和氢两种元素的有机化合物称作碳氢化合物，简称**烃**（**Hydrocarbons**）。烃是各类有机化合物的母体。

烃分子中，如果碳和碳都以单键（C—C）相连，其余价键都被氢原子饱和，则该烃称为**饱和烃**（**Saturated hydrocarbons**）。开链的饱和烃称为**烷烃**（**Alkanes**）。

2.1 烷烃的通式和同分异构

最简单的烷烃是甲烷，含有 1 个碳原子和 4 个氢原子。其他的烷烃随碳原子数目的增加，分子中氢原子的数目也相应地增加，见表 2-1。

表 2-1 某些烷烃的结构简式与分子式

碳原子数	名 称	结构简式	分子式
1	甲烷 methane	CH_4	CH_4
2	乙烷 ethane	CH_3CH_3	C_2H_6
3	丙烷 propane	$CH_3CH_2CH_3$	C_3H_8
4	正丁烷 n-butane	$CH_3CH_2CH_2CH_3$	C_4H_{10}

从上述烷烃的结构可看出：

（1）任何 1 个烷烃分子中，碳原子和氢原子在数量上存在着一定的关系，可用 $\mathbf{C_nH_{2n+2}}$ 来表示烷烃的组成。这个式子称为烷烃的通式。

（2）每相邻 2 个烷烃，在组成上都相差 1 个 CH_2，这些具有同一通式，组成上相差 CH_2 及其倍数的一系列化合物称**同系列**（**Homologous series**），同系列中的各个化合物称**同系物**（**Homologs**）。

（3）正丁烷为直链化合物，沸点（boiling point，简写为 bp）为 −0.5℃，其分子式为 C_4H_{10}，符合此分子式的另一化合物为 $CH_3CH(CH_3)CH_3$（结构式：CH_3CHCH_3，中间碳上连 CH_3），称为异丁烷（Isobutane），bp −11.7℃。正丁烷和异丁烷是两种不同的化合物，互为同分异构体。

我们将原子在分子中的排列方式或顺序称为**构造**（**Constitution**），由于构造不同产生的同分异构称为**构造异构**（**Constitutional isomerism**）。构造异构为同分异构的一种。

随着烷烃碳原子数的增加，**构造异构体**（**Constitutional isomer**）的数目迅速增多。如分子式为 C_5H_{12} 的戊烷有 3 个构造异构体，C_7H_{16} 有 9 个，$C_{10}H_{22}$ 有 75 个。

2.2　有机化合物中碳原子和氢原子的分类

从前面列举的烷烃的结构式可以看出，碳原子在分子中所处的位置不完全相同，有的处在端处，有的处在中间。按照碳原子在碳链中所处位置的不同可将其分为四类：只与1个碳相连的碳原子称作**伯碳原子**(**Primary carbon**)，或称**一级碳原子**，常以1°表示；与2个碳相连的碳原子称作**仲碳原子**(**Secondary carbon**)，或称**二级碳原子**，常以2°表示；与3个碳相连的碳原子称作**叔碳原子**(**Tertiary carbon**)，或称为**三级碳原子**，以3°表示；与4个碳相连的碳原子称作**季碳原子**(**Quaternary carbon**)，或称**四级碳原子**，常以4°表示。如以下结构式所示：

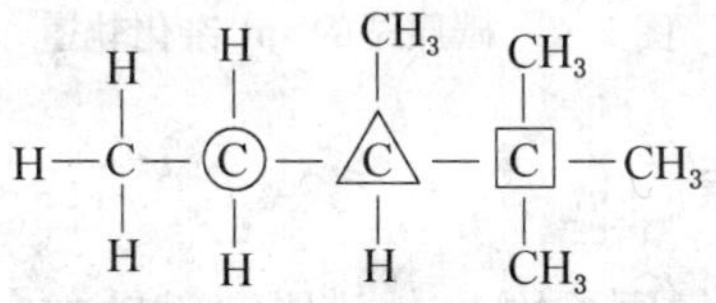

伯(1°) 仲(2°) 叔(3°) 季(4°)

与伯、仲、叔碳原子相连的氢分别称为**伯(1°)、仲(2°)、叔(3°)氢原子**。

2.3　烷烃的结构

2.3.1　碳原子的 sp^3 杂化

根据价键理论，未成对电子数就是共价键的数目。因此，碳似乎应是2价的。但实际上有机化合物中碳原子是4价的。例如，甲烷分子中碳原子以4个相等的键分别与4个氢结合，每个C—H键的键长都是0.109 nm，每两个C—H键之间的键角都是109.5°。而且，甲烷的一元取代物只有1种，如CH_3Cl，没有异构体。可见甲烷的4个C—H键是等同的。对于这种矛盾，可用**杂化轨道理论**(**Orbital hybridization theory**)解释。

杂化轨道理论认为，碳原子在成键前先完成了轨道重新组合——**杂化**(**Hybridization**)的过程。碳原子在基态时，其核外电子排布为$1s^2$，$2s^2$，$2p_x^1$，$2p_y^1$，成键时，碳原子的1个2s电子跃迁到$2p_z$轨道上，随后1个s轨道和3个p轨道重新组合成4个杂化轨道，每个杂化轨道都含有1个电子，这4个杂化轨道的能量是相等的。由于这些轨道是由1个s轨道和3个p轨道杂化而成的，即每个杂化轨道中含有1/4s成分，3/4p成分，故称之为 **sp^3 杂化轨道**，进行这种杂化的碳原子称 **sp^3 杂化碳原子**。

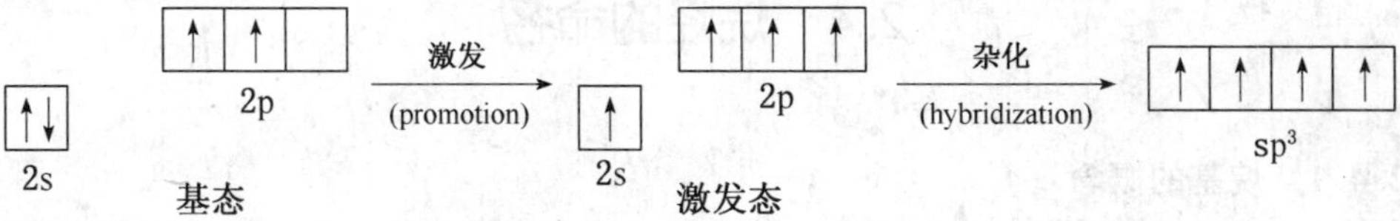

图2-1　碳原子的 sp^3 杂化

sp^3 杂化轨道的形状是一头大一头小(图2-2a)，4个 sp^3 杂化轨道在碳原子周围是对称分布的，轨道的对称轴互成 109.5°，只有这样，轨道才能在空间相距最远，体系才能最稳定，见图 2-2(b)。

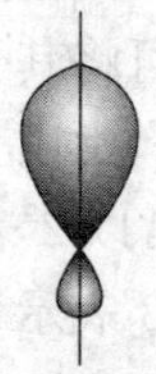

(a) sp^3 杂化轨道

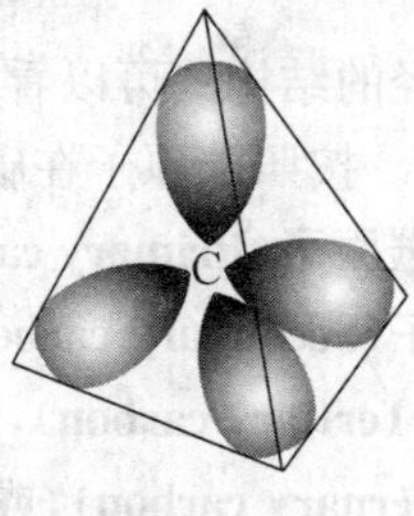

(b) 碳原子的 4 个 sp^3 杂化轨道

图 2-2　碳原子的 sp^3 杂化轨道

2.3.2　σ 键的形成和特点

碳原子的 sp^3 杂化轨道和氢原子的 1s 轨道沿着键轴方向重叠形成 C—H 键，两个碳原子的 sp^3 杂化轨道也可相互重叠形成 C—C 键。这种沿着键轴方向形成的键，轨道重叠程度大，键比较牢固，称为 **σ 键(Sigma bonds 或 σ bonds)**。

由于 σ 键的电子云沿着键轴呈对称分布，故 σ 键可以绕键轴自由旋转而不影响电子云的重叠程度。因此，σ 键的特点：一是比较牢固；二是可以绕键轴自由旋转。

甲烷是由碳的 sp^3 杂化轨道与氢的 1s 轨道进行重叠，形成 4 个相等的 C—Hσ 键而构成的，碳在四面体中央，4 个氢在 4 个顶角上。乙烷分子中，每个碳原子各用 3 个 sp^3 杂化轨道分别与 3 个氢的 1s 轨道形成 3 个 C—Hσ 键，每个碳原子剩下的 1 个 sp^3 杂化轨道相互重叠构成 1 个 C—Cσ 键，见图 2-3。

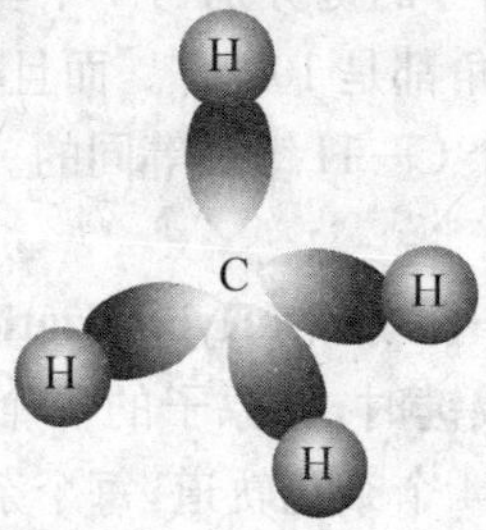

(a) 甲烷分子中原子轨道重叠示意图

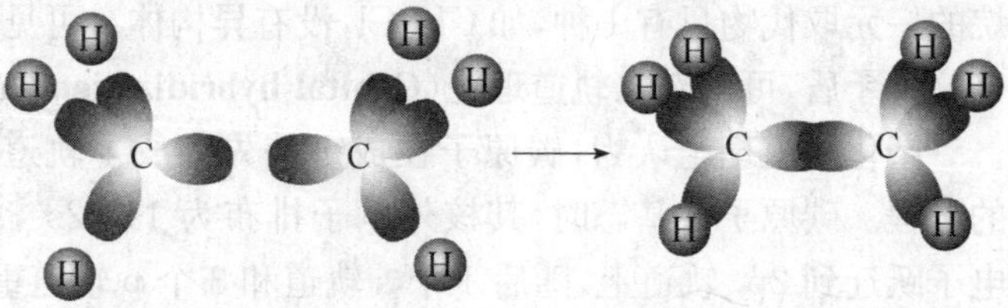

(b) 乙烷分子中原子轨道重叠示意图

图 2-3　原子轨道重叠示意图

2.4　烷烃的命名

2.4.1　烷基的概念

在有机化合物的命名中，常用到烷基的概念。**烷基(Alkyl substituent)**是指烷烃分子去掉一个氢原子后所剩的原子团，通常用 R 来代表。常用正(normal)、异(iso)、叔(tert)等词头表示直链或具有不同支链的烷基。常见的烷基见表 2-2。

表 2-2　常见的烷基的结构式与名称

烷基结构简式	烷 基 名 称
$CH_3—$	甲基(methyl, Me)
$CH_3CH_2—$　或　$C_2H_5—$	乙基(ethyl, Et)
$CH_3CH_2CH_2—$	正丙基(normalpropyl, *n*-Pr)
$CH_3\underset{CH_3}{\underset{\vert}{CH}}—$　或　$(CH_3)_2CH—$	异丙基(isopropyl, *i*-Pr)
$CH_3CH_2CH_2CH_2—$	正丁基(normalbutyl, *n*-Bu)
$CH_3\underset{CH_3}{\underset{\vert}{CH}}CH_2—$　或　$(CH_3)_2CHCH_2—$	异丁基(isobutyl, *i*-Bu)
$CH_3CH_2\underset{CH_3}{\underset{\vert}{CH}}—$	仲丁基(secbutyl, *s*-Bu)
$CH_3\overset{CH_3}{\overset{\vert}{\underset{CH_3}{\underset{\vert}{C}}}}—$　或　$(CH_3)_3C—$	叔丁基(tertbutyl, *t*-Bu)

2.4.2　普通命名法(习惯命名法)

比较简单的烷烃可用**普通命名法(Common nomenclature)**命名。普通命名法根据分子中总的碳原子数目而称为某烷。含 1～10 个碳原子的烷烃用甲、乙、丙、丁、戊、己、庚、辛、壬、癸表示总碳原子数，10 个以上的碳原子就用十一、十二、十三等数目字表示。通常采用"正"、"异"、"新"等俗名词头区别异构体，"正"(normal 或 *n*-)代表直链烷烃；"异"(iso 或 *i*-)通常指碳链一端具有$(CH_3)_2CH—$结构的烷烃，"新"(neo)代表碳链一端具有$(CH_3)_3C—$结构的烷烃。如：

$CH_3CH_2CH_2CH_2CH_3$	$CH_3\underset{CH_3}{\underset{\vert}{CH}}CH_2CH_3$	$H_3C—\overset{CH_3}{\overset{\vert}{\underset{CH_3}{\underset{\vert}{C}}}}—CH_3$
正戊烷 pentane	异戊烷 isopentane	新戊烷 neopentane

2.4.3　系统命名法

系统命名法(Systematic nomenclature 或 IUPAC nomenclature)是采用国际上通用的 IUPAC(International Union of Pure and Applied Chemistry，国际纯粹与应用化学联合会)命名原则，结合我国文字特点而制定的。

直链烷烃的系统命名法与习惯命名法基本一致，带支链的烷烃命名时，一般可分为以下 3 个步骤：

(1) 选主链　选择最长碳链作主链，看作母体，根据主链所含碳原子数称为"某"烷。若主链等长时，应选择支链较多的最长碳链作主链。如：

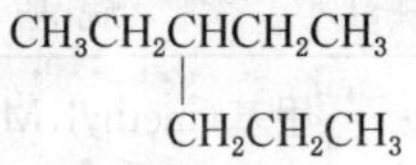

结构A

主链己烷 (hexane)

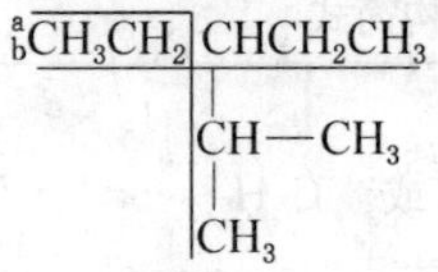

结构 B

主链戊烷 (pentane)

结构 A 中，选含 6 个碳的碳链为主链，故母体为己烷。结构 B 中，a 链和 b 链都含 5 个碳原子，但 a 链取代基为两个（甲基和乙基），b 链只有一个取代基（异丙基），故选 a 链为主链。

（2）主链碳原子编号　用阿拉伯数字 1，2，3…对主链碳原子进行编号，并使取代基的位次最小。如：

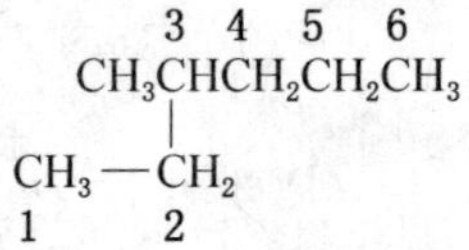

（3）写出取代基的名称、位次，当有多个相同取代基存在时，用二、三等表示相同的取代基数目。当有多种烷基存在时，命名时一般先写小的烷基（在英文中，按取代基名称首字母先后顺序排列）。如上述的例子中，结构 A、B 分别称为 3-乙基己烷（3-ethylhexane）和 2-甲基-3-乙基戊烷（3-ethyl-2-methylpentane）。其他例子如：

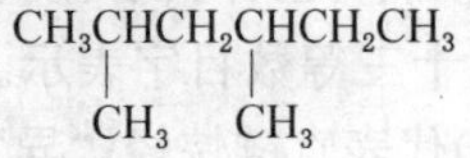

2，4-二甲基己烷（2，4-dimethylhexane）
（不称 3，5-二甲基己烷或 2-甲基-4-甲基己烷）

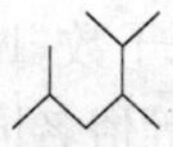

2，3，5-三甲基己烷（2，3，5-trimethylhexane）
（不称 2，4，5-三甲基己烷）

2.5 烷烃的构象

烷烃中的 C—C 键和 C—H 键都是 σ 键。σ 键的特点之一是成键的两个原子可以围绕键轴自由旋转。当烷烃围绕分子中的 C—Cσ 键旋转时，分子中的氢原子或烷基在空间的排列方式即分子的立体形象不断地变化，这种由于围绕 σ 键旋转所产生的分子的各种立体形象称为构象（**Conformation**）。

2.5.1 乙烷的构象

在乙烷分子中，如果使一个甲基固定而使另一个甲基沿着 C—C 键轴旋转，则两个甲基中的氢原子的相对位置将不断改变而产生不同的构象。

常用**透视式**（也叫**锯架式**，**Sawhorse projections**）和**纽曼投影式**（**Newmann projections**）表示分子的构象。纽曼投影式是在（C—C）σ 键延长线上进行观察，用圆圈表示距离远的那个碳原子。图 2-4 所示是乙烷的 2 种构象——**重叠式构象**和**交叉式构象**。重叠式构象中 2

个碳原子上的氢原子两两相对；交叉式构象中，2 个碳原子上的氢原子两两交错。

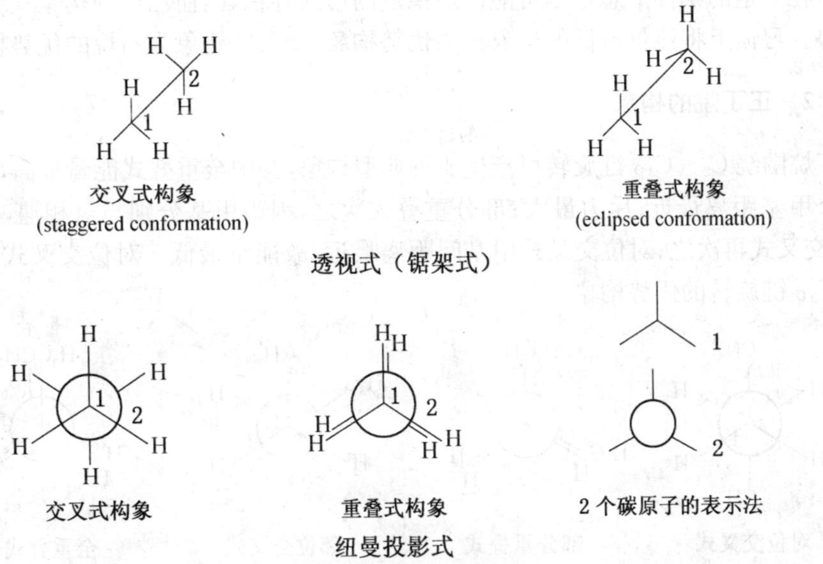

图 2-4　乙烷的构象式

实际上，当围绕 C—C σ 键旋转时，可以产生无数的不同构象。上图所示的交叉式构象和重叠式构象只是无数构象中的两个**典型构象**。

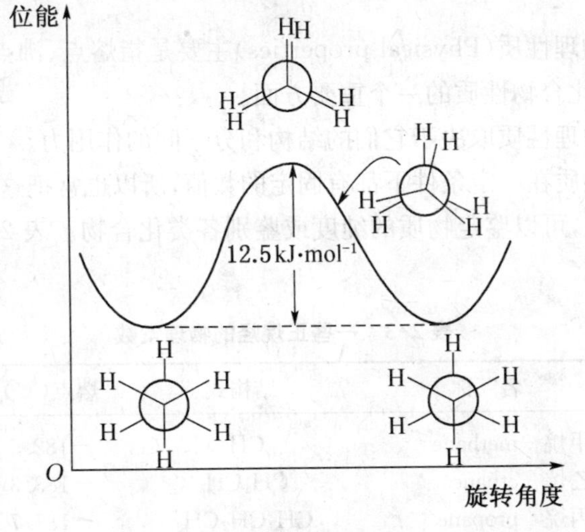

图 2-5　乙烷分子中 C—C 键旋转引起的位能变化曲线

乙烷构象中，重叠式构象前后 2 个碳上的 C—H 键之间的电子云斥力最大，内能最高，最不稳定；在交叉式构象式中，由于 2 个碳原子上的氢原子两两交错，前后 2 个碳上 C—H 键间的电子云的斥力最小，内能最低、最稳定。其他构象的热力学能则介于这两个典型构象之间。重叠式构象与交叉式构象之间的热力学能相差 12.5 $kJ \cdot mol^{-1}$，亦就是说围绕 C—Cσ 键旋转时，从交叉式到重叠式需消耗 12.5 $kJ \cdot mol^{-1}$ 能量，这个热力学能差称为**旋转能垒或扭转张力**。一般在室温时分子间所具有的动能已足以使 σ 键自由旋转。因此在室温下这两种构象能迅速地互相转变，所以一般不能分离出纯的构象异构体（见图 2-5）。

分子在一定的条件下总是尽可能以最稳定的形式存在，因而乙烷的构象式中，交叉式构象占优势。习惯上将能量最低的构象称为**优势构象**，交叉式构象为乙烷的优势构象。

2.5.2 正丁烷的构象

正丁烷围绕 $C_2—C_3\sigma$ 键旋转可产生 4 种典型构象，其中全重叠式能量最高，因为该构象式中两个甲基距离最近，斥力最大；部分重叠式次之，因为甲基分别与氢相遇，斥力较小一些；邻位交叉式再次之；对位交叉式甲基间距离最远，故能量最低。对位交叉式为正丁烷围绕 $C_2—C_3\sigma$ 键旋转的优势构象。

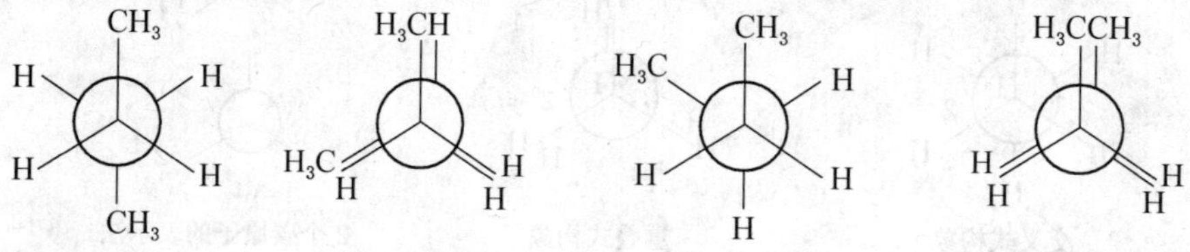

图 2-6　正丁烷围绕 $C_2—C_3\sigma$ 键旋转产生的 4 种典型构象

2.6 烷烃的物理性质

有机化合物的物理性质（Physical properties）主要是指熔点、沸点、相对密度、溶解度及光谱数据等，是有机化合物性质的一个重要方面。

有机化合物的物理性质取决于它们的结构和分子间的作用力。

纯物质的物理性质在一定条件下都有固定的数值，所以也常把这些数值称作物理常数，通过物理常数的测定，可以鉴定物质的纯度或鉴别各类化合物。表 2-3 为一些正烷烃的物理常数。

表 2-3　一些正烷烃的物理常数

碳原子数	分子式	名称		结构式	熔点(℃)	沸点(℃)	相对密度
1	CH_4	甲烷	methane	CH_4	−182.5	−167.7	
2	C_2H_6	乙烷	ethane	CH_3CH_3	−183.3	−88.6	
3	C_3H_8	丙烷	propane	$CH_3CH_2CH_3$	−187.7	−42.1	0.500 5
4	C_4H_{10}	丁烷	butane	$CH_3CH_2CH_2CH_3$	−138.3	−0.5	0.578 7
5	C_5H_{12}	戊烷	pentane	$CH_3(CH_2)_3CH_3$	−129.8	36.1	0.557 2
6	C_6H_{14}	己烷	hexane	$CH_3(CH_2)_4CH_3$	−95.3	68.7	0.660 3
7	C_7H_{16}	庚烷	heptane	$CH_3(CH_2)_5CH_3$	−90.6	98.4	0.683 7
8	C_8H_{18}	辛烷	octane	$CH_3(CH_2)_6CH_3$	−56.8	127.7	0.702 6
9	C_9H_{20}	壬烷	nonane	$CH_3(CH_2)_7CH_3$	−53.5	150.8	0.717 7
10	$C_{10}H_{22}$	癸烷	decane	$CH_3(CH_2)_8CH_3$	−29.7	174.0	0.729 9
11	$C_{11}H_{24}$	十一烷	undecane	$CH_3(CH_2)_9CH_3$	−25.6	195.8	0.740 2

（续 表）

碳原子数	分子式	名 称		结构式	熔点(℃)	沸点(℃)	相对密度
12	$C_{12}H_{26}$	十二烷	dodecane	$CH_3(CH_2)_{10}CH_3$	−9.6	216.3	0.748 7
13	$C_{13}H_{28}$	十三烷	tridecane	$CH_3(CH_2)_{11}CH_3$	−5.5	235.4	0.754 6
20	$C_{20}H_{42}$	二十烷	icosane	$CH_3(CH_2)_{18}CH_3$	36.8	343.0	0.788 6
21	$C_{21}H_{44}$	二十一烷	heneicosane	$CH_3(CH_2)_{19}CH_3$	40.5	356.5	0.791 7
30	$C_{30}H_{62}$	三十烷	triacontane	$CH_3(CH_2)_{28}CH_3$	65.8	449.7	0.809 7

烷烃的沸点(Boiling point 简称 bp)一般随相对分子质量的增加而升高。在同系列中，虽然相邻两个烷烃的组成都是相差一个 CH_2，但其沸点差值并不相等，低级烷烃的差值较大，随着相对分子质量的增加，差值逐渐减少。

烷烃的熔点(Melting point 简称 mp)的变化规律基本上与沸点相似，也是随着相对分子质量的增减而增减。熔点不仅和分子间的作用力有关，还与分子在晶格中排列的紧密程度有关，分子越对称，分子在晶格中的排列越紧密，熔点就越高。如异戊烷的熔点(−160℃)比正戊烷(−130℃)低，新戊烷熔点(−17℃)比正戊烷高。

溶解度(Solubility)与溶质及溶剂的结构有关。组成和结构相似的化合物，容易相互溶解；极性相似的化合物，容易相互溶解。这就是“相似相溶”规则。烷烃是由碳和氢组成的非极性化合物，所以易溶于极性较小的有机溶剂如苯、四氯化碳等，而不易溶于水和其他极性溶剂。烷烃在水中的溶解度随相对分子质量的增加而减小。

烷烃比水轻，所有的烃的相对密度(density)都小于 1，且随着相对分子质量的增加相对密度上升，但增加的值很小。

2.7 烷烃的化学性质

化合物的化学性质取决于它的分子结构。从结构上看，烷烃分子中只存在 σ 键。σ 键的另一特性是轨道重叠程度大，比较牢固。因此，烷烃在通常条件下与强酸、强碱、强氧化剂等都不发生反应，比较稳定。

但是，烷烃的稳定性也是相对的，如果有足够的能量，如在高温、催化剂等条件下，σ 键也可以发生断裂而显示一定的反应性。烷烃的主要反应有卤代反应及氧化反应等。

2.7.1 卤代反应

烃中氢原子被卤素取代的反应称卤代反应。

1) 反应实例

甲烷与氯在紫外光作用下或加热到 250℃ 以上时发生反应，甲烷中的 4 个氢可逐步被氯取代，生成 4 种氯甲烷的混合物：

$$CH_4 + Cl_2 \xrightarrow{\text{紫外光或加热}} CH_3Cl + HCl$$

$$\underset{\text{一氯甲烷}}{CH_3Cl} \xrightarrow[\text{紫外光或加热}]{Cl_2} \underset{\text{二氯甲烷}}{CH_2Cl_2} \xrightarrow[\text{紫外光或加热}]{Cl_2} \underset{\substack{\text{三氯甲烷}\\(\text{氯仿})}}{CHCl_3} \xrightarrow[\text{紫外光或加热}]{Cl_2} \underset{\text{四氯化碳}}{CCl_4}$$

由于生成的是混合物，一般分离较困难，因此，从制备单一纯的产品的角度来看，这不是一种好方法，故应用上受到限制。

其他卤素也能进行类似反应，其中使用较多的是氯代和溴代反应。

卤素对烷烃进行卤代反应的相对活泼性次序是：

$$F_2 > Cl_2 > Br_2 > I_2$$

甲烷、乙烷的一氯代产物只有一种，但从丙烷开始，分子中有不同种类的氢，一氯代产物就不止一种。如丙烷及异丁烷分别有 2 种不同的取代产物，且产物比例也不相同。如：

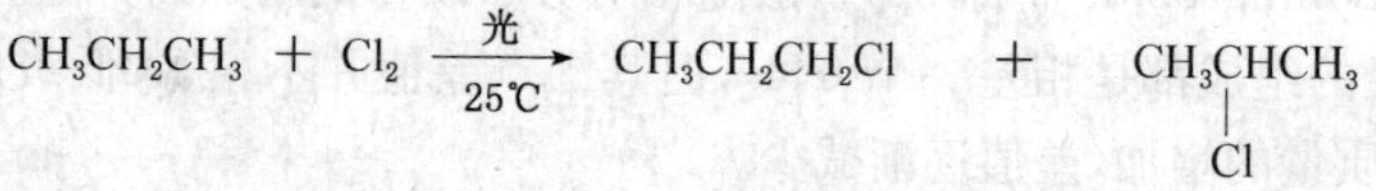

1-氯丙烷 43%　　2-氯丙烷 57%

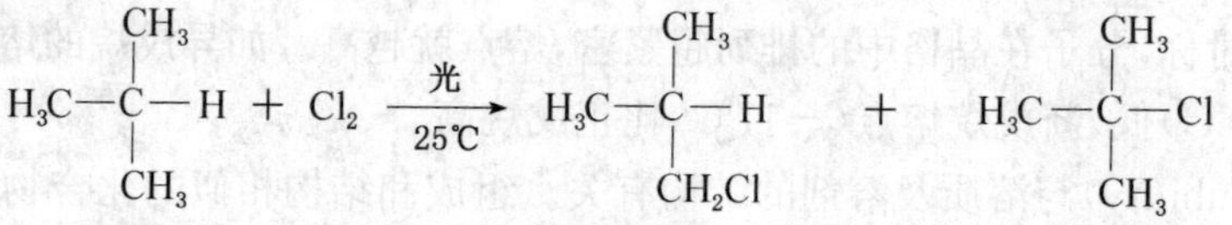

1-氯-2-甲基丙烷 64%　　2-氯-2-甲基丙烷 36%

如果仅从氢原子被取代的几率看，丙烷中有 6 个 1°—H 而只有 2 个 2°—H，2°—H 与 1°—H 被取代的几率应为 2∶6，即 1∶3，可实际产物比却是 57%∶43%。这说明两种氢的活性不同，两种氢相对反应活性比为：

$$\frac{2°—H}{1°—H}=\frac{57/2}{43/6}=\frac{4}{1}$$

异丁烷 1°—H 与 3°—H 之比为 9∶1，实际产物之比为 64%∶36%，可以看出，3°—H 与1°—H 的相对反应活性为：

$$\frac{3°—H}{1°—H}=\frac{36/1}{64/9}=\frac{5.1}{1}$$

所以，不同类型的氢被氯取代的相对活性顺序为：

$$3°—H > 2°—H > 1°—H$$

为什么会有这样的顺序呢？这要从卤代反应机理进行解释。

2）卤代反应机理

所谓**反应机理**（**Reaction mechanism**），是指反应所经历的途径或过程，也称反应历程、反应机制。有机化合物的反应比较复杂，从反应物到产物，往往不是简单的一步反应，也不只有一种途径。因此，只有了解了反应机理，才能认清反应的本质，掌握反应的规律，从而达到控制和利用反应的目的。

烷烃的卤代反应经历的是烷烃的 C—Hσ 键断裂形成自由基，自由基再反应生成产物卤烃的过程，为**自由基链锁反应**（**Radical chain reaction**）过程。

现以甲烷的氯代反应为例，讨论烷烃卤代反应的机理。

甲烷和氯在室温黑暗的条件下不发生反应，当加热到250℃或用紫外光照射时，反应立即发生。人们根据这一事实和其他一些反应现象，提出了以下机理：

① $Cl-Cl \xrightarrow[\text{或加热}]{h\nu} 2\dot{C}l$　链引发

氯自由基
chlorine radical

② $\dot{C}l + H-CH_3 \longrightarrow H-Cl + \dot{C}H_3$

甲基自由基
methyl radical

③ $\dot{C}H_3 + Cl-Cl \longrightarrow CH_3-Cl + \dot{C}l$

氯甲烷

②、③ 链增长

再重复②，③

④ $\dot{C}H_3 + \dot{C}l \longrightarrow CH_3Cl$

⑤ $\dot{C}H_3 + \dot{C}H_3 \longrightarrow CH_3CH_3$

⑥ $\dot{C}l + \dot{C}l \longrightarrow Cl_2$

④、⑤、⑥ 链终止

反应①中，氯分子形成氯自由基，所需要的能量从加热或光照中获得，这是反应的开始阶段，称为引发阶段。

氯自由基很不稳定，它有获得1个电子而成为八隅结构的强烈倾向，因而很活泼。当氯自由基和甲烷碰撞时，它夺取甲烷分子中的氢原子形成HCl，同时生成甲基自由基$\dot{C}H_3$。

$\dot{C}H_3$也是非常活泼的，当它与Cl_2相遇时，夺取1个带有1个电子的氯原子，生成氯甲烷和氯自由基。新生成的$\dot{C}l$又可以重复②、③步反应。整个反应就像一条锁链，一经引发，就一环扣一环地进行下去，因此称自由基链锁反应。②、③步又称链的增长阶段。

随着反应的进行，反应混合物中甲烷和氯的浓度不断降低，这时自由基之间相遇的机会增多，当两个自由基碰在一起时，就可能发生如上所示的④、⑤、⑥反应。这样自由基就消耗了，②、③步反应就不能再发生，反应将逐渐停止。这就是链的终止阶段。

在反应初期，由于CH_4大量存在，此时$\dot{C}l$主要与CH_4碰撞而发生反应生成CH_3Cl；但当CH_4减少时，这种碰撞的机会就少了，而CH_3Cl却达到了一定浓度。显然$\dot{C}l$也可以和CH_3Cl作用而生成二氯甲烷。依次类推，直到CH_4中的4个氢都被氯取代而生成四氯化碳CCl_4。

$$\dot{C}l + CH_3:Cl \longrightarrow HCl + \dot{C}H_2Cl$$

$$\dot{C}H_2Cl + Cl:Cl \longrightarrow CH_2Cl_2 + \dot{C}l$$

$$\longrightarrow \cdots\cdots CHCl_3 \cdots\cdots CCl_4$$

因此，氯代反应得到4种产物的混合物。

过渡态理论认为，一个反应从反应物到产物的过程是一个连续变化的过程，要经过一个过渡态才能转变为产物。在反应中，反应物分子间碰撞引起分子的几何形状、电子云分布和运动状态的变化，到达**过渡态（Transition state，TS）**时，反应物分子中的旧键已松弛和削弱，新键已开始形成，其结构介于反应物和产物之间。

$$\underset{\text{反应物}}{A-B + C} \rightleftharpoons \underset{\text{过渡态}}{[A\cdots B\cdots C]^{\neq}} \longrightarrow \underset{\text{产物}}{A + B-C}$$

从反应物到过渡态，体系的能量不断升高，到达过渡态时能量达到最高值，此后体系能量很快下降。过渡态与反应物之间的能量差称为**活化能**（E_a）。

甲烷氯代反应的链增长阶段分两步进行，其过程及能量变化情况如图 2-7 所示。

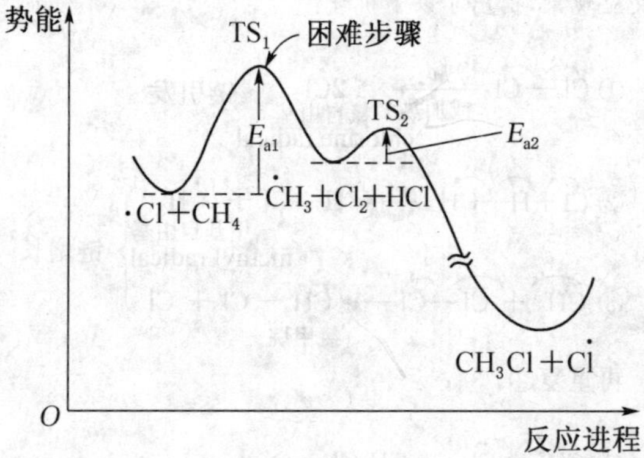

图 2-7 从氯自由基到氯甲烷反应进程中的势能变化

从图 2-7 中可以看出，第一步（即整个反应的第②步）所需活化能 E_{a1} 较大；第二步（即整个反应的第③步）所需活化能 E_{a2} 较小。因此，这两步反应相比，第一步困难，反应速度慢。如果能加快这一步反应的速度，那么整个反应的速度就能加快，故这一步称作**反应速度决定步骤**。也就是说，在一个多步反应中，整个反应的反应速度取决于慢的那一步。

在上述两步中，甲基自由基是第一步的产物，又是第二步的反应物，是一个**反应活性中间体**，它处于两个波峰间的波谷。

从甲烷氯代反应机理讨论中已知，链锁反应一经引发，就会像一条锁链一样进行下去。因此整个反应速度的决定步骤是链增长的第一步，即生成自由基的那一步。

与碳、氢原子分类相似，我们也可将自由基分成 **1°自由基**（**Primary radical**）、**2°自由基**（**Secondary radical**）和 **3°自由基**（**Tertiary radical**）。自由基非常活泼，但不同的自由基稳定性也有差异。自由基的稳定性可以由共价键均裂时所吸收的能量来判断，键均裂时体系吸收的能量越少，生成的自由基越稳定。

研究表明，常见自由基的稳定性次序是：

$$H_3C-\underset{\substack{|\\CH_3}}{\dot{C}}-CH_3 > H_3C-\underset{\substack{|\\CH_3}}{\dot{C}H} > CH_3\dot{C}H_2 > \dot{C}H_3$$

$$即：3° > 2° > 1° > \dot{C}H_3$$

自由基越稳定，生成时所需的能量越低，反应越容易进行。所以氢的活性为：3°—H>2°—H>1°—H。

2.7.2 氧化反应

烷烃在室温下一般不与氧化剂反应，与空气中的氧也不起反应。但在空气（氧气）中可以燃烧，燃烧时如氧气充足则可被完全氧化而生成二氧化碳和水，同时放出大量热能。这正是汽油、柴油（主要成分为不同碳链的烷烃混合物）作为汽油机、柴油机燃料的基本原理。如控制适当条件，在催化剂的作用下，也可以使其部分氧化得到醇、醛、酮、酸等一系列含氧化合物。但由于氧化过程复杂，氧化的位置各异，产物往往是复杂的混合物，难以得到纯净的产物，作为实验室制法的意义不大。然而在工业生产中可以控制条件获得以某些产物为主的产品，或直接利用其氧化结果的混合物。由于烷烃具有广泛的用途和丰富的来源，故利用烷烃为原料氧化制备一系列含氧化合物还是有实际意义的。

$$CH_4 + 2O_2 \longrightarrow CO_2 + 2H_2O + \text{热}$$

习　题

1. 用系统命名法命名下列化合物：

(1) $(CH_3CH_2)_4C$

(2) $(CH_3)_3CCH_2CH_2CH_2CHCHCH_2CH_3$（Et 连在第一个 CH 上，Me 连在第二个 CH 上）

Et
$(CH_3)_3CCH_2CH_2CH_2CHCHCH_2CH_3$
Me

(3) $CH_3CHCHCH_2CH_2CH_3$
H_3C　$CH_2CH_2CH_3$

(4) 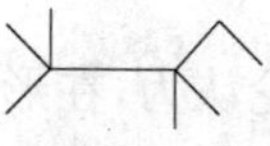

(5) $CH_3CH_2CHCHCH_2CH_3$
$CH_3CHCHCH_3$
H_3C　CH_3

(6) 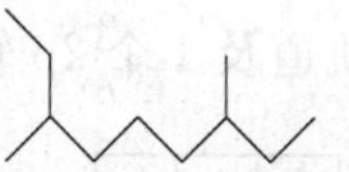

2. 写出下列化合物的构造式：

(1) 异戊烷　(2) 新己烷
(3) 2-甲基-3-乙基戊烷　(4) 2，2，4，4-四甲基戊烷

3. 在第 2 题中，找出符合下列条件之一的化合物：

(1) 无 3°—H　(2) 有 1 个 3°—H　(3) 有 2 个 3°—H

4. 写出下列取代基的构造式：

(1) 乙基　(2) 异丙基　(3) 叔丁基　(4) 异戊基

5. 试写出相当于下列名称的各化合物的构造式，如果名称与系统命名法不符，请予订正。

(1) 3-异丙基己烷　(2) 2，3-二甲基-4-乙基己烷
(3) 2-甲基-5-异丙基庚烷　(4) 1，1，2-三甲基丁烷

6. 将下列自由基按稳定性从大到小次序排列：

(1) $(CH_3)_2CHCH_2\dot{C}H_2$　(2) $(CH_3)_2\dot{C}CH_2CH_3$　(3) $(CH_3)_2CH\dot{C}HCH_3$

7. 画出 2，3-二甲基丁烷（围绕 C_2—C_3 键）的典型构象并指出优势构象。

8. 某个烷烃的分子式为 C_8H_{18}，一氯代后只得到一种分子式为 $C_8H_{17}Cl$ 的化合物，试推测这个烷烃的构造式。

3 烯烃和环烷烃

3.1 烯烃的结构

烯烃(Alkene)是指含碳碳双键(>C=C<)的烃类化合物,最简单的烯烃是乙烯。烯烃是不饱和烃的一种,“不饱和”意味着它能够再与其他原子结合生成饱和化合物。

3.1.1 碳原子的 sp^2 杂化

以乙烯为例。杂化轨道理论认为,在形成乙烯分子前,碳原子的 1 个 2s 轨道和 2 个 2p 轨道进行 **sp^2 杂化(sp^2 hybridization)**,形成 3 个能量相等的 sp^2 杂化轨道,另有 1 个 2p 轨道未参与杂化。3 个 sp^2 杂化轨道及 1 个 2p 轨道各填充 1 个电子(见图 3-1)。

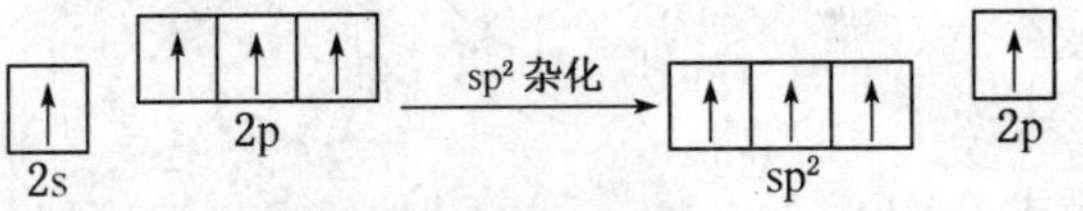

图 3-1 碳原子的 sp^2 杂化

sp^2 杂化轨道的形状与 sp^3 杂化轨道类似。碳原子的 3 个 sp^2 杂化轨道对称分布,处于同一平面上,轨道对称轴之间的夹角为 120°。未参加杂化的 p 轨道其对称轴垂直于 sp^2 杂化轨道对称轴所在的平面(见图 3-2)。

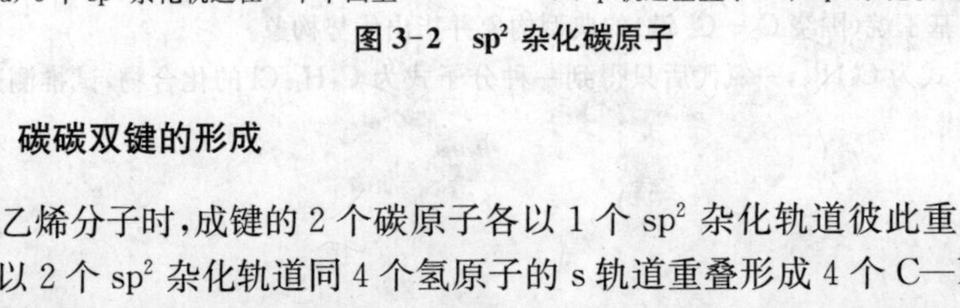

(a) 3 个 sp^2 杂化轨道在一个平面上　　(b) p 轨道垂直于 3 个 sp^2 杂化轨道的平面

图 3-2 sp^2 杂化碳原子

3.1.2 碳碳双键的形成

在形成乙烯分子时,成键的 2 个碳原子各以 1 个 sp^2 杂化轨道彼此重叠形成 1 个 C—Cσ 键,并各以 2 个 sp^2 杂化轨道同 4 个氢原子的 s 轨道重叠形成 4 个 C—Hσ 键,这样形成的 5 个 σ 键其对称轴都在同一平面内,如图 3-3 所示。形成上述 σ 键的同时,每个碳原子上余下的 p 轨道从侧面相互重叠成键,这样构成的共价键称为 π 键,处于 π 轨道的电子简称为

π 电子(见图 3-4)。由此可见,碳碳双键不是由两个相同的单键组成,而是由 1 个 σ 键和 1 个 π 键所组成的。为了书写方便,一般以两条短线表示(C═C),但必须明确这两条短线的含义是不同的。

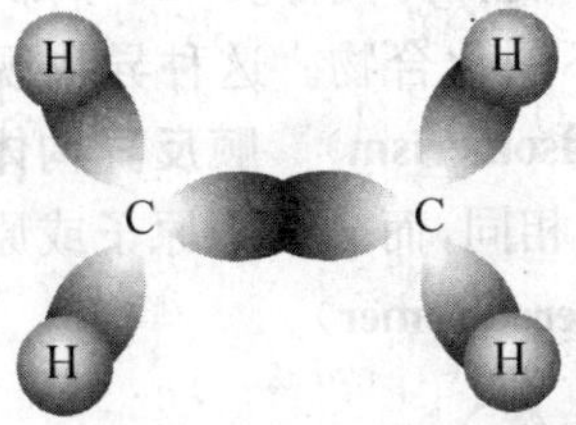

图 3-3 乙烯分子中的 σ 键

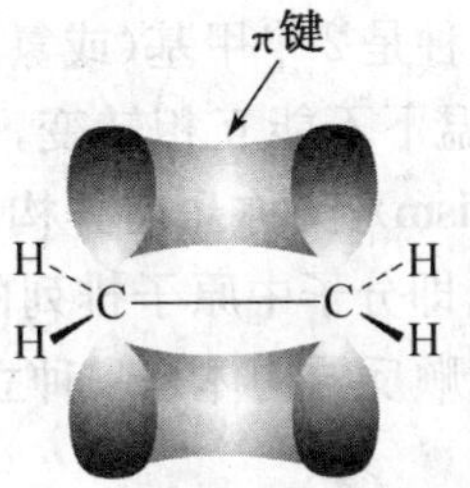

图 3-4 乙烯分子中的 π 键

3.1.3 π 键的特点

由于 π 键是由 2 个 p 轨道侧面重叠形成的,因此与 σ 键比较,π 键重叠程度要小。另外,如果双键碳原子相对旋转,则 p 轨道平行将被打破,π 键必将减弱或被破坏。因此,π 键具有以下特点:

(1) π 键不如 σ 键牢固,容易断裂。

(2) 围绕碳碳双键不能自由旋转。

3.2 烯烃的通式和同分异构

单烯烃的通式为 $\mathbf{C_nH_{2n}}$。烯烃同样存在同系列、同系物,其系差也是 CH_2。

4 个碳以上的烯烃有同分异构体。烯烃的同分异构现象比烷烃更为复杂,不仅存在碳架异构[如(2)与(1)、(3)],还存在着官能团位置(在烯烃中即双键位次)的异构[如(1)与(3)]。碳架异构及官能团位置异构都属于构造异构。

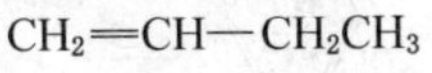

(1) 1-丁烯
1-butene

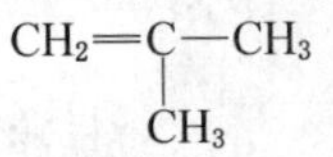

(2) 2-甲基丙烯
2-methylpropene

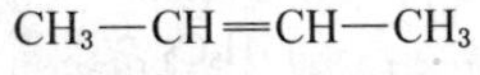

(3) 2-丁烯
2-butene

有些烯烃除存在构造异构外,还存在另一种异构现象。如 2-丁烯有以下 2 种,它们的物理性质(如沸点等)不同。

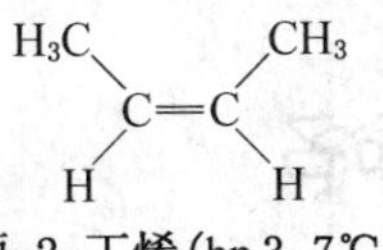

顺-2-丁烯(bp 3.7℃)
cis-2-butene

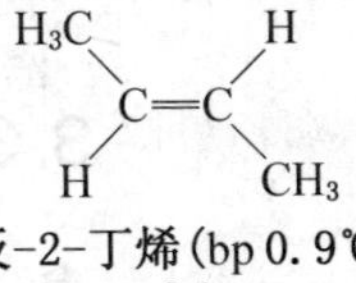

反-2-丁烯(bp 0.9℃)
trans-2-butene

为什么 2-丁烯存在 2 种异构体呢?这是由于以双键相连的 2 个碳原子不能绕碳碳双

键旋转所致。在 2-丁烯分子中，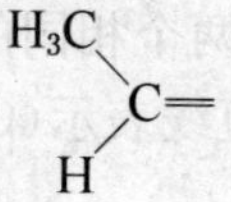 围绕双键旋转受阻，从而可导致与 C═C 相连的原子或原子团在空间的相对位置不同，一种是 2 个甲基(或氢原子)在碳碳双键的同侧称顺-2-丁烯，另一种是 2 个甲基(或氢原子)在碳碳双键的异侧称反-2-丁烯(图 3-5)。这两种排列方式在常温下不能互相转变，代表了两个不同化合物。这种异构现象称**顺反异构**(**Cis-trans isomerism**)，又称**几何异构**(**Geometrical isomerism**)。**顺反异构体**(**Cis-trans isomer**)的构造相同，即分子中原子排列的方式和次序相同，而分子中原子或原子团在空间排列方式不同，所以顺反异构体是一种**立体异构体**(**Stereoisomer**)。

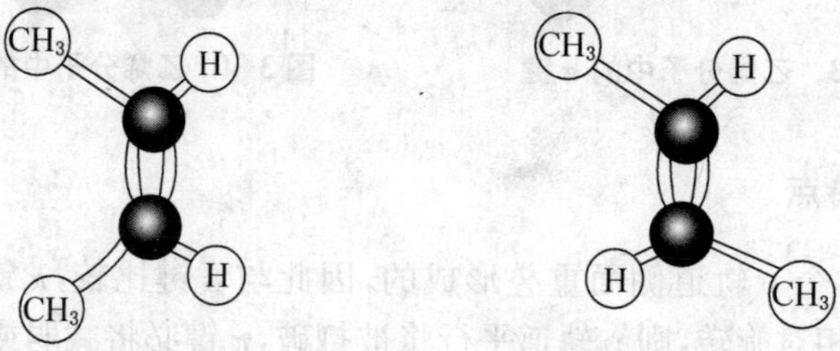

图 3-5　顺和反-2-丁烯

1-丁烯及 2-甲基丙烯不存在顺反异构体，这说明并不是所有烯烃都有顺反异构现象，有顺反异构的烯烃必须是构成双键的两个碳原子上各连有不同的原子或基团，其通式如下：

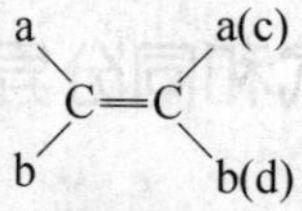

$a \neq b,\ c \neq d$

顺反异构体不仅理化性质有差别，有时其生物活性亦有差别。如己烯雌酚，临床上用其反式体治疗某些妇科疾病而顺式体无效。

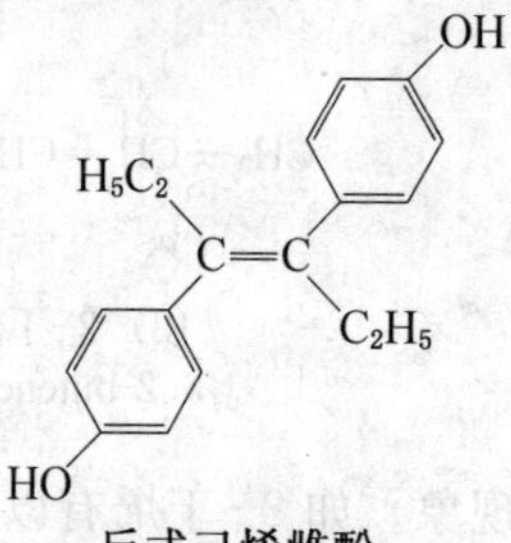

反式己烯雌酚
trans-diethylstilbestrol

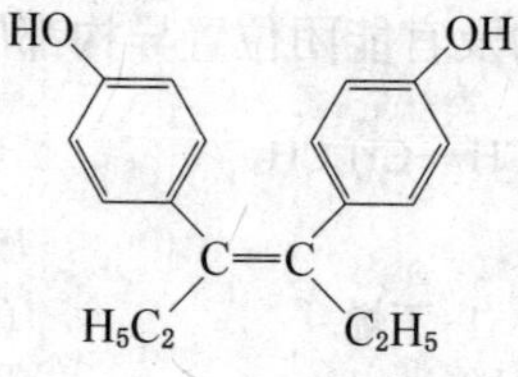

顺式己烯雌酚
cis-diethylstilbestrol

3.3　烯烃的命名

3.3.1　常见烯基

烯烃分子中去掉 1 个氢原子剩余的原子团称烯基。常见的烯基如下：

$CH_2=CH-$	$CH_3CH=CH-$	$CH_2=CHCH_2-$
乙烯基	丙烯基(1-丙烯基)	烯丙基(2-丙烯基)
the vinyl group	the propenyl group	the allyl group

3.3.2 烯烃的系统命名

1）系统命名原则

烯烃的命名原则和烷烃基本相同，在命名时应首先考虑其结构特征——碳碳双键。即：

(1) 选择含有碳碳双键的最长碳链作为主链，按其碳原子数称某烯。

(2) 从靠近双键的一端开始编号，在此基础上使取代基的位次尽可能小。

(3) 写出取代基的名称、个数、位次，标出双键位次。

双键位次以其所在碳原子的编号中较小的那个表示。如：

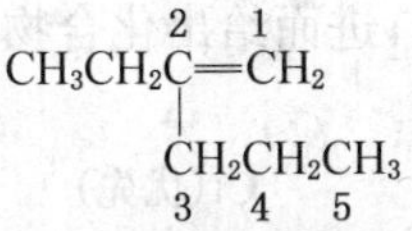

2-乙基-1-戊烯　不称　2-丙基丁烯
2-ethyl-1-pentene　not　2-propylbutene

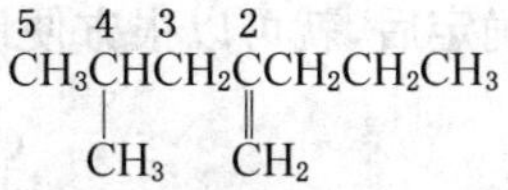

4-甲基-2-丙基-1-戊烯　不称　2-异丁基-1-戊烯
4-methyl-2-propyl-1-pentene　not　2-isobutyl-1-pentene

构成双键的两个碳原子上各连有不同的原子或基团时，应有顺反异构体。此时，在烯烃名称前应标明其构型。相同原子或基团在双键同侧的为**顺式(Cis)**，在双键异侧的为**反式(Trans)**。如：

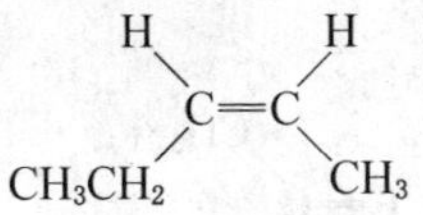

顺-2-戊烯
cis-2-pentene

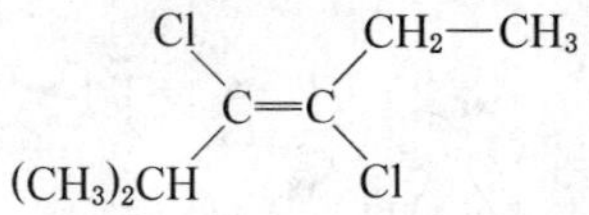

反-2-甲基-3,4-二氯-3-己烯
trans-3,4-dichloro-2-methyl-3-hexene

并不是所有的具有顺反异构的烯烃都能在双键两端碳上找到相同的原子或基团，此时，要用系统命名法，以字母 *Z*(德文 Zusammen，表示"together")和 *E*(德文 Entgegen，表示"opposite")来表示顺反异构体的构型。***Z*、*E* 标记法(*Z*、*E* system of nomenclature)**适用于所有烯烃顺反异构体的命名。

2）*Z*、*E* 构型标记法

Z、*E* 构型标记法主要包括以下两个原则：

(1) 按"**次序规则(Priority rules)**"确定双键两端碳原子上各自连有的原子或基团的优先次序。

(2) 两个优先的原子或基团在双键同侧的为 ***Z* 型(Z isomer)**，在异侧的为 ***E* 型(E isomer)**。

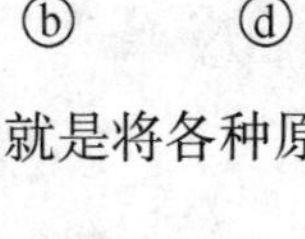

Z 型：如ⓐ>ⓑ，ⓒ>ⓓ　(>表示优先，下同)
E 型：如ⓐ>ⓑ，ⓓ>ⓒ

次序规则就是将各种原子或基团按先后次序排列的规则，其主要原则为：

① 将与双键碳直接相连的原子按原子序数大小排列，原子序数大的排在前面；同位素则按质量数大小次序排列。如：Br ＞ Cl ＞ CH_3 ＞ H。

② 如果与双键碳直接相连的原子相同，则比较与该原子相连的其他原子的原子序数，依次类推。如 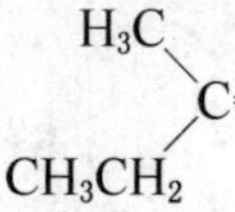 中，甲基和乙基与双键碳直接相连的都是碳原子，而与甲基碳原子相连的其他原子是 3 个氢原子，与乙基的 CH_2 碳原子相连的是 2 个氢原子，1 个碳原子，故优先次序为 C_2H_5＞CH_3。

③ 当取代基为不饱和基团时，如乙烯基 $\overset{2}{C}H_2{=}\overset{1}{C}H{-}$，$C_1$ 和 C_2 都可看作与 2 个碳相连。因此，根据次序规则几种烃基的优先次序是：

$$-C{\equiv}CH > -CH{=}CH_2 > (CH_3)_2CH- > CH_3CH_2CH_2- > CH_3CH_2- > CH_3-$$

优先基团确定后，就可以很方便地标记顺反异构体的 *Z*、*E* 构型，进而给出化合物名称。

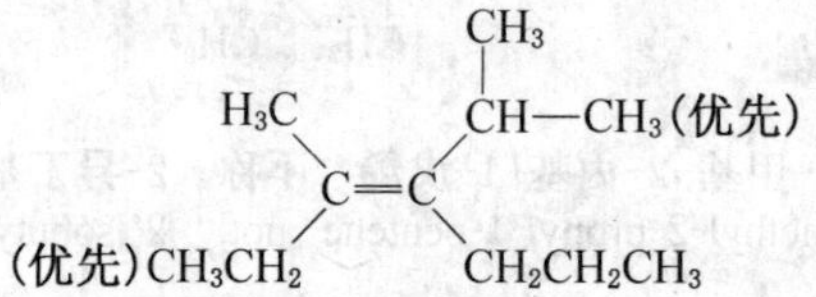

(*E*) -3-甲基-4-异丙基-3-庚烯
(*E*) -4-isopropyl-3-methyl-3-heptene

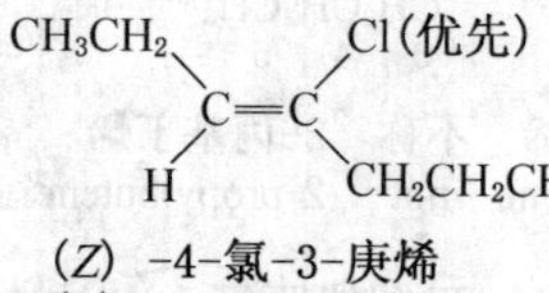

(*Z*) -4-氯-3-庚烯
(*Z*) -4-chloro-3-heptene

用顺反和 *Z*、*E* 表示烯烃构型是两种不同的方法，不能简单地把顺和 *Z*，反和 *E* 等同看待。如：

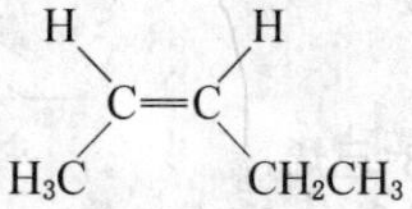

顺-2-戊烯或*Z*-2-戊烯
cis-2-pentene or(*Z*) -2-pentene

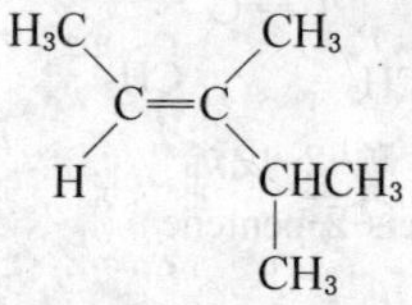

顺-3, 4-二甲基-2-戊烯或*E*-3, 4-二甲基-2-戊烯
cis-3, 4-dimethyl-2-pentene or(*E*) -3, 4-dimethyl-2-pentene

3.4 烯烃的物理性质

烯烃的物理性质与烷烃相似，其沸点和相对密度等也随着相对分子质量的增加而递增。在室温常压下，乙烯、丙烯和丁烯是气体，从戊烯开始是液体，高级的烯烃是固体。烯烃相对密度都小于 1。烯烃一般无色，难溶于水而能溶于有机溶剂。一些烯烃的物理常数见表 3-1。自然界许多热带树木，如某些卫茅属植物的叶子可以产生乙烯，乙烯可以加速树叶的死亡与脱落，还可以使摘下的未成熟的果实加速成熟(催熟)。烯烃聚合得到的高分子产物常常是重要的橡胶、塑料、合成纤维等化学工业品的原料。高聚物在医药制剂、人造血浆、人工器官材质等方面的应用也日渐增多。

表 3-1　一些烯烃的物理常数

名　称	结构式	熔点(℃)	沸点(℃)	相对密度
乙烯 ethene	$CH_2{=}CH_2$	−169.5	−103.7	0.570(在沸点时)
丙烯 propene	$CH_3CH{=}CH_2$	−185.2	−47.7	0.610(在沸点时)
1-丁烯 1-butene	$CH_3CH_2CH{=}CH_2$	−130	−6.4	0.625(在沸点时)
顺-2-丁烯 cis-2-butene	H_3C　　CH_3 C=C H　　H	−139.3	3.5	0.621
反-2-丁烯 trans-2-butene	H_3C　　H C=C H　　CH_3	−105.5	0.9	0.604
1-戊烯 1-pentene	$CH_3(CH_2)_2CH{=}CH_2$	−166.2	30.1	0.641
2-甲基-1-丁烯 2-methyl-1-butene	$CH_3CH_2C{=}CH_2$ │ CH_3	−137.6	31.2	0.650
3-甲基-1-丁烯 3-methyl-1-butene	$CH_3CHCH{=}CH_2$ │ CH_3	−168.5	20.1	0.633 (15 ℃时)
1-己烯 1-hexene	$CH_3(CH_2)_3CH{=}CH_2$	−139	63.5	0.673

3.5 烯烃的化学性质

烯烃虽然也是只含有碳和氢两种元素的碳氢化合物，但由于含有 $>C=C<$ 这个官能团，故与烷烃在性质上有很大不同，它是较活泼的化合物。

碳碳双键是由 1 个 σ 键和 1 个较弱的 π 键所组成的。π 键容易断裂，在化学反应中表现出较大的活泼性。烯烃的主要反应发生在双键和与双键相邻的碳原子(α-碳原子)上。

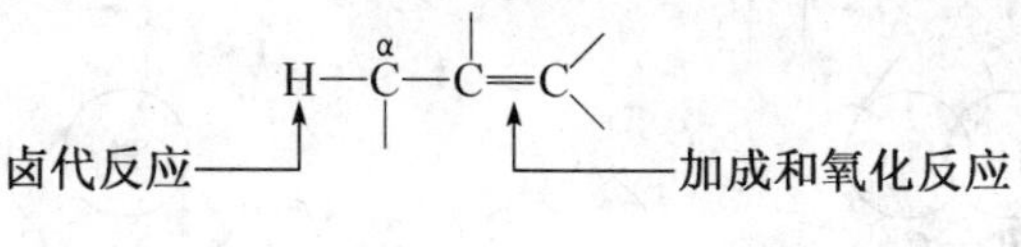

3.5.1 双键的加成反应

碳碳双键的主要反应是**加成反应(Addition reaction)**，也就是双键中的 π 键打开，2 个 1 价的原子或基团分别加到双键两端的碳原子上，形成 2 个新的 σ 键。加成反应通式如下：

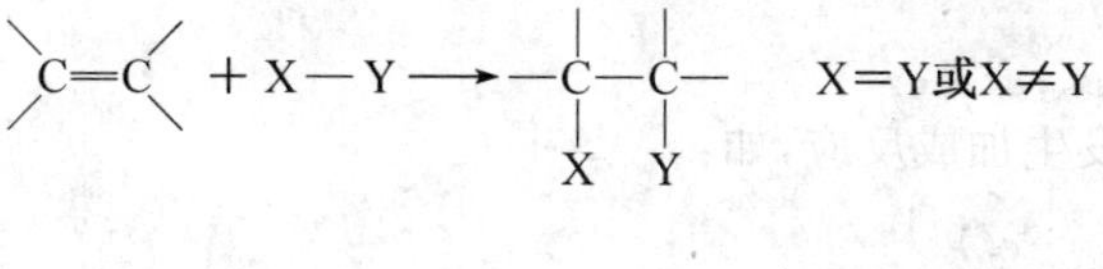

上式中的 X 和 Y 可以相同，亦可以不相同。通过双键的加成反应可以合成很多重要的有机化合物，无论在理论上和实际应用上都具有重要价值。

1）加氢

烯烃与氢在适当的催化剂存在下，发生加成反应生成相应的烷烃，通式如下：

$$R—CH═CH_2 + H—H \xrightarrow{催化剂} R—CH_2—CH_3$$

该反应称为催化加氢反应或**催化氢化反应**（**Catalytic hydrogenation**），实际上这是还原反应的一种形式。常用的催化剂为铂（Pt）、钯（Pd）、镍（Ni）等金属，工业上常用的一种催化剂称 Raney 镍，它的催化活性较高，制备亦较方便。催化氢化反应是在催化剂的表面上进行的，所以催化剂的表面积越大，活性就越高。

凡是分子中含有碳碳双键的化合物，都可在适当条件下进行催化氢化。加氢反应是定量完成的，所以可以通过反应吸收氢的量来确定分子中含有碳碳双键的数目。

烯烃的加氢反应是一个放热反应，1 mol 的烯烃加氢时放出的热量称为**氢化热**（**Heat of hydrogenation**）。例如：

$CH_3CH_2CH═CH_2 + H_2 \longrightarrow CH_3CH_2CH_2CH_3$　　**氢化热**　127 kJ·mol^{-1}

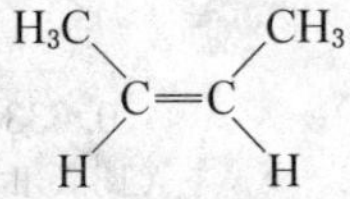 $+H_2 \longrightarrow CH_3CH_2CH_2CH_3$　　**氢化热**　120 kJ·mol^{-1}

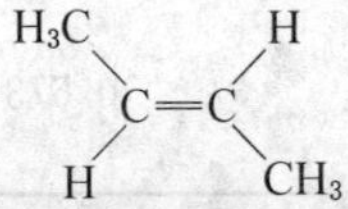 $+H_2 \longrightarrow CH_3CH_2CH_2CH_3$　　**氢化热**　116 kJ·mol^{-1}

上述反应中反应条件一样，试剂相同（都加 1 分子氢）而且产物也相同，都是丁烷。氢化热的不同，反映了原化合物所含能量之差异，氢化热越高则原化合物所含能量越大，也越不稳定。因此，可利用氢化热比较同分异构体的稳定性。上述 3 种烯烃相对稳定性次序为：

反-2-丁烯 ＞ 顺-2-丁烯 ＞ 1-丁烯

实验表明，2-丁烯比 1-丁烯稳定，一般同类烯烃中，双键碳上所连烷基数目较多，其稳定性较好。另外在烯烃的顺反异构体中反式比顺式稳定，如反式 2-丁烯比顺式 2-丁烯稳定，这是因为顺式 2-丁烯的两个甲基在空间上比较拥挤（如图 3-6 所示），存在范德华斥力，分子的内能较高。

顺-2-丁烯　　　　反-2-丁烯

图 3-6　顺式和反式 2-丁烯 2 个甲基空间障碍的比较

2）加卤化氢

烯烃可与卤化氢发生加成反应，如：

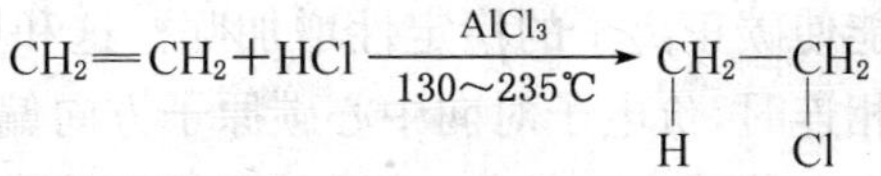

对卤化氢来讲，反应活性一般为：HI > HBr > HCl。

乙烯分子是对称的。不对称的烯烃（构成双键的两个碳原子上连有的原子或基团不完全相同的烯烃）与卤化氢加成时，就有可能形成 2 种不同的产物，如丙烯与卤化氢加成，得到的主要产物是（Ⅰ）。

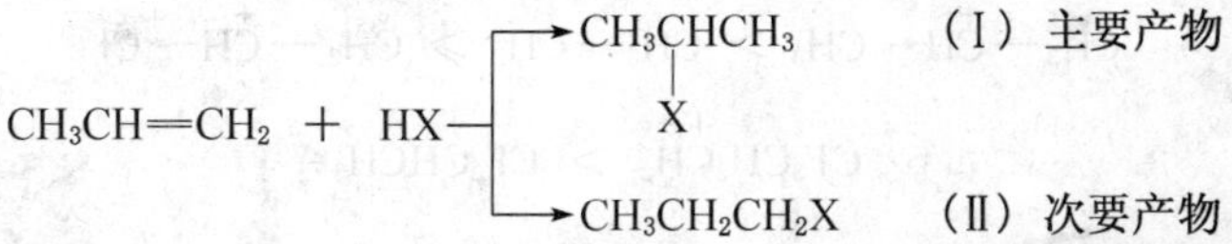

根据大量实验结果，人们归纳出一条规律：不对称烯烃与卤化氢加成时，卤化氢中的氢总是加到含氢较多的双键碳原子上，卤原子则加到另一碳原子上。这个经验规律称为不对称加成规则，又称**马尔可夫尼可夫规则（Markovnikov rule）**，简称**马氏规则**。如：

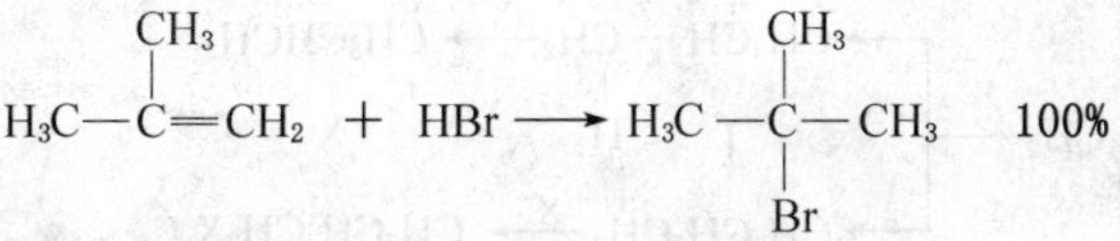

反应为何出现选择性？这要通过反应机理进行解释。烯烃中 π 键的电子云不是集中在两个碳原子之间，而是分布在双键的上下两方，总是容易受到带正电的试剂的进攻。这种带正电的试剂称为**亲电试剂（Electrophilic reagent，electrophile）**。由亲电性试剂进攻发生的反应称**亲电性反应（Electrophilic reaction）**。

烯烃与卤化氢的加成是**亲电性的加成反应（Electrophilic addition reaction）**，它是分两步进行的。质子首先进攻 π 键，π 键发生异裂将电子提供给质子形成 C—H 键，得到**碳正离子（Carbocation）活性中间体**，然后卤素负离子很快地与碳正离子结合形成卤代烷。两步反应中，第一步是决定反应速度的步骤。

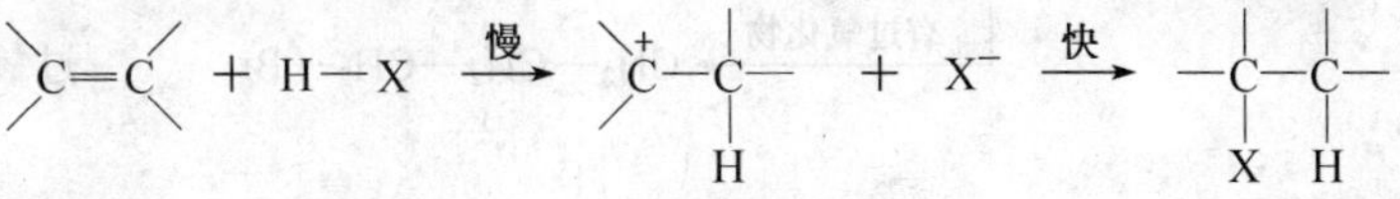

烯烃 alkene　　亲电试剂 electrophile　　碳正离子 carbocation　　卤代烷 alkyl halide

碳正离子与自由基一样，非常活泼，一经形成，很快地进行下一步反应。

烯烃与卤化氢加成产物的比例取决于产生的碳正离子的稳定性。碳正离子较稳定，就较易生成，整个加成反应速度就较快。一些事实证明碳正离子的稳定性与其结构有关。带正电荷的碳原子（中心碳原子）上连接的烷基越多，就越稳定。碳正离子分类与自由基相似，一般碳正离子的稳定性次序是：3° > 2° > 1° > $^+CH_3$。

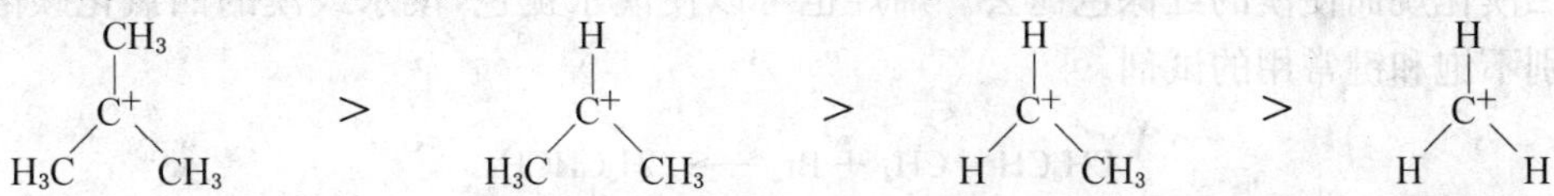

叔丁基碳正离子 t-butyl cation (tertiary carbocation)　　异丙基碳正离子 isopropyl cation (secondary carbocation)　　乙基碳正离子 ethyl cation (primary carbocation)　　甲基碳正离子 methyl cation

为什么甲基(或烷基)能使碳正离子的稳定性增加呢?这和甲基的供电性有关,当甲基与带正电荷的中心碳原子相连时,价电子对向中心碳原子方向偏移($H_3C\rightarrow$表示价电子移动方向),使中心碳原子上的正电荷减少一部分,而甲基则相应地取得一部分正电荷,结果使碳正离子上的电荷分散,稳定性增大。因此,与中心碳原子连接的甲基(烷基)愈多,碳正离子的电荷愈分散,其稳定性也愈大。相反,如果与中心碳原子相连的原子或基团具有吸电子作用(如卤原子 X,硝基—NO_2 等,详见 7.3),则它们使碳正离子更不稳定。例如稳定性:

$$CH_3\rightarrow\overset{+}{C}H\leftarrow CH_3 > CH_3\rightarrow\overset{+}{C}H_2 > CH_3\rightarrow\overset{+}{C}H\rightarrow Cl$$

$$CF_3CH_2\overset{+}{C}H_2 > CF_3\overset{+}{C}HCH_3$$

丙烯与卤化氢加成时,将生成两种碳正离子(Ⅰ)和(Ⅱ),然后(Ⅰ)和(Ⅱ)分别与卤负离子结合。由于稳定性(Ⅰ)>(Ⅱ),故主要产物是 2-卤代丙烷,也就是氢加成到含氢较多的双键碳原子上。

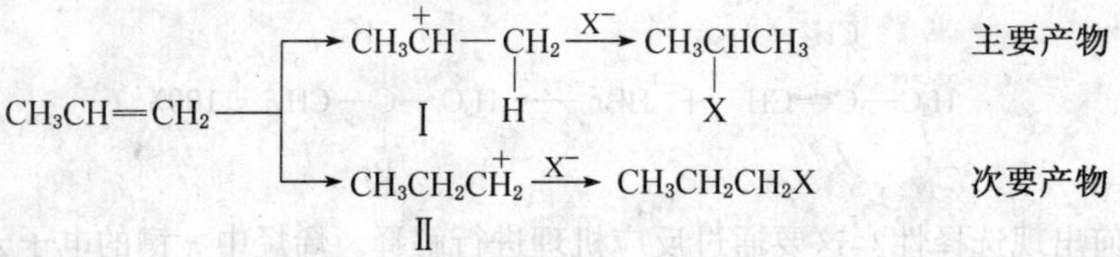

因此,马氏规则又可以这样描述:不对称烯烃和不对称试剂加成时,试剂中的正离子或带正电荷的部分主要加到能形成较稳定的碳正离子的那个双键碳原子上。

在过氧化物存在下,不对称烯烃与溴化氢加成时存在着"反常"现象,产物是反马氏规则的。例如:

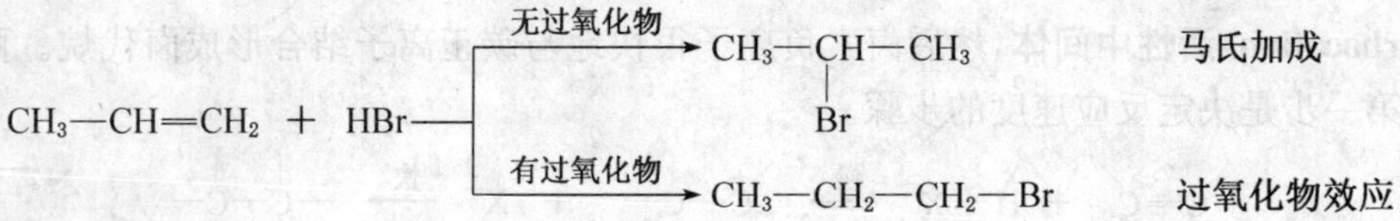

这样的"反常"现象是由于过氧化物的存在而引起的,所以称**过氧化物效应**(**Peroxide effect**)。过氧化物的存在使烯烃与溴化氢的加成按自由基加成机理进行。

过氧化物效应限于溴化氢。氯化氢和碘化氢与不对称烯烃加成一般不存在过氧化物效应。

3) 加卤素

烯烃与氯、溴等很容易加成。例如将乙烯或丙烯通入溴的四氯化碳溶液中,由于生成无色的二溴化烷而使溴的红棕色褪去。烯烃也可以使溴水褪色,溴水或溴的四氯化碳溶液都是鉴别不饱和键常用的试剂。

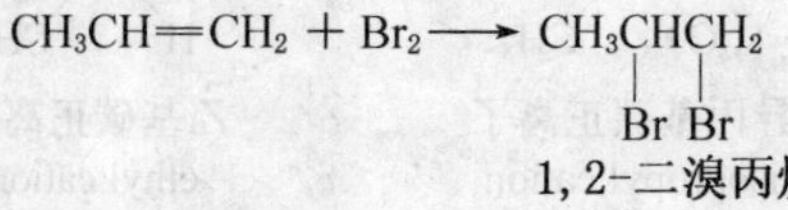

1,2-二溴丙烷

几种卤素与烯烃加成反应的速度是：$F_2 > Cl_2 > Br_2 > I_2$。氟与烯烃的反应较猛烈，并伴有其他副反应，而碘与烯烃一般不反应，所以卤素与烯烃的反应一般指氯和溴与 C═C 的加成反应。

当乙烯和溴反应时有其他物质如氯化钠存在时，所得产物不但有1,2-二溴乙烷，还混有1-氯-2-溴乙烷。

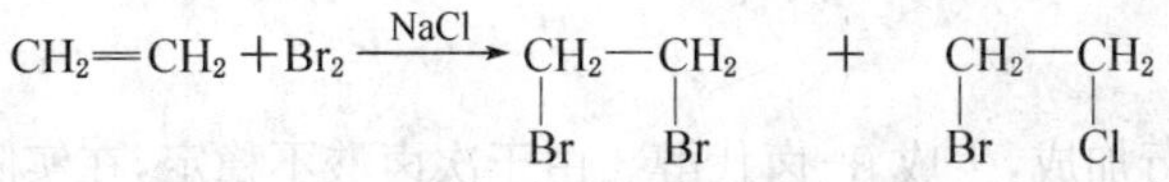

1,2-二溴乙烷　　1-氯-2-溴乙烷

1-氯-2-溴乙烷的生成说明溴分子的两个溴原子不是同时加到双键的两端，而是分步进行的。现在认为第一步是溴分子与烯烃接近，受烯烃的π电子影响发生极化，进而形成不稳定的π配合物。继续极化，溴溴键断裂，形成环状的活性中间体——溴鎓离子(Bromonium ion，也称σ配合物)和1个溴负离子。第二步反应是溴负离子进攻溴鎓离子中两个碳原子之一而生成邻二溴化物。

如果在反应介质中存在氯负离子或其他负离子，它们亦可以进攻溴鎓离子，形成相应的产物。

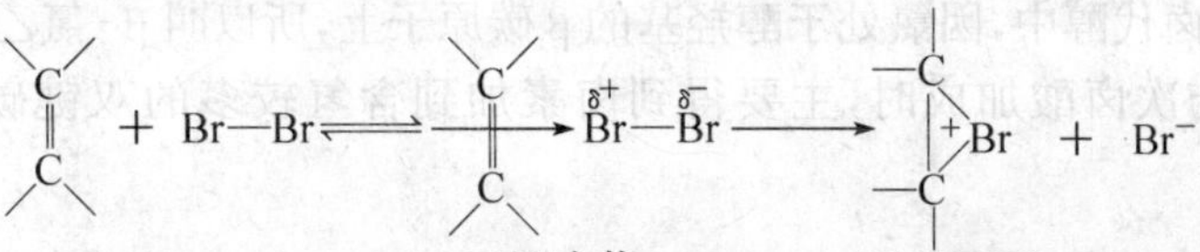

π配合物　　溴鎓离子

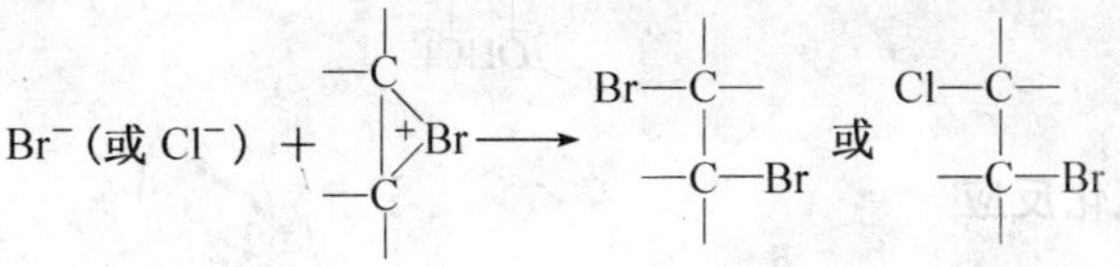

由于在第一步反应中使π键和Br—Br键断裂需要一定的能量，而第二步是带相反电荷的两个离子互相结合生成共价键，显然第一步反应的速度比第二步慢，因此生成活性中间体溴鎓离子那一步是决定反应速度的步骤。在决定反应速度的步骤中，进攻碳碳双键的是带有部分正电荷的溴原子，因此烯烃与卤素的加成反应是离子型的亲电性加成反应。

4）*加硫酸*

烯烃和浓硫酸加成时，硫酸中的质子加到双键一个碳原子上，硫酸氢根负离子加到双键的另一个碳原子上，生成可以溶于硫酸的烷基硫酸氢酯，例如：

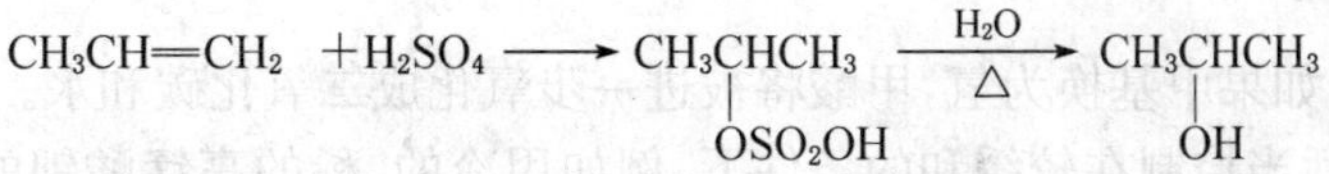

硫酸氢异丙酯　　异丙醇

不对称烯烃与硫酸加成时，符合不对称加成规则。烷基硫酸氢酯容易水解生成相应的醇，这是工业上制备醇的方法之一，称为**烯烃的间接水合法**。

烷烃、卤代烷等有机物一般不溶于硫酸，因此，利用烯烃这一性质可除去混合物中的少量烯烃。

5）加水

在强酸催化下，烯烃可以和水加成生成醇，这是醇的制备方法之一，也称作**烯烃的直接水合法**，反应条件一般较高。不对称烯烃与水的加成也符合不对称加成规则。例如：

$$CH_3CH{=}CH_2 + H_2O \xrightarrow[195℃,\ 20MPa]{H_3PO_4} CH_3\underset{\large OH}{\underset{|}{C}}HCH_3$$

6）加次卤酸

烯烃与次卤酸进行加成，生成β-卤代醇。由于次卤酸不稳定，在实际生产中，常用卤素和水代替次卤酸。

$$CH_2{=}CH_2 + HOCl \longrightarrow \underset{\large Cl}{\underset{|}{\overset{\beta}{C}}}H_2{-}\underset{\large OH}{\underset{|}{\overset{\alpha}{C}}}H_2 \xleftarrow[(大量)]{H_2O} Cl_2 + CH_2{=}CH_2$$

β-氯乙醇（2-氯乙醇）

在有机化学中常把与官能团直接相连的碳原子称为α碳原子，然后依次排列为β，γ，δ…。在上述卤代醇中，因氯处于醇羟基的β碳原子上，所以叫β-氯乙醇。

不对称烯烃与次卤酸加成时，主要得到卤素加到含氢较多的双键碳原子上的β-卤代醇。

$$CH_3CH{=}CH_2 + Cl_2 \xrightarrow{H_2O} CH_3\underset{\large OH}{\underset{|}{C}}H\underset{\large Cl}{\underset{|}{C}}H_2 \qquad \text{1-氯-2-丙醇}$$

3.5.2 双键的氧化反应

碳碳双键的活泼性还表现为容易被氧化。氧化时首先是双键中的π键打开，条件强烈时，σ键也可断裂。

1）高锰酸钾氧化

烯烃容易被$KMnO_4$、$K_2Cr_2O_7$、$Na_2Cr_2O_7$等氧化剂氧化。如在烯烃中加入酸性高锰酸钾水溶液，则紫色褪去，生成褐色MnO_2沉淀，这也是鉴别不饱和键常用的方法之一。

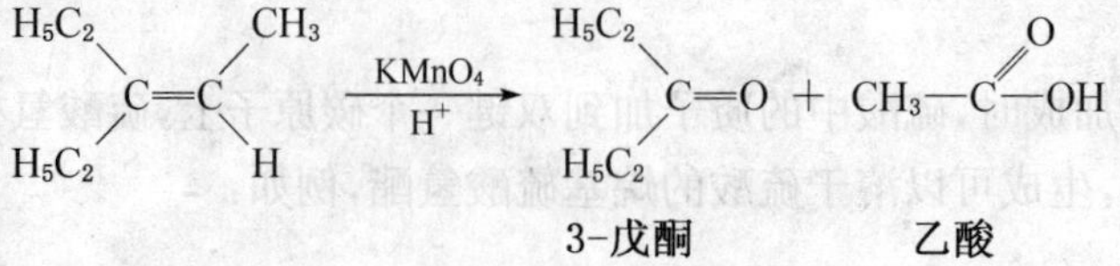

3-戊酮　　乙酸

上述反应中，如果甲基换为氢，甲酸将被进一步氧化成二氧化碳和水。

如果将反应适当控制在较缓和的条件下，例如用冷的、稀的高锰酸钾的碱性溶液，烯烃可被氧化成邻二醇，其通式为：

$$R{-}CH{=}CH{-}R_1 \xrightarrow[OH^-,\ 冷,\ 稀]{KMnO_4} R{-}\underset{\large OH}{\underset{|}{C}}H{-}\underset{\large OH}{\underset{|}{C}}H{-}R_1 \qquad \text{邻二醇}$$

a vicinal diol

2）臭氧化

将含有臭氧(6%～8%)的氧气通入烯烃的非水溶液中(一般以四氯化碳或石油醚作溶剂),臭氧迅速而定量地与烯烃作用,生成粘糊状的臭氧化物,该反应称为**臭氧化反应**(**Ozonolysis**)。

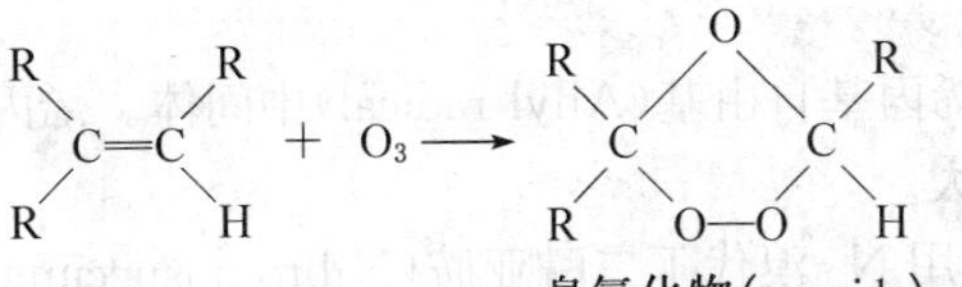

臭氧化物(ozonide)

臭氧化物在游离状态下不稳定,容易发生爆炸,一般不必从反应溶液中分离,直接进行下一步水解反应。由于在水解过程中产生过氧化氢,为了避免水解产物被进一步氧化,通常要加入还原剂(锌粉)以除 H_2O_2。

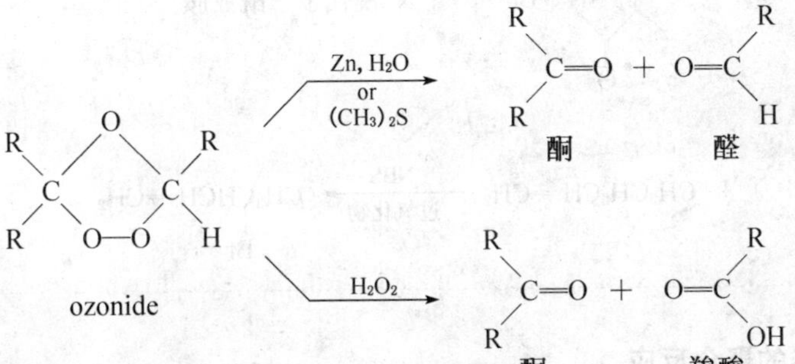

不同的烯烃经臭氧化、水解,可以得到不同的醛或酮。如:

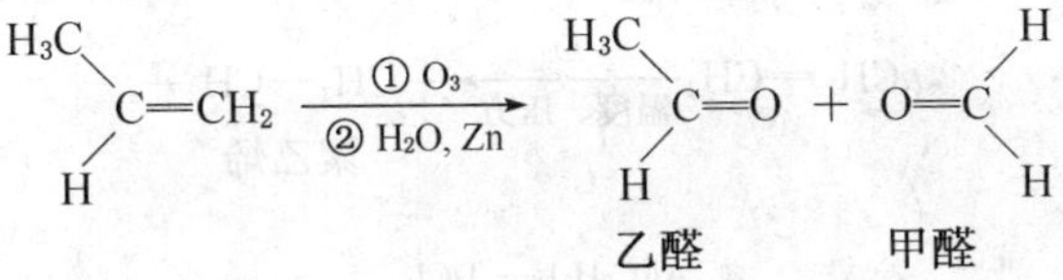

3.5.3 α-氢原子的反应

除乙烯外,烯烃分子中还含有烷基。烯烃分子中的烷基也可以发生烷烃的典型反应,即取代反应。特别是α-碳原子上的氢(α-氢)因受双键的影响,更易发生取代反应。如:

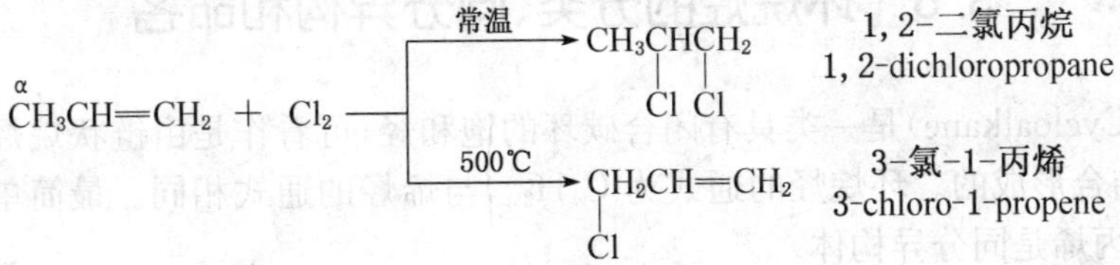

烯烃的α-卤代也是按自由基机理进行的,故需在高温或光照下,即能产生自由基的条件下才能进行反应。例如丙烯的氯代反应:

$$Cl—Cl \xrightarrow{\triangle} 2Cl^{\cdot}$$

$$Cl^{\cdot} + CH_3CH═CH_2 \longrightarrow {}^{\cdot}CH_2CH═CH_2 + HCl$$

烯丙基自由基

$$^{\cdot}CH_2—CH═CH_2 + Cl—Cl \longrightarrow ClCH_2CH═CH_2 + Cl^{\cdot} \cdots\cdots$$

反应过程中产生了烯丙基自由基(Allyl radical)中间体。烯丙基自由基较稳定,一般其稳定性比 3°自由基还要大。

烯烃 α-氢的溴代常用 N-溴代丁二酰亚胺(N-bromosuccimide,简写为 **NBS**)作为反应试剂,它与反应体系中存在的极少量的酸作用慢慢转变为溴,为反应提供低浓度的溴。生成的溴在自由基引发剂作用下变成溴原子,进行自由基取代反应。

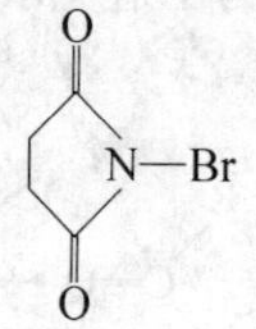
N-溴代丁二酰亚胺

例如:

$$CH_3CH_2CH═CH_2 \xrightarrow[\text{过氧化物}]{NBS} CH_3\underset{\large Br}{\underset{|}{C}}HCH═CH_2$$

3.5.4 烯烃的聚合反应

在催化剂作用下,许多烯烃通过加成的方式互相结合,生成高分子化合物,这种反应叫聚合。如乙烯、丙烯等在一定条件下,可分别生成聚乙烯、聚丙烯。

$$nCH_2═CH_2 \xrightarrow[\text{温度、压力}]{O_2} \text{⁅} CH_2—CH_2 \text{⁆}_n$$

聚乙烯

$$nCH_3CH═CH_2 \xrightarrow[\text{温度、压力}]{Al(C_2H_5)_3—TiCl_4} \text{⁅} \underset{\large CH_3}{\underset{|}{CH}}—CH_2 \text{⁆}_n$$

聚丙烯

3.6 环烷烃的分类、同分异构和命名

环烷烃(Cycloalkane)是一类具有闭合碳环的饱和烃,可看作是由链状烷烃分子中两端碳原子相互结合形成的。环烷烃的通式为 C_nH_{2n},与烯烃的通式相同。最简单的环烷烃是环丙烷,它与丙烯是同分异构体。

C_3H_6

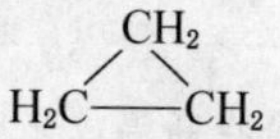
环丙烷

$CH_3—CH═CH_2$

丙烯

为了简便起见，一般用相应的多边形表示脂环烃的碳环。

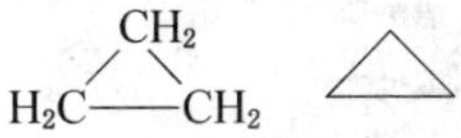

环丙烷(cyclopropane)

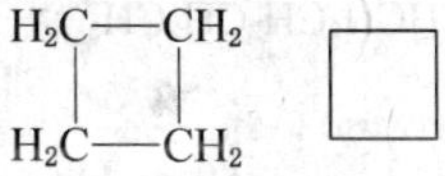

环丁烷(cyclobutane)

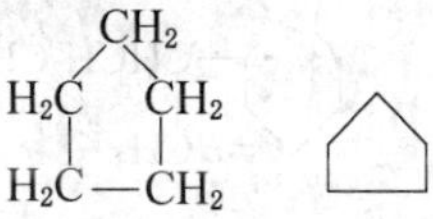

环戊烷(cyclopentane)

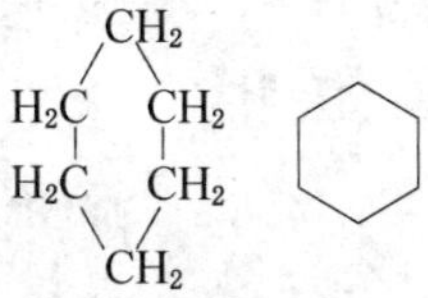

环己烷(cyclohexane)

根据环碳原子数可将环烷烃分为小环($C_3 \sim C_4$)、常见环($C_5 \sim C_6$)、中等环($C_7 \sim C_{12}$)及大环($>C_{12}$)4 种；根据所含环的数目，可将环烷烃分为单环、双环和多环环烷烃；对于双环和多环环烷烃，可按结合方式分为螺环(Spirocyclic)、桥环(Bridged cyclic)、稠环(Fused polycyclic)等化合物。

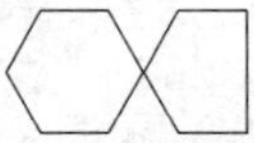

螺环

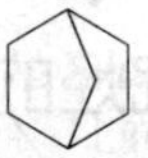

桥环

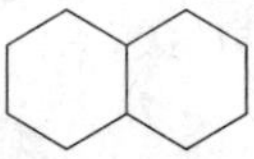

稠环

脂环烃可因环的大小和环上取代基不同而形成构造异构体。例如，含 5 个碳的环烷烃有 5 个构造异构体(链烃异构体除外)：

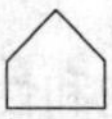

环戊烷
cyclopentane

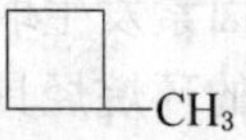

甲基环丁烷
methylcyclobutane

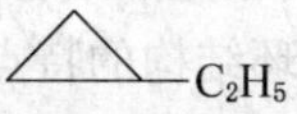

乙基环丙烷
ethylcyclopropane

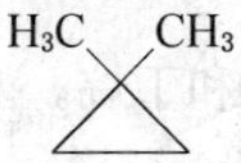

1, 1-二甲基环丙烷
1, 1-dimethylcyclopropane

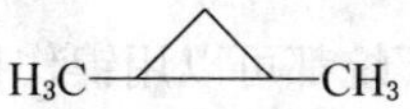

1, 2-二甲基环丙烷
1, 2-dimethylcyclopropane

二取代环烷烃还可因取代基在空间的分布不同而形成构型异构体。例如，1，2 -二甲基环丙烷有以下两种构型异构体。两个甲基在环平面同一侧的称为顺式，在环平面异侧的称为反式。

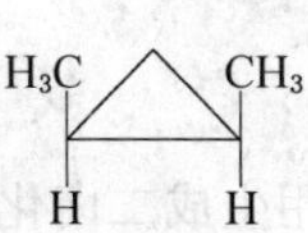

顺式(cis)

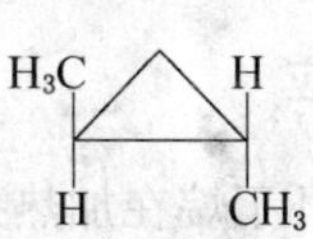

反式(trans)

单环烃命名时，一般选择环烃作为母体，命名原则与烷烃相似。

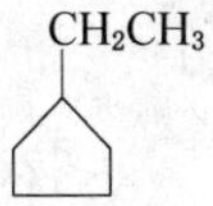

乙基环戊烷
ethylcyclopentane

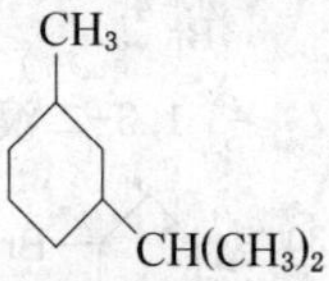

1-甲基-3-异丙基环己烷
3-isopropyl-1-methylcyclohexane

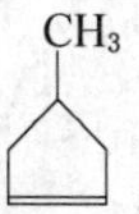

4-甲基环戊烯
4-methylcyclopentene

命名具有较复杂侧链的环烃时，可以把环烃部分作为取代基看待。如：

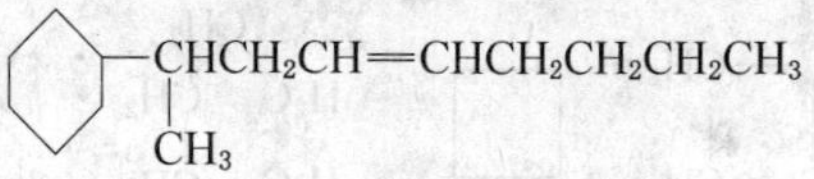

2-环己基-4-壬烯

2-cyclohexyl-4-nonene

对构型异构体，用顺反标明构型(一般不用 Z、E 构型标记法)，例如：

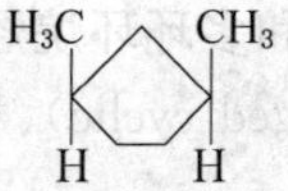

顺-1，3-二甲基环戊烷(不称 Z-1，3-二甲基环戊烷)

cis-1，3-dimethylcyclopentane

not (Z)-1，3-dimethylcyclopentane

3.7 环烷烃的理化性质

环丙烷和环丁烷在常温下是气体，环戊烷、环己烷和环庚烷为液体，高级同系物为固体。环烷烃相对密度比同碳原子的直链烷烃大，但仍比水轻。环烷烃和烷烃一样，不溶于水。

环烷烃和烷烃都是饱和烃，它们的性质有相似之处。如在常温下与氧化剂高锰酸钾不发生反应，而在光照或在较高的温度下可与卤素发生取代反应。

由于碳环结构的特点，三元环和四元环的环烷烃具有类似烯烃的不饱和性，碳环容易开裂，形成相应的链状化合物。

3.7.1 加氢

环丙烷和环丁烷都可以用镍作催化剂常压下加氢生成丙烷和丁烷。

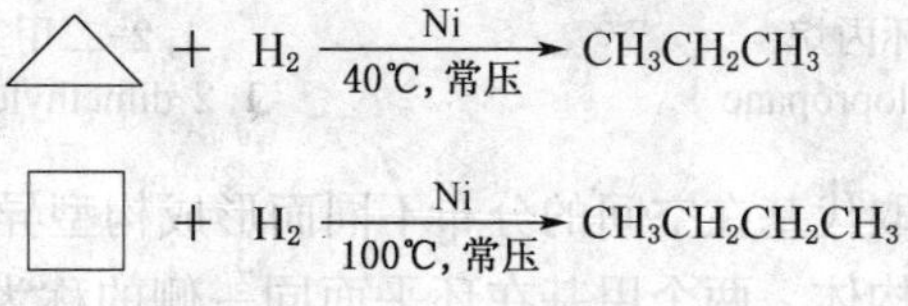

在同样条件下环戊烷、环己烷等不发生加氢反应。

3.7.2 与卤素反应

环丙烷在室温下，环丁烷在加热条件下可与 X_2 作用生成二卤化物。环戊烷、环己烷在同样温度下不反应，它们在光照或高温下与卤素发生取代反应。例如：

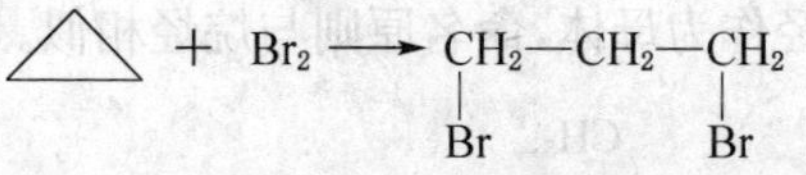

开环

1，3-二溴丙烷

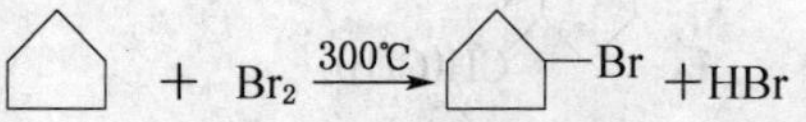

取代

溴代环戊烷

3.7.3 与卤化氢反应

环丙烷、环丁烷与卤化氢反应，碳环破裂生成卤烃，环己烷、环戊烷等在同样条件下与卤化氢不反应。

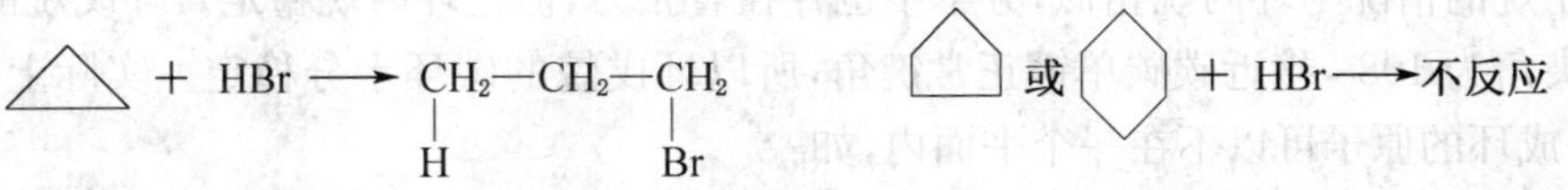

烷基取代的环丙烷与卤化氢反应时，卤化氢中的氢加在含氢较多的环碳原子上，卤原子与含氢最少的环碳原子相连。如：

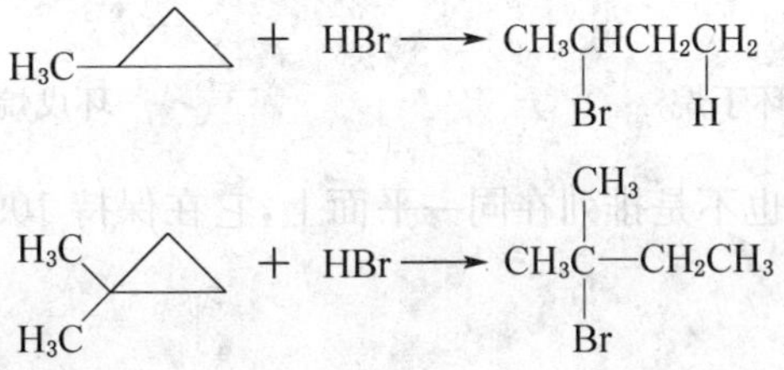

从上可知，环烷烃的化学活泼性与环的大小有关。小环化合物与常见环(环己烷和环戊烷)比较，化学性质活泼，碳环不稳定，较易发生开环反应。环丙烷、环丁烷、环戊烷和环己烷的稳定性次序为：

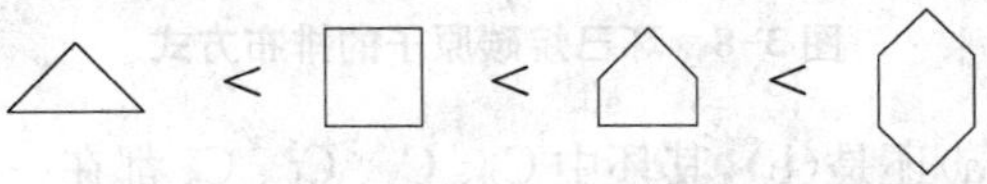

3.8 环烷烃的结构

环烷烃的环碳原子是 sp^3 杂化的，正常的 sp^3 杂化轨道之间的夹角应为 109.5°，见图 3-7(a)。由于不同大小的碳环几何形状各异，使 2 个 sp^3 杂化轨道重叠的程度不同，导致了稳定性上的差异。环丙烷由于受几何形状的限制，2 个成键碳原子的 sp^3 杂化轨道不能沿

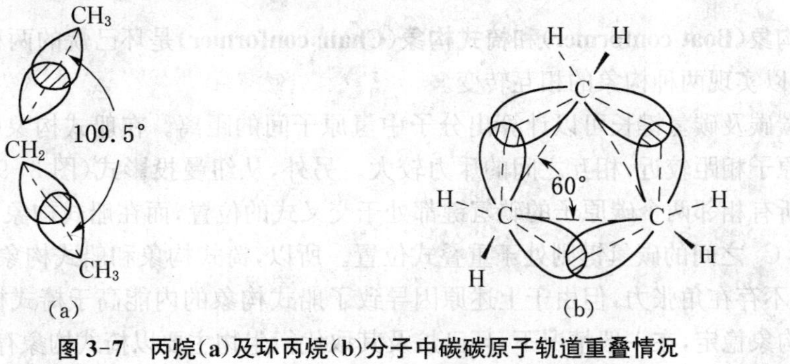

图 3-7 丙烷(a)及环丙烷(b)分子中碳碳原子轨道重叠情况

原子核之间的连线正面重叠，而是偏离一定角度，斜着重叠，重叠的程度较小，见图 3-7(b)。这样形成的键就没有正常的 σ 键稳定，碳环容易破裂，所以环丙烷的稳定性要比链状烷烃差得多。通常认为分子内存在着张力，这种张力是由于键角的偏差引起的，所以称作**角张力**(**Angle strain**)。

环丁烷的情况与环丙烷相似，分子中也存在着张力，但比环丙烷稳定。环戊烷的碳碳键之间的夹角为 108°，接近碳碳单键正常键角，所以环戊烷的碳环十分稳定。实际上，三元以上的环，成环的原子可以不在一个平面内，如：

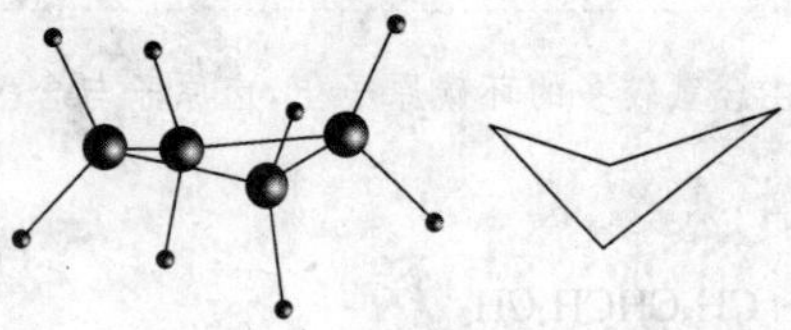

环丁烷

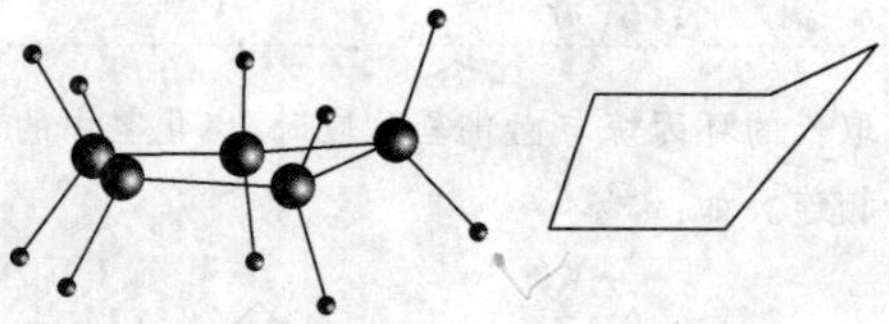

环戊烷

环己烷的 6 个碳原子也不是排列在同一平面上，它在保持 109.5°的条件下采用如下两种空间的排布方式：

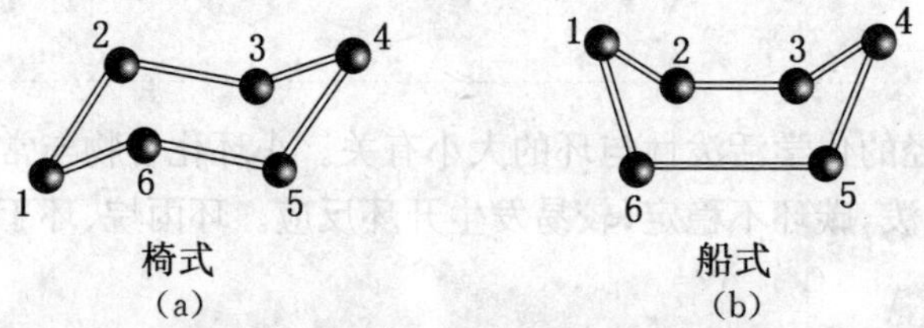

图 3-8 环己烷碳原子的排布方式

无论是图 3-8 中的(a)还是(b)，其环中 C_2、C_3、C_5、C_6 都在一个平面上；但在图(a)中，C_1 和 C_4 分别处于 C_2、C_3、C_5、C_6 形成的平面上下两侧，称为椅式；图(b)中，C_1 和 C_4 在该平面的同侧，称为船式。

3.9 环己烷及其取代衍生物的构象

3.9.1 环己烷的构象

船式构象(**Boat conformer**)和**椅式构象**(**Chair conformer**)是环己烷的两种构象，通过扭动 σ 键，可以实现两种构象的相互转变。

根据碳碳及碳氢键长可以计算出分子中氢原子间的距离。在船式构象中，C_1 及 C_4 上的两个氢原子相距较近，相互之间的斥力较大。另外，从纽曼投影式(图 3-9)可以看出，椅式构象中所有相邻两个碳原子的碳氢键都处于交叉式的位置，而在船式构象中，C_2 与 C_3 之间及 C_5 与 C_6 之间的碳氢键则处于重叠式位置。所以，椅式构象和船式构象虽然都保持了正常键角，不存在角张力，但由于上述原因导致了船式构象的内能高于椅式构象，故椅式构象比船式构象稳定，在一般情况下，环己烷及其取代衍生物主要以椅式构象存在。

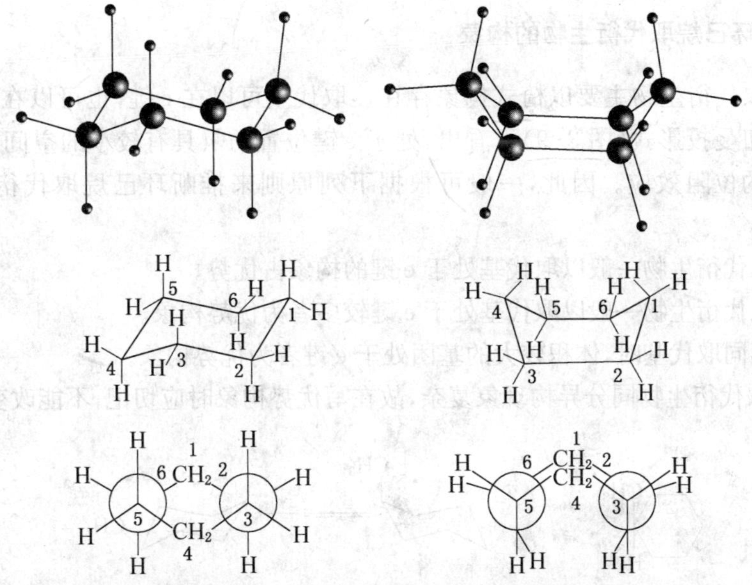

椅式构象　　　　船式构象

图 3-9　环己烷椅式和船式构象

进一步考察环己烷的椅式构象可以看出，环上 6 个碳原子中，C_1、C_3、C_5 形成一个平面，它位于 C_2、C_4 及 C_6 形成的平面之上，两个平面相互平行。12 个 C—H 键可以分成两类，其中 6 个是垂直于 C_1、C_3、C_5（或 C_2、C_4、C_6）形成的平面的，称为**直立键**（**Axial bond**），以 **a 键**表示。6 个 a 键中，3 个向上另 3 个向下，交替排列。另外 6 个 C—H 键则向外伸出，称为**平伏键**，以 **e 键**（**Equatorial bond**）表示，6 根 e 键也是 3 根向上 3 根向下斜伸。因此，环己烷每个环碳原子上具有 1 个 a 键和 1 个 e 键，如 a 键向上则 e 键斜向下，反之亦然。

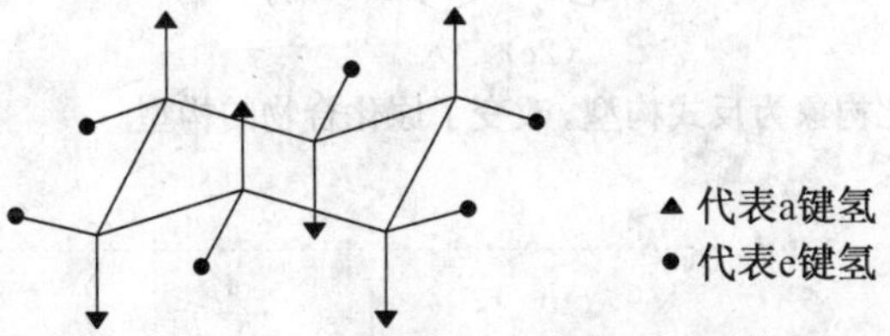

图 3-10　环己烷椅式构象的直立键及平伏键

环己烷一种椅式构象可翻转为另一种椅式构象，此时原来的 a 键都转变为 e 键，原来的 e 键都变成 a 键。

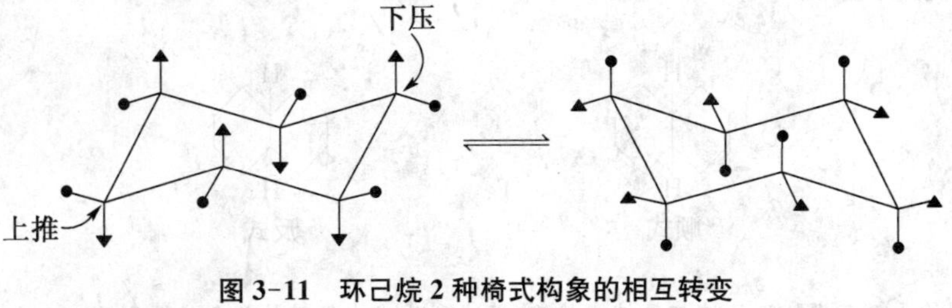

图 3-11　环己烷 2 种椅式构象的相互转变

3.9.2 环己烷取代衍生物的构象

环己烷取代衍生物主要以椅式构象存在。取代基可以在 e 键，也可以在 a 键，从环己烷椅式构象纽曼投影式（图 3-9）可看出，处于 e 键位置的氢具有较小的空间位阻，取代基也存在同样的位阻效应。因此，一般可根据下列原则来推断环己烷取代衍生物的优势构象：

（1）单取代衍生物一般以取代基处于 e 键的构象占优势。

（2）多取代衍生物一般以取代基处于 e 键较多者为优势构象。

（3）有不同取代基时，体积较大的基团处于 e 键者为优势构象。

由于多取代衍生物同分异构现象复杂，故在写优势构象时应切记，不能改变其结构。

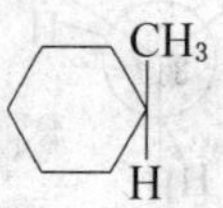

（1）

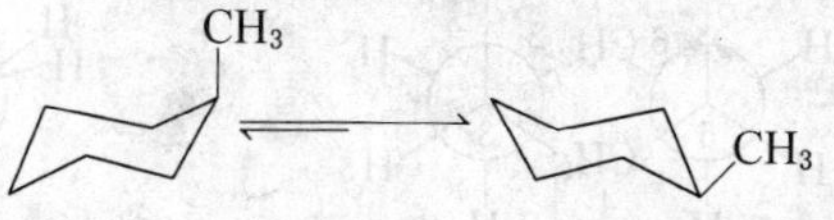

（1a）　（1b）

优势构象

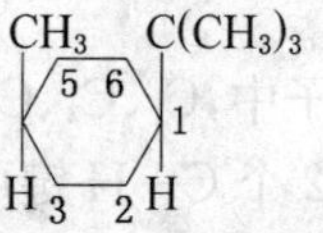

（2）

顺式

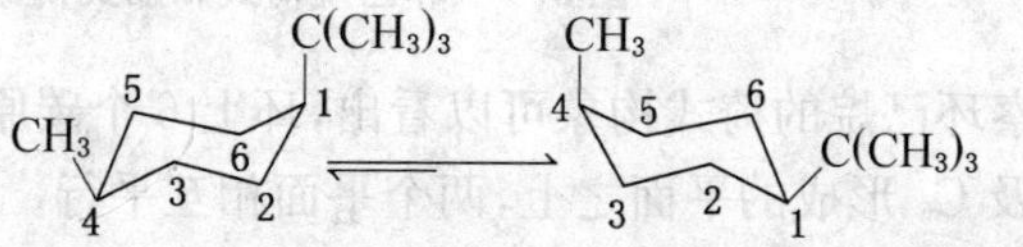

（2a）　（2b）

优势构象

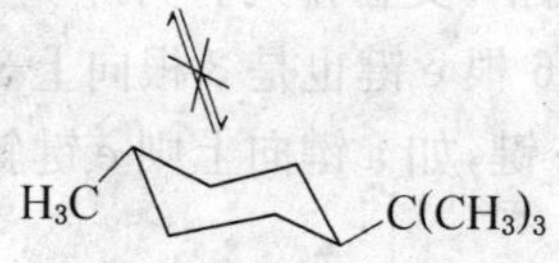

（2c）

此构象为反式构型，改变了原化合物的构型

3.10 十氢萘的构象

十氢萘可看作 2 个环己烷稠合的产物，由于其稠合的方式不同，十氢萘有 2 种构型，一种称顺式十氢萘，另一种称反式十氢萘。

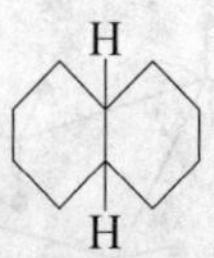

顺式

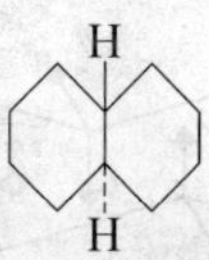

反式

2 种构型的十氢萘中的环己烷都是椅式构象，顺式和反式十氢萘的构象式分别为：

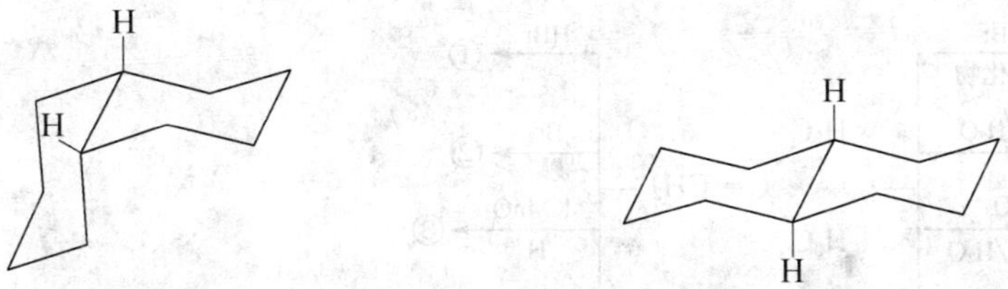

(1) 顺式　　　　(2) 反式

图 3-12　顺式和反式十氢萘的构象式

顺式十氢萘的 2 个环己烷环相互以 ae 键骈合，2 个环氢原子距离较近，内能较高；反式十氢萘 2 个环己烷环相互以 ee 键骈合，氢原子间距离较远，内能较低，因此，反式十氢萘比顺式十氢萘稳定。

习　题

1. 举例说明下列各项：

(1) 马氏规则　　(2) 亲电性试剂　　(3) Z 和 E 构型

(4) 二级碳正离子　　(5) 烯丙基自由基　　(6) 过氧化物效应

2. 写出分子式为 C_5H_{10} 烯烃的可能异构体。

3. 用系统命名法命名下列化合物：

(1) $CH_3CH_2-C(=CH_2)-CHCH_3$ (CH 上连 CH_3)

(2) 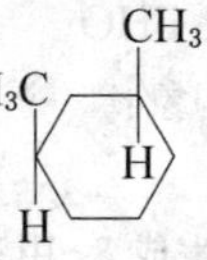

(3) $CH_3CH_2CH_2-CH(CH=CH_2)-CHCH_2CH_3$ (CH 上连 CH_2CH_3)

(4) 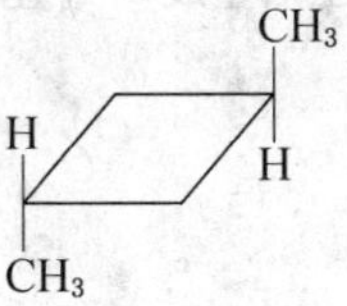

(5) 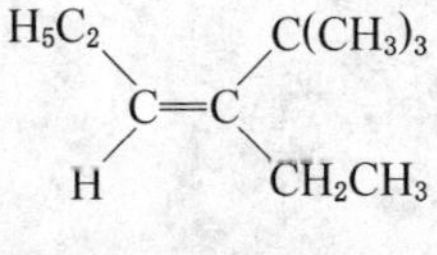

(6) 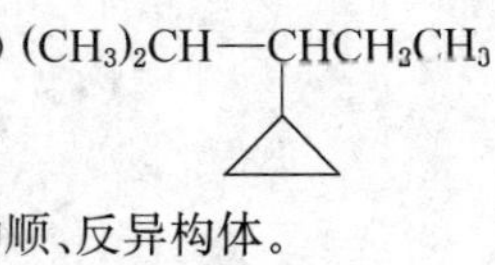

4. 下列化合物有无顺反异构现象？若有，写出它们的顺、反异构体。

(1) 2-甲基-2-戊烯　　(2) 3-己烯

(3) 1,1-二氯乙烯　　(4) 1,4-二甲基环己烷

(5) $(Et)_2C=CHCH(CH_3)_2$

(6) 

5. 比较下列烯烃的稳定性：

(1) $CH_3CH(CH_3)CH=CH_2$　　(2) $CH_3CH_2-C(CH_3)=CH_2$　　(3) $CH_3-C(CH_3)=CHCH_3$

6. 完成反应式：

(1)

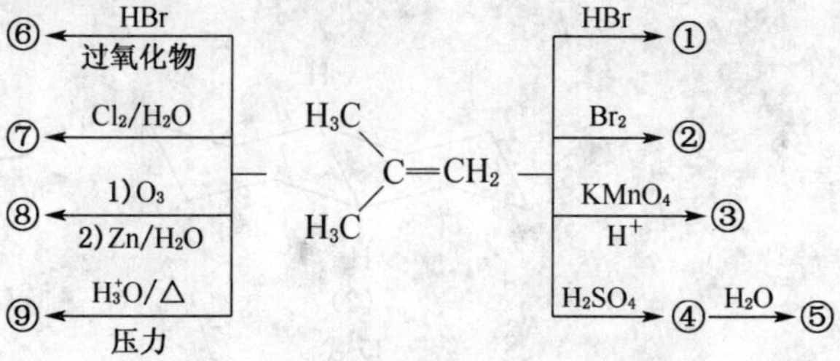

(2) $(CH_3)_2C{=}CHCH_2CH{=}CH_2 \xrightarrow{1\ mol\ HBr}$ ⑩

(3)

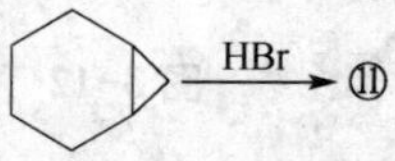

(4) $CH_3CH_2\underset{\displaystyle CH_3}{\underset{|}{C}}{=}CH_2 \xrightarrow[冷、稀]{KMnO_4/OH^-}$ ⑫

(5) $CH_3CH_2\underset{\displaystyle CH_3}{\underset{|}{C}}{=}CH_2 + HI \xrightarrow{过氧化物}$ ⑬

7. 以 1-甲基环己烯代替 2-甲基丙烯回答第 6 题(1)问题。

8. 用化学方法区别 1,2-二甲基环丙烷和 2,3-二甲基-2-丁烯。

9. 经酸性 $KMnO_4$ 氧化，得到下述产物，给出烯烃结构。

(1) $CH_3COCH_2\underset{\displaystyle CH_3}{\underset{|}{C}H}CH_2COOH$　　(2) CO_2 和 HOOC—COOH

10. 3 种烯烃，它们经臭氧化，再用锌水处理分别得以下化合物，试写出它们的结构。

(1) $(CH_3)_2CHCHO+CH_3CHO$　　(2) $2CH_3COCH_3$

(3) $CH_3CHO+HCHO+OHCCH_2CHO$　　(4) $CH_3COCH_2CH_2CH_2CH_2CHO$

11. 写出下列化合物的构型式和优势构象：

(1) 顺-1-甲基-4-异丙基环己烷　　(2) 反-1-甲基-4-叔丁基环己烷

12. 分子式为 C_6H_{12} 的化合物，加氢后生成 3-甲基戊烷，与溴化氢加成后生成 $(CH_3CH_2)_2\underset{\displaystyle Br}{\underset{|}{C}}CH_3$，试写出该化合物可能结构。

4 炔烃和二烯烃

炔烃(Alkyne)是含有碳碳叁键(C≡C)的不饱和烃,二烯烃(Diene)则是分子中含 2 个双键的不饱和烃,它们比相应的烯烃又少了 2 个氢,所以其通式均为 C_nH_{2n-2}。

4.1 炔烃的结构

4.1.1 碳原子的 sp 杂化

构成碳碳叁键的碳原子与饱和碳原子及双键碳原子的杂化状态都不同,既不是 sp^3 杂化,也不是 sp^2 杂化,而是 **sp 杂化(sp hybridization)**。碳原子的 1 个 2s 和 1 个 2p 轨道杂化,形成 2 个能量相等的 sp 杂化轨道,如图 4-1 所示。

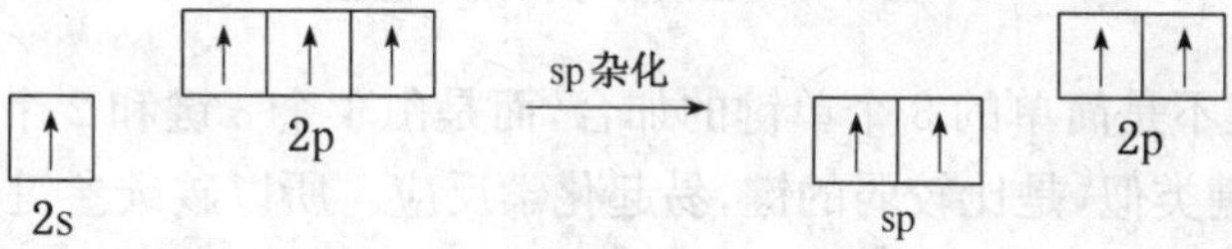

图 4-1 碳原子的 sp 杂化

每个 sp 杂化轨道包含 1/2s 轨道成分和 1/2p 轨道成分,其形状与 sp^3、sp^2 杂化轨道相似。这 2 个 sp 杂化轨道的对称轴处于同一条直线上,在空间呈直线形分布。如图 4-2 所示。

(a) 单个 sp 杂化轨道形状　　(b) 2 个 sp 杂化轨道的分布

图 4-2 碳原子的 sp 杂化轨道

每个 sp 杂化碳原子还余下 2 个未参与杂化的 p 轨道,这 2 个 p 轨道的对称轴互相垂直,并都垂直于 sp 杂化轨道对称轴所在的直线(见图 4-3)。碳原子的 4 个电子分别填充在 2 个 sp 杂化轨道及 2 个 p 轨道上。

4.1.2 碳碳叁键的组成

以乙炔为例说明碳碳叁键的组成。乙炔分子中 2 个碳原子的 sp 杂化轨道沿对称轴正面重叠形成碳碳 σ 键,同时每个碳原子的另一个 sp 杂化轨道分别与氢原子的 1 s 轨道重叠,形成 2 个碳氢 σ 键,这 3 个 σ 键的对称轴在同一条直线上(见图 4-4)。

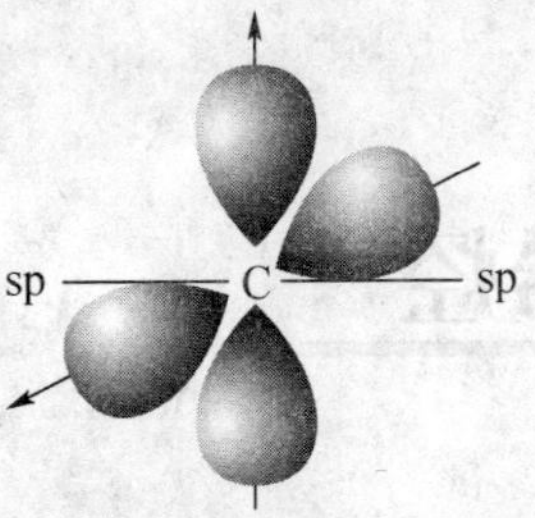

图 4-3　sp 杂化碳原子

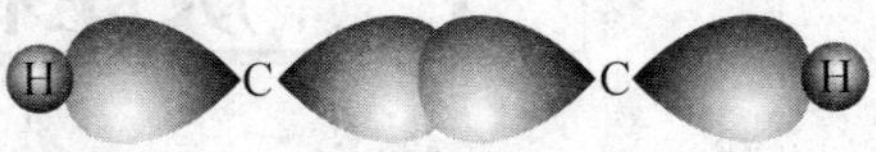

图 4-4　乙炔分子中的 σ 键

在这些 σ 键形成的同时，2 个碳上余下的 2 对 p 轨道分别平行重叠，生成互相垂直的 2 个 π 键，2 个 π 键的电子云对称地分布在 2 个碳原子核连线的上下左右，呈圆筒形（见图 4-5）。

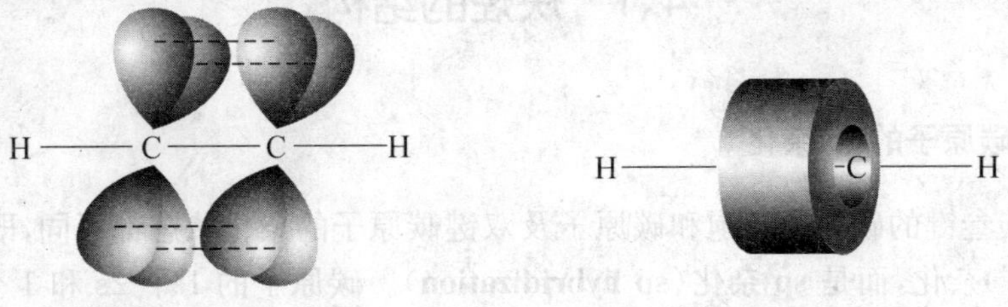

(a) 乙炔分子中的 2 个 π 键　　(b) 乙炔分子中 π 电子云的分布

图 4-5　乙炔分子形成示意图

因此，碳碳叁键不是简单的 3 个单键的加合，而是由 1 个 σ 键和 2 个 π 键组成。这两个 π 键和烯烃中的 π 键类似，是比较弱的键，易起化学反应。所以碳碳叁键也是一个比较活泼的官能团。

4.2　炔烃的同分异构和命名

4.2.1　同分异构

乙炔和丙炔没有同分异构，4 个碳原子以上的炔烃存在着碳架异构及官能团位置异构。由于炔烃的结构特点导致炔烃虽存在 π 键但不存在顺反异构现象。

4.2.2　命名

炔烃的命名与烯烃类似，只需把“烯”字改为“炔”字，即选择含碳碳叁键的最长碳链作为主链；从靠近叁键的一端开始编号；写出取代基的名称、个数、位次，标出叁键位次（见表 4-1）。

表 4-1　炔烃的命名

结构式	名称	英文名称
$HC\equiv CH$	乙炔	ethyne
$CH_3C\equiv CH$	丙炔	propyne
$CH_3CH_2C\equiv CH$	1-丁炔	1-butyne

（续 表）

结 构 式	名　称	英文名称
$CH_3—C≡C—CH_3$	2-丁炔	2-butyne
$CH_3CH_2CH_2C≡CH$	1-戊炔	1-pentyne
$CH_3CH_2C≡CCH_3$	2-戊炔	2-pentyne
$(CH_3)_2CHC≡CH$	3-甲基-1-丁炔	3-methyl-1-butyne
$CH_3CH_2\underset{\displaystyle CH_3}{\underset{\vert}{C}}HC≡CCH_2CH_3$	5-甲基-3-庚炔	5-methyl-3-heptyne

---

当分子中同时具有碳碳叁键和碳碳双键时，首先选择含有叁键和双键的最长碳链作为主链，称某烯炔，把炔字放在名称最后。主链的碳原子数“某”字放在烯字前面。双键和叁键的位次都应写在相应的烯和炔前面。如化合物①称 1-丁烯-3-炔（不称 1，3-丁烯炔）。碳链的编号要使表示烯、炔位次的两个数值的和最小。如化合物②称 3-戊烯-1-炔（不称 2-戊烯-4-炔）。

①	$CH_2═CH—C≡CH$	1-丁烯-3-炔	1-buten-3-yne
		不称 3-丁烯-1-炔	not 3-buten-1-yne
②	$\overset{5}{C}H_3—\overset{4}{C}H═\overset{3}{C}H—\overset{2}{C}≡\overset{1}{C}H$	3-戊烯-1-炔	-penten-1-yne
		不称 2-戊烯-4-炔	not 2-penten-4-yne
③	$\overset{1}{C}H_3—\overset{2}{C}H═\overset{3}{C}H—\overset{4}{C}H_2—\overset{5}{C}≡\overset{6}{C}—\overset{7}{C}H_3$	2-庚烯-5 炔	-hepten-5-yne
		不称 5-庚烯-2-炔	not 5-hepten-2-yne

如碳链编号结果使表示烯、炔位次的两个数值的和相同时，则优先考虑双键，使其尽可能位次最小。如化合物①和③。

4.3 炔烃的理化性质

炔烃的物理性质和烷烃及烯烃类似，随相对分子质量的变化而呈规律性递变。炔烃亦不溶于水，4 个碳以下的炔烃在常温常压下为气体。炔烃的物理常数见表 4-2。

由于碳碳叁键中含 2 个较弱的 π 键，因此，和烯烃类似，炔烃也可以发生加成、氧化和聚合等反应，但叁键不等同于双键，故炔烃的化学性质和反应活性亦具有其特殊性。

4.3.1 炔烃的加成反应

炔烃可以和氢气、卤素、卤化氢、水等发生加成反应。反应可逐步进行，在适当的条件下，可以得到与 1 分子试剂加成的产物——烯烃或烯烃的衍生物，也可以得到与 2 分子试剂加成的产物——烷烃或其衍生物。卤素、卤化氢、水等与炔烃的加成，也都是亲电加成。

1）催化加氢

在钯、铂、镍等催化剂存在下，炔烃可以与氢进行加成，首先生成烯烃，烯烃继续加氢生成烷烃。

$$RC≡CH \xrightarrow[\text{催化剂}]{H_2} RCH═CH_2 \xrightarrow[\text{催化剂}]{H_2} RCH_2CH_3$$

表 4-2　一些炔烃的物理常数

名　称	分子式	熔点(℃)	沸点(℃)	相对密度(液体)
乙炔(ethyne)	C_2H_2	−81.8	−83.4	0.617 9
丙炔(propyne)	C_3H_4	−101.5	−23.3	0.671 4
1-丁炔(1-butyne)	C_4H_6	−122.5	8.6	0.668 2
2-丁炔(2-butyne)	C_4H_6	−28	27.2	0.693 7
1-戊炔(1-pentyne)	C_5H_8	−98	39.7	0.695
2-戊炔(2-pentyne)	C_5H_8	−101	55.5	0.712 7
3-甲基-1-丁炔 (3-methyl-1-butyne)	C_5H_8		28	0.665
1-己炔(1-hexyne)	C_6H_{10}	−124	71	0.719 5
2-己炔(2-hexyne)	C_6H_{10}	−92	84	0.730 5
3-己炔(3-hexyne)	C_6H_{10}	−51	82	0.725 5
3,3-二甲基-1-丁炔 (3,3-dimethyl-1-butyne)	C_6H_{10}	−81	38	0.668 6

第二步加氢(即烯烃的加氢)速度非常快,以至于采用一般的催化剂无法使反应停留在生成烯烃的阶段。采用一些活性减弱的特殊催化剂如**林德拉催化剂(Lindlar catalyst)**,可使反应停留在烯烃阶段。

林德拉催化剂是将金属钯沉淀在 $BaSO_4$ 或 $CaCO_3$ 上,并加少量喹啉处理(降低催化剂活性)所得到的试剂。

如果得到的烯烃有顺反异构,则用林德拉催化剂催化加氢所得烯烃以顺式为主。

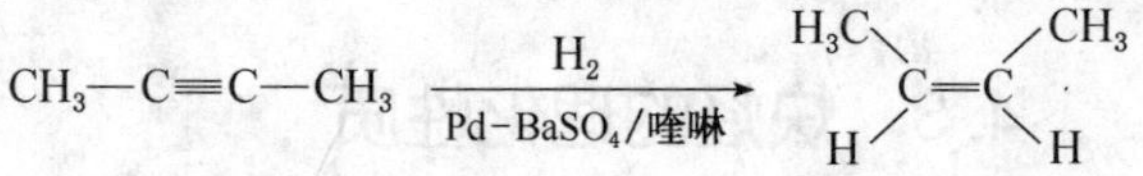

(主)

2-丁炔　　　　顺-2-丁烯

用化学还原剂,如在液氨中以金属锂(或钠)作还原剂,亦可得烯烃,但产物的构型与催化氢化不同,主要得反式产物。如:

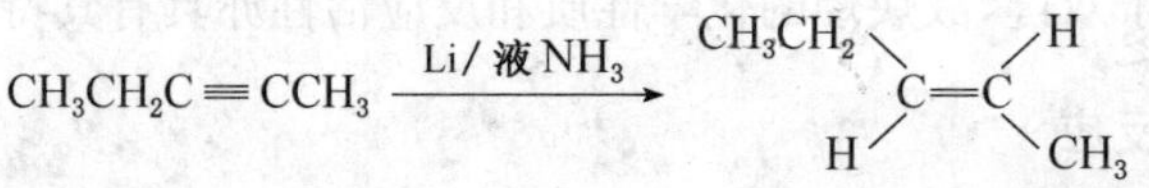

(主)

2-戊炔　　　　反-2-戊烯

上述反应在不同条件下得到不同立体构型的产物,像这种当一个反应有生成几种立体异构体的可能时,实际上只产生一种立体异构体为主产物的反应称**立体选择性反应(Stereo selective reaction)**。

2) 加卤素

炔烃与卤素发生加成反应先生成二卤化合物,继续反应得四卤化合物。例如:

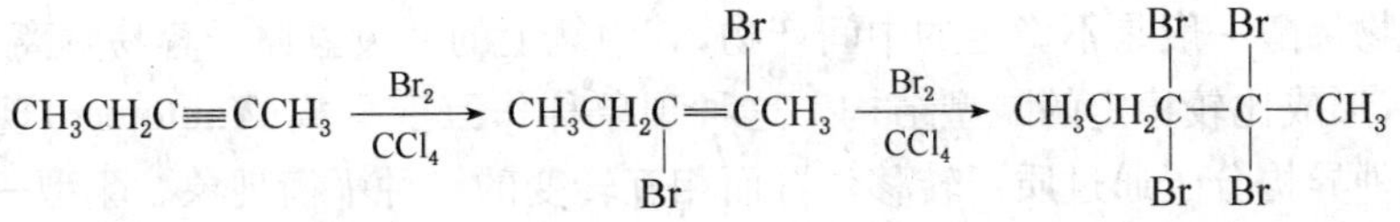

2,3-二溴-2-戊烯　　2,2,3,3-四溴戊烷

炔烃与溴发生加成反应使溴很快褪色，以此可检验碳碳叁键的存在。

在与卤素加成时，碳碳叁键没有碳碳双键活泼，因此，如果分子中同时存在叁键和双键，卤素一般先加到双键上。如：

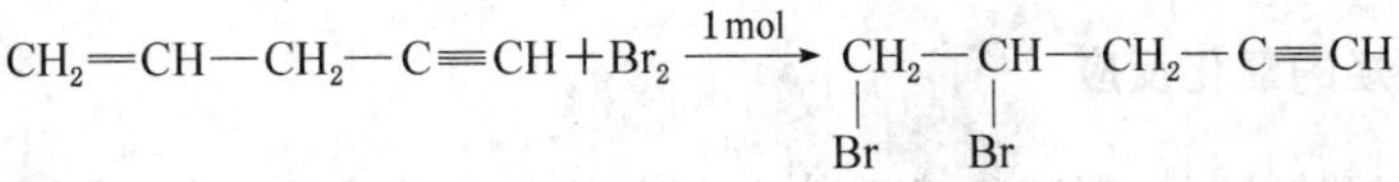

1-丙烯-4-炔　　4,5-二溴-1-戊炔

3）加卤化氢

炔烃与卤化氢加成，可以加 1 分子，亦可以加 2 分子卤化氢，加成方向符合马氏规则。

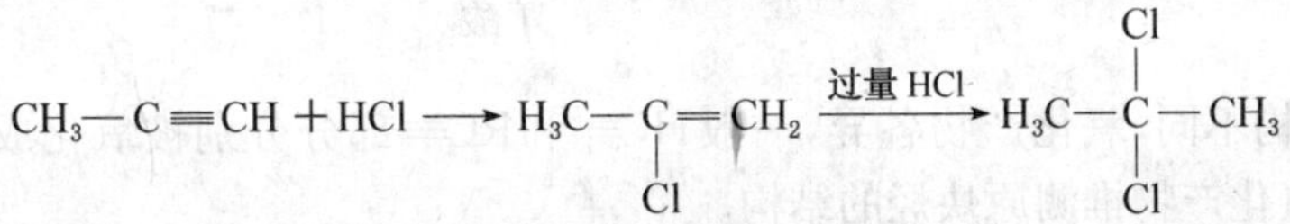

2-氯丙烯　　2,2-二氯丙烷

在过氧化物存在下，溴化氢和炔烃的加成反应与烯烃相似，加成方向亦是反马氏规则的。

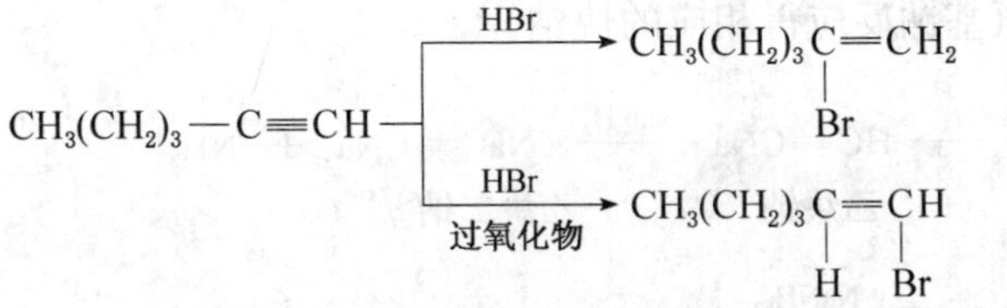

2-溴-1-己烯

1-溴-1-己烯

4）加水

将乙炔通入含硫酸汞的稀硫酸溶液中，乙炔加 1 分子水生成乙醛，这是工业上生产乙醛的方法之一。

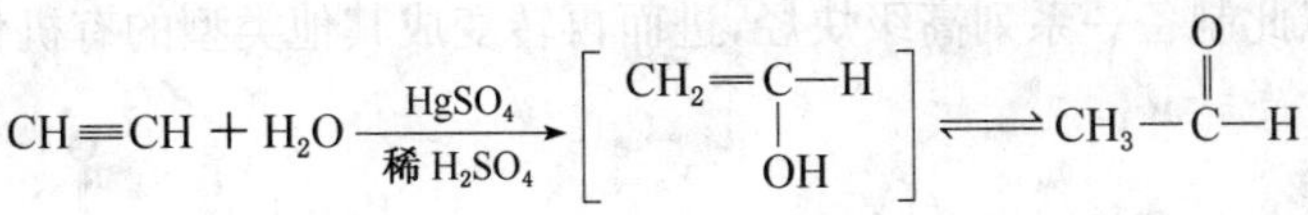

乙烯醇　　乙醛

不对称炔烃与水加成时，加成方向也符合马氏规则。

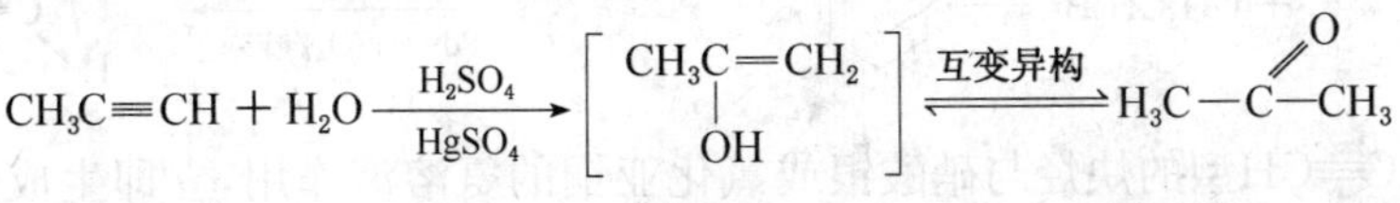

烯醇 (enol)　　酮 (ketone)

反应产物烯醇一般是不稳定的中间产物，其中氧上的活泼氢原子容易解离，并重排转移到碳原子上，形成比较稳定的酮型结构。这种现象称作**互变异构（Tautomer）现象**。互变异构现象是两种异构分子通过质子转移位置而相互转变的一种平衡现象。**酮型—烯醇型互变异构（Keto-enol tautomer）**是有机化学中常见的互变异构现象。

$$\underset{\text{keto tautomer}}{RCH_2\overset{\overset{O}{\|}}{C}-R} \rightleftharpoons \underset{\text{enol tautomer}}{RCH=\overset{\overset{OH}{|}}{C}-R}$$

除乙炔外，其他炔烃与水加成得到的产物都是酮。

4.3.2 炔烃的氧化反应

炔烃用高锰酸钾氧化，碳碳叁键断裂，生成相应的氧化产物，同时高锰酸钾的紫色逐渐褪去，产生二氧化锰沉淀，可以利用此反应检验炔烃（碳碳叁键）的存在。

$$CH_3CH_2CH_2C\equiv CH \xrightarrow[H_2O,\ OH^-]{KMnO_4} \underset{\text{丁酸}}{CH_3CH_2CH_2\overset{\overset{O}{\|}}{C}-OH} + CO_2 + MnO_2\downarrow$$

炔烃的结构不同，氧化产物各异，一般HC≡和RC≡部分分别被氧化成二氧化碳和羧酸，因此可从氧化产物推测原炔烃的结构。

4.3.3 炔氢的反应

与碳碳叁键碳原子直接相连的氢称炔氢，炔氢性质活泼，可被某些金属取代生成炔金属化合物。如具炔氢的炔烃与氨基钠反应得相应的炔钠。

$$HC\equiv CH \xrightarrow{NaNH_2} \underset{\text{乙炔钠}}{HC\equiv CNa} \xrightarrow{NaNH_2} \underset{\text{乙炔二钠}}{NaC\equiv CNa} + NH_3\uparrow$$

$$CH_3CH_2CH_2C\equiv CH \xrightarrow{NaNH_2} \underset{\text{戊炔钠}}{CH_3CH_2CH_2C\equiv CNa} + NH_3\uparrow$$

炔钠与卤代烷（一般为伯卤代烷，见7.1.1）反应，得烷基取代的炔烃。这类反应称炔烃的烷基化反应，以此制备一系列高级炔烃，进而再转变成其他类型的有机化合物。例如：

$$HC\equiv CNa + CH_3CH_2Br \longrightarrow HC\equiv C-CH_2CH_3 \xrightarrow[HgSO_4]{H_2O/H^+} CH_3\overset{\overset{O}{\|}}{C}-CH_2CH_3$$

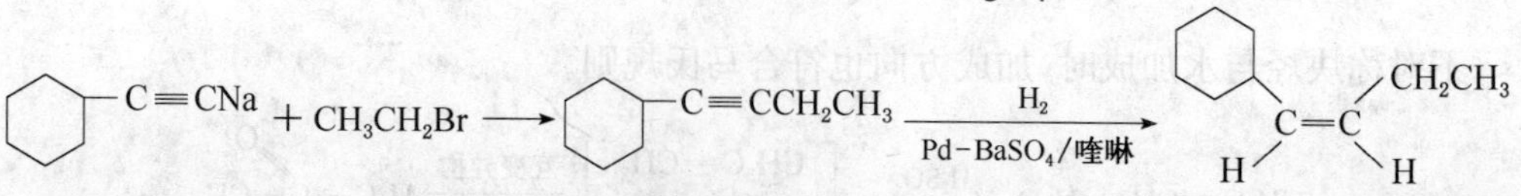

乙炔或RC≡CH型的炔烃与硝酸银或氯化亚铜的氨溶液作用，立即生成炔化银的白色沉淀或炔化亚铜的红色沉淀。

$$RC\equiv CH \xrightarrow[NH_3\cdot H_2O]{AgNO_3} RC\equiv CAg\downarrow \quad \text{炔银}$$

$$RC\equiv CH \xrightarrow[NH_3\cdot H_2O]{Cu_2Cl_2} RC\equiv CCu\downarrow \quad \text{炔化亚铜}$$

反应进行得非常迅速，并且很灵敏，现象也较明显，可用于乙炔和 $RC\equiv CH$ 型炔烃的定性检验。重金属炔化物在干燥状态下受热和震动易发生爆炸，所以要用稀硝酸及时处理，使其分解，以防危险。

4.3.4 聚合反应

炔烃在一定条件下亦可发生聚合反应，生成链状或环状化合物。如：

$$HC\equiv CH \xrightarrow[NH_4Cl]{Cu_2Cl_2} \underset{\text{乙烯基乙炔}}{CH_2{=}CH{-}C\equiv CH} \xrightarrow[NH_4Cl]{Cu_2Cl_2} \underset{\text{二乙烯基乙炔}}{CH_2{=}CH{-}C\equiv C{-}CH{=}CH_2}$$

4.4 二烯烃的分类和命名

具有 2 个双键的烯烃称为二烯烃。根据双键的相对位置，可将二烯烃分为下列三类：

(1) 累积二烯烃(Cumulated diene) 2 个双键与同一碳原子相连接，即含有 $>C{=}C{=}C<$ 体系的二烯烃。例如丙二烯(Propadiene) $CH_2{=}C{=}CH_2$。

(2) 共轭二烯烃(Conjugated diene) 2 个双键被一个单键隔开，即含有 $>C{=}\underset{|}{C}{-}\underset{|}{C}{=}C<$ 体系的二烯烃。例如 1,3-丁二烯(1,3-butadiene) $CH_2{=}CH{-}CH{=}CH_2$。

(3) 孤立二烯烃(Isolated diene) 2 个双键被 2 个以上单键分开，即含有 $>C{=}\underset{|}{C}{-}(\underset{|}{\overset{|}{C}})_n{-}\underset{|}{C}{=}C<$ (其中 $n\geqslant 1$)的二烯烃。例如 1,4-戊二烯(1,4-pentadiene) $CH_2{=}CH{-}CH_2{-}CH{=}CH_2$。

多烯烃的命名与单烯烃相似，注意应标出所有双键位次。例如：

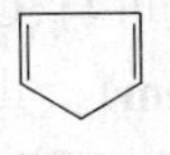

环戊二烯

1, 3-cyclopentadiene

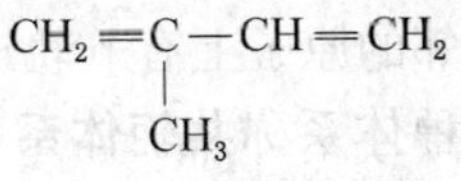

2-甲基-1,3-丁二烯(俗名:异戊二烯)

2-methyl-1, 3-butadiene or isoprene

$$CH_2{=}CH{-}CH{=}CH{-}CH{=}CH_2$$

1, 3, 5-己三烯

1, 3, 5-hexatriene

有顺反异构时，应标出双键的构型。

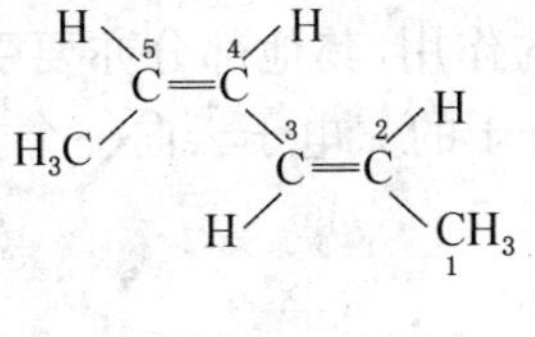

(2*E*, 4*Z*)-2, 4 己二烯

(2*E*, 4*Z*)-2, 4-hexadiene

在上述3种二烯烃中，共轭二烯烃的理论和实用意义最大，所以我们主要讨论共轭二烯烃的结构和性质。

4.5 共轭二烯烃的结构

孤立二烯烃的性质与单烯烃类似，而共轭二烯烃具有一定特性，如1,4-戊二烯氢化热比1,3-戊二烯高28 kJ·mol^{-1}。在氢化反应中，它们都是加两分子氢，产物都是戊烷，因此氢化热的不同反映出反应物内能差异，共轭二烯烃氢化热较小，说明它的内能较低，体系较稳定。又如，在1,3-丁二烯分子中，C═C 键长比乙烯中的 C═C 键稍长，比烷烃中的 C—C 键短。共轭二烯烃的特性是由其结构决定的。

4.5.1 共轭二烯烃的量子力学结构

现以最简单的共轭二烯烃1,3-丁二烯为例说明。在1,3-丁二烯分子中，所有碳原子都是sp^2杂化的，它们彼此各以一个sp^2杂化轨道结合形成C—Cσ键，其余的sp^2杂化轨道分别与氢原子结合形成C—Hσ键。由于sp^2杂化轨道是平面分布的，所以当分子中所有的原子处于同一平面上时，每个碳上余下的p轨道就会相互平行，如图4-6。这样，不仅C_1与C_2、C_3与C_4的p轨道由于重叠形成π键，而且C_2与C_3的p轨道由于相邻又相互平行，也可以部分重叠，从而可以认为C_2—C_3也具有部分双键的性质。这样就使得1,3-丁二烯分子中4个p电子不是局限在某两个碳原子之间，而是运动于4个碳原子周围，形成一个"共轭π键"(或叫大π键)，这种现象称电子的**离域**(**Delocation**)，单烯烃中p电子只围绕两个形成π键的原子运动，称为定域(见1.3.2)。

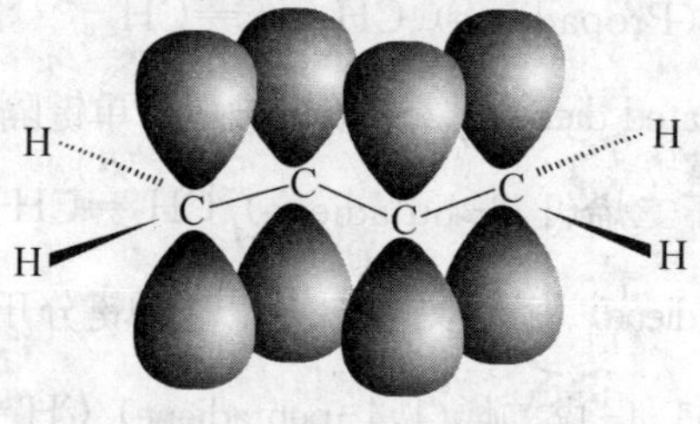

图4-6 1,3-丁二烯分子中p轨道重叠示意图

在不饱和化合物中，如果与 C═C 相邻的原子上有p轨道，则此p轨道便可与 C═C 形成一个包括两个以上原子核的体系，这种体系称**共轭体系**(**Conjugated system**)。共轭体系有几种不同的形式，对于1,3-丁二烯来说，是由两个相邻π键形成的共轭体系，称**π—π共轭体系**(**π—π conjugated system**)，而由p轨道与 C═C 形成的共轭体系，称**p—π共轭体系**(**p—π conjugated system**)。在共轭体系中，由于电子的离域作用而使体系的能量降低，降低的能量值称**离域能**(**Delocalization energy**)。共轭体系越大，一般能量越低，体系越稳定。

共轭体系中的任何一个原子受到外界试剂的作用，其他部分亦要受到影响，如1,3,5-己三烯的C_1受到极性试剂溴化氢进攻时，整个分子的π电子云向一个方向移动，并产生交替极化现象。这种影响不随距离的增加而削弱。

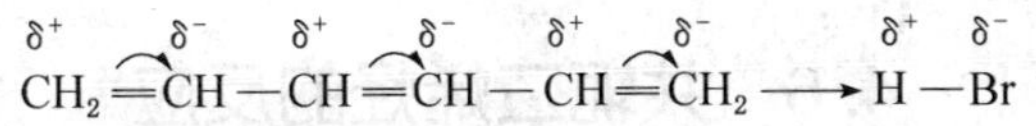

这种共轭体系中原子间的相互影响称为**共轭效应**(**Conjugative effect**),常用 C 表示。根据共轭体系的不同,共轭效应常分为 **p—π 共轭效应**(**p—π conjugative effect**,参见 4.7 及第 7 章)及 **π—π 共轭效应**(**π—π conjugative effect**)。

4.5.2 共振论简介

共振论(**The theory of resonance**)认为,一个分子(或离子、自由基)的结构不能用一个经典结构式表述时,可用几个经典结构式(或称极限式、共振结构式)来共同表述,分子的真实结构是这些极限式的共振杂化体,由于共振的结果使体系的能量降低。如 1,3-丁二烯的真实结构为下列结构式的共振杂化体:

$$[CH_2{=}CH{-}CH{=}CH_2 \longleftrightarrow \overset{+}{C}H_2CH{=}CH\overset{-}{C}H_2 \longleftrightarrow \overset{-}{C}H_2CH{=}CH\overset{+}{C}H_2$$

$$\longleftrightarrow CH_2{=}CH{-}\overset{-}{C}H{-}\overset{+}{C}H_2 \longleftrightarrow CH_2{=}CH{-}\overset{+}{C}H{-}\overset{-}{C}H_2 \text{ 等}]$$

这种表达方式也反映出 1,3-丁二烯分子中 π 电子的离域和 C_2 与 C_3 间有部分双键的特征。

极限式间的双箭头“ ⟷ ”表示两个极限式间的共振,切勿与平衡符号“⇌”混淆。还应指出的是,在共振概念中,只有共振杂化体才是真实的分子,它只能有一个结构。一系列极限结构式都不是真实存在的结构,是用来描述分子真实结构和性质的一种手段。决不能把真实的分子结构看成是数个极限式的混合物,也不能看成为几种结构互变的平衡体系。

应用共振论描述分子(或离子等)结构时,首先要写出极限式。写极限式时应遵循以下原则:

① 各极限式必须符合路易斯结构的要求,如 1,3-丁二烯不能写成 $CH_2{=}CH{=}CH\overset{+}{C}H_2$(有一碳原子价数不对。)

② 极限式中原子核的排列应相同,不同的仅是电子的排布。例如乙烯醇与乙醛间不是共振关系,因为两者氢原子的位置发生了变化:

$$[CH_2{=}CH{-}OH \not\longleftrightarrow CH_3{-}\overset{\overset{\displaystyle O}{\|}}{C}{-}H]$$

③ 各极限式中配对或未配对的电子数应是相等的。因此,下面第二个式子是错误的:

$$[CH_2{=}CH\dot{C}H_2 \longleftrightarrow \dot{C}H_2{-}CH{=}CH_2]$$

$$[CH_2{=}CH\dot{C}H_2 \not\longleftrightarrow \dot{C}H_2{-}\dot{C}H{-}\dot{C}H_2]$$

一个化合物有时可以写出相当多的极限式,甚至难以写完全。实际上只要将对分子结构和性质有较大贡献的重要极限式写出即可。判断极限式贡献大小时,可将它们看作真实分子,从其结构推测其相对稳定性。稳定性越大,对共振杂化体的贡献越大。共振极限式能量的高低,可根据共价键数目的多少、满足八隅体电子结构的情况、电荷的存在和分布以及极限式数目的多少(特别是能量较低、结构相似的极限式数目)等来进行判断。

共振论是经典的价键理论的补充和发展,能定性地解释有机化学中许多现象和事实。由于共振论的表达方式比较简单、直观,所以易被广大化学工作者所接受。

4.6 共轭二烯烃的反应

共轭二烯烃同烯烃一样，易发生加成、氧化和聚合等反应，但由于其结构特点，反应还存在特性，现讨论共轭二烯烃的特殊性质。

4.6.1 1,4-加成（共轭加成）

1,3-丁二烯与一分子卤素或卤化氢发生加成反应时，除了生成1,2-加成（1,2-addition）产物外，还能得到1,4-加成（1,4-addition）产物。在进行1,4-加成时，分子中2个π键均打开，同时在原来碳碳单键的地方生成了新的双键，这是共轭体系特有的加成方式，故又称**共轭加成**（**Conjugate addition**）。

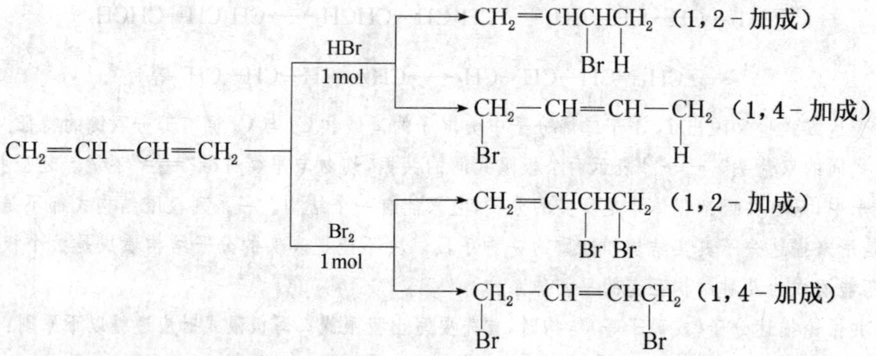

4.6.2 双烯加成（狄尔斯-阿尔特反应）

共轭二烯烃与含碳碳双键或叁键的化合物进行1,4-加成，生成环状化合物，如：

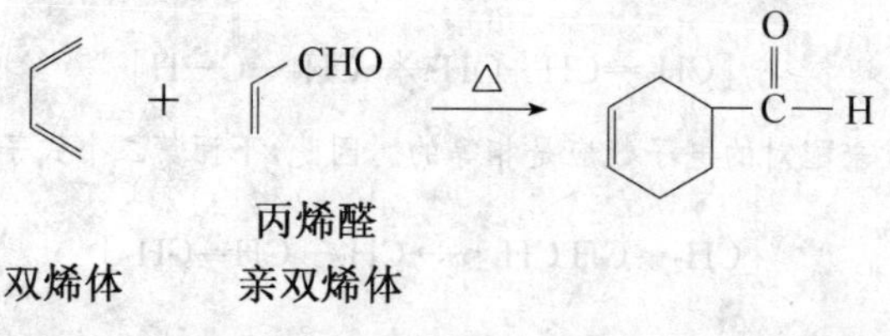

这是共轭二烯烃特有的反应，称**狄尔斯-阿尔特反应**（**Diels-Alder reaction**）。狄尔斯-阿尔特反应的应用范围非常广泛，是合成六元碳环化合物的一种重要反应。

一般把进行双烯加成的共轭二烯烃称**双烯体**，而把与共轭二烯烃进行双烯加成的不饱和化合物称**亲双烯体**（**Dienophile**）。亲双烯体是乙烯时，反应十分困难，需在较高的条件下进行。如果在亲双烯体的不饱和碳原子上连有强的**吸电子基**（**Electron-withdrawing group**）时，反应较容易进行。硝基（—NO_2）、酯基（—COOR）、腈基（—CN）、醛基（—CHO）或酮基（—COR）等都是强吸电子基（见7.3）。顺丁烯二酸酐亦是活性较大的亲双烯体。

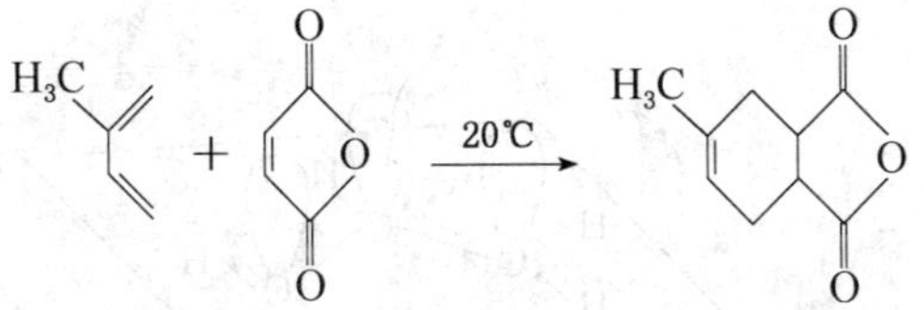

狄尔斯-阿尔特反应是可逆的,加成产物在加热到较高温度时,又可以分解为双烯体和亲双烯体。

4.7 共轭加成的理论解释

共轭二烯烃与卤化氢及卤素的加成均是亲电性加成。现以 1,3-丁二烯与溴化氢的加成为例解释共轭加成存在的原因。该反应分两步进行,反应中要经过活性中间体碳正离子阶段。首先,共轭二烯烃受卤化氢影响形成交替偶极,质子可加到带部分负电荷的 C_1 或 C_3 上,分别形成碳正离子(1)或(2):

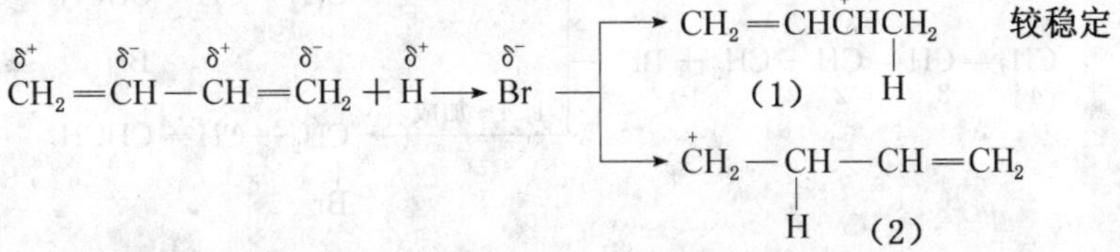

碳正离子(1)的稳定性大于(2),其原因除了(1)和(2)分别是 2°和 1°碳正离子外,碳正离子(1)中 p—π 共轭效应的存在是其稳定性增大的主要原因。

在碳正离子(1)中,带正电荷的碳原子直接与碳碳双键相连,形成一个 3 碳共轭体系 $C{=}C{-}\overset{+}{C}{-}$,它具有烯丙基结构,故称其为**烯丙基(型)碳正离子(Allylic cation)**。在讨论烯丙基碳正离子结构以前,先讨论简单的**甲基碳正离子(Methyl cation)**的结构。

现代价键理论认为,在甲基碳正离子中,带正电荷的碳原子处于 sp^2 杂化状态,未占电子的空 p 轨道垂直于 3 个 sp^2 杂化轨道(分别与 3 个氢结合形成 3 个碳氢 σ 键)所形成的平面(见图 4-7)。

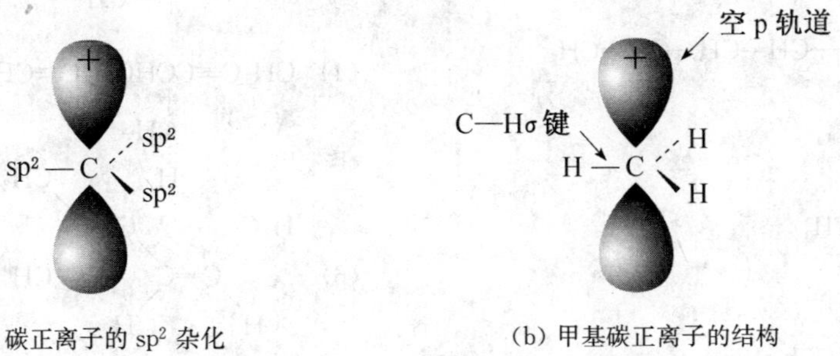

(a) 碳正离子的 sp^2 杂化　　(b) 甲基碳正离子的结构

图 4-7　碳正离子的结构

与此相似,甲基自由基中碳原子也为 sp^2 杂化状态,与甲基碳正离子不同,甲基自由基中未成对电子占有了 p 轨道(见图 4-8)。

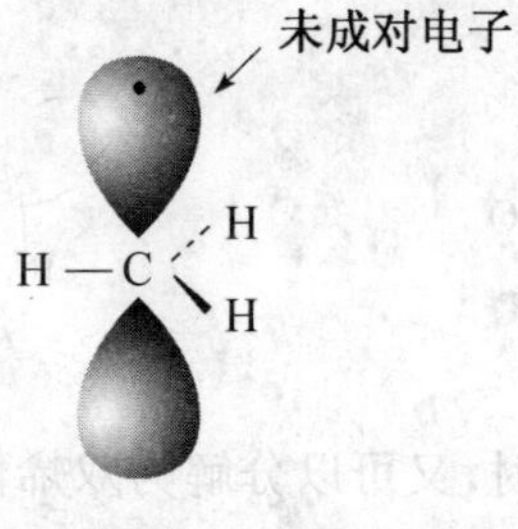

图 4-8　甲基自由基的结构

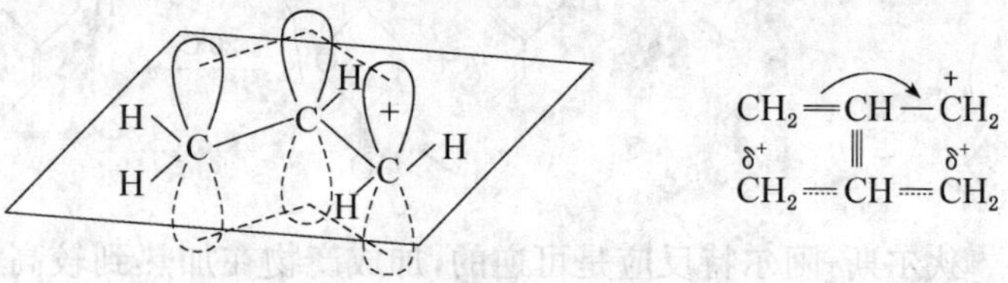

图 4-9　烯丙基碳正离子中的离域键

烯丙基碳正离子中带正电荷的碳原子也是 sp^2 杂化的，其空 p 轨道可以与相邻的烯碳原子的 p 轨道相互重叠形成 p—π 共轭体系，π 电子可离域到空 p 轨道上，使碳正离子的正电荷得以分散，体系得到稳定(见图 4-9)。因此，1,3-丁二烯与溴化氢加成时，易生成更稳定的(1)而不是(2)。

由于 π 电子离域，烯丙基碳正离子的正电荷分散在 C_2 和 C_4 上，因此，第二步 Br^- 可进攻 C_2 和 C_4，分别形成 1,2-加成和 1,4-加成产物。

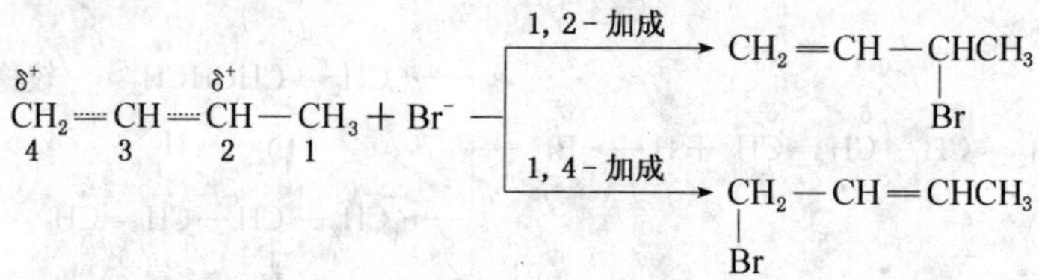

习　题

1. 举例说明下列各项：
   (1) 顺式加成　　(2) Lindlar 试剂　　(3) π—π 共轭
   (4) 共轭加成　　(5) 烯丙基碳正离子　　(6) Diels—Alder 反应
2. 用系统命名法命名下列化合物：
   (1) $(CH_3)_3CC{\equiv}CCH(CH_3)_2$　　(2) $CH_3CH{=}CHCH(CH_3)C{\equiv}CCH_3$
   (3) 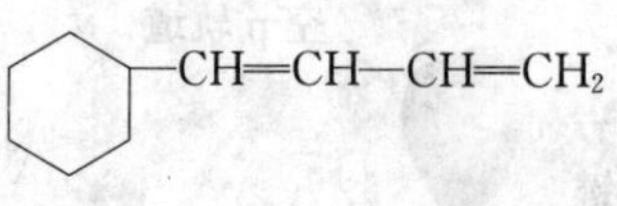　　(4) $CH_3C{\equiv}CCH(CH_3)CH_2C{\equiv}CH$
   (5) 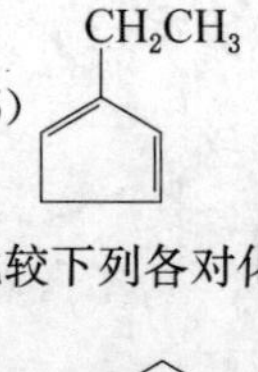　　(6) 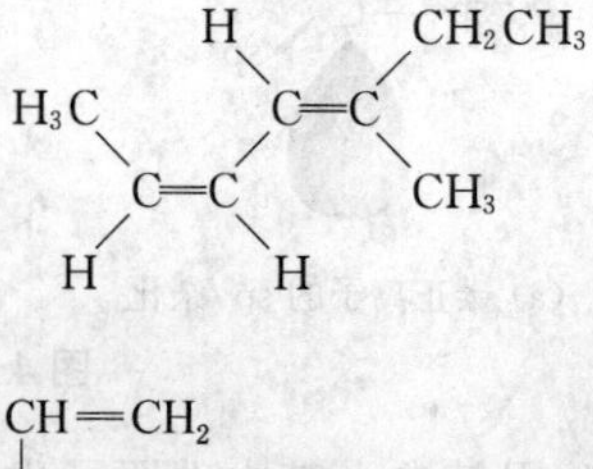
3. 比较下列各对化合物或碳正离子的稳定性：
   (1) ① 　② 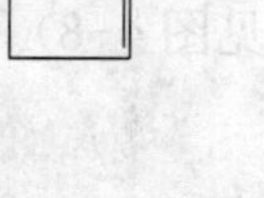

(2) ① $CH_3—CH═CH—\overset{+}{C}H—CH_3$　　② $CH_3—CH═CH—CH_2—\overset{+}{C}H_2$

(3) ① 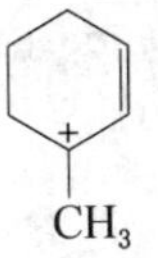　　② 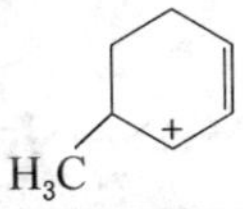

(4) ① 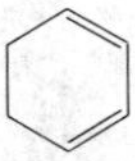　　② 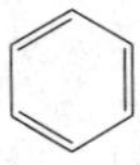

4. 完成下列反应式(写出主要产物或试剂、条件):

(1) $CH_3CH_2C≡CH + 2HBr \longrightarrow$　　(2) $CH_2═CHCH_2C≡C—CH_3 + Br_2(1\ mol) \longrightarrow$

(3) 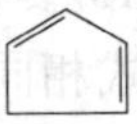 $+ Cl_2(1mol) \longrightarrow$　　(4) 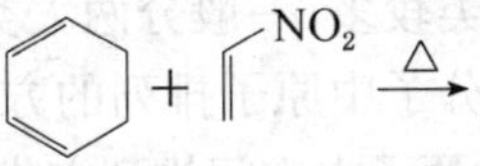

(5) $CH_3CH_2CH_2C≡CH$ $\xrightarrow[\text{过氧化物}]{HBr}$ (a)；$\xrightarrow[NH_3 \cdot H_2O]{Cu_2Cl_2}$ (b)　　(6) 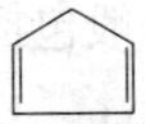 $\xrightarrow[\text{② } Zn/H_2O]{\text{① } O_3}$ (a) + (b)

(7) $CH_2═C(CH_3)—CH═CH_2 + Cl_2/H_2O \longrightarrow$ (a) + (b)

(8) $CH_3CH_2C≡CH \xrightarrow{NaNH_2}$ (a) $\xrightarrow{CH_2CH_2Br}$ (b) $\xrightarrow[Hg^{2+}]{H_2O/H^+}$ (c)

(9) $CH_3CH_2C≡CCH_3 \xrightarrow[\text{Lindlar 试剂}]{H_2}$

(10) $CH_3CH_2C≡CCH_2CH_3 \xrightarrow{(\quad)}$ 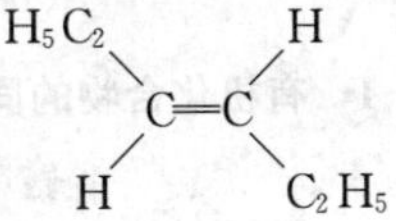

(11) 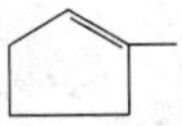 $—CH_2C≡CH \xrightarrow[\triangle]{KMnO_4/H^+}$　　(12) $CH_2═CHCH_2CH═CH_2 \xrightarrow[2\ mol]{HBr}$

5. 下列哪些炔烃水合能得到较纯的酮?

(1) $CH_3CH_2C≡CH$　　(2) $CH_3C≡CCH_2CH_3$

(3) $HC≡C(CH_2)_2C≡CH$　　(4) $CH_3CH_2C≡CCH_2CH_3$

6. 用化学方法鉴别乙基环己烷,1-环己基丙炔和环己基乙炔。

7. 化合物 A,分子式为 C_6H_8,催化氢化吸收 2 mol 氢得 B,B 与溴不发生作用。A 经臭氧化后再用锌水处理只得一种产物丙二醛,试写出 A 和 B 的构造式。

8. A 和 B 两个化合物,互为构造异构体。A 和 B 都能使 Br_2/CCl_4 褪色。A 与硝酸银氨溶液反应生成白色沉淀,B 不能发生此反应。A 能与 $KMnO_4$ 反应生成丙酸和 CO_2,B 在同样条件下只生成一种羧酸。试写出 A 和 B 的构造式。

9. 以丙炔为原料合成下列化合物:

(1) $\underset{Br}{CH_2}\underset{Cl}{CH}\underset{Cl}{CH_2}$　　(2) *Z*-2-己烯

10. 以乙炔为原料合成下列化合物:

(1) 反-3-己烯　　(2) $CH_3COCH_2CH_2CH_2CH_3$

5 对映异构

有机化合物中普遍存在同分异构现象，这是有机化合物种类多、数量大的主要原因之一。同分异构体的种类较多，一般分两大类：构造异构和**立体异构**（**Stereoisomers**）。构造异构是指分子式相同而分子中原子排列的方式和次序不同的化合物。如果分子式相同，构造式也相同，只是分子中原子在空间排列方式不同而产生的异构体，称立体异构体。立体异构包括构型异构和构象异构。构型异构一般包括顺反异构和**对映异构**（**Enantiomers**），见图 5-1。

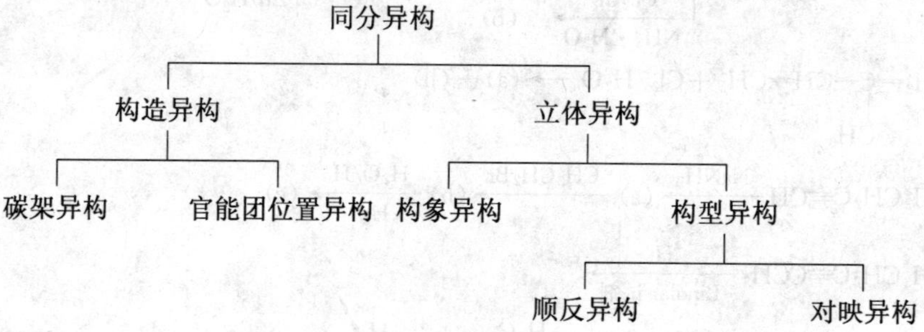

图 5-1　有机化合物的同分异构

5.1　手性分子和对映异构

5.1.1　偏光

光是一种电磁波，它是振动前进的，其振动方向垂直于光波前进的方向。普通光或单色光的光波可在垂直于它的传播方向的所有可能的平面上振动，如图 5-2 所示，图中每个双箭头表示光波的振动方向。如果使普通光通过一个特制的尼可尔（Nicol）棱镜，因为只有在同棱镜晶轴相互平行的平面上振动的光线才可以透过棱镜，因此，透过这种棱镜的光线只在一个平面上振动，这种光就是**平面偏振光**（**Plane-polarized light**），也称偏振光或偏光。

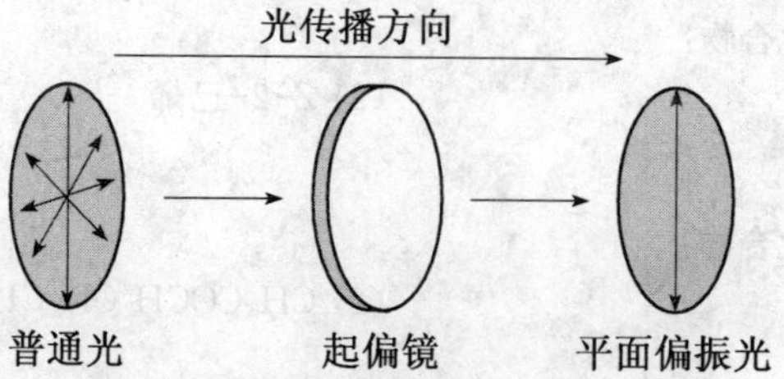

图 5-2　普通光和平面偏振光示意图

5.1.2 旋光性物质和旋光度

α-羟基丙酸 $CH_3CH(OH)COOH$,俗称乳酸,它可由肌肉运动产生或由乳糖发酵生成,也可从酸牛乳中得到。偏振光通过这些不同来源的乳酸,会产生不同的影响:

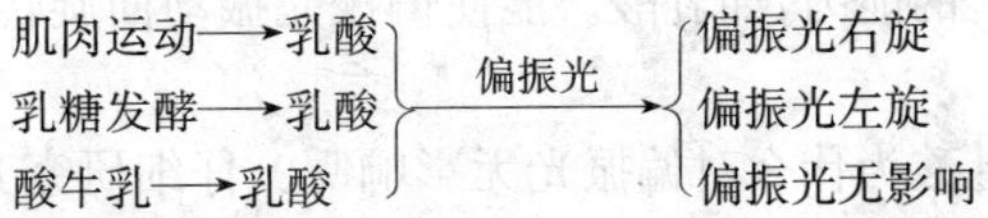

使偏振光振动面右旋的物质称**右旋体**(**Dextrorotatory**),用 d 或(+)表示;使偏振光振动面左旋的物质称**左旋体**(**Levorotatory**),用 l 或(−)表示。偏振光旋转的角度称该物质的**旋光度**(**Observed rotation**),用 α 表示。旋光度是用旋光仪测得的。

旋光仪主要由1个单色光源和2个尼可尔棱镜组成。在2个棱镜之间放置1个旋光管,管内放置待测物质的溶液。旋光仪的原理是使单色光通过第一个棱镜(起偏镜),再经过旋光管,然后经过第二个棱镜(检偏镜)后到达我们眼睛。当旋光管内不放任何物质时,调节检偏镜的位置,使其镜轴与起偏镜的晶轴平行,偏振光就能完全通过,光量最大;旋转检偏镜,光就变弱直至完全不能通过。

当旋光管内放入被测物质时,先将光量调到最大,如果光经过被测物质后透射量仍是最大,此物质就不具旋光性。如果被测物质有旋光性,则在检偏镜后见到的光并不是最亮而是减弱的,只有把检偏镜向左或向右旋转一定角度后,才能见到最大亮度的光。这是由于旋光性物质使偏振光偏振面旋转了一定的角度所致。所旋转的数值可由旋光仪的刻度盘上读出。因此,通过把检偏镜旋转一定角度,读出见到最亮光线的旋转数值,就可测出一个物质的旋光度 α。图5-3是旋光仪的示意图。

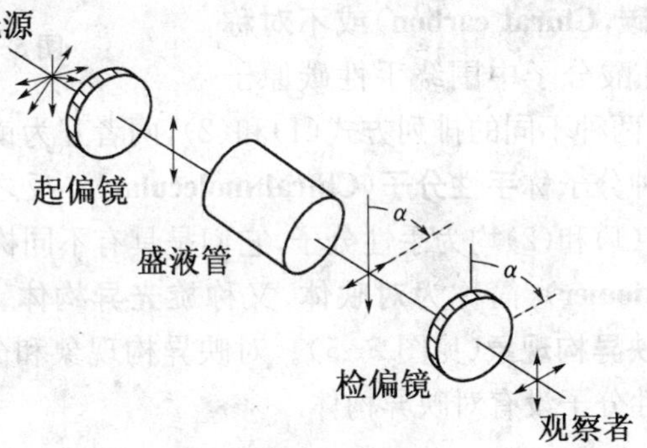

图5-3 旋光仪示意图

用旋光仪测得的旋光度 α 受到许多条件的影响,如盛液管的长度、溶液的浓度、光源的波长、测定时的温度、所用溶剂等。条件不同不仅可改变旋光的度数,甚至还可以改变旋光的方向。在一定条件下,某一物质的旋光度是一个常数,为该物质的一个特有性质,通常称为**比旋光度**(**Specific rotation**),用 $[\alpha]_\lambda^t$ 表示。其物理含义为:

$$[\alpha]_\lambda^t = \frac{\alpha}{c \times l}$$

式中,α 为旋光度;c 为溶液浓度,表示每毫升溶液中所含溶质的质量(g/mL);l 为盛液管的长度，以 dm 表示；t 是测定时的温度(℃)；λ 是所用光源的波长(nm)。这样，比旋光度的定义是 1 mL 中含有 1 g 溶质的溶液放在 1 dm 长的盛液管中所测得的旋光度，如在 20 ℃时用钠光作光源，测得葡萄糖水溶液右旋 52.5°，可表示为：$[\alpha]_D^{20}=+52.5°$(水)。

就对偏振光的作用而言，物质可分为两类：一类对偏光不发生影响，如水、乙醇等，另一类具有使偏光振动面旋转的能力，如乳酸。能使偏振光振动面旋转的物质叫**旋光性物质**或**光活性物质**。

从酸牛乳中得到的乳酸为什么对偏振光无影响呢？仔细研究其组成发现，酸牛乳中的乳酸是由等量的左旋体和右旋体组成的，故外在表现为旋光性消失。等量的左旋体和右旋体的混合物称**外消旋体**(**Racemic mixture, Racemic modification or Racemate**)。外消旋体以 dl 或(±)表示。

5.1.3 手性分子和对映异构

人的两只手，看起来似乎没有什么区别，但两只手是不能完全重叠的。将左(右)手放在镜子前面，在镜中呈现的影像恰与右(左)手相同。两只手的这种关系可以比喻为实物和镜像的关系。实物与镜像不能重叠的特点称作**手性**或**手征性**(**Chirality**)，见图 5-4。

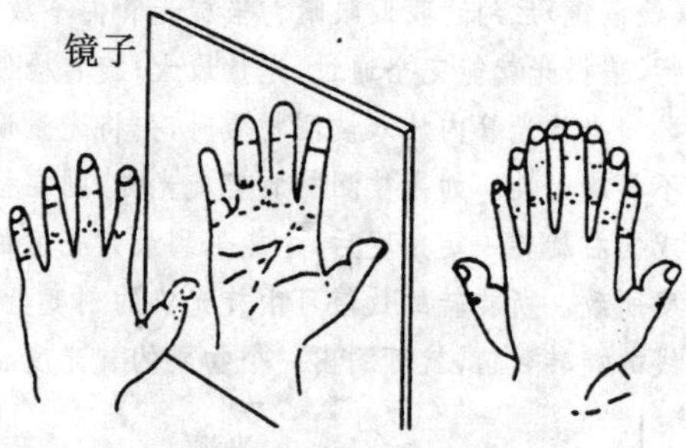

图 5-4 镜像关系示意

仔细研究乳酸分子结构可以发现，其第二个碳原子上连有 4 个不同的原子和基团(OH、COOH、CH_3、H)，这种连有 4 个不同原子和基团的碳原子称为**手性碳原子**(**手性碳，Chiral carbon**)或**不对称碳原子**，以 C^* 表示。乳酸分子中围绕手性碳原子的原子和基团在空间有两种不同的排列方式(1)和(2)，两者互为镜像，非常相似，不能重叠，即具有"手性"特点，这种分子称**手性分子**(**Chiral molecular**)。反之，能与其镜像重叠的分子称非手性分子。化合物(1)和(2)均为手性分子，它们是具有不同构型的化合物，这对异构体称为**对映异构体**(**Enantiomer**)，简称为**对映体**，又称**旋光异构体**、**光学异构体**(**Optical isomer**)，这种现象称为**对映异构现象**(见图 5-5)。对映异构现象和分子的手性有关。手性分子有对映异构体，非手性分子没有对映异构体。

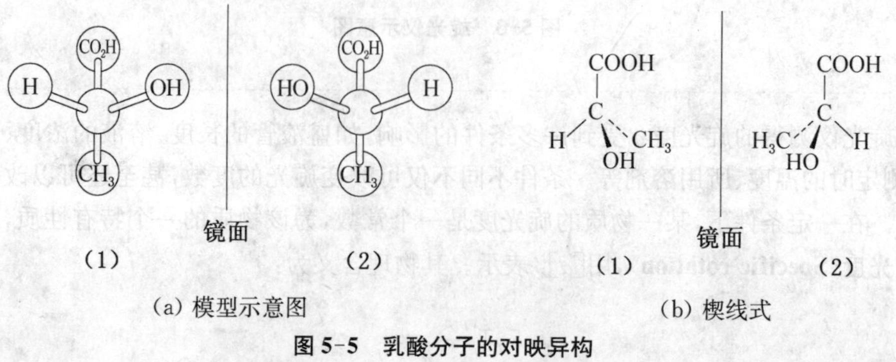

图 5-5 乳酸分子的对映异构

5.2 含1个手性碳原子化合物的对映异构

含1个手性碳原子的化合物一定存在对映异构现象，即有1对对映异构体，一个是右旋的，另一个是左旋的，试举几例，例中的手性碳原子以C* 表示。

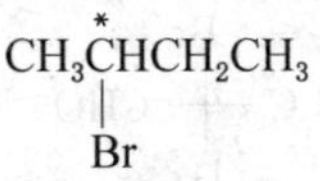
(1)

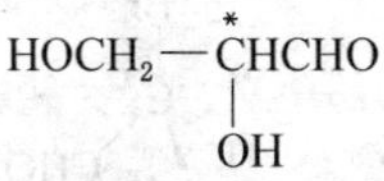
(2)

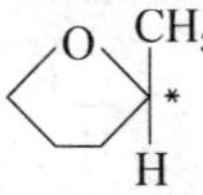
(3)

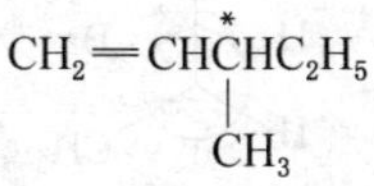
(4)

其中化合物(2)和(3)的一对对映体可分别表示为：

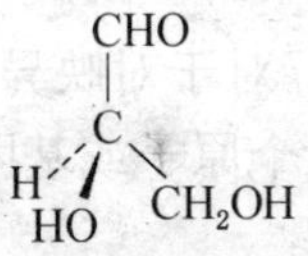

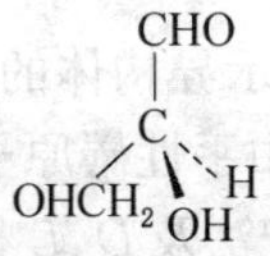

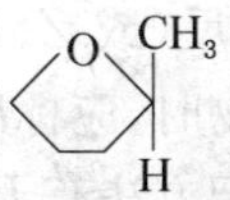

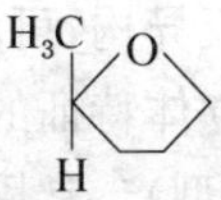

左旋体和右旋体的旋光方向相反，其比旋光度的绝对值相同或非常近似，其他的物理性质如熔点、沸点、溶解度等都相同。

对映异构体的生物活性有时会有差异，如(—)肾上腺素收缩血管的作用比其对映体强12～15倍；(—)氯霉素有很强的抑菌作用而其对映体无效，合霉素则为氯霉素的外消旋体，疗效为氯霉素的1/2；(—)尼古丁的毒性高于(+)尼古丁等。

5.3 对映异构体的表示方法和构型标记

5.3.1 对映异构体的表示方法

对映异构体之间的区别仅仅是分子中原子或基团在空间的排列方式不同，为了表达清楚，最好用立体模型图或楔线式(伞型式)来表示分子结构，但在描述多原子分子时，上述立体图式很不方便，因此，多数情况下都采用平面投影式来表示对映体结构，其中最常用的是**费歇尔投影式(Fischer projection)**。为了使投影式能区别2种不同构型的化合物，费歇尔对投影式作了以下规定：假定手性碳在纸平面上，手性碳原子的竖向2个原子或基团在纸平面的后方，横向2个原子或基团处于纸平面的前方。手性碳可不写出来，在横竖两线的交点处代表手性碳原子。现将2-溴丁烷的两个对映体的立体模型式和费歇尔投影式表示如下(见图5-6)。

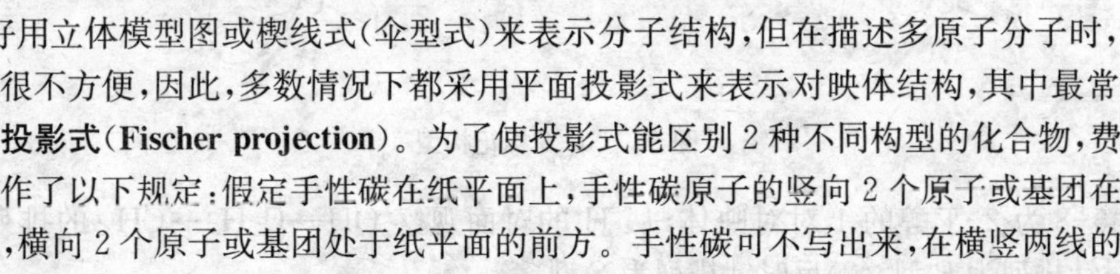

图5-6 费歇尔投影式

费歇尔投影式虽规定了手性碳上 4 个原子和基团的空间关系，但未规定哪些原子或基团处于竖向（上下）或横向（左右）排列，因此同一模型能写出几种投影式，必须牢记，费歇尔投影式是用平面形象表示的立体结构，故不能把投影式任意翻转。

表示化合物立体结构的方法很多，我们已学过楔线式、透视式、纽曼投影式、费歇尔投影式等，要能快速判断化合物结构，实现各种立体结构式间的转换。如：

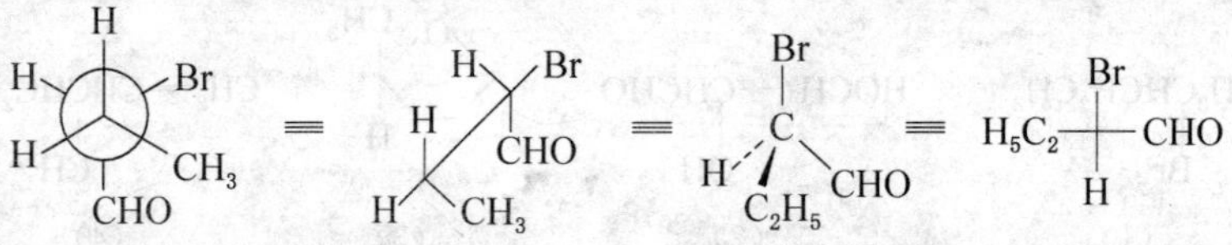

5.3.2 构型的标记

对于顺反异构，可以用顺反（或 *Z*、*E*）来表示异构体的构型。对于对映异构体来说，命名这类具有立体特征的化合物时，应标出分子中手性碳原子上 4 个原子或基团在空间的排列方式（即构型）。常用的标记方法有 *R*、*S* 标记法及 *D*、*L* 标记法。

1) *R*、*S* 标记法

根据 IUPAC 的规定，用 *R*、*S* 标记对映异构体的构型。***R*、*S* 标记法（*R*、*S* system of nomenclature）**是通过标记手性碳原子来标记对映体构型的。由于这个规则最早是由凯恩（Cahn）、英果尔德（Inglod）和普瑞洛格（Prelog）等 3 人提出的，所以又称为**凯恩-英果尔德-普瑞洛格规则（Cahn-Inglod-Prelog rule）**。这一规则有两个内容：其一是**次序规则**，将与手性碳原子相连的 4 个原子或基团按取代基的次序规则（见 3.3.2）排列优先次序，假设 a＞b＞c＞d；其二是手性规则，观察者在排列最后的原子或基团（d）的对面观察 a→b→c 的顺序。如顺时针排列则为 *R* 型（***R* configuration**），反时针排列为 *S* 型（***S* configuration**），见图 5-7。

图 5-7 *R*、*S* 标记构型

图 5-8 为 2-丁醇的 1 对对映体，从 H 的对面观察 $OH \rightarrow C_2H_5 \rightarrow CH_3$ 的排列方式，(1)顺时针排列为 *R* 型，(2)反时针排列为 *S* 型。

(1) *R*型　　(2) *S*型

图 5-8 2-丁醇的 *R* 体和 *S* 体

(*R*) and (*S*)2-butanol

图 5-9 为 2-氨基丙酸的对映体之一，优先次序 NH_2＞COOH＞CH_3＞H，氢原子在纸平面的前方。从纸平面后方观察 NH_2→COOH→CH_3 的排列顺序，此对映体为 *S* 型。为方便起见，可在 H 的同侧观察 CH_3→COOH→NH_2 的排列顺序，两者观察结果一致。

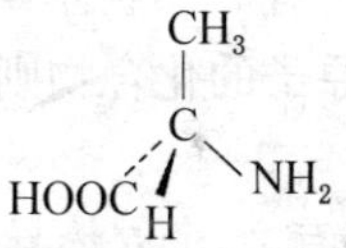

图 5-9　*S* 型的 2-氨基丙酸

(*S*)-2-aminopropionic acid

标记用费歇尔投影式表示的对映体的构型时，必须牢记投影规则，必要时可先将其改写成楔线式。如乳酸的 1 对对映体：

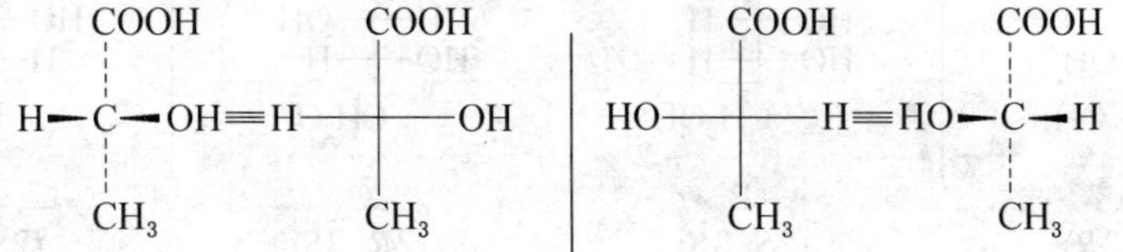

R-乳酸　(*R*)-lactic acid　|　*S*-乳酸　(*S*)-lactic acid

2) *D*、*L* 标记法

在用 *R*、*S* 标记对映体构型以前，曾用 *D*、*L* 表示它们的构型。***D*、*L* 标记法**是以甘油醛($CH_2OHCHOHCHO$)为标准来确定对映体构型的。甘油醛有 1 个手性碳，存在 1 对对映体，它们的费歇尔投影式如下(1)和(2)所示，人们将羟基在 C* 右边，氢原子在左边，醛基(—CHO)在 C* 上边，羟甲基(CH_2OH)在下边的称 *D*-甘油醛，其对映体为 *L*-甘油醛。其他化合物构型与其相比较而得到。

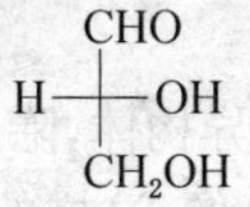

(1)

D-(+)-甘油醛

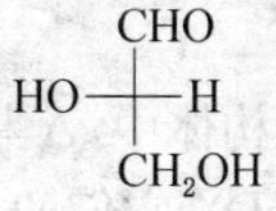

(2)

L-(−)-甘油醛

用 *D*、*L* 标记构型有一定的局限性，尤其在标记具多个手性碳的化合物的构型时，遇到的问题较多，因而已很少应用，目前仅在糖类化合物和氨基酸中尚在使用 *D*、*L* 标记系统。

5.4　含 2 个手性碳原子化合物的对映异构

含 2 个手性碳原子的化合物有两种类型：一种是 2 个手性碳原子不相同，另一种是 2 个手性碳原子完全相同(所连原子或基团完全一样)。

5.4.1　含 2 个不相同手性碳原子的化合物

已经知道，分子中有 1 个手性碳原子的化合物有 1 对对映体。如果分子中有 2 个或 2 个以上的手性碳原子，对映体就不止 1 对了。现用 A、B 分别代表 2 个不同的手性碳原子，"+""−"代表相反的构型(这里不代表旋光方向)，这样，具有 2 个不相同手性碳原子的化合物有 2 对对映体，即 4 种立体异构体，其构型为 *RR*、*SS*、*RS*、*SR*。

分子中增加 1 个不相同的手性碳原子，立体异构体就增加 1 倍。含有 1 个手性碳原子

的化合物有 2 个立体异构体，含 2 个手性碳原子的化合物就最多有 4 个立体异构体，含 3 个手性碳原子的化合物则最多有 8 个立体异构体。依此类推，凡含有 n 个手性碳原子的化合物，最多有 2^n 个立体异构体。例如，2，3，4-三羟基丁醛($HOCH_2\overset{*}{C}H(OH)\overset{*}{C}H(OH)CHO$)分子中含有 2 个不同的手性碳原子，它有 4 种不同构型的异构体：

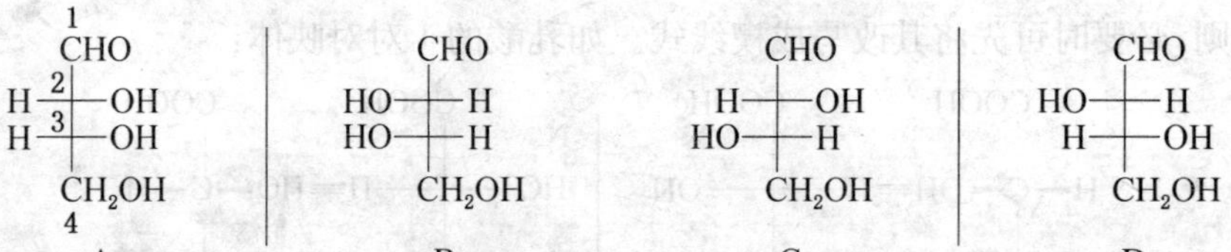

A (2*R*，3*R*)　B (2*S*，3*S*)　对映体

C (2*R*，3*S*)　D (2*S*，3*R*)　对映体

4 种立体异构体的构型分别为 A(2*R*，3*R*)、B(2*S*，3*S*)、C(2*R*，3*S*)、D(2*S*，3*R*)，在标记构型时应清楚，2 个手性碳上所连的 CHO 及 CH_2OH 是朝后的，H 及 OH 均是朝前的。现以化合物 A 为例来说明其构型标记方法。按 *R*、*S* 标记法，A 中 C_2 所连的原子和基团的优先次序为 OH＞CHO＞$CHOHCH_2OH$＞H，将 H 作为顶点，其余 3 个基团作为底，从底部朝顶点观察时，OH→CHO→$CHOHCH_2OH$ 顺时针排列，故 C_2 为 *R* 型。C_3 的情况是，按基团优先次序 OH→CHOHCHO→CH_2OH 顺时针排列，故 C_3 亦为 *R* 型。

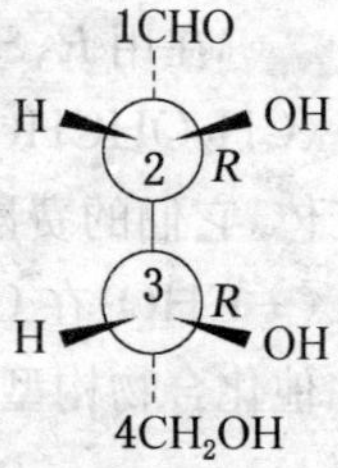

以上 4 种立体异构体中，A 与 B、C 与 D 各为 1 对对映异构体，除此之外的任何 1 对，如 A 与 C、D(或 B 与 C、D)，它们的构造相同，但又互相不为镜像，这样的 1 对立体异构体称为**非对映异构体**，简称为**非对映体**(**Diastereomers**)。非对映体不仅旋光度不同，其他物理性质也不一样。

因此，含 2 个不相同的手性碳原子的化合物有 2 对对映体，4 对非对映体。

药用麻黄碱(1-苯基-2-甲氨基-1-丙醇)分子中有 2 个不同的手性碳原子，有 4 个立体异构体。它们是：

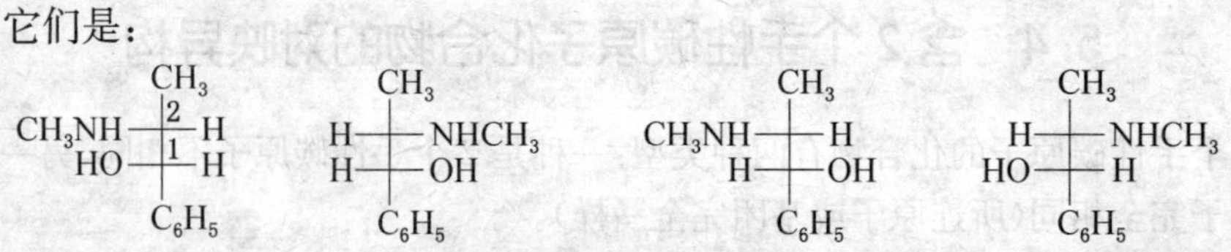

(1) 1*S*，2*R*　(2) 1*R*，2*S*　(3) 1*R*，2*R*　(4) 1*S*，2*S*

(1)和(2)是麻黄碱，它们的熔点都是 34 ℃，它们的盐酸盐的$[\alpha]_D^{20}$ 分别是＋35 °和－35°；(3)和(4)是伪麻黄碱，它们的熔点都是 118 ℃，它们的盐酸盐的$[\alpha]_D^{20}$ 分别是－62.5 °和＋62.5 °。

5.4.2　含 2 个相同手性碳原子的化合物

酒石酸 $HOOC-\overset{*}{C}H(OH)-\overset{*}{C}H(OH)-COOH$是含有 2 个相同手性碳原子的化合物，按照每个手性

碳原子有 2 种构型，则可组成以下立体异构体：

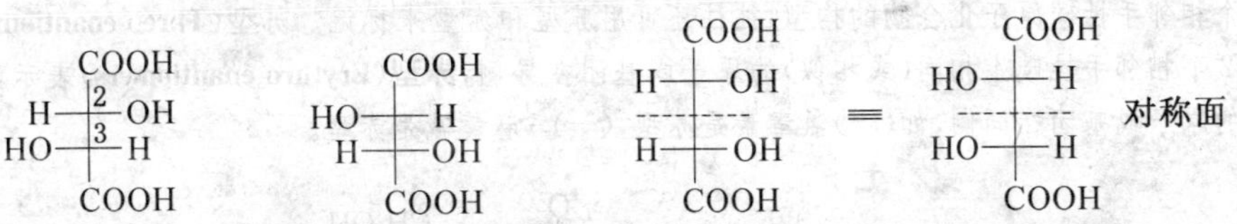

(1) 2*R*，3*R*　　(2) 2*S*，3*S*　　(3a) 2*R*，3*S*　　(3b) 2*S*，3*R*

(1)和(2)是实物和镜像关系，不能相互重叠，是对映异构体；(3a)和(3b)亦是实物和镜像的关系，但只要把(3a)在纸平面上旋转 180 °即得(3b)。由于旋转 180 °后 2 个手性碳上所连原子和基团的前后方向没有改变，因此，(3a)和(3b)可以重叠，两者是同一个化合物。所以，酒石酸只有 3 个立体异构体。

因此，含 2 个相同手性碳原子的化合物有 1 对对映体，2 对非对映体。

仔细研究化合物(3)的结构可以发现，分子中可以假想存在这样一个平面，通过它能把分子分成实物和镜像两个部分，这种平面称为**对称面**（**Plane of symmetry**，见图 5-9）。(3a)和(3b)无手性归因于分子中有这样一个对称面。对称面的存在使得含有手性碳（局部手性）的分子的旋光性在内部得以抵消，整个分子由于对称而失去了手性，这种分子称**内消旋体**（**Meso compound**）。

内消旋体与外消旋体都没有旋光性，但内消旋体是由于分子内部手性相互抵消之故，而外消旋体是由于 2 个分子间的旋光性相互抵消的结果，两个概念具有本质区别。酒石酸的右旋体、左旋体、外消旋体和内消旋体的物理常数见表 5-2。

表 5-2　酒石酸的物理常数

酒石酸	熔点(℃)	溶解度(mol · L^{-1})	$[\alpha]_D^{25}$(20%水)
右旋体	170	9.27	+12 °
左旋体	170	9.27	−12 °
内消旋体	140	8.33	0 °
外消旋体	204	1.37	

综上所述，分子产生手性的原因是分子的不对称性，手性碳仅是分子产生手性的因素之一。含手性碳原子的化合物由于某些对称因素的存在可能没有手性，而不含手性碳原子的化合物也可能由于分子的不对称性而产生手性，存在对映异构现象。

除了对称面外，常见的对称因素还有对称中心等，有对称中心的分子也是无手性的。所谓对称中心是指通过这个中心在等距离处能遇到完全相同的原子或基团，见图 5-10。

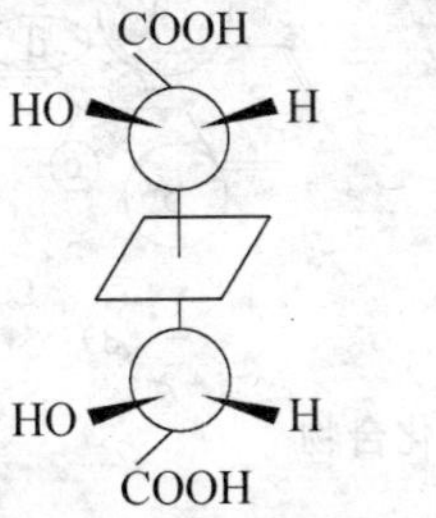

图 5-10　分子中的对称面

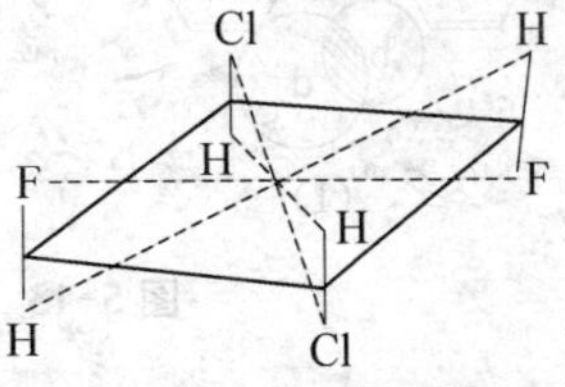

图 5-11　分子中的对称中心

有2个相邻手性碳原子化合物的构型，往往还可用苏型和赤型来标记。**苏型**(**Threo enantiomers**)表示该化合物2个相邻手性碳上相同(或相似)的原子或基团在异侧，**赤型**(**Erythro enantiomers**)表示两个相同(或相似)的原子或基团在同侧，如(−)氯毒素是苏型，(−)-麻黄碱是赤型。

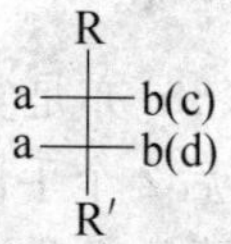

赤型(erythro)

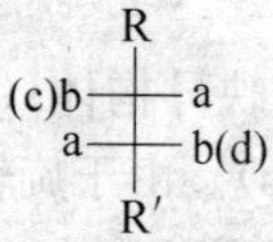

苏型(threo)

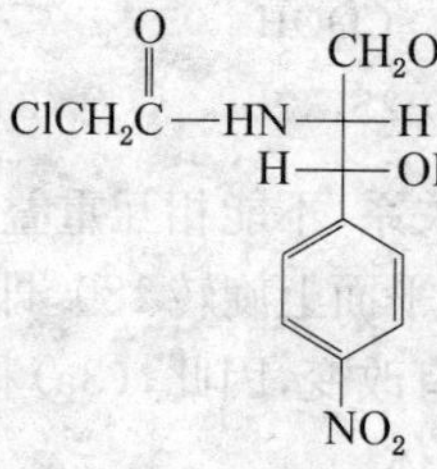

(−)-氯毒素
苏型

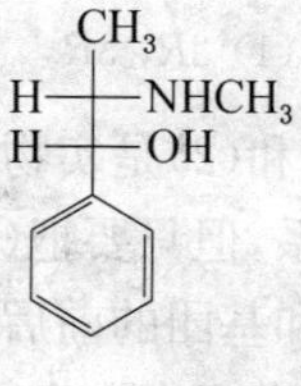

(−)-麻黄碱
赤型

5.5 不含手性碳原子化合物的对映异构

5.5.1 丙二烯型化合物

丙二烯分子中，C_1 及 C_3 为 sp^2 杂化而 C_2 为 sp 杂化，C_2 以2个相互垂直的 p 轨道分别与 C_1 及 C_3 的 p 轨道形成2个相互垂直的 π 键，因此，C_1 及 C_3 连接的原子或基团处在互相垂直的两个平面内。如果这2个碳原子分别连有2个不同的原子或基团时，分子具有不对称性，有对映异构体。如：

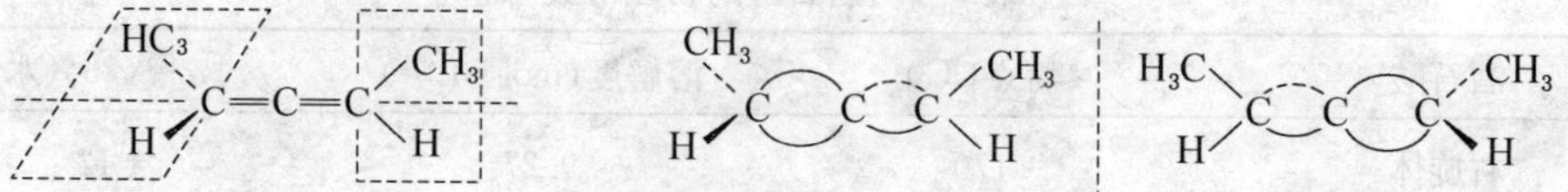

图5-12　取代丙二烯的对映异构

5.5.2 联苯型化合物

联苯的2个苯环间为1根σ键，苯环可绕这根σ键旋转而呈现不同的构象。

当2个苯环的邻位各连有不同的原子和基团，而且体积相当大时，由于2个苯环上的取代基不能容纳在同一平面内，苯环围绕σ键的旋转受阻，整个分子由于没有对称因素而具有手性。如图5-13所示，室温下构象式(2)和(3)之间不能相互转化。

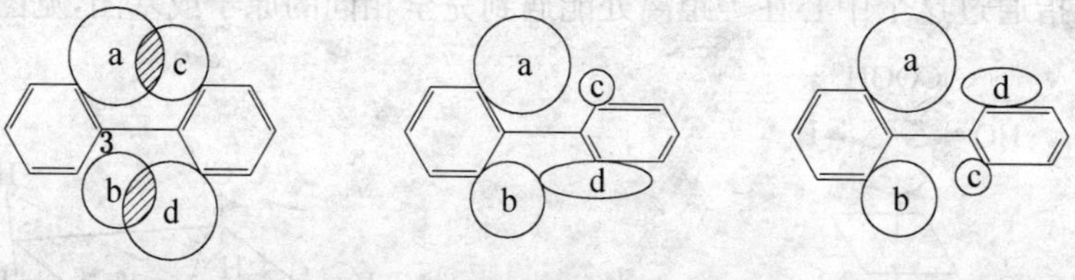

(1)　　(2)　　(3)

图5-13　围绕σ键旋转受阻的化合物

6，6′-二硝基联苯-2，2′-二甲酸的2种异构体(a)和(b)已被分离所得。由于构象式(a)和(b)互为物体和镜像关系，两者不能重叠，是对映异构体。

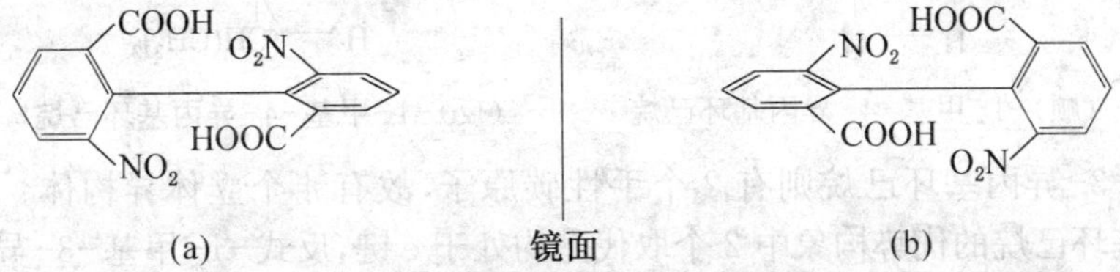

图 5-14　联苯型化合物的对映异构

5.6　环状化合物的立体异构

脂环化合物由于环的存在限制了环碳间 σ 键的自由旋转。如果有 2 个或 2 个以上环碳原子各连有不同原子或基团时，即产生顺反异构。如 2-甲基环丙烷羧酸有顺反异构体(1)和(3)：

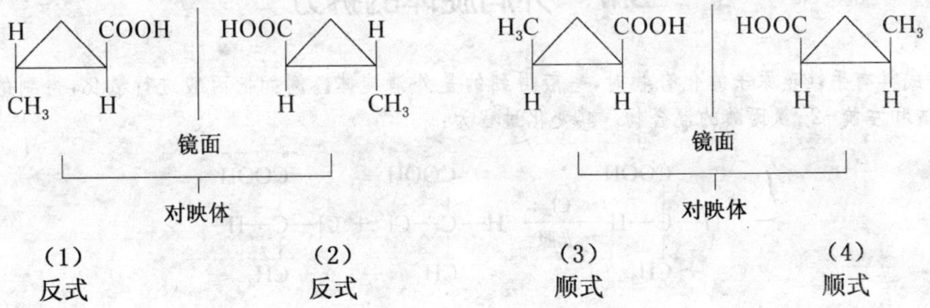

在(1)和(3)分子中各有两个不相同的手性碳原子，无对称面和对称中心，它们都是手性分子，分别存在对映异构体(2)和(4)。因此，与含两个不相同手性碳原子的链状化合物一样，2-甲基环丁烷羧酸共有 4 个立体异构体，都属构型异构，它们都有旋光性。

再如 1,2-二甲基环丙烷，有顺反异构体(1)和(2)。在顺式体(1)中有对称面，无对映异构体，无旋光性，是内消旋体，而反式体(2)有对映异构体(3)。因此，1, 2-二甲基环丙烷含 2 个相同手性碳原子，共有 3 个立体异构体，其中(1)与(2)、(1)与(3)为非对映体。

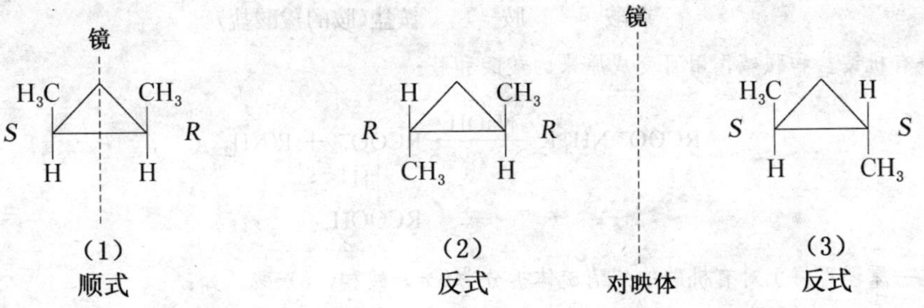

又如 1-甲基-4-异丙基环己烷，由于没有手性碳，故只存在顺反异构体而无对映异构体存在。

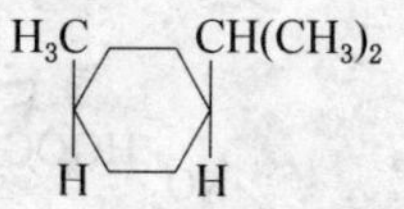

(顺)-1-甲基-4-异丙基环己烷

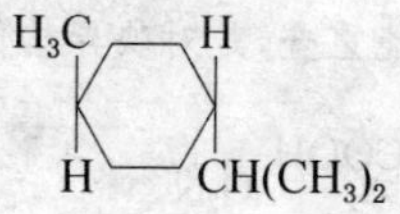

(反)-1-甲基-4-异丙基环己烷

1-甲基-3-异丙基环己烷则有2个手性碳原子，故有4个立体异构体。顺式-1-甲基-3-异丙基环己烷的优势构象中2个取代基均处于e键，反式-1-甲基-3-异丙基环己烷的优势构象中异丙基处于e键而甲基处于a键。

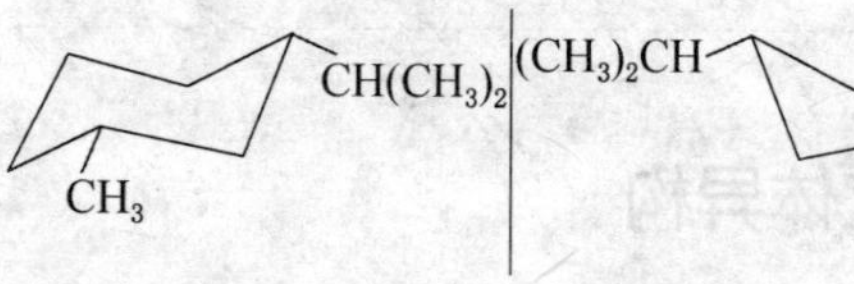

顺-1-甲基-3-异丙基环己烷

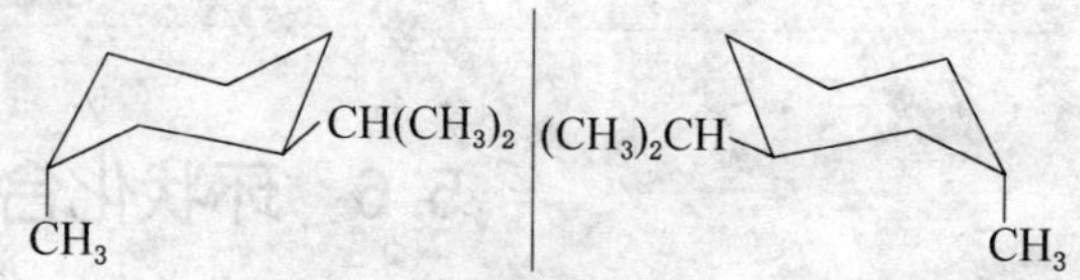

反-1-甲基-3-异丙基环己烷

5.7 外消旋体的拆分

在合成具有手性碳原子的化合物时，一般得到的是外消旋体。例如把丙酸进行氯化，得到的是右旋-2-氯丙酸和左旋-2-氯丙酸的混合物。其变化过程为：

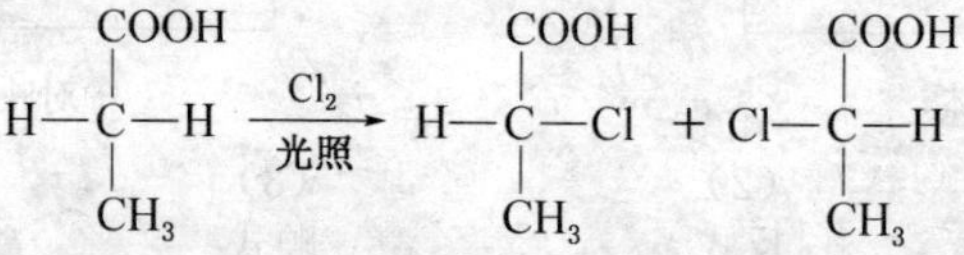

这是因为丙酸的2个α-氢原子被氯取代的几率是均等的。由于对映体的一般物理性质是相同的，因此用通常的分离方法如分馏、重结晶等是不能把它们分离的。要把它们分离，需采用其他特殊方法，这个分离步骤叫做外消旋体的**拆分(Resolution)**。

现在常用的拆分方法是先用化学方法把对映体转变为非对映体，然后用通常的物理方法加以分离，分离后再恢复为原来的右旋体和左旋体。

现以拆分有机酸碱为例加以说明。无机酸与氨反应生成铵盐，有机酸与有机碱(胺是有机碱)反应也易生成相应的盐。

$$\underset{\text{羧酸}}{RCOOH} + \underset{\text{胺}}{R'NH_2} \longrightarrow \underset{\text{铵盐(胺的羧酸盐)}}{RCOO^- NH_3^+ R'}$$

将这个有机铵盐和强碱作用可变成原来的羧酸和胺。

$$RCOO^- NH_3^+ R' \xrightarrow{NaOH} RCOO^- + R'NH_2$$

$$RCOO^- \xrightarrow{H^+} RCOOH$$

利用这一原理可将1对有机酸的外消旋体拆分为(+)-酸和(−)-酸。如：

$$\underset{\text{外消旋体}}{\binom{+}{-}\text{酸}} + \underset{\text{拆分剂}}{(+)\text{-胺}} \longrightarrow \underset{\text{非对映体}}{\left.\begin{matrix}(+)\text{-酸}\cdot(+)\text{-胺盐}\\(-)\text{-酸}\cdot(+)\text{-胺盐}\end{matrix}\right\}}$$

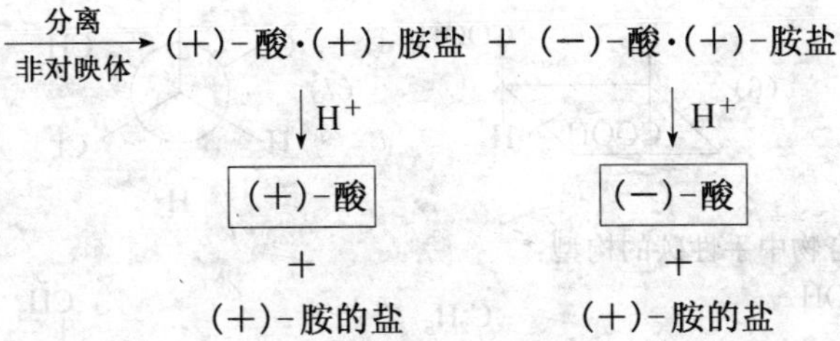

这里使用的(+)-胺是用来拆分外消旋体的，这种试剂叫做**拆分剂**。一种好的拆分剂除要能与外消旋体进行反应，在得到的2个非对映体的性质上要有足够的差别便于分离外，还要求在分离后，同拆分剂结合的旋光体容易分解。拆分剂类型的选择要看外消旋体分子中的官能团而定。例如分离(±)-羧酸，可用胺。有较多的具有旋光性的胺是易得的，如天然的生物碱辛可宁、奎宁、马钱子碱等，也可用合成试剂如1-苯基-2-丙胺，它们可被用来拆分许多有机酸。同样道理，旋光性的酸可以用来拆分胺。有时可用酶作拆分剂，使用酶作拆分剂常可产生很好的效果。

另一种拆分外消旋体的方法是诱导结晶拆分法，其主要原理是在外消旋体的过饱和溶液中加入一定量的左旋体或右旋体的晶种，与晶种相同的异构体便优先析出。例如向某外消旋体±A的过饱和溶液中加入+A的晶种，则+A优先析出一部分，滤出析出的+A，滤液中−A便过量，这样在滤液中再加入外消旋混合物，又可析出部分−A结晶，过滤，如此反复处理就可以得到相当数量的左旋体和右旋体。此法的优点是成本低，效果好。目前生产(−)氯毒素的中间体(−)氨基醇就是用此法拆分外消旋的氨基醇

(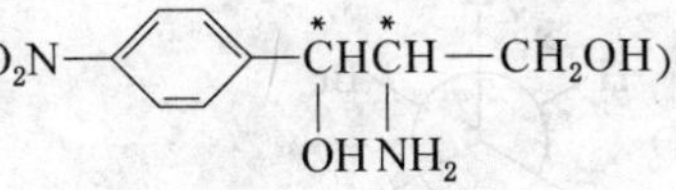)得到的。

利用色谱法也可分离外消旋体。

习 题

1. 举例说明下列各项：

(1) 对映体　(2) 手性分子　(3) 手性碳原子　(4) 对称面

(5) 外消旋体　(6) 非对映体　(7) 内消旋体　(8) *R* 构型

2. 将下列化合物中的手性碳原子用星号标出，并写出它们的2个对映体。

(1) $CH_3CH_2CHDCH(CH_3)_2$　(2) $CH_3CHClCH{=}CH_2$

(3) 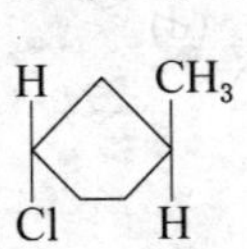　(4) 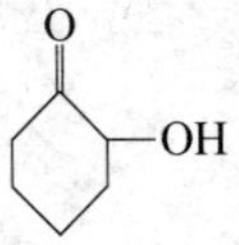

3. 下列化合物有无手性，如有，写出对映体；如无，指出有哪种对称因素。

(1) 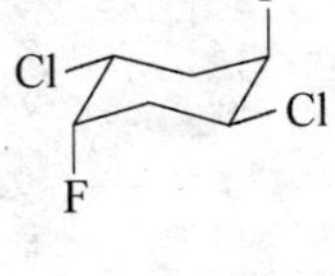　(2) 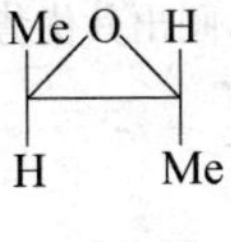　(3) 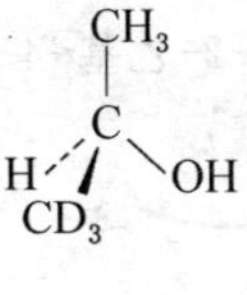　(4) 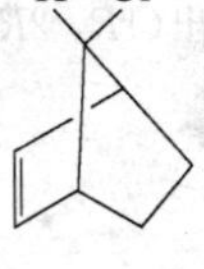

(5) 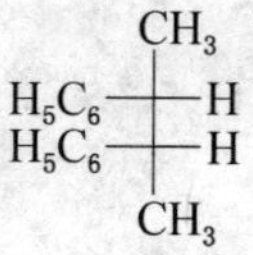 (6) 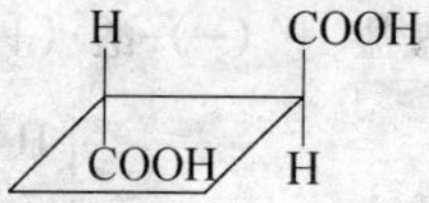 (7) 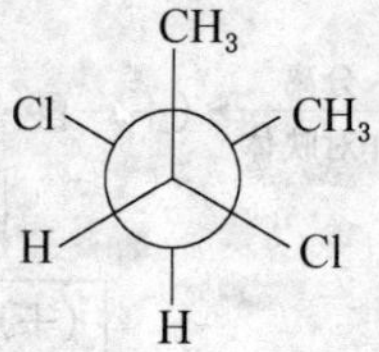 (8) 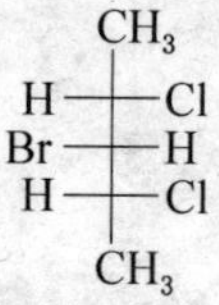

4. 用 R、S 标记下列化合物中手性碳的构型：

(1) 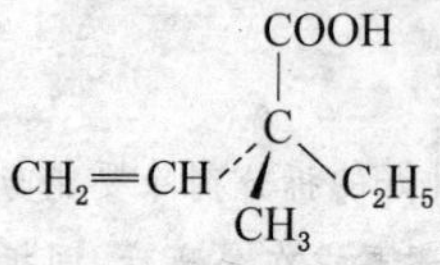 (2) 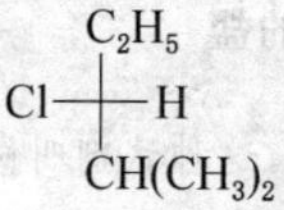 (3) 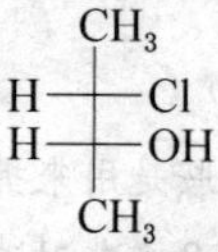

(4) 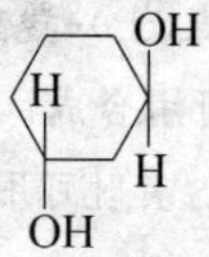 (5) 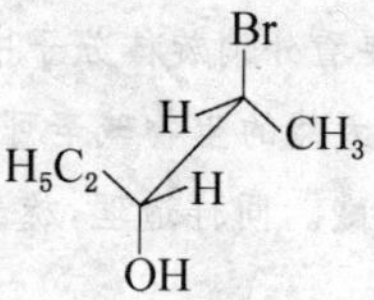 (6) 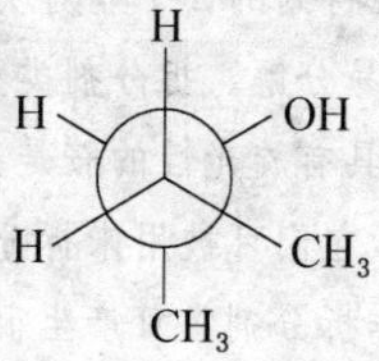

5. 下列各题中两个投影式是否相同？

(1) 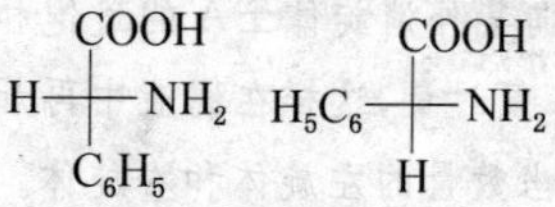 (2) 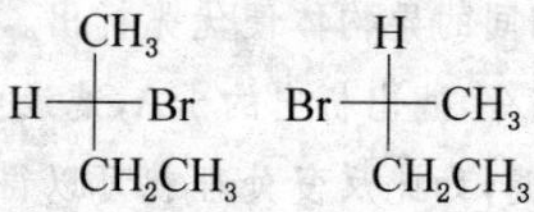 (3) 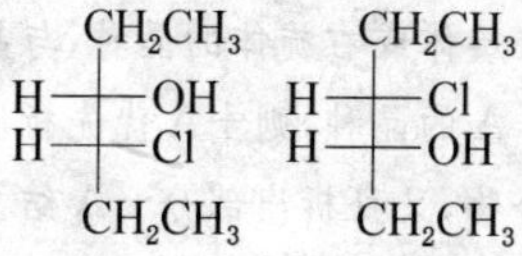

6. 下列各式中哪些是相同的化合物？

(1) 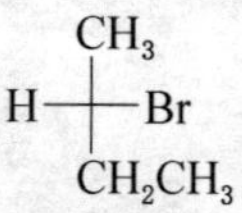 (2) 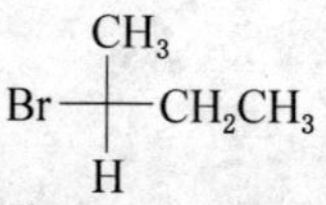 (3) 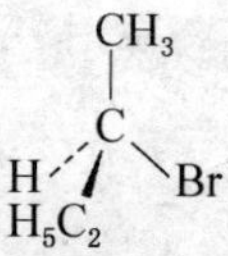 (4) 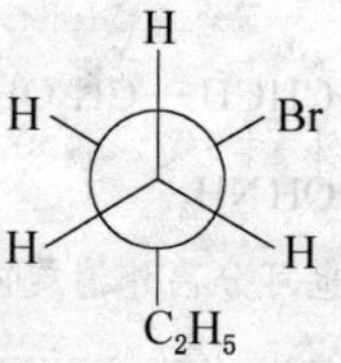

7. 写出 R-2-戊醇和 S-1-戊烯-3-醇（$CH_2{=}CHCHOHCH_2CH_3$）的 Fischer 投影式。

8. 写出下列化合物所有可能的构型异构体：

(1) 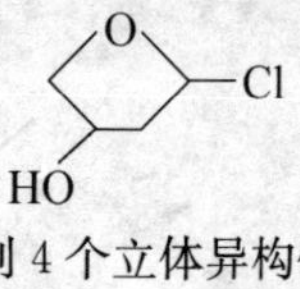 (2) 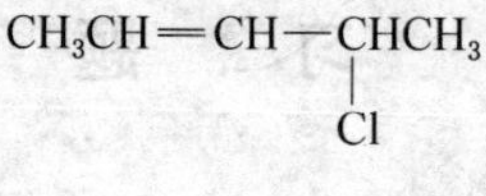

9. 下列 4 个立体异构体：

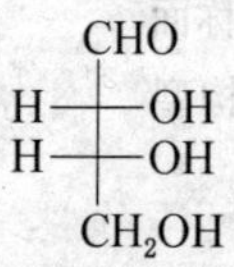
(a)

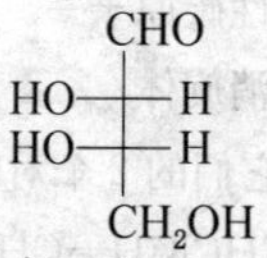
(b)

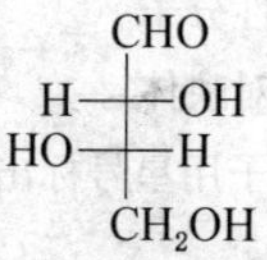
(c)

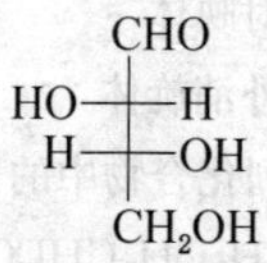
(d)

(1) 它们是否都有旋光性？

(2) 它们的等量混合物是否有旋光性？

(3) 用 R、S 标记(a)的构型。

10. 分别写出 1-氯-2-甲基环丙烷及 1，2-二甲基环己烷的立体异构体。

11. 写出(1R，2R，4R)-1-甲基-2-乙基-4-氯环己烷的结构，画出其优势构象。

6 芳 烃

芳烃是芳香族碳氢化合物的简称。最初人们将一些从天然产物中得到的有特殊香气的化合物通称为**芳香化合物**（**Aromatic compounds**）。从该类化合物的碳氢比看出，它们是高度不饱和的化合物，但它们异常稳定，一般条件下不易发生加成和氧化反应，却易发生取代反应，芳香族化合物所具有的这种特性称**芳香性**（**Aromaticity**）。人们发现，具有芳香性的化合物通常都含有苯环，但随后发现，有一些不含苯环结构的化合物亦有芳香性，这种芳烃称非苯芳烃（见第 13 章）。本章主要讨论含苯环结构的烃类化合物。

苯系芳烃按其结构可分为：

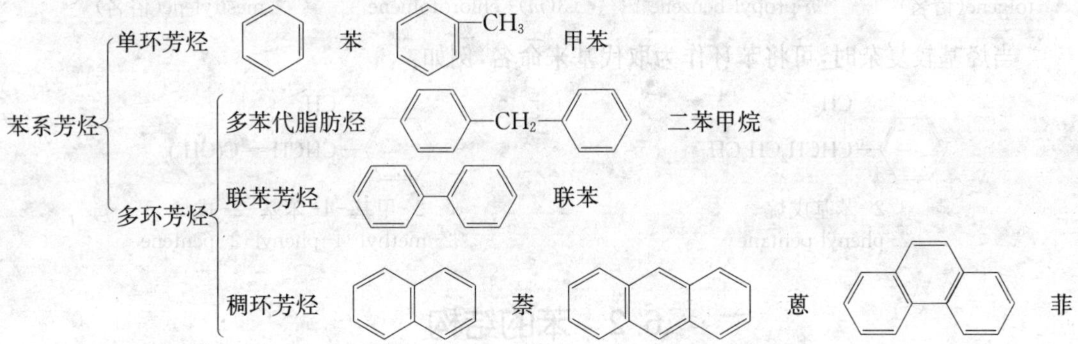

6.1 苯及其同系物的同分异构和命名

6.1.1 同分异构

苯的一元取代物只有 1 种，苯的二元或多元取代物，因取代基碳链构造不同及取代基在环上相对位置的不同，就会产生异构体。如乙基苯与二甲基苯为同分异构体，环上有两个取代基时，亦可用邻或 *o*(ortho)、间或 *m*(meta)、对或 *p*(para)表示其位置。例如：

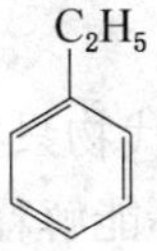

乙基苯

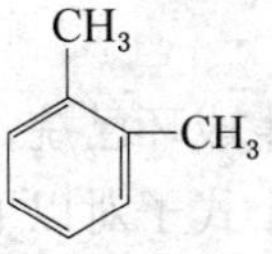

1,2-二甲苯
邻(*o*-)二甲苯

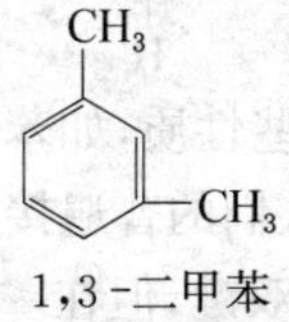

1,3-二甲苯
间(*m*-)二甲苯

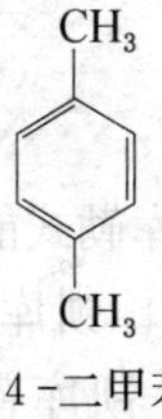

1,4-二甲苯
对(*p*-)二甲苯

随着苯环上烃基的增大，同分异构体的数目亦将增加。

6.1.2 常见取代基

芳香烃中少 1 个氢原子而形成的基团称为芳香基或芳基(ary1)，简写为 Ar—；苯去掉 1 个氢剩下的原子团称苯基(pheny1)，简写为 ph 或 Φ—；甲苯分子中的甲基上去掉 1 个氢剩下的原子团 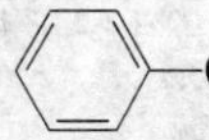—CH_2— 称为苄基(benzy1)，简写为 Bz—。

6.1.3 系统命名

苯的同系物命名时，一般以苯环为母体，将烃基作为取代基，称某烃基苯(“基”字一般省略)，在英文名称中还保留了一些俗名。例如：

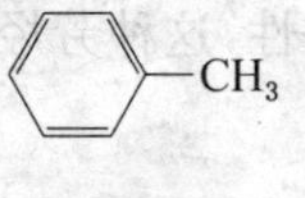

甲苯
toluene(俗名)

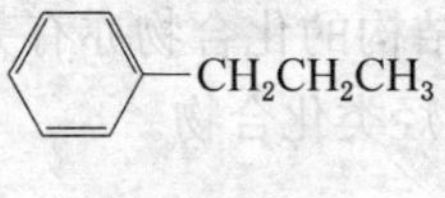

正丙苯
n-propyl benzene

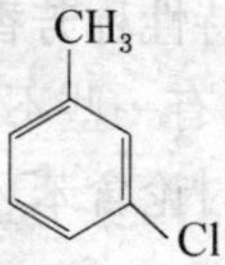

3(间)-氯甲苯
3(*m*)- chlorotoluene

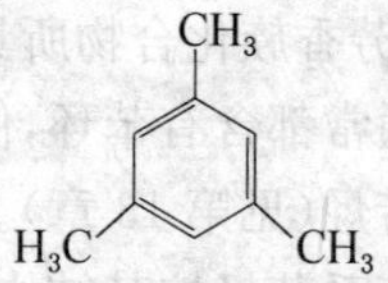

1,3,5-三甲苯(均三甲苯)
mesitylene(俗名)

当烃基较复杂时，可将苯环作为取代基来命名，例如：

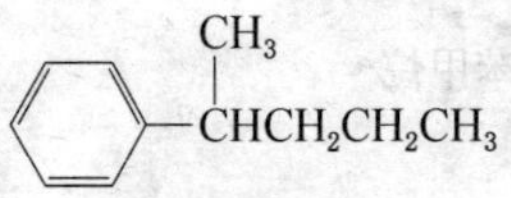

2-苯基戊烷
2-phenyl pentane

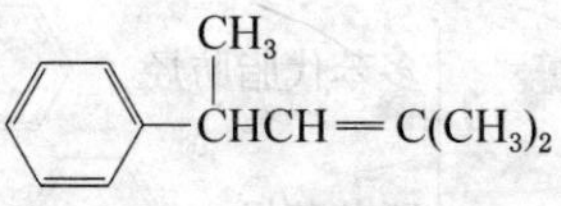

2-甲基-4-苯基-2-戊烯
2-methyl-4-phenyl-2-pentene

6.2 苯的结构

6.2.1 凯库勒(Kekulé)式

苯分子式为 C_6H_6。对于苯分子中 6 个碳和 6 个氢的结合方式，曾引起许多化学家的兴趣。1865 年德国化学家凯库勒(F. A. Kekulé，1829～1896)首先提出苯为环状结构，他认为，苯的 6 个碳原子连结成一个平面对称的六元环，每个碳原子与 1 个氢原子相连。为了满足碳的 4 价，凯库勒将苯的结构表示为：

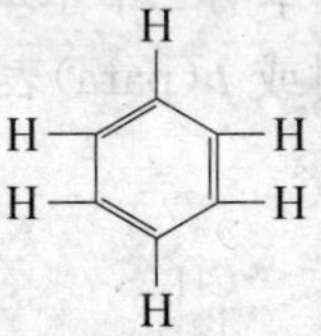

或简写成

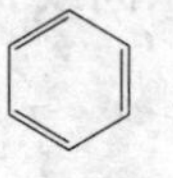

凯库勒式能够解释苯的一些性质，如苯催化加氢可生成环己烷；苯的一元取代物只有一种。因此，凯库勒式当时受到人们的普遍接受。但是这个式子对以下一些现象不能解释：

(1) 凯库勒式中含有 3 个双键，但在一般条件下，苯不易发生加成和氧化反应，反而容易发生取代反应。

(2) 根据凯库勒式，苯的邻位二元取代物应有 2 种(如下所示)，但实际上只有 1 种。

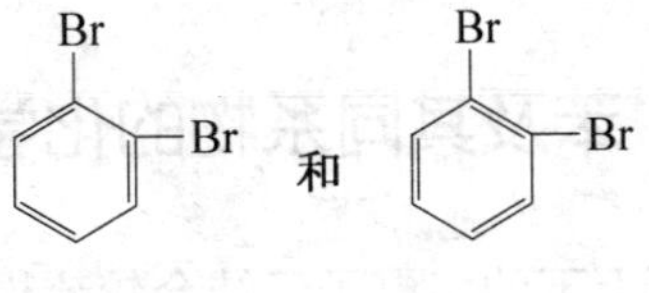

因此，凯库勒式不够完善。

6.2.2 现代价键理论对苯分子结构的描述

现代价键理论认为：苯分子中的每个碳原子都是 sp^2 杂化的，并以 2 个 sp^2 杂化轨道与相邻的 2 个碳原子的 sp^2 杂化轨道沿着轨道对称轴的方向重叠，形成 6 个 C—Cσ 键，构成 1 个六元环。同时，每个碳上余下的 1 个 sp^2 杂化轨道与氢原子的 1s 轨道形成 6 个 C—Hσ 键，这些 σ 键都在同一平面上。σ 键之间的夹角为 120°。此外，每个碳原子上还有 1 个未杂化的 2p 轨道（其对称轴垂直于 σ 键所在平面），这些 2p 轨道相互平行，侧面重叠，形成有 6 个 π 电子的闭合 π 轨道，如图 6-1(a)所示。苯环的 π 电子云分布在环平面的上下，π 电子高度离域，完全平均地处在这个闭合 π 轨道中，如图 6-1(b)所示。结果，键长平均化，体系能量降低，使苯分子具有特殊的稳定性，不易发生加成和氧化反应，却易发生取代反应。

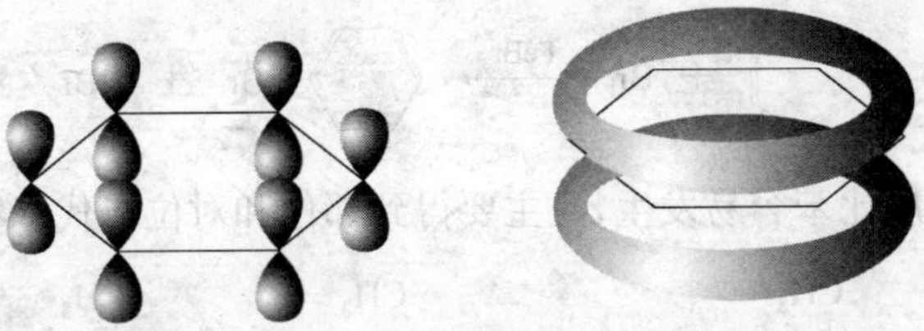

图 6-1 苯分子的轨道结构和 π 电子云分布

虽然凯库勒式不能表达出苯的结构特点，但至今仍然采用，亦有用 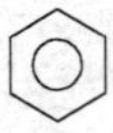 表示苯的结构。

6.3 苯及其同系物的物理性质

苯及其同系物多为液体，比水轻、不溶于水，都具有特殊的香气，是许多有机物的良好溶剂。但它们的蒸气有毒，尤其是苯，长期吸入苯蒸气将对造血器官及神经系统造成损坏，因此使用时应加以注意。

苯及其一些同系物的物理常数见表 6-1。

表 6-1 苯及其一些同系物的物理常数

名 称	熔点(℃)	沸点(℃)	相对密度
苯(benzene)	5.5	80.1	0.879
甲苯(toluene)	−95	110.6	0.867
邻二甲苯(*o*-xylene)	−25.2	144.4	0.880
间二甲苯(*m*-xylene)	−47.9	139.1	0.864
对二甲苯(*p*-xylene)	13.2	138.4	0.861
乙苯(ethyl benzene)	−95	136.1	0.867
正丙苯(*n*-propyl benzene)	−99.6	159.3	0.862
异丙苯(iso-propyl benzene)	−96	152.4	0.862

6.4 苯及其同系物的化学性质

从苯的结构已知，苯环平面上下的 π 电子云结合较疏松（与 σ 键相比），因此，在反应中，苯环可充当电子源，与缺电子的亲电试剂发生反应。由于苯环具有特殊的稳定性，反应中总是保持苯环的结构，不易发生加成反应（与烯烃不同）而发生**亲电取代反应**（**Electrophilic substitution reaction**）。

另外，受苯环影响，其烷基侧链还易发生氧化反应及侧链的卤代反应。

6.4.1 苯环上的反应

1）苯环上的亲电取代反应

（1）卤代反应

在三卤化铁的催化下，苯与卤素发生**卤代反应**（**Halogenation**），苯环上的氢被卤原子取代，生成卤代苯，同时放出卤化氢。例如：

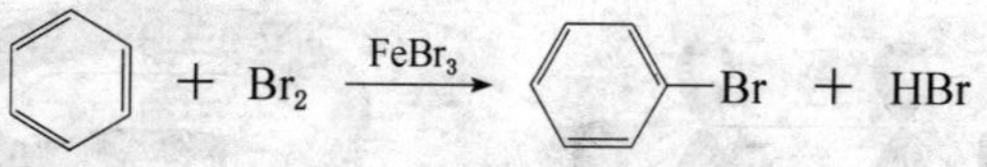

烷基苯的卤代反应比苯容易发生，且主要得到邻位和对位取代产物。例如：

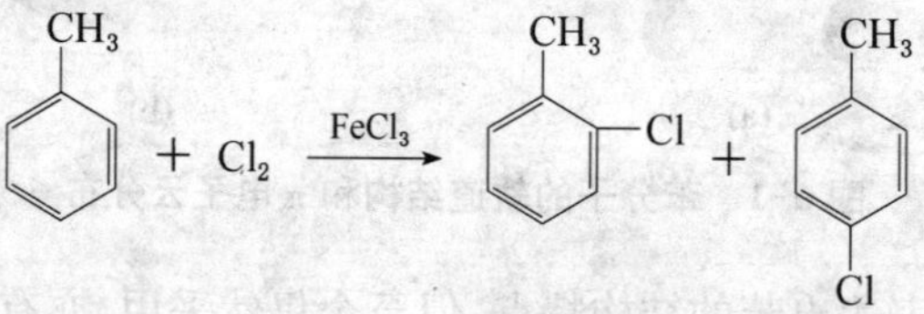

邻氯甲苯　对氯甲苯

（2）硝化反应

苯与浓硝酸和浓硫酸的混合物（通常称混酸）发生**硝化反应**（**Nitration**），苯环上的氢被硝基取代生成硝基苯。例如：

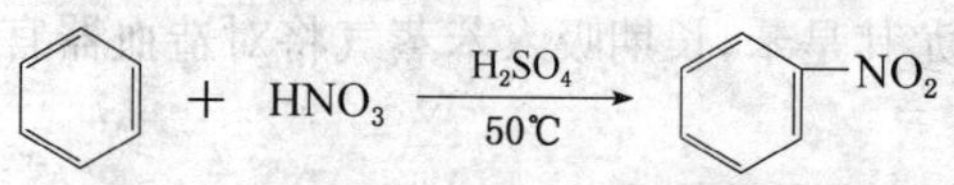

硝基苯

烷基苯的硝化反应比苯容易进行，主要生成邻位和对位取代物，例如：

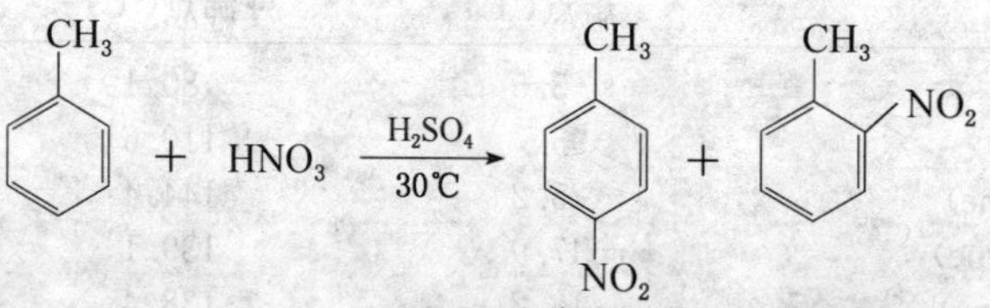

对硝基甲苯　邻硝基甲苯

硝基苯的硝化反应比苯难，需要发烟硝酸和浓硫酸的混合物作硝化剂，更高的反应温度，且主要生成间二硝基苯。

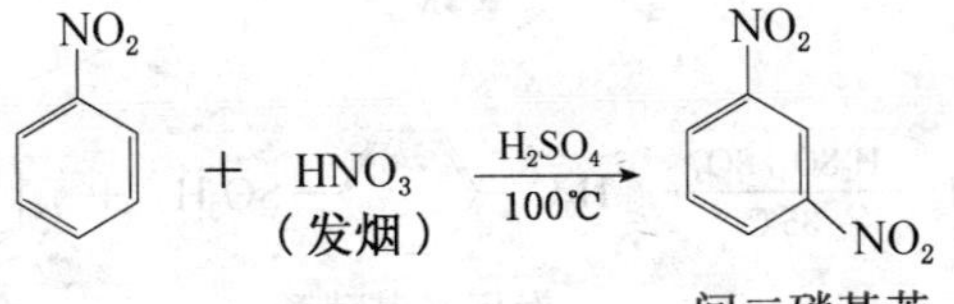

间二硝基苯

从上述例子可以看出，在进行亲电取代反应时，苯环上原有的取代基(常称为**定位基**)不仅决定了反应的难易，还决定着新的取代基团进入的位置，我们称这种效应为**定位效应**(**Orientation effeet**，见 6.5)。

苯环的卤代及硝化均为亲电取代反应，我们以硝化反应为例讨论其反应机理：

当苯用混酸硝化时，混酸中的硝酸从酸性更强的硫酸中接受 1 个质子，形成质子化的硝酸，后者脱去 1 分子水，形成硝酰正离子。

$$H-O-NO_2 + HOSO_2OH \rightleftharpoons H-\overset{H}{\underset{+}{O}}-NO_2 + HSO_4^-$$

$$H\overset{H}{\underset{+}{O}}-NO_2 + H_2SO_4 \rightleftharpoons \overset{+}{N}O_2 + H_3^+O + HSO_4^-$$

硝酰正离子

硝酰正离子具亲电性，它进攻苯环，从 π 体系中获得两个 π 电子，形成 σ 配合物。σ 配合物中苯环的封闭共轭体系被破坏，能量比苯高，不稳定，很容易脱去 1 个质子恢复成能量低的苯环结构而生成硝基苯。

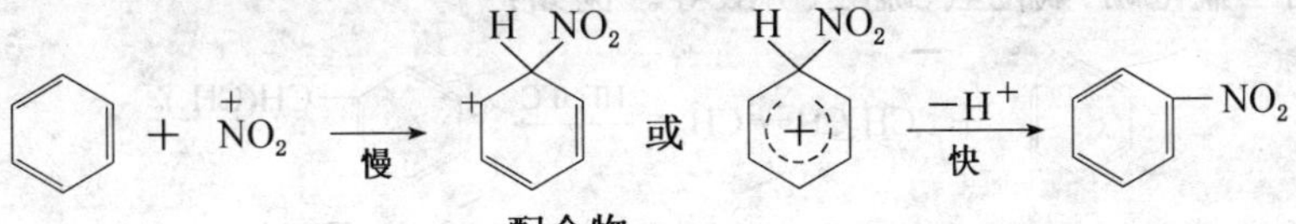

σ配合物

以上两步反应中，形成 σ 配合物的第一步是反应速度决定步骤。

苯环上的其他亲电取代反应均经历了相同的机理，如苯环的卤代反应中进攻苯环的亲电试剂为 X^+：

$$X_2 + FeX_3 \rightleftharpoons X^+ + FeX_4^-$$

(3) 磺化反应

苯和浓硫酸或发烟硫酸共热，发生**磺化反应**(**Sulfonation**)，苯环上的氢被磺酸基取代，生成苯磺酸。

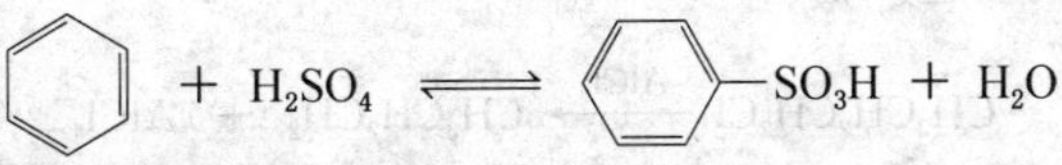

苯磺酸

磺化反应是可逆的，如将苯磺酸与稀硫酸一起加热，或在磺化反应的混合物中通入水蒸气，可以使苯磺酸失去磺酸基变成苯。

烷基苯的磺化反应比苯容易进行，主要生成对位取代物(邻位取代物量较少)。例如：

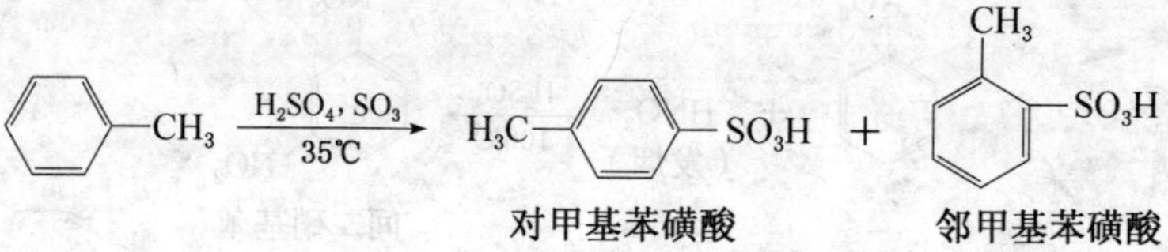

对甲基苯磺酸（主） 邻甲基苯磺酸（少）

苯磺酸的磺化反应则较难，需发烟硫酸作磺化剂，并在高温下进行，生成间苯二磺酸。

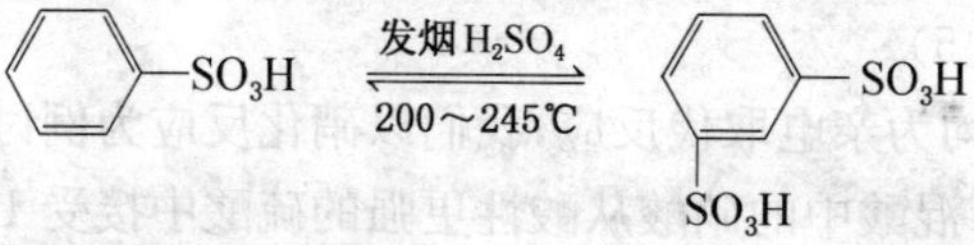

间苯二磺酸

（4）傅瑞德尔-克拉夫茨反应

在催化剂存在下，芳环上的氢被烃基或酰基（RCO—）取代的反应称为**傅瑞德尔-克拉夫茨反应（Frieclel-Crafts reaction）**，简称**傅-克反应**。例如，在无水三氯化铝存在下，苯与卤代烷反应生成烷基苯，此反应称**傅-克烷基化反应**。

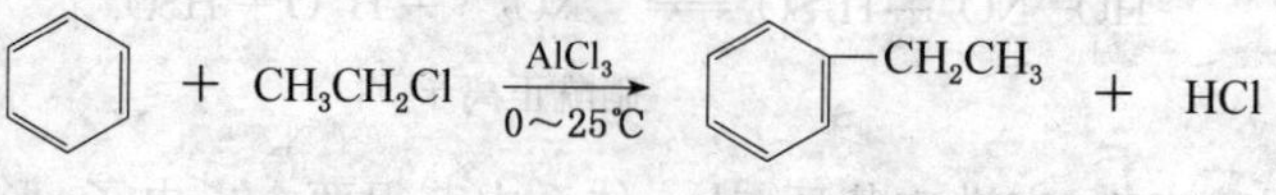

乙苯

反应中所用的烷基化剂，除了卤代烷外，工业上常用醇或烯；反应中的催化剂，除三氯化铝外，还可用三氟化硼、氟化氢、硫酸、磷酸等。例如：

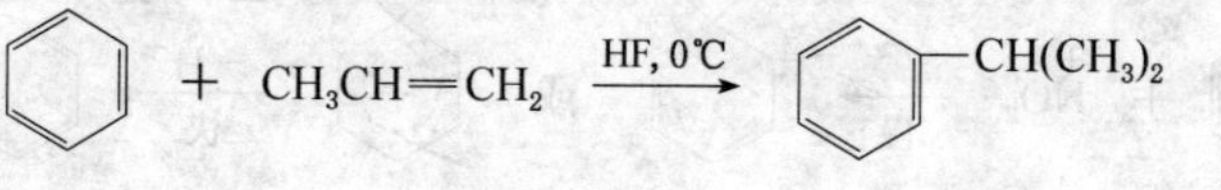

异丙苯

傅克烷基化反应中常伴随重排产物。例如：

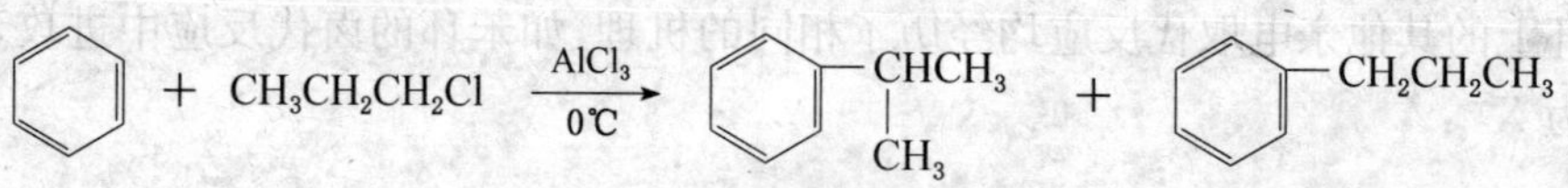

重排产物（主） 65%～69%　　未重排产物（次） 30%～35%

这主要是由于1-氯丙烷与$AlCl_3$作用先生成丙基碳正离子(1)，(1)是一级碳正离子，很易重排成较稳定的二级碳正离子(2)，两种碳正离子作为亲电试剂分别进攻苯环，形成σ-配合物后再脱H^+，得到上述产物。

$$CH_3CH_2CH_2Cl \xrightarrow{AlCl_3} CH_3CH_2\overset{+}{C}H_2 + AlCl_4^- \quad (1)$$

$$CH_3\underset{\underset{H}{|}}{C}H-\overset{+}{C}H_2 \xrightarrow{重排} CH_3\overset{+}{C}HCH_3 \cdots\cdots \quad (2)$$

在三氯化铝等催化剂存在下，苯与酰卤或酸酐反应，苯环上的氢被酰基取代，生成芳酮，此反应称**傅-克酰基化反应**，这是苯环上引入酰基制备芳酮的重要方法。例如：

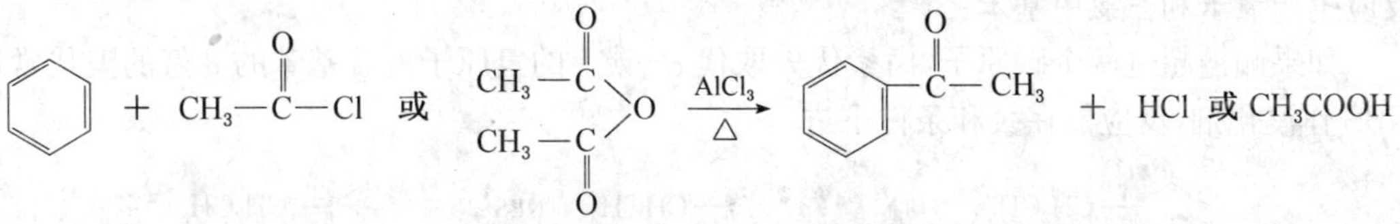

乙酰氯　　乙酸酐　　苯乙酮

苯环上有强的吸电子基如硝基（$—NO_2$）时，不能发生傅-克反应。

2）加成反应

苯环是稳定的，一般不易发生加成反应，但在特殊条件下可发生加氢和加卤素的反应。如：

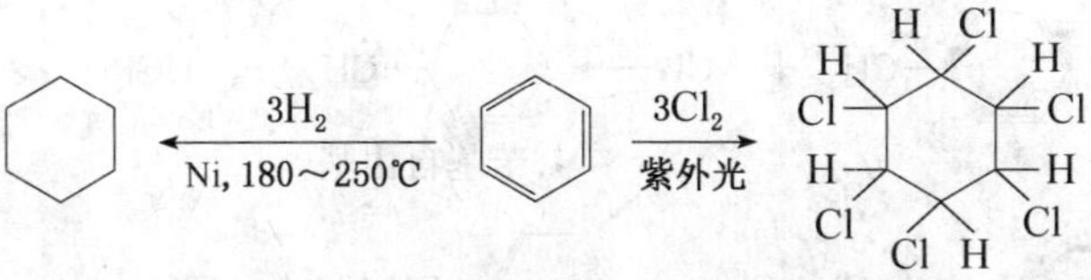

六氯化苯

六氯化苯简称六六六，是老一代杀虫剂，因污染环境，现已很少应用。

3）氧化反应

苯在高温和催化剂存在下氧化生成顺丁烯二酸酐，其反应式为：

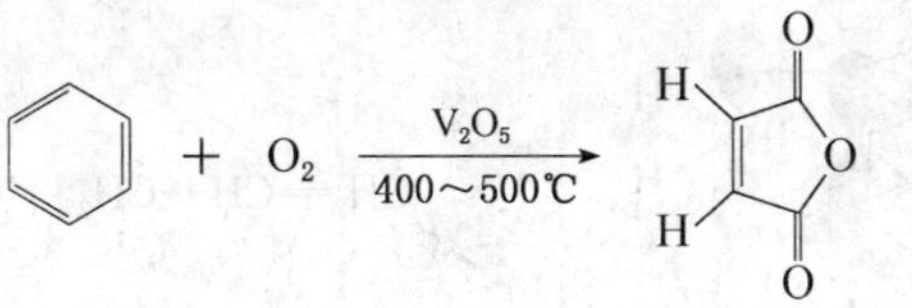

顺丁烯二酸酐

6.4.2　烷基苯侧链的反应

1）侧链的氧化

苯环很稳定，在通常情况下，不易被氧化。但烷基苯用强氧化剂如高锰酸钾、重铬酸钾等氧化时，氧化主要发生在侧链上，烷基被氧化成羧基。烷基苯的侧链无论多长，只要与苯环直接相连的碳上有氢，烷基都被氧化成羧基。例如：

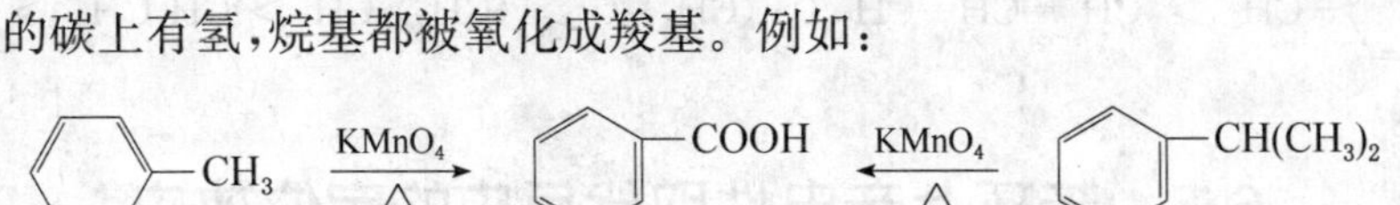

苯甲酸

2）侧链上的卤代反应

在光照或高温条件下，烷基苯与卤素反应，α-碳原子上的氢被卤素取代，如：

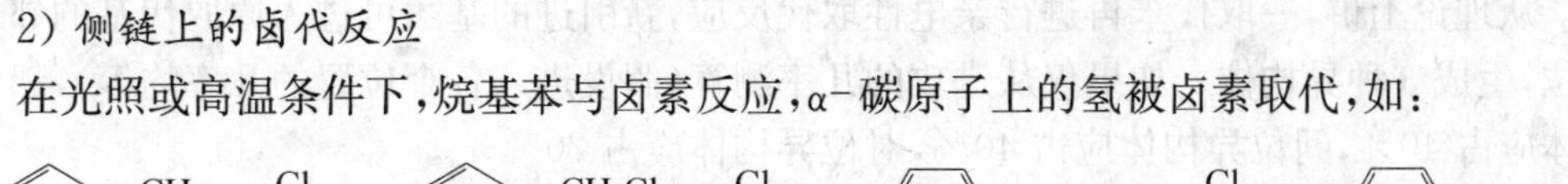

氯（化）苄　　二氯甲基苯　　三氯甲基苯

反应一般得混合物，如控制好条件，可得以某一产物为主的氯化物。在工业上可利用此反应生产氯苄和三氯甲基苯。

如果侧链超过两个碳原子，卤素优先取代 α-碳上的氢原子。烷基苯的 α 氢的溴代常以 NBS 作溴化剂，反应能在缓和条件下进行。

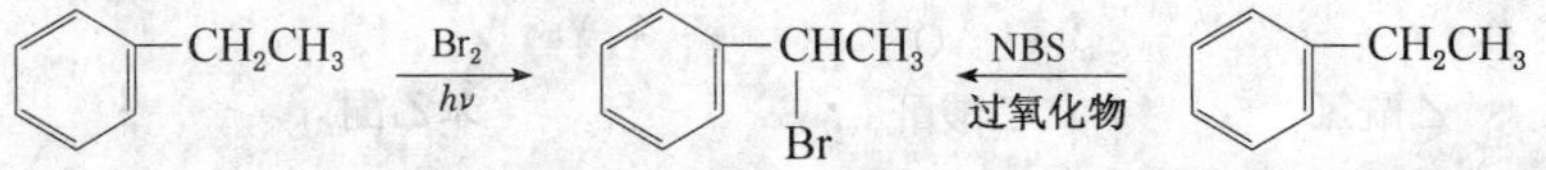

苯环侧链上的 α-氢为什么容易被卤代呢？这与反应机理有关。前述反应属自由基型取代反应，以甲苯的氯代反应为例，反应中有苄基自由基生成。

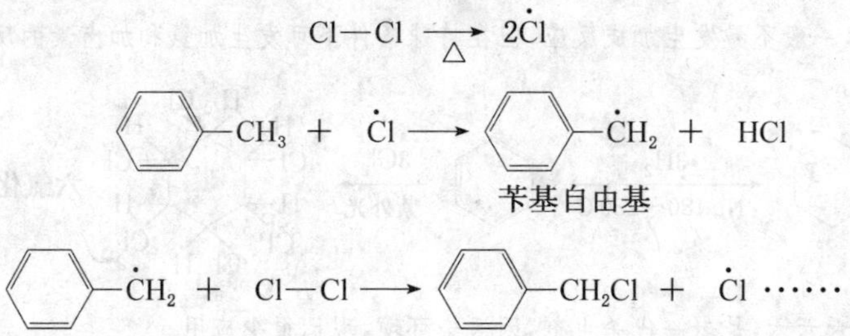

在苄基自由基中，孤单电子所占据的 p 轨道可与苯环的 π 轨道重叠，存在 p—π 共轭体系，电子离域程度大(图 6-2)。因此，苄基自由基较稳定，在反应中易生成，有利于氢被卤素取代。

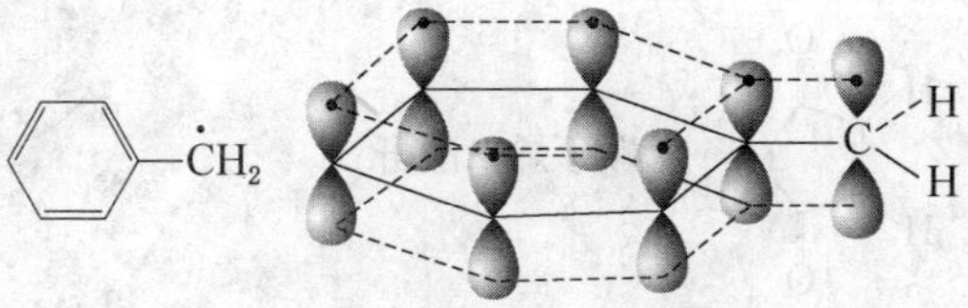

图 6-2　苄基自由基的结构

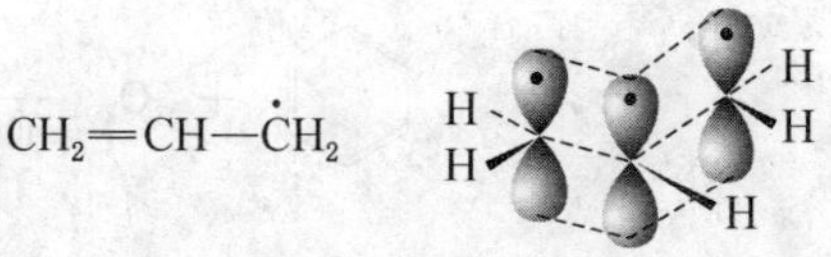

图 6-3　烯丙基自由基的结构

从烯烃一章中(见 3.5.3)已知，烯丙位的氢较活泼，这也是因为烯丙基自由基(其结构见图 6-3)较稳定。但由于其电子离域范围不如苄基自由基大，因此它的稳定性比苄基自由基小。现将已讨论过的几种自由基的稳定性次序归纳如下：

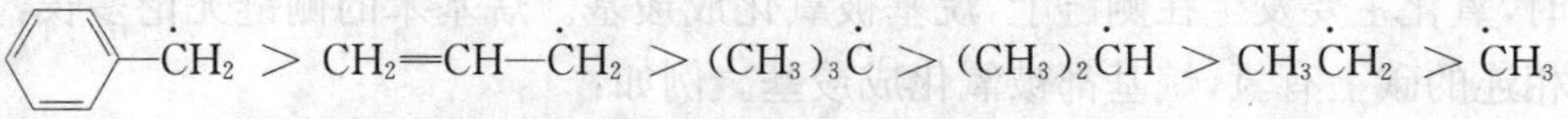

6.5　芳环上亲电性取代反应的定位效应

从理论上讲，一取代苯再进行亲电性取代反应，新引进的基团可进入原取代基的邻、间、对位，生成 3 种异构体。如果仅从进攻的几率测算(假设进入各个位置的几率均等)，邻位异构体应占 40%，间位异构体应占 40%，对位异构体应占 20%。

可实际情况不是这样的。由 6.4 可知，在进行亲电取代反应时，苯环上原有的取代基既影响反应的难易还决定着邻、间、对位产物比例。如甲苯氯代和硝化均比苯容易，且主要得邻对位产物，而硝基苯继续硝化则比苯困难，且主要得间位产物。也就是说，存在着定位效应。

6.5.1 定位基的分类

在总结大量实验事实的基础上，人们将定位基大致分为两类：

第一类定位基——邻、对位定位基　邻、对位定位基大部分使苯环活化（卤素除外），也就是说，使取代反应容易进行；新取代基主要进入其邻位和对位（邻＋对＞60%）。

常见的邻、对位定位基有：

$$-\ddot{N}R_2、-\ddot{N}HR、-\ddot{N}H_2、-\ddot{O}R、-\ddot{N}HCOR、-R、-\ddot{X}$$

从结构上看，邻、对位定位基与苯环直接相连的原子都具有未共用电子对（烷基除外）。

第二类定位基——间位定位基　间位定位基一般使苯环钝化，也就是说，使亲电取代反应难以进行；新取代基主要进入其间位（$m>40\%$）。

常见的间位定位基有：

$$-\overset{+}{N}R_3、-NO_2、-C\equiv N、-SO_3H\quad -\overset{\overset{\displaystyle O}{\|}}{C}-H(R)、\quad -\overset{\overset{\displaystyle O}{\|}}{C}-OH(R)$$

从结构上看，间位定位基与苯环直接相连的原子上一般具有极性重键或正电荷。

这两类定位基定位能力的强弱次序见表6-2。

表6-2　常见定位基的定位效应

邻、对位定位基	间位定位基
强致活作用的：$-\ddot{N}R_2$、$-\ddot{N}HR$、$-\ddot{N}H_2$、$-OH$	强致钝作用的：$-\overset{+}{N}R_3$、$-NO_2$
中等致活作用的：$-\ddot{O}R$、$-\ddot{N}HCOCH_3$	中等致钝作用的：$-C\equiv N$、$-SO_3H$
弱致活作用的：$-R$	较弱致钝作用的：$-\overset{\overset{\displaystyle O}{\|}}{C}-H(R)$、$-\overset{\overset{\displaystyle O}{\|}}{C}-OH(R)$
致钝作用的：$-F$、$-Cl$、$-Br$、$-I$	

6.5.2 定位效应的理论解释

为什么第一类定位基一般使苯环活化，新取代基主要进入其邻、对位，而第二类定位基使苯环钝化，新取代基主要进入其间位呢？这与苯环上亲电取代反应的机理密切相关。

从前述已知，亲电取代反应的两步机理中，形成碳正离子中间体（σ-配合物）的第一步是反应速度决定步骤。碳正离子中间体越稳定，反应越容易进行。而形成的碳正离子稳定性与原有取代基（即定位基）的性质有关。

若定位基的存在对环上正电荷有分散作用，则对碳正离子中间体有稳定作用，取代反应则容易进行（与苯相比），即有活化苯环的作用；反之，则使取代反应较难进行（与苯相比），即钝化苯环。

现以甲基、羟基及硝基为例简单解释定位效应。

1）甲基

甲基具供电子作用，它的存在使苯环电子云密度增加，且邻、对位增加较多，有利于亲电试剂（E^+）的进攻，并主要进攻邻、对位。另外，在反应形成的3种中间体中，(1)、(3)中供电子的甲基与带 δ^+ 的碳相连，它们比(2)更利于正电荷的分散，即使正电荷稳定性增加，因此，取代产物以邻、对位为主。

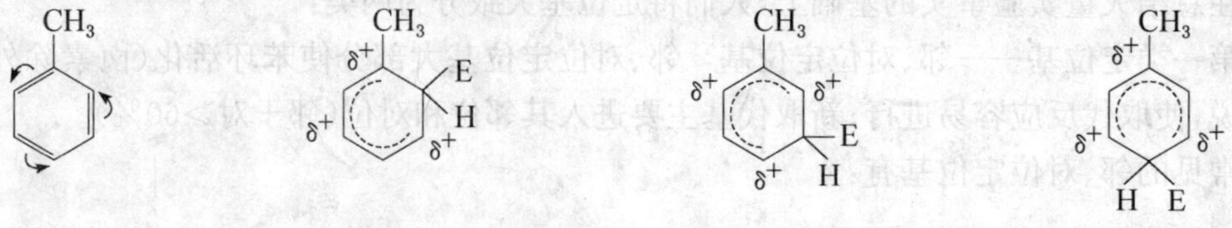

(1) (2) (3)

2）羟基

羟基为一吸电子基团，可使苯环电子云密度降低。但羟基氧上的未共用电子对能与苯环形成 pπ 共轭效应，氧上电子云向苯环偏移。由于共轭效应起主导作用，因此总的结果是使苯环上电子云密度增加，且邻、对位增加较多，故 E^+ 主要进攻邻、对位。反应形成的三种中间体的正电荷分散情况与甲基类似，具体结构从略。

3）硝基

硝基是一强吸电子基团，它使得苯环上电子云密度降低，且邻、对位降低得更多，结果使亲电取代反应难以进行，E^+ 主要进攻电子相对较多的间位。另外，在反应形成的三种中间体中，(1)及(3)中硝基直接与带 δ^+ 的碳相连，更不利于正电荷分散，而(2)则相对稳定，故产物以间位为主。

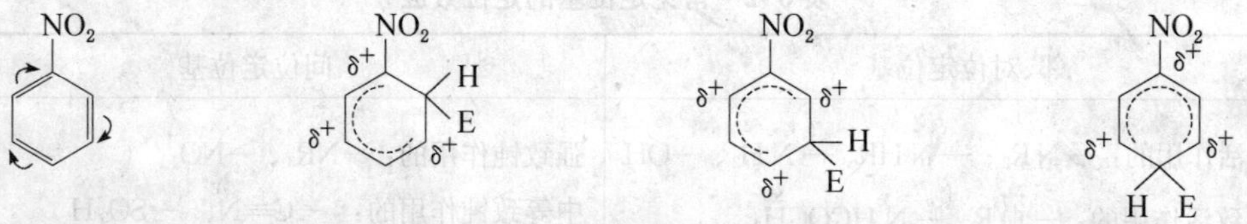

(1) (2)

卤素的情况比较特殊，它是钝化苯环的邻、对位定位基，原因从略。

现常用共振论解释定位效应。

6.5.3 二取代苯的定位效应

二取代苯再进行亲电取代反应，第三个取代基进入苯环的位置取决于环上原有取代基的综合效应。一般来说，可能会出现以下几种情况：

1）两个取代基的定位效应一致

两个取代基的定位效应一致时，第三个取代基主要进入它们共同确定的位置。例如：以下几例中，箭头表示取代基主要进入的位置。

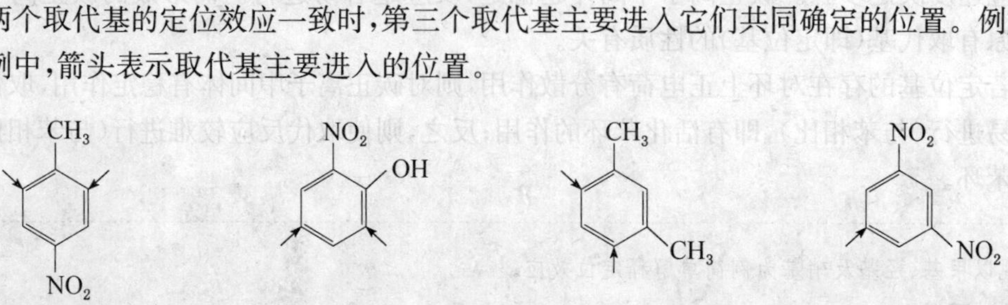

在间二甲苯中，由于空间位阻的影响，2个甲基之间的位置难引入新基团。

2) 两个取代基的定位效应不一致

(1) 两个均为邻、对位定位基,第三个取代基进入的位置由其中定位能力较强者决定。例如下边两个例子中,箭头表示取代基进入的位置。①式中,羟基的定位能力比甲基强;②式中,乙酰氨基的定位能力比甲基强。有关取代基定位能力的强弱,参看表6-2。

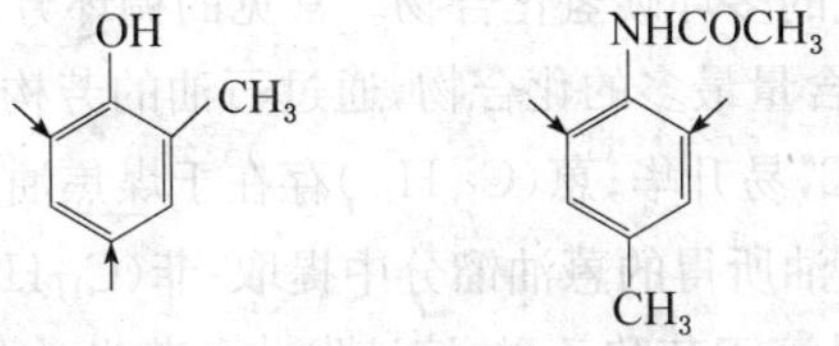

① ②

(2) 一个邻、对位定位基,一个间位定位基,第三个取代基进入的位置主要取决于邻、对位定位基。例如下边例子中,箭头所示为第三个取代基进入的位置。

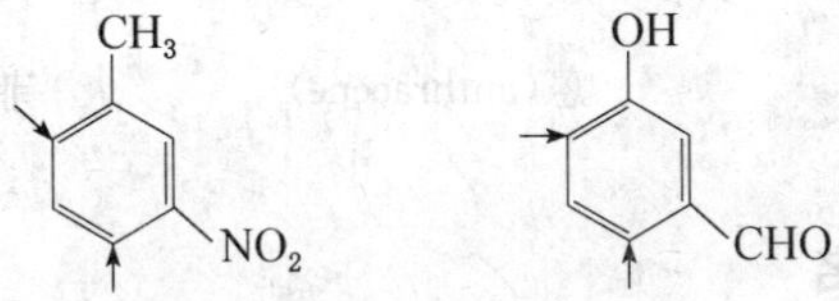

(3) 两个均为间位定位基,一般反应条件高,收率低。

6.5.4 定位效应在合成中的应用

在有机合成中,可运用上述定位效应,设计尽量合理的反应路线,从而提高收率,以达到降低成本,获得较好经济效益的目的。

例如,由甲苯开始合成间硝基苯甲酸。从本章烷基苯侧链的反应已知,苯环上的羧基可从侧链氧化得到;接着再硝化时,可利用羧基是间位定位基,使硝基进入到间位而得到目的物间硝基苯甲酸。相反,如果采用先硝化的方法,由于甲基是邻对位定位基,硝基主要进入邻、对位,再进行氧化时,得不到目的物。

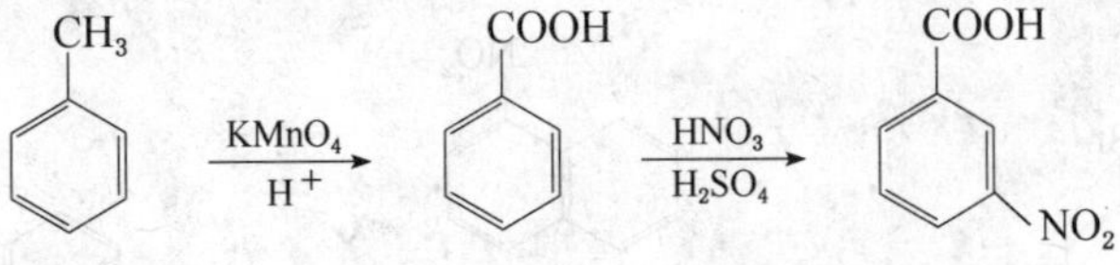

又如,由苯合成间硝基苯乙酮 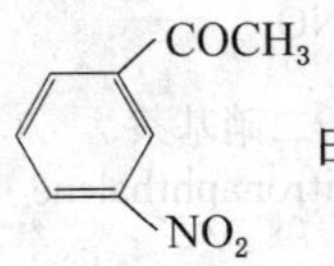 由于硝基及乙酰基(CH_3CO—)均为间位定位基,似乎先硝化再乙酰化或先乙酰化再硝化两种方法均可。但由于苯环上连有强吸电子基团时不能发生傅-克酰化反应,因此,合成目的物时需先进行酰化。

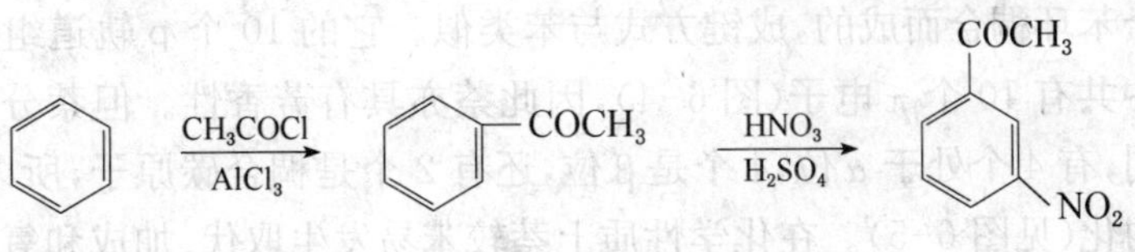

6.6 稠环芳烃

稠环芳烃[**Fused (condensed) ring aromatic hydrocarbons**]是由2个或2个以上的苯环共用2个相邻碳原子而形成的多环碳氢化合物。常见的稠环芳烃有萘、蒽、菲。

萘($C_{10}H_8$)是煤焦油中含量最多的化合物,通过石油的芳构化也可获得萘及多烃基萘。萘为白色晶体,熔点80.55℃,易升华;蒽($C_{14}H_{10}$)存在于煤焦油中,为白色晶体,熔点216.2～216.4℃,可以从分馏煤焦油所得的蒽油馏分中提取;菲($C_{14}H_{10}$)也存在于煤焦油中,为白色片状晶体,熔点101℃。易溶于苯和乙醚,溶液发蓝色荧光。

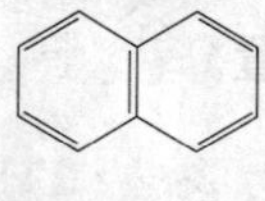
萘(naphthalene)

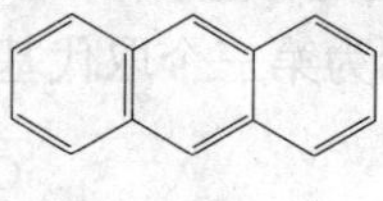
蒽(anthracene)

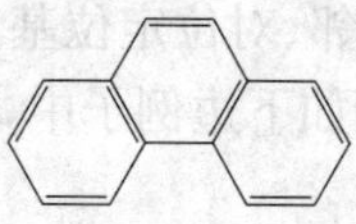
菲(phenanthrene)

6.6.1 稠环芳烃的命名

萘、蒽、菲环的编号如下所示。在萘及蒽环中,1、4、5、8位均是等同的,称作α位,2、3、6、7位也是等同的,称作β位。

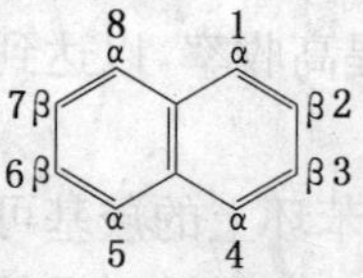
萘

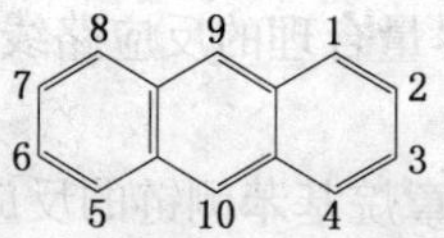
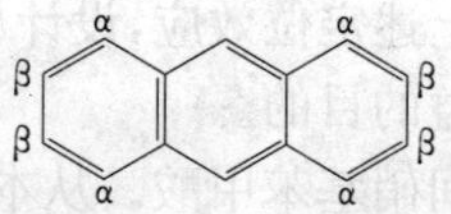
蒽

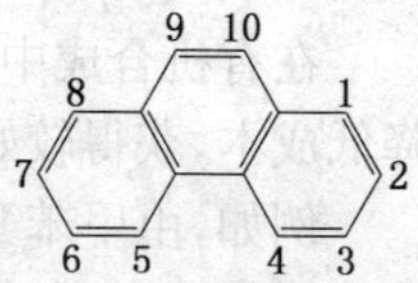
菲

命名时一般以萘、蒽、菲为母体。例如:

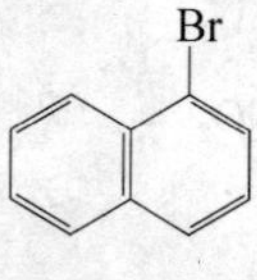
α-溴萘(1-溴萘)
α-bromonaphthalene

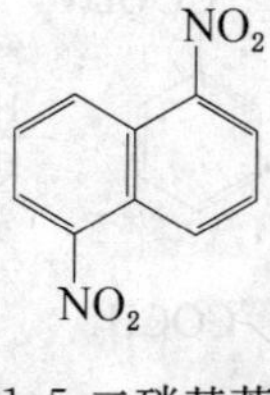
1,5-二硝基萘
1,5-dinitronaphthalene

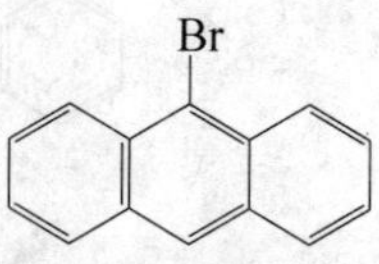
9-溴蒽
9-bromoanthracene

6.6.2 萘的结构

萘是由2个苯环稠合而成的,成键方式与苯类似。它的10个p轨道组成闭合π轨道,在这个π轨道中共有10个π电子(图6-4),因此萘亦具有芳香性。但萘分子中10个碳原子并不完全相同,有4个处于α位,4个是β位,还有2个是稠合碳原子,所以萘的键长不像苯那样完全平均化(见图6-5)。在化学性质上萘较苯易发生取代、加成和氧化反应。

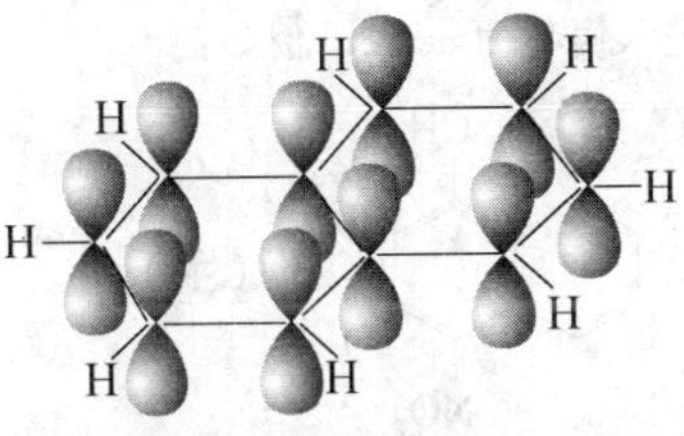

图 6-4 萘的结构

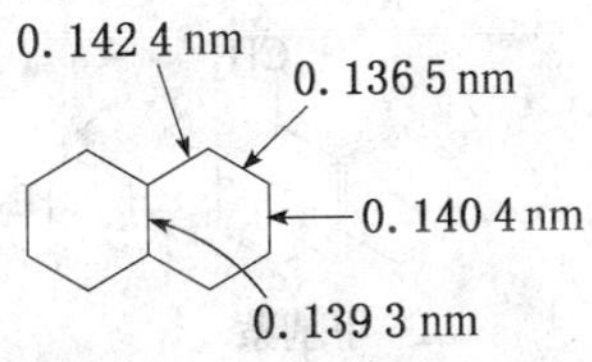

图 6-5 萘 C—C 键的键长

6.6.3 萘的化学性质

1）萘的亲电性取代反应

萘的亲电取代反应活性比苯大，反应条件比较温和，主要生成α-取代物。例如：

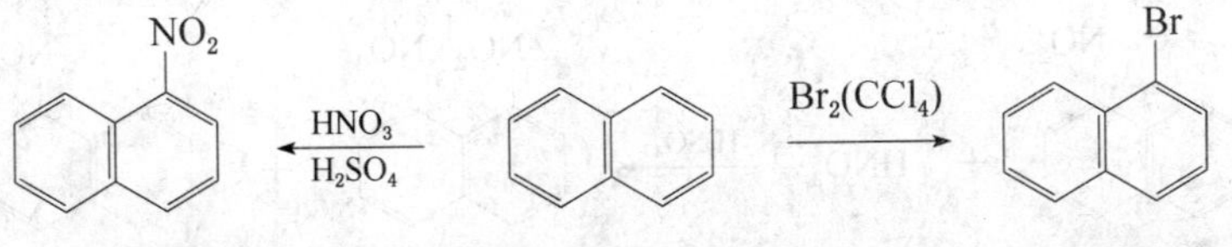

α-硝基萘　　　　α-溴萘
95.5%　　　　75%

萘的磺化反应较特殊。磺酸基进入萘环的位置受温度的影响较明显，如下所示：

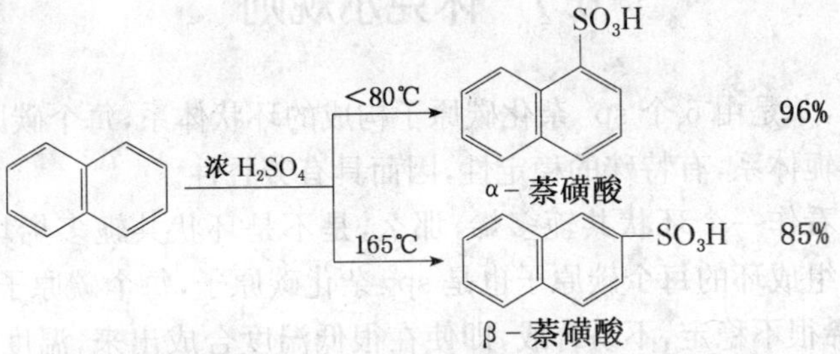

2）萘的加成反应和氧化反应

萘比苯容易进行加氢反应，在不同的条件下可得到不同程度的还原产物。如：

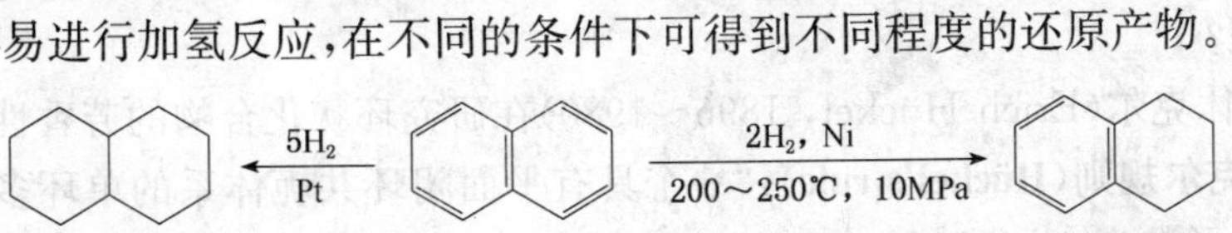

十氢萘　　　　四氢萘

萘比苯容易被氧化，在催化剂五氧化二钒存在下用空气氧化，生成邻苯二甲酸酐。

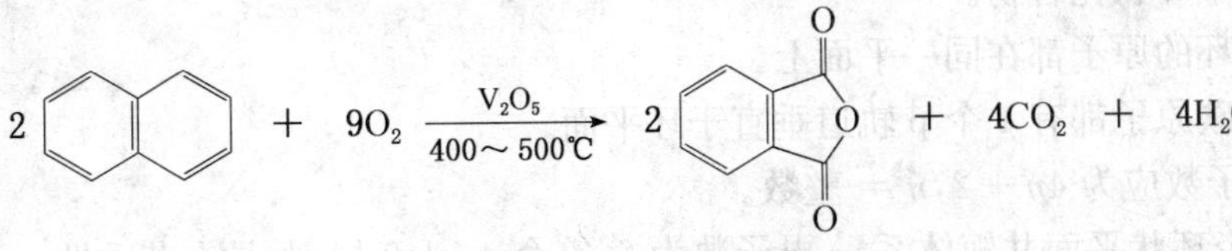

邻苯二甲酸酐

3）一取代萘的亲电取代反应的定位效应

当萘环上已有1个取代基后，再进行亲电取代反应时，新引入的基团进入的位置与原有取代基的性质

有关。若原取代基为第一类定位基,则第二个取代基主要进入同环的 α-位。例如:

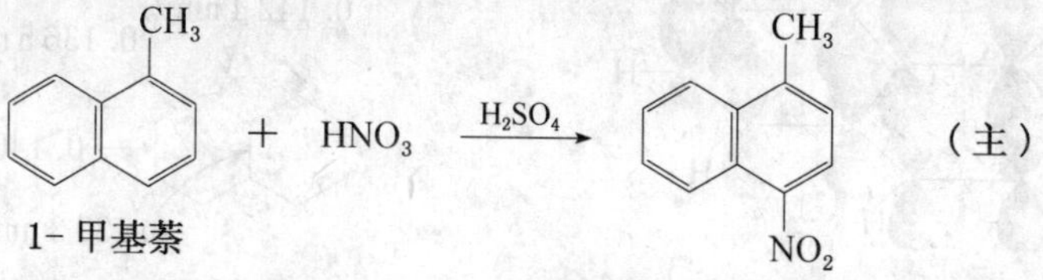

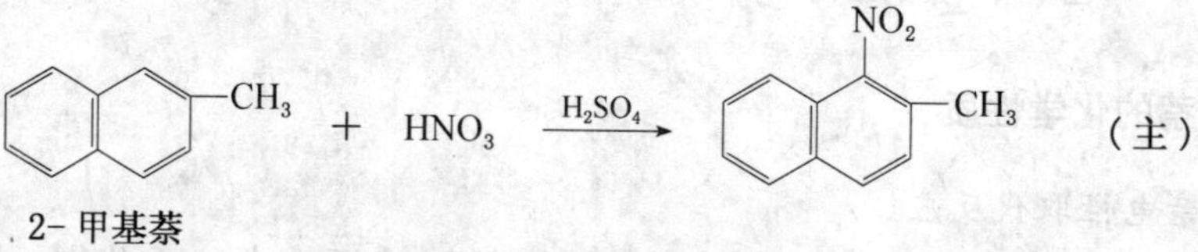

若原取代基为第二类定位基,则第二个取代基主要进入另一环的 5,8 位。例如:

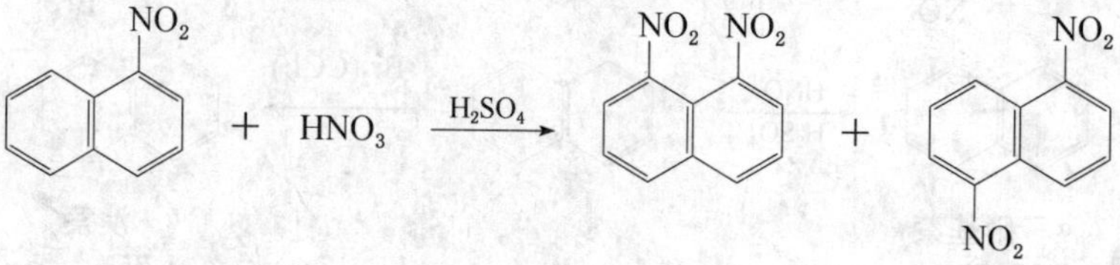

6.7 休克尔规则

前面已经谈到,苯是由 6 个 sp^2 杂化碳原子构成的环状体系,每个碳原子的 p 轨道侧面重叠形成闭合的共轭体系,有特殊的稳定性,因而具有芳香性。

我们可以将苯看作一个环状共轭多烯,那么,是不是环状共轭多烯均有芳香性呢?例如,在环丁二烯中,组成环的每个碳原子也是 sp^2 杂化碳原子,每个碳原子也有一个 p 轨道。事实表明,环丁二烯很不稳定,不易合成,即使在很低温度合成出来,温度略高也会聚合,故不具有芳香性。同是环状共轭多烯,为什么有的有芳香性,而有的却没有芳香性呢?

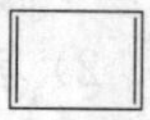
环丁二烯

1931 年,休克尔(Erich Hückel, 1896~1980)在研究环状化合物的芳香性时,得出一个结论,称为**休克尔规则(Hückel's rule)**:"一个具有平面闭环共轭体系的单环多烯化合物,只有当它的 π 电子数为 $\mathbf{4n+2}$($\mathbf{n=0,\ 1,\ 2,\cdots}$)时,才可能具有芳香性。"所以根据休克尔规则,定义某个化合物是否有芳香性,必须满足下面 4 个条件:

① 是一个环状化合物。

② 组成环的原子都在同一平面上。

③ 成环碳原子都有 1 个 p 轨道垂直于环平面。

④ π 电子数应为 $4n+2$,$n=$ 整数。

苯是一个环状平面共轭体系,π 电子数为 6,符合 $4n+2$ 规则,具有芳香性。

萘、蒽、菲可看作是由 2 个或 3 个苯环稠合而成的化合物。其中每一个环的 π 电子数符合 $4n+2$ 规则,整个环周边的 π 电子数也符合 $4n+2$ 规则,故都有芳香性。

例如,萘的每个环有 6 个 π 电子,周边为 10 个 π 电子,π 电子数符合 $4n+2$ 规则,故有芳香性。而环丁二烯有 4 个 π 电子，π 电子数不符合 $4n+2$ 规则，故无芳香性。

环戊二烯的 π 电子数为 4，也不符合 $4n+2$ 规则，而且环中有 1 个碳原子是 sp^3 杂化的，它不是环状封闭共轭体系，无芳香性；环庚三烯的 π 电子数为 6，虽然符合 $4n+2$ 规则，但因有一个环碳原子是 sp^3 杂化的，故也不是环状封闭共轭体系，也无芳香性。

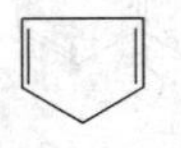

环戊二烯

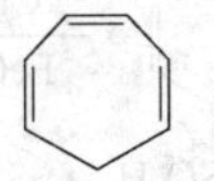

环庚三烯

但环戊二烯及环庚三烯的负或正离子却有芳香性：环戊二烯负离子是环状封闭共轭体系，π 电子数为 6，$n=1$，符合 $4n+2$ 规则；环庚三烯正离子中有 1 个空 p 轨道，形成了环状封闭共轭体系，π 电子数为 6，符合 $4n+2$ 规则。

环戊二烯负离子

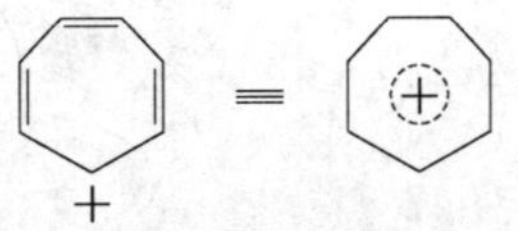

环庚三烯正离子

习　题

1. 命名下列化合物：

(1) 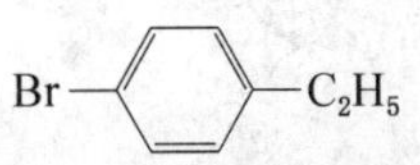　(2) 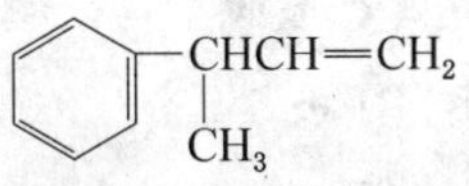　(3) 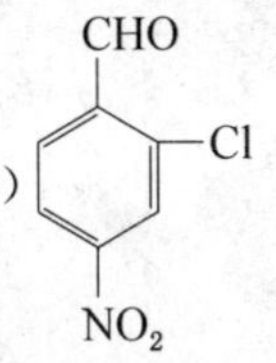

(4) 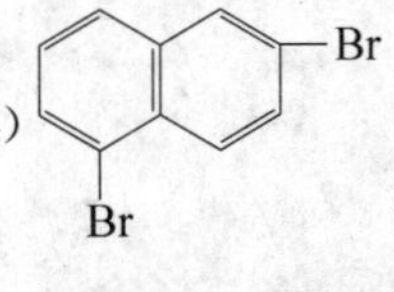　(5) 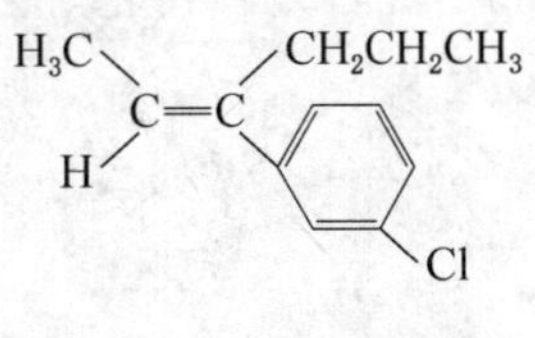　(6) 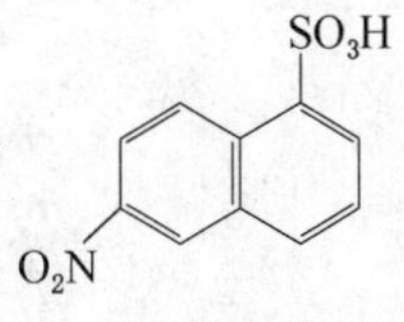

2. 排列下列自由基的稳定性次序：

(1) $C_6H_5\dot{C}HCH_3$　(2) $(C_6H_5)_2\dot{C}CH_3$　(3) $CH_2{=}CH\dot{C}HCH_3$　(4) $CH_3CH_2\dot{C}HCH_3$

3. 完成反应式（写出主要产物或试剂）：

(1) 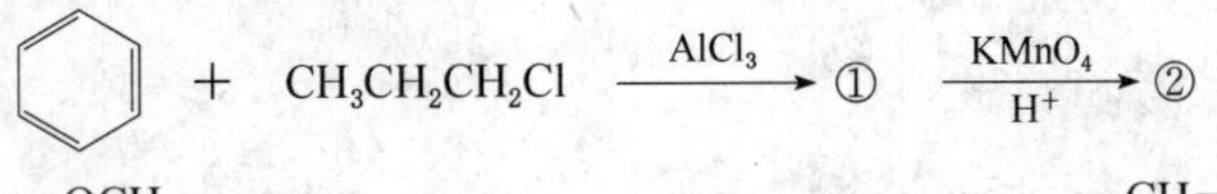

(2) 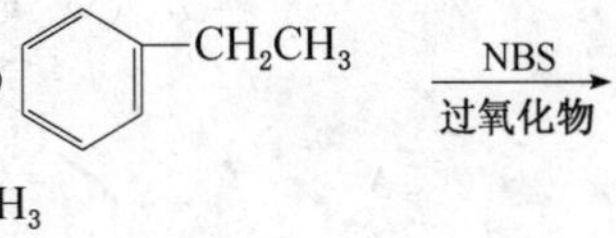

(3) 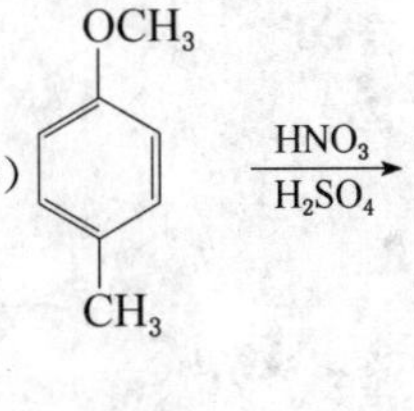

(4) 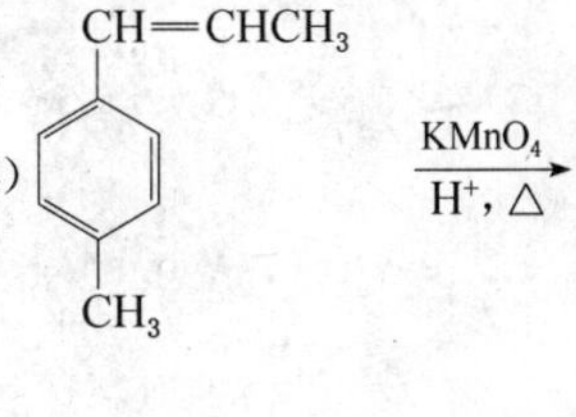

(5) 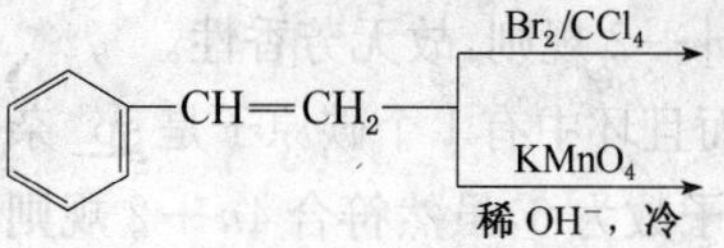

(6) 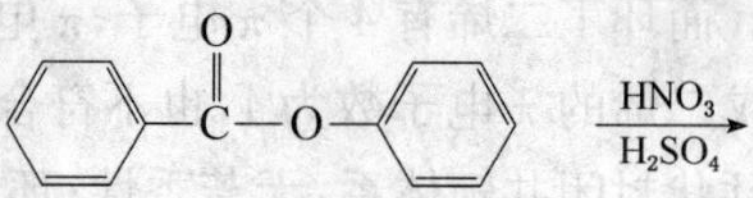

(7) 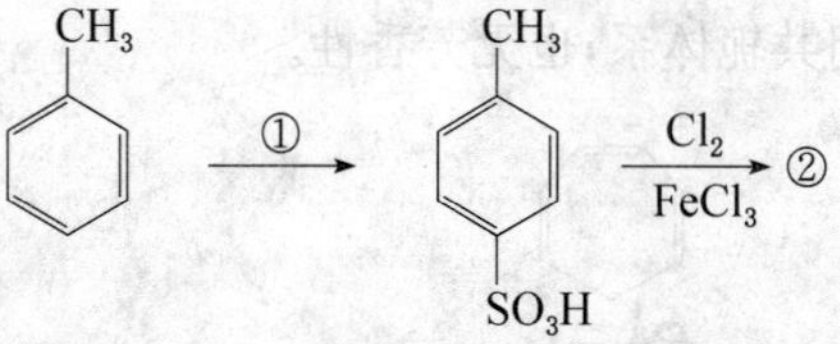

(8) 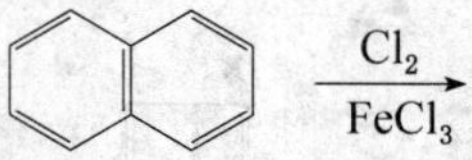

4. 某烃 A(C_8H_{10}) 用高锰酸钾氧化得 B($C_8H_6O_4$)。B 进行硝化反应主要得一种一硝基化合物。试推测 A、B 的结构。

5. 以甲苯为原料合成(无机试剂任选)：

(1) 3-硝基-4-甲基苯磺酸　　(2) 邻氯苯甲酸

7 卤代烃

烃分子中一个或几个氢原子被卤原子取代后生成的化合物称为**卤代烃(Alkyl halides)**，简称**卤烃(Halides)**。

R—H	R—X
烃	卤烃(X:F、Cl、Br、I)

7.1 卤代烃的分类和命名

7.1.1 分类

根据卤原子所连的烃基结构的不同，可将卤烃分成饱和卤烃、不饱和卤烃和卤代芳烃三类。

$RCH_2—X$	RCH═CH—X	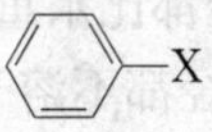
饱和卤烃(卤代烷)	不饱和卤烃(卤代烯烃)	卤代芳烃
saturated halides	unsaturated halides	arylhalides

根据卤原子所连接的碳原子种类的不同，还可将卤烃分成**第一(伯，1°)**、**第二(仲，2°)**、**第三(叔，3°)**卤代烃。

$RCH_2—X$	$R_2CH—X$	$R_3C—X$
第一卤代烃(伯卤代烃，1°卤烃)	第二卤代烃(仲卤代烃，2°卤烃)	第三卤代烃(叔卤代烃，3°卤烃)
a primary alkyl halide	a secondary alkyl halide	a tertiary alkyl halide

根据分子中所含卤原子数目的多少，也可将卤烃分成一卤代烃和多卤代烃。

7.1.2 命名

卤烃命名时多以相应的烃为母体，卤原子作为取代基，某些化合物用习惯名称。例如：

$C_2H_5—Br$	$CHCl_3$	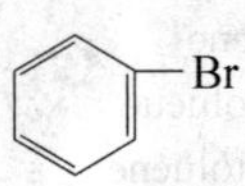	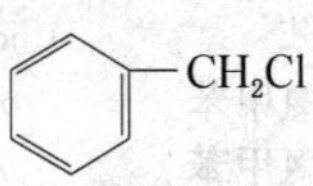
溴乙烷	三氯甲烷(氯仿)	溴苯	氯化苄
bromoethane	trichloromethane(chloroform)	bromobenzene	benzyl chloride

复杂结构的卤烃可用系统命名法命名：先按烷烃的命名原则和方法确定相应的烷烃名称称为某烷，卤原子和其他支链均作为取代基，并以最小数表示支链或卤原子的位次。当烷基和卤原子的编号相同时，优先考虑烷基。不饱和卤烃编号时应尽量使不饱和键具有最小编号。例如：

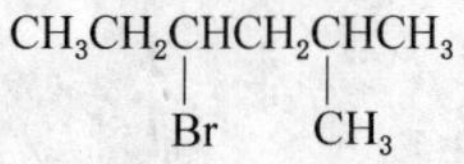

2-甲基-4-溴己烷
4-bromo-2-methylhexane

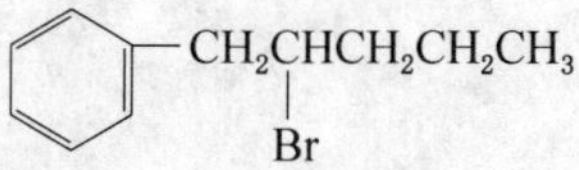

1-苯基-2-溴戊烷
1-benzyl-2-bromopentane

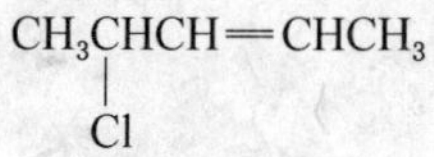

4-氯-2-戊烯
4-chloro-2-pentene

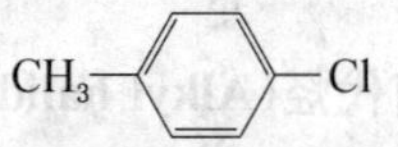

4-氯甲苯(对氯甲苯)
4-chlorotoluene

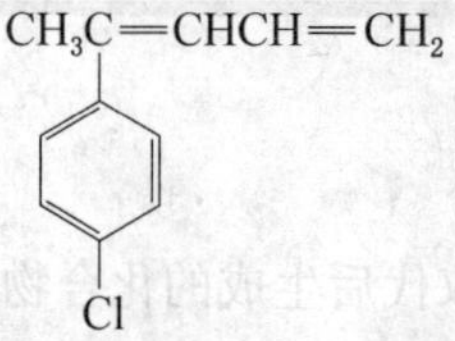

4-对氯苯基-1,3-戊二烯
4-(*p*-chlorophenyl)-1,3-pentadiene

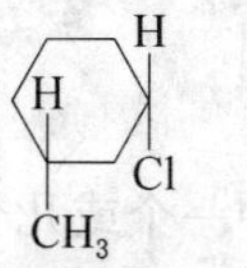

(1*R*,3*S*)-1-甲基-3-氯环己烷
(1*R*,3*S*)-3-chloro-1-methylcyclohexane

7.2 卤代烃的物理性质

在室温下,低级卤烃为气体,其他常见的一卤代烷为液体,十五碳以上的卤代烷为固体。

卤代烃的沸点一般随相对分子质量增加而升高。具有相同烃基的卤代烃中,氯化物沸点最低,碘化物沸点最高。

卤烃的相对密度也表现了随相对分子质量增加而增高的规律。除氟代烃和一氯代烃外,其他卤烃都比水重。

所有卤烃都不溶于水而易溶于有机溶剂中。表7-1是一些卤烃的物理常数。

表7-1 一些卤代烃的物理常数

名称	英文名称	结构式	沸点(℃)	熔点(℃)	相对密度(液态)
氯甲烷	chloromethane	CH_3Cl	−23.7	−97	0.920
溴甲烷	bromomethane	CH_3Br	4.6	−93	1.732
碘甲烷	iodomethane	CH_3I	42.3	−64	2.279
氯乙烷	chloroethane	CH_3CH_2Cl	13.1	−139	0.910
溴乙烷	bromoethane	CH_3CH_2Br	38.4	−119	1.430
碘乙烷	iodoethane	CH_3CH_2I	72.3	−111	1.933
1-氯丙烷	*n*-propylchloride	$CH_3CH_2CH_2Cl$	46.4	−123	0.890
1-溴丙烷	*n*-propylbromide	$CH_3CH_2CH_2Br$	71	−110	1.353
1-碘丙烷	*n*-propyliodide	$CH_3CH_2CH_2I$	102	−101	1.747
氯苯	chlorobenzene	C_6H_5Cl	132	−45	1.106 6
溴苯	bromobenzene	C_6H_5Br	155.5	−30.6	1.495
碘苯	iodobenzene	C_6H_5I	188.5	−29	1.832
邻氯甲苯	*o*-chlorotolueue	$(o-)CH_3C_6H_4Cl$	159	−36	1.081 7
间氯甲苯	*m*-chlorotoluene	$(m-)CH_3C_6H_4Cl$	162	−48	1.072 2
对氯甲苯	*p*-chlorotoluene	$(p-)CH_3C_6H_4Cl$	162	7	1.069 7
邻溴甲苯	*o*-bromotoluene	$(o-)CH_3C_6H_4Br$	182	−26	1.422
间溴甲苯	*m*-bromotoluene	$(m-)CH_3C_6H_4Br$	184	−40	1.409 9
对溴甲苯	*p*-bromotoluene	$(p-)CH_3C_6H_4Br$	184	28	1.389 8
邻碘甲苯	*o*-iodotoluene	$(o-)CH_3C_6H_4I$	211	—	1.697
间碘甲苯	*m*-iodotoluene	$(m-)CH_3C_6H_4I$	204	—	1.698
对碘甲苯	*p*-iodotoluene	$(p-)CH_3C_6H_4I$	211.5	35	

7.3 卤代烃的化学性质

卤代烃的许多化学性质是由卤原子的存在而引起的。由于卤素的电负性较强，所以C—X键的这对键电子向卤素偏移（$\overset{\delta^+}{C}\longrightarrow\overset{\delta^-}{X}$），使卤原子周围电子云密度增大，带部分负电荷，而碳带部分正电荷。这种影响还会沿着碳链传递。

$$\overset{\delta^-}{Cl}\leftarrow\overset{\delta^+}{\underset{1}{C}}\leftarrow\overset{\delta\delta^+}{\underset{2}{C}}\leftarrow\overset{\delta\delta\delta^+}{\underset{3}{C}}$$

由于C_1带部分正电荷，因此，C_1又使$C_1—C_2$键的共用电子对也产生偏移，但这种移动的程度要小一些，产生小的偶极，C_2上带$\delta\delta^+$；这样依次影响下去，距离越远，影响愈小，C_3上带$\delta\delta\delta^+$正电荷。像这种因某一原子或基团的静电诱导作用引起的电子沿σ键移动的电子效应称为**诱导效应（Inductive effect）**，用**I**表示。

某一原子或基团是吸电子的还是供电子的，是以氢为基准比较得到的。如果电子对偏向取代基，该取代基称为吸电子基，具有吸电子的诱导效应，用－I表示；如果电子对偏离取代基，该取代基称为斥电子基，具有给电子诱导效应，用＋I表示。如卤原子、硝基等是吸电子基，烷基则是供电子基。

$X\longleftarrow CR_3$	$H—CR_3$	$Y\longrightarrow CR_3$
－I效应	标准	＋I效应

7.3.1 亲核性取代反应

由于卤原子的吸电子诱导作用使得α碳带有部分正电荷，这就使得带有负电荷或未共用电子对的分子或离子能进攻该碳原子导致C—X键断裂。这种进攻试剂都具有较大的电子云密度，称为**亲核性试剂（Nucleophilic reagent）**，常简称亲核试剂，通常用Nu^-或$\dot{N}u$表示，由亲核试剂进攻引起的取代反应称作**亲核性取代反应（Nucleophilic substitution reaction）**，常用英文缩写S_N表示，可用通式表示为：

$$Nu^- + R-\overset{\delta+}{C}H_2-\overset{\delta-}{X}\longrightarrow RCH_2-Nu + X^-$$

上式中，卤烃是主要作用物，一般称作**反应底物（Reactant substance or substrate）**，而带着一对电子从反应底物上离去的卤原子，称作**离去基团（Leaving group）**。

1）反应实例

（1）与水反应

卤烃与水作用生成醇的反应俗称**卤烃的水解反应**。

$$R-X + HOH \rightleftharpoons R—OH + HX$$

这是一个可逆反应。在可逆反应中，为了使反应平衡向右移动，一般采用两种方法：一是使反应物之一过量，二是及时地移去生成物。在卤烃水解反应中，一般用NaOH或KOH水溶液来代替水。因为OH^-是比水强的亲核试剂，同时碱可以中和反应中生成的HX，从而加速了反应，并可提高醇的产率。例如：

$$\underset{\text{2-溴丙烷}}{(CH_3)_2CHBr} + NaOH \xrightarrow{\text{水溶液}} \underset{\text{异丙醇}}{(CH_3)_2CHOH} + NaBr$$

(2) 与醇钠反应

卤代烃与醇钠在加热条件下反应生成醚，这是制备醚的一种方法，称**威廉姆逊合成**(**Williamson ether synthesis**)。醇钠通常可由醇和金属钠反应制得。

$$R{-}X + R'ONa \longrightarrow R{-}O{-}R' + NaX$$

$$R'OH + Na \longrightarrow R'ONa + \frac{1}{2}H_2$$

(3) 与氨反应

卤代烃与氨(NH_3)作用，卤原子被氨基(NH_2)取代，生成有机胺，此反应常称为卤烃的**氨解反应**。例如：

$$CH_3CH_2Br + NH_3 \longrightarrow \underset{\text{乙胺}}{CH_3CH_2NH_2} + HBr$$

(4) 与氰化钠反应

卤烃与氰化钠(钾)反应，卤原子被氰基(—CN)取代生成**腈**(**Nitrile**)。产物腈比原料卤烃增加一个碳原子，是增长碳链的一种方法。

$$R{-}X + NaCN \xrightarrow{\triangle} \underset{\text{腈}}{R{-}CN} + NaX$$

卤烃与醇钠、氰化钠及碱性水溶液的反应，一般不用 3°卤烃。

(5) 与硝酸银反应

卤代烃与 $AgNO_3$ 醇溶液反应生成卤化银沉淀。该反应可用于卤烃的定性鉴别。

$$R{-}X + AgNO_3 \xrightarrow[\triangle]{\text{醇}} \underset{\text{硝酸酯}}{RONO_2} + AgX\downarrow$$

叔卤烃生成卤化银沉淀最快(立即反应)，伯卤烃反应最慢(需要加热)。卤代烃与 $AgNO_3$ 反应的活性次序是：

$$3°\ R{-}X > 2°R{-}X > 1°R{-}X$$

$$R{-}I > R{-}Br > R{-}Cl$$

---

2) 亲核性取代反应历程

(1) 双分子亲核性取代反应(S_N2)

以溴甲烷在氢氧化钠稀碱溶液中水解生成甲醇的反应为例：

$$CH_3{-}Br + NaOH \xrightarrow{\text{稀碱水溶液}} CH_3{-}OH + NaBr$$

实验表明，上述反应的反应速度与溴甲烷及氢氧化钠的浓度成正比，即：$v = k[CH_3Br][OH^-]$。这种反应速度与两个反应物的浓度有关的反应称为**双分子反应**(动力学上称二级反应)。上述反应为双分子亲核取代反应。以 S_N2 表示，其机理可表示为：

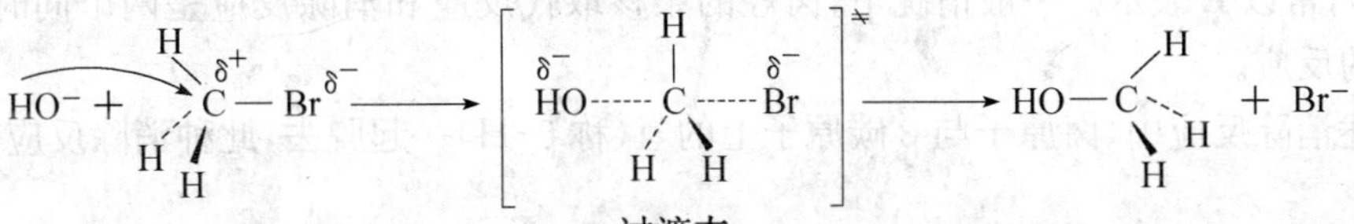

过渡态

研究表明，OH^- 从溴原子背面沿着 C—Br 键的键轴进攻碳原子。在逐渐接近的过程中，C—O 键部分地形成，C—Br 键逐渐伸长和变弱，但未完全断裂。甲基上的 3 个氢原子也向溴原子一方逐渐偏转，偏转到 3 个氢原子与碳原子在同一平面上，羟基与溴在平面两边时，形成了过渡态。最后，C—O 键形成，溴负离子离去，3 个氢原子也完全偏到溴原子一边，这样就完成了取代反应。因此可看到，S_N2 反应是连续进行的，即旧键的断裂和新键的形成是同时发生的；羟基并不是占据了原来溴原子的位置。

如果卤代烷的 α-碳是手性碳，那么得到的产物醇的构型与原来卤烃的构型相反，即构型发生了转化，这一过程称**瓦尔顿转化（Walden inversion）**，就好像伞被大风吹得向外翻转一样。

总之，S_N2 反应的特点是：反应一步完成，旧键的断裂和新键的形成同时发生；反应速度与卤烃和亲核试剂浓度均有关；反应过程中伴随构型的转化。

(2) 单分子亲核性取代反应（S_N1）

以叔丁基溴与碱性水溶液反应生成叔丁醇的反应为例：

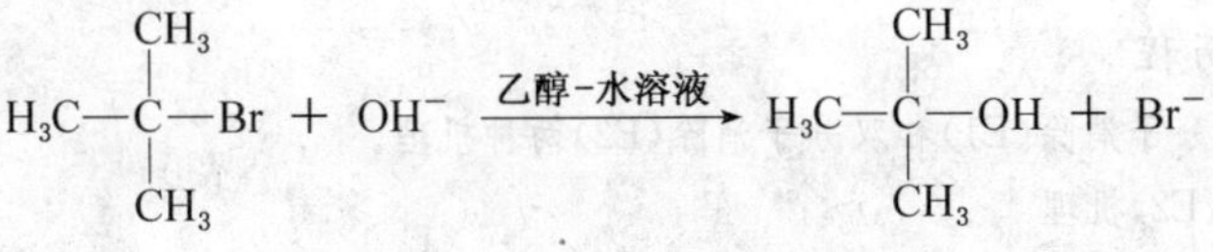

实验表明，上述反应速度仅与卤烃浓度有关，即 $v = k[(CH_3)_3CBr]$。既然反应速度与 OH^- 浓度无关，就意味着决定反应速度的一步与试剂无关，只取决于卤烃分子中 C—X 键的断裂难易。因此，可以设想，该卤代烃的反应为如下机理：

第一步：　$(CH_3)_3C—Br \xrightarrow{慢} (CH_3)_3C^+ + Br^-$

第二步：　$(CH_3)_3\overset{+}{C} + OH^- \xrightarrow{快} (CH_3)_3C—OH$

以上两步反应中，第一步较慢，是反应速度决定步骤。这一步中仅涉及一种分子（卤烃），而与碱（OH^-）无关。像这种反应速度只与两种反应物之一的浓度有关的反应称**单分子反应**，上述反应为单分子亲核取代反应，以 S_N1 表示。

在 S_N1 反应中有碳正离子中间体生成，因此，S_N1 反应常伴随重排产物的生成（S_N1 反应的立体化学问题在此从略）。

总之，S_N1 反应的特点是：单分子反应；反应分两步进行；有活性中间体碳正离子生成，可能有重排。

7.3.2 消除反应

1）反应实例

卤代烃和氢氧化钠醇溶液共热时，分子内脱去 1 分子卤化氢生成烯烃。例如：

像这种从分子中失去1个简单分子而形成不饱和键的反应称为**消除反应(Elimination reaction)**，常以**E**表示。一般情况下，卤烃的亲核取代反应和消除反应是两个同时进行、相互竞争的反应。

上述消除反应中，卤原子与β碳原子上的氢(称β-H)一起脱去，此种消除反应又称**β消除反应**。

当卤代烃的β碳原子上有多种β-H时，消除反应就存在方向问题。大量事实表明，卤原子总是优先与含氢较少的β碳上的氢一起消除，主要生成双键碳上连取代基较多的烯烃(这种烯烃较稳定，参见3.5.1)。这一经验规律称为**查依采夫规则(Saytzeff rule)**。例如：

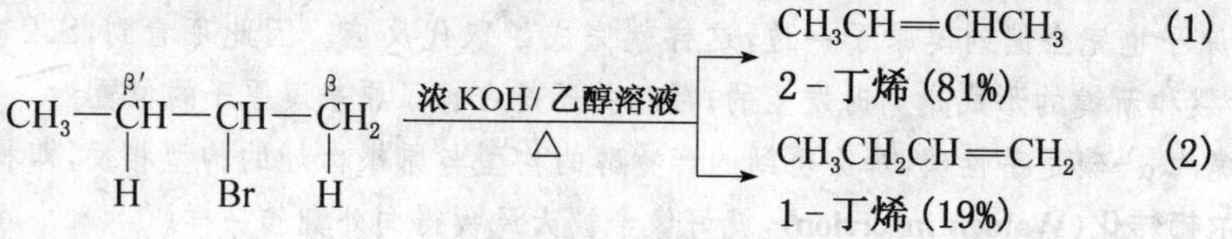

另外，邻二卤代烃与锌粉在乙醇中共热也能消除卤素生成烯烃。例如：

$$BrCH_2CH_2Br \xrightarrow[\text{乙醇}]{Zn,\ \triangle} CH_2{=}CH_2$$

---

2) 消除反应历程

消除反应也有单分子消除(E1)和双分子消除(E2)两种机理。

(1) 双分子消除(E2)机理

在E2反应中，碱(B^-)试剂进攻β-H，并逐渐形成过渡态。随着反应的进行，碱试剂与β-H完全结合成BH而离去；与此同时，卤素带着一对电子离去，在α-C和β-C之间形成双键。例如：

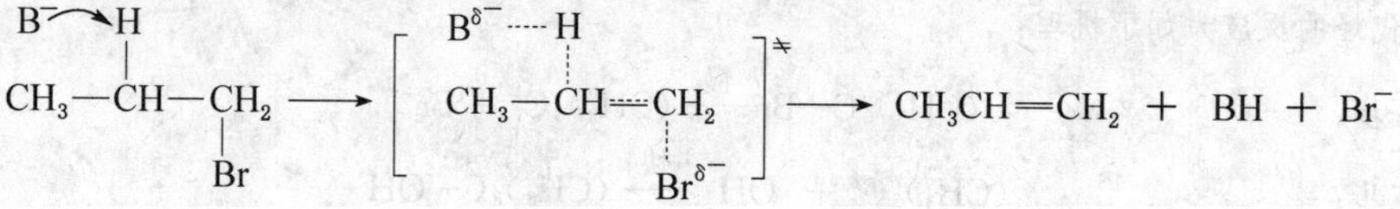

过渡态

可以看出，反应也是一步完成的，新键的形成和旧键的断裂同时进行。过渡态时涉及两种分子，是二级反应，称双分子消除反应，以E2表示。

虽然E2和S_N2机理相似，但比较一下就可看出E2和S_N2的不同之处。在E2反应中，亲核试剂是拉β-H，而在S_N2反应中，碱试剂是进攻α-C。因此，E2和S_N2往往相伴随而发生，且相互竞争。

(2) 单分子消除(E1)机理

E1反应和S_N1反应也很相似，反应也是分两步进行的，现以叔丁基氯在碱性条件下的消除反应为例：

第一步，卤烃离解成碳正离子：

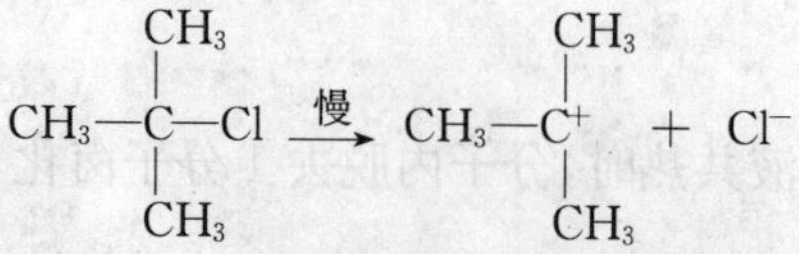

第二步，生成的碳正离子不像S_N1反应那样和碱试剂(例如OH^-)结合，而是碱试剂(例如OH^-)夺取其β-C上的氢：

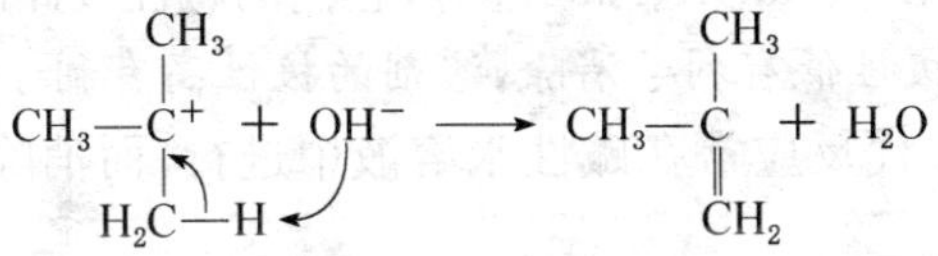

以上两步反应中，第一步是反应速度决定步骤。此步反应速度只与反应物卤烃的浓度有关，而与试剂浓度无关，是一级反应，故称单分子消除反应，以 E1 表示。

7.3.3 与金属镁反应

卤烃在无水乙醚中与镁反应，生成烃基卤化镁：

$$\text{R—X} + \text{Mg} \xrightarrow{\text{无水乙醚}} \underset{\text{烃基卤化镁}}{\text{R—MgX}}$$

这种有机金属化合物是法国著名化学家格林雅(F. A. V. Grignard，1871～1935)首先制得的，故称为**格林雅(Grignard)试剂**，简称格氏试剂。制备格氏试剂时，卤烃的活性为：RI > RBr > RCl。

格氏试剂能与许多含活性氢的物质(如水、醇、氨、酸等)作用，格氏试剂被分解生成烃。例如：格氏试剂遇水被分解成烃和镁的碱式卤化物，其反应式如下：

$$\underset{\text{盐}}{\overset{\delta^-}{\text{R}}\text{—}\overset{\delta^+}{\text{Mg}}\text{X}} + \underset{\substack{\text{p}K_a 15.7\\ \text{较强的酸}}}{\text{HO—H}} \longrightarrow \underset{\substack{\text{p}K_a\ 50\text{左右}\\ \text{较弱的酸}}}{\text{R—H}} + \underset{\text{盐}}{\text{MgX(OH)}}$$

凡是酸性比 R—H 强的化合物都可与 R—MgX 发生上述类似的反应。

$$\overset{\delta^-}{\text{R}}\text{—}\overset{\delta^+}{\text{Mg}}\text{X} + \left.\begin{matrix}\text{H}\text{—X}\\ \text{H—OR}'\\ \text{H—C}\equiv\text{CR}'\\ \text{H—NH}_2\end{matrix}\right. \longrightarrow \text{R—H} + \begin{matrix}\text{MgX}_2\\ \text{MgX(OR}')\\ \text{MgX—C}\equiv\text{C—R}'\\ \text{MgX(NH}_2)\end{matrix}$$

因此，在制备格氏试剂时，溶剂必须不含水、醇等，仪器要干燥。

7.4 取代反应和消除反应的竞争

亲核取代反应和消除反应往往是同时发生相互竞争的两类反应，那么能否控制这两种并存而又相互竞争的反应呢？一般来说，要完全控制比较困难，但还是有一些规律性的东西可供参考。

1) 3°卤烃易消除

3°卤烃易发生消除反应(特别是在碱性条件下)，而 1°卤烃若控制条件可主要发生取代反应。因此，要制备烯烃时，最好选用 3°卤烃；若要通过卤烃的取代反应来制备醇、醚和腈时，最好选用 1°卤烃。

2) 试剂的碱性越强、浓度越大，越有利于消除；反之则越有利于取代

试剂的碱性越强、浓度越大，就越有利于拉 β-H 而发生消除反应。

常见的几种碱有：$NaNH_2$、NaOR、NaOH 等，它们的碱性按此次序减弱。

3）一般来说，溶剂的极性低有利于消除，溶剂的极性高有利于取代

一般情况下，卤烃的取代反应常在碱性水溶液中进行，而消除反应常在碱性醇溶液中进行。

4）温度升高将提高消除反应的比例

虽然升高温度对消除或取代反应都应该是有利的，但是由于消除反应中要涉及C—H键断裂，需要较高的活化能，因此升高温度更利于消除反应。

7.5 卤代烃中卤原子的活泼性

卤代烃中卤原子的活性与相连的烃基的结构有很大关系。可通过卤烃与硝酸银醇溶液反应生成卤化银沉淀的快慢判断卤原子的活性（见表 7-2）。

表 7-2　卤烃与硝酸银反应

	烯丙型卤烃	卤代烷	乙烯型卤烃
化合物举例	CH_2═CH CH_2—Cl 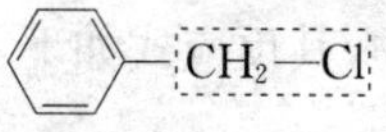	CH_3CH_2—Cl	CH_2═CH—Cl 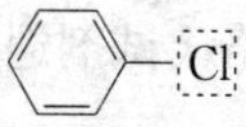
与 $AgNO_3$ 反应	室温下立即产生 AgCl↓	室温不反应，加热后产生 AgCl↓	室温不反应，加热后也不反应

卤代烃中卤原子的活性一般为：烯丙型卤烃＞卤代烷＞乙烯型卤烃。

怎样解释上述活性次序呢？

首先来看看卤乙烯型卤烃中的卤原子为什么特别不活泼。以氯乙烯为例，在氯乙烯分子中，卤原子与 sp^2 杂化的碳直接相连。卤原子中未用电子对所处的 p 轨道可以和碳碳双键的 π 轨道形成 p—π 共轭，如图 7-1 所示。p—π 共轭的结果，氯原子的 p 电子向双键一边偏移，这样，碳氯键有部分双键特征，使碳原子和氯原子的结合比卤代烃中牢固。因此，氯原子表现出不活泼性。

烯丙型卤烃中的卤原子为什么特别活泼呢？这也可以用 p—π 共轭效应来解释。以烯丙基氯为例，烯丙基氯中的氯离解后生成烯丙基碳正离子。在此碳正离子中，带正电荷碳上的空 p 轨道与相邻的碳碳双键的 π 轨道可以平行重叠，使 π 电子离域，结果使中心碳原子上的正电荷得以分散，使碳正离子趋于稳定而容易形成。也就是说，烯丙基氯中的氯较“活泼”。烯丙基碳正离子中的电子离域如图 7-2 所示。

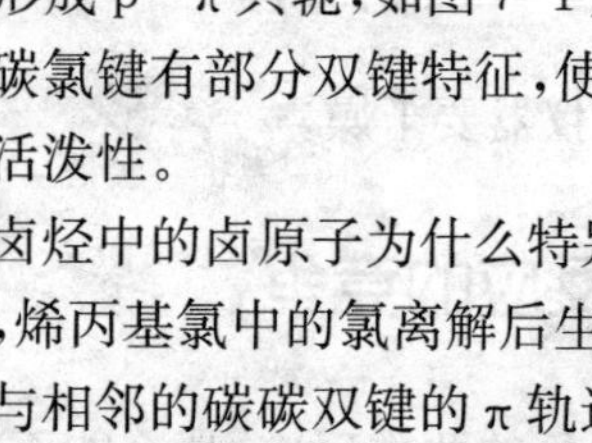

图 7-1　氯乙烯分子中的 p—π 共轭

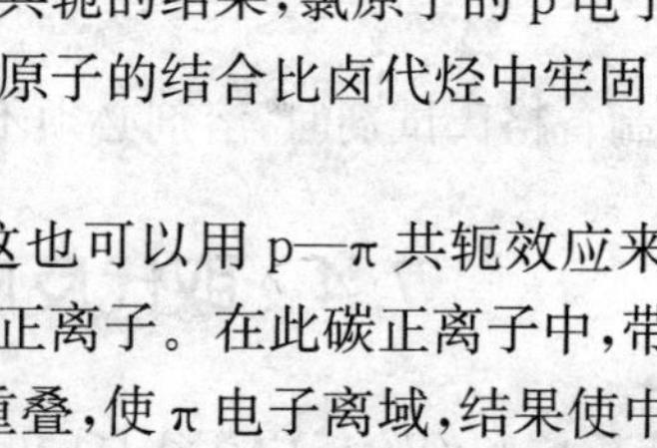

图 7-2　烯丙基碳正离子中的电子离域

习 题

1. 命名下列化合物：

(1) $CH_2{=}CH\ CH(Br)CH_3$

(2) 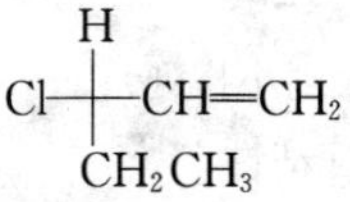

(3) 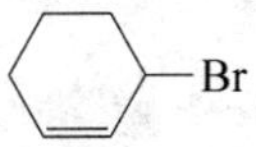

(4) 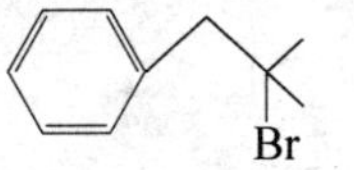

(5) 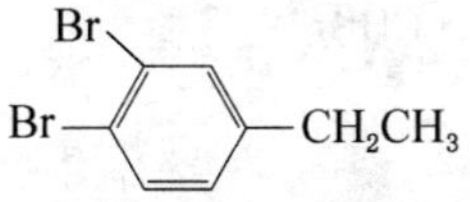

(6) 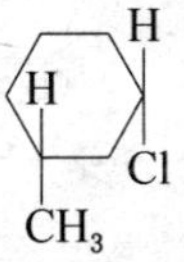

2. 写出下列化合物的构造式：

(1) 碘仿　　(2) 氯化苄　　(3) 环己基溴化镁

(4) 2,4-二硝基氯苯　　(5)(顺)-4-乙基-6-氯-2-庚烯

3. 写出1-溴丙烷与下列物质反应所得主要有机产物：

(1) $NaOH/H_2O$　　(2) KOH/醇液/△

(3) Mg/无水乙醚　　(4)(3)的产物+D_2O

(5) $CH_3C{\equiv}CNa$　　(6) CH_3NH_2

(7) NaCN　　(8) $AgNO_3$/醇

(9) CH_3COOAg　　(10) NaI/丙酮

4. 完成反应式，写出主要产物或试剂：

(1) 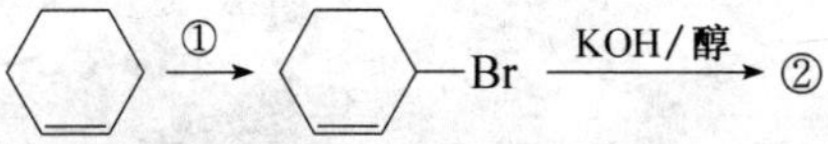

(2) 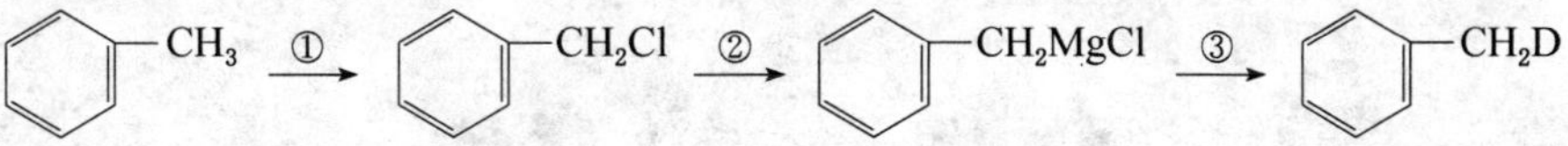

(3) 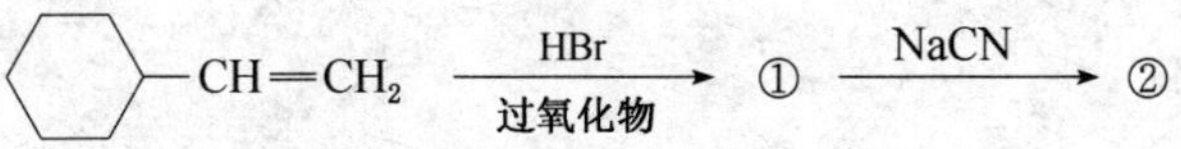

(4) 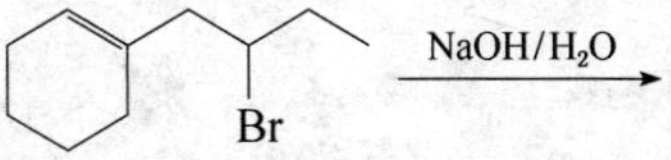

(5) 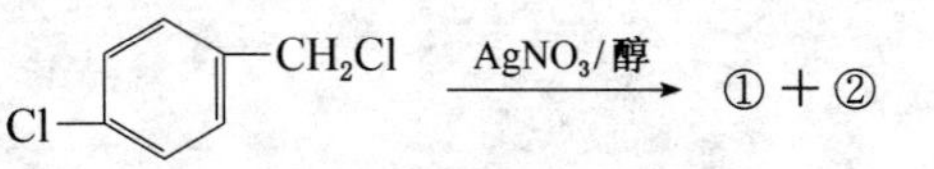

5. 下列各步反应中有无错误？简要说明之。

(1) 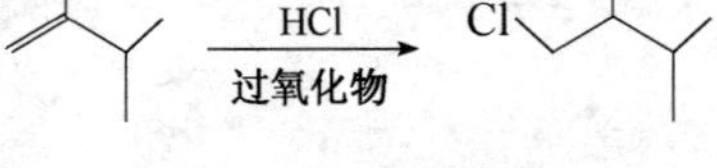

(2) 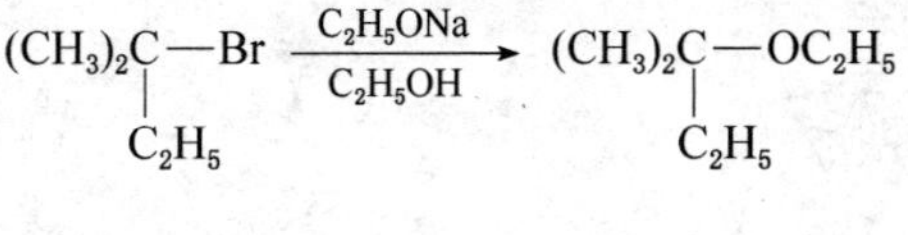

(3) 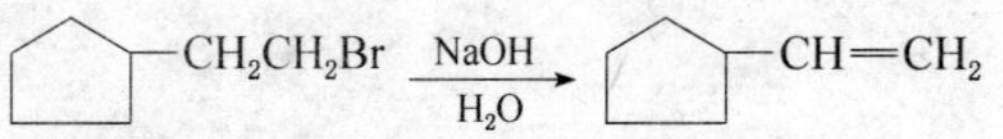

(4) $HOCH_2CH_2CH_2Br + Mg \xrightarrow{\text{无水乙醚}} HOCH_2CH_2CH_2MgBr$

(5) 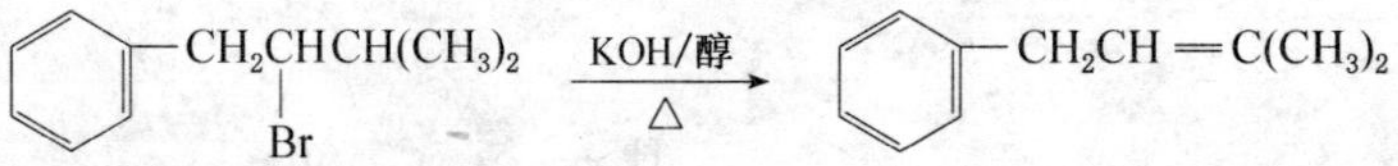

6. 根据题意排列顺序(由大到小排列)：

(1) 制备格氏试剂时反应活性：

① 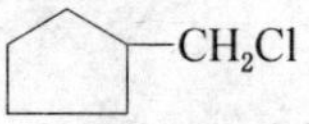 ② 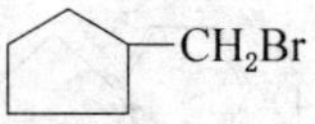 ③ 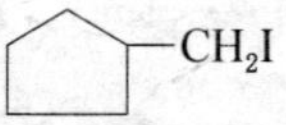

(2) 与 $AgNO_3$/醇反应速度：

① 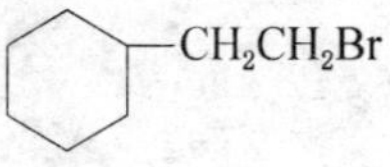 ② 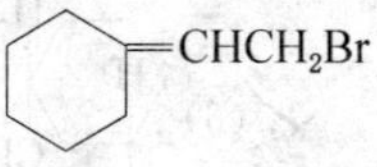 ③ 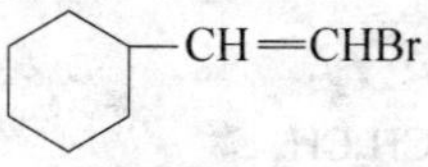

(3) 消除反应速度：① 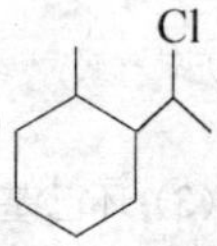 ② 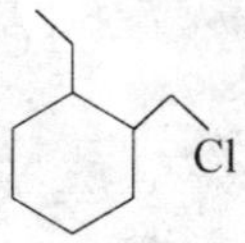 ③ 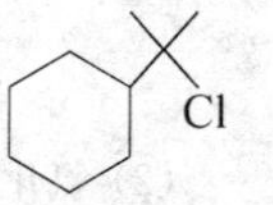

7. 某卤代物 A 的分子式为 $C_6H_{13}I$，A 用 KOH 醇溶液处理后得到产物 B。B 进行臭氧化反应，生成的产物与用 $KMnO_4/H^+$ 氧化生成的产物相同，试推测该卤代物的结构。

8. 某旋光性的烃 A，分子式为 C_6H_{12}，A 能被 $KMnO_4$ 氧化，亦能被催化氢化得 C_6H_{14}(B)，B 无旋光性，试推测 A、B 的结构。

9. 合成题(无机试剂任选)：

(1) 由环己烯合成 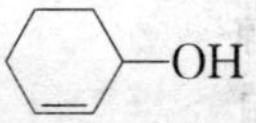

(2) 由乙烯、乙炔合成 3-己酮

(3) $CH_3CH_2CH_2Br \longrightarrow BrCH_2CH(Br)CH_2Br$

8 醇、酚、醚

醇、酚、醚在结构上的共同特点是分子中含有碳氧单键。它们都可看作是水分子中的氢被烃基取代的化合物：1个氢被脂肪烃基取代的称**醇**(**Alcohol**)；1个氢被芳基取代的称**酚**(**Phenol**)；2个氢被烃基取代的称**醚**(**Ether**)。醇和酚的官能团称为**羟基**(**OH**)。

H—O—H	R—OH	Ar—OH	R—O—R
水	醇(alcohol)	酚(phenol)	醚(ether)

8.1 醇的分类和命名

醇有多种分类方法，通常可根据羟基所连碳原子的种类将醇分为：

CH_3CH_2—OH	$(CH_3)_2CH$—OH	$(CH_3)_3C$—OH
伯(1°)醇	仲(2°)醇	叔(3°)醇
primary alcohol	secondary alcohol	tertiary alcohol

也可根据烃基的不同，将醇分为：

$CH_3CH_2CH_2$—OH

饱和醇
saturated alcohol

R—CH═CH$(CH_2)_n$OH
R—C≡C—$(CH_2)_n$—OH

不饱和醇
unsaturated alcohol

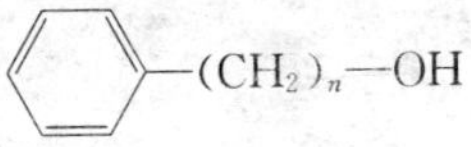

芳醇
aromatic alcohol

此外还可根据分子中含羟基数目的不同，将醇分为一元醇、二元醇和多元醇等。

醇的命名也有普通命名法和系统命名法。普通命名法主要适用于结构较简单的醇类。例如：

CH_3OH

甲醇
methyl alcohol

$(CH_3)_2CHCH_2OH$

异丁醇
isobutyl alcohol

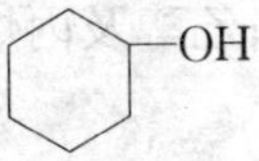

环己醇
cyclohexanol

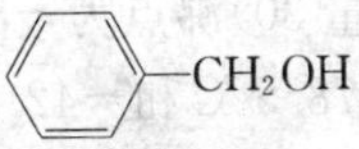

苄醇
benzyl alcohol

对于结构较复杂的醇，采用系统命名法。醇的系统命名法的主要原则是：①选择连有羟基的最长碳链作为主链，按主链碳原子数目称作“某醇”。②从靠近羟基的一端开始编号；③将取代基的位次、名称及羟基的位次写在“某醇”的前面。例如：

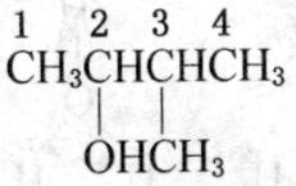

3-甲基-2-丁醇
3-methyl-2-butanol

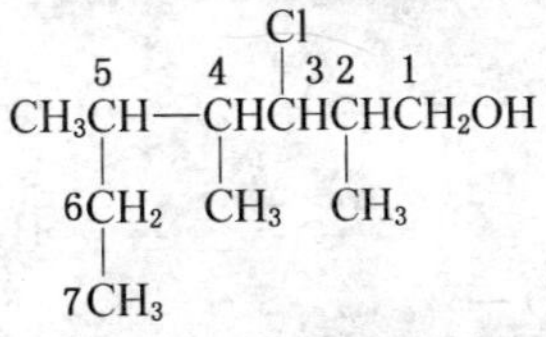

2,4,5-三甲基-3-氯-1-庚醇
3-chloro-2,4,5-trimethyl-1-heptanol

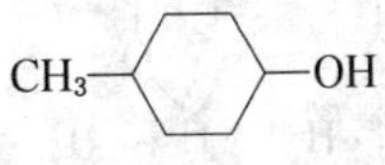

4-甲基环己醇
4-methylcyclohexanol

不饱和醇命名时，应选择包含羟基和重键（双键、叁键）碳原子在内的最长碳链作为主链，并从靠近羟基的一端开始编号。例如：

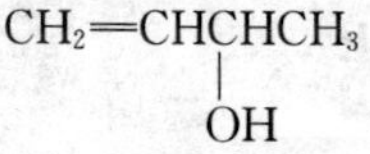

3-丁烯-2-醇
3-buten-2-ol

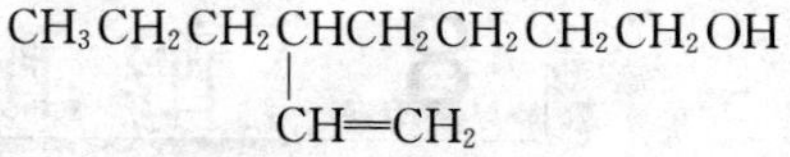

5-丙基-6-庚烯-1-醇
5-propyl-6-hepten-1-ol

多元醇命名时，应尽可能选择包括多个羟基在内的最长碳链作为主链。例如：

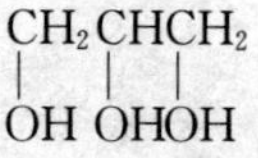

1,2,3-丙三醇（甘油）
propanetriol

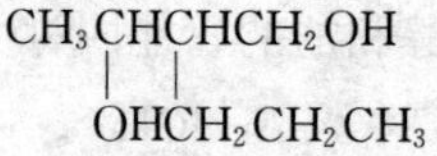

2-丙基-1，3-丁二醇
2-propyl-1，3-butanediol

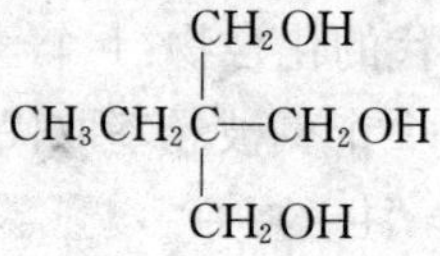

2-乙基-2-羟甲基-1,3-丙二醇
2-ethyl-2-hydroxymethyl-1，3-propanediol

对具有特定构型的醇，还应标记它们的构型。例如：

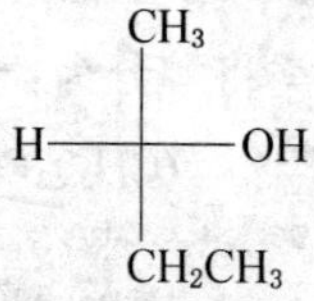

(*S*)-2-丁醇
(*S*)-2-butanol

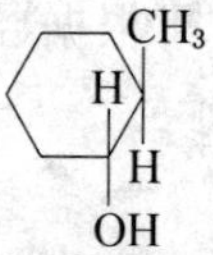

(1*R*, 2*R*)-2-甲基环己醇
(1*R*, 2*R*)-2-methylcyclohexanol

8.2 醇的物理性质

低级的一元醇为无色液体，具有特殊的气味；高于 11 个碳原子的醇在室温下为固体，多数无臭无味。直链饱和一元醇的沸点也是随着碳原子数目的增加而上升的。低级醇的沸点比相对分子质量相近的烷烃高许多，如：甲醇（相对分子质量 32）沸点为 65 ℃，而乙烷（相对分子质量 30）沸点为－80.6 ℃；乙醇及丙烷的相对分子质量分别为 46 和 44，而它们的沸点分别为 78.5 ℃和－42.2 ℃。

另外，低级醇能与水混溶（如甲醇、乙醇），随相对分子质量增大，醇在水中的溶解度降低。

造成上述现象的原因是，一个醇分子羟基上的氢可以和另一个醇分子羟基中的氧通过静电吸引形成**“氢键”（Hydrogen bond）**，分子间通过氢键形成缔合体，故醇的沸点比相应的烷烃的沸点高。

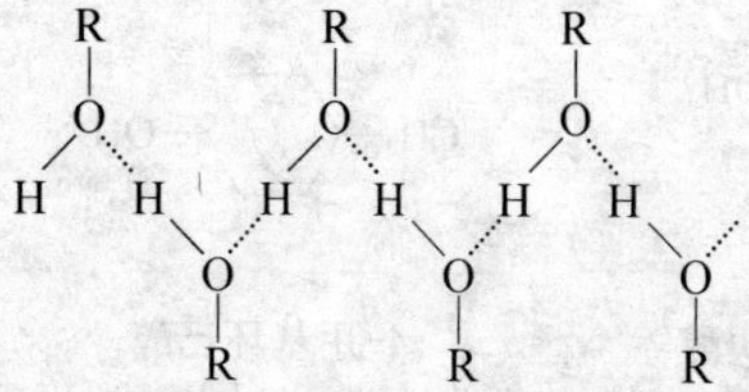

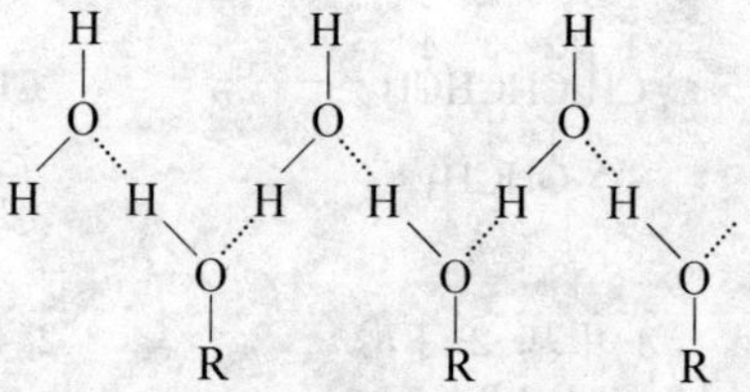

醇分子还可与水分子形成“氢键”，这就使得低级醇能与水混溶。

随着醇分子中烃基(R)部分增大，羟基在分子中所占比例减小，醇分子间及醇与水分子间形成氢键的能力就减弱，此时，“R”的性质成为主要的方面，因此，随着碳链的增长，高级醇的沸点与相对分子质量相近的烷烃的沸点差变小，高级醇在水中的溶解度也将随之降低。

8.3 醇的化学性质

醇的化学性质主要由羟基决定。由于氧原子电负性较大，导致 O—H 键及 C—O 键容易断裂，氧原子的吸电子作用还影响到 α-H 及 β-H 的活性。

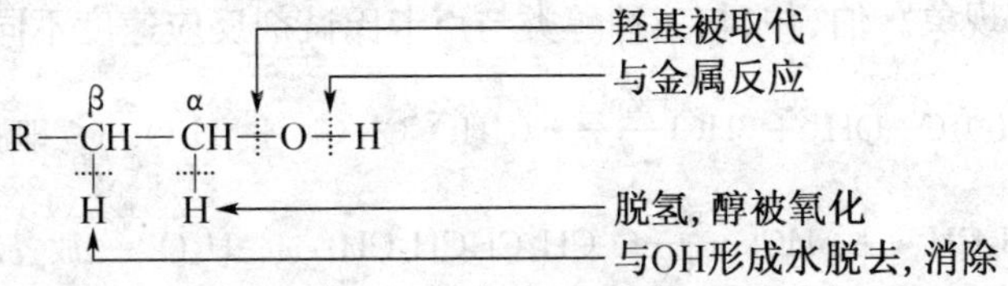

8.3.1 与金属反应

因为 O—H 键的极性有利于氢的离解，因此醇与水相似，可与活泼金属(Na、K)反应，生成醇钠(钾)，并放出氢气。但醇与钠(钾)反应的速度比水要缓慢得多。

$$\text{H—O—H} + \text{Na} \longrightarrow \text{NaOH} + \frac{1}{2}\text{H}_2\uparrow$$

$$\text{R—O—H} + \text{Na} \longrightarrow \text{R—ONa} + \frac{1}{2}\text{H}_2\uparrow$$

这说明醇羟基中的氢不如水分子中的氢活泼，因而可将醇($pK_a \approx 16$)看作比水($pK_a =$ 15.7)更弱的酸，相反，醇钠则是比氢氧化钠更强的碱。正因为如此，在通常情况下醇与氢氧化钠反应的趋势很小。相反，醇钠却很容易水解成原来的醇。

$$\underset{\text{较弱的酸}}{\text{R—O—H}} + \underset{\text{较弱的碱}}{\text{NaOH}} \rightleftharpoons \underset{\text{较强的碱}}{\text{R—ONa}} + \underset{\text{较强的酸}}{\text{H}_2\text{O}}$$

工业上利用上述反应及化学平衡的原理生产醇钠。在醇与氢氧化钠的反应中加入苯，使形成苯、醇、水三元共沸物，并将其不断蒸出，这样可将反应混合物中的水不断地带出，打破了平衡而使反应向有利于生成醇钠的方向进行。

各种醇类与金属钠反应的速度次序是：

甲醇 > 伯醇 > 仲醇 > 叔醇

其他活泼金属如镁、铝等也可与醇作用生成醇镁及醇铝，其中使用较多的如异丙醇铝 $Al[OCH(CH_3)_2]_3$(Aluminum isopropoxide)和叔丁醇铝 $Al[OC(CH_3)_3]_3$(Aluminum tert-butoxide)。

$$2CH_3CH_2OH + Mg \longrightarrow \underset{\text{乙醇镁}}{(CH_3CH_2O)_2Mg} + H_2\uparrow$$

$$6(CH_3)_2CHOH + 2Al \longrightarrow \underset{\text{异丙醇铝}}{2Al[OCH(CH_3)_2]_3} + 3H_2\uparrow$$

8.3.2 羟基被取代

1）卤代烃的生成

醇与氢卤酸反应生成卤代烃和水，这是制备卤代烃的重要方法，该反应是可逆的。

$$R—OH + HX \rightleftharpoons R—X + H_2O$$

氢卤酸的活性次序是：HI > HBr > HCl。

醇的活性次序是：烯丙型醇 > 叔醇 > 仲醇 > 伯醇。

盐酸与醇反应时常需加无水氯化锌催化，浓盐酸与无水氯化锌配成的溶液称**卢卡氏（Lucas）试剂**。6 碳以下的低级醇可溶于卢卡氏试剂中，反应后生成的氯代烃不溶于该试剂而出现混浊或分层现象。伯、仲、叔三种醇类与卢卡氏试剂反应速度不同，例如：

$$(CH_3)_3C—OH + HCl \xrightarrow[20℃]{ZnCl_2} (CH_3)_3C—Cl + H_2O \quad \text{（立即混浊）}$$

$$CH_3\underset{\underset{OH}{|}}{C}HCH_2CH_3 + HCl \xrightarrow[20℃]{ZnCl_2} CH_3\underset{\underset{Cl}{|}}{C}HCH_2CH_3 + H_2O \quad \text{（放置片刻才混浊）}$$

$$CH_3CH_2CH_2CH_2OH + HCl \xrightarrow[\triangle]{ZnCl_2} CH_3CH_2CH_2CH_2Cl + H_2O \quad \text{（20 ℃时不反应，加热才反应）}$$

因此，人们可以根据观察到的现象来区别 6 碳以下的伯、仲、叔三种醇类。

醇与氢卤酸的反应是在酸催化下的亲核性取代反应，反应首先形成质子化的醇，然后通过 S_N1 或 S_N2 历程进行反应。

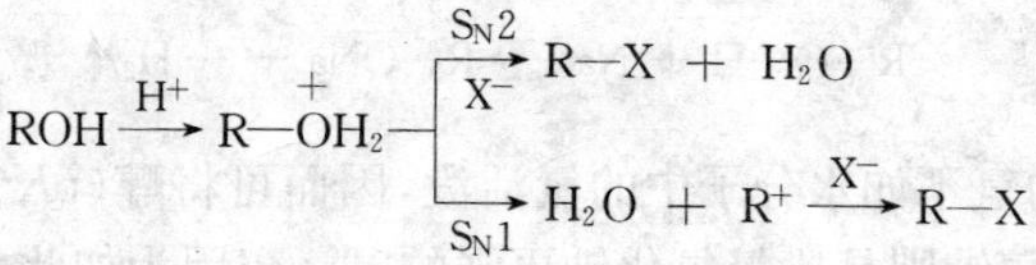

因为形成碳正离子中间体，因此，反应按 S_N1 历程进行时可能会出现重排产物。使用其他卤化试剂，如 $SOCl_2$、PX_3、PX_5，可避免重排反应发生。

2）无机酸酯的生成

醇能与有机酸反应形成有机酸酯；醇也能与含氧无机酸如硫酸、硝酸、磷酸等反应生成无机酸酯。例如：

$$CH_3—OH + H—OSO_2—OH \rightleftharpoons CH_3OSO_2OH + H_2O$$

硫酸氢甲酯（酸性酯）

若将硫酸氢甲酯进行减压蒸馏可得到硫酸二甲酯，其反应式如下：

$$2CH_3OSO_2OH \xrightarrow{\text{减压蒸馏}} CH_3OSO_2OCH_3 + H_2SO_4$$

硫酸二甲酯（中性酯）

硫酸与乙醇反应，则可得到硫酸氢乙酯和硫酸二乙酯。硫酸二甲酯和硫酸二乙酯均为无色油状液体，都是重要的烷基化试剂，可分别向有机分子中引入甲基或乙基。硫酸二甲酯对呼吸器官及皮肤有强烈刺激作用，使用时应注意安全。

醇与硝酸反应生成硝酸酯：

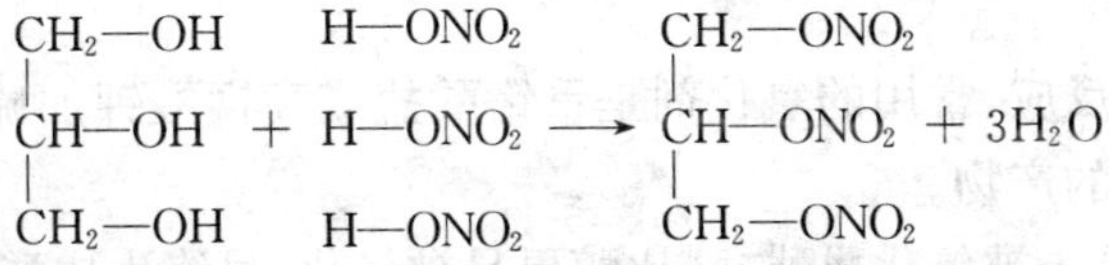

三硝酸甘油酯

三硝酸甘油酯有扩张冠状动脉的作用，临床上可用来治疗心绞痛。

8.3.3 脱水反应

醇在脱水剂硫酸、氧化铝等存在下加热可发生脱水反应。醇的脱水反应有两种方式，一种是分子间脱水生成醚，另一种是分子内脱水生成烯。例如：

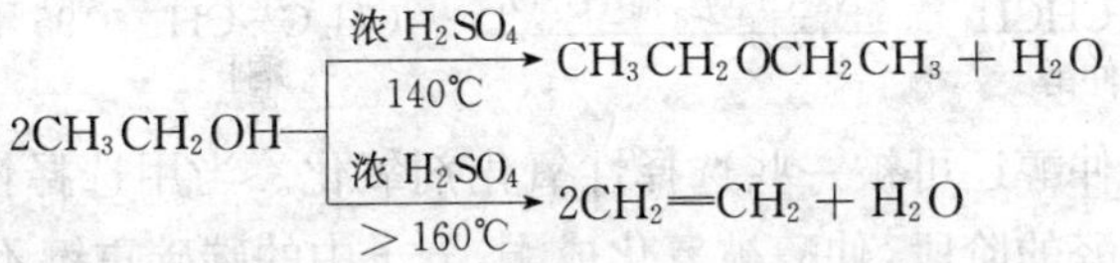

醇的分子间脱水见 8.14.1，在此只讨论分子内脱水。试举几例：

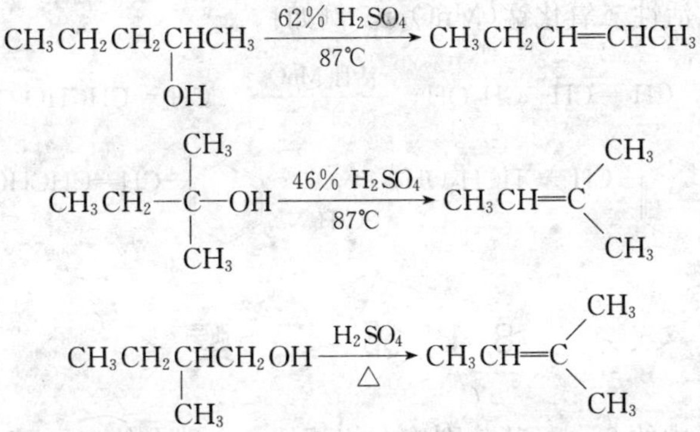

从上述反应事实可看出：

① 醇脱水的相对活性次序一般是：叔醇 > 仲醇 > 伯醇。

② 醇分子内脱水与卤烃脱卤化氢一样，同样遵守查依采夫规则。

③ 醇在酸性条件下脱水时可能发生重排。

醇在酸催化下的脱水反应，也是醇首先被质子化，再脱水形成碳正离子中间体，最后再消去β质子而生成烯，其反应机理如下：

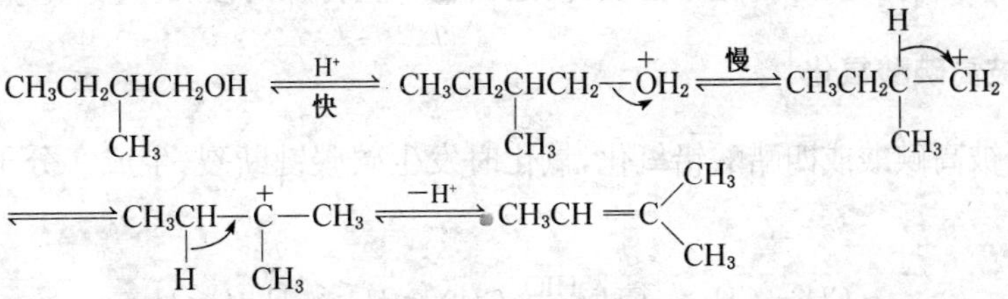

醇脱水时若用氧化铝作脱水剂，很少有重排现象发生。

8.3.4 氧化反应

醇可以发生氧化反应，常用的氧化剂是重铬酸盐或高锰酸钾加硫酸。伯、仲、叔 3 种醇在氧化时可得到不同的产物。

在反应中，伯醇首先被氧化成醛，醛比醇更易被氧化，最终生成酸；仲醇氧化可得到含同数碳原子的酮；叔醇在以上条件下一般不被氧化。例如：

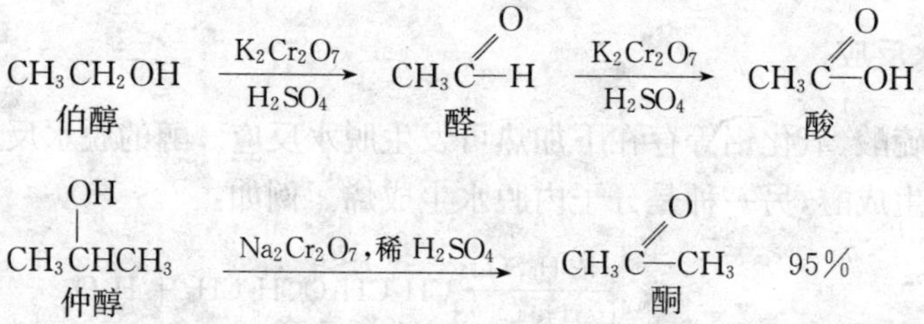

除此而外，伯醇、仲醇还可被一些选择性氧化剂氧化。当用选择性氧化剂氧化时，伯醇的氧化产物可停留在醛的阶段，仲醇被氧化成酮，分子中的碳碳重键不被氧化。常用的选择性氧化剂有：**沙瑞特试剂（Sarrett reagent）**（$CrO_3 \cdot 2C_5H_5N$）、**琼斯试剂（Jones reagent）**（CrO_3 · 稀 H_2SO_4）、活性二氧化锰（MnO_2）。例如：

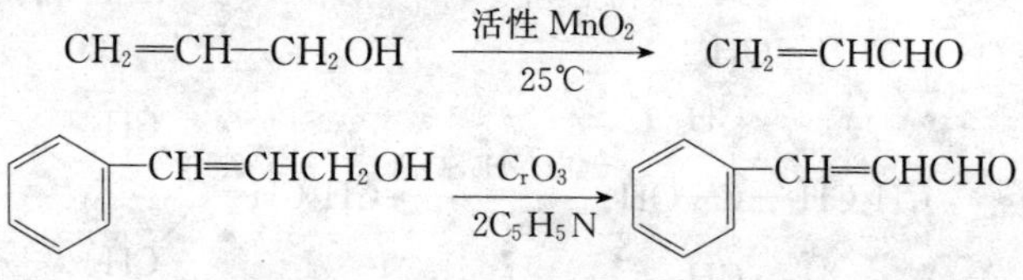

8.4 邻 二 醇

邻二醇是指分子中的 2 个羟基分别连在相邻的 2 个碳上的二元醇，也叫 **1,2-二醇**或 **α-二醇（1,2-diol or vicinal diol）**。2 个羟基都连在叔碳原子上的邻二醇称**频哪醇（Pinacols）**。例如：

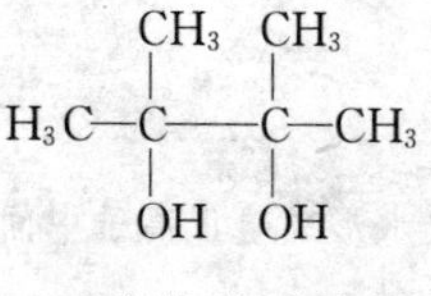

2,3-二甲基-2,3-丁二醇
2,3-dimethyl-2,3-butanediol

邻二醇除了具有一元醇的化学性质外，还具备一些特殊的性质。

8.4.1 被高碘酸氧化

邻二醇可被高碘酸或四醋酸铅氧化，氧化时发生碳碳键断裂，生成 2 分子羰基化合物。例如：

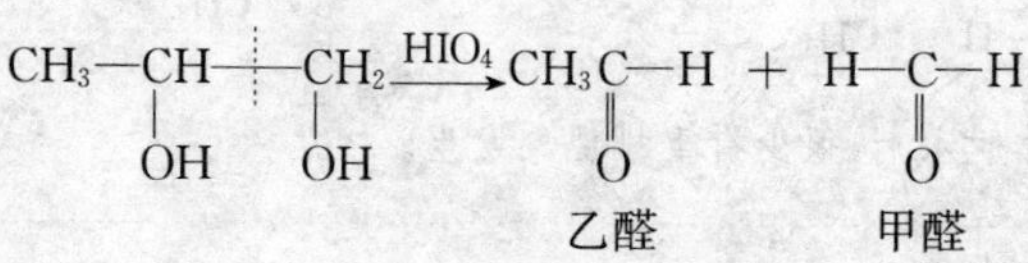

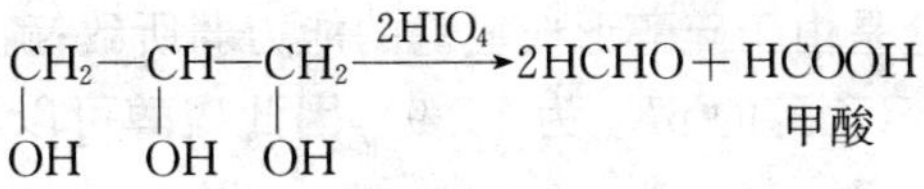

由于反应是定量进行的，每分裂一组邻二醇结构就要消耗 1 分子高碘酸。因此可根据所消耗的高碘酸的量来推测分子中有几组邻二醇结构，还可根据氧化产物的结构来推测反应物的结构。

8.4.2 频哪醇重排

频哪醇在酸性试剂(硫酸或盐酸)作用下脱去 1 分子水，并且碳架发生重排，生成**频哪酮**(**Pinacolone**)。这个反应称作**频哪醇重排**(**Pinacol rearrangement**)。例如：

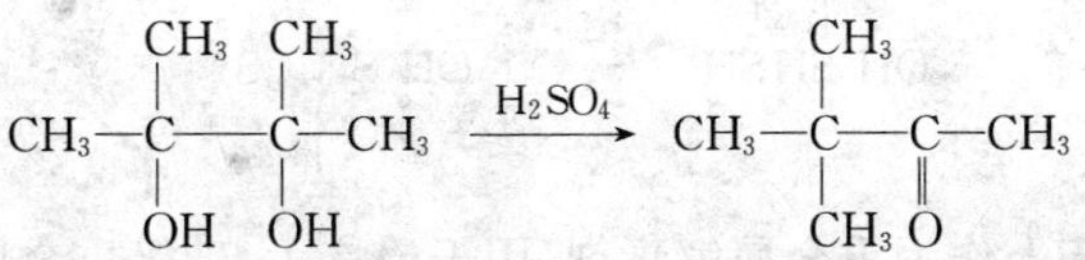

2,3-二甲基-2,3-丁二醇　　甲基叔丁基(甲)酮

频哪醇　　频哪酮

频哪醇重排反应机理如下：首先质子化脱去 1 分子水生成碳正离子，接着发生烃基的 1,2-迁移(即烃基带着 1 对电子从 1 个碳原子迁移到邻近带正电荷的碳上)。人们认为水分子的离去和烃基的迁移可能是同时进行的。

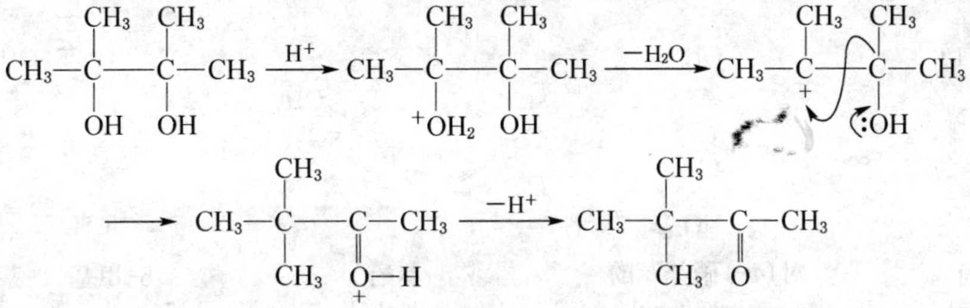

8.5 硫　　醇

醇分子中的氧原子被硫原子代替后所形成的化合物称作**硫醇**(**Thiol or thioalcohol**)，其通式为 **R—SH**，**—SH** 称作**巯基**，是硫醇的官能团。

硫醇的命名法与醇相似，只是在母体名称中醇字前加一个“硫”字。有时也可将巯基当作取代基。例如：

CH_3SH　　CH_3CH_2SH　　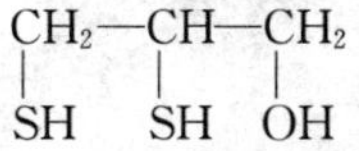

甲硫醇　　乙硫醇　　二巯基丙醇

methanethiol　　ethanethiol　　dimercaprol

在结构上硫醇与醇有相似性，因此在性质上与醇有相似之处，但硫醇也有它的特点：硫醇的沸点比同碳数的醇低，这是由于硫醇形成氢键的能力弱所致；硫醇的酸性比相应的醇强（例如：乙硫醇的 pK_a 为 10.5，乙醇的 pK_a 为 15.9），因此硫醇可以溶于稀碱水溶液中生成相应的硫醇盐。例如：

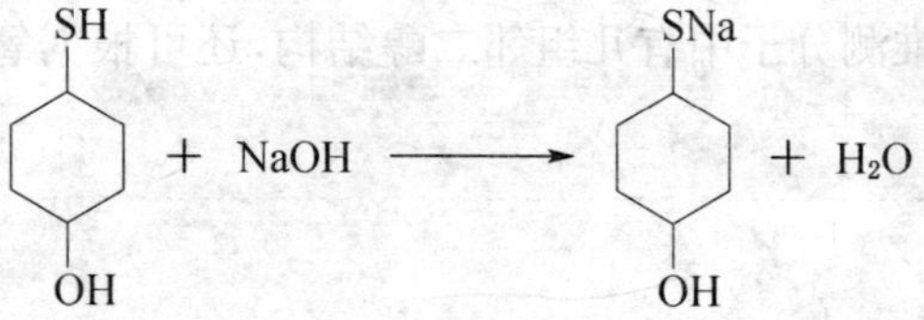

硫醇还可与某些重金属形成不溶于水的硫醇盐，如：

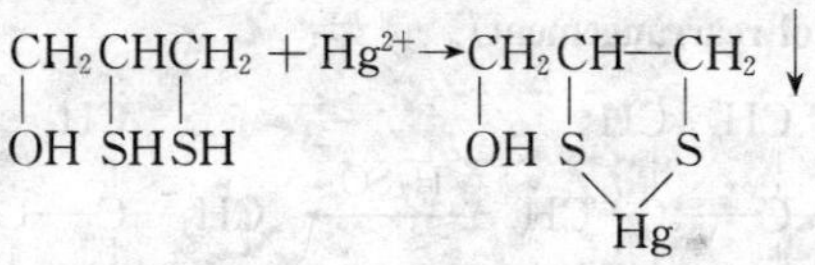

二巯基丙醇在临床上作为重金属解毒剂，用于治疗汞、砷等重金属中毒。

8.6 酚的命名

酚的命名是在酚字前面加上芳环的名称，并以此作为母体，再加上其他取代基的名称和位次。例如：

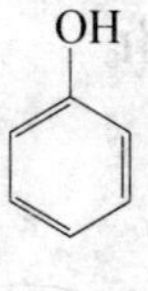

苯酚
phenol

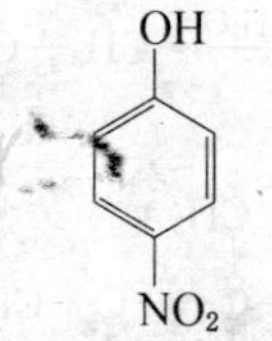

对(4-)硝基苯酚
p-nitrophenol

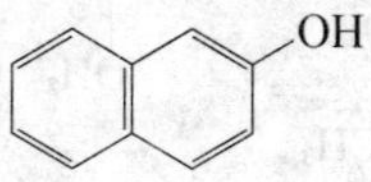

β-萘酚
β-naphthol

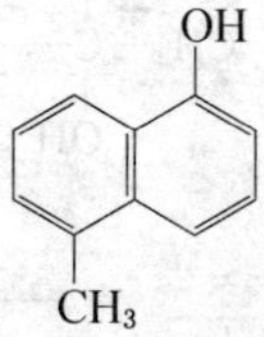

5-甲基-1-萘酚
5-methyl-1-naphthol

当苯环上连有两个以上羟基时，分别称为苯二酚或苯三酚等等。很多酚类化合物有惯用的俗名。例如：

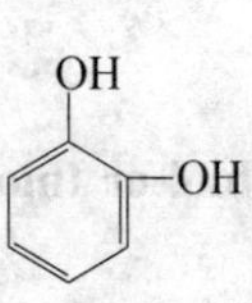

邻苯二酚(儿茶酚)
o-benzenediol(catechol)

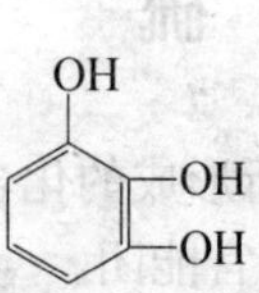

1,2,3-苯三酚(焦性没食子酚)
1,2,3-benzenetriol(pyrogallol)

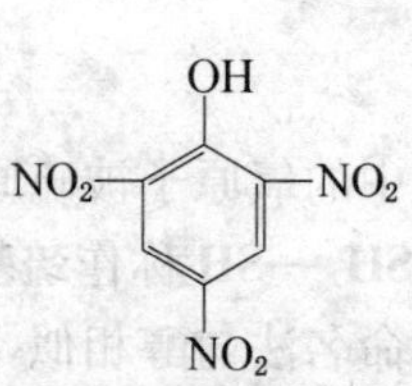

2,4,6-三硝基苯酚(苦味酸)
2,4,6-trinitrophenol(picric acid)

8.7 酚的理化性质

大多数酚为结晶固体，少数烷基酚为高沸点液体。酚能溶于乙醇、乙醚、苯等有机溶剂。

苯酚微溶于水(8.2 g/100 mL 水),加热时可以在水中无限溶解。低级酚在水中均有一定溶解度,随着分子中羟基数目的增多,酚在水中的溶解度增大(如间苯二酚 123 g/100 mL 水)。

酚类分子中含有羟基和芳环,因此酚类化合物具有羟基和芳环所特有的性质。但是由于酚羟基与芳环直接相连,受到芳环的影响,酚羟基在性质上与醇羟基有显著的差异;同样,分子中的芳环也由于受到羟基的影响,比相应的芳烃更容易发生亲电取代反应。

8.7.1 酚羟基的反应

1) 酸性

苯酚(pK_a 为 10)是一种弱酸,其酸性比碳酸(pK_a 为 6.38)弱,但比水(pK_a 为 15.7)强,而醇的酸性(乙醇 pK_a 约为 16)比水弱。因此,苯酚可以在氢氧化钠溶液中成盐。向酚钠的水溶液中通入二氧化碳,一般可使酚游离出来:

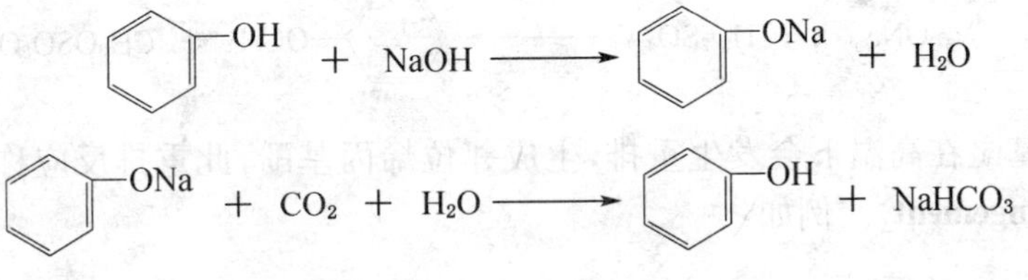

酚的酸性在酚类化合物的分离提纯上有着重要的应用。酚盐溶于水,而绝大部分酚类化合物不溶或微溶于水。利用这种性质,就可以使酚类化合物与非酸性化合物分离,达到提纯的目的。

酚的酸性为什么比醇强呢?可以认为,化合物的酸性与其氢的离解及离解后生成的负离子的稳定性有关。若氢易于离解,离解后生成的负离子越稳定,其酸性越强;反之则酸性越弱。

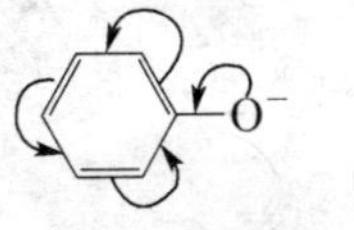

由于苯酚离解后形成的苯氧负离子中氧原子上的孤对电子可与苯环的大 π 键形成共轭体系,使氧上的负电荷可以分散到苯环上,对氧负离子能起到很好的稳定作用。而烷氧负离子不存在这种共轭体系,氧原子上的负电荷得不到分散,所以苯酚的酸性比醇强。

当酚的苯环上连有取代基时,取代基的性质不同,将会对酚的酸性产生不同的影响。当苯环上连有吸电子基时,酚的酸性增加,当环上连有供电子基(如甲基)时,酚的酸性减弱。这是因为吸电子基的存在,对苯氧负离子中负电荷的分散更加有利(尤其在苯环的邻、对位),而使其表现出较大的酸性,而供电子基的存在不利于苯氧负离子中氧上负电荷的分散。这种影响往往还具有累加效果,例如,2,4,6-三硝基苯酚(俗名苦味酸)的 pK_a 值为0.25,已是一种相当强的酸。

2) 与三氯化铁的显色反应

大多数酚都能和三氯化铁溶液发生显色反应。例如:苯酚遇三氯化铁溶液显蓝色,该反应可以用作酚的简单鉴别方法。

$$6C_6H_5OH + FeCl_3 \longrightarrow \underset{\text{蓝色}}{H_3[Fe(OC_6H_5)_6]} + 3HCl$$

酚具有烯醇结构,实际上,凡具有烯醇结构或通过互变后能产生烯醇结构的化合物遇三氯化铁均可显示绿、蓝、紫、红等各种颜色。

3）酚醚的形成

酚与醇类似，也可发生醚化反应。例如酚钠与卤烃作用生成醚：

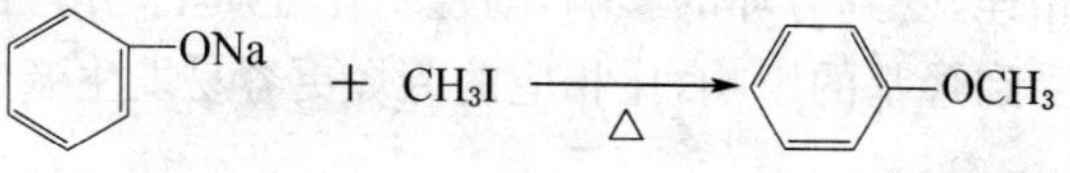

苯甲醚

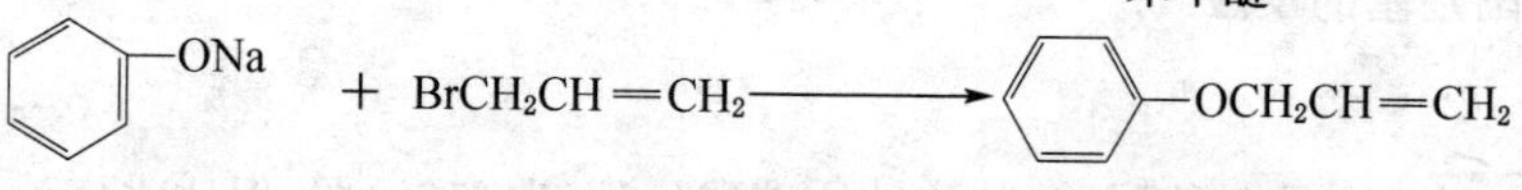

苯基烯丙基醚

用硫酸二甲酯或硫酸二乙酯代替卤烃与酚钠作用，则可生成相应的甲基醚或乙基醚。

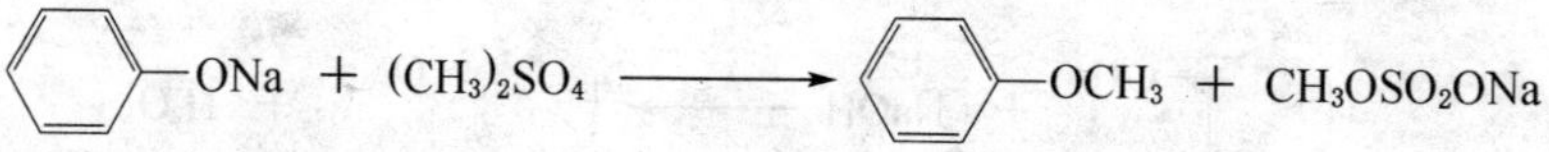

苯基烯丙基醚在高温下会发生重排，生成邻位烯丙基酚，此重排反应称为**克莱森重排**（**Claisen rearrangement**）。例如：

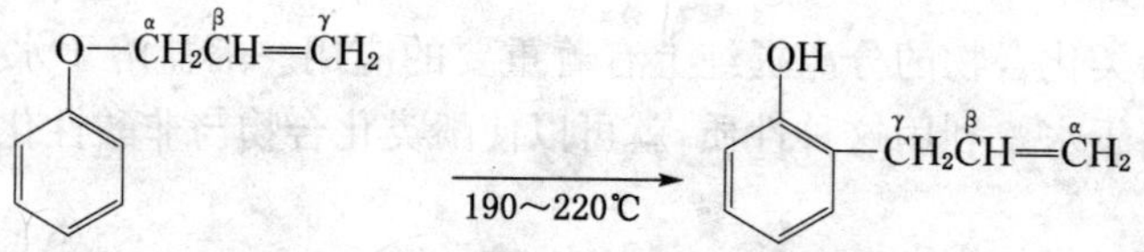

重排后，总是烯丙基中的 γ-C 与苯环相连，重排机理从略。例如：

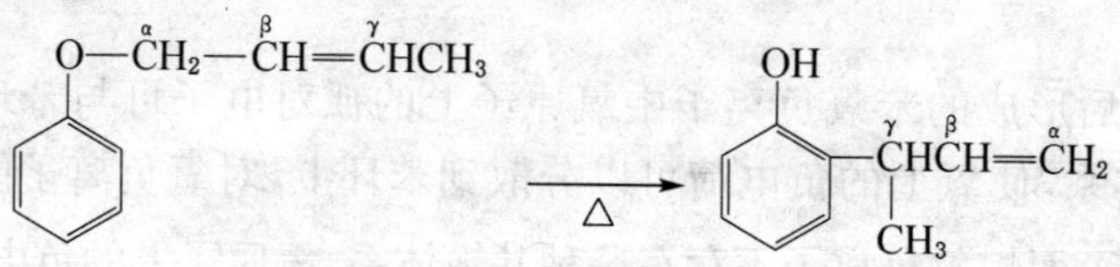

此外，烯丙基一般重排到邻位，只有当两个邻位都被占据时，才重排到对位。例如：

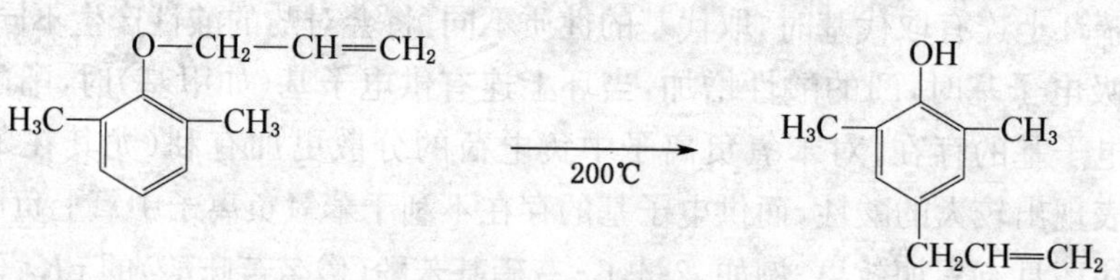

4）酚酯的形成

酚与酰氯或酸酐一起加热，可以形成羧酸的酚酯。例如：

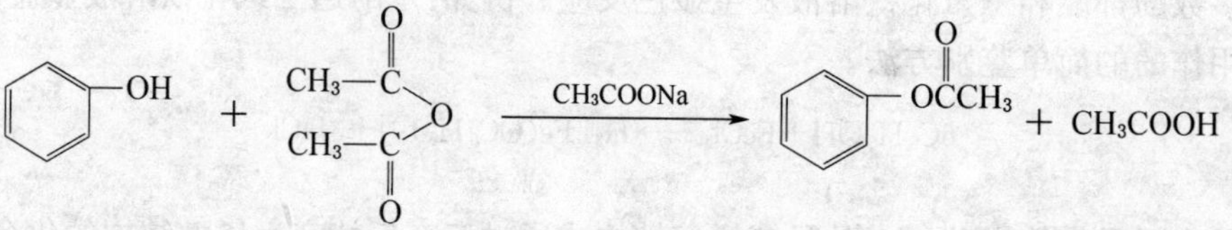

酚酯在无水三氯化铝存在下加热，酰基可重排到邻位或对位，此重排反应称**傅瑞斯重排**（**Fries rearrangement**）。例如：

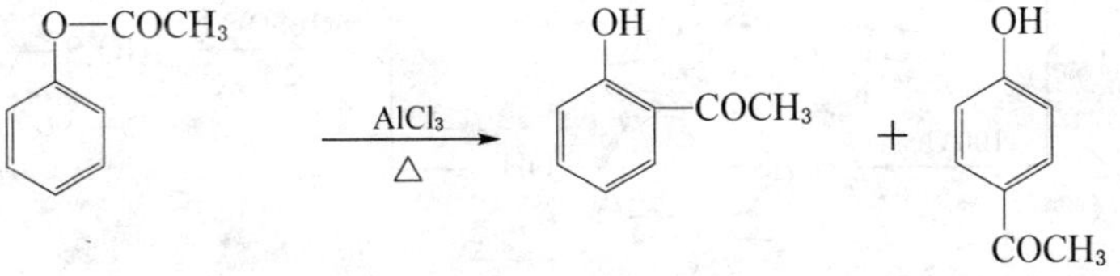

通常酚酮不采用酚的直接傅-克酰化反应来制备（酚易与 $AlCl_3$ 形成配合物），而用上述反应可制得收率良好的酚酮。

8.7.2 芳环上的取代反应

由于酚羟基中氧上的未共用电子对可与苯环发生 p—π 共轭效应，使苯环上的电子云密度增加，因此酚的亲电性取代反应容易进行。

1）卤代反应

苯酚与溴水作用立即生成 2,4,6-三溴苯酚沉淀，反应非常灵敏，其反应式如下：

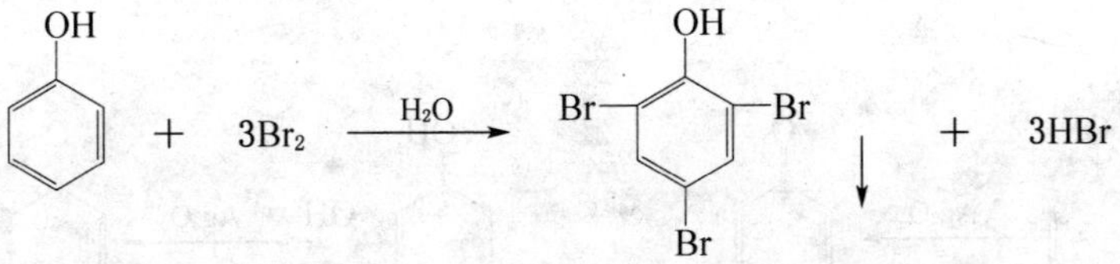

2，4，6-三溴苯酚　100%

凡是酚羟基的邻、对位有氢的酚类化合物与溴水作用，均可产生溴代物沉淀，因此，该反应可用于酚类化合物的鉴别。

若反应在低极性溶剂（如二硫化碳、四氯化碳等）中及较低温度下进行，则可以得到单溴代物。例如：

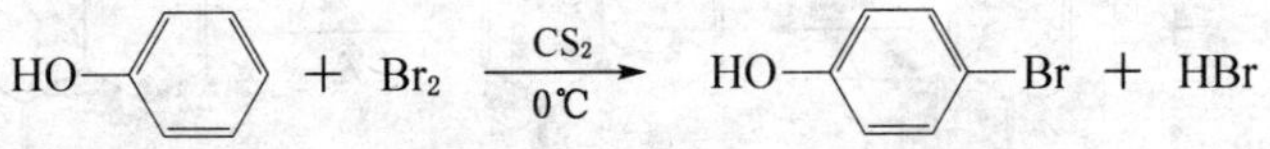

80%～84%

2）硝化反应

苯酚用冷的稀硝酸处理，生成邻硝基酚和对硝基酚的混合物，其反应式如下：

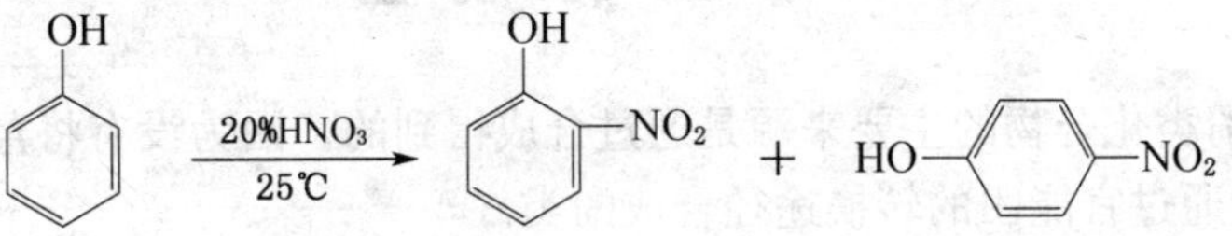

3）磺化反应

酚类化合物的磺化反应较易进行。例如，将酚与浓硫酸一起作用，可在苯环上引入磺酸基，一般在低温时磺酸基主要进入邻位，高温时磺酸基主要进入对位。例如：

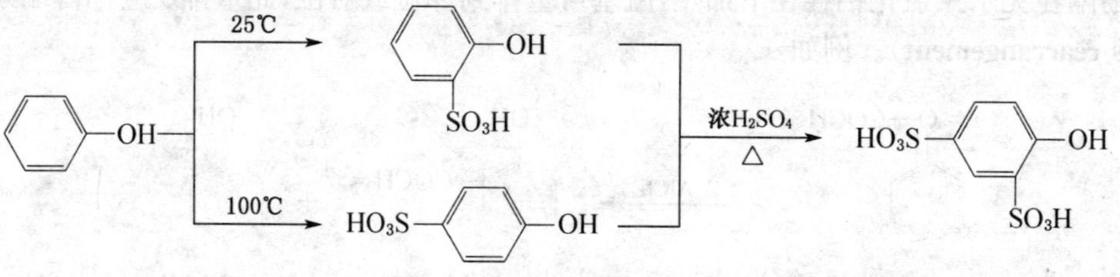

由于磺化反应是可逆反应，磺酸基受热时又可被除去，因此磺酸基可用作保护基。

8.7.3 氧化反应

酚类化合物很容易被氧化，不仅易被氧化剂如重铬酸钾等氧化，甚至可被空气中的氧所氧化，这就是苯酚在空气中久置后颜色逐渐加深的原因。

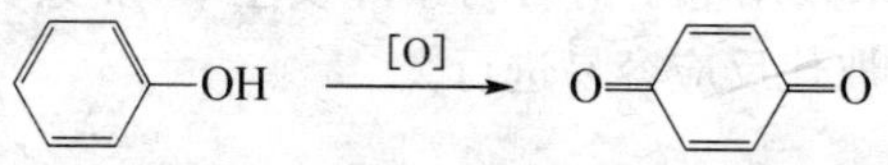

对苯醌

多元酚极易被氧化，产物为复杂的混合物，但某些多元酚在一定条件下氧化时，产物比较单一。例如：

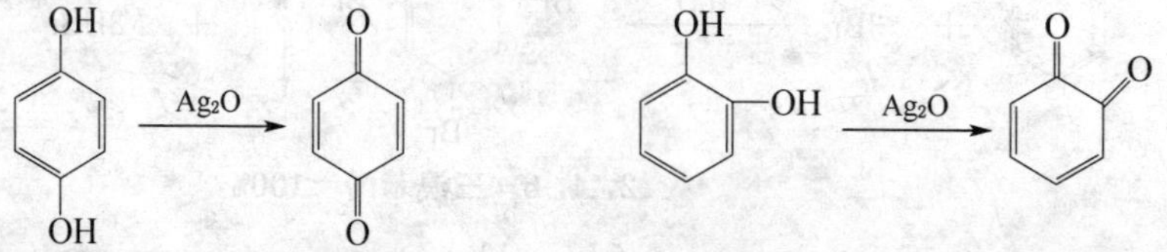

对苯二酚　　对苯醌　　邻苯二酚　　邻苯醌

醌类化合物的一个重要化学性质是容易和共轭二烯发生狄尔斯-阿尔特反应，如：

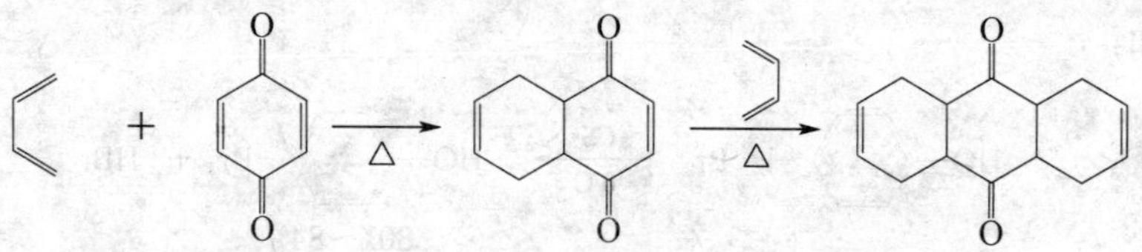

1,3-丁二烯　　对苯醌

8.8 酚的制备

现在苯酚等酚类化合物的主要来源是通过合成得到的。因为没有将羟基直接引入苯环的方法，所以一般通过官能团的转换途径合成酚类。

8.8.1 磺酸盐的碱熔融法

磺酸钠和氢氧化钠熔融后首先得到酚钠，再经酸化即得到酚，其反应式如下：

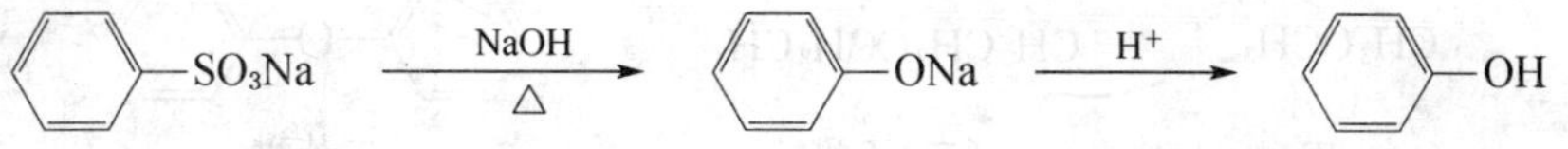

通常反应需在高温下进行，当芳环上有—X、—NO_2、—COOH 等官能团时不能用此法，因在高温和强碱条件下，这些官能团也要发生反应，因此其应用范围受到限制。

8.8.2 异丙苯法

在过氧化物或紫外线的催化下，异丙苯被空气氧化为过氧化物，后者经酸处理即可分解成苯酚和丙酮。

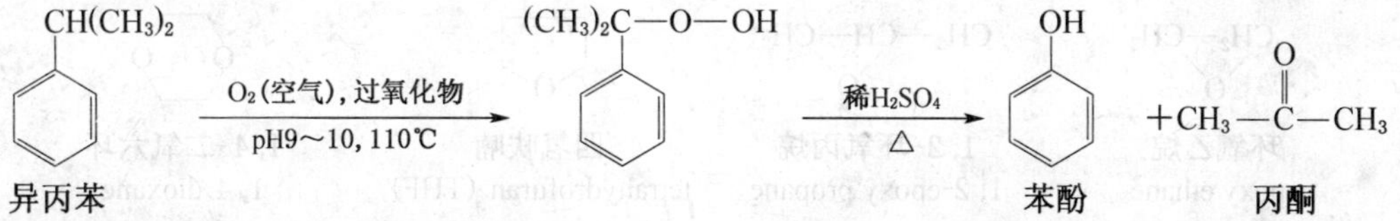

此法在制得苯酚的同时，还可得到另一个重要的化工原料丙酮，故该法已成为目前工业上生产苯酚的重要方法。

8.8.3 芳卤烃水解

芳卤烃的卤原子很不活泼，一般须在加热、高压和催化剂存在下与稀碱作用，才能水解得到酚。例如：

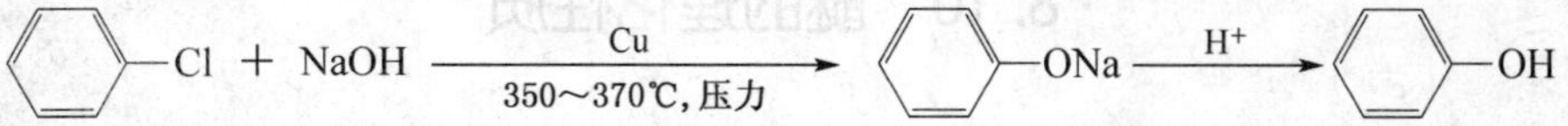

但是当芳环上卤原子的邻、对位有吸电子基(如硝基)时，卤原子变得活泼，可不需要高压条件。例如：对硝基氯苯在氢氧化钠溶液中回流即可水解成对硝基苯酚。

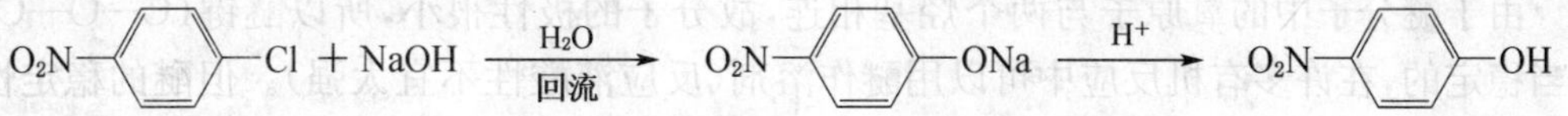

8.9 醚的分类和命名

根据醚中两个烃基的结构情况，可将醚分为：

(1) 简单醚　两个烃基相同，通式为：R—O—R、Ar—O—Ar。

(2) 混合醚　两个烃基不同，通式为：R—O—R′、R—O—Ar、Ar—O—Ar′。

(3) 环醚　醚中的氧原子是环的一部分，如 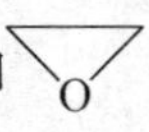、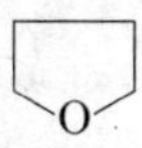、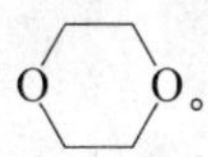。

醚命名时，一般先写出两个烃基的名称，再加上“醚”字。习惯上“基”字常省去，烃基为烷基时的简单醚，名称中的“二”字也常省去。

CH_3OCH_3 (二)甲醚 methyl ether

$CH_3CH_2OCH_2CH_3$ (二)乙醚 ethyl ether

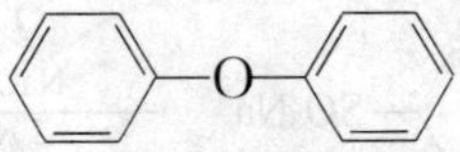
二苯醚 diphenyl ether

在混合醚的名称中，一般将较小的烃基放在前面；将芳基放在烷基前面。例如：

$CH_3OCH_2CH_3$ 甲乙醚 ethyl methyl ether

$C_6H_5OCH_3$ 苯甲醚 methyl phenyl ether

环醚命名时，可以称为环氧"某"烷，或按杂环化合物的名称来命名。例如：

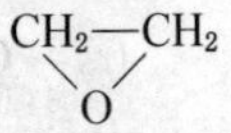
环氧乙烷 epoxy ethane

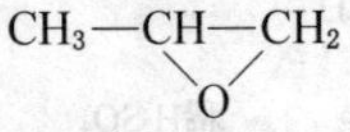
1, 2-环氧丙烷 1, 2-epoxy propane

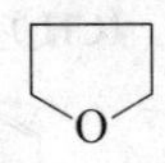
四氢呋喃 tetrahydrofuran (THF)

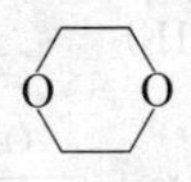
1, 4-二氧六环 1, 4-dioxane

有时也可将烷氧基作为取代基来命名。例如：

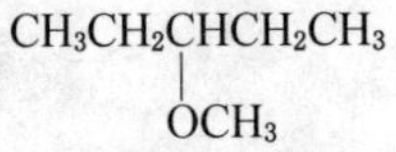
3-甲氧基戊烷 3-methoxypentane

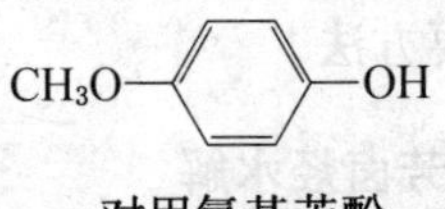
对甲氧基苯酚 *p*-methoxyphenol

8.10 醚的理化性质

大多数醚在室温时为液体，有特殊气味，沸点比同碳数醇低得多。例如，乙醚的沸点为34.5 ℃，而正丁醇的沸点为117.3 ℃，这是因为醚分子间不能以氢键缔合。但醚分子中的氧仍能与水分子中的氢生成氢键，故醚在水中的溶解度比烷烃大。

由于醚分子中的氧原子与两个烃基相连，故分子的极性很小，所以醚键(C—O—C)是相当稳定的，在许多有机反应中可以用醚作溶剂(反应液酸性不宜太强)。但醚的稳定性也是相对的，在一定条件下还是可以发生一些特有的反应。

8.10.1 鎓盐的生成

醚分子中的氧原子具有未共用电子对，因此醚能接受强酸(浓盐酸或浓硫酸)中的氢质子生成**鎓盐(Qxonium salt)**，生成的鎓盐溶于强酸中。

$$C_2H_5—\ddot{\underset{..}{O}}—C_2H_5 + H—Cl \longrightarrow [C_2H_5—\underset{H}{\underset{|}{O}}—C_2H_5]^+ Cl^-$$

鎓盐

鎓盐是一种弱碱和强酸形成的盐，仅在浓酸中才稳定，用冰水稀释时，鎓盐则又分解析出醚层，例如：

$$[C_2H_5—\underset{H}{\underset{|}{O}}—C_2H_5]^+ Cl^- + H_2O \longrightarrow C_2H_5—O—C_2H_5 + H_3O^+ + Cl^-$$

8.10.2 醚键的断裂

在较高的温度下，强酸能使醚键断裂。使醚键断裂最有效的酸是氢卤酸，其中又以氢碘酸作用最强。氢碘酸在常温下就可使醚键断裂，生成碘代烷和醇。醇与过量氢碘酸作用也生成碘代烷。

$$R{-}O{-}R' + HI \longrightarrow R{-}I + R'{-}OH \xrightarrow[HI]{过量} R'{-}I$$

对混合醚来说，一般首先在含碳原子数较少的烷基处断裂，断下来的烷基与碘离子结合成碘代烷；而由芳基与烷基构成的混合醚，即使在过量氢碘酸存在下，芳氧键也不会断裂。例如：

$$CH_3CH_2{-}O{-}CH_3 + HI \xrightarrow[1\ mol]{} CH_3CH_2{-}OH + CH_3I$$

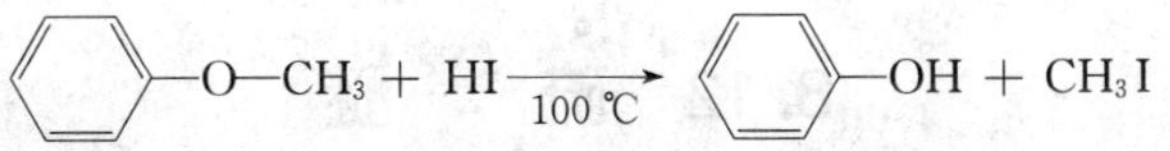

8.10.3 过氧化物的形成

当醚长时间和空气接触时，会逐渐形成有机**过氧化物**(**Peroxide**)。有机过氧化物与过氧化氢相似，具有过氧键—O—O—。例如：

$$CH_3CH_2{-}O{-}CH_2CH_3 + O_2 \longrightarrow CH_3{-}\underset{\underset{O{-}OH}{|}}{CH}{-}O{-}CH_2CH_3$$

过氧化物不稳定，受热时容易分解，且沸点比醚高，所以蒸馏乙醚、四氢呋喃等化合物时不要蒸干，以免发生危险。

8.11 环 醚

环醚中最简单及重要的是环氧乙烷。由于环氧乙烷是一种有张力的三元环，环易开裂，所以其性质非常活泼。在酸或碱催化下可以与许多含有活泼氢的物质或亲核试剂作用开环，生成各类相应的化合物。在开环反应中，试剂中的负离子或带有部分负电荷的原子或基团，总是与碳原子相连，其他部分与氧结合。例如：

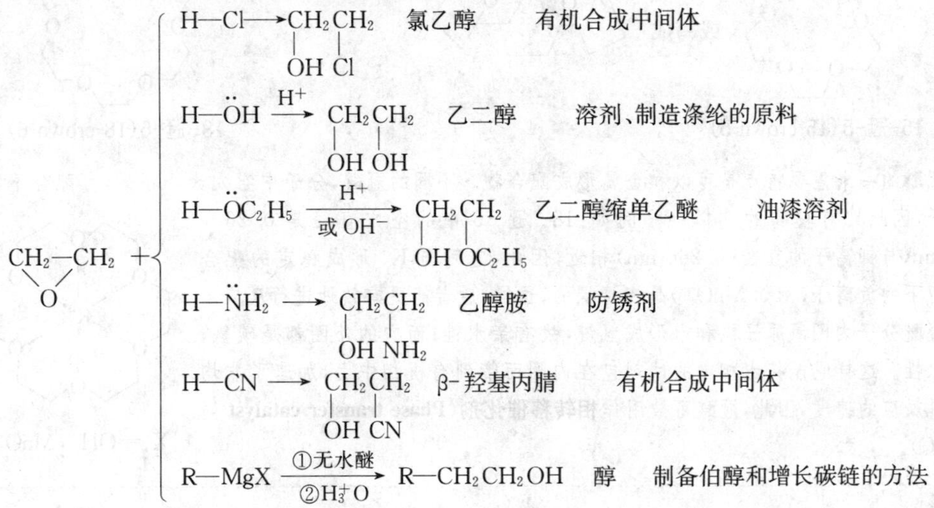

环氧乙烷是个对称分子，试剂无论进攻哪个碳原子所得产物相同。当不对称的环氧化物发生开环反应时，就存在开环的方向问题。开环方向与反应条件有关，一般规律为：在酸催化条件下，反应主要发生在取代基较多的碳端；在碱性条件下，反应主要发生在取代基较少的碳端。例如：

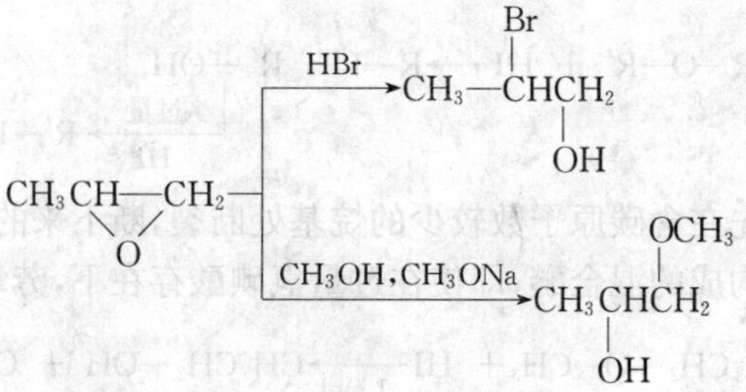

8.12 硫醚

醚分子中的氧原子被硫原子代替形成的化合物称作**硫醚**(**Thioester**)R—S—R。硫醚的分类、命名与醚相似，只是在醚字前加“硫”字。例如：$CH_3CH_2SCH_2CH_3$ 称为(二)乙硫醚(Diethyl thioether)。

硫醚的性质也与醚相似。例如，与浓硫酸可形成锍盐(Sulfonium salt)；硫醚也可被氧化，首先被氧化成亚砜，亚砜进一步被氧化成砜。

$$R—S—R' + H_2SO_4 \longrightarrow [R—\overset{H}{S}—R']^+ HSO_4^- \xrightarrow{H_2O} R—S—R' + H_3O^+ + HSO_4^-$$

$$CH_3SCH_3 + H_2O_2 \longrightarrow CH_3SOCH_3 \text{ 二甲亚砜(DMSO)}$$

8.13 冠醚

冠醚(**Crown ether**)是分子中具有$\leftarrow OCH_2CH_2 \rightarrow$重复单位的环状醚。因最初合成的该类化合物形状似皇冠，故称为冠醚，又称大环多醚。

冠醚有其特有的命名法，可表示为**X—冠—Y**。X代表环上的原子总数，Y代表氧原子数。例如：

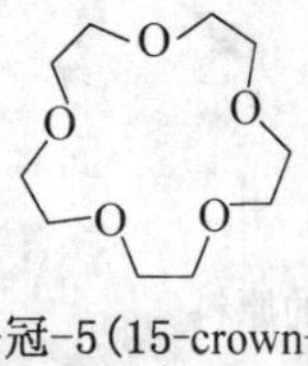

或写成

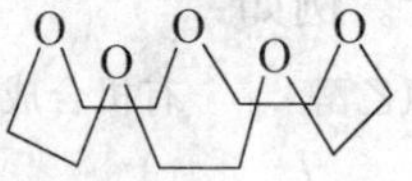

15-冠-5(15-crown-5)

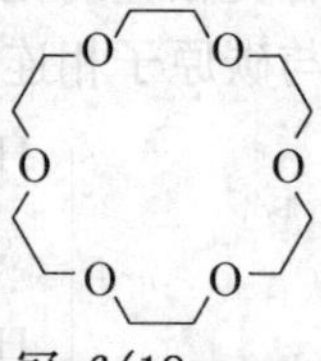

18-冠-6(18-crown-6)

冠醚的一个重要特点是可以和金属形成配合物。不同的冠醚，分子中空穴大小不同，可配合不同的金属离子，因此具有较高的选择性。例如：18-冠-6中的空穴直径是0.26～0.32 nm，与钾离子的直径(0.266 nm)相近，因此，它可与K^+形成稳定的配合物。留下的负离子(例如MnO_4^-)是赤裸裸的，这样，后者能更有效地进行反应。

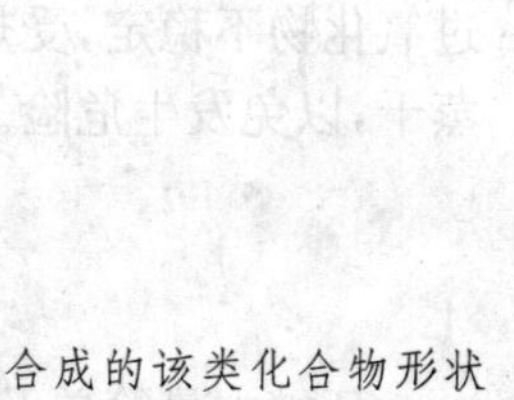

X^-═OH^-，MnO_4^- 等

冠醚分子内圈氧原子能和水形成氢键，故有亲水性；而它的外圈都是碳氢，有憎水性。这样它能将水相中的试剂包在内圈而带到有机相中去，加速了非均相有机反应的速度，因此，冠醚可被用作**相转移催化剂**(**Phase transfer catalyst** 简称PTC)。

8.14 醚的制备

8.14.1 醇分子间脱水

在酸催化下，两分子醇脱水生成醚。

$$R—OH+H—OR\xrightarrow[\triangle]{H^+}R—O—R+H_2O$$

该反应常用的催化剂是硫酸。该法一般只适用于制备简单醚，因为不同的醇分子间进行脱水反应时，副产物太多，分离困难。此外，伯醇产量最高，仲醇次之，而叔醇由于容易发生分子内脱水反应主要得到烯。

8.14.2 威廉姆逊合成

威廉姆逊醚合成法已在 7.3.1 中作了介绍，这是一种合成醚的方便的方法。因为反应是在碱性条件下进行的，而卤烃在碱性条件下有消除成烯的可能，尤其是叔卤烃，因此必须选择适当的原料，尽量减少副反应。一般选用伯卤烃为原料，例如：制备乙基叔丁基醚时，选用溴乙烷和叔丁醇钠反应，而不选用叔丁基溴和乙醇钠反应。制备苯基乙基醚时，可选用苯酚钠与溴乙烷作用，而不能选用乙醇钠与溴苯反应。

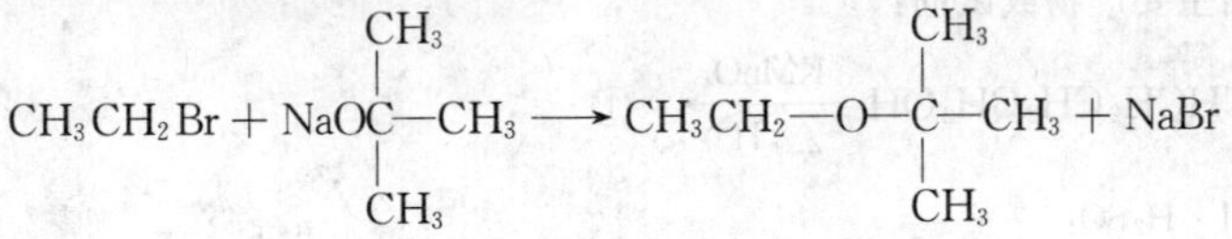

$$C_6H_5ONa + C_2H_5Br \longrightarrow C_6H_5OC_2H_5 + NaBr$$

习　　题

1. 写出下列物质的构造式：
   (1) 4-甲基环己醇　(2) 2,4-己二醇　(3) 3-氯-1-苯基-1-己醇　(4) 丙硫醇
   (5) 苦味酸　(6) 苯基烯丙基醚　(7) 硫酸二乙酯　(8) 苄醇
2. 命名下列化合物：

(1) 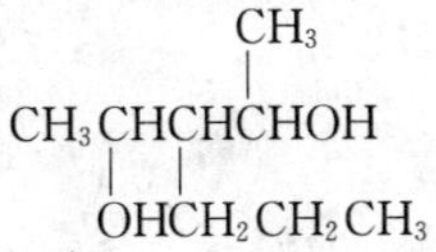

(2) 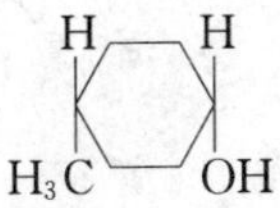

(3) 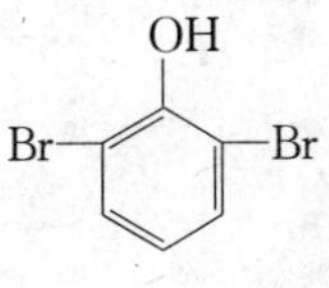

(4) 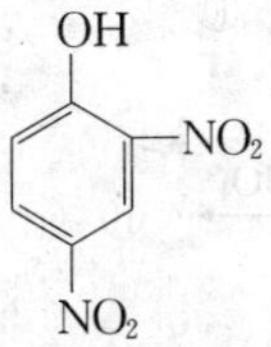

(5) $CH_3CH_2CH_2\underset{\underset{\displaystyle CH=CH_2}{|}}{C}HCH_2OH$　　(6) $BrCH_2CH_2CH_2OH$

(7) $CH_3CH_2OCH_2CH=CH_2$　　(8) 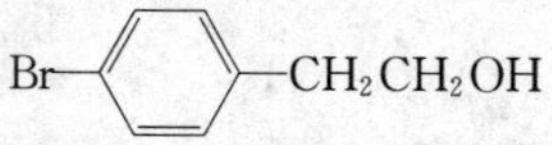

(9) 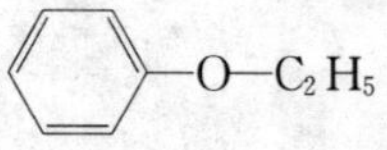　　(10) $CH_3\underset{\underset{\displaystyle CH_3}{|}}{C}=CH-\underset{\underset{\displaystyle OCH_3}{|}}{C}HCH_2CH_3$

3. 将下列化合物按指定性质从大到小排列成序：

(1) 沸点：

① $CH_3CH_2OCH_3$　② $\underset{\underset{\displaystyle OH}{|}}{C}H_2CH_2\underset{\underset{\displaystyle OH}{|}}{C}H_2$　③ $\underset{\underset{\displaystyle OH}{|}}{C}H_2CH_2\underset{\underset{\displaystyle OCH_3}{|}}{C}H_2$

(2) 在水中溶解度：

① $\underset{\underset{\displaystyle OH}{|}}{C}H_2CH_2CH_2CH_3$　② $\underset{\underset{\displaystyle OH}{|}}{C}H_2CH_2CH_2\underset{\underset{\displaystyle OH}{|}}{C}H_2$　③ $\underset{\underset{\displaystyle OCH_3}{|}}{C}H_2CH_2CH_2CH_3$

(3) 酸性：

① 苯酚　② 2,4-二硝基苯酚　③ 对甲基苯酚

④ 2,4,6-三硝基苯酚　⑤ 间硝基苯酚　⑥ 对硝基苯酚

(4) 在硫酸催化下脱水成烯的反应活性：

① 1-丁醇　② 2-甲基-2-丙醇　③ 2-丁醇

4. 完成反应式，写出主要产物或试剂：

(1) $CH_3CH=CHCH_2CH_2CH_2OH \xrightarrow[\triangle,H^+]{KMnO_4}$ ①

(2) 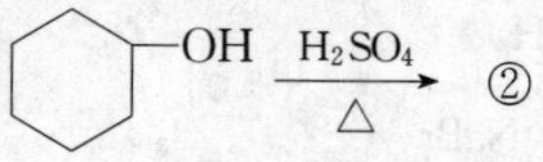

(3) $(CH_3)_2CH\underset{\underset{\displaystyle OH}{|}}{C}HCH_3 \xrightarrow{③} (CH_3)_2C=CHCH_3 \xrightarrow[\triangle,压力]{H_2O/H^+}$ ④

(4) $HOCH_2CH_2CH_2SH + NaOH \longrightarrow$ ⑤

(5) 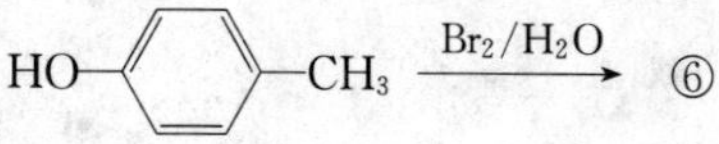

(6) 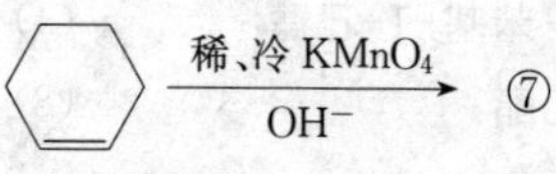

(7) 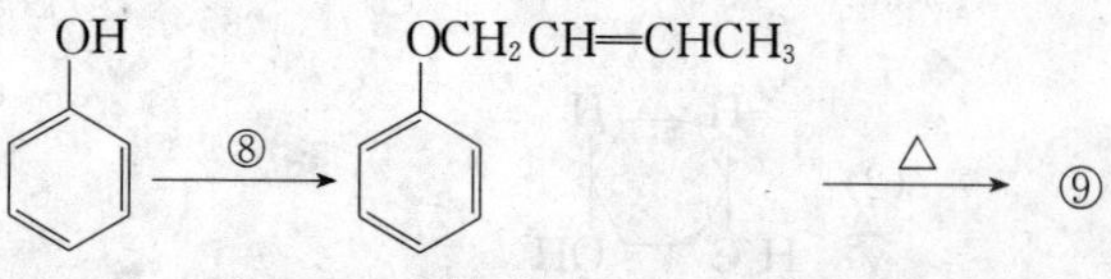

(8) $C_6H_5CH_2\underset{\underset{\displaystyle OH}{|}}{C}HCH_3 \xrightarrow[\triangle]{H^+}$ ⑩

(9) $CH_3\underset{\underset{\displaystyle OH}{|}}{C}H-\underset{\underset{\displaystyle OH}{|}}{C}HCH_2CH_3 \xrightarrow{HIO_4}$ ⑪

(10) 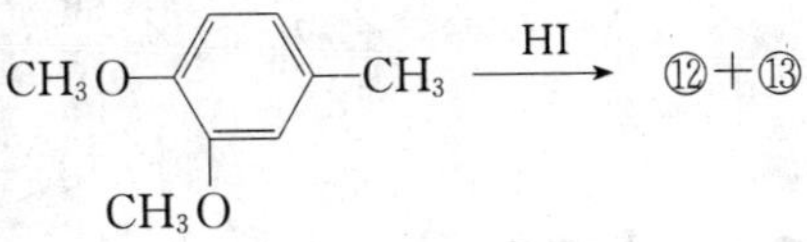

(11) 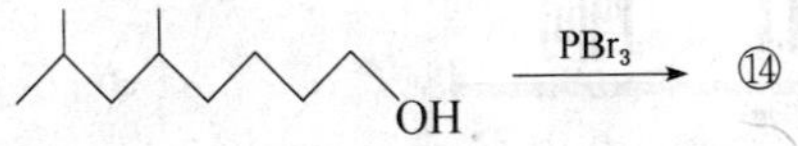

(12) 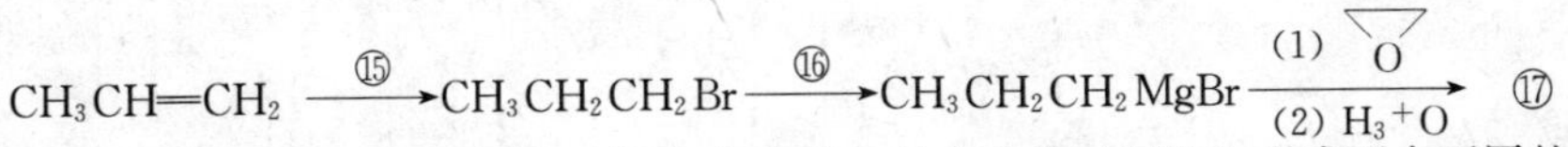

5. 用高碘酸分别氧化 A、B、C 3 个邻二醇后，A 生成一种化合物：丁酮；B 生成两个不同的醛：乙醛和丙醛；C 生成 1 个醛和 1 个酮：甲醛和 3-戊酮。试推测各邻二醇的构造式。
6. 化合物 A 的分子式为 C_7H_8O，不溶于水、稀盐酸及 $NaHCO_3$ 水溶液，但能溶于稀 NaOH 水溶液。当用溴水处理 A 时，它迅速生成分子式为 $C_7H_5OBr_3$ 的化合物，试推测 A 的结构。
7. 化合物 A($C_8H_{10}O$)，与 Na 不反应，遇 $FeCl_3$ 亦不显色，但用 HI 处理，生成 B 和 C。B 遇溴水立即生成白色沉淀。C 经 NaOH 水解后再用 $CrO_3 \cdot H_2SO_4$(稀)处理，生成醛 D。试推测 A、B、C、D 的结构。
8. 实现下列转化，必要试剂自选：
   (1) 将甲苯转化成苯甲醇
   (2) 由苯酚合成对溴苯甲醚
   (3) 由甲苯及丙烯合成 $C_6H_5CH_2OCH(CH_3)_2$
   (4) 由丙烯合成 $(CH_3)_2CHOCH_2CH{=}CH_2$

9 醛和酮

醛、酮分子中都含有**羰基** >C=O 。羰基分别与 1 个烃基和 1 个氢相连的化合物称作**醛**；羰基与 2 个烃基相连的化合物称作**酮**。其通式可表示为：

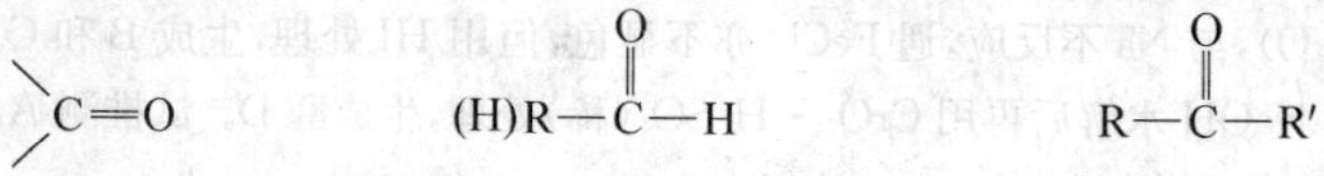

羰基 carbonyl group　　醛 aldehyde　　酮 ketone

醛分子中的羰基专称**醛基**，可简写作**—CHO**；酮分子中的羰基专称作**酮羰基**，可简写作**—CO—**。

9.1 醛、酮的分类和命名

醛、酮可根据羰基所连烃基的不同，分为脂肪族醛、酮，芳香族醛、酮（羰基直接与芳环相连）和脂环醛、酮；也可根据烃基的饱和与不饱和情况分为饱和醛、酮和不饱和醛、酮；还可根据分子中所含羰基的数目分为一元醛、酮，二元醛、酮；一元酮还可根据分子中羰基所连的 2 个烃基是否相同分为简单酮（2 个烃基相同）和混合酮（2 个烃基不同）。

和其他有机化合物的命名相似，简单的醛、酮采用普通命名法，结构复杂的醛、酮则采用系统命名法。

醛的普通命名法与醇相似，酮则按羰基所连的 2 个烃基来命名，例如：

HCHO
甲醛 formaldehyde

CH_3CH_2CHO
丙醛 propanal

$CH_3CH_2CH_2CHO$
正丁醛 *n*-butanal

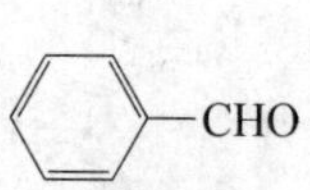
苯甲醛 benzaldehyde

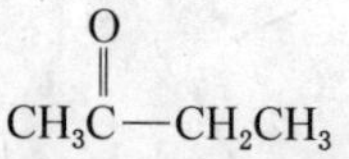
甲（基）乙（基）酮 methyl ethyl ketone

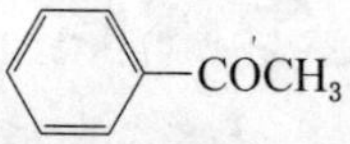
乙酰苯（苯乙酮） acetophenone

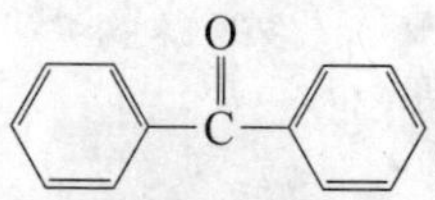
二苯酮 diphenyl ketone

采用系统命名法时，选择含有羰基的最长碳链为主链，称为某醛或某酮；编号时从靠近羰基的一端开始编号（醛基总是在碳链的一端，不用标明它的位次）；在母体前表明支链或取代基的位次、个数及名称，标出羰基的位次。碳链的位次也可用希腊字母 α、β、γ 和 δ 等标明，和羰基相连的碳称 α 位，依次排列。例如：

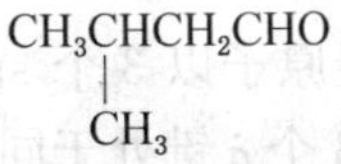

3-甲基丁醛
3-methylbutanal

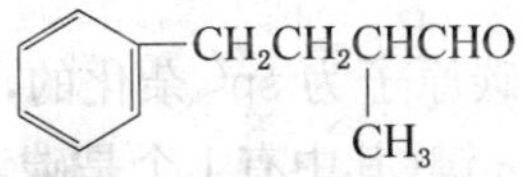

2-甲基-4-苯基丁醛
2-methyl-4-phenylbutanal

$CH_2{=}CHCOCH_3$

3-丁烯-2-酮
3-butene-2-one

环酮的羰基在环内的，称为环某酮；羰基在环外的，则将环作为取代基，例如：

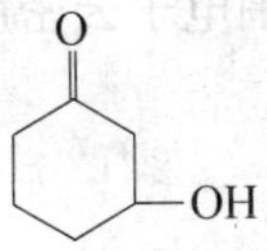

3-羟基环己酮
3-hydroxycyclohexanone

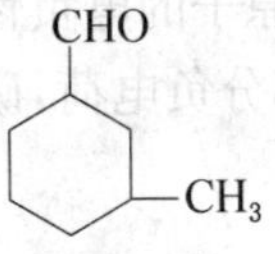

3-甲基环己基甲醛
3-methylcyclohexanecarbaldehyde

9.2 醛、酮的物理性质

10 个碳原子以内的醛、酮，除甲醛在室温下为气体外，其余的都是液体。它们的沸点和相应相对分子质量的烃的沸点相比都高得多，但与相应相对分子质量的醇的沸点相比都低得多。这一方面是因为醛、酮分子间不能像醇那样形成氢键；另一方面，羰基具有极性，因此醛、酮的沸点介于相对分子质量相近的烃和醇之间。一些醛、酮、烃、醇的沸点见表 9-1。

表 9-1 一些醛、酮、烃、醇沸点的比较

化 合 物	相对分子质量	沸点(℃)
甲 醛 formaldehyde	30	−21.5
甲 醇 methanol	32	64.5
乙 烷 ethane	30	−88.5
丙 醛 propanal	58	49
丙 酮 acetone	58	56
正丙醇 *n*-propanol	60	97
正丁烷 *n*-butane	58	0
丁 醛 butyric aldehyde	72	76
丁 酮 butanone	72	80
正丁醇 *n*-butylalcohol	74	118
正戊烷 *n*-pentane	72	36

醛、酮易溶于各种有机溶剂中，其水溶性规律与醇相似，即随相对分子质量增加，水溶性降低。3 个碳原子以内的醛、酮易溶于水，丙酮和水任意混溶，是一个常用的有机溶剂。随着相对分子质量的增加水溶性迅速降低，6 个碳以上的醛、酮几乎不溶于水。醛、酮的相对密度均小于 1。

9.3 醛、酮的化学性质

醛、酮分子中都含有羰基，羰基碳原子为 sp^2 杂化的，杂化后的碳原子以 3 个 sp^2 杂化轨道分别和其他 3 个原子形成 3 个 σ 键(其中有 1 个是碳氧 σ 键)，这 3 个 σ 键处于同一平面上；碳原子上余下的未杂化的 p 轨道(垂直于 σ 键所在平面)与氧的 1 个 p 轨道相互重叠形成 π 键，此 π 键也垂直于 3 个 σ 键所在的平面，见图 9-1。因此羰基的碳氧双键与烯烃的碳碳双键相似，也是由 1 个 σ 键和 1 个 π 键组成，π 电子云也是分布于 σ 键所在平面的两侧。但由于碳原子与氧原子的电负性不同，所以羰基具有极性，氧周围电子云密度比碳周围的电子云密度高，氧带部分负电荷，碳带部分正电荷，如图 9-1 所示。

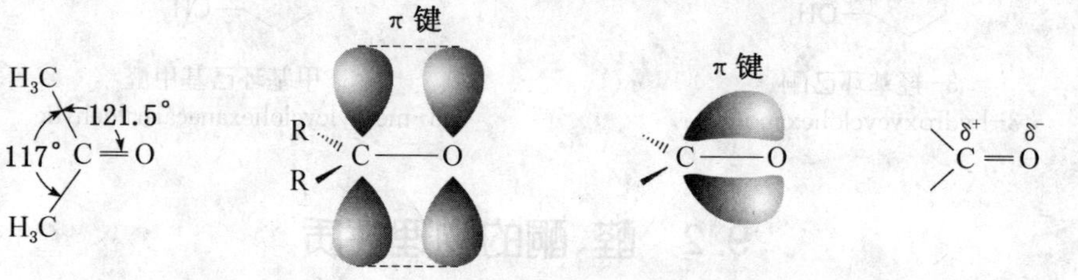

图 9-1 羰基的结构

由于羰基是个极性不饱和基团，因此容易和一些试剂发生加成反应。反应时一般是试剂中带负电荷的部分首先向羰基碳发动亲核进攻，结果是：试剂中带负电荷的部分加到羰基碳上，带正电荷的部分加到羰基氧上。这类反应称**亲核性加成反应(Nucleophilic addition)**，是醛、酮的很重要的一类反应。

由于受羰基的影响，醛、酮中的 α-H 也表现出相当的活性，因此，醛、酮的另一类反应是 α-活泼氢的反应。醛、酮还能发生氧化、还原反应。

9.3.1 亲核性加成反应

1) 与氢氰酸加成

醛、大多数甲基酮和 8 个碳以下的环酮能与氢氰酸加成，生成的产物称 α-羟基腈，又称 α-氰醇，其反应式为：

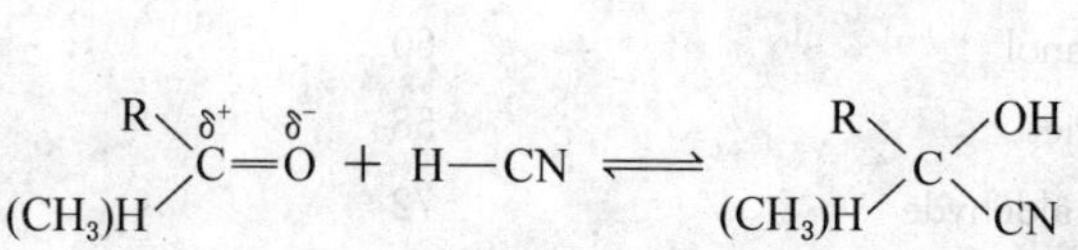

α-羟基腈

人们发现，丙酮与氢氰酸的反应，如果不加酸或碱时，在 3～4 h 内只有一半原料起反应；如果加入酸，反应减慢，加大量酸，则放置几天也不反应；加 1 滴氢氧化钾溶液，反应在 2 min内即可完成。这些事实表明，碱的存在能催化反应。这是什么原因呢？

氢氰酸是个很弱的酸，在溶液中存在下列平衡：

$$HCN \underset{H^+}{\overset{OH^-}{\rightleftharpoons}} H^+ + CN^-$$

显然，酸的存在降低了 CN^- 的浓度，而碱的存在能增加 CN^- 的浓度。既然碱能加速反应，说明醛、酮与 HCN 的加成反应中，CN^- 浓度起着重要的作用。一般认为，碱催化下氢氰酸对羰基加成反应的机理为：

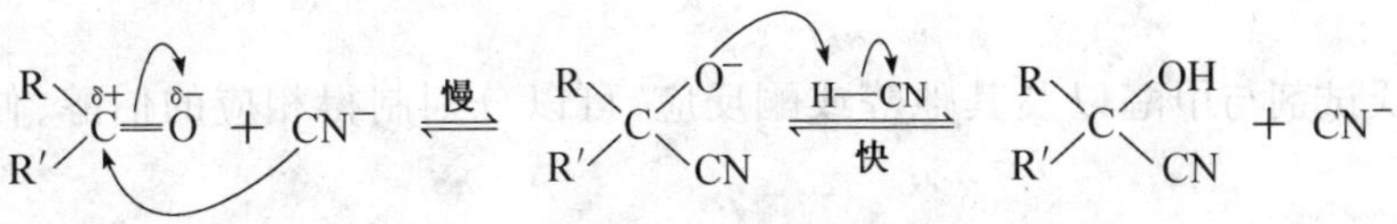

上式表明，反应中首先是 CN^- 与羰基中带部分正电荷的碳结合，也就是说 CN^- 具有亲核性，是亲核性试剂。反应是由亲核试剂的进攻而引起的加成反应。

醛、酮与其他亲核试剂的加成反应，也是试剂中带负电荷的部分(亲核的)首先向羰基碳原子进攻，然后带正电荷的部分(亲电的)加到氧上。这两步中，第一步是反应速度决定步骤。

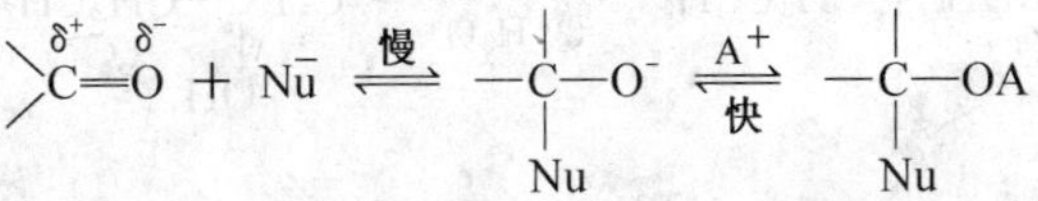

不同结构的醛、酮与同一种亲核试剂进行加成反应时，反应活性有差异。例如，在脂肪族醛、酮系列中，反应活性次序是：

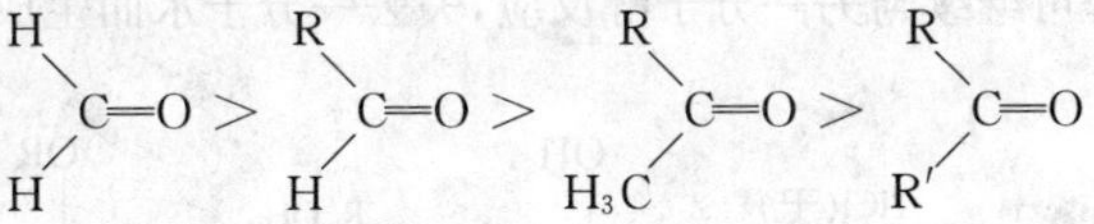

2) 与亚硫酸氢钠加成

醛、脂肪族甲基酮及 8 个碳以下的环酮可以和亚硫酸氢钠饱和溶液(40%)反应，生成 α-羟基磺酸钠。α-羟基磺酸钠不溶于饱和的亚硫酸氢钠溶液而析出白色结晶。因反应前后有明显现象变化，所以该反应可用于上述化合物的鉴别，例如：

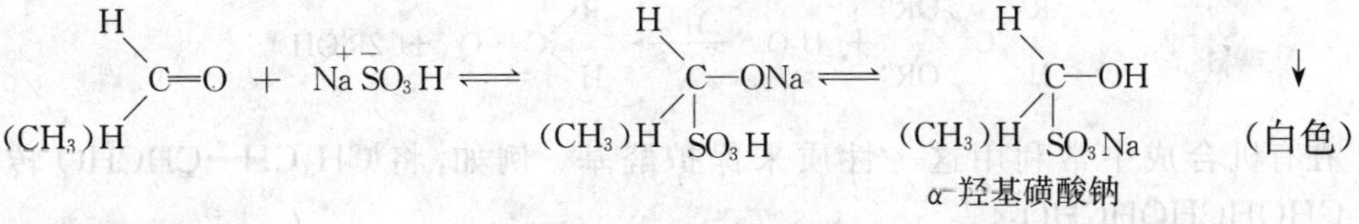

由于反应是可逆的，加成物 α-羟基磺酸钠遇酸或碱又可恢复成原来的醛或甲基酮，所以可利用这一性质来分离和提纯醛、酮。

醛、酮与亚硫酸氢钠所生成的加成产物可与氰化钠作用生成 α-羟腈，这样可避免直接使用剧毒的 HCN，如：

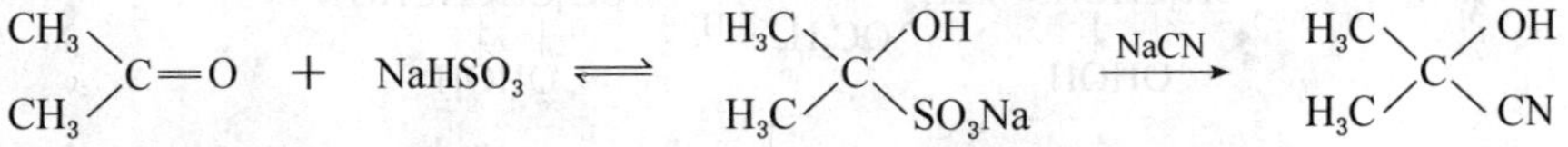

3) 与格氏试剂加成

格氏试剂中的碳镁键是极性键，碳带部分负电荷，镁带部分正电荷($\overset{\delta^-}{C}—\overset{\delta^+}{Mg}$)，因此与镁相连的碳具有强的亲核性，极易与羰基化合物发生亲核加成反应。

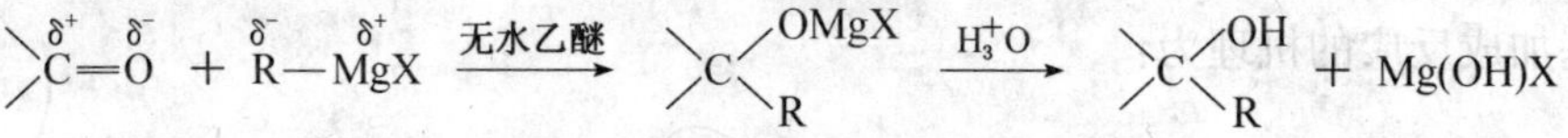

利用格氏试剂与甲醛以及其他醛或酮反应，可以分别制得相应的伯醇、仲醇或叔醇。例如：

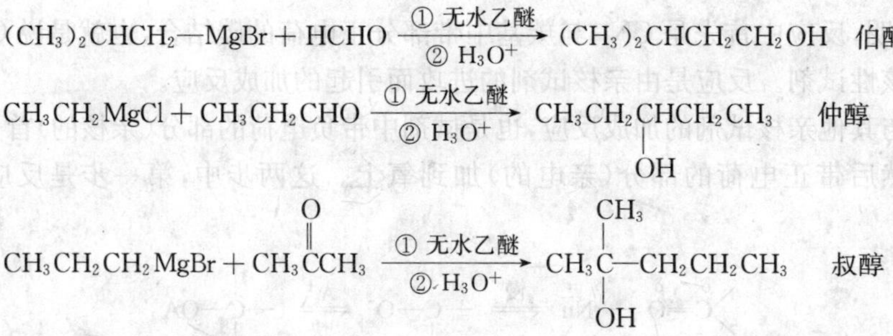

4）与醇反应

在干燥氯化氢或浓硫酸的作用下，一分子醛与一分子醇发生加成反应，生成的化合物称作**半缩醛**（**Hemiacetal**）。半缩醛一般不稳定（环状的半缩醛较稳定），易分解成原来的醛，因此不易分离出来。半缩醛可继续与另一分子醇反应，失去一分子水而生成稳定的**缩醛**（**Acetal**）。

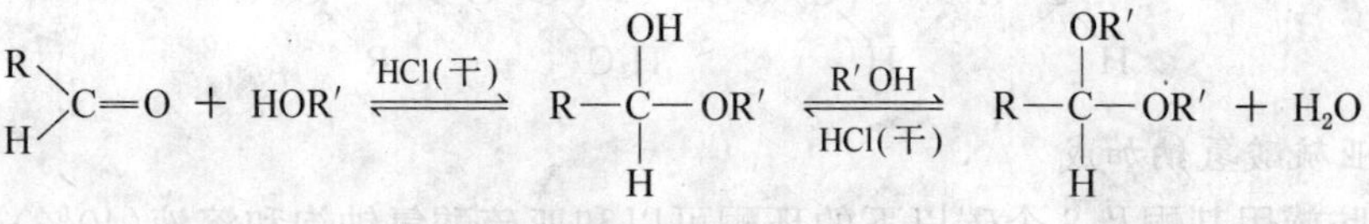

缩醛对碱、氧化剂是稳定的，但在稀酸中易水解恢复成原来的醛。

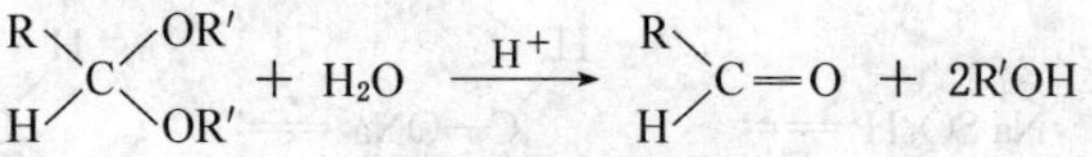

在有机合成中常利用这一性质来保护醛基。例如，将 $CH_3CH{=}CHCHO$ 转化成 $CH_3CHOHCHOHCHO$：

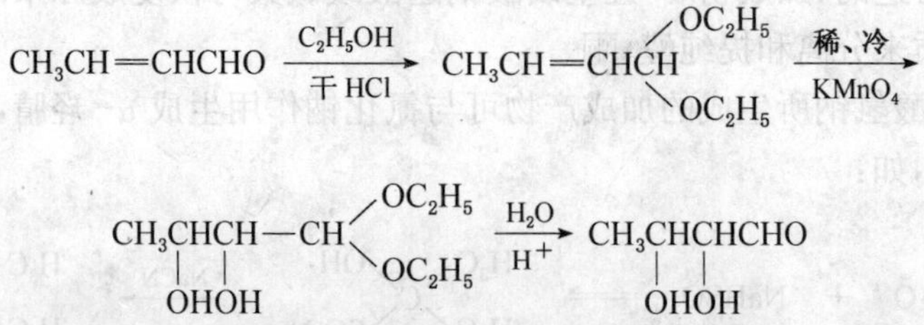

上述转化中，如果不先将醛基保护起来，当用 $KMnO_4$ 处理时，分子中醛基会被氧化成酸，得不到目的物。

酮也可以与醇作用生成半缩酮和缩酮，但反应缓慢得多，常要设法移去生成的水。

例如：

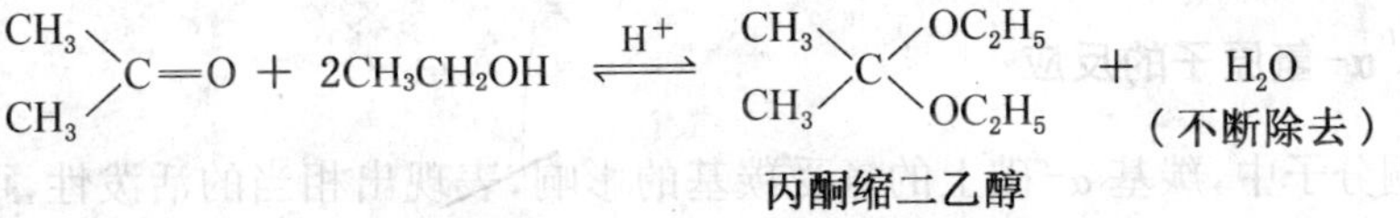

丙酮缩二乙醇

76%

在合成中常用乙二醇和醛、酮作用生成环状的缩醛、缩酮来保护羰基，其反应通式如下：

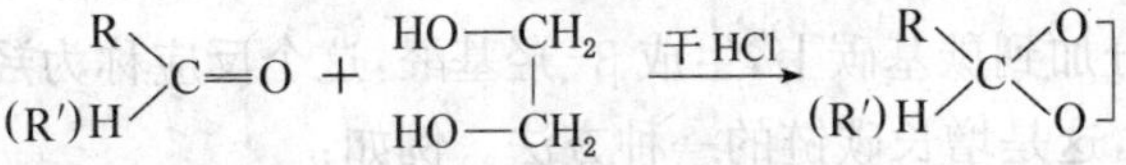

5）与氨的衍生物反应

醛、酮也能与氨的衍生物如羟胺（**Hydroxlamine**）、肼（**Hydrazine**）、苯肼（**Phenylhydrazine**）、2，4-二硝基苯肼（**2，4-Dinitrophenylhydrazine**）及氨基脲（**Semicarbazide**）等作用，分别生成肟（**Oxime**）、腙（**Hydrazone**）、苯腙（**Phenyl hydrazone**）、2，4-二硝基苯腙（**2，4-Dinitrophenylhydrazone**）、缩胺脲（**Semicarbazone**）。其反应过程可用通式表示如下：

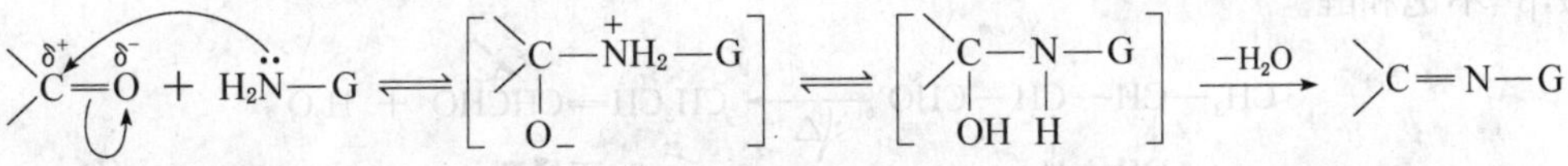

例如：

$$(CH_3)_2C{=}O + H_2N{-}OH \longrightarrow (CH_3)_2C{=}N{-}OH + H_2O$$

羟胺　　　　肟

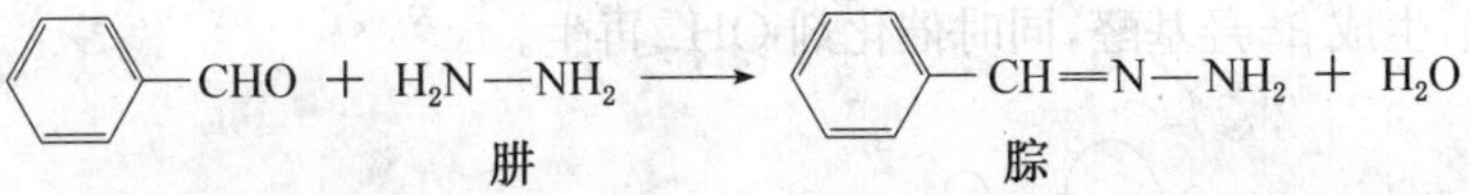

肼　　　　腙

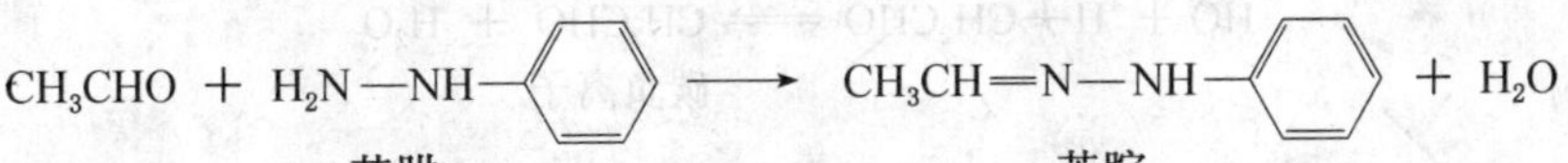

苯肼　　　　苯腙

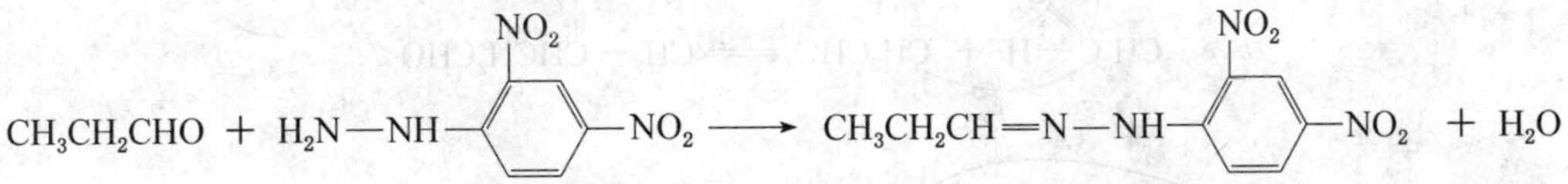

2，4-二硝基苯肼　　　　2，4-二硝基苯腙

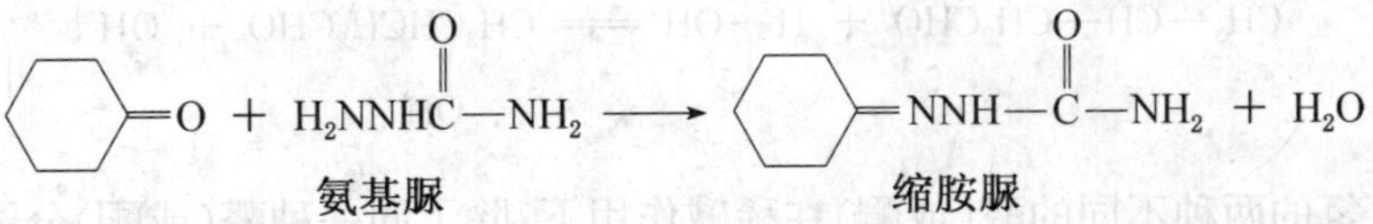

氨基脲　　　　缩胺脲

羟胺、肼等氨的衍生物称作**羰基试剂**。这些试剂与醛、酮的加成产物都是很好的结晶，特别是2，4-二硝基苯肼几乎能与所有的醛、酮迅速发生反应，生成橙黄色或橙红色2，4-二硝基苯腙沉淀，而且各种加成缩合产物都是很好的结晶，具有固定的熔点，测定其熔点就可以知道它是由哪一种醛或酮所生成的，因而常用来鉴别醛、酮。此外，肟、腙等在稀酸作用下

能够水解为原来的醛和酮,所以也可利用这一性质来分离和提纯醛、酮。

9.3.2 α-氢原子的反应

在醛、酮分子中,羰基α-碳上的氢受羰基的影响,表现出相当的活泼性,可以发生一些反应。

1)羟醛缩合

在稀酸或稀碱的作用下(最常用的是稀碱),一分子醛的α-氢原子加到另一分子醛的羰基氧原子上,其余部分加到羰基碳上,生成β-羟基醛,这个反应称为**羟醛缩合**或称**醇醛缩合**(**Aldol condensation**),这是增长碳链的一种方法。例如:

$$CH_3CHO + H—CH_2CHO \xrightarrow{OH^-(稀)} CH_3\underset{\displaystyle OH}{\underset{|}{CH}}—CH_2CHO$$

3-羟基丁醛(β-羟基丁醛)

当生成的β-羟基醛上仍有α-氢时,在受热或在酸的作用下可发生分子内脱水反应生成α,β-不饱和醛。

$$CH_3—\underset{\displaystyle OH}{\underset{|}{CH}}—\underset{\displaystyle H}{\underset{|}{CH}}—CHO \xrightarrow[\triangle]{} CH_3CH{=}CHCHO + H_2O$$

2-丁烯醛

(α,β-不饱和醛)

羟醛缩合反应机理为:首先,催化剂碱夺取醛(或酮)分子中的α-氢,形成碳负离子,接着碳负离子作为亲核试剂向另一分子醛的羰基碳进攻,生成氧负离子,最后,氧负离子再从溶剂中夺取氢,生成β-羟基醛,同时催化剂OH^-再生。

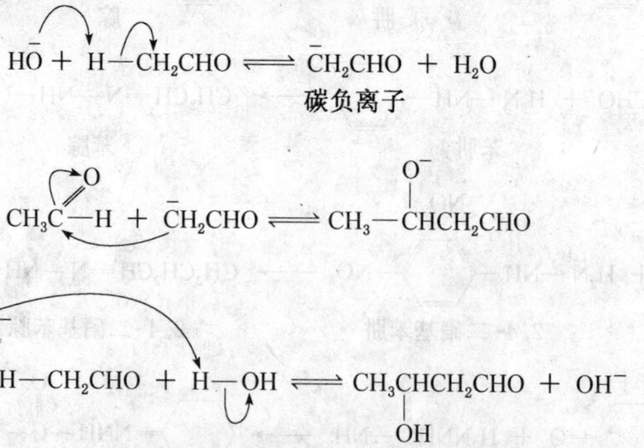

含有α-氢的两种不同的醛(或酮)在稀碱作用下,除了同一种醛(或酮)分子间发生羟醛(或酮)缩合外,不同的醛(或酮)相互间也可发生交错或**交叉羟醛(或酮)缩合**,结果生成4种不同的产物,由于分离困难,产率也不高,所以在合成上实用意义不大。

但若选用一种不含α-氢的醛(如甲醛、叔丁醛、苯甲醛等)和另一种含有α-氢的醛进行反应,通过控制反应条件,仍能得到单一产物。例如:

$$\mathrm{HCHO} + (\mathrm{CH_3})_2\mathrm{CHCHO} \xrightarrow[40℃]{\text{稀 } \mathrm{Na_2CO_3}} \mathrm{HOCH_2}\overset{\mathrm{CH_3}}{\underset{\mathrm{CH_3}}{\mathrm{C}}}\mathrm{-CHO}$$

不含 α- 氢的芳醛(如苯甲醛)与含有 α- 氢的醛或酮在碱催化下进行的羟醛(酮)缩合反应专称**克莱森-许密特缩合(Claisen-Schmidt condensation)**。在这种缩合反应中,生成的 β-羟基醛(酮)在反应条件下自动脱水成 α,β- 不饱和醛(酮)。例如:

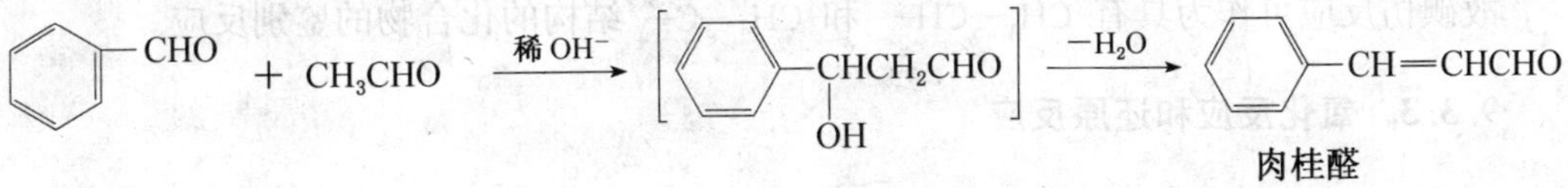

肉桂醛

羟醛缩合反应若在分子内进行则生成环状化合物,是合成环状化合物的一种方法。例如:

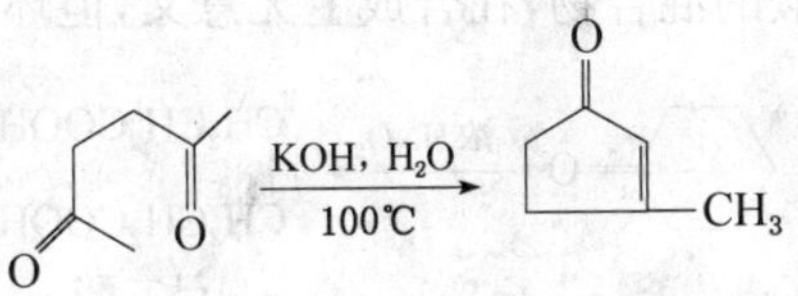

2) 卤代和卤仿反应

醛、酮分子中的 α- 氢可被卤素取代生成 α- 卤代醛、酮,此反应可被酸或碱催化。

如果醛或酮的 α- 碳上不止 1 个氢时,用酸催化反应,可通过控制反应条件,得到一卤代物,例如:

$$\mathrm{CH_3\overset{O}{\overset{\|}{C}}-CH_3} \xrightarrow[\mathrm{HOAc}]{\mathrm{Br_2}} \mathrm{BrCH_2\overset{O}{\overset{\|}{C}}-CH_3}$$

但若在碱催化下反应,一般不易控制生成一卤代物。具有 3 个 α- 氢的醛或酮,在碱性条件下与卤素反应(常用的试剂是卤素的氢氧化钠溶液或次卤酸钠),3 个 α- 氢都被卤原子取代。所生成的三卤代物在碱性溶液中不稳定,分解成卤仿和相应的羧酸盐。例如:

$$\mathrm{CH_3CH_2-\overset{O}{\overset{\|}{C}}\ CH_3} \xrightarrow{\mathrm{NaOH + Br_2}} \mathrm{CH_3CH_2\overset{O}{\overset{\|}{C}}-CBr_3}$$

$$\mathrm{CH_3CH_2-\overset{O}{\overset{\|}{C}}-CX_3} \xrightarrow{\mathrm{OH^-}} \mathrm{CH_3CH_2-\overset{O}{\overset{\|}{C}}-O^-} + \underset{\substack{\text{三卤甲烷}\\\text{(卤仿)}}}{\mathrm{CHX_3}}$$

由于产物中有卤仿生成,故称**卤仿反应(Haloform reaction)**。若卤仿反应中的卤素是碘,则得到的碘仿为黄色沉淀,且有特殊气味,专称**碘仿反应(Iodoform reaction)**。

由于次碘酸钠是个氧化剂,能将具有 $\mathrm{CH_3\overset{OH}{\overset{|}{C}H}-}$ 结构的醇氧化成含有 $\mathrm{CH_3-\overset{O}{\overset{\|}{C}}-}$ 的醛或酮,所以凡具有 $\mathrm{CH_3-\overset{O}{\overset{\|}{C}}-}$ 的醛、酮或具有 $\mathrm{CH_3-\overset{OH}{\overset{|}{C}H}-}$ 结构的醇,均可发生碘仿反应。

例如：

$$CH_3CH_2OH \xrightarrow{NaOI} CH_3\overset{\overset{O}{\|}}{C}-H \xrightarrow{NaOI} CHI_3\downarrow + HCOONa$$

$$CH_3\overset{\overset{OH}{|}}{CH}CH_3 \xrightarrow{NaOI} CH_3\overset{\overset{O}{\|}}{C}CH_3 \xrightarrow{NaOI} CHI_3\downarrow + CH_3COONa$$

故碘仿反应可作为具有 $CH_3-\overset{\overset{OH}{|}}{CH}-$ 和 $CH_3-\overset{\overset{O}{\|}}{C}-$ 结构的化合物的鉴别反应。

9.3.3　氧化反应和还原反应

1）氧化反应

醛非常容易被氧化生成羧酸，酮不被一般的氧化剂氧化，在强氧化剂作用下，酮可发生碳链断裂，生成多种小分子酸的混合物，在合成上无意义，但环酮可被氧化成二元酸。例如：

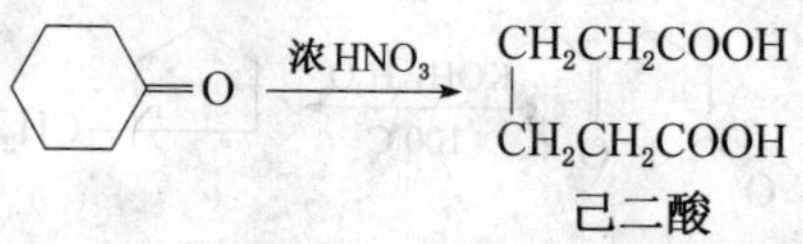

己二酸

醛除了可被 $KMnO_4$ 等强氧化剂氧化外，还可被一些弱的氧化剂如**杜伦试剂**（**Tollen's reagent**）和**斐林试剂**（**Fehling's reagent**）氧化。

杜伦试剂（氢氧化银氨溶液）可将醛氧化成酸，并有银析出。如果反应器皿干净，银可在器皿内壁形成银镜，所以这个反应又称**银镜反应**，例如：

$$CH_3CHO + 2[Ag(NH_3)_2]^+OH^- \xrightarrow[\triangle]{} CH_3COONH_4 + 2Ag\downarrow + 3NH_3 + H_2O$$

斐林试剂（由硫酸铜与酒石酸钾钠的碱溶液混合而成）可将醛氧化成酸，并有棕色氧化亚铜沉淀析出。上述反应前后均有明显现象变化，故可用来区别醛和酮。

$$R-\overset{\overset{O}{\|}}{C}-H + 2Cu^{2+} + NaOH + H_2O \longrightarrow RCOONa + Cu_2O\downarrow + H^+$$

芳醛不与斐林试剂反应，因此斐林试剂还可用来区别脂肪醛和芳香醛。

杜伦试剂和斐林试剂都是弱氧化剂，不能使碳碳双键氧化。例如：

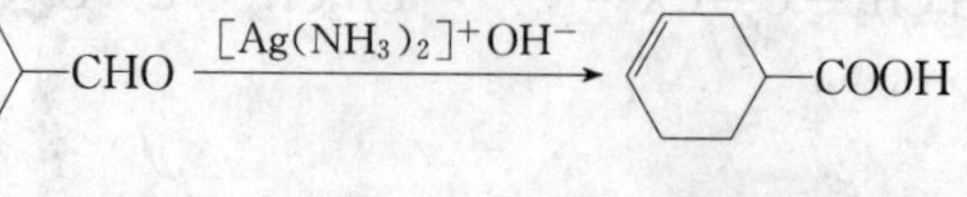

2）还原反应

采用不同的还原剂，可将醛、酮分子中的羰基还原成醇羟基或次甲基。

(1) 羰基还原成醇羟基

将羰基还原成醇羟基的方法中常用的有：

① 催化氢化　催化剂为 Pt、Pd、Reany Ni 等。在反应条件下，分子中碳碳双键也可被还原。例如：

$$CH_3CH{=}CH{-}CHO \xrightarrow[Ni]{H_2} CH_3CH_2CH_2CH_2OH$$

② 金属氢化物还原　常用的金属氢化物是**硼氢化钠(钾)(Sodium borohydride)**、**氢化锂铝(Lithium aluminum hydride)**。它们都是选择性还原剂，分子中的碳碳双键可不被还原。例如：

$$CH_2{=}CHCH_2CH_2CHO \xrightarrow[\text{或 }NaBH_4]{LiAlH_4} CH_2{=}CHCH_2CH_2CH_2OH$$

(2) 羰基还原为次甲基

① **克莱门森还原(Clemmensen reduction)**　醛、酮与锌汞齐和浓盐酸回流反应，羰基被还原成次甲基，此法专称克莱门森还原法。例如：

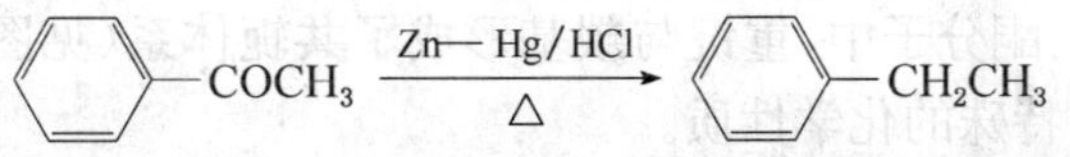

将此法与傅-克酰化反应结合起来，可在芳环上引入超过两个碳的直链烷基，避免用傅-克烷基化反应存在的重排和多烷基化的缺点。但此法只适用于对酸稳定的化合物。

② **乌尔夫—凯希纳尔—黄鸣龙还原(Wolff—Kishner—Huang Ming Long reduction)**

该法最初是将醛或酮与无水肼作用生成腙，然后将腙、醇钠及无水乙醇在封管或高压釜中加热反应，反应温度高，操作不方便。

$$>C{=}O \xrightarrow{NH_2NH_2} >C{=}NNH_2 \xrightarrow[\triangle]{NaOC_2H_5} >CH_2 + N_2\uparrow$$

此后我国著名化学家黄鸣龙(1898～1979)对其进行了改进，用氢氧化钠(钾)、85%水合肼代替醇钠、无水肼，反应在常压下即可进行，改良后的方法专称黄鸣龙法。例如：

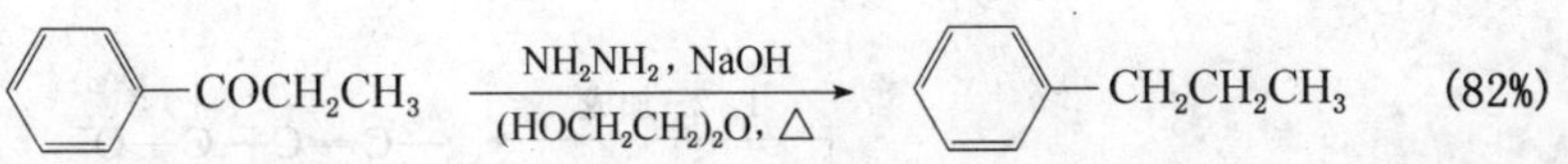

该法是在碱性条件下进行的，因此对酸敏感而对碱稳定的化合物可用此法进行还原。

3) 康尼查罗反应

两分子不含 α-氢的醛在浓碱中发生反应，结果一分子醛被氧化成酸，另一分子醛被还原成醇，这类反应是康尼查罗(S. Cannizzaro, 1826～1910)于 1853 年首先发现的，故称为**康尼查罗反应(Cannizzaro reaction)**。例如：

$$2HCHO \xrightarrow{\text{浓 }NaOH} CH_3OH + HCOONa$$

$$HCOONa \xrightarrow{H^+} HCOOH$$

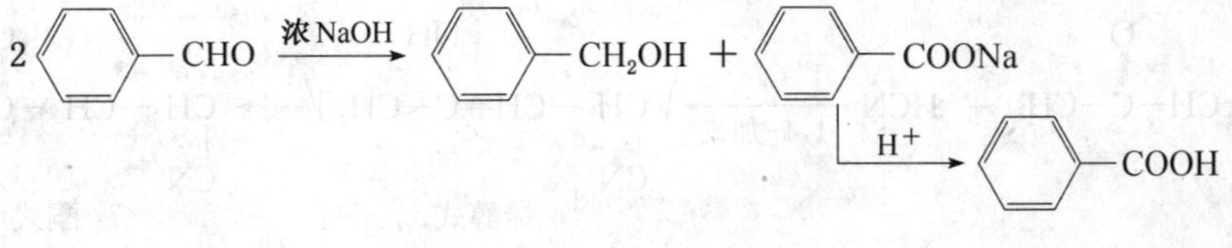

两种不同的不含 α-氢的醛在浓碱条件下进行的康尼查罗反应称**交错(交叉)康尼查罗**

反应，产物是混合物。若两种醛中有一个是甲醛，由于甲醛在醛类中还原性最强，所以总是甲醛被氧化成酸而另一种醛被还原成醇。例如：

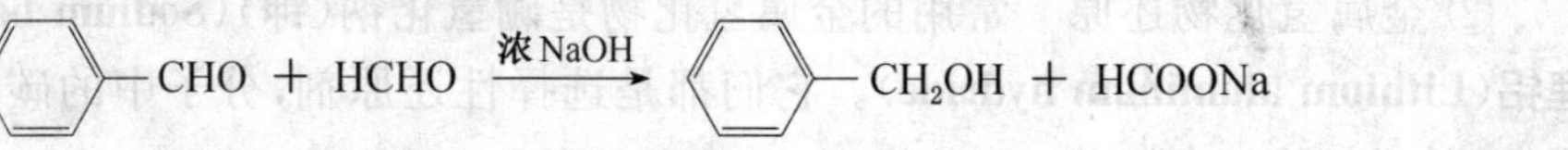

9.4 不饱和醛、酮

醛、酮分子中含有碳碳重键者称**不饱和醛、酮**。根据分子中重键与羰基的相对位置不同，不饱和醛酮又可分为 α，β-不饱和醛酮、β，γ-不饱和醛酮等，其中 α，β-不饱和醛、酮最重要。

在 α，β-不饱和醛、酮分子中，重键与羰基形成了共轭体系（见图 9-2）。这种结构上的特点，使它们具有一些特殊的化学性质。

图 9-2　丙烯醛分子中的共轭体系

由于 C═C 键和 C═O 键形成共轭体系，羰基的吸电子效应通过共轭链传递，使 β-C 也显示 δ^+，因此进行亲核加成反应时，亲核试剂既可进攻羰基碳，发生 1，2-加成反应，也可进攻显 δ^+ 的 β-C，发生 1，4-加成反应。

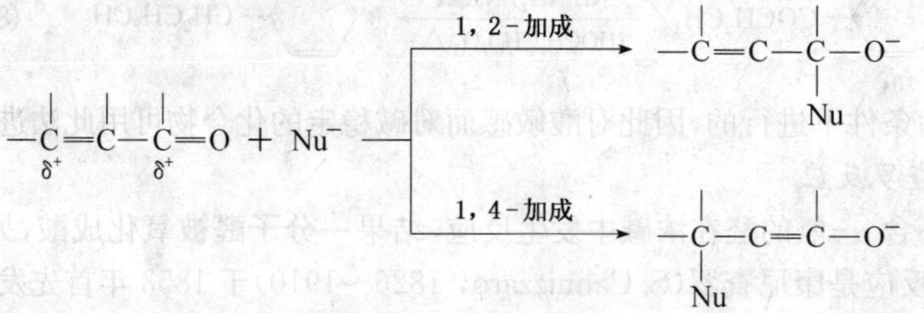

关于亲核加成的取向问题，由于影响因素很多，情况也较复杂，在此不作详细讨论。但在一般情况下，α，β-不饱和醛酮与水、醇、氢氰酸、氨的衍生物等加成时，倾向于得到 1，4-加成产物，例如：

$$CH_2{=}CH{-}\overset{O}{\overset{\|}{C}}{-}CH_3 + HCN \xrightarrow{1,4\text{-加成}} \left[\underset{CN}{\underset{|}{CH_2}}{-}CH{=}\overset{OH}{\overset{|}{C}}{-}CH_3\right] \longrightarrow \underset{CN}{\underset{|}{CH_2}}{-}CH_2{-}\overset{O}{\overset{\|}{C}}{-}CH_3$$

烯醇式　　　　酮式

与格氏试剂加成时，当羰基旁取代基体积较小时，一般以 1，2-加成反应为主。例如：

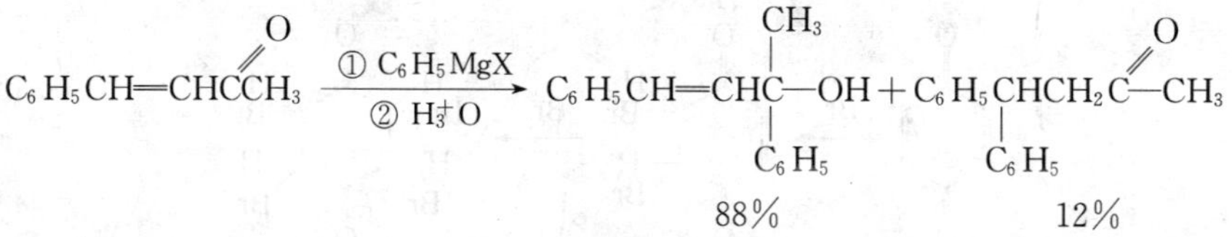

具有聚集双键体系的不饱和酮称烯酮，其中最简单的是乙烯酮，

$$CH_2{=}C{=}O$$

乙烯酮

乙烯酮的结构与丙二烯很相似，两个 π 键不处于同一平面，不能形成共轭体系。

乙烯酮极易聚合成二乙烯酮，在 550～600℃时又可解聚：

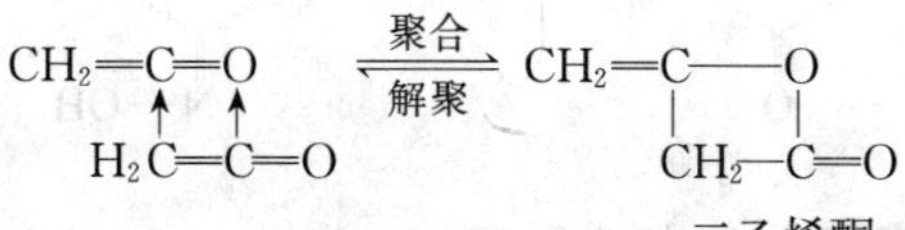

二乙烯酮

乙烯酮的性质非常活泼，易于和含有活泼氢的化合物（如水、醇、氨、卤化氢、羧酸等）发生加成反应，结果是试剂分子中的氢被乙酰基（CH_3CO—）取代了，因此，乙烯酮是一种理想的乙酰化试剂。

$$CH_2{=}C{=}O + H{-}Y \longrightarrow CH_3\overset{\displaystyle O}{\overset{\|}{C}}{-}Y$$

$$Y{=}OH,\ OR,\ X,\ NH_2,\ OCOR$$

9.5 醌 类

醌是一类具有共轭体系的环己二烯二酮类化合物，较常见的有苯醌、萘醌、蒽醌。例如：

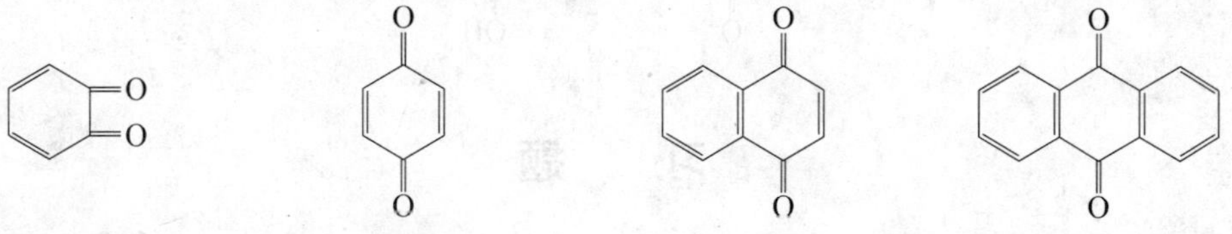

邻苯醌　　对苯醌　　1,4-萘醌　　9,10-蒽醌

醌类化合物具 α,β-不饱和酮的结构，苯醌分子中不但含有 1,4-共轭体系，还有 1,6-共轭体系：

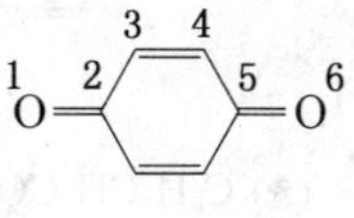

所以，醌除了可以在羰基及 C═C 处发生反应外，还可以发生 1,4 或 1,6-加成反应。

9.5.1 烯键的加成

苯醌与溴可发生烯键加成反应，生成二溴或四溴化物：

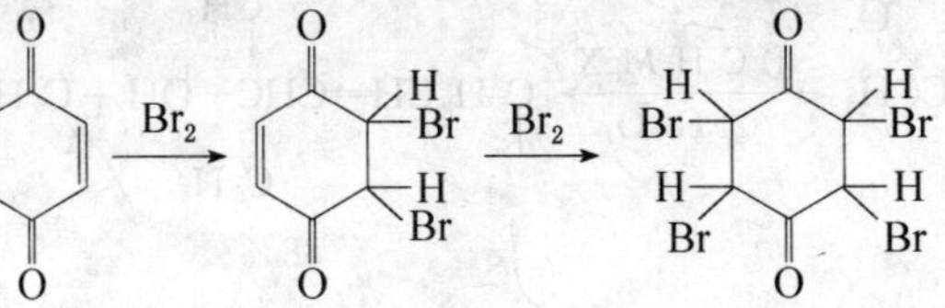

9.5.2 羰基与氨衍生物的加成

对苯醌能与两分子羟胺等缩合，说明其具有二元羰基化合物的特性。

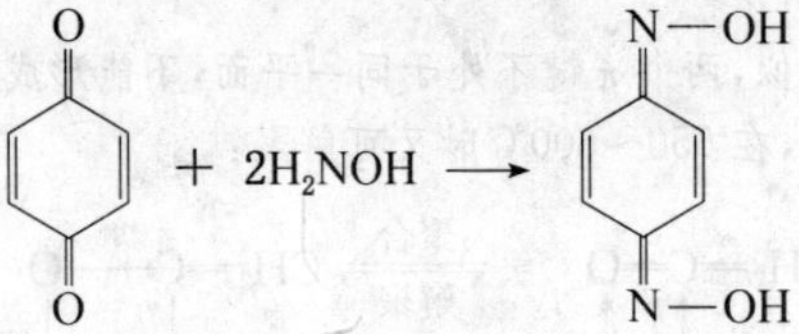

9.5.3 1,4-加成反应和1,6-加成反应

醌与氯化氢、氢氰酸等可发生1,4-加成反应，例如：

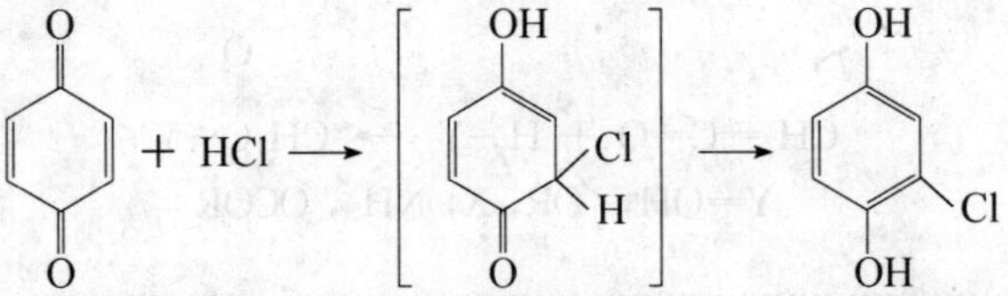

对苯醌在亚硫酸水溶液中很容易被还原为对苯二酚（又称氢醌），此为1,6-加成反应。

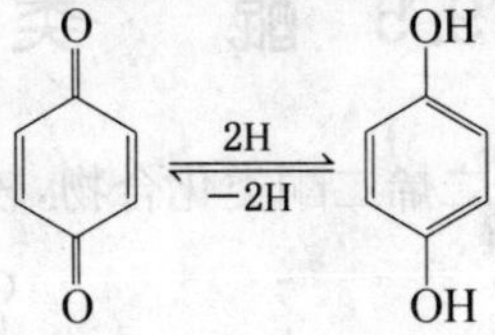

习 题

1. 命名下列化合物：

(1) $CH_3-\overset{O}{\overset{\|}{C}}-CH=C(CH_3)_2$

(2) 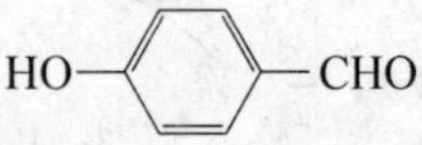

(3) 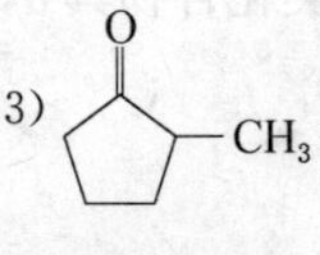

(4) $(CH_3)_2CHCH_2\overset{O}{\overset{\|}{C}}CH_3$

(5) $C_6H_5CH_2COCH_2CHO$

(6) 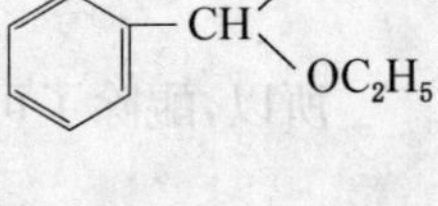

(7) $CH_3O-\underset{H}{\overset{CH_3}{C}}-CH_2\overset{O}{\overset{\|}{C}}CH_3$

(8) 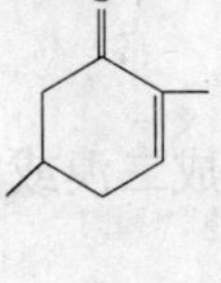

2. 用结构式表示下列化合物：

(1) 环己酮肟　　(2) (4*E*)-4-甲基-5-苯基-4-己烯-3-酮

(3) 丙酮缩二乙醇　　(4) (2*S*, 3*S*)-2,3-二氯丁醛

(5) 对苯醌　　(6) 苯甲醛苯腙

3. 下列化合物中，哪些能与亚硫酸氢钠发生加成反应？

(1) 丙醛　　(2) 2-戊酮　　(3) 2, 2, 4, 4-四甲基-3-戊酮　　(4) 二苯酮

4. 下列化合物中，哪些可发生碘仿反应？

(1) CH_3CH_2CHO　　(2) $CH_3CH(OH)CH_2CH_3$

(3) $CH_3CH_2CH_2OH$　　(4) $CH_3CH_2COCH_3$

(5) $C_6H_5COCH_3$　　(6) $CH_3COCH_2CH_2COCH_3$

(7) $C_6H_5CH(OH)CH_3$　　(8) $C_6H_5CH_2CH_2OH$

(9) C_6H_5CHO　　(10) $C_6H_5CH_2CH_2CHO$

5. 下列化合物中，哪些可与杜伦试剂反应？哪些可与斐林试剂反应？

(1) C_6H_5CHO　　(2) CH_3CH_2CHO　　(3) $C_6H_5COCH_3$

(4) $CH_3CH_2COCH_3$　　(5) 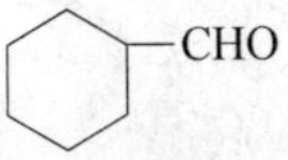

　　(6) 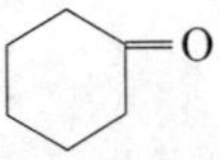

6. 试写出苯甲醛与下列试剂反应（如果有反应）的主要产物：

(1) 杜伦试剂　　(2) $K_2Cr_2O_7/H^+$　　(3) H_2/Ni

(4) $NaBH_4$　　(5) C_6H_5MgBr　　(6) $NaHSO_3$

(7) HCN　　(8) $NH_2—OH$　　(9) 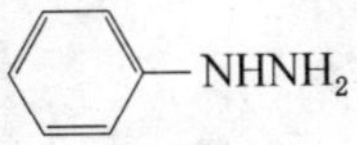

(10) $HOCH_2CH_2OH$/干 HCl

7. 用环己酮代替苯甲醛回答习题 6 的问题。

8. 写出下列反应主要产物：

(1) $CH_3CH_2CH_2CHO \xrightarrow[\triangle]{\text{稀 } OH^-}$

(2) 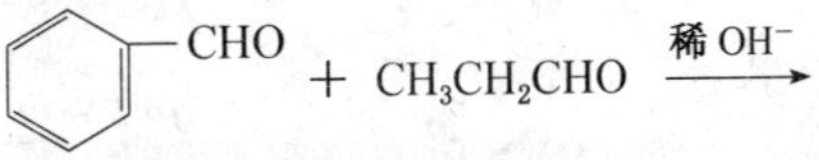

(3) $(CH_3)_3CCHO + HCHO \xrightarrow{\text{浓 } OH^-}$

(4) 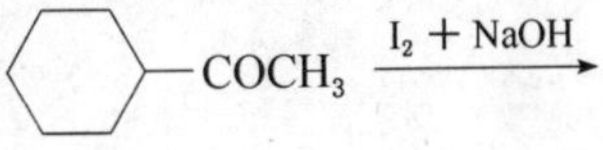

(5) 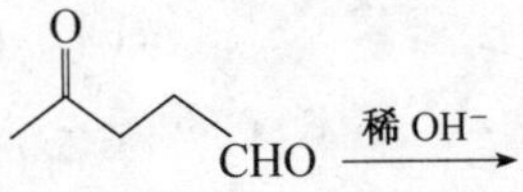

(6) $CH_2=CH—CHO + CH_3CH_2MgBr \xrightarrow[\text{② } H_3^+O]{\text{① 无水乙醚}}$

(7) 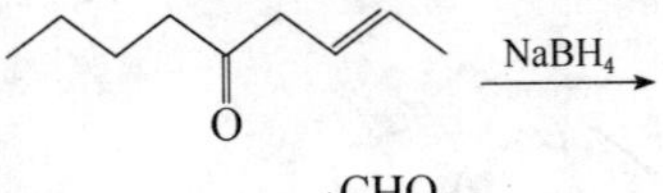

(8) $CH_3CH=CHCOCH_3 + HCN$

(9) 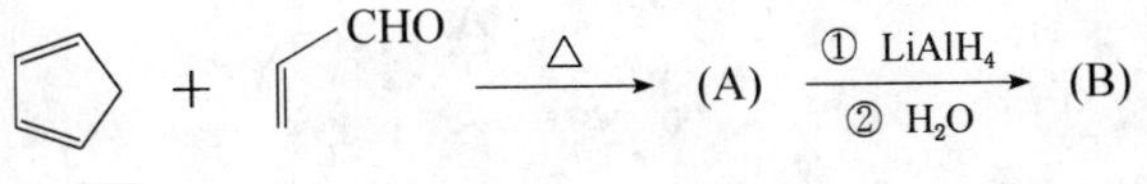

(10) 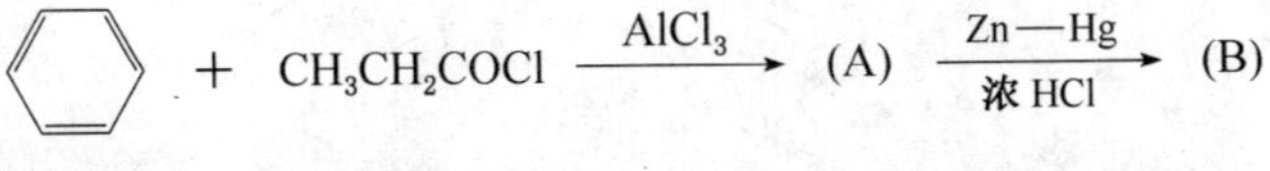

9. 推测结构：

(1) $A(C_{10}H_{12}O)$与苯肼反应有棕黄色固体产生；A 加杜伦试剂为负反应；A 用 $I_2/NaOH$ 处理有黄色沉淀 B 生成，同时得到 C；C 用 $KMnO_4/H^+$ 处理生成苯甲酸。试推测 A、B、C 的结构。

(2) 化合物 A(C_8H_8O)不溶于 NaOH 溶液，与苯肼、NaOI 作用均为正反应；与杜伦试剂作用为负反应。A 用 $NH_2NH_2/NaOH/(HOCH_2CH_2)_2O/\triangle$ 处理，生成 B；B 用 $KMnO_4/H^+$ 氧化，生成苯甲酸。试推测 A、B 的结构。

10. 试由指定原料合成产物(无机试剂任选)：

(1) 由甲苯和两个碳的有机物合成 $C_6H_5CH_2CH_2CH_2OH$

(2) 由环己醇和乙醇合成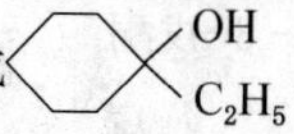

10 羧酸及其衍生物

羧酸(**Carboxylic acid**)是具有明显酸性的化合物,它广泛存在于自然界。**羧酸衍生物**(**Carboxylic acid derivatives**)是指羧酸分子中的羟基被其他基团(X,OCOR, OR, NH_2(R))取代而产生的化合物(依次称为酰卤、酸酐、酯和酰胺),由羧酸衍生物水解均可得到羧酸。羧酸及其衍生物是有机化学中非常重要的组成部分。

10.1 羧 酸

羧酸的通式为 $R-\overset{\overset{O}{\|}}{C}-OH$ (或简写作 RCOOH), $-\overset{\overset{O}{\|}}{C}-OH$ 称为**羧基**,是羧酸的官能团,分子中的 $R-\overset{\overset{O}{\|}}{C}-$ 部分称作**酰基**。

10.1.1 羧酸的分类和命名

羧酸按分子中烃基结构的不同,可分为脂肪酸、芳香酸、饱和酸及不饱和酸;也可根据分子中所含羧基的数目分为一元酸、二元酸及多元酸。此外,还可根据烃基部分所含取代基的不同分为羟基酸、氨基酸及卤代酸等(将在第 11 章讨论)。

羧酸系统命名法的命名原则与醛类似:选择含有羧基的最长碳链作为主链;由羧基的碳原子开始编号,取代基位次用 2,3,4,5,…数字表示,通常亦可用 α,β,γ,δ,…,ω 表示,ω 表示末端取代。例如:

$CH_3\overset{\overset{O}{\|}}{C}OH$

乙酸
(acetic acid)

$\overset{4}{C}H_3\overset{3}{C}H\overset{2}{C}H_2\overset{1}{C}OOH$ (β, α)
$\quad\;|$
$\quad CH_3$

3-甲基丁酸(β-甲基丁酸)
(β-methyl butyric acid)

不饱和酸命名时,选择同时含有羧基和不饱和键在内的最长碳链作为主链,称某烯(炔)酸,编号从羧基开始。二元酸命名时,选择含有两个羧基在内的最长碳链作为主链,称为某二酸。如:

$CH_3CH{=}CHCOOH$

2-丁烯酸
(2-butenoic acid)

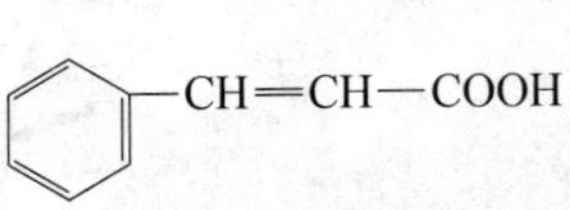

3-苯基丙烯酸
(3-phenyl-2-propenoic acid)

$HOOCCH_2CH_2COOH$

丁二酸
(butanedioic acid)

芳香酸的命名通常以苯甲酸等作为母体，加上其他取代基的名称和位次。如：

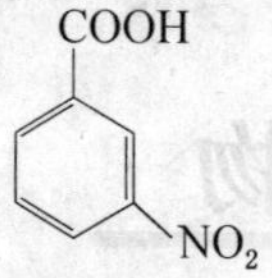

间硝基苯甲酸
(m-nitrobenzoic acid)

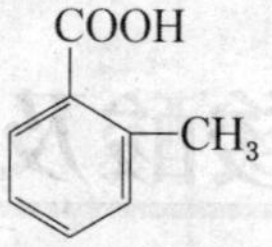

邻甲基苯甲酸
(o-methylbenzoic acid)

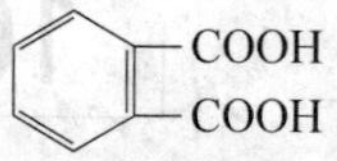

邻苯二甲酸
(phthalic acid)

有些羧酸有俗名，俗名通常是根据它们的来源而得。例如上述例子中的 2-丁烯酸又称为巴豆酸，3-苯基丙烯酸又称为肉桂酸。其他例子如：

HCOOH
蚁酸
(formic acid)

CH_3COOH
醋酸
(acetic acid)

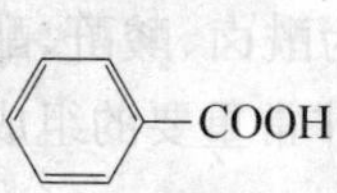

安息香酸
(benzoic acid)

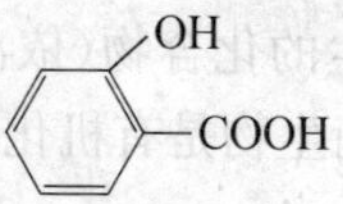

水杨酸
(salicylic acid)

10.1.2 羧酸的物理性质

低级脂肪酸是具有强烈刺激性气味的液体，易溶于水；羧酸同系列中随着分子中碳原子数目的增加，水溶性减小；高级脂肪酸是蜡状固体，无味、不溶于水；芳香酸是结晶性固体，不溶于水。

羧酸的沸点随相对分子质量的增加而增高，羧酸的沸点比相应相对分子质量的醇还要高，这是由于羧酸往往以二聚体形式存在，由液体转变为气体，要破坏两个氢键，需要较高的能量。

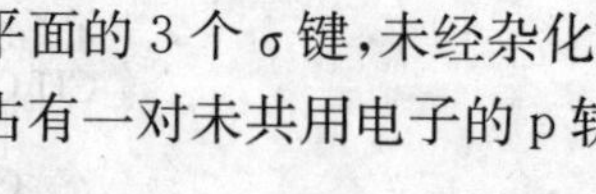

10.1.3 羧酸的结构

羧酸分子中，羧基碳原子以 sp^2 形式杂化，其 3 个 sp^2 杂化轨道分别与碳原子（HCOOH 为氢原子）和 2 个氧原子形成共平面的 3 个 σ 键，未经杂化的 p 轨道与羰基氧原子的 p 轨道重叠，形成 π 键。羟基氧原子上占有一对未共用电子的 p 轨道可与羰基的 π 键形成 p—π 共轭体系。

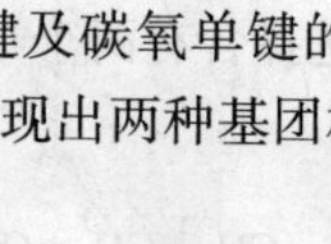

由于 p—π 共轭的结果使碳氧双键及碳氧单键的键长趋于平均化，羧酸中的羰基和羟基不再完全具有它们原有的性质，也表现出两种基团相互影响所产生的性质。

10.1.4 羧酸的化学性质

1) 酸性

羧酸具有明显的酸性，在水溶液中存在下列平衡：

$$RCOOH \rightleftharpoons RCOO^- + H^+$$

羧酸可与氢氧化钠、碳酸氢钠作用生成盐：

$$H_2O + RCOONa \xleftarrow{NaOH} RCOOH \xrightarrow{NaHCO_3} RCOONa + CO_2\uparrow + H_2O$$

羧酸的酸性较一般强无机酸弱，但比碳酸强，羧酸、碳酸、酚、醇及炔的酸性次序如下：

RCOOH > H_2CO_3 > C_6H_5—OH > R—OH > HC≡CH

pK_a　4～5　6.4　10　16～19　25

羧酸具有较强的酸性与它的结构有关。羧酸解离后产生的酸根负离子中，负电荷可通过 p—π 共轭作用分散到两个电负性较强的羧基氧上，使羧酸根趋向稳定。

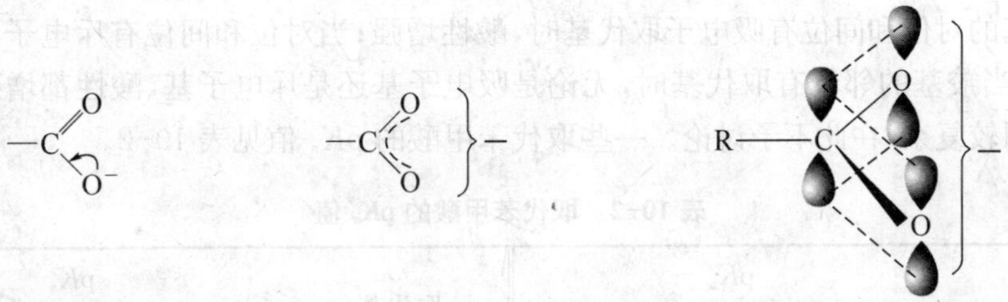

当羧酸分子中烃基上引入不同基团时，会影响酸性的强度。一些羧酸的 pK_a 值见表10-1。

表 10-1　一些羧酸的 pK_a 值

结构式	pK_a 值	结构式	pK_a 值
HCOOH	3.75	O_2NCH_2COOH	1.08
CH_3COOH	4.76	FCH_2COOH	2.59
CH_3CH_2COOH	4.87	$ClCH_2COOH$	2.86
$(CH_3)_2CHCOOH$	4.86	$BrCH_2COOH$	2.94
$(CH_3)_3CCOOH$	5.05	$Cl_2CHCOOH$	1.29

从上表可以看出，乙酸分子中引入烷基使酸性减弱，引入卤素、硝基使酸性增加，这是诱导效应作用的结果。通过测定取代乙酸的 pK_a 值，将常见基团诱导效应的强弱排列如下：

吸电子基团：NO_2 > CN > F > Cl > Br > I > C≡C > OCH_3 > C_6H_5 > C═C > H

斥电子基团：$(CH_3)_3C$ > $(CH_3)_2CH$ > CH_3CH_2 > CH_3 > H

一般引入的取代基的吸电子诱导效应越强，相应羧酸的酸性越强(参见表 10-1)。

诱导效应有加和性。碳链上引入的吸电子取代基数目越多，相应羧酸的酸性越强。例如：

Cl_3CCOOH > $Cl_2CHCOOH$ > $ClCH_2COOH$ > CH_3COOH

pK_a：　0.63　1.29　2.86　4.76

诱导效应沿碳链传递时，随距离的增加，其影响将迅速减弱。例如：

	$CH_3CH_2CH(Cl)COOH$ >	$CH_3CH(Cl)CH_2COOH$ >	$CH_2(Cl)CH_2CH_2COOH$ >	$CH_3CH_2CH_2COOH$
pK_a：	2.80	4.06	4.52	4.81

取代基对芳香酸的酸性有类似的影响，例如：

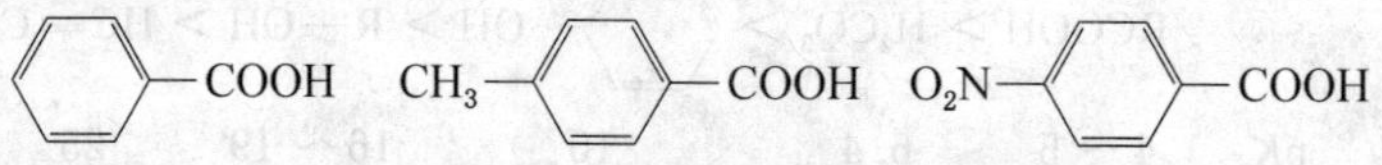

pK_a：　4.20　　4.38　　3.42

与脂肪取代酸不同的是，芳香酸的酸性不仅与芳环上取代基的诱导效应有关，同时与取代基的共轭效应有关，取代基对芳酸酸性的影响是其共轭效应与诱导效应共同作用的结果。通常当羧基的对位和间位有吸电子取代基时，酸性增强；当对位和间位有斥电子取代基时，酸性减弱；当羧基的邻位有取代基时，无论是吸电子基还是斥电子基，酸性都增强（邻位效应），其原因较复杂，在此不予讨论。一些取代苯甲酸的 pK_a 值见表 10-2。

表 10-2　取代苯甲酸的 pK_a 值

取代基	pK_a			取代基	pK_a		
	o	*m*	*p*		*o*	*m*	*p*
H	4.20	4.20	4.20	Br	2.85	3.81	3.97
CH_3	3.91	4.27	4.38	OH	2.98	4.08	4.57
F	3.27	3.86	4.13	OCH_3	4.09	4.09	4.47
Cl	2.92	3.83	3.97	NO_2	2.21	3.49	3.42

羧酸的酸性在有机化合物的分离、纯化等方面有广泛的用途。羧酸盐一般可溶于水而不溶于非极性溶剂，羧酸盐遇强酸时又生成原来的羧酸。根据这一性质可将羧酸与其他不溶于水的有机物质分离。

2）羧酸衍生物的形成

羧基中的羟基可以被卤素（X）、酰氧基（RCOO）、烃氧基（RO）以及氨基（NH_2）或取代氨基（NHR、NR_2）取代而形成羧酸衍生物酰卤、酸酐、酯和酰胺。

$R-\overset{O}{\overset{\|}{C}}-X$	$R-\overset{O}{\overset{\|}{C}}-O-\overset{O}{\overset{\|}{C}}-R$	$R-\overset{O}{\overset{\|}{C}}-OR$	$R-\overset{O}{\overset{\|}{C}}-NH_2$（NHR，$NR_2$）
酰卤	酸酐	酯	酰胺

（1）酯的形成

羧酸和醇在无机强酸（如硫酸）催化下发生反应，生成酯（Ester）和水，该反应称为**酯化反应（Esterification）**。如：

$$CH_3COOH + CH_3CH_2OH \xrightleftharpoons{\text{浓 } H_2SO_4} CH_3COOC_2H_5 + H_2O$$

乙酸乙酯

羧酸的酯化反应是可逆反应，通常加入过量的廉价原料，或在反应中不断除去生成的酯或水，使平衡向右移动，以增加酯的产率。例如：

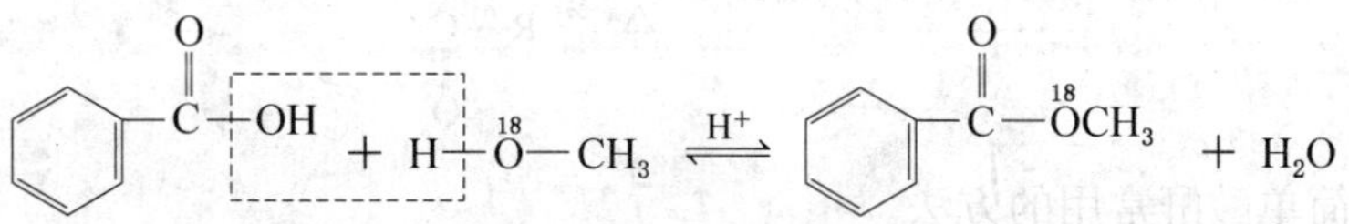

根据上述事实认为，酯化反应消除的水一般是由羧酸提供羟基和醇提供的氢结合而成的。但 3°醇有例外。

在酸催化下的酯化反应，一般按以下机理进行。

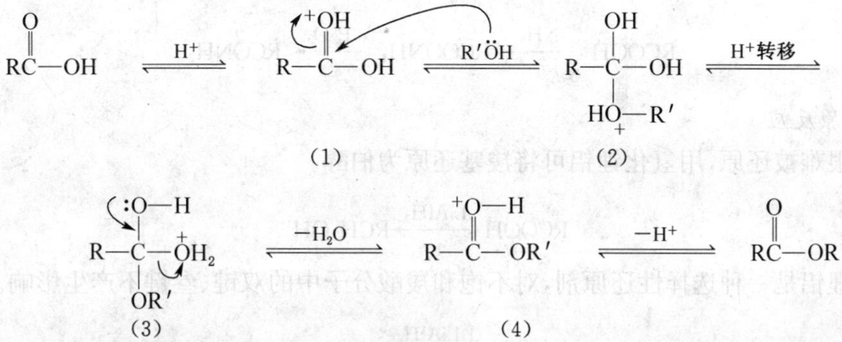

首先，催化剂提供质子与羧基中的羰基氧原子结合形成𬭩盐(1)，接着，醇羟基氧原子上的未共用电子向(1)发动亲核进攻，生成四面体中间体(2)，质子转移后得(3)。(3)消除 1 分子水得(4)，(4)脱质子得产物酯。因而，酯化反应是一个经过亲核加成再消除的过程。因反应中间体是一个四面体结构，故空间位阻对反应速度的影响较大。

不同的醇和羧酸进行酯化反应的活性顺序为：

醇：1°>2°>3°

酸：$CH_3COOH > RCH_2COOH > R_2CHCOOH > R_3CCOOH$

显然，酯化反应的难易与醇和羧酸分子中烃基的立体障碍大小有关，立体障碍越大，酯化反应越困难，反应速度越慢。

(2) 酰卤的形成

羧酸可以与三卤化磷、五卤化磷、氯化亚砜等反应形成酰卤(Acylhalide)。

$$RCOOH + SOCl_2 \longrightarrow RCOCl + SO_2\uparrow + HCl\uparrow$$

生成的酰卤遇水易分解，故反应需在无水条件下进行。

(3) 酸酐的形成

一元羧酸(除甲酸外)在强去水剂如 P_2O_5 等作用下，发生分子间脱水生成酸酐(Anhydride)。

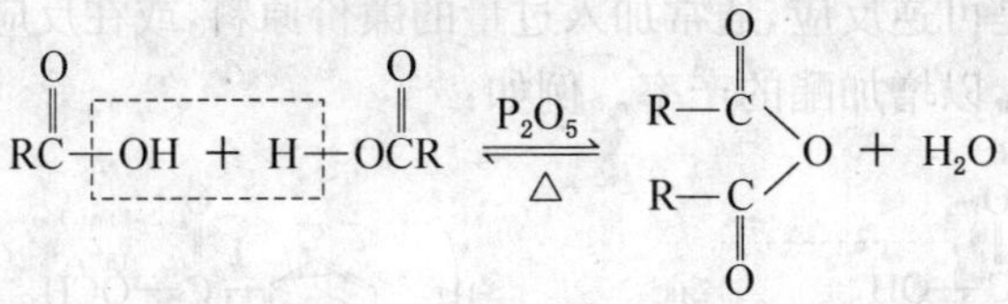

这是制备简单酸酐常用的方法。

由于酸酐易吸水，有时也用醋酐作为去水剂制备其他高级酸酐。例如：

$$2C_6H_{13}COOH + (CH_3CO)_2O \underset{\triangle}{\rightleftharpoons} (C_6H_{13}CO)_2O + 2CH_3COOH$$

(4) 酰胺的形成

羧酸与氨先形成铵盐，然后经热分解，分子内脱水后生成酰胺(Amide)。

$$RCOOH \xrightarrow{NH_3} RCOONH_4 \xrightarrow[\triangle]{P_2O_5} RCONH_2$$

3) 还原反应

羧酸很难被还原，用氢化锂铝可将羧基还原为伯醇。

$$RCOOH \xrightarrow{LiAlH_4} RCH_2OH$$

氢化锂铝是一种选择性还原剂，对不饱和羧酸分子中的双键、叁键不产生影响。例如：

$$CH_2{=}CHCH_2COOH \xrightarrow[\text{②}H_3^+O]{\text{①}LiAlH_4} CH_2{=}CHCH_2CH_2OH$$

4) α-氢的反应

受羧基的影响，羧基α-碳上的氢原子较为活泼，能被卤原子取代。但与醛、酮α-氢原子的卤代反应相比反应较难进行，通常需在少量红磷或硫的存在下进行反应。例如：

$$CH_3CH_2CH_2COOH + Br_2 \xrightarrow[\text{或 P(红)}]{PBr_3} CH_3CH_2\underset{\displaystyle Br}{\underset{|}{C}}HCOOH + HBr$$

5) 二元酸受热后的变化

二元酸对热敏感，二元酸受热后随着两个羧基的距离不同会发生不同的反应，生成的产物各异。

两个羧基直接相连或只间隔一个碳原子的二元酸，受热易脱羧生成一元羧酸。例如：

$$\begin{matrix} COOH \\ | \\ COOH \end{matrix} \xrightarrow{\triangle} HCOOH + CO_2\uparrow$$

$$CH_2\begin{matrix} \diagup COOH \\ \diagdown COOH \end{matrix} \xrightarrow{\triangle} CH_3COOH + CO_2\uparrow$$

两个羧基间隔2个或3个碳原子的二元羧酸，受热易发生脱水反应，生成环状酸酐。例如：

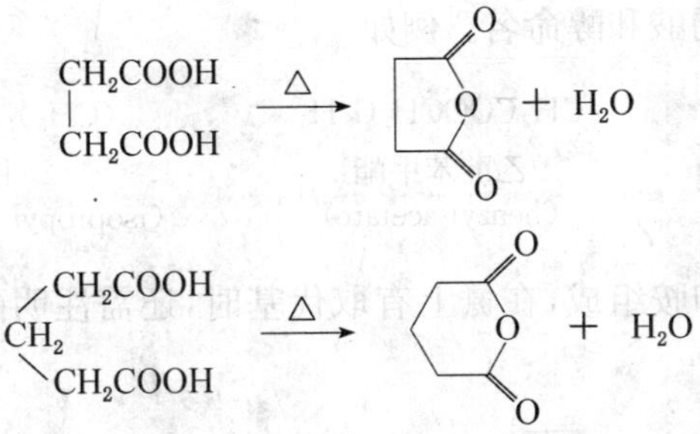

两个羧基间隔 4 个或 5 个碳原子的二元羧酸受热发生脱水、脱羧反应，生成环酮。例如：

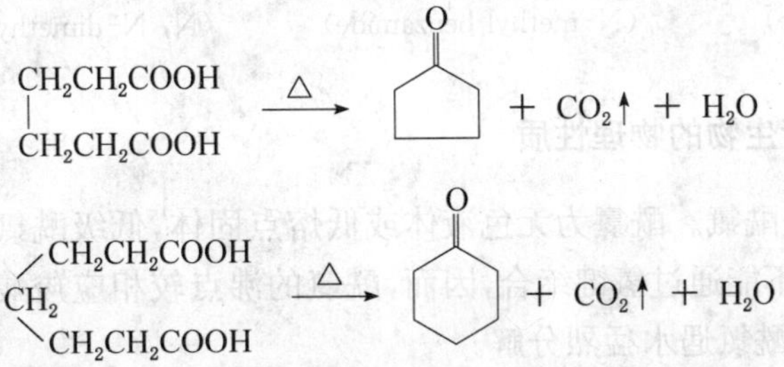

两个羧基间隔 5 个以上碳原子的二元酸，在高温时发生分子间脱水反应，形成聚酸酐，一般不形成环酮。

10.2 羧酸衍生物

前面已述，羧酸衍生物一般指羧基中的 OH 被 X、OCOR、OR、NH_2(R)取代而生成的化合物，它们依次称为酰卤、酸酐、酯和酰胺，水解均可得到羧酸。

羧酸衍生物分子中都含有酰基(RCO—)，在酰基碳原子上都连有一个电负性比碳大的原子(X,O,N)，因此，它们具有相似的化学性质。

10.2.1 羧酸衍生物的命名

酰卤是根据分子中所含的酰基和卤素来命名的。例如：

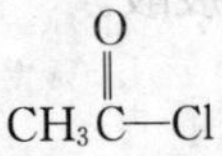

乙酰氯
(acetyl chloride)

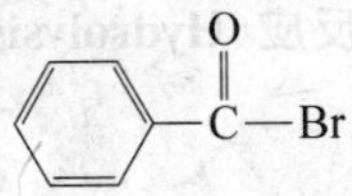

苯甲酰溴
(benzoyl bromide)

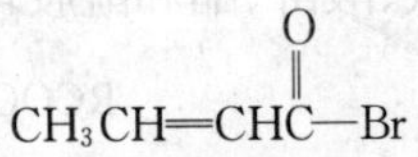

2-丁烯酰溴
(2-butenoyl bromide)

酸酐根据其水解所得的酸命名，对于混合酸酐，一般将相对简单的羧酸写在前面。例如：

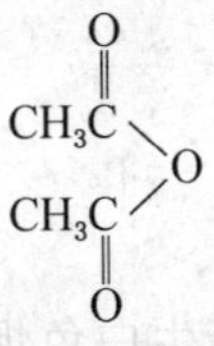

乙酸酐
(acetic anhydride)

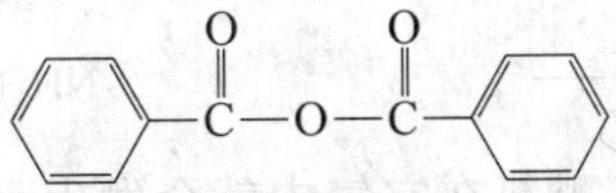

苯甲酸酐
(benzoic anhydride)

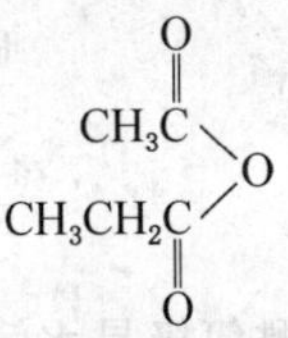

乙酸丙酸酐
(acetic propanoic anhydride)

酯根据其水解所得的酸和醇命名。例如：

$CH_3COOCH_2CH_3$	$CH_3COOCH_2C_6H_5$	$(CH_3)_2CHCOOCH(CH_3)_2$
乙酸乙酯	乙酸苯甲酯	2-甲基丙酸异丙酯
(ethyl acetate)	(benzyl acetate)	(isopropyl-2-methyl propanoate)

酰胺的名称由酰基和胺组成，在氮上有取代基时，还需注明酰胺氮原子上取代基的名称。例如：

CH_3CONH_2	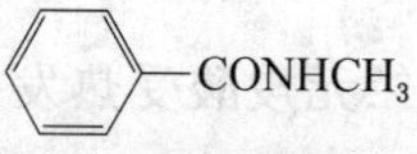	$HCON(CH_3)_2$
乙酰胺	N-甲基苯甲酰胺	N,N-二甲基甲酰胺(DMF)
(acetamide)	(N-methyl benzamide)	(N, N-dimethyl formamide)

10.2.2 羧酸衍生物的物理性质

酰卤中常用的是酰氯。酰氯为无色液体或低熔点固体，低级酰氯具有刺激性气味。酰氯分子中没有羟基，不能通过氢键缔合，因而，酰氯的沸点较相应羧酸低。酰氯的比重都大于1，不溶于水，低级酰氯遇水猛烈分解。

低级酸酐为无色液体，有令人不愉快的刺激性气味，可以蒸馏而不分解。高级酸酐为固体，无气味。

低级酯易挥发并具有特殊的香味。酯在水中的溶解度较小，但能溶于一般的有机溶剂。

除甲酰胺外，酰胺均为固体，这是因为酰胺分子间形成氢键的缘故。低级酰胺可溶于水，N,N-二甲基甲酰胺(DMF)可与水混溶，是很好的非质子极性溶剂。

10.2.3 羧酸衍生物的化学性质

羧酸衍生物分子中都含有一个极性的羰基，结构上的相似性使羧酸衍生物具有相似的化学性质。例如与水、醇、氨(胺)等发生水解、醇解、氨解反应。羧酸衍生物中的羰基也可发生还原反应，此外，羰基还可与金属有机化合物发生加成等反应。

1) 水解、醇解和氨解

(1) 水解

酰氯、酸酐、酯和酰胺均可发生**水解反应(Hydrolysis)**，生成相应的羧酸。

$$
\left.\begin{array}{l} RCOCl \\ RCO-O-COR' \\ RCOOR' \\ RCONH_2(R') \end{array}\right\} \xrightarrow{H_2O} RCOOH + \left\{\begin{array}{l} HCl \\ R'COOH \\ R'OH \\ NH_3(R'NH_2) \end{array}\right.
$$

低级酰氯极易水解，反应猛烈，乙酰氯在空气中就会发生水解反应，产生白色烟雾。随着相对分子质量的增大，水解反应速度降低。

$$CH_3COCl + H_2O \longrightarrow CH_3COOH + HCl$$

酸酐水解反应比酰氯温和。酸酐不溶于水,室温下水解很慢,若选择适宜的溶剂或加热使酸酐与水成均相,则可使水解较易进行。

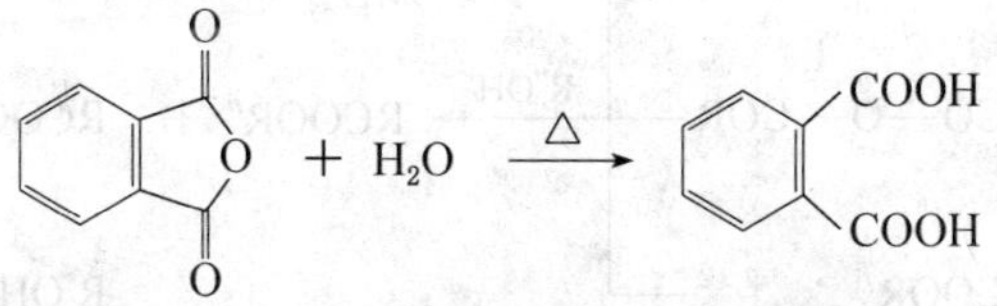

酯的水解必须在酸或碱的催化下进行,酯在酸性条件下的水解反应是酸酯化反应的逆反应,是一种可逆反应。酯在碱性条件下的水解反应是不可逆的。

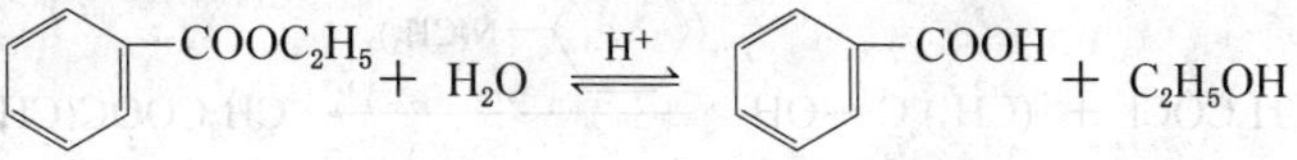

$$CH_3CH_2COOC_2H_5 + H_2O \xrightarrow{NaOH} CH_3CH_2COONa + C_2H_5OH$$

酯的碱性水解反应常称作**皂化反应(Saponification)**。高级脂肪酸酯常在碱性条件下水解得其钠盐,用于制造肥皂和其他洗涤剂。

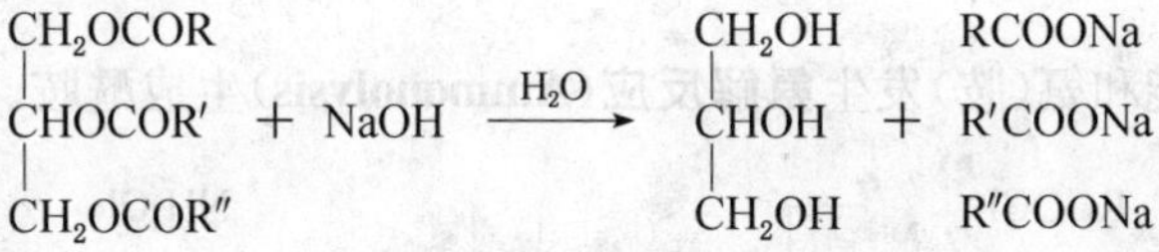

酰胺必须在酸或碱存在下加热才能水解生成相应的羧酸和胺(氨气),反应较缓慢。

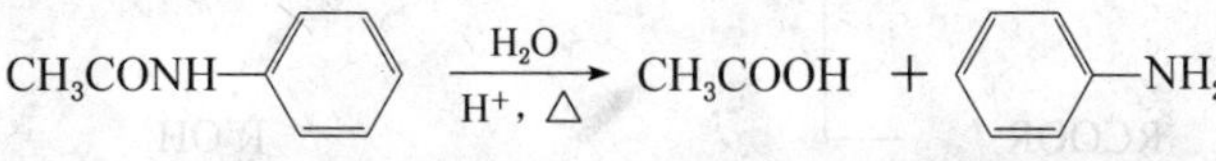

通过以上反应可以看出,羧酸衍生物发生水解反应时其反应活性有如下次序:酰氯>酸酐>酯>酰胺,羧酸衍生物进行醇解、氨解反应也有类似的活性次序。

在碱性条件下酯的水解反应是经历亲核加成-消除机理完成的。OH^- 先进攻酯羰基发生加成反应,形成四面体中间体,然后消除 $R'O^-$,其反应过程如下:

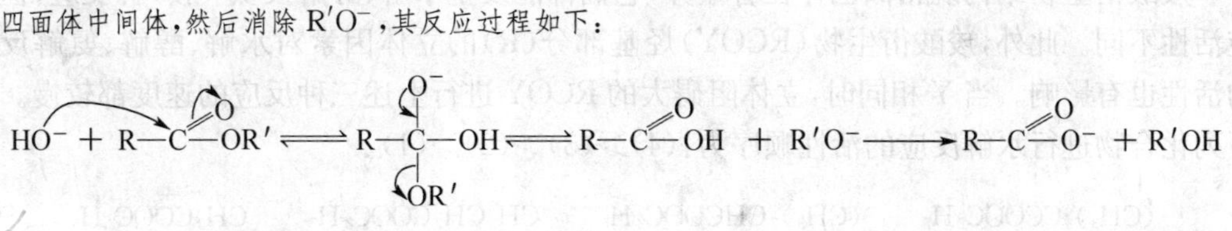

四面体中间体

下述的羧酸衍生物的醇解、氨解反应也经历类似的加成-消除机理。

从上述机理看出,第一步加成是从棱锥形的反应物变为四面体形的中间体,因此,位阻效应对反应的速度会有明显影响。若四面体中间体中所连接的基团较大,则拥挤程度增加,该中间体能量增高,稳定性下降,不容易形成,反应速度减慢。

---

(2) 醇解

酰氯、酸酐和酯可与醇发生**醇解反应(Alcoholysis)**生成相应的酯。

$$\left.\begin{array}{l} RCOCl \\ RCO—O—COR \\ RCOOR' \end{array}\right\} \xrightarrow{R''OH} RCOOR'' + \left\{\begin{array}{l} HCl \\ RCOOH \\ R'OH \end{array}\right.$$

酰氯和酸酐可以直接与醇作用,这是合成酯常用的方法。例如:

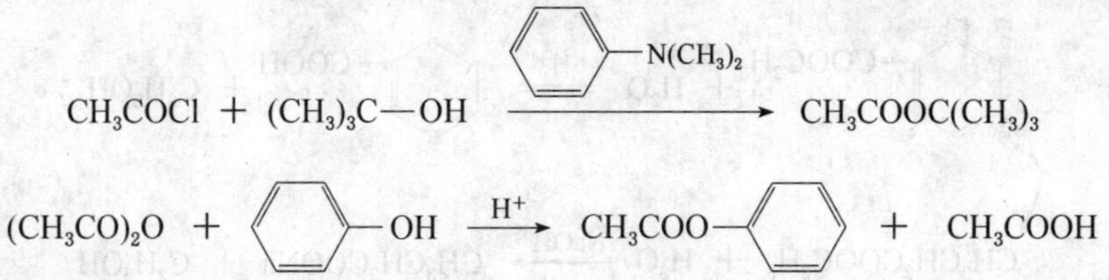

酯在酸或碱存在的条件下与另一种醇反应,生成新的酯和醇,该反应也称为**酯交换反应(Transesterification)**。酯的醇解反应常用于合成不能通过直接酯化反应合成的酯。

(3) 氨解

羧酸衍生物都能和氨(胺)发生**氨解反应(Ammonolysis)**生成酰胺。

$$\left.\begin{array}{l} RCOCl \\ (RCO)_2O \\ RCOOR' \end{array}\right\} \xrightarrow{NH_3} RCONH_2 + \left\{\begin{array}{l} NH_4Cl \\ RCOONH_4 \\ R'OH \end{array}\right.$$

酰氯与氨或胺迅速反应,生成酰胺。酸酐也较易与氨或胺反应生成酰胺,通过酰氯和酸酐的醇解及氨解反应,可在醇分子或氨(胺)分子中引入酰基,统称为**酰化反应**。酰氯和酸酐等提供酰基的试剂称为**酰化剂**。

羧酸衍生物结构既相似也存在着差异,它们都能发生水解、醇解及氨(胺)解反应,但反应活性不同。此外,羧酸衍生物(RCOY)烃基部分(R)的立体因素对水解、醇解、氨解反应的活性也有影响。当Y相同时,立体阻碍大的RCOY进行上述三种反应的速度都较慢。如下列化合物进行水解反应的活性顺序为:(4)>(3)>(2)>(1)。

$(CH_3)_3CCOOC_2H_5$	$(CH_3)_2CHCOOC_2H_5$	$CH_3CH_2COOC_2H_5$	$CH_3COOC_2H_5$
(1)	(2)	(3)	(4)

2) 与金属有机化合物的反应

酯与格氏试剂反应首先生成酮,生成的酮与格氏试剂进一步反应生成叔醇(甲酸酯除外),此反应常用于制备对称醇。例如:

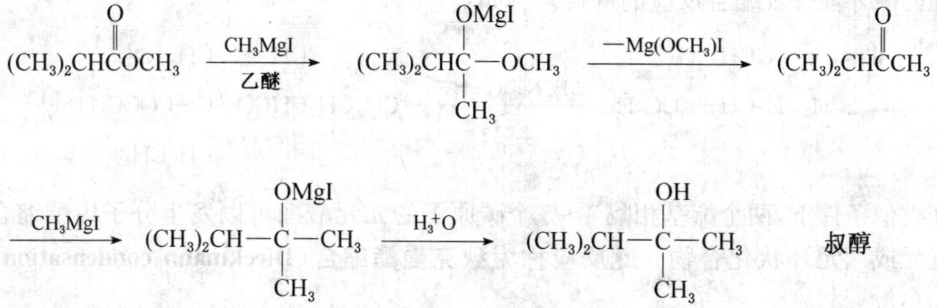

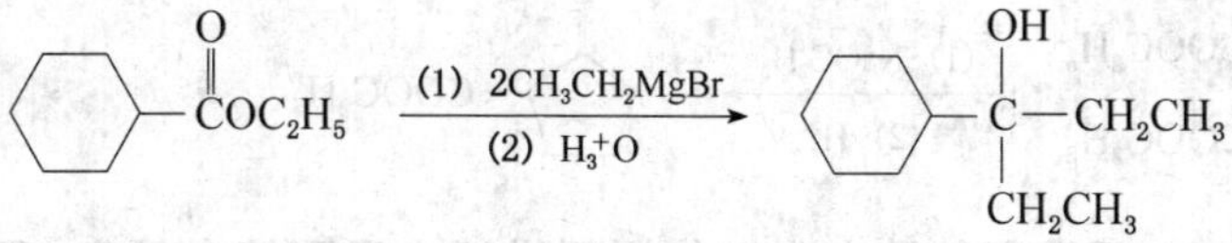

酰卤和酸酐与格氏试剂也有类似的反应，产物也是醇。

3）克莱森酯缩合反应

具有 α-活泼氢的酯在强碱作用下，自身缩合生成 β-羰基酸酯的反应，称为**克莱森酯缩合反应（Claisen condensation）**。

$$2CH_3COOC_2H_5 \xrightarrow[(2)\ H^+]{(1)\ NaOC_2H_5} CH_3COCH_2COOC_2H_5$$

反应机理如下：

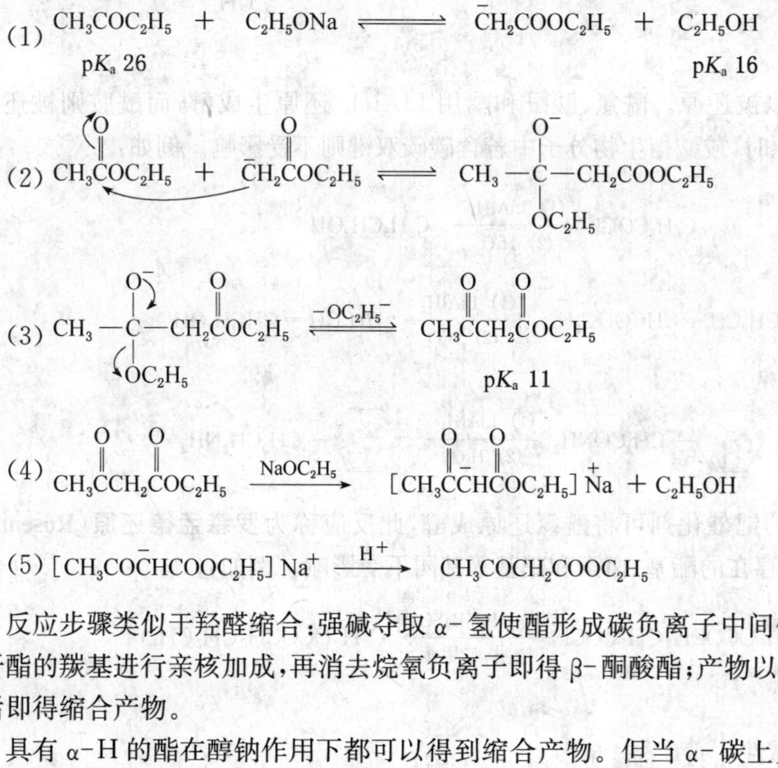

反应步骤类似于羟醛缩合：强碱夺取 α-氢使酯形成碳负离子中间体；碳负离子向另一分子酯的羰基进行亲核加成，再消去烷氧负离子即得 β-酮酸酯；产物以钠盐的形式存在，酸化后即得缩合产物。

具有 α-H 的酯在醇钠作用下都可以得到缩合产物。但当 α-碳上只有 1 个氢时，则需用更强的碱才能保证缩合反应的进行。例如：

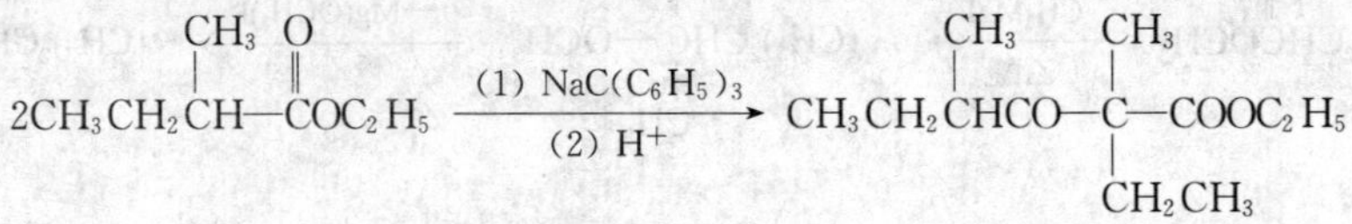

在类似条件下，两个酯基相隔 4～5 个碳原子的二元酸酯可以发生分子内酯缩合反应，生成五元或六元环状化合物。此反应称为**狄克曼酯缩合（Dieckmann condensation）**反应。例如：

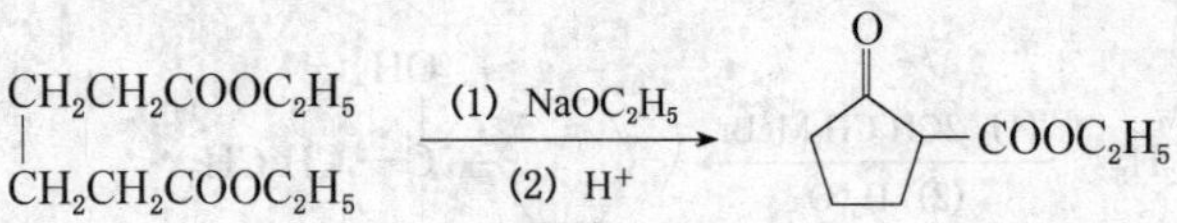

另外，两个不同的并都含 α-活泼氢的酯在强碱作用下进行**交叉酯缩合反应**，理论上将得到四种不同的产物，在制备上几乎没有应用价值。但一个含有 α-活泼氢的酯和另一个不含 α-活泼氢的酯进行缩合，就可得到较单纯的产物。例如：

$$HCOOC_2H_5 + CH_3COOC_2H_5 \xrightarrow[(2)\ H^+]{(1)\ C_2H_5ONa} HCOCH_2COOC_2H_5$$

芳香酸酯的羰基不够活泼，一般需用更强的碱如 NaH 才能使反应进行。例如：

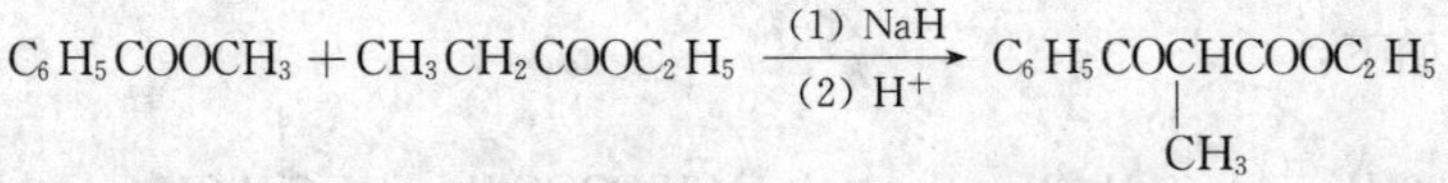

4）还原反应

羧酸衍生物可以被还原。酰氯、酸酐和酯用 $LiAlH_4$ 还原生成醇，而酰胺则被还原为胺。用 $LiAlH_4$ 还原时，羧酸衍生物分子中若含碳碳双键则不受影响。例如：

$$C_6H_5COCl \xrightarrow[(2)\ H_2O]{(1)\ LiAlH_4} C_6H_5CH_2OH$$

$$CH_3CH{=}CHCOOC_2H_5 \xrightarrow[(2)\ H_2O]{(1)\ LiAlH_4} CH_3CH{=}CHCH_2OH$$

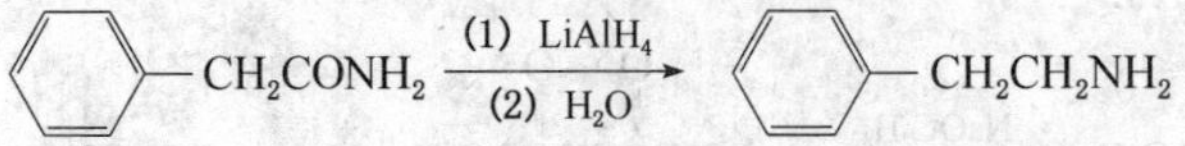

用降低了活性的钯催化剂可将酰氯还原成醛，此反应称为**罗森孟德还原（Rosenmund reduction）**。分子中存在的酯基、卤素和硝基等基团不受影响。例如：

$$C_2H_5OCOCH_2CH_2COCl \xrightarrow[\text{喹啉，二甲苯}]{H_2,\ Pd/BaSO_4} C_2H_5OCOCH_2CH_2CHO$$

5）酰胺的特性

（1）酰胺的酸碱性

氨是碱性的，但当氨分子中的氢原子被酰基取代后则碱性消失，因此，酰胺为中性物质，这是由于氮上未共用电子对与碳氧双键共轭而使氮上电子云密度降低所致。

$$R-\overset{\overset{\displaystyle O}{\|}}{C}-\ddot{N}H_2$$

如果氨分子中两个氢原子都被酰基取代，生成的物质称酰亚胺。酰亚胺甚至显弱酸性，可以与强碱成盐。如：

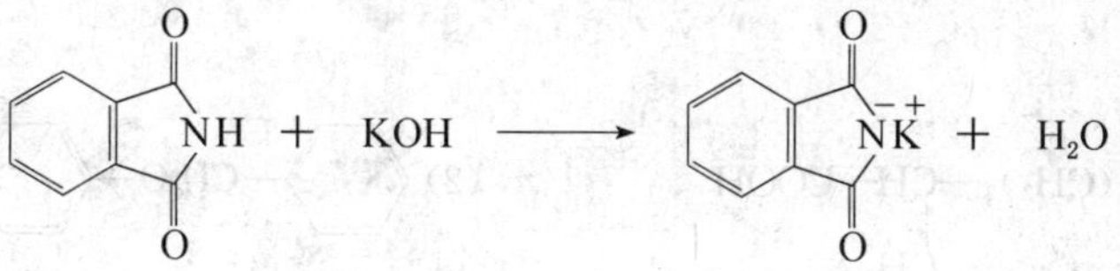

pK_a 7.4

(2) 脱水反应

一级酰胺与强脱水剂共热或高温加热，则脱水生成腈。如：

$$CH_3CH_2CH_2CONH_2 \xrightarrow[\triangle]{P_2O_5} \underset{\text{丁腈}}{CH_3CH_2CH_2C{\equiv}N} + H_2O$$

(3) 霍夫曼重排反应

一级酰胺与次卤酸钠作用，脱去羰基而生成伯胺的反应称**霍夫曼重排**(**Hofmann rearrangement**)反应，也称霍夫曼降解反应。

$$RCONH_2 + Br_2 + 4NaOH \longrightarrow RNH_2 + 2NaBr + Na_2CO_3 + 2H_2O$$

该反应可用来由羧酸制备减少 1 个碳原子的伯胺。如：

$$CH_3(CH_2)_4CONH_2 + Br_2 + NaOH \longrightarrow CH_3(CH_2)_4NH_2$$

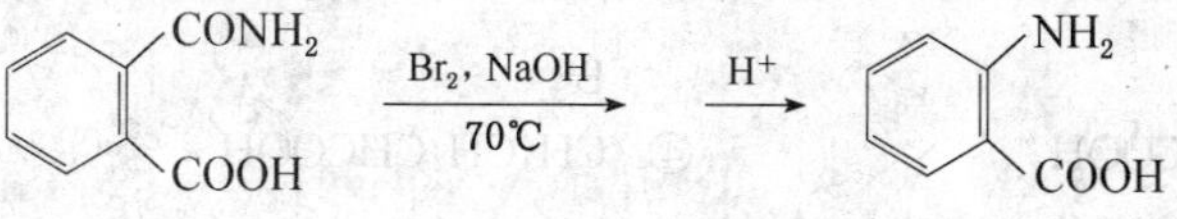

10.3 碳酸衍生物

碳酸不稳定，不能以游离形式存在，但它的二元衍生物即中性衍生物是稳定的。许多碳酸衍生物都是有机合成、药物合成的重要原料和试剂，常见的碳酸衍生物有以下几种：

$Cl-\overset{\overset{O}{\|}}{C}-Cl$	$H_2N\overset{\overset{O}{\|}}{C}NH_2$	$H_2N\overset{\overset{S}{\|}}{C}NH_2$	$H_2N\overset{\overset{NH}{\|}}{C}NH_2$
光气 (phosgene)	脲 (urea)	硫脲 (thiourea)	胍 (guanidine)

碳酸衍生物与羧酸衍生物类似，可发生水解、醇解和氨解等反应。例如：

$$Cl-\overset{O}{\overset{\|}{C}}-Cl + NH_3 \longrightarrow H_2N\overset{O}{\overset{\|}{C}}NH_2$$

$$Cl-\overset{O}{\overset{\|}{C}}-Cl \xrightarrow{C_2H_5OH} Cl-\overset{O}{\overset{\|}{C}}-OC_2H_5 \xrightarrow{NH_3} H_2N-\overset{O}{\overset{\|}{C}}-OC_2H_5$$

习　题

1. 命名下列化合物：

(1) $CH_2=CH-(CH_2)_3-\underset{CH_3}{\underset{|}{C}H}-COOH$

(2) 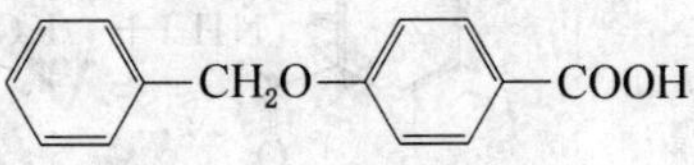

(3) 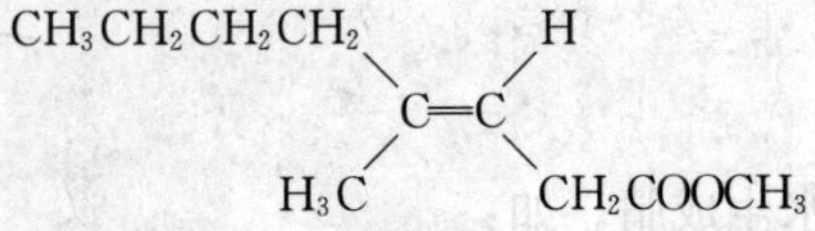

(4) 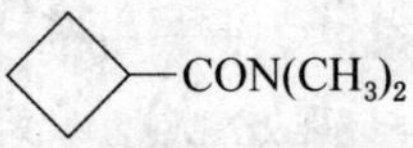

(5) $ClCH_2CH_2COCl$

(6) 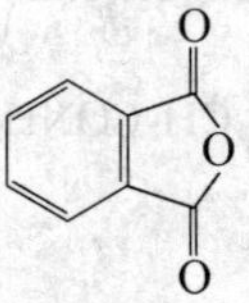

(7) 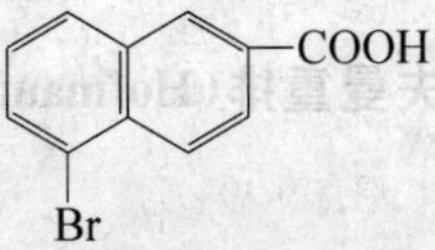

(8) 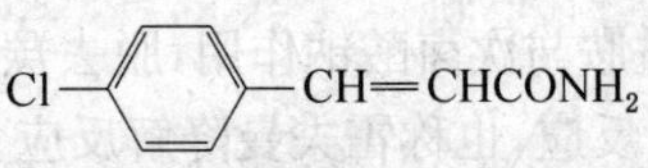

2. 写出下列化合物的结构式：

(1) 水杨酸　(2) 光气　(3) DMF　(4) 苯甲酸异丙酯

(5) 邻苯二甲酸单甲酯　(6) 顺丁烯二酸酐

3. 排出下列化合物的酸性次序：

(1) ① $CH_3CH_2CH_2COOH$　② $\underset{Br}{\underset{|}{C}H_2}CH_2CH_2COOH$

③ $CH_3\underset{Br}{\underset{|}{C}H}CH_2COOH$　④ $CH_3CH_2\underset{Br}{\underset{|}{C}H}COOH$

(2) ① $CH_3\underset{Cl}{\underset{|}{C}H}-COOH$　② $CH_3-\overset{Cl}{\overset{|}{\underset{Cl}{\underset{|}{C}}}}-COOH$　③ CH_3CH_2COOH

(3) ① ICH_2COOH　② $BrCH_2COOH$　③ $ClCH_2COOH$　④ FCH_2COOH

(4) ① 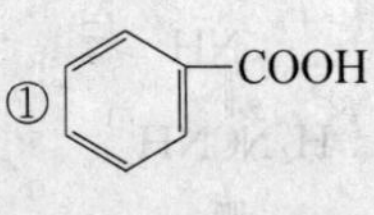　② 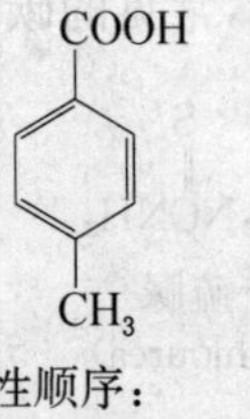　③ 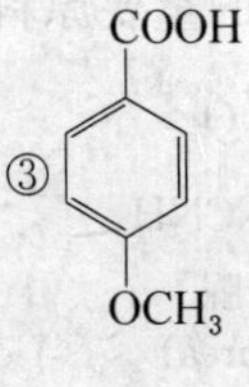　④ 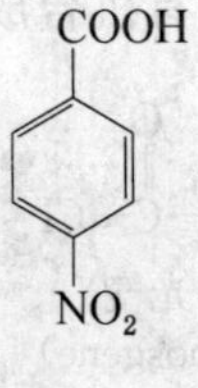

4. 试排列下列化合物的反应活性顺序：

(1) 碱催化下的水解反应

① CH_3COOCH_3　　② CH_3COCl　　③ CH_3CONH_2　　④ $(CH_3CO)_2O$

(2) 与苯甲酸发生酯化反应

① CH_3OH　　② CH_3CH_2OH　　③ $CH_3CH_2C(CH_3)_2-OH$　　④ $CH_3CH_2CH(OH)CH_3$

(3) 与正丙醇发生酯化反应

① 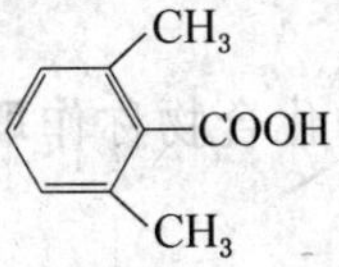　② 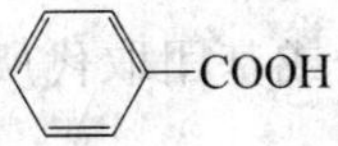　③ 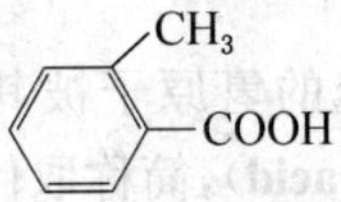

5. 完成下列反应式：

(1) $CH_3CH_2COOH \xrightarrow{NaHCO_3}$ ① $\xrightarrow{H^+}$ ②　　(2) $CH_3CH_2COOH \xrightarrow[H^+]{C_2H_5OH}$

(3) $CH_3COOH \xrightarrow{SOCl_2}$　　(4) 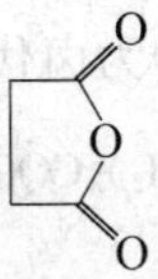 $\xrightarrow{C_2H_5OH(1mol)}$

(5) $CH_3COOCH_3 \xrightarrow{H_2NCH_3}$　　(6) 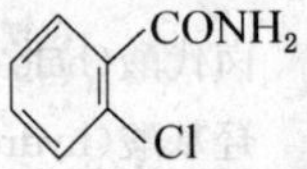 $\xrightarrow{Br_2/OH^-}$

(7) $CH_3COOC_2H_5 \xrightarrow[②H_3^+O]{①C_2H_5MgBr}$　　(8) $CH_2{=}CHCOOC_2H_5 + n\text{-}C_4H_9OH \xrightarrow{H^+}$

(9) $HOOC-(CH_2)_5-COOH \xrightarrow{\triangle}$　　(10) $\begin{matrix} CH_2CH_2COOC_2H_5 \\ | \\ CH_2CH_2COOC_2H_5 \end{matrix} \xrightarrow[②H^+]{①C_2H_5ONa}$

6. 分子式为 $C_4H_6O_2$ 的异构体 A 和 B 都具有水果香味，均不溶于 NaOH 溶液，当与 NaOH 溶液共热后，A 生成一种羧酸盐和乙醛；B 除生成甲醇外，其反应液酸化蒸馏的馏出液显酸性，并能使溴水褪色。推测 A、B 的结构。

11 取代羧酸

羧酸分子中烃基上的氢原子被其他原子或基团取代所生成的化合物称作**取代羧酸**(**Substituted carboxylic acid**),简称取代酸。

11.1 取代羧酸的分类和命名

取代酸可根据取代基的种类分为卤代酸、羟基酸、羰基酸和氨基酸等。

$R-\underset{\underset{Z}{|}}{CH}-(CH_2)_nCOOH$　　　　$RCO(CH_2)_nCOOH$

Z=X　卤代酸(halo acid)　　　　羰基酸(keto acid)

OH　羟基酸(hydroxy acid)

NH_2　氨基酸(amino acid)

根据取代基在酸分子中的位置,又可分为 α, β, γ…,ω 卤代酸、羟基酸、羰基酸及氨基酸。如:

$CH_3\underset{\underset{Cl}{|}}{CH}COOH$　　　$HOCH_2CH_2COOH$　　　$CH_3\underset{\underset{NH_2}{|}}{CH}COOH$

α-氯代酸　　　β-羟基酸　　　α-氨基酸

此外,分子中含酚羟基的取代芳酸称为酚酸。如:

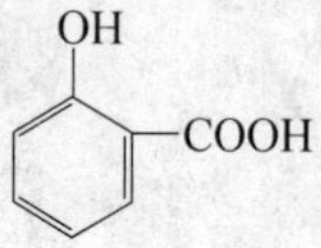

酚酸(hydroxy benzoic acid)

俗名:水杨酸

取代酸的系统命名是以羧酸为母体,卤素、羟基、羰基、氨基等为取代基进行的。命名时,将取代基所在的碳原子的位次及取代基的数目、名称依次写在母体羧酸名称之前。如:

$CH_3CH_2\underset{\underset{Cl}{|}}{CH}CH_2COOH$　　　　$CH_3\underset{\underset{OH}{|}}{CH}COOH$

3-氯戊酸(β-氯戊酸)　　　　2-羟基丙酸(α-羟基丙酸,乳酸)

(3-chloropentanoic acid)　　　　(2-hydroxypropanoic acid)

值得注意的是,许多天然存在的羟基酸和酚酸习惯上用俗称,而氨基酸也通常用其俗名,如上述的乳酸、水杨酸。其他例子如:

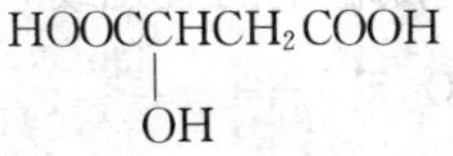

α-羟基丁二酸(2-羟基丁二酸),苹果酸

malic acid

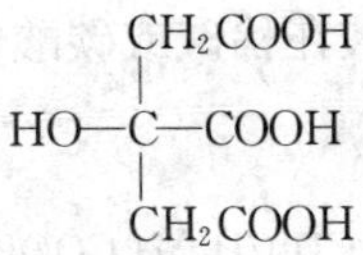

3-羟基-3-羧基戊二酸,柠檬酸(枸橼酸)

citric acid

11.2 卤代酸

卤代酸除具有羧酸和卤代烷的一般性质外,还表现出羧基和卤原子相互影响的一些特性。

11.2.1 酸性

在卤代脂肪酸中,由于卤素的吸电子诱导效应,使卤代酸的酸性增强。卤素的电负性越大,数目越多,与羧基的距离越近,则卤代酸的酸性越强。

在卤代苯甲酸中,卤素对酸性的影响因素较为复杂,具体表现为:(1)邻位卤代苯甲酸,受邻位效应等因素的影响,酸性增强;(2)间位卤代苯甲酸,卤素的吸电子诱导效应使其酸性增强;(3)对位卤代苯甲酸,卤素的吸电子诱导效应和供电子共轭效应两种电性效应共同作用的结果是对位卤代苯甲酸的酸性与苯甲酸较为接近。

11.2.2 与碱的反应

卤代酸中的卤素可发生亲核取代反应,也可发生消除反应,反应方向取决于卤原子与羧基的距离和产物的稳定性。

α-卤代酸与水共热或与稀碱共热,发生亲核取代反应生成α-羟基酸。受羧基的影响,α-卤代酸比卤代烷易于水解。例如:

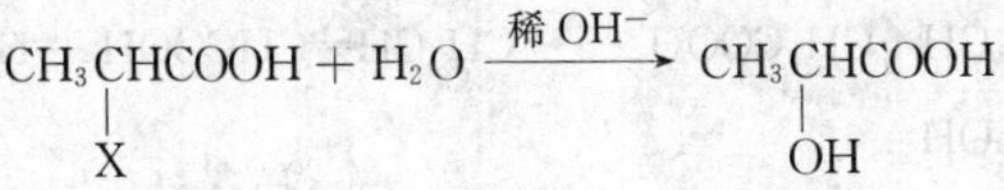

α-卤代酸还能与其他亲核试剂发生取代反应,可用于制备其他α-取代酸。如:

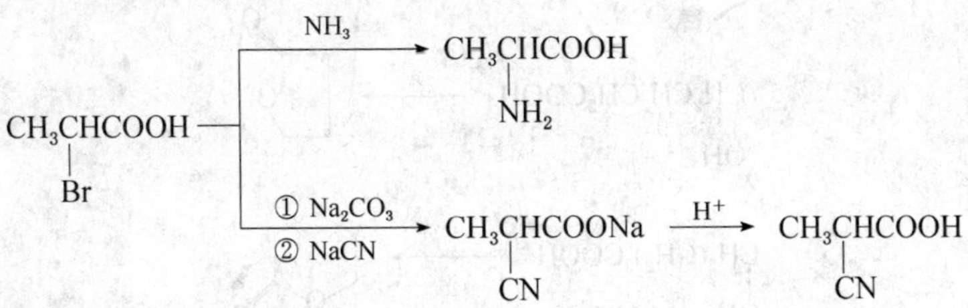

β-卤代酸与稀碱反应则发生消除生成α,β-不饱和酸,这是由于生成的产物具有ππ共轭体系,从而导致产物较稳定的缘故。

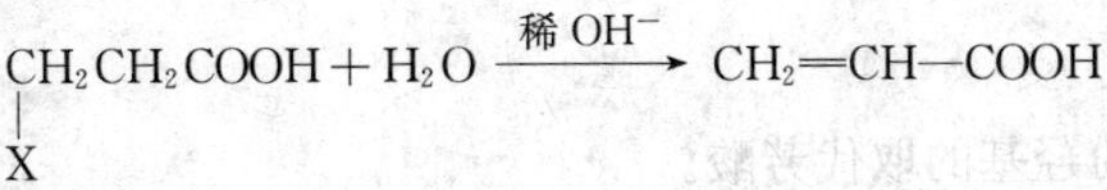

γ 和 δ -卤代酸在稀碱或碳酸钠溶液中加热反应，则生成稳定的五元或六元环内酯。

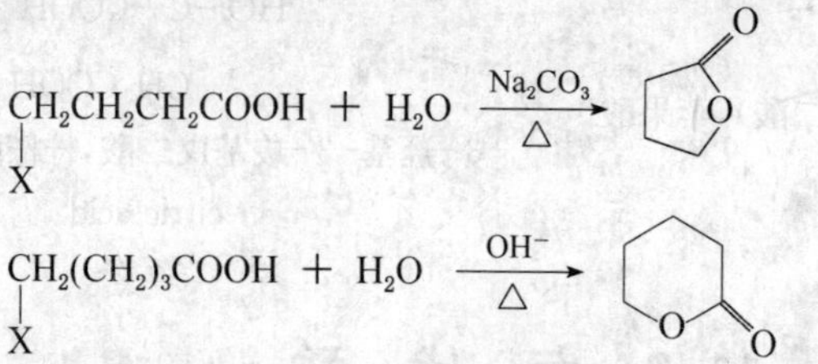

γ-丁内酯

δ-戊内酯

γ-内酯比较稳定不易开环，而 δ-内酯在室温下放置即可开环。

11.3 羟基酸和酚酸

11.3.1 羟基酸

羟基酸除具有醇和羧酸的一般化学性质外，还具有由于两种官能团相互影响而产生的特性。与卤代酸相似，由于羟基吸电子诱导效应的影响，一般脂肪族羟基酸的酸性强于相应的羧酸。羟基酸对热较敏感，受热可发生脱水反应，脱水产物因羟基与羧基的距离不同而异。

α-羟基酸发生分子间交叉脱水形成交酯：

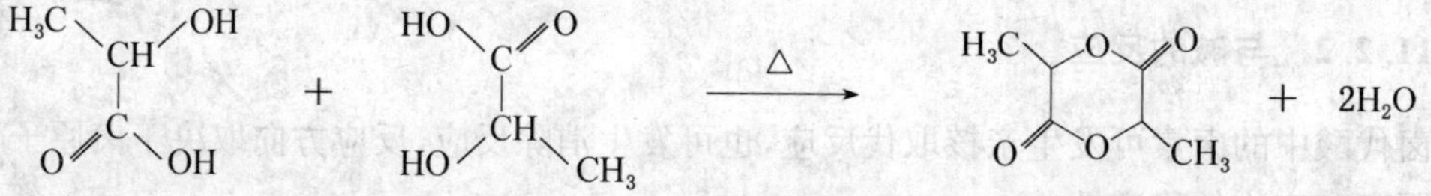

丙交酯

β-羟基酸发生分子内脱水生成 α,β-不饱和酸：

$$\underset{\displaystyle OH}{CH_3\underset{|}{C}H}-CH_2COOH \xrightarrow{\triangle} CH_3CH=CHCOOH + H_2O$$

γ-及 δ-羟基酸发生分子内脱水生成内酯：

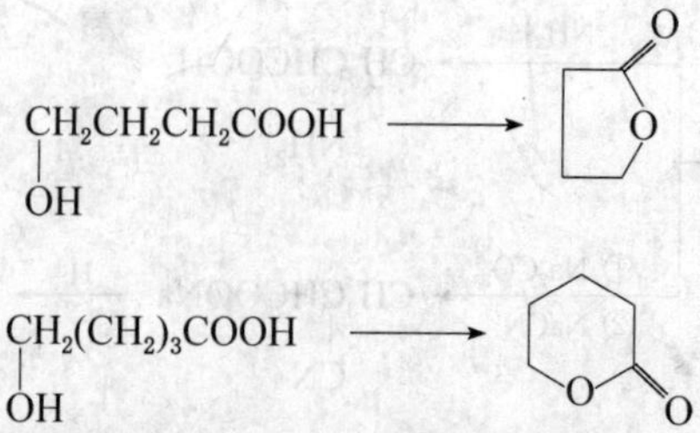

γ-羟基酸很不稳定，易生成 γ-内酯。某些 γ-羟基酸不易得到，但其盐较稳定。

11.3.2 酚酸

酚酸是一类含有酚羟基的取代芳酸。

酚酸具有酚和羧酸的一般性质，如能与三氯化铁起显色反应（酚类特性），能与醇成酯（羧酸特性）等。

酚酸还有其特性，例如，当羟基处于羧基的邻位或对位时，加热易脱羧。

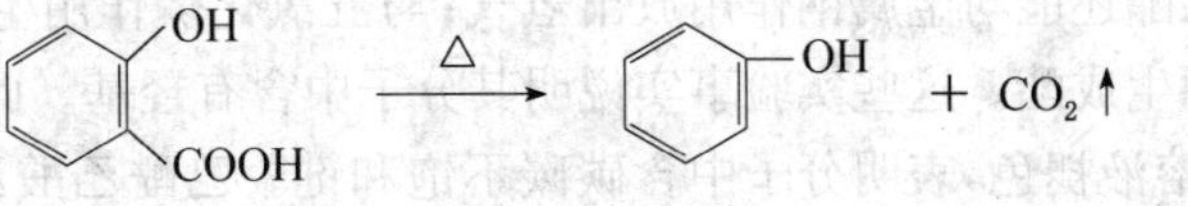

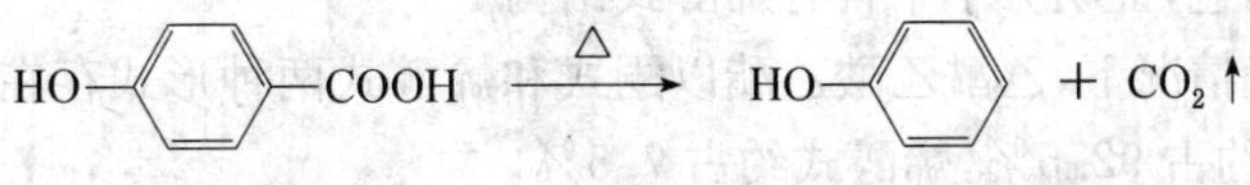

将干燥的酚钠与二氧化碳在加压加热条件下反应，酸化后得水杨酸：

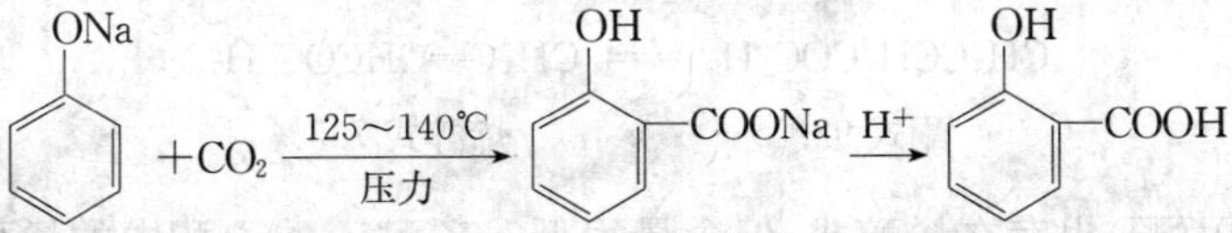

这是合成酚酸的一般方法，称**考尔伯-许密特反应**（**Kolbe-Schmitt reaction**）。这个方法也可以用来制备其他酚酸。

11.4 羰基酸和羰基酸酯

11.4.1 羰基酸

羰基酸一个显著的特性就是受热易发生脱羧反应。一般来说，羧酸的脱羧反应是不容易发生的，但 α-及 β-羰基酸则易发生脱羧反应。例如：

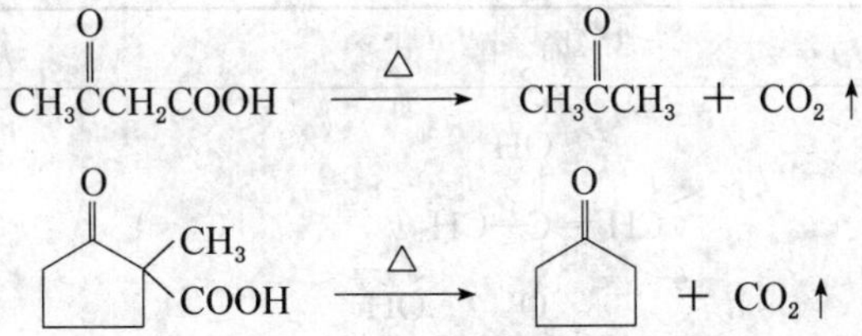

丙二酸型化合物及 β，γ-不饱和酸受热亦易脱羧，后者在脱羧时双键发生移位，由 β，γ 位转变为 α，β 位。

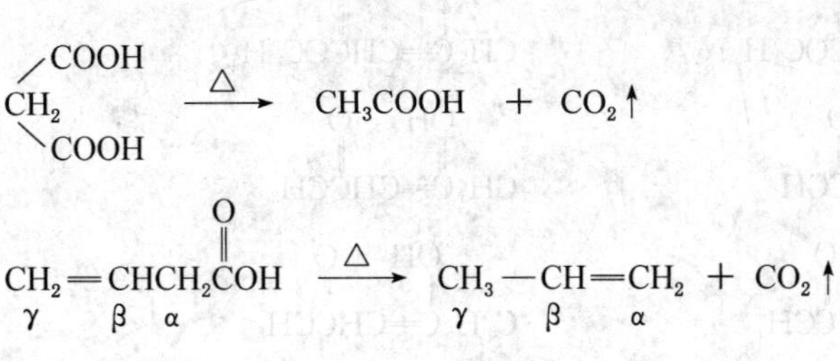

11.4.2 乙酰乙酸乙酯

乙酰乙酸乙酯可由乙酸乙酯经克莱森酯缩合反应得到（见 10.2.3）。

1) 酮式—烯醇式互变

乙酰乙酸乙酯能与亚硫酸氢钠、氢氰酸等发生亲核加成反应，也能与羰基试剂羟胺、2，4-二硝基苯肼等反应。这些实验事实说明乙酰乙酸乙酯具有酮式结构。

同时，乙酰乙酸乙酯还能与金属钠作用放出氢气；与五氯化磷作用生成3-氯-2-丁烯酸乙酯；与乙酰氯作用生成酯。这些实验事实说明其分子中含有羟基。此外，乙酰乙酸乙酯还能使溴的四氯化碳溶液褪色，表明分子中含碳碳不饱和键。乙酰乙酸乙酯还可与三氯化铁溶液作用，显红紫色，证明分子中含有烯醇式结构。

事实上，在一般情况下，乙酰乙酸乙酯以酮式和烯醇式两种形式存在，它们之间呈动态平衡。室温时酮式约占92.5%，烯醇式约占7.5%。

$$CH_3\overset{\overset{O}{\|}}{C}CH_2\overset{\overset{O}{\|}}{C}OC_2H_5 \rightleftharpoons CH_3\overset{\overset{OH}{|}}{C}=CH\overset{\overset{O}{\|}}{C}OC_2H_5$$

酮式 92.5%　　　　烯醇式 7.5%

一般的酮(如丙酮)也存在烯醇式，但含量很低。乙酰乙酸乙酯中的烯醇式含量较高的原因，可能是它可通过分子内氢键形成一个较稳定的六元环结构：

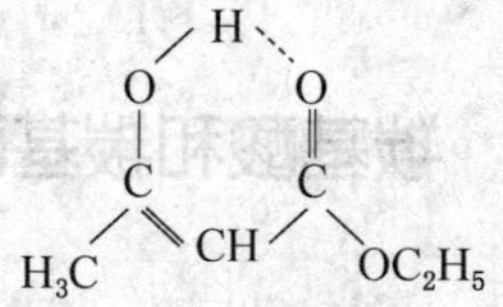

在溶液中，酮式和烯醇式平衡混合物中烯醇式的含量随分子结构、溶剂、浓度、温度的不同而异。表11-1列出了一些酮、β-酮酸酯及其类似物的烯醇式结构及其含量。

表11-1　某些有机化合物中烯醇式结构及其含量

酮　式	烯　醇　式	烯醇式含量(%)
$CH_3\overset{\overset{O}{\|}}{C}CH_3$	$CH_2=\overset{\overset{OH}{\|}}{C}-CH_3$	0.000 15
$H_5C_2O\overset{\overset{O}{\|}}{C}CH_2\overset{\overset{O}{\|}}{C}OC_2H_5$	$H_5C_2O\overset{\overset{O}{\|}}{C}CH=\overset{\overset{OH}{\|}}{C}-OC_2H_5$	0.1
$CH_3\overset{\overset{O}{\|}}{C}CH_2\overset{\overset{O}{\|}}{C}OC_2H_5$	$CH_3\overset{\overset{OH}{\|}}{C}=CH\overset{\overset{O}{\|}}{C}OC_2H_5$	7.5
$CH_3\overset{\overset{O}{\|}}{C}CH_2\overset{\overset{O}{\|}}{C}CH_3$	$CH_3\overset{\overset{OH}{\|}}{C}=CH\overset{\overset{O}{\|}}{C}CH_3$	76.0
$C_6H_5\overset{\overset{O}{\|}}{C}CH_2\overset{\overset{O}{\|}}{C}CH_3$	$C_6H_5\overset{\overset{OH}{\|}}{C}=CH\overset{\overset{O}{\|}}{C}CH_3$	90.0

一般来说，受到两个羰基及其类似基团(如CN、COOR)活化的亚甲基化合物，其烯醇式的含量较高，其中β-二酮的烯醇式含量最高。

2）酮式分解和酸式分解

乙酰乙酸乙酯与稀碱（或稀酸）作用，酯基发生水解生成β-酮酸（盐），酸化后加热脱羧得到酮，称为**酮式分解**。

$$CH_3COCH_2COOC_2H_5 \xrightarrow{5\%NaOH} CH_3COCH_2COONa \xrightarrow{H^+} \underset{\beta\text{-羰基酸}}{CH_3COCH_2COOH} \xrightarrow[\triangle]{-CO_2} CH_3COCH_3$$

乙酰乙酸乙酯与浓碱共热，α和β碳原子之间发生断裂，生成两分子乙酸盐，称为**酸式分解**。

$$\underset{\beta}{CH_3CO} \vdots \underset{\alpha}{CH_2}—COOC_2H_5 \xrightarrow[\triangle]{40\%NaOH} \xrightarrow{H^+} 2CH_3COOH + C_2H_5OH$$

3）在合成上的应用

乙酰乙酸乙酯在强碱（如醇钠）作用下生成钠盐，再与卤代烷发生取代反应，生成一烷基取代的乙酰乙酸乙酯；一烷基取代的乙酰乙酸乙酯可重复上面的反应步骤，生成二烷基取代的乙酰乙酸乙酯。反应式如下：

$$CH_3COCH_2COOC_2H_5 \xrightarrow{C_2H_5ONa} [CH_3COCHCOOC_2H_5]^- Na^+ \xrightarrow{RX}$$

$$CH_3CO—\underset{R}{CH}COOC_2H_5 \xrightarrow{C_2H_5ONa} [CH_3CO\underset{R}{C}COOC_2H_5]^- Na^+ \xrightarrow{R'X} CH_3CO—\overset{R'}{\underset{R}{C}}COOC_2H_5$$

卤代烷可用伯卤代烷、仲卤代烷（包括烯丙型和苄型卤代烃）及卤代酸酯。叔卤代烷在实验条件下易发生消除反应，卤代乙烯及一般的芳香卤代物因卤素活性低也不宜使用。引入两个不同烷基的次序一般是先大后小。

烷基取代的乙酰乙酸乙酯也可发生酮式分解和酸式分解：

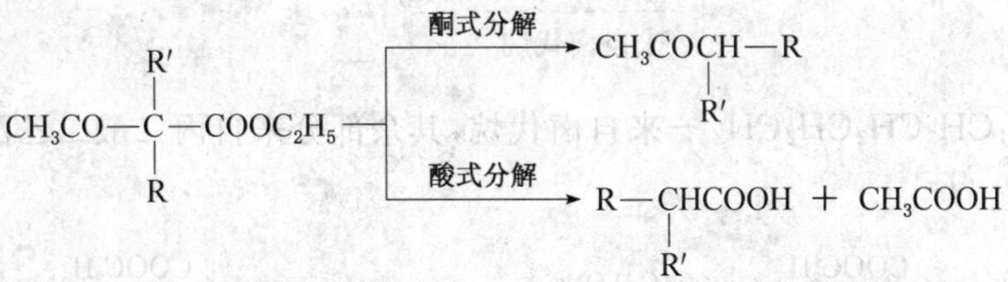

酮式分解得到的产物是甲基酮，在合成上常常采用此法制备甲基酮类化合物，例如由乙酰乙酸乙酯合成3-甲基-2-戊酮。

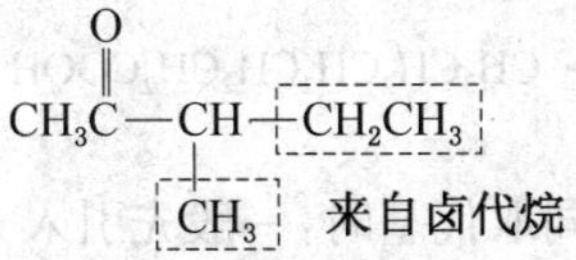

剖析结构：$CH_3—$，$CH_3CH_2—$来自卤代烷，其余部分来自乙酰乙酸乙酯，故其合成路线为：

$$CH_3COCH_2COOC_2H_5 \xrightarrow[②\ CH_3CH_2Br]{①\ C_2H_5ONa} CH_3CO\underset{CH_2CH_3}{CH}COOC_2H_5 \xrightarrow[②\ CH_3I]{①\ C_2H_5ONa}$$

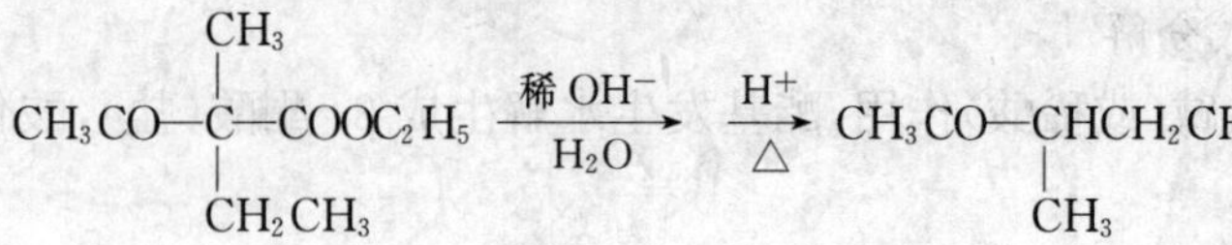

酸式分解得到的产物是取代乙酸，但由于在酸式分解过程中会产生部分酮式分解产物，因此常用丙二酸酯合成法制备取代乙酸。

11.4.3 丙二酸二乙酯

丙二酸二乙酯为无色有香味的液体，微溶于水，是有机合成、药物合成的重要原料。

因丙二酸受热易脱羧，故一般不由丙二酸直接酯化制备丙二酸二乙酯，而是以氯乙酸为原料制得：

$$ClCH_2COOH \xrightarrow{Na_2CO_3} ClCH_2COONa \xrightarrow{NaCN} CNCH_2COONa \xrightarrow[H_2SO_4]{C_2H_5OH} CH_2(COOC_2H_5)_2$$

因 NaCN 遇酸释放剧毒的 HCN，故要先将氯乙酸转化为钠盐再进行反应。

丙二酸二乙酯分子中 α 氢也呈现酸性（ $pK_a=13$），在碱性试剂存在下可转化为相应的钠盐，再与卤烃发生亲核取代反应，生成烃基取代的丙二酸二乙酯，经水解和脱羧后生成羧酸，此称为丙二酸酯合成法。

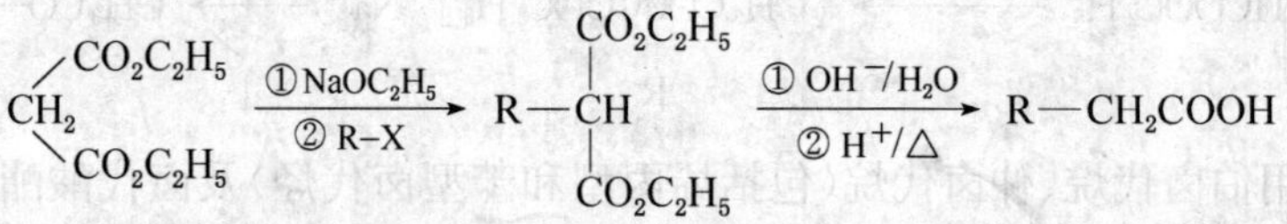

丙二酸酯合成法是制备羧酸最有价值的方法之一。例如由丙二酸二乙酯合成正己酸。

$$\boxed{CH_3CH_2CH_2CH_2}\,CH_2COOH$$

来自卤代烷

剖析结构：$CH_3CH_2CH_2CH_2$—来自卤代烷，其余部分来自丙二酸二乙酯。其合成路线为：

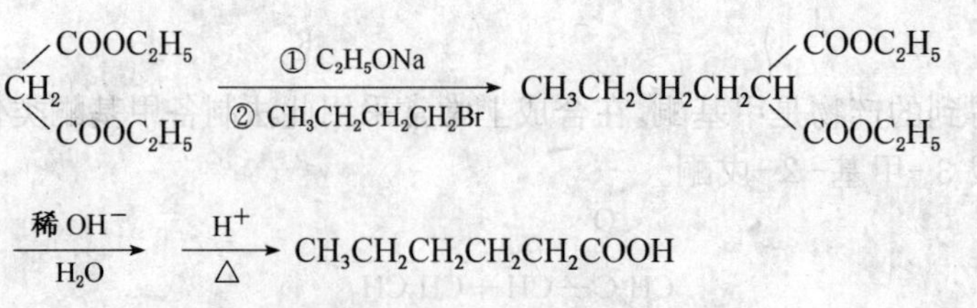

当丙二酸酯分子上需引入不同取代基时，一般先引入大基团，后引入小基团。

11.5 氨 基 酸

氨基酸是分子中同时含有氨基和羧基的一类化合物。氨基酸是一类具有重要作用的化合物，尤其是 α-氨基酸，它是构成生命的首要物质——蛋白质的基本组成单元，是人体必不可少的物质，有些则可直接作药用。

根据氨基酸分子中所含氨基和羧基的数目，可将其进一步分为中性氨基酸、酸性氨基酸和碱性氨基酸。例如：

氨基的数目＝羧基的数目　中性氨基酸　如：H_2NCH_2COOH 甘氨酸

氨基的数目＞羧基的数目　碱性氨基酸　如：$H_2N(CH_2)_4CH(NH_2)COOH$ 赖氨酸

氨基的数目＜羧基的数目　酸性氨基酸　如：$HOOCCH_2CH_2CH(NH_2)COOH$ 谷氨酸

氨基酸除具有氨基和羧基的一些化学性质外，也具有两种官能团相互作用、相互影响的一些特性。

11.5.1 两性及等电点

氨基酸分子中既有碱性基团，又有酸性基团，其既能与酸作用生成铵盐又能与碱作用生成羧酸盐，因此氨基酸是两性化合物。

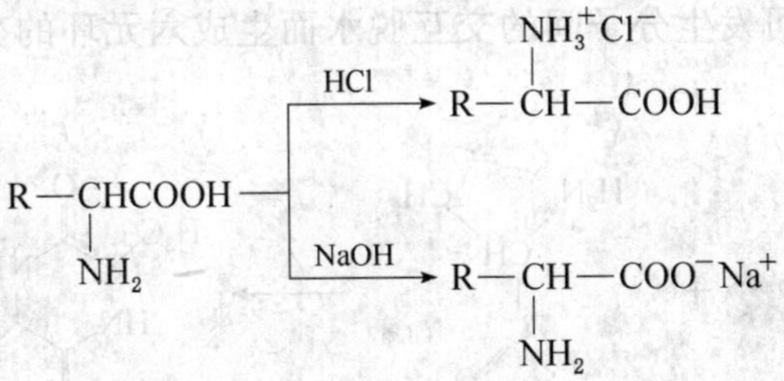

氨基酸分子中的氨基和羧基还可以相互作用成盐。这种由分子内部的酸性基团和碱性基团作用而成的盐称为**内盐**。

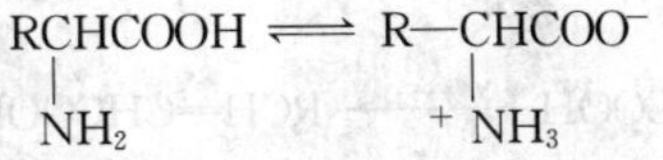

内盐

内盐同时具有两种离子的性质，所以是两性离子，具有高熔点或分解点及不溶于有机溶剂的特点。

氨基酸在水溶液中能可逆地解离为正离子或负离子，前者称为碱(式)解离，后者称为酸(式)解离：

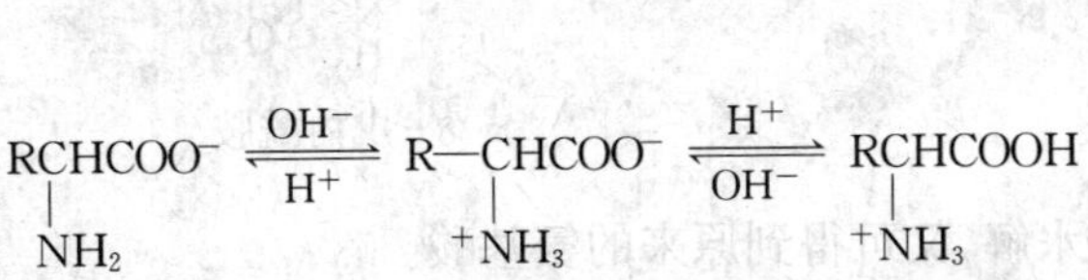

	负离子	两性离子	正离子
水中溶解情况：	溶于水	不溶于水	溶于水

解离的方向和程度取决于溶液的 pH 值。如在一个中性氨基酸的水溶液中加酸时，则酸式解离受到抑制，碱式解离加强，当 pH＜1 时，氨基酸几乎全部成为正离子；反之，如在水溶液中加碱，则碱式解离受到抑制，平衡向酸式解离方向移动，当 pH＞11 时，氨基酸几乎

全部为负离子。这就是氨基酸既溶于强酸又溶于强碱溶液的原因。

由于氨基酸在不同 pH 值的水溶液中带电情况不同,因而在电场中的行为也不同。一般来说,中性氨基酸在酸性溶液中因呈正离子状态而向负极移动;反之,在碱性溶液中则呈负离子状态而向正极移动。就某一氨基酸而言,当将其溶液调至某一特定的 pH 值时,氨基酸分子酸式解离和碱式解离的趋向相当,此时它以电中性的内盐形式存在,在电场中既不向正极移动,也不向负极移动,这时溶液的 pH 值就称作该氨基酸的**等电点**。

等电点是氨基酸的一个重要物理常数。每个氨基酸都有固定的等电点。一般中性氨基酸的等电点在 5.0～6.5,酸性氨基酸为 2.7～3.2,碱性氨基酸为 9.5～10.7。中性氨基酸等电点偏酸是由于羧基的酸式解离略大于氨基的碱式解离,因而溶液必须偏酸才能使两种解离的趋向相当。

在等电点时,以内盐形式存在的氨基酸溶解度最小,从溶液中可析出沉淀。因此,可以用调节等电点的方法鉴别氨基酸或分离氨基酸的混合物。

11.5.2 氨基酸受热后的变化

氨基酸受热时可发生与羟基酸相似的反应。随氨基与羧基的相对距离不同,产物也不同。α-氨基酸受热时,可发生分子间的交互脱水而生成六元环的交酰胺(交酰胺又称二酮吡嗪)。

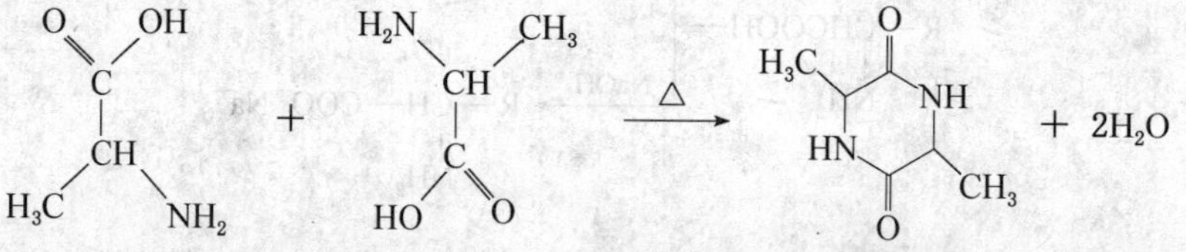

交酰胺

β-氨基酸受热时,分子内发生脱氨反应生成 α,β-不饱和酸:

$$RCH(NH_2)CH_2COOH \xrightarrow{\triangle} RCH{=}CHCOOH + NH_3\uparrow$$

γ-或 δ-氨基酸加热至熔点时,发生分子内脱水反应,生成 γ-或 δ-内酰胺:

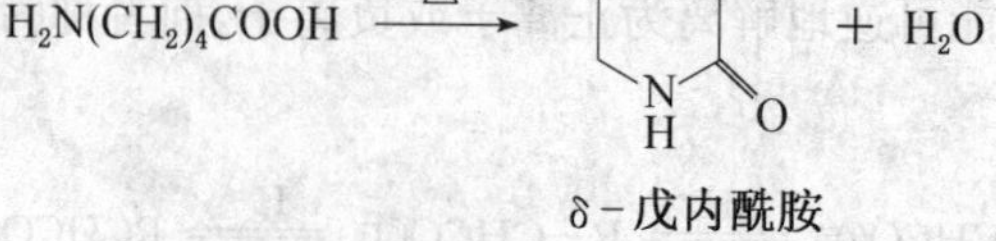

δ-戊内酰胺

内酰胺用酸或碱水解,又可得到原来的氨基酸。

11.5.3 显色反应

α-氨基酸与水合茚三酮在水溶液中共热,经一系列反应,最终生成蓝紫色的化合物。这是检验氨基酸的灵敏方法,其反应过程如下:

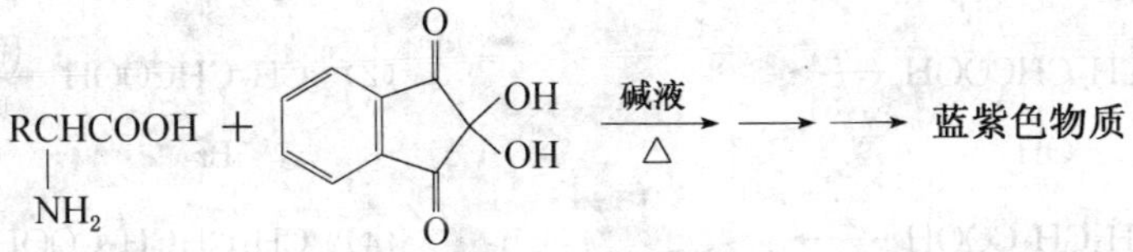

水合茚三酮

用柱层析、纸层析或薄层层析法分离氨基酸时，常用水合茚三酮作为显色剂。

11.5.4 肽与蛋白质

α-氨基酸分子间氨基与羧基脱水，生成以酰胺键相连的化合物，称为**肽**(**Peptides**)。肽分子中的酰胺键(—CONH—)称为**肽键**。

最简单的肽是由两个氨基酸缩合而成的，称为二肽。二肽分子中仍存在游离的氨基和羧基，故能与另一分子氨基酸继续缩合成三肽，再继续缩合生成四肽、五肽、……。由多个氨基酸缩合而成的肽，称为多肽。其通式如下：

$$H_2N-\underset{\displaystyle R}{\underset{|}{CH}}-\!\!(CONH\underset{\displaystyle R}{\underset{|}{CH}})_n\!-COOH$$

两个不同的氨基酸脱水可形成两种二肽，如甘氨酸与丙氨酸脱水缩合可生成如下两种不同结构的二肽：

$$H_2NCH_2-\overset{\displaystyle O}{\overset{\|}{C}}-NH\overset{\displaystyle CH_3}{\overset{|}{C}H}COOH$$

甘氨酰丙氨酸(简称甘—丙)

$$CH_3\overset{\displaystyle NH_2}{\overset{|}{C}H}-\overset{\displaystyle O}{\overset{\|}{C}}-NHCH_2COOH$$

丙氨酰甘氨酸(简称丙—甘)

多肽化合物与蛋白质都是以α-氨基酸为基本组成单位的，它们之间并无严格区别，一般将相对分子质量在10 000以下的称为多肽。蛋白质具有更长的肽链，相对分子质量更高，所含氨基酸单元多在100以上，结构也更复杂。至今为止，蛋白质水解仍然是得到各种α-氨基酸的重要途径。

习　题

1. 命名下列化合物：

(1) $CH_3\underset{\displaystyle OH}{\underset{|}{C}H}CH_2CH_2\underset{\displaystyle CH_3}{\underset{|}{C}H}COOH$

(2) $BrCH_2CH_2\underset{\displaystyle CH_3}{\underset{|}{C}H}COOH$

(3) 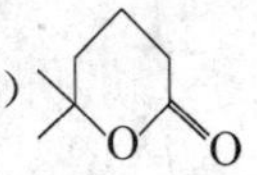

(4) $(CH_3)_2CHCOCH_2COOCH_3$

(5) $CH_3\underset{\displaystyle NH_2}{\underset{|}{C}H}CH_2\underset{\displaystyle SH}{\underset{|}{C}H}CH_2COOH$

2. 完成下列反应式：

(1) $CH_3CH_2CH_2\underset{\underset{OH}{|}}{C}HCOOH \xrightarrow{\triangle}$ (2) $CH_3\underset{\underset{Br}{|}}{C}HCOOH \xrightarrow{稀\ OH^-}$

(3) $CH_3\underset{\underset{OH}{|}}{C}HCH_2CH_2COOH \xrightarrow{\triangle}$ (4) $CH_3\underset{\underset{NH_2}{|}}{C}HCH_2COOH \xrightarrow{\triangle}$

(5) $CH_3COCH_2CH_2COOH \xrightarrow[H^+]{NaCN}$ ① $\xrightarrow[\triangle]{H_3^+O}$ ② (6) 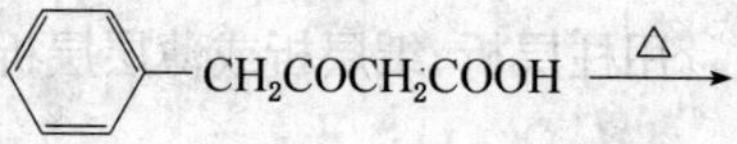

3. 以乙酰乙酸乙酯为主要原料合成：

(1) 2-己酮 (2) 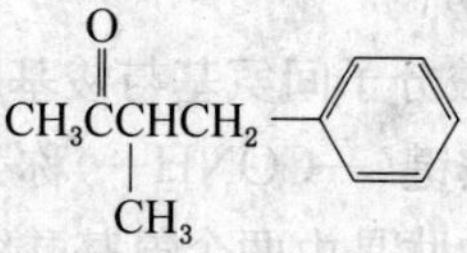

4. 以丙二酸二乙酯为主要原料合成：

(1) 戊酸 (2) 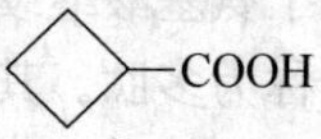

12 有机含氮化合物

有机含氮化合物在自然界中分布广泛，在前面有关章节已经介绍了酰胺、腈和肟等含氮化合物，本章主要讨论硝基化合物、胺类、重氮化合物和偶氮化合物。

12.1 硝基化合物

硝基化合物（Nitro compound）是指烃分子中的氢原子被硝基（$-NO_2$）取代后生成的衍生物。

12.1.1 分类和命名

根据所连烃基的不同，可将硝基化合物分为脂肪族硝基化合物和芳香族硝基化合物。硝基化合物命名时以烃为母体，把硝基作为取代基。如：

CH_3NO_2

硝基甲烷（nitromethane）

$(CH_3)_2CHNO_2$

2-硝基丙烷（2-nitropropane）

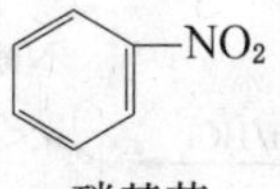

硝基苯（nitrobenzene）

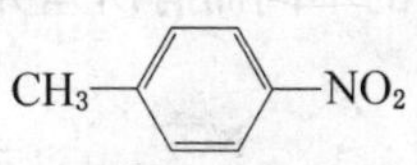

4-硝基甲苯（4-nitrotoluene）

脂肪族硝基化合物除硝基甲烷外使用很少，芳香族硝基化合物则用处很大，本节主要讨论芳香族硝基化合物。

12.1.2 物理性质

芳烃的一硝基化合物是无色或淡黄色的液体或固体，有苦杏仁味。多硝基化合物多数是黄色固体。硝基化合物不溶于水，溶于有机溶剂，比水重。一些常见硝基化合物的物理常数见表12-1。

多硝基化合物通常具有爆炸性，可用作炸药；有的多硝基化合物有强烈香味，可用作香料。如：

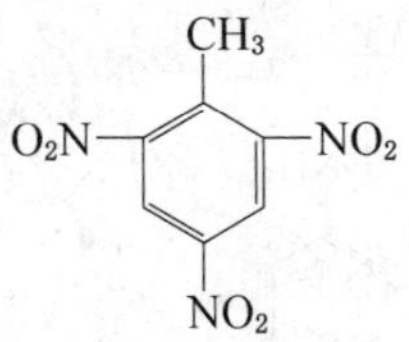

2,4,6-三硝基甲苯
简称TNT，一种烈性炸药

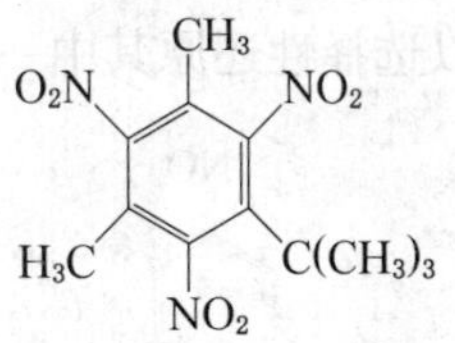

二甲苯麝香（人造麝香）
可用作香料

表 12-1　一些常见硝基化合物的物理常数

中文名	英文名	结构式	熔点(℃)	沸点(℃)
硝基甲烷	nitromethane	CH_3NO_2	−28.5	100.8
硝基乙烷	nitroethane	$CH_3CH_2NO_2$	−50	115
1-硝基丙烷	1-nitropropane	$CH_3CH_2CH_2NO_2$	−108	131.5
2-硝基丙烷	2-nitropropane	$(CH_3)_2CHNO_2$	−93	120
硝基苯	nitrobenzene	$C_6H_5NO_2$	5.7	210.8
间-二硝基苯	*m*-dinitrobenzene	1,3-$C_6H_4(NO_2)_2$	89.8	303(102.6kPa)
1,3,5-三硝基苯	1,3,5-trinitrobenzene	1,3,5-$C_6H_3(NO_2)_3$	122	315
邻硝基甲苯	*o*-nitrotoluene	1,2-$CH_3C_6H_4NO_2$	−4	222.3
对硝基甲苯	*p*-nitrotoluene	1,4-$CH_3C_6H_4NO_2$	54.5	238.3
2,4-二硝基甲苯	2,4-dinitrotoluene	1,2,4-$CH_3C_6H_3(NO_2)_2$	71	300
2,4,6-三硝基甲苯	2,4,6-trinitrotoluene	1,2,4,6-$CH_3C_6H_2(NO_2)_3$	82	分解

12.1.3　化学性质

1）还原反应

硝基可以被还原，尤其是直接连在芳环上的硝基，更容易被还原。还原产物随着还原剂和介质的不同而有所差异。

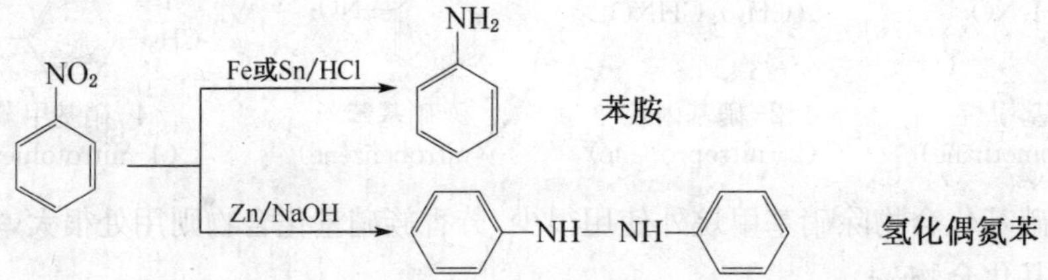

一般硝基苯在酸性和中性介质中发生单分子还原反应生成苯胺，在碱性介质中发生双分子还原反应生成氢化偶氮苯。

芳香硝基化合物的还原反应是工业上制备芳香伯胺所常用的方法。除采用化学还原剂（如铁、锡、锌和稀盐酸、氯化亚锡和盐酸等）以外，催化氢化法也是较常用的一种方法。

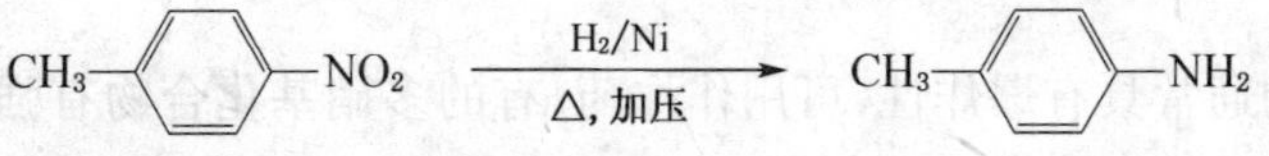

芳香族多硝基化合物用碱金属的硫化物或多硫化物以及硫氢化铵、硫化铵或多硫化铵为还原剂，可以选择性还原其中一个硝基为氨基。例如：

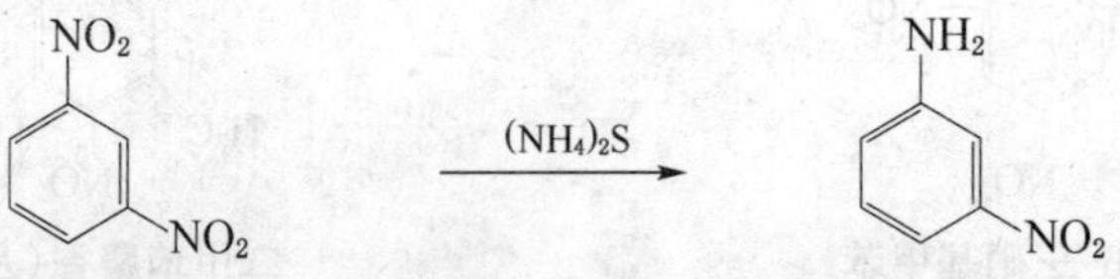

2）硝基对苯环邻对位上取代基的影响

硝基是一个吸电子基团，其吸电子作用可使处于硝基邻、对位的某些取代基显示出一些特殊的活泼性。

(1) 增强卤素的活泼性

与芳环直接相连的卤原子一般很难被其他基团所取代。例如氯苯要在高温高压下才能水解成苯酚。但是当卤原子的邻、对位上连有硝基后，卤素的取代反应就变得容易得多。例如：

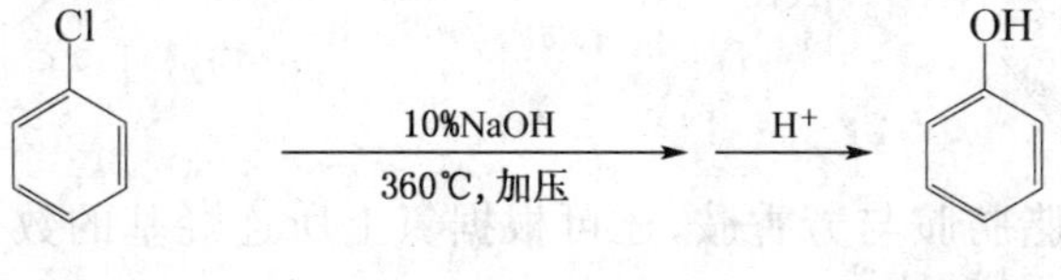

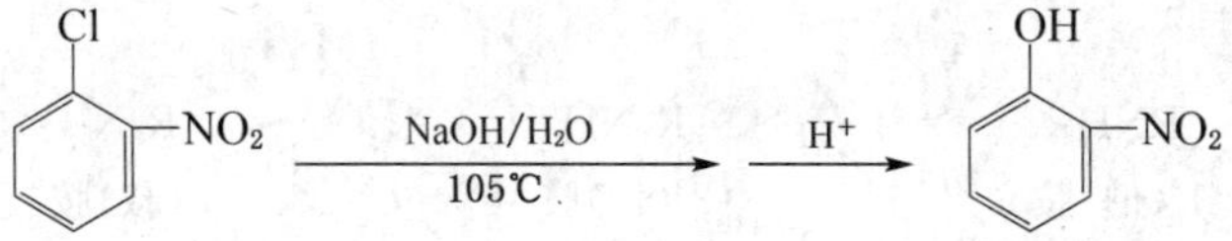

邻硝基苯酚

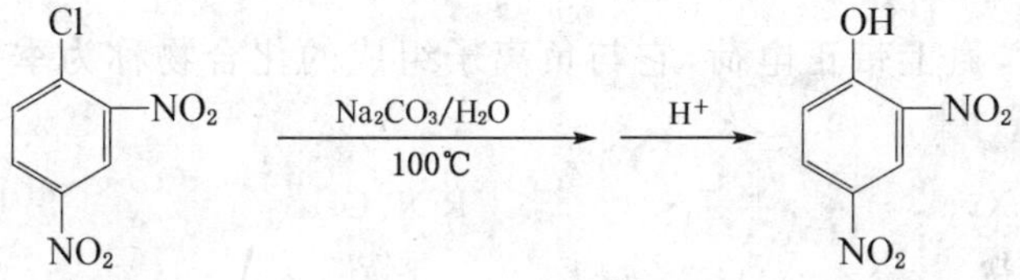

2, 4-二硝基苯酚

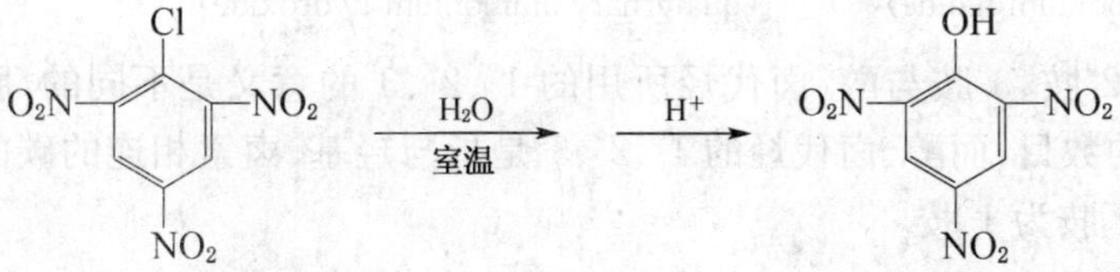

2, 4, 6-三硝基苯酚

这是由于硝基的吸电子性能降低了其邻位和对位碳原子上的电子云密度，促使它们和负性基团作用发生亲核取代反应。邻、对位上连有的硝基愈多，亲核取代反应愈易发生。

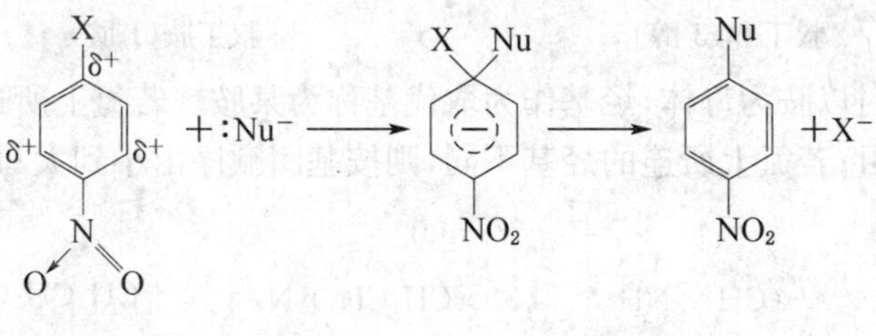

(2) 增强酚羟基的酸性

受邻、对位硝基的影响，酚的酸性增强，间位硝基也能增强酚羟基的酸性，但效果不及邻、对位上的硝基显著。如：

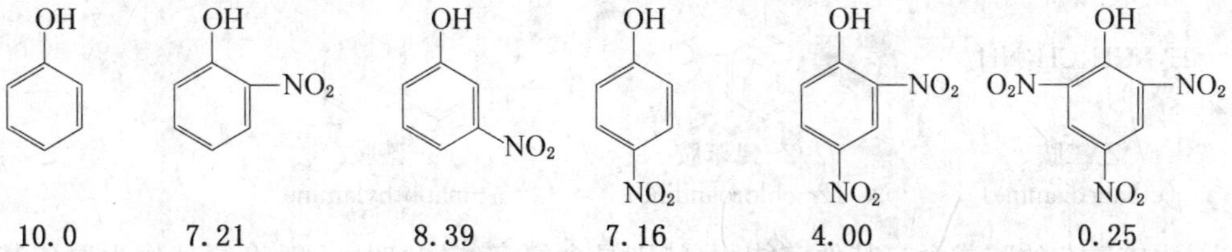

pK_a: 10.0　　7.21　　8.39　　7.16　　4.00　　0.25

由此可见，在酚羟基的邻、对位上引入硝基数目越多，酚的酸性增加越显著。

12.2 胺类

胺(Amine)可看作是氨分子中的氢被烃基取代的产物，氨基(—NH_2)是胺的官能团。

$$NH_3 \quad Ar(R)-NH_2$$

12.2.1 胺的分类和命名

胺可以根据所连的烃基分为脂肪胺与芳香胺，还可根据氮上所连烃基的数目分为1°胺、2°胺、3°胺。

NH_3	RNH_2	R_2NH	R_3N
氨	1°(伯)胺	2°(仲)胺	3°(叔)胺
(ammonium)	(primary amine)	(secondary amine)	(tertiary amine)

若氮上连有四个烃基时，氮上带正电荷，它与负离子组成的化合物称为季铵盐和季铵碱。

$R_4N^+X^-$	$R_4N^+OH^-$
季铵盐	季铵碱
(quaternary ammonium halide)	(quaternary ammonium hydroxide)

这里要特别注意，1°胺、2°胺、3°胺与醇、卤代烃所用的1°、2°、3°的意义是不同的，胺的1°、2°、3°是指氮上所连烃基的数目，而醇、卤代烃的1°、2°、3°是指与羟基、卤素相连的碳的种类。如叔丁醇是3°醇，而叔丁胺为1°胺。

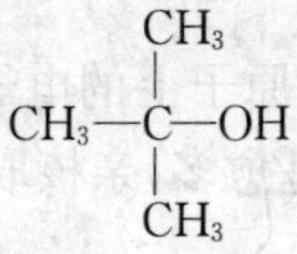

叔丁醇(3°醇)

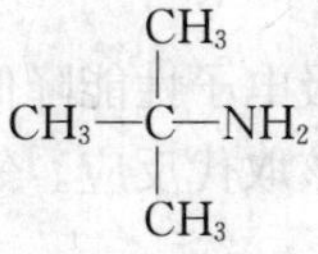

叔丁胺(1°胺)

简单的胺命名时以胺为母体，烃基作为取代基称为某胺。若氮上所连的烃基相同，用二或三表明烃基的数目；若氮上所连的烃基不同，则按基团顺序由小到大写出其名称，例如：

CH_3NH_2

甲胺
(methylamine)

$(CH_3)_2NH$

二甲胺
(dimethylamine)

$(CH_3CH_2)_3N$

三乙胺
(triethylamine)

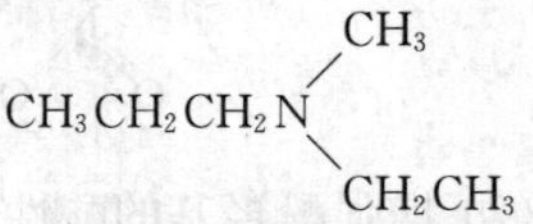

甲乙丙胺
(methyl ethylpropylamine)

$H_2NCH_2CH_2NH_2$

乙二胺
(ethanediamine)

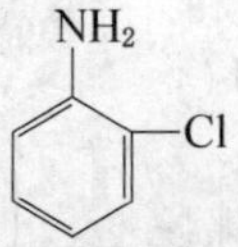

2-氯苯胺
(2-chloroaniline)

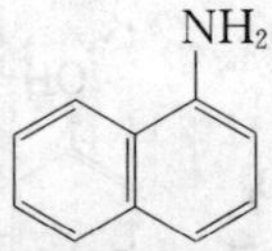

α-萘胺
α-naphthylamine

比较复杂的胺或含有其他官能团(特别是含氧官能团)时，一般将氨基作为取代基来命名。例如：

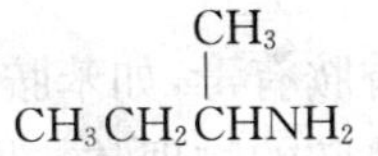

2-氨基丁烷
(2-aminobutane)

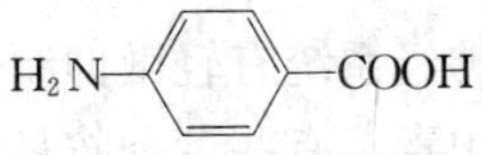

对氨基苯甲酸
p-aminobenzoic acid)

胺与酸作用生成的盐或季铵化合物，通常用铵字代替胺字，并在前面加上负离子的名称来命名。例如：

$(CH_3)_3\overset{+}{N}HCl^-$
氯化三甲铵(三甲胺盐酸盐)
(trimethanamine hydrochloride)

$(CH_3CH_2\overset{+}{N}H_3)_2SO_4^{2-}$
硫酸乙铵(乙胺硫酸盐)
(ethylammonium sulfate)

$(CH_3)_4\overset{+}{N}OH^-$
氢氧化四甲铵
(tetramethylammonium hydroxide)

12.2.2 胺的结构

在氨分子中，氮以 3 个 sp^3 杂化轨道分别与氢的 s 轨道形成 σ 键，留下一对孤电子对占据另一个 sp^3 轨道，H—N—H 的夹角为 107.3°，脂肪胺具有类似的结构。孤电子对对于胺的化学性质是非常重要的，因为胺的碱性、亲核性都与它有关。

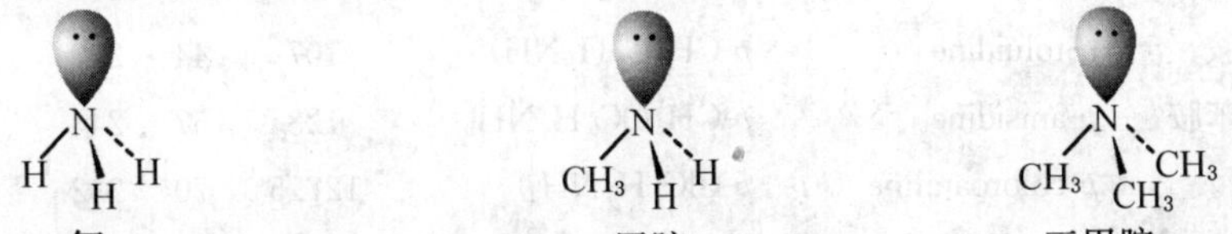

氨　　　　甲胺　　　　三甲胺

键角 ∠HNH=107.3°　　∠HNH=105.9°　∠HNC=112.9°　　∠CNC=108°

苯胺中的氮原子近乎 sp^2 杂化，氮上的未共用电子对与苯环上的 p 轨道虽不平行。但可以共平面，并不妨碍与苯环产生共轭。

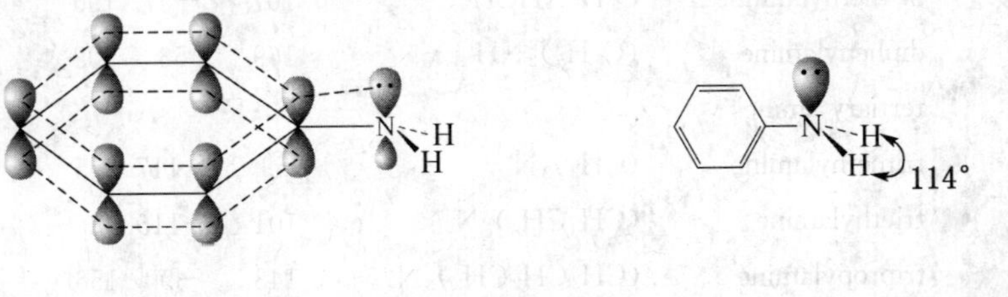

图 12-1　苯胺的结构

12.2.3 胺的物理性质

胺是中等极性的物质。1°与 2°本身胺分子间可以形成氢键，3°胺因氮上无氢自身分子间不能形成氢键，所以相同相对分子质量的化合物的沸点是 1°胺＞2°胺＞3°胺＞烷烃。但胺分子间的氢键不如醇、羧酸的氢键强，所以胺的沸点比同相对分子质量的醇、羧酸低。

较低相对分子质量的胺都易溶于水，因为它们都可与水形成氢键。3°胺虽然自身不能形成氢键，但仍可与水形成氢键。

胺有难闻的气味。许多脂肪胺有鱼腥臭，乙二胺和戊二胺有腐烂的臭味，所以它们又分别称为腐胺和尸胺。

气态胺对中枢神经系统有轻微抑制作用。有些芳香胺有毒，如苯胺可通过吸入、食入或透过皮肤吸收而致中毒。有些芳香胺是致癌物质。一些胺的物理常数见表12-2。

表12-2　一些胺的物理常数

中文名称	英文名称	结构简式	相对分子质量	熔点（℃）	沸点（℃）	溶解度（mol·L^{-1}）	pK_b（25℃）
1°胺	primary amines						
甲胺	methylamine	CH_3NH_2	31	−94	−6	易溶	3.38
乙胺	ethylamine	$CH_3CH_2NH_2$	45	−84	17	易溶	3.25
丙胺	propylamine	$CH_3CH_2CH_2NH_2$	59	−83	49	易溶	3.33
异丙胺	isopropylamine	$(CH_3)_2CHNH_2$	59	−101	33	易溶	3.28
丁胺	butylamine	$CH_3(CH_2)_2CH_2NH_2$	73	−51	78	易溶	3.39
叔丁胺	*tert*-butylamine	$(CH_3)_3CNH_2$	73	−68	45	易溶	3.55
环己胺	cyclohexylamine	$C_6H_{11}NH_2$	99		134	微溶	3.36
苯胺	aniline	$C_6H_5NH_2$	93	−6	184	0.40	9.40
对甲基苯胺	*p*-toluidine	*p*-$CH_3C_6H_4NH_2$	107	44	200	微溶	8.90
对甲氧基苯胺	*p*-anisidine	*p*-$CH_3OC_6H_4NH_2$	123	57	244	不溶	8.66
对氯苯胺	*p*-chloroaniline	*p*-$ClC_6H_4NH_2$	127.5	70	232	不溶	10.00
对硝基苯胺	*p*-nitroaniline	*p*-$NO_2C_6H_4NH_2$	138	148	232	不溶	13.00
2°胺	secondary amines						
二甲胺	dimethylamine	$(CH_3)_2NH$	45	−96	7	易溶	3.27
二乙胺	diethylamine	$(CH_3CH_2)_2NH$	73	−48	56	易溶	3.02
二丙胺	dipropylamine	$(CH_3CH_2CH_2)_2NH$	101	−40	110	易溶	3.02
N-甲基苯胺	*N*-methylaniline	$C_6H_5NHCH_3$	107	−57	196	微溶	9.30
二苯胺	diphenylamine	$(C_6H_5)_2NH$	169	53	302	不溶	13.8
3°胺	tertiary amines						
三甲胺	trimethylamine	$(CH_3)_3N$	59	−117	3.5	易溶	4.21
三乙胺	triethylamine	$(CH_3CH_2)_3N$	101	−115	90	1.39	3.25
三丙胺	tripropylamine	$(CH_3CH_2CH_2)_3N$	143	−90	156	微溶	3.36
N,*N*-二甲苯胺	*N*,*N*-dimethylaniline	$C_6H_5N(CH_3)_2$	121	3	194	微溶	8.94

12.2.4　胺的化学性质

1）碱性

胺中的氮原子和氨中一样，有一对孤电子对能接受质子，因此胺具有碱性，是一个路易斯碱（电子给予体）。胺与无机酸作用生成铵盐。

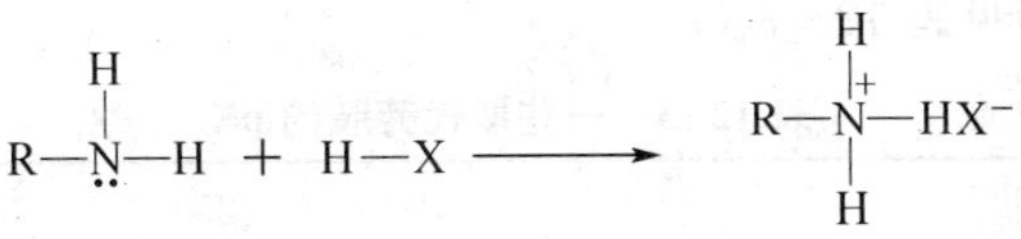

铵盐

胺的水溶液和氨水一样呈碱性，胺的碱性大小既可用 K_b 来度量，也可用 K_a 来度量。

$$R—\ddot{N}H_2 + H—O—H \rightleftharpoons R—\overset{+}{N}H_3 + OH^-$$

胺类碱性的强弱与其结构有关。基本规律如下：

(1) 脂肪胺的碱性

在水溶液中，脂肪胺中 2°胺碱性最强，1°胺次之，3°胺最弱。但它们的碱性都比氨强。即：

$$R_2NH > RNH_2 > R_3N > NH_3$$

这是由于烷基为供电子基，它使氮原子上的孤电子对更易贡献出来和质子结合，因此脂肪胺的碱性比氨强。三级胺的碱性比一级胺弱与溶剂化效应、空间效应等有关，在此不再赘述。

	$(CH_3)_2NH$ >	CH_3NH_2 >	$(CH_3)_3N$ >	NH_3
pK_a	10.73	10.65	9.78	9.24

总的来说，胺是一类弱碱，它的盐和氢氧化钠等强碱作用时会放出游离的胺。利用这一性质可纯化胺类化合物。

$$R—NH_3^+X^- + NaOH \longrightarrow R—NH_2 + NaX + H_2O$$

(2) 芳香胺的碱性

芳香胺的碱性比氨弱，这是由于苯环和相连的氨基之间存在共轭效应，氮原子上电子云向苯环方向偏移，使氮原子周围电子云密度减小，接受质子的能力也随着减小，因而碱性减弱。同时苯环又占据较大的空间，阻止质子和氨基接近，故苯胺的碱性比氨弱得多，这和实际测定的 pK_a 大小顺序完全一致：

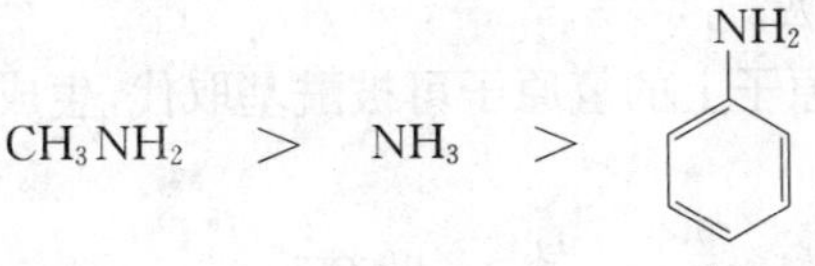

pK_a 10.65 9.24 4.60

芳香胺的碱性强弱与氮原子所连的苯基(芳基)数目有关：

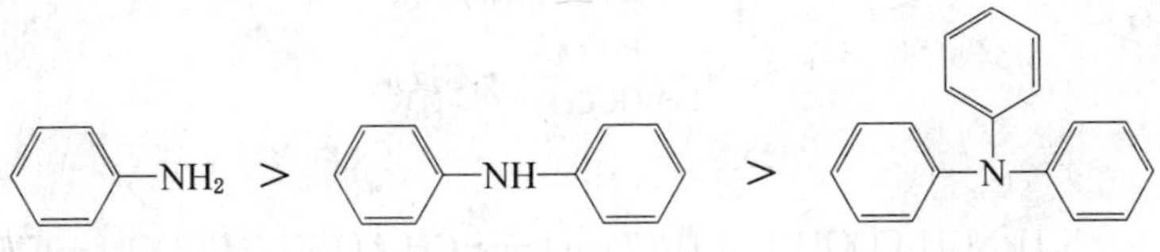

pK_a 4.60 1.0 近于中性

(3) 取代苯胺的碱性

取代苯胺的碱性受取代基影响，这种影响是电子效应和空间效应等综合作用的结果。

一些取代芳胺的 pK_a 值见表 12－3。

表 12-3　一些取代芳胺的 pK_a

取代基	pK_a（25℃）		
	邻	间	对
H	4.60	4.60	4.60
CH_3	4.39	4.96	5.12
Cl	2.70	3.48	4.00
Br	2.48	3.60	3.85
CH_3O	4.48	4.30	5.30
NO_2	−0.3	2.50	1.20

从表中可以看出，绝大多数取代基，无论是供电子基还是吸电子基，在氨基邻位取代时，碱性都较苯胺弱。

当氨基的间位、对位有供电子基（如甲基）时，碱性增强；当有吸电子基（如硝基）时，则碱性减弱。并且，取代基在对位的影响较间位的影响明显。以间硝基苯胺及对硝基苯胺为例说明如下：

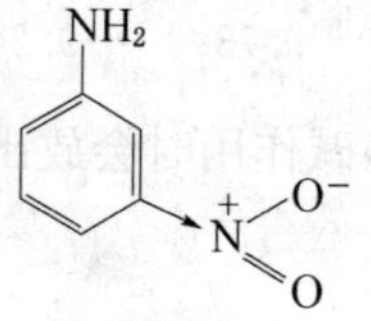

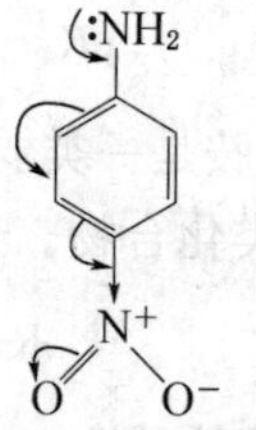

pK_a　2.50　　　　1.20

－I效应　　　　－I效应，－C效应

当吸电子的硝基处于氨基对位时，除了吸电子的诱导效应（－I）外，其吸电子共轭作用可通过苯环上的 π 键传递到氨基氮原子，使氮上的孤对电子对较多地移向苯环。而当硝基处于间位时，氮上的孤对电子对没有这种传递，只呈现－I 效应。

2）酰化与磺酰化反应

第一胺与第二胺氮原子上的氢原子可被酰基取代，生成酰胺，最常用的酰基化试剂是酰卤和酸酐。

$$RNH_2 \xrightarrow[\text{或}(R'CO)_2O]{R'COCl} R'CONHR$$

$$R_2NH \xrightarrow[\text{或}(R'CO)_2O]{R'COCl} R'CONR_2$$

$$R_3N \xrightarrow[\text{或}(R'CO)_2O]{R'COCl} \text{不反应}$$

例如：

$$H_2NCH_2COOH + (CH_3CO)_2O \longrightarrow CH_3CONHCH_2COOH + CH_3COOH$$

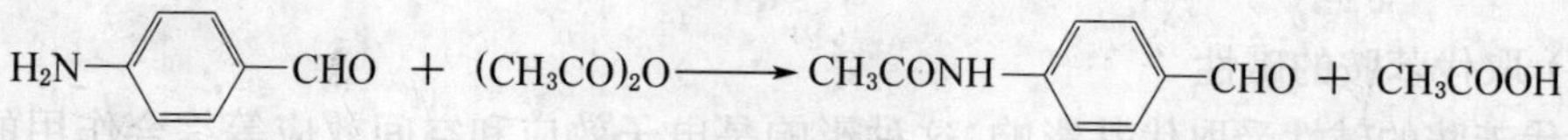

酰胺绝大多数是结晶固体，具有一定的熔点。通过测定酰胺的熔点，可以推测出原来的胺，因此酰化反应可以用于鉴定伯胺或仲胺。

酰胺可在酸碱催化下水解除去酰基，因此芳香胺类常用酰化方法先保护氨基，再进行其他反应(如硝化等)，随后再水解恢复氨基。

用芳香族磺酰氯如苯磺酰氯或对甲苯磺酰氯，在氢氧化钠或氢氧化钾溶液存在下，与伯胺或仲胺反应，则生成相应的磺酰胺；叔胺氮上无氢原子，则不发生反应。

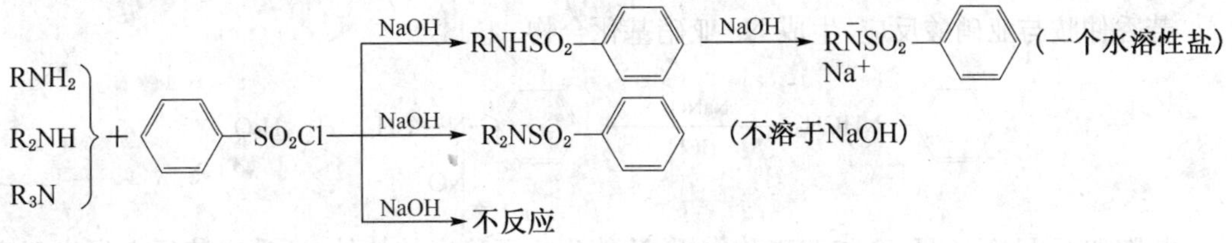

利用此性质可以鉴别或分离伯、仲、叔胺，该反应称为**兴斯堡反应(Hinsberg reaction)**。

3）与亚硝酸的反应

胺类化合物可以与亚硝酸发生反应，但伯、仲、叔胺各有不同的反应结果和现象。脂肪胺与芳香胺的反应也存在差异。

(1) 脂肪胺与亚硝酸反应

脂肪胺与亚硝酸作用时，三种胺生成三种不同的产物。由于亚硝酸不稳定，一般用亚硝酸钠和盐酸(或硫酸)代替亚硝酸。

1°胺与亚硝酸作用先生成极不稳定的脂肪族**重氮盐(Diazonium salt)**，此重氮盐立即分解成碳正离子中间体和氮气。碳正离子可发生取代、重排、消除等各种反应生成醇、烯烃、卤烃等化合物。

$$R{-}NH_2 + HNO_2 \xrightarrow{HCl} [R\overset{+}{N_2}Cl^-] \longrightarrow R^+ + Cl^- + N_2\uparrow$$

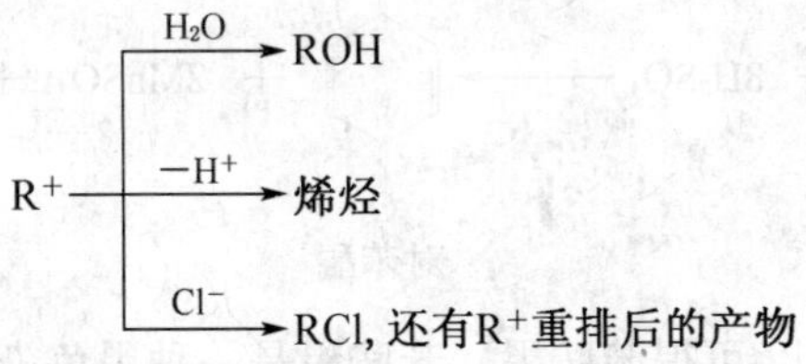

由于产物复杂，在合成上没有实用价值。但是放出的氮气是定量的，因此可用于伯胺的定性与定量分析。

2°胺与亚硝酸反应生成N-亚硝基胺，它是一种黄色中性不溶于水的油状物，具有强烈的致癌作用。

$$R_2NH + HNO_2 \longrightarrow \underset{\text{N-亚硝基二级胺}}{R_2N{-}N{=}O}$$

叔胺在相同条件下与亚硝酸作用生成一个不稳定的易水解的亚硝酸盐。

$$R_3N + HNO_2 \longrightarrow [R_3NH]^+NO_2^-$$

(2) 芳香胺与亚硝酸反应

芳香伯胺与亚硝酸在低温下反应，生成重氮盐，称为**重氮化反应（Diazotization）**。

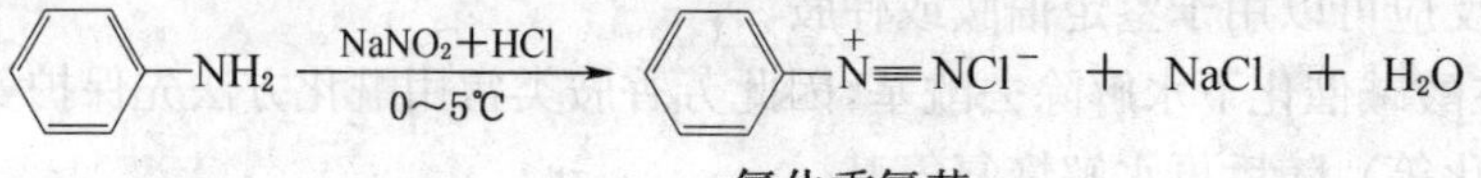

氯化重氮苯

产物芳香重氮盐溶于水，在低温（0～5℃）时较稳定，加热时水解。干燥的重氮盐稳定性很差，易爆炸，因此重氮盐制备后直接在水溶液中使用。

芳香仲胺与亚硝酸反应，生成N-亚硝基化合物。

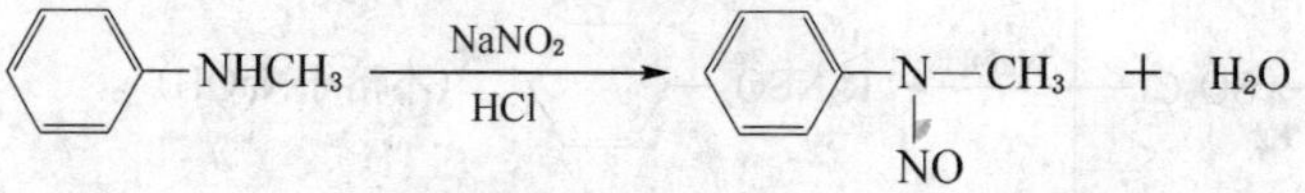

叔胺如$C_6H_5N(CH_3)_2$与亚硝酸作用，除能生成不稳定的盐外，还生成苯环上发生亚硝化反应的产物。例如：

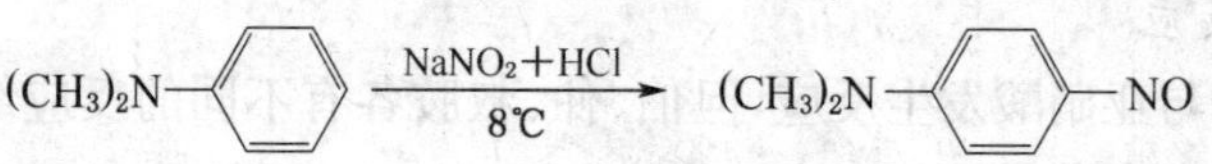

对亚硝基-N, N-二甲基苯胺

产物对亚硝基-N，N-二甲基苯胺是绿色固体。

利用伯、仲、叔胺与亚硝酸作用所得产物及反应现象的不同，可以鉴别伯、仲、叔胺。

4）氧化反应

脂肪胺在常温下比较稳定，不易被空气氧化。芳香胺则很易被氧化，且氧化过程很复杂。苯胺在空气中放置，也会逐渐被氧化而使颜色变深。苯胺的氧化产物因所用氧化剂和反应条件不同而异。例如，苯胺用二氧化锰和硫酸氧化生成对苯醌。

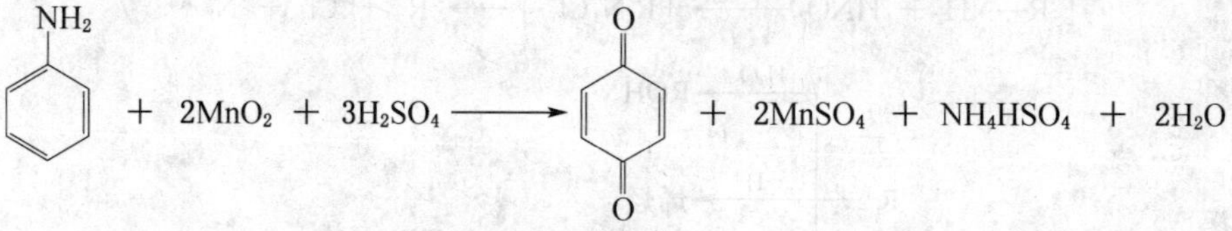

对苯醌

若用酸性重铬酸钾氧化，可得苯胺黑。苯胺黑是一种黑色染料，其结构复杂。

由于芳胺易被氧化，若要氧化芳环上的其他官能团，必须先进行酰化反应，将氨基“保护”，待氧化反应完毕后，再水解去除酰基。例如，由对甲苯胺制备对氨基苯甲酸：

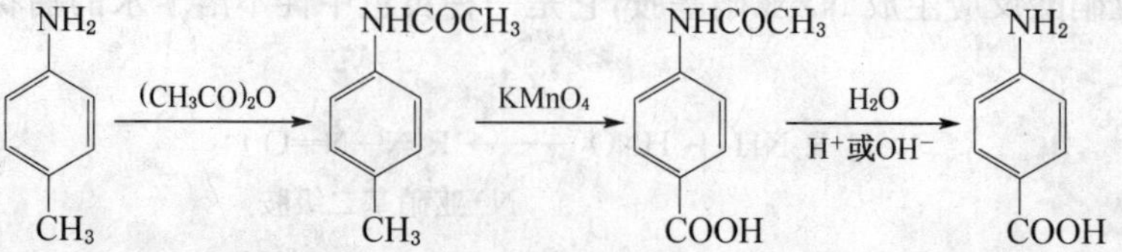

5）芳环上的取代反应

（1）卤代

芳胺与氯或溴很容易发生取代反应，例如，在苯胺的水溶液中滴加溴水，立即生成2,4,6-三溴苯胺白色沉淀。

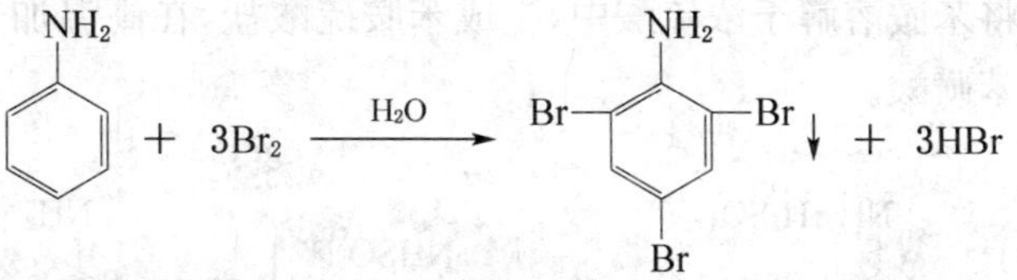

此反应定量完成,可用于苯胺的定性和定量分析。其他芳胺也可发生类似的反应。

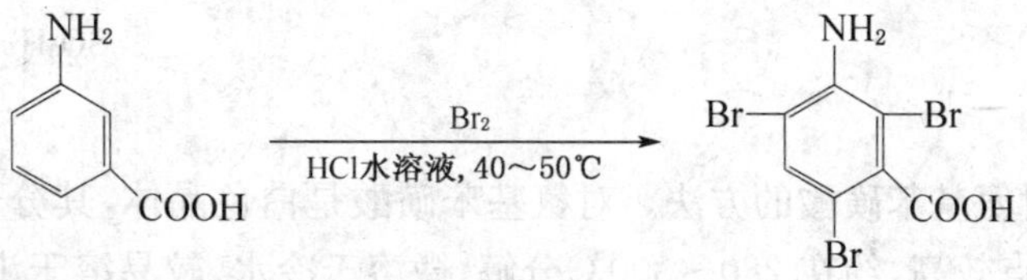

为了得到一取代物,可先保护氨基。氨基和乙酰氨基虽都是第一类定位基,但后者的定位效应比较弱。例如:

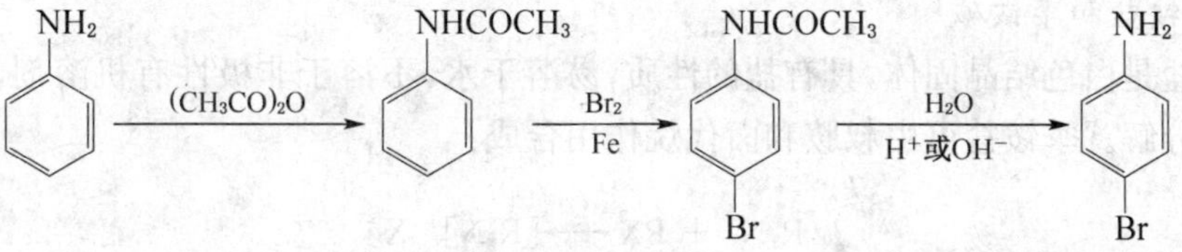

(2) 硝化

苯胺用硝酸硝化时,常有氧化反应发生。为了避免此副反应,可先将苯胺溶于浓硫酸中,使之生成硫酸盐,然后再硝化。$-\overset{+}{N}H_3$ 是一个强的间位定位基,可使芳环钝化,该法虽可防止氨基被氧化,但硝化产物主要是间位异构体。例如:

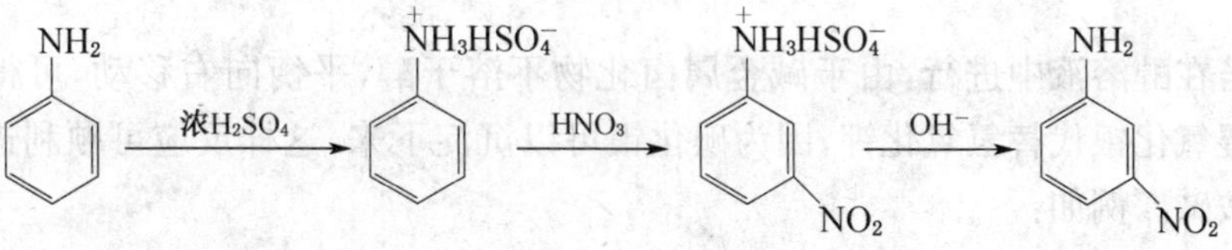

为了得到对硝基苯胺,应先将氨基保护起来,然后再硝化。

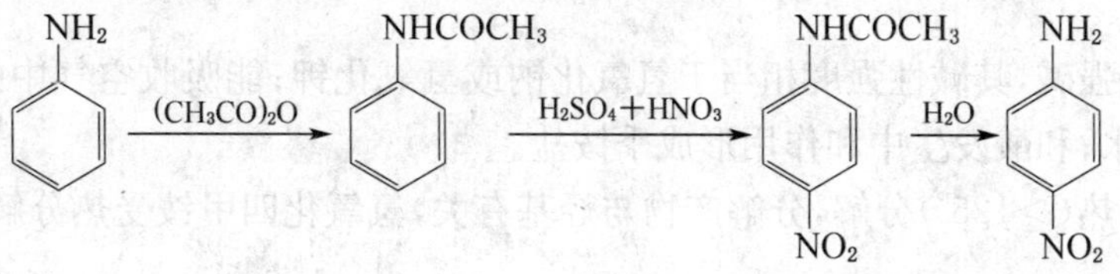

若要制备邻硝基苯胺,则需先磺化、再硝化,最后将乙酰基和磺酸基水解去掉:

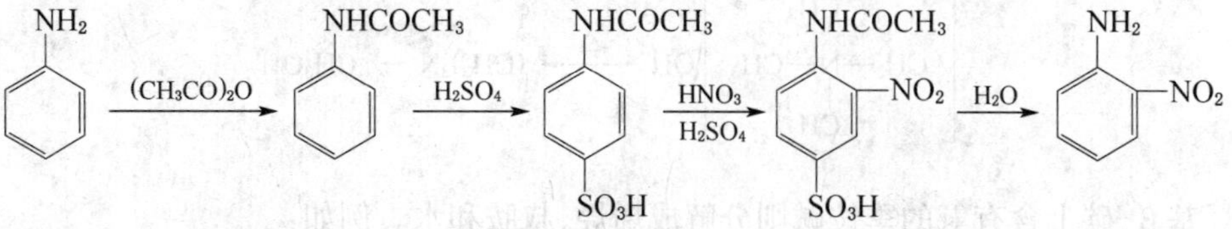

(3) 磺化和氯磺化

苯胺的磺化是将苯胺溶解于浓硫酸中，生成苯胺硫酸盐，在高温加热下脱去一分子水，并重排生成对氨基苯磺酸。

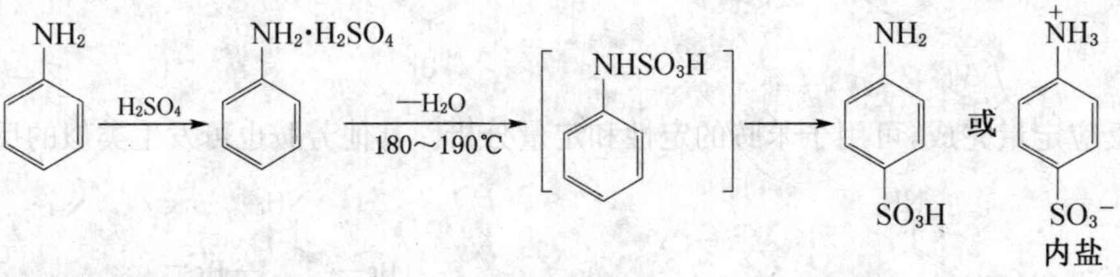

这是工业上生产对氨基苯磺酸的方法。对氨基苯磺酸是白色晶体，其分子内氨基和磺酸基间形成内盐，故熔点较高，约在 280～300℃分解，微溶于冷水，较易溶于沸水，不溶于有机溶剂。它是合成药物、染料的中间体。对氨基苯磺酸的酰胺，就是磺胺，是最简单的磺胺类药物(详见 22.1)。

6) 季铵盐和季铵碱

季铵盐是白色结晶固体，具有盐的性质，易溶于水，不溶于非极性有机溶剂，熔点高，常在熔融时分解。季铵盐可由叔胺和卤代烷作用合成：

$$R_3N + RX \longrightarrow [R_4N]^+ X^-$$

带有长链烷基的季铵盐，可用作表面活性剂(具有去污、杀菌和抗静电能力)，或作为相转移催化剂(见 8.13)。

季铵盐与强碱作用存在下列平衡：

$$[R_4N]^+ X^- + KOH \rightleftharpoons [R_4N]^+ OH^- + KX$$

反应若在醇溶液中进行，由于碱金属卤化物不溶于醇，平衡向右移动，可得到季铵碱。一般常用湿氧化银代替氢氧化钾，因为碘化银可以沉淀下来，这样反应可顺利进行，并获得较纯的季铵碱。例如：

$$2[(CH_3)_4N]^+ I^- + Ag_2O \xrightarrow{H_2O} 2[(CH_3)_4N]^+ OH^- + 2AgI\downarrow$$

季铵碱是强碱，其碱性强度相当于氢氧化钠或氢氧化钾；能吸收空气中的二氧化碳，易潮解，易溶于水；和酸发生中和作用形成季铵盐。

季铵碱加热(>125°)分解，分解产物与烃基有关，氢氧化四甲铵受热分解生成三甲胺和甲醇：

$$\left[\begin{array}{c} CH_3 \\ | \\ CH_3-\overset{+}{N}-CH_3 \\ | \\ CH_3 \end{array}\right] OH^- \xrightarrow{\triangle} (CH_3)_3N + CH_3OH$$

烃基 β-碳上含有氢的季铵碱则分解成烯烃、叔胺和水。例如：

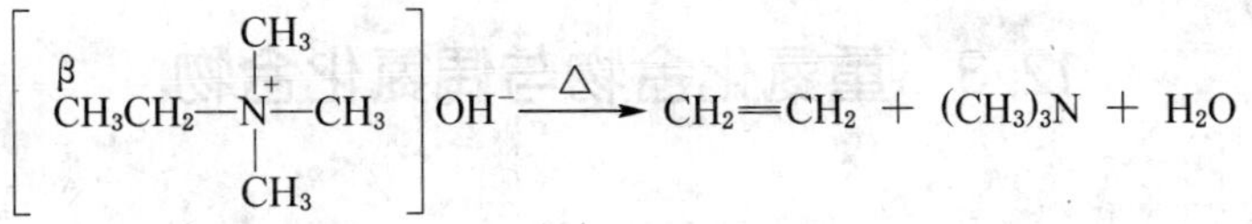

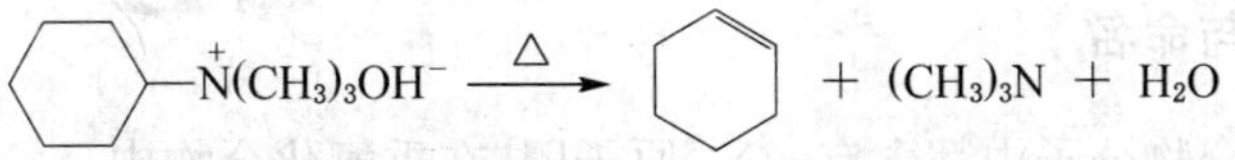

产生的烯烃是由烃基脱β-氢而成的。当烃基结构较复杂时，主要生成双键上带有较少烷基的烯烃。例如：

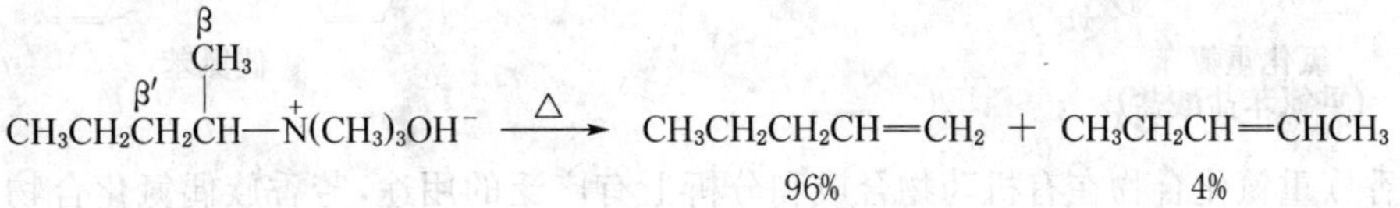

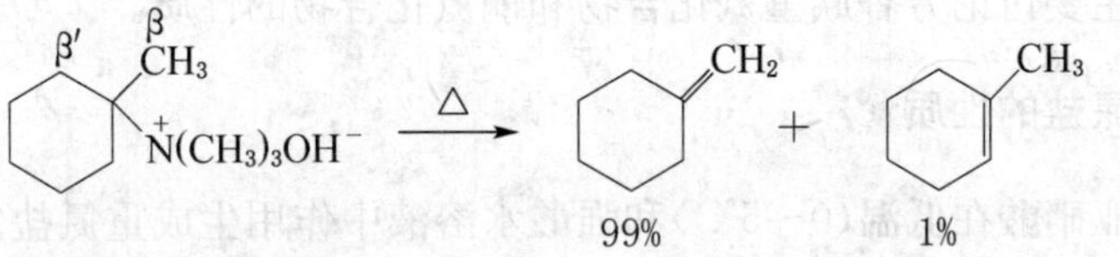

季铵碱的消除取向正好与卤代烷的消除取向(查依采夫规则)相反，俗称**霍夫曼(Hofmann)消除规则**。正是由于季铵碱的消除方向是有规则的，因而霍夫曼消除规则常用于测定胺的结构及制备烯烃。例如：某胺分子式为 $C_6H_{13}N$，制成季铵盐时，每次只消耗 1 mol 碘甲烷，经两次霍夫曼消除，生成 1,4-戊二烯和三甲胺，则原来胺的可能结构为：

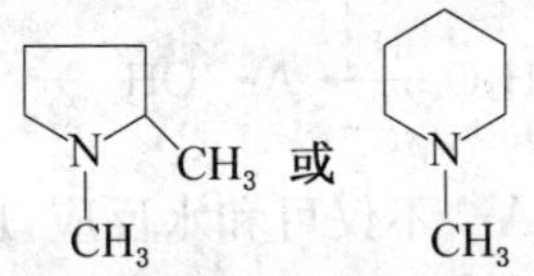

以前者为例，其反应式为：

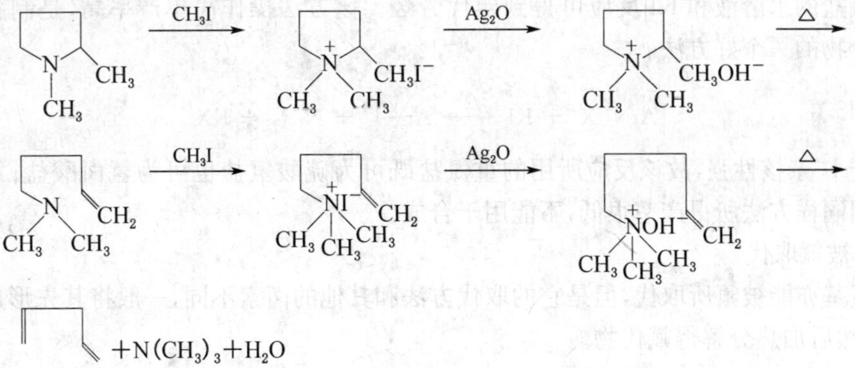

12.3 重氮化合物与偶氮化合物

12.3.1 结构与命名

重氮和偶氮化合物分子中都含有—N_2 原子团，在重氮化合物中，—N_2 只有一端与碳原子相连。在偶氮化合物中，两端都与碳原子相连。例如：

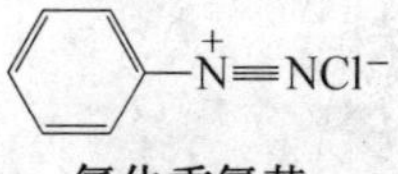

氯化重氮苯
（重氮苯盐酸盐）

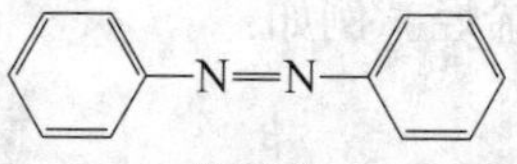

偶氮苯

芳香族重氮化合物在有机药物合成和分析上有广泛的用途，芳香族偶氮化合物则广泛用作染料。本节主要讨论芳香族重氮化合物和偶氮化合物的性质。

12.3.2 重氮盐的性质

芳香伯胺与亚硝酸在低温（0～5℃）和强酸水溶液中作用生成重氮盐。芳香重氮盐在合成上用途很广，主要发生两类反应，一类是放出氮气的取代反应；另一类是不放氮的偶联反应。

1）取代反应（放 N_2 反应）

（1）被羟基取代

重氮盐在酸性水溶液中加热时，放出氮气生成酚。

$$ArN_2^+HSO_4^- + H_2O \xrightarrow[\triangle]{H^+} Ar{-}OH + N_2\uparrow + H_2SO_4$$

由于反应放出氮气得到 Ar^+，Ar^+ 不仅可和水反应，也能与其他亲核试剂反应，为了减少副反应，常用亲核性弱的硫酸盐制备重氮盐，然后将其加热水解制备酚类。

（2）被碘取代

重氮盐的水溶液和 KI 反应可得到碘代芳烃。该方法操作简单产率高，是制备碘代芳香族化合物的一个好方法。

$$ArN_2^+X^- + KI \xrightarrow{\triangle} Ar{-}I + N_2\uparrow + KX$$

由于 I^- 亲核性强，故该反应所用的重氮盐既可为硫酸氢盐也可为氢卤酸盐；氯、溴、氟化合物用同样方法所得产率很低，不能用于合成。

（3）被氟取代

重氮基亦能被氟所取代，但是它的取代方法和其他的卤素不同，一般将其先形成重氮氟硼酸盐，然后加热分解得氟代物。

$$ArN_2^+X^- + HBF_4 \longrightarrow ArN_2^+BF_4^- \xrightarrow{\triangle} Ar{-}F + N_2\uparrow + BF_3$$

这是一个将氟引进苯环的常用方法，称为**席曼（Shiemann）反应**。

（4）被氯、溴及氰基取代

将冷的重氮盐水溶液滴加到热的 CuCl、CuBr 及 CuCN 的悬浮液中可得到相应的氯代、溴代或氰代芳烃。此类反应统称为**桑德迈尔(Sandmeyer)反应**。

$$ArN_2^+X^- + CuCl \xrightarrow{\triangle} ArCl$$

$$ArN_2^+X^- + CuBr \xrightarrow{\triangle} ArBr$$

$$ArN_2^+X^- + CuCN \xrightarrow{\triangle} ArCN$$

(5) 被氢取代　重氮盐与次磷酸(H_3PO_2)或乙醇反应可得到氢置换重氮基的产物。乙醇不如次磷酸有效,因为其副产物较多。

$$ArN_2^+X^- + H_3PO_2 + H_2O \longrightarrow ArH + H_3PO_3 + HX + N_2\uparrow$$

$$ArN_2^+X^- + CH_3CH_2OH \longrightarrow ArH + N_2\uparrow + HX + CH_3CHO$$

这个反应实际上是一个去氨基反应,可利用该反应合成一些特殊化合物。

重氮盐的取代反应在合成上有重要用途,常常用来合成通过芳烃的亲电取代反应无法直接得到的或不符合定位规律的化合物。如合成 1,3-二溴苯,反应式如下:

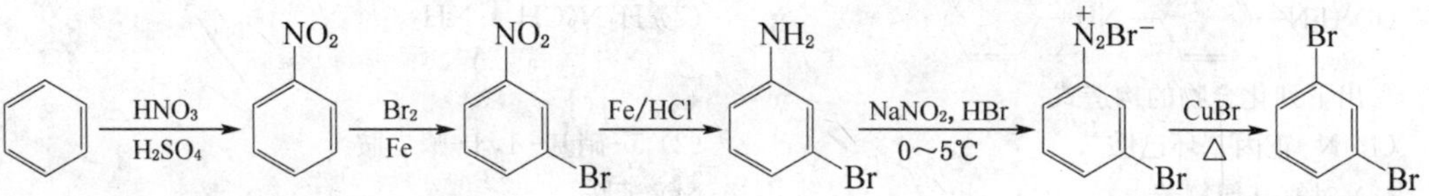

2) 偶联反应(留 N_2 反应)

芳香族重氮盐是弱的亲电试剂,它们可以与酚、芳胺等有高度致活基团的芳香族化合物发生偶合得到偶氮化合物。这种反应称为**重氮偶联反应(Azocoupling reaction)**。反应时,芳胺一般为 3°胺,1°及 2°芳胺的反应有其特殊性,在此不再赘述。

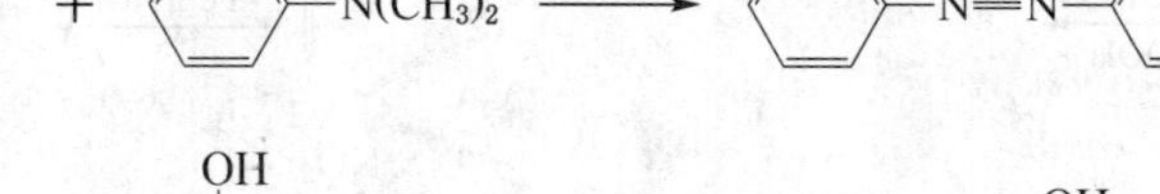

在偶联反应中,重氮基主要进入致活基团的对位,如对位已被基团占据,则进入它的邻位。如:

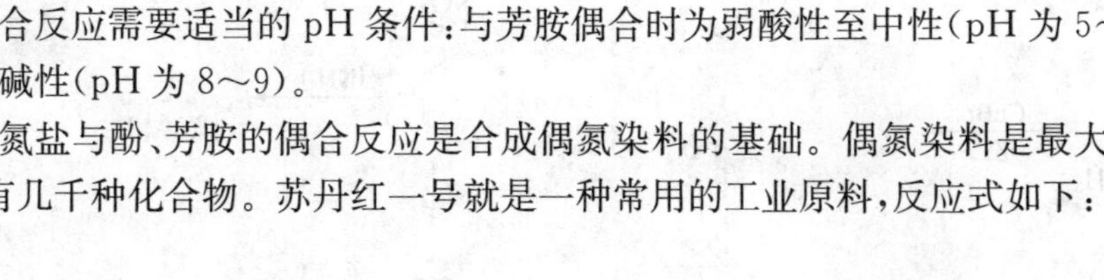

偶合反应需要适当的 pH 条件:与芳胺偶合时为弱酸性至中性(pH 为 5~7),与酚偶合时为弱碱性(pH 为 8~9)。

重氮盐与酚、芳胺的偶合反应是合成偶氮染料的基础。偶氮染料是最大的一类合成染料,约有几千种化合物。苏丹红一号就是一种常用的工业原料,反应式如下:

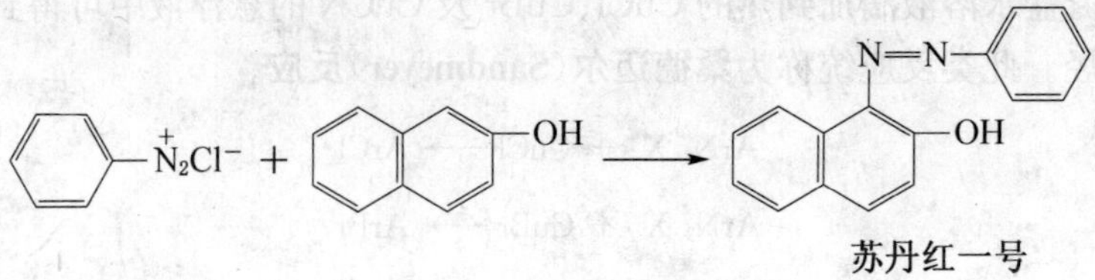

苏丹红一号

习　题

1. 命名下列化合物：

(1) $(CH_3)_2CHCH_2CH_2NH_2$　(2) $CH_3CH_2NHCH(CH_3)_2$　(3) $(C_2H_5)_4\overset{+}{N}OH^-$

(4) $(CH_3)_2CHCH_2\overset{+}{N}(CH_3)_3I^-$　(5) 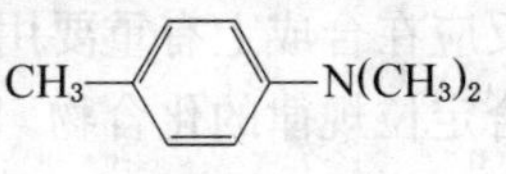

(6) 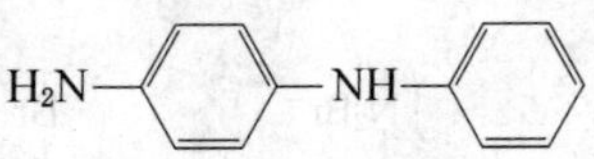　(7) $H_2N(CH_2)_4NH_2$

2. 写出下列化合物的构造式：

(1) N-正丙基环己胺　(2) 5-硝基-1,3-苯二胺

(3) 对氨基偶氮苯　(4) 苄胺

(5) 氯化重氮苯　(6) β-苯基乙胺

3. 比较下列各组化合物的碱性，并依强弱排列成序：

(1) ①甲胺　②二甲胺　③苯胺　④二苯胺

(2) ①苯胺　②乙酰苯胺　③对甲苯胺　④氢氧化四甲铵

4. 试写出正丁胺与下列化合物反应的产物：

(1) 稀 HCl　(2) 乙酐

(3) 异丁酰氯　(4) 苯磺酰氯＋KOH(水溶液)

(5) 溴乙烷(1 mol)　(6) 过量 CH_3I，然后加湿 Ag_2O

(7) (6)的产物加热　(8) $NaNO_2$＋HCl

5. 写出下列反应的主要产物：

(1) 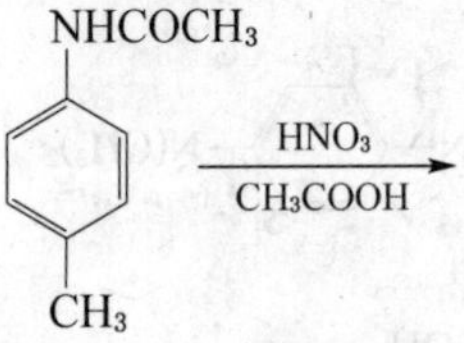

(2) 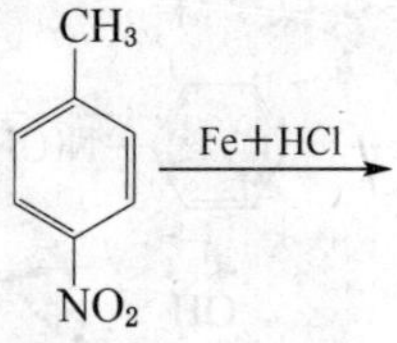

(3) 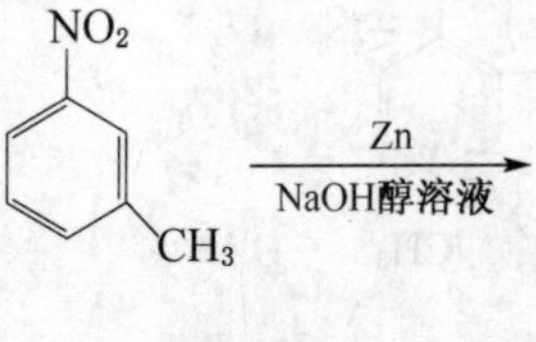

(4) 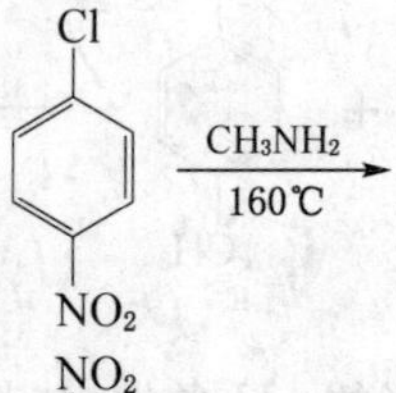

(5) 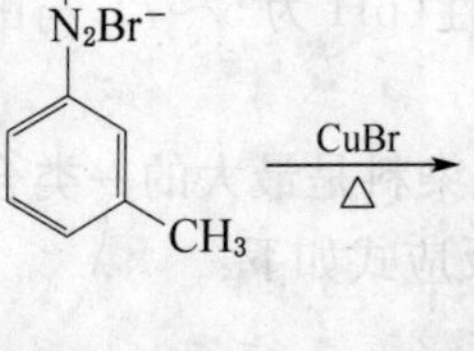

(6) 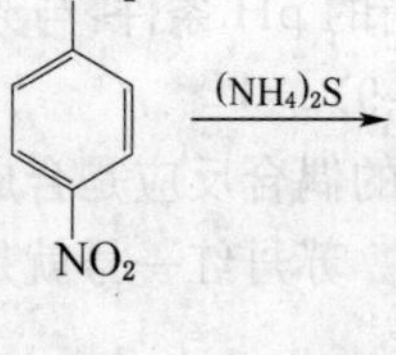

(7) 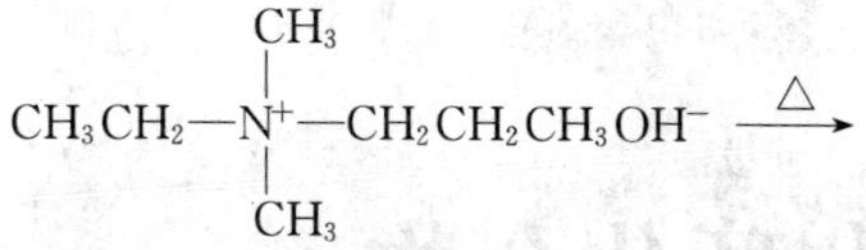

(8) 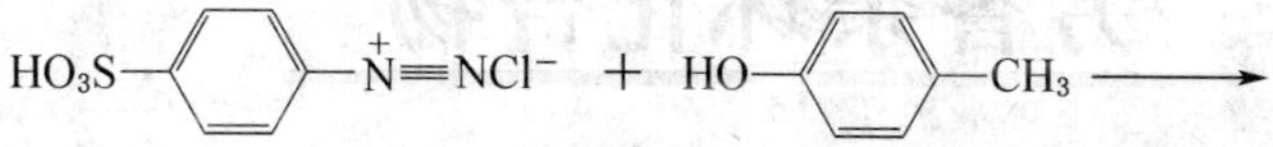

6. 以苯或甲苯为主要原料合成下列化合物：

(1) 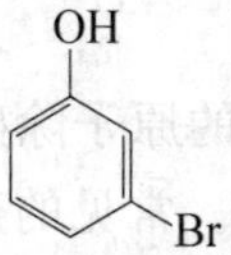 (2) 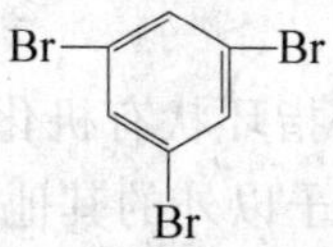 (3) 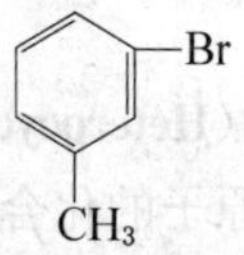

7. 化合物 A($C_6H_{13}N$)为一六元环状化合物，用碘甲烷处理后得化合物 B($C_7H_{16}NI$)，B 用 AgOH 处理并加热得化合物 C($C_7H_{15}N$)和 1 分子水，C 继续与 1 mol 碘甲烷反应，再用 AgOH 处理并加热得 D(C_5H_8)、三甲胺和水，D 经臭氧化分解得 2 mol 甲醛和 1 mol 丙二醛。试推测 A～D 的构造式。

13 芳香杂环化合物

杂环化合物(**Heterocyclic compound**)是指环状有机化合物中,构成环的原子除碳原子外,还含有其他原子的化合物。这种除碳原子以外的其他原子称为**杂原子**。常见的杂原子有氮、氧、硫等。

杂环化合物分为非芳香性和芳香性两类,非芳香性杂环化合物的物理和化学性质与相应的脂环化合物相似,缺乏芳香化合物所特有的性质,如环醚、内酯、环状酸酐、内酰胺等。本章将重点讨论具有芳香性的杂环化合物(简称芳杂环化合物)的性质。

杂环化合物广泛存在于自然界中,且许多有重要的生理活性。目前,杂环化合物的研究和发展很快,不仅成为有机化学中的重要组成部分,而且形成了具有独特研究对象的杂环化学。

13.1 杂环化合物的分类与命名

13.1.1 分类

杂环化合物数目众多,根据环的大小可分为五元、六元杂环;根据杂原子的数目又可分为含一个、两个或多个杂原子的杂环;根据环数的多少,还可分为单杂环或稠杂环等。

13.1.2 命名

杂环化合物的命名比较复杂,其名称包括杂环母体及环上取代基两部分。根据 1979 年 IUPAC 原则规定,保留 45 个杂环化合物的俗名。我国采用**"音译法"**对这 45 个俗名进行音译,并以此作为基础,对杂环化合物进行命名。

1) *杂环母体的名称和编号*

常见杂环的母体名称及编号见表 13-1。

表 13-1 杂环母体的名称及编号

类别		名称及编号		
五元杂环	含 1 个杂原子	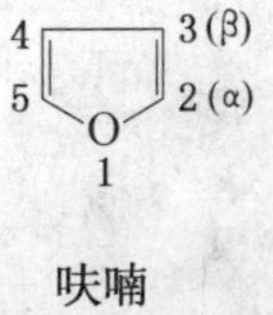 呋喃 (furan)	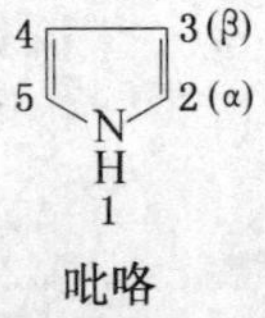 吡咯 (pyrrole)	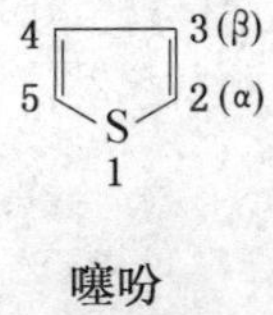 噻吩 (thiophene)

（续 表）

类 别		名 称 及 编 号				
五元杂环	含 2 个杂原子	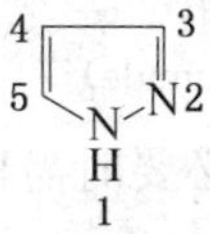 吡唑 (pyrazole)	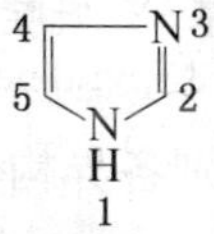 咪唑 (imidazole)	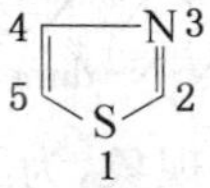 噻唑 (thiazole)	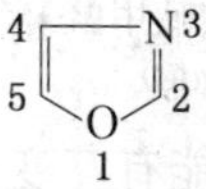 噁唑 (oxazole)	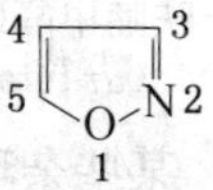 异噁唑 (isoxazole)
六元杂环	含 1 个杂原子	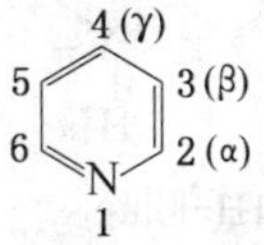 吡啶 (pyridine)	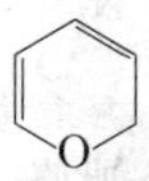 2H-吡喃 2H-pyran	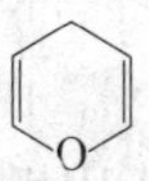 4H-吡喃 4H-pyran		
	含 2 个杂原子	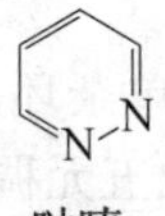 哒嗪 (pyridazine)	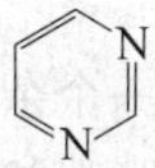 嘧啶 (pyrimidine)	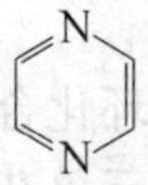 吡嗪 (pyrazine)		
稠杂环		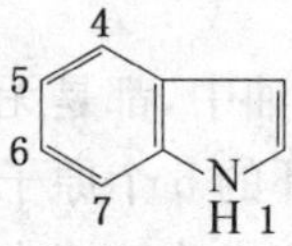 吲哚 (indole)	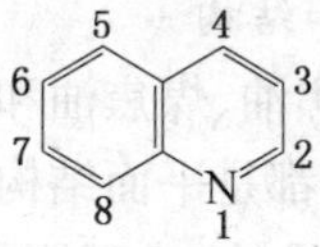 喹啉 (quinoline)	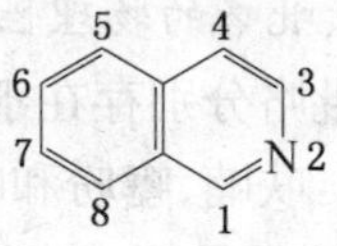 异喹啉 (isoquinoline)	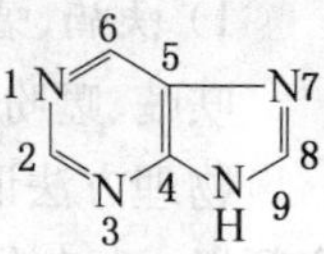 嘌呤 (purine)	

杂环母体的编号原则如下：

(1) 含 1 个杂原子的杂环，以杂原子为起点开始编号，如：呋喃。

(2) 含 2 个或 2 个以上相同杂原子的杂环，应使它们有尽可能小的编号，如：嘧啶。

(3) 含有不同种类的杂原子时，按 O、S、NH、N 的先后顺序编号，如：噁唑。

(4) 有些稠杂环有特定的名称并有特殊的编号顺序，如：喹啉、异喹啉、嘌呤。

2) 取代杂环化合物的命名

连有取代基的杂环化合物命名时一般选择杂环为母体，再标明取代基的位置、个数及名称，如：

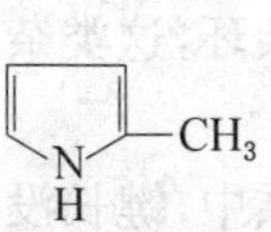

2-甲基吡咯
(2-methylpyrrole)

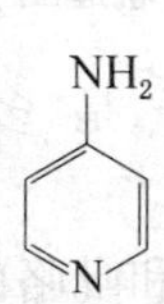

4-氨基吡啶
(4-aminopyridine)

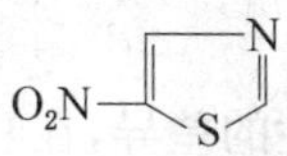

5-硝基噻唑
(5-nitrothiazole)

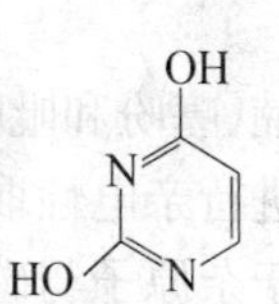

2,4-二羟基嘧啶
(2,4-dihydroxypyrimidine)

也可以将杂环作为取代基来命名。

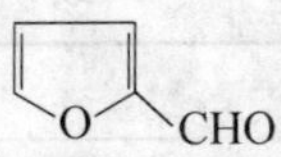
2-呋喃甲醛(α-呋喃甲醛)
(α-furaldehyde)

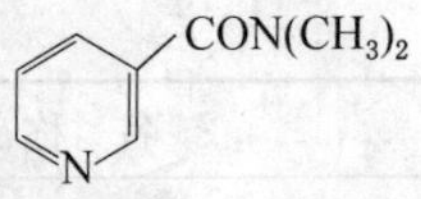
N，N-二甲基-3-吡啶甲酰胺
(N,N-dimethyl-3-pyridineformamide)

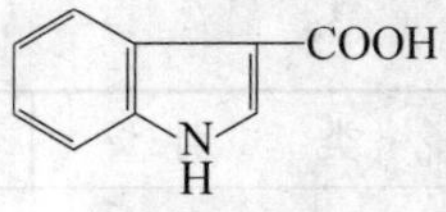
3-吲哚甲酸
(3-indole carboxylic acid)

某些杂环可能有互变异构现象，为了区别各异构体，必要时需标明一个或多个氢原子所在的位置，如：

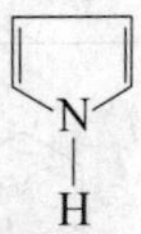
1H-吡咯

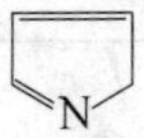
2H-吡咯

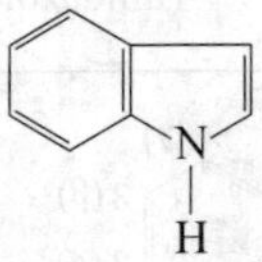
1H-吲哚

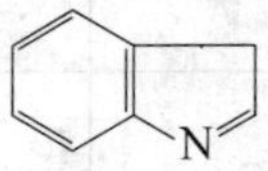
3H-吲哚

13.2 五元杂环化合物

五元杂环化合物包括含有一个杂原子的五元单杂环，如吡咯、呋喃和噻吩等；含有两个杂原子的五元单杂环，如吡唑、咪唑和噻唑等，以及五元稠杂环，如吲哚等。

13.2.1 含1个杂原子的五元杂环化合物

1）呋喃、噻吩、吡咯的物理性质和结构

呋喃、噻吩和吡咯分别存在于木焦油、煤焦油和骨焦油中，都是无色的液体。

物理方法证明：呋喃、噻吩和吡咯都是平面结构，成环的5个原子都是 sp^2 杂化的，相互之间以 sp^2 杂化轨道重叠形成σ键。另外，成环原子均有一个未参与杂化的p轨道垂直于环平面，碳原子各提供1个p电子，杂原子提供1对孤对电子，从而组成含有6个π电子的闭合共轭体系，因而，3个杂环都具有芳香性。呋喃、噻吩、吡咯的轨道图如图13-1所示。

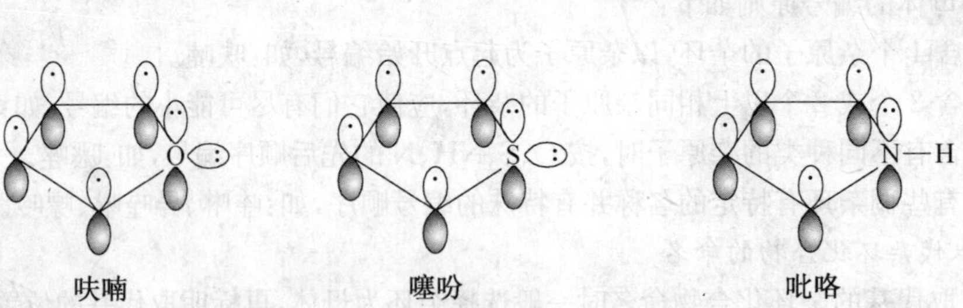

图13-1 呋喃、噻吩、吡咯的轨道图

呋喃、噻吩和吡咯的5个p轨道上分布着6个电子，是“多电子”芳杂环，这类杂环化合物容易进行亲电性取代反应。

由于杂原子与碳原子电负性的差异，在呋喃、噻吩和吡咯的共轭体系中，键长没有完全平均化，3个化合物的键长数据如下：

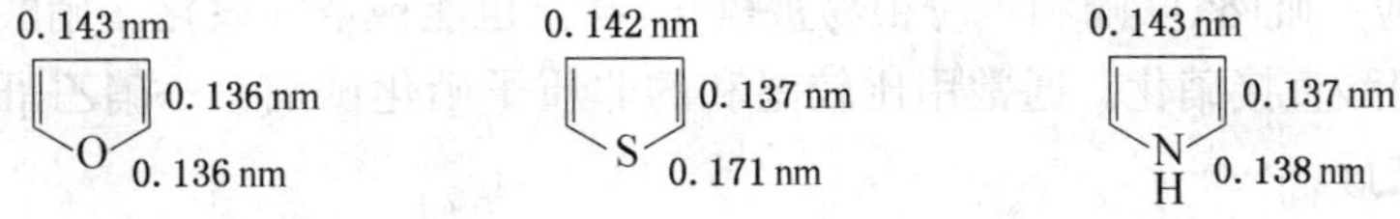

呋喃　　　　噻吩　　　　吡咯

2) 呋喃、噻吩、吡咯的化学性质

(1) 酸碱性

吡咯氮原子上的未共用电子对参与了大π键的形成，难以与质子结合，因而碱性降低。其碱性($pK_a=0.4$)比苯胺($pK_a=4.60$)弱，只能慢慢地溶解在冷的稀酸溶液中；吡咯还具有弱酸性，其酸性比醇强，比苯酚弱，能与固体氢氧化钾共热成盐。

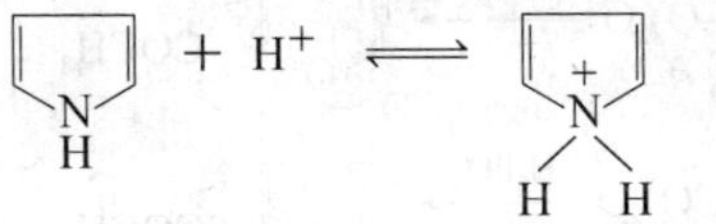

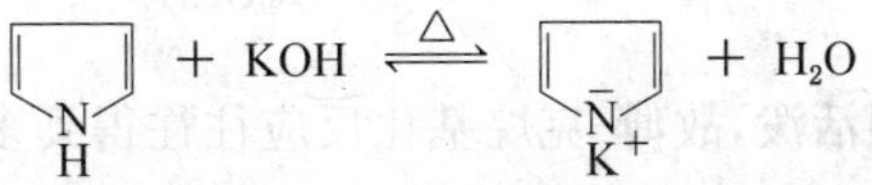

全饱和的吡咯烷(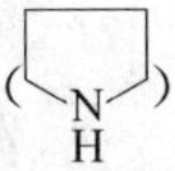)则为典型的环状仲胺，其N上未共用电子对处于sp^3杂化轨道，共轭酸的pK_a为11.3，碱性较吡咯增强，显然是结构发生了根本变化。

(2) 亲电性取代反应

如前所述，五元单杂环属于多π芳杂环，与苯比较亲电取代反应较易进行，且取代基优先进入α-位。其反应的活性顺序是：

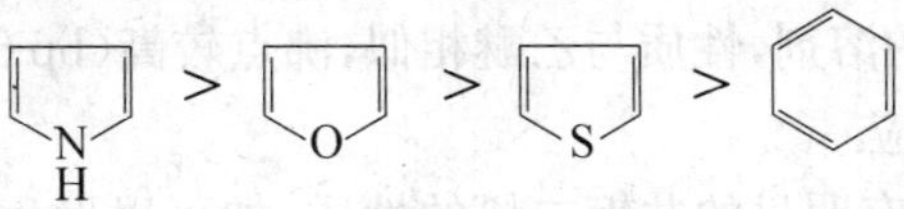

① 卤代反应　吡咯卤代常得到四卤代物。呋喃、噻吩在室温下与氯或溴反应剧烈，生成多卤代物，如希望得到一氯代或一溴代产物，需在温和的条件(如低温及溶剂稀释)下反应。碘不活泼，需在催化剂作用下进行。

② 磺化反应　吡咯和呋喃在酸性条件下很不稳定，因此不能直接用硫酸进行磺化，常用温和的非质子磺化试剂，如用吡啶与三氧化硫形成的盐作为磺化剂进行反应。

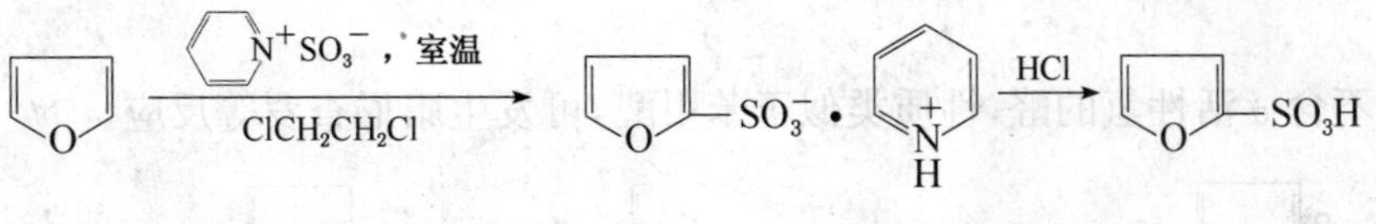

噻吩比较稳定，可以直接用硫酸进行磺化。用此法可去除煤焦油中少量的噻吩。

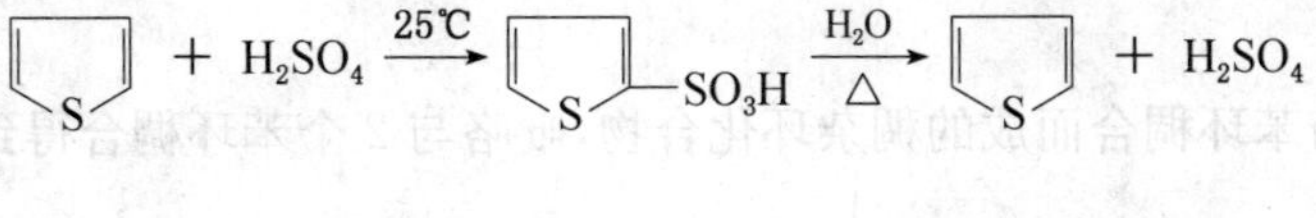

③ 硝化反应　吡咯、呋喃和噻吩很易被氧化，甚至也能被空气氧化。硝酸是强氧化剂，因此一般不用硝酸直接硝化。通常用比较温和的非质子硝化试剂——硝乙酐进行硝化，反应需在低温下进行。

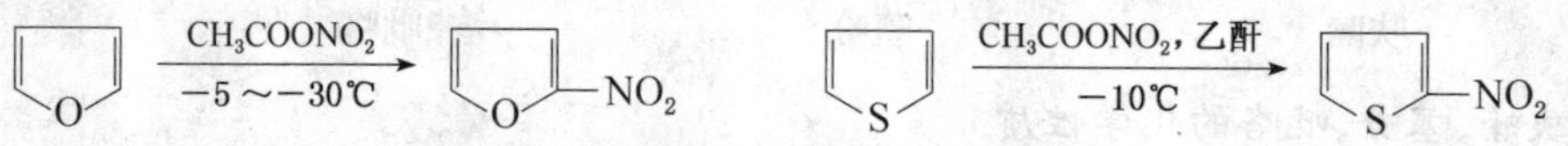

硝乙酐为无色发烟性液体，有爆炸性，所以需临用时现制。

④ 傅-克酰基化反应　进行傅-克酰基化反应时需采用较温和的催化剂，如 $SnCl_4$、BF_3 等，对活性较大的吡咯可不用催化剂，直接用酸酐酰化。

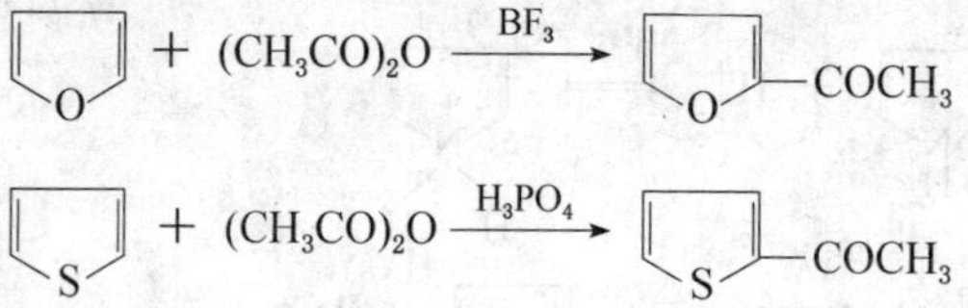

（75%～92%）

（94%）

由于呋喃、吡咯、噻吩很活泼，故傅-克烷基化反应往往得到多烷基取代的混合物，甚至产生树脂状物质，因此用处不大。

(3) 加氢反应

吡咯、呋喃和噻吩氢化后生成相应的饱和化合物。

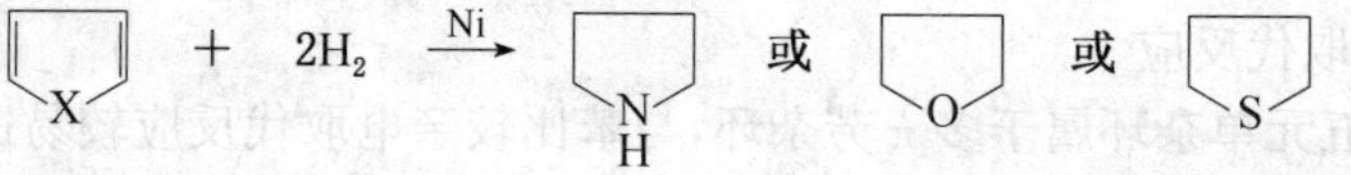

X＝NH, O, S　　四氢吡咯　　四氢呋喃　　四氢噻吩

四氢呋喃是一种常用的溶剂，性质与乙醚相似，沸点较高(bp 67℃)，能溶于水。

(4) 狄尔斯-阿尔特反应

呋喃的芳香性较差，具有明显的共轭二烯的性质，如可以发生狄尔斯-阿尔特反应。吡咯也能发生类似的反应。

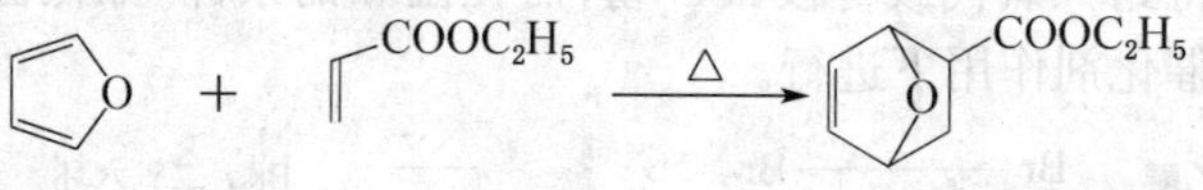

3) 呋喃甲醛及吲哚

(1) 呋喃甲醛

呋喃甲醛可由稻糠、玉米芯等提取，因此得名糠醛。糠醛是一种无色液体，沸点 162℃，在空气中易氧化变黑。糖醛是重要的化工原料，在石油、医药、塑料及橡胶等工业中有广泛的应用。

糠醛是不含 α 活性氢的醛，性质类似于苯甲醛，可发生康尼查罗等反应。

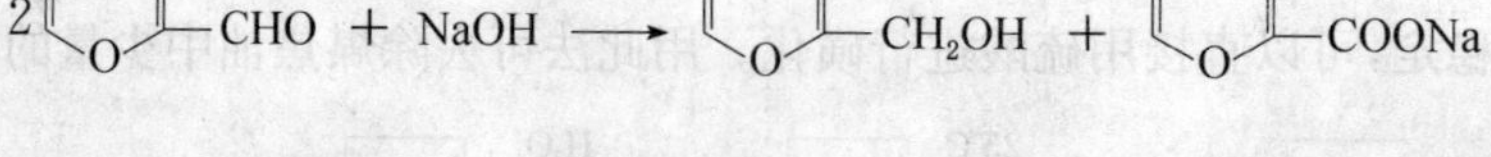

(2) 吲哚

吲哚是吡咯与苯环稠合而成的稠杂环化合物，吡咯与 2 个苯环稠合得到咔唑。

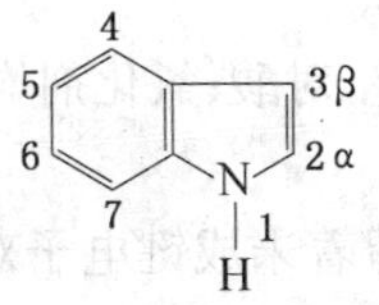

吲哚

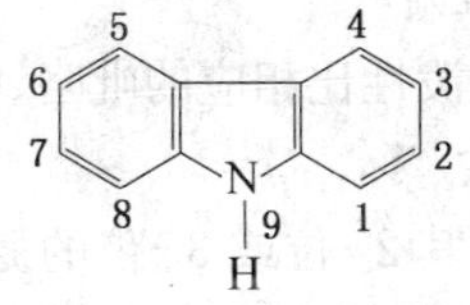

咔唑

吲哚为白色片状结晶，熔点52.5℃，具有极臭的气味。

吲哚性质与吡咯相似，除了具备原来五元杂环的性质外，苯环的稠合对其性质造成一定的影响，如：水溶性降低，碱性减弱，亲电取代反应活性比吡咯低。吲哚的亲电取代反应发生在杂环上，以3-位取代为主。如：

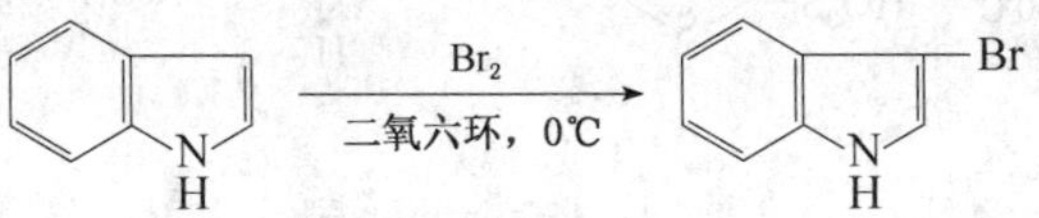

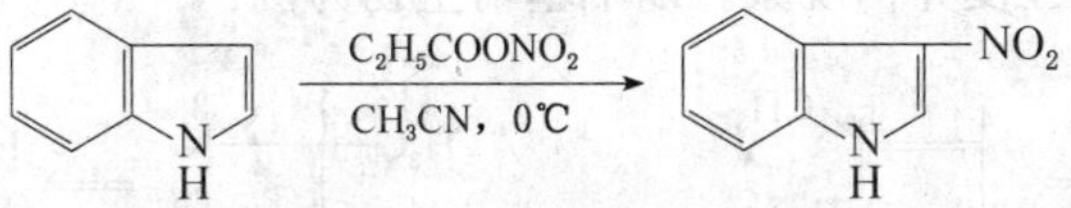

13.2.2 含2个杂原子的五元杂环化合物

含2个杂原子的五元环系叫做唑(Azole)，根据杂原子在环中的位置不同，又可分为1,2-唑及1,3-唑类。

1) 唑类的结构与物理性质

唑类的电子结构与五元单杂环类似，可以看作将吡咯、呋喃、噻吩环上2位或3位的CH换成氮原子，这个氮原子是 sp^2 杂化的，用 sp^2 杂化轨道成键，p轨道中有1个p电子占据，并参加共轭，形成五原子六电子封闭的共轭体系，因此具有一定程度的芳香性。此外这个氮原子有1个未参与成键的 sp^2 杂化轨道，该轨道上有一对未成键电子，可以与质子结合，故具有碱性。咪唑的轨道图如图13-2所示。

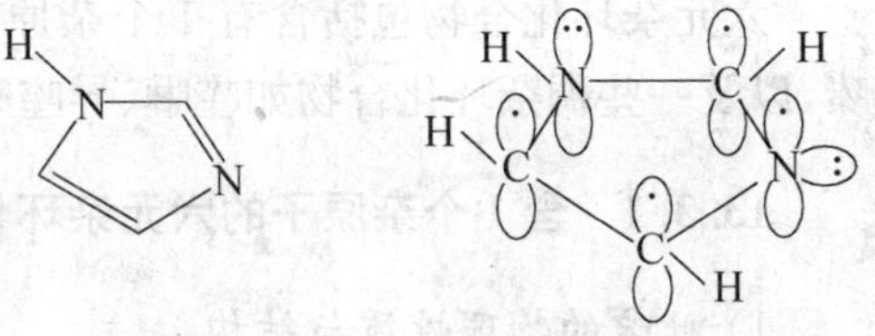

图13-2 咪唑的轨道图

唑类化合物的沸点有较大差别，其中吡唑、咪唑沸点较高(吡唑沸点186～188℃，咪唑沸点257℃)，这是因为它们可以形成分子间氢键的缘故。

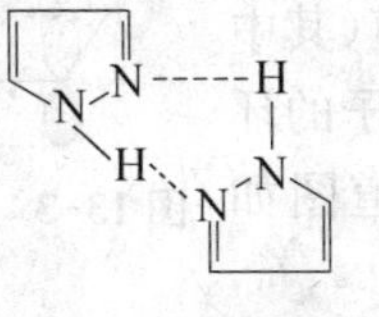

2分子吡唑的氢键缔合

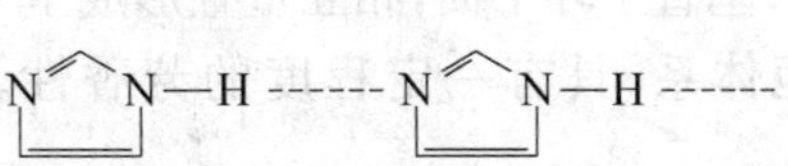

咪唑的氢键缔合

唑类的水溶性都比吡咯、呋喃、噻吩要大，这也是由于其结构上增加了1个带有一对电子的氮原子，因而增加了与水分子形成氢键的能力。

2）唑类的化学性质

唑类化合物的活泼性比相应的吡咯、呋喃、噻吩要差，对酸、氧化剂均不敏感。

（1）碱性

唑类化合物由于其2-位或3-位的氮原子上还保留着未成键电子对，可以作为质子的接受体，故唑类化合物均具有弱碱性，其碱性都比吡咯强。

（2）亲电性取代反应

唑类化合物发生亲电性取代反应的活性较吡咯、呋喃、噻吩低，且1,3-唑主要发生在5位，1,2-唑主要发生在4位。例如：

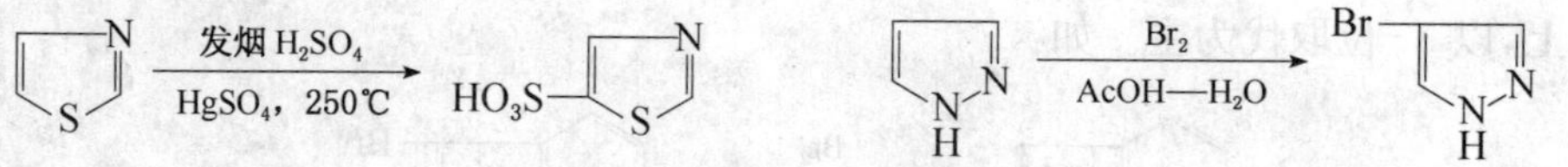

（3）互变异构现象

吡唑与咪唑均存在互变异构现象。以甲基衍生物为例：

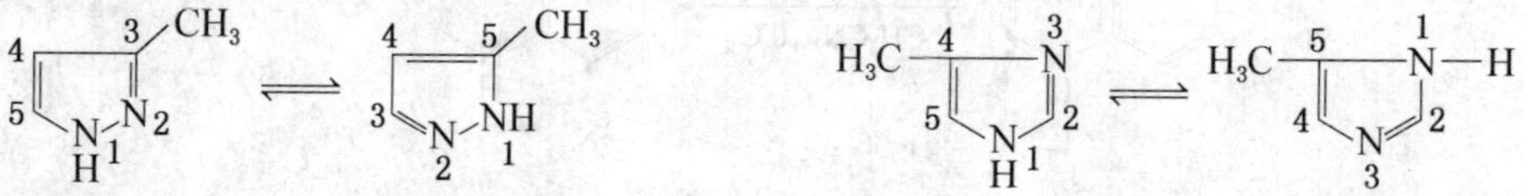

由此可见，在吡唑中，3位与5位是等同的；在咪唑中，4位与5位是等同的。

13.3 六元杂环化合物

六元杂环化合物包括含有1个杂原子的吡啶、吡喃，含有2个杂原子的嘧啶、哒嗪、吡嗪，以及一些稠杂环化合物如喹啉、异喹啉等。

13.3.1 含1个杂原子的六元杂环化合物

1）吡啶的物理性质与结构

吡啶是一种无色有恶臭的液体，沸点115.5℃，熔点−42℃，相对密度0.981 9，能与水及许多有机溶剂如乙醇、乙醚等混溶，是良好的溶剂。吡啶存在于煤焦油和骨焦油中。

吡啶与苯相似，分子中6个原子处于同一平面，以 sp^2 杂化轨道相互重叠形成6个σ键，此外，每个原子还各有1个p轨道（其中各有1个电子）垂直于环平面，相互重叠形成了6原子6π电子的环状封闭的共轭体系，具有一定程度的芳香性。吡啶的轨道图如图13-3所示。

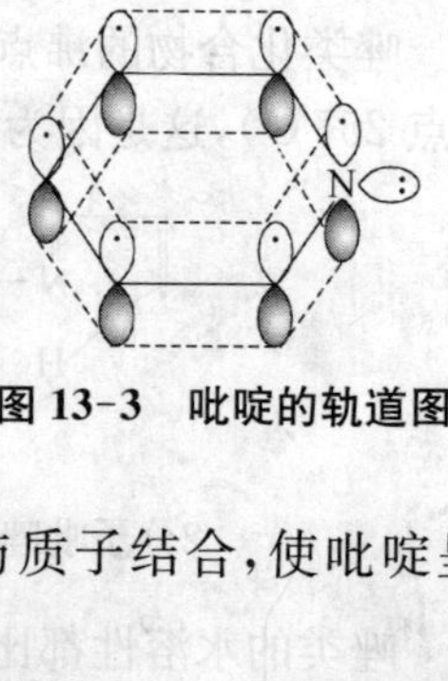

图 13-3 吡啶的轨道图

吡啶氮原子上还有一个 sp^2 杂化轨道被一对电子所占据，能与质子结合，使吡啶呈碱性。

吡啶虽有芳香性，但与苯不同的是，吡啶环上的氮起吸电子作用（类似于硝基苯中的硝基)，使环上电子云密度降低，故吡啶是缺电子的芳香杂环，且分子具有较大的极性。

2) 吡啶的化学性质

(1) 碱性和水溶性

吡啶氮原子上的未共用电子对能与质子酸或路易斯酸结合，使吡啶呈弱碱性，其 $pK_a=5.19$，比氨($pK_a=9.25$)和脂肪族叔胺(如$(CH_3)_3N$，$pK_a=9.8$)弱得多，但比苯胺($pK_a=4.6$)略强。

吡啶与无机酸成盐，可用作碱性溶剂和脱酸剂。例如：

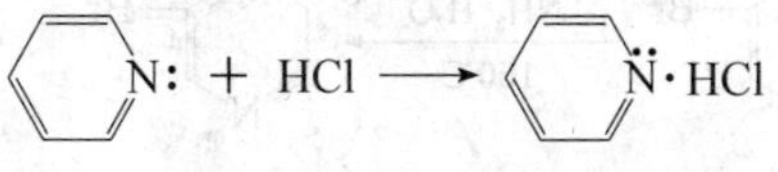

吡啶盐酸盐

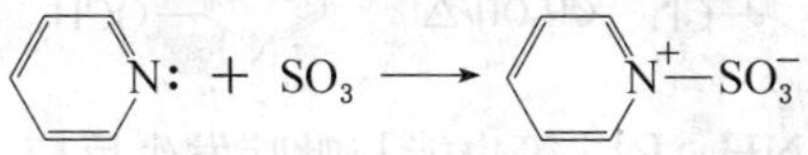

吡啶三氧化硫

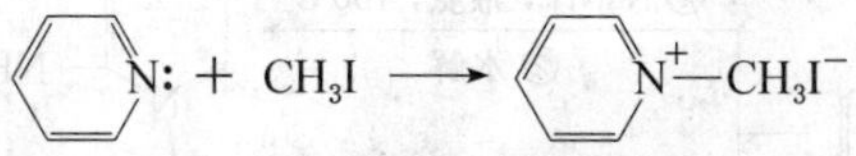

碘化N-甲基吡啶

吡啶可以与水进行氢键缔合，故能与水混溶。

(2) 亲电性取代反应

如前所述，吡啶环上的氮原子类似硝基苯中的硝基，起第二类定位基的作用，可钝化芳环，故吡啶发生亲电性取代反应的活性比苯低，不能发生傅-克反应。卤化、硝化、磺化时也需较剧烈的条件。吡啶的亲电性取代反应主要发生在β位(即氮的间位)。如：

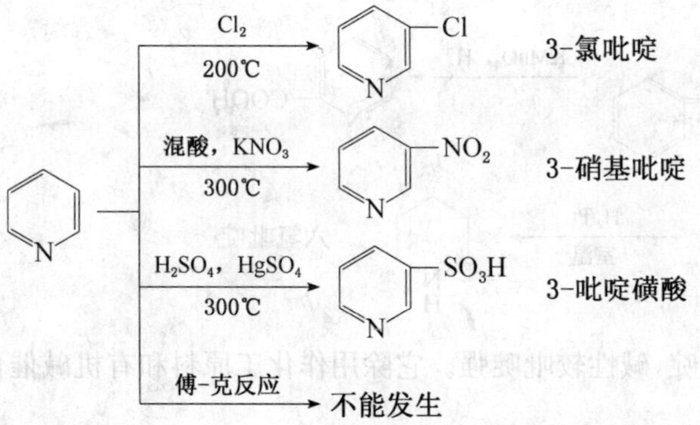

若吡啶环上有第一类定位基时，亲电性取代反应变得容易，取代位置由第一类定位基决定。例如：

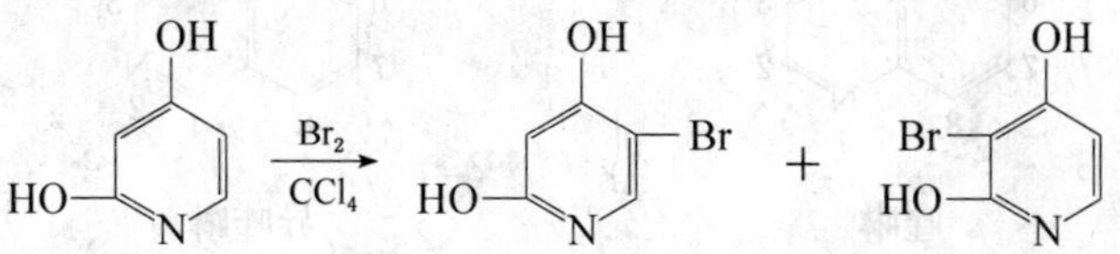

(3) 亲核性取代反应

吡啶不易进行亲电取代反应,但却较易进行亲核取代反应。与硝基苯类似,吡啶2,4,6-位上的卤素容易被亲核试剂取代。

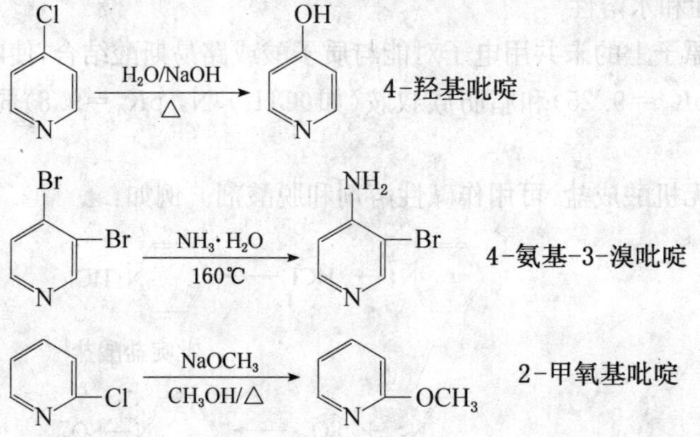

强碱性的亲核试剂如 $NaNH_2$、RLi 等也能与吡啶发生反应,取代基主要进入 α-位。

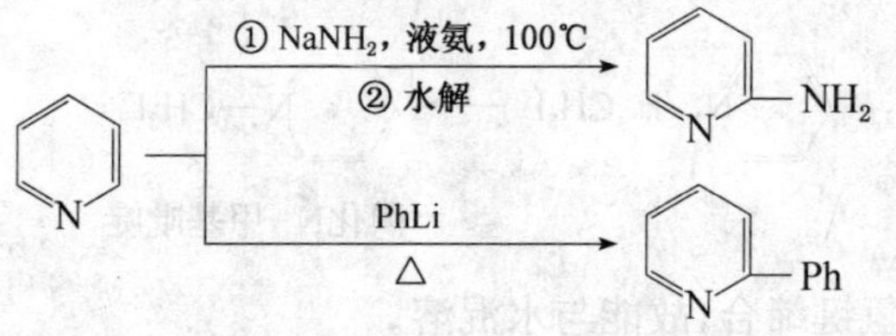

(4) 氧化和还原反应

吡啶环较稳定,不容易被氧化但容易被还原。当环上有侧链时,侧链被氧化。

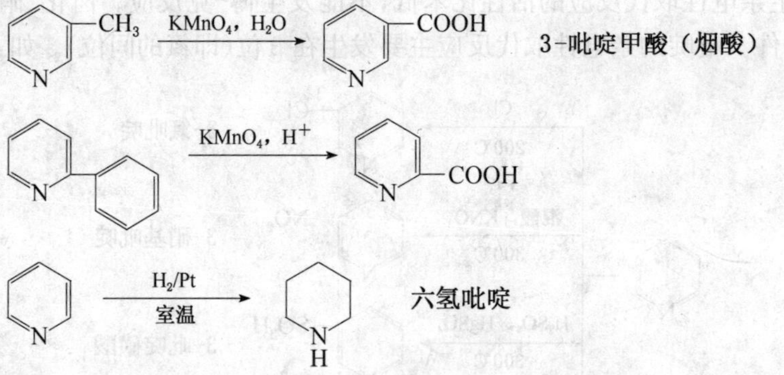

六氢吡啶又称哌啶,碱性较吡啶强。它除用作化工原料和有机碱催化剂外,还是一种环氧树脂的固化剂。

3) 喹啉和异喹啉

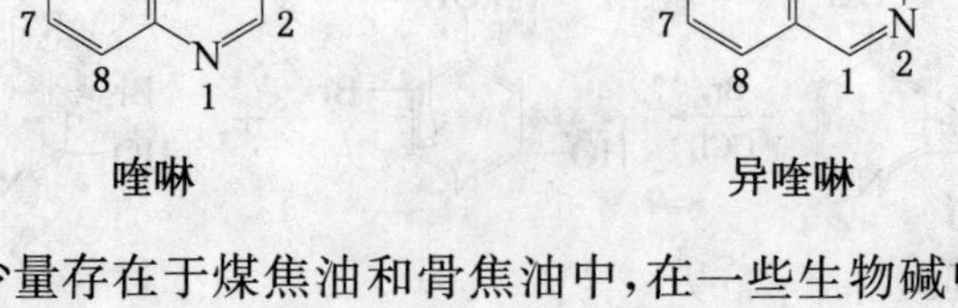

喹啉和异喹啉都少量存在于煤焦油和骨焦油中,在一些生物碱中也含有这样的环系。

喹啉和异喹啉都可以看成是吡啶环与苯环稠合的化合物，因此，它们既表现出吡啶和苯的性质，同时又具有两种环系相互影响的特性。

(1) 结构和物理性质

喹啉和异喹啉都是平面型分子，分子中都含有 10 个电子的芳香大 π 键，结构似萘。

喹啉是无色、恶臭的油状液体，沸点 238.05℃，熔点 −15.6℃，放置时逐渐变成黄色。喹啉可与大多数有机溶剂混溶，但在水中溶解度很小。

(2) 化学性质

① 亲电性取代反应　喹啉的亲电性取代反应比吡啶容易，比萘难，取代基主要进入 5 位和 8 位。

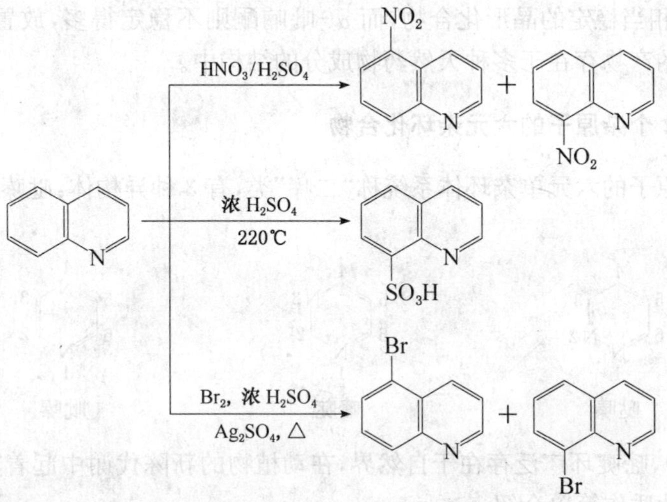

② 亲核性取代反应　喹啉的亲核性取代反应也比吡啶容易，且发生在吡啶环，反应主要发生在 2 位或 4 位。

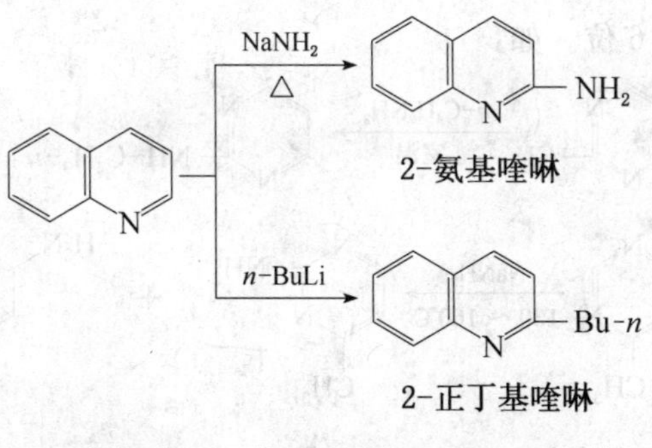

③ 氧化及还原反应　喹啉氧化时，苯环破裂而吡啶环保持不变；还原时吡啶环被氢化而苯环保持不变，类似于 α-硝基萘。

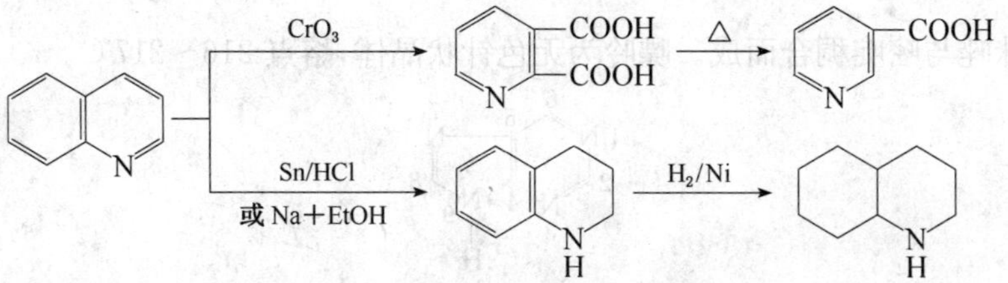

4）含氧原子的六元杂环化合物

最简单的含氧六元杂环化合物是吡喃，吡喃活泼，在自然界中不存在。在自然界中常见的是它的羰基衍生物，称为吡喃酮。

2H-吡喃 2H-pyran　　4H-吡喃 4H-pyran　　α-吡喃酮 α-pyrone　　γ-吡喃酮 γ-pyrone

γ-吡喃酮是相当稳定的晶形化合物，而α-吡喃酮则不稳定得多，放置后会自身聚合。它们与苯环稠合的产物存在于多种天然药物成分的结构中。

13.3.2　含 2 个杂原子的六元杂环化合物

含有 2 个氮原子的六元单杂环体系统称“二嗪”类，有 3 种异构体：哒嗪、嘧啶和吡嗪，它们都具芳香性。

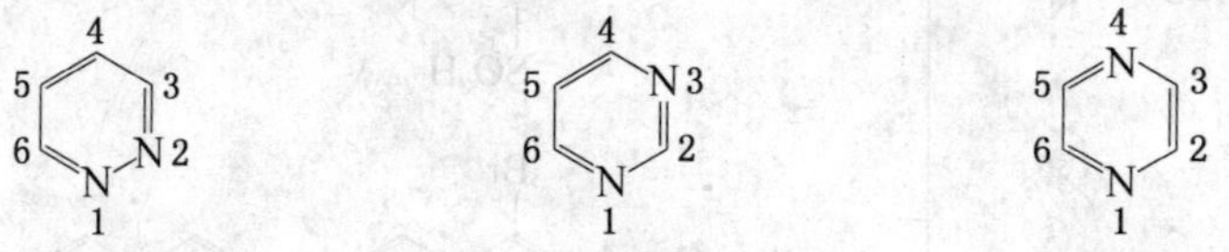

哒嗪　　嘧啶　　吡嗪

3 种异构体中，嘧啶环广泛存在于自然界，在动植物的新陈代谢中起着重要作用。在此仅对嘧啶环系的性质作简单介绍。

嘧啶是无色结晶，熔点 22℃，易溶于水。嘧啶中的氮与吡啶中的类似，嘧啶受双重吸电子影响，其亲电性取代反应比吡啶困难，亲核性取代则比吡啶容易。亲核性取代反应主要发生在氮的邻对位，即 2，4，6 位。如：

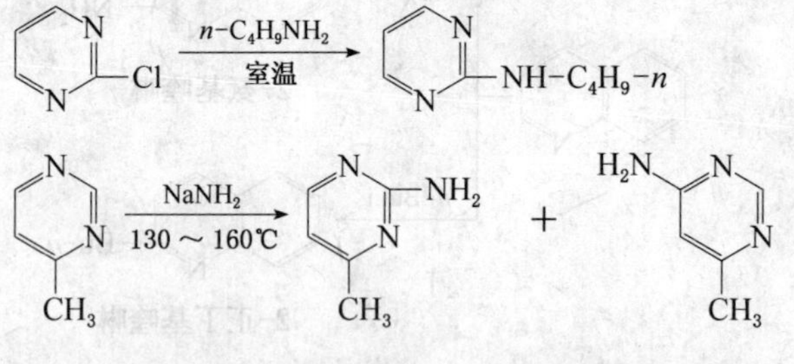

13.4　由 2 个杂环形成的稠杂环化合物

嘌呤由咪唑与嘧啶稠合而成。嘌呤为无色针状晶体，熔点 216～217℃。

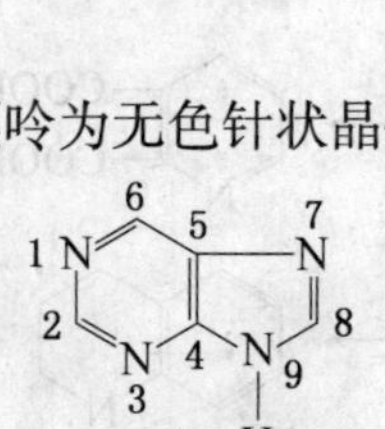

嘌呤

嘌呤是 2 个互变异构体形成的平衡体系，平衡主要倾向于 9H-嘌呤一边。

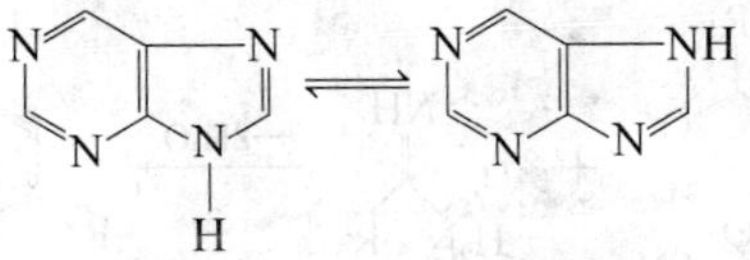

9H-嘌呤　　7H-嘌呤

嘌呤的衍生物广泛存在于动植物体内，并参与生命活动过程，如腺嘌呤、鸟嘌呤都是核苷酸的碱基母核。许多生物碱及药物也含嘌呤环系，如咖啡因、茶碱、巯嘌呤等。

13.5 杂环化合物合成法

杂环化合物种类很多，在此仅介绍喹啉、嘧啶及其衍生物的合成法。

13.5.1 喹啉及其衍生物合成法

合成喹啉及其衍生物最常用的方法是**斯克劳普(Skraup)法**。喹啉本身可由苯胺、甘油、浓硫酸及硝基苯(起氧化作用)一起共热制得。为防止反应过于剧烈，常加入硫酸亚铁作为缓和剂。

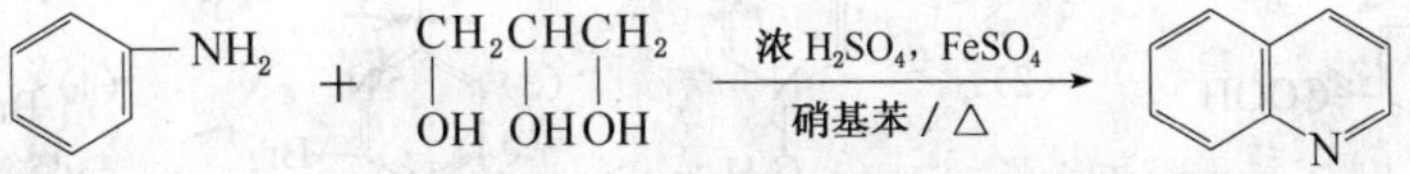

喹啉衍生物一般不是通过喹啉制取，而是用取代的芳胺为原料合成。可采用不同的 α，β-不饱和醛、酮代替甘油、磷酸或其他酸代替硫酸，使用与芳胺相对应的硝基化合物或砷酸作氧化剂。如：

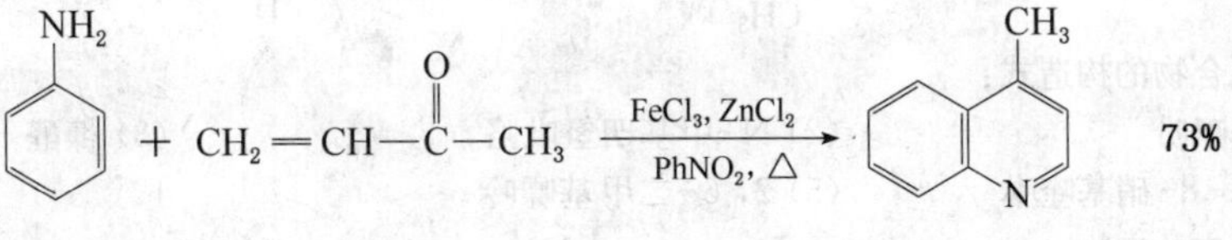

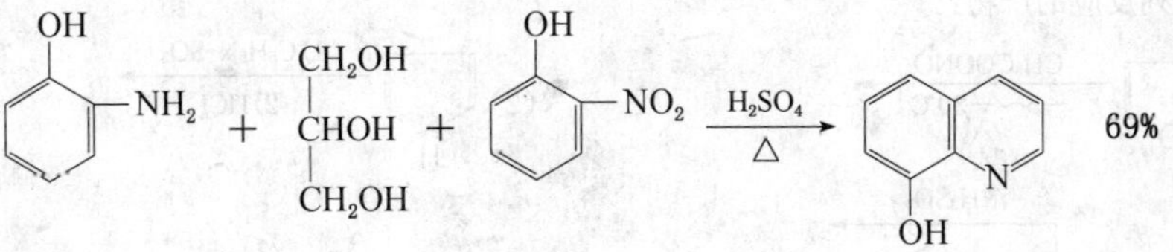

13.5.2 嘧啶类化合物合成法

嘧啶环可用 1,3-二羰基化合物与二胺缩合制备。常用的二胺有下列几种：

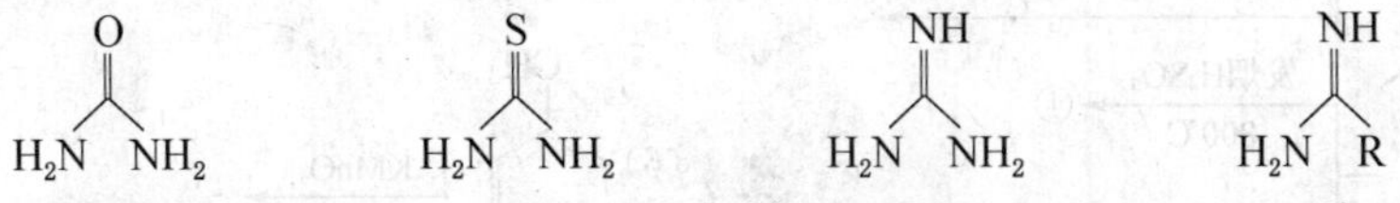

脲　　硫脲　　胍　　脒

合成嘧啶环的通式为：

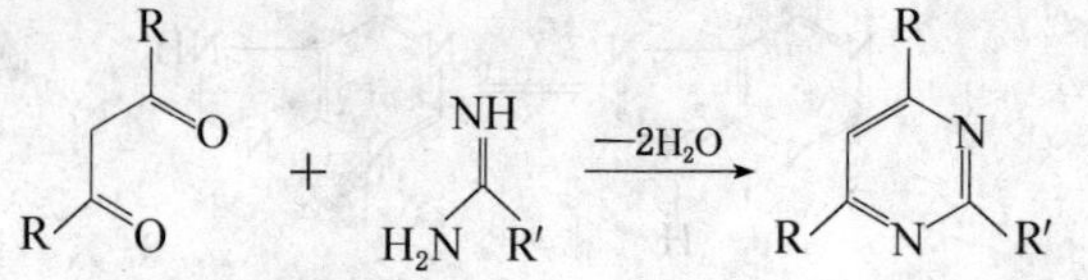

用各种不同的1,3-二羰基化合物进行反应，可得不同的嘧啶衍生物。例如：

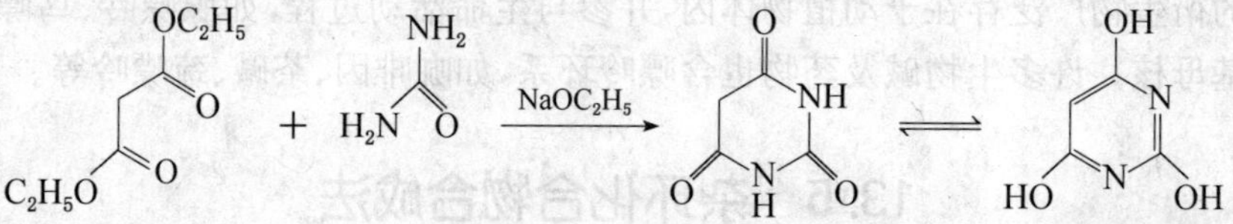

2，4，6-三羟基嘧啶
（巴比妥酸）

习　题

1. 命名下列化合物：

(1) 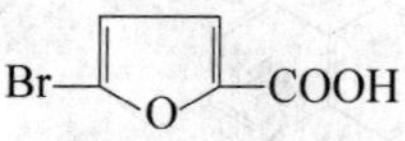
(2) 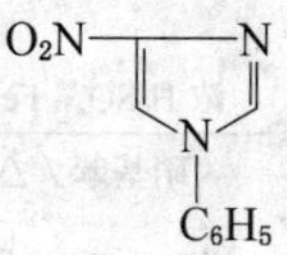
(3) 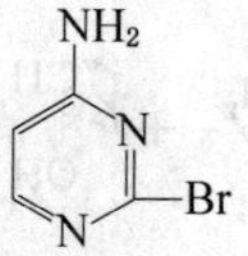
(4) 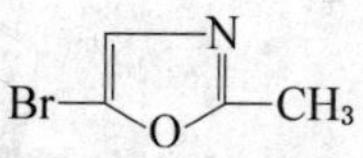

(5) 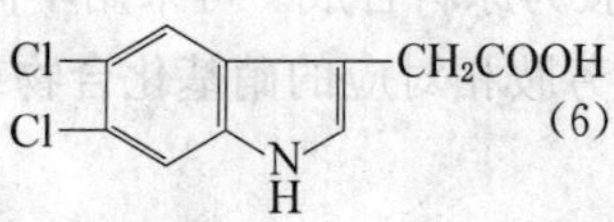
(6) 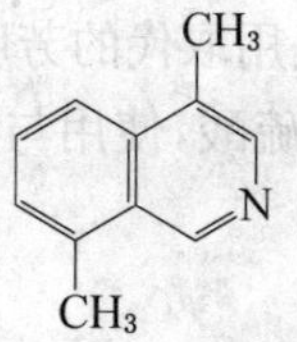
(7) 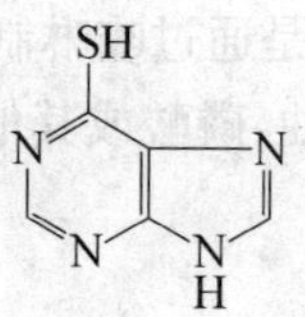

2. 写出下列化合物的构造式：

(1) α-硝基噻吩　(2) N-甲基四氢吡咯　(3) 糠醛
(4) 4-甲基-8-硝基喹啉　(5) 2，6-二甲基嘌呤

3. 写出下列反应的产物：

(1) 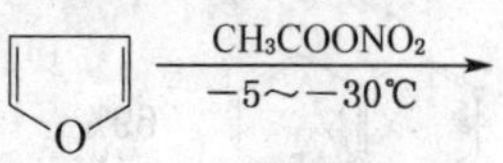
(2) 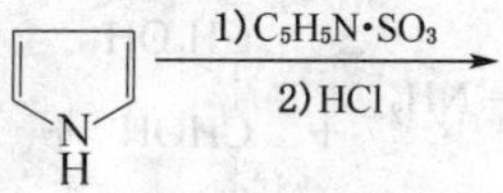

(3) 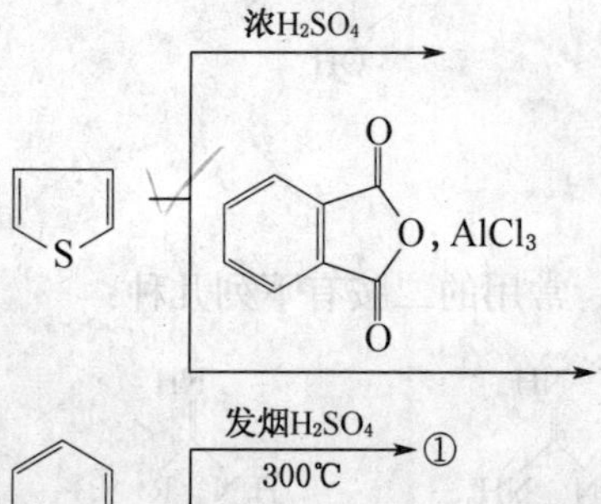
(4) 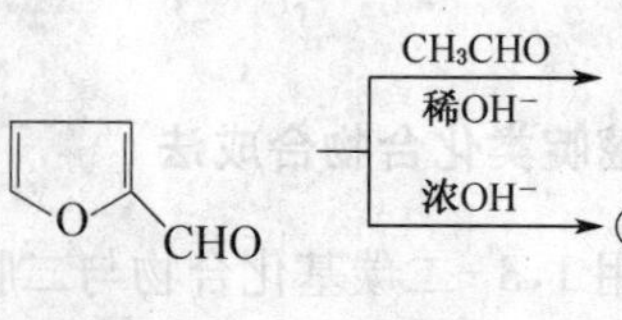

(5) 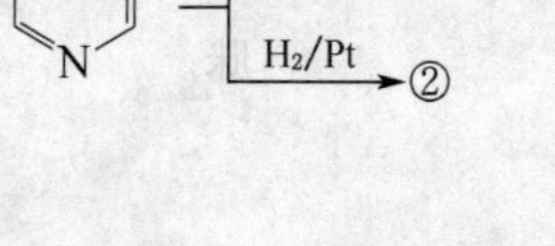
(6) 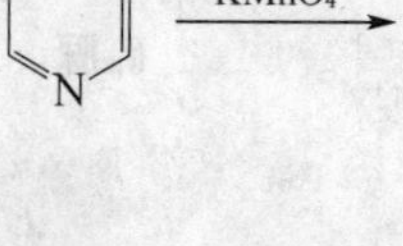

(7) 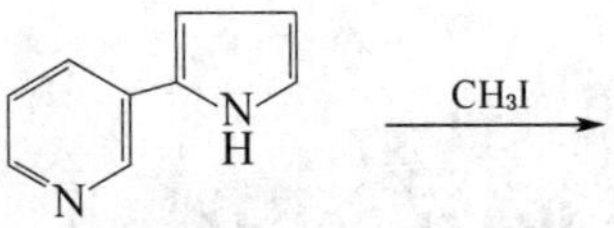　　(8) 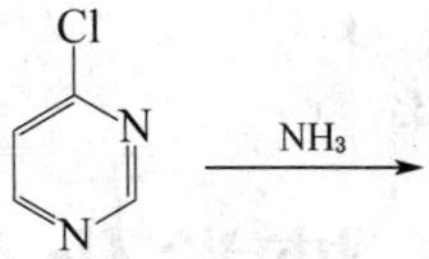

4. 下列哪些化合物具有芳香性：

(1) 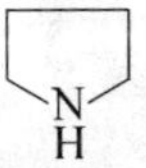　(2) 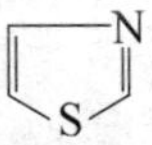　(3) 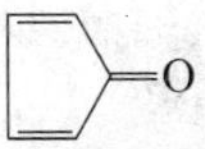　(4) 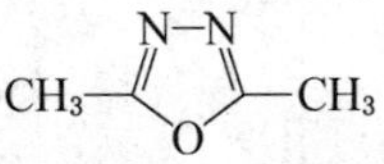　(5) 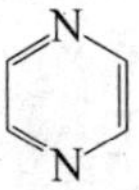

5. 用适当的化学方法去除下列混合物中的少量杂质：

(1) 吡啶中混有少量六氢吡啶　　(2) 苯中混有少量噻吩

6. 比较下列化合物的碱性：

(1) 甲胺　　(2) 氨　　(3) 苯胺　　(4) 四氢吡咯

7. 某杂环化合物分子式为 C_6H_6OS，能生成肟，但不与银氨溶液作用，与 $I_2/NaOH$ 作用后，生成噻吩-2-甲酸。试写出该化合物的构造式。

14 糖类化合物和萜类化合物

14.1 糖类化合物的定义和分类

糖(**Saccharide**)也称作**碳水化合物**(**Carbohydrate**),是自然界存在较广泛的一类化合物,也是与人类生活关系十分密切的一类化合物。如植物中的纤维素、淀粉、蔗糖,以及为人类生命活动提供主要能量的葡萄糖等都是糖类化合物。

最初分析得知糖类化合物的组成都含有碳、氢、氧 3 种元素,而且分子中氢与氧的比为 2∶1,故可把糖的通式写成 $\mathbf{C_n(H_2O)_m}$,因此也把糖称为碳水化合物。后来发现有一些糖类化合物不符合此通式,如鼠李糖分子式为 $C_6H_{12}O_5$,也有一些非糖类化合物分子组成符合此通式,如乙酸(分子式为 $C_2H_4O_2$),故碳水化合物一词并不能准确反映糖的结构,但仍然沿用至今。从结构上看,糖类化合物是多羟基醛(酮)或它们的缩聚物(有些糖也含有氮元素)。一般将分子中含有醛基的糖称为**醛糖**(**Aldose**),分子中含有酮羰基的糖称为**酮糖**(**Ketose**),如葡萄糖为醛糖,果糖为酮糖。

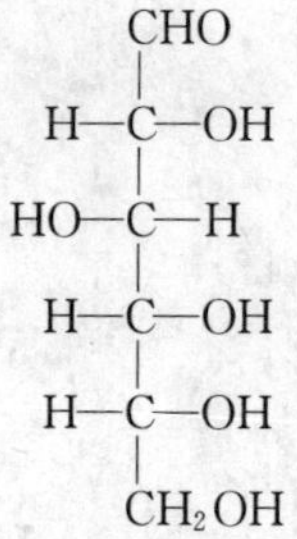

D-葡萄糖
D-glucose

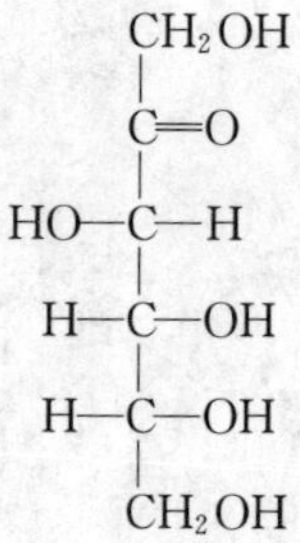

D-果糖
D-fructose

通常根据其能否水解和水解后生成产物的情况可将糖类化合物分为三类:

单糖(**Monosaccharide**):不能被水解成更小的糖分子的糖类。一般可根据单糖分子中碳原子的数目将单糖分为四碳糖、五碳糖、六碳糖等。如葡萄糖和果糖均为六碳糖,也是最重要的单糖。

低聚糖(**Oligosaccharide**):能水解成 2~8 个单糖单位的糖类。根据水解后所得到的单糖的数目,又可将低聚糖分为双糖、三糖等,其中以双糖最重要,如蔗糖、麦芽糖、乳糖等都是双糖。

多糖(**Polysaccharide**):水解后能产生数百乃至数千个单糖分子的糖类化合物,如淀粉和纤维素。

14.2 单　糖

14.2.1 单糖的结构

1) 单糖的开链式结构及构型

通常用费歇尔投影式表示单糖的开链式结构。

最简单的醛糖为甘油醛，甘油醛分子中有 1 个手性碳，存在 1 对对映异构体，它们的费歇尔投影式如下：

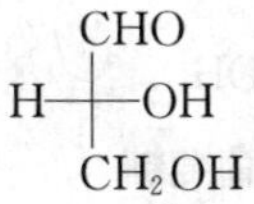

D-(+)-甘油醛

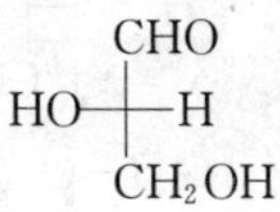

L-(−)-甘油醛

将甘油醛以费歇尔投影式表示(一般将碳链放在竖直方向，把氧化数最高的基团置于上面)，将 2-位羟基在投影式右边的称为 ***D*-型**，将 2-位羟基排在投影式左边的称为 ***L*-型**。其他的糖类化合物的构型通过与甘油醛相对比而得出。其方法为：将糖写成费歇尔投影式后，其**最大编号的手性碳**在投影式右边的为 ***D* 构型**，在左边的为 ***L* 构型**。例如：

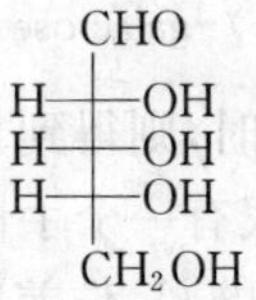

D-(−)-核糖
D-(−)-ribose

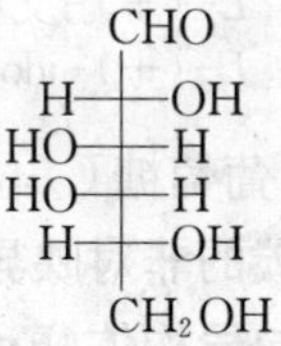

D-(+)-半乳糖
D-(+)-galactose

糖类化合物手性碳构型也可采用 *R*、*S* 标记法标记，但习惯上人们用 *D*、*L* 相对构型标记法标记糖的构型。自然界存在的糖为 *D* 构型。

葡萄糖为六碳醛糖，分子式为 $C_6H_{12}O_6$。六碳醛糖分子中有 4 个手性碳，有 $2^4=16$ 个立体异构体，其中 8 个为 *D*-型，8 个为 *L*-型，组成 8 对对映异构体。在这些光学异构体中，自然界中存在的只有 *D*-(+)-葡萄糖、*D*-(+)-甘露糖和 *D*-(+)-半乳糖，其余都是人工合成的。为了方便起见，在写糖的费歇尔投影式时，常用一根短线表示羟基。如：

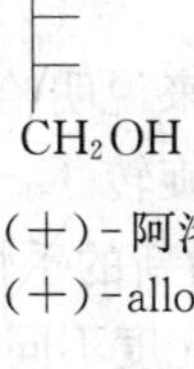

D-(+)-阿洛糖
D-(+)-allose

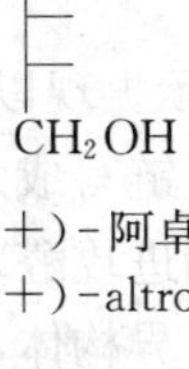

D-(+)-阿卓糖
D-(+)-altrose

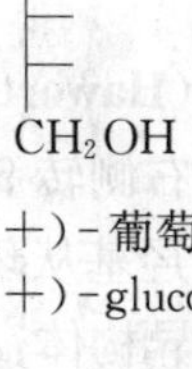

D-(+)-葡萄糖
D-(+)-glucose

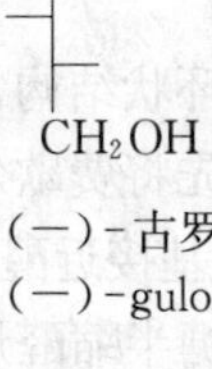

D-(−)-古罗糖
D-(−)-gulose

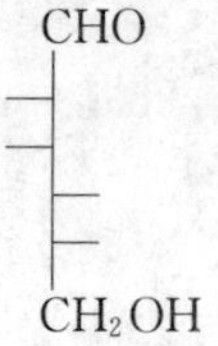

D-(+)-甘露糖
D-(+)-mannose

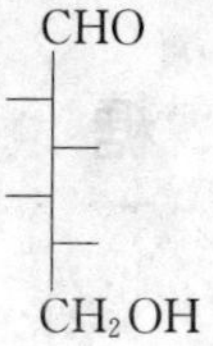

D-(-)-艾杜糖
D-(-)-idose

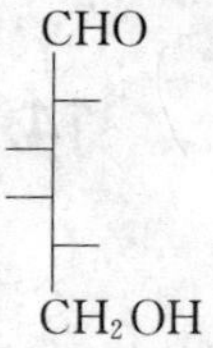

D-(+)-半乳糖
D-(+)-galactose

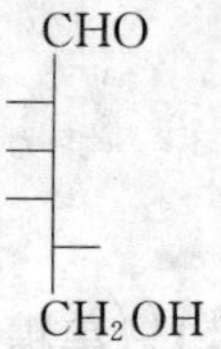

D-(+)-塔罗糖
D-(+)-talose

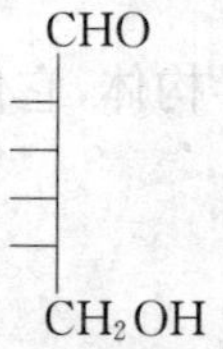

L-(-)-阿洛糖
L-(-)-allose

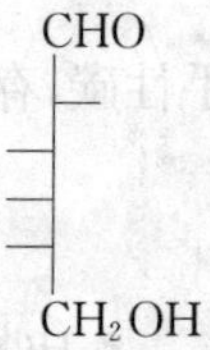

L-(-)-阿卓糖
L-(-)-altrose

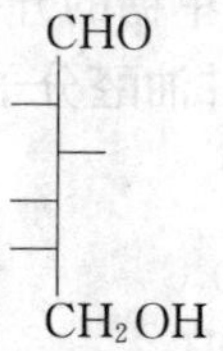

L-(-)-葡萄糖
L-(-)-glucose

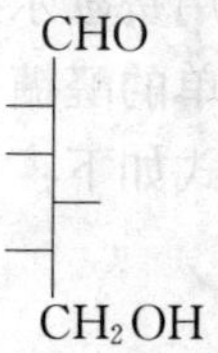

L-(+)-古罗糖
L-(+)-gulose

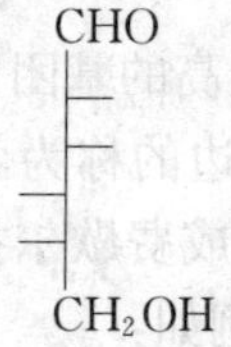

L-(-)-甘露糖
L-(-)-mannose

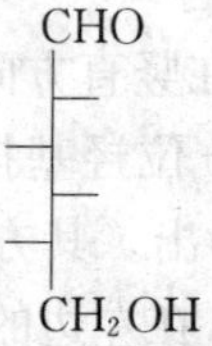

L-(+)-艾杜糖
L-(+)-idose

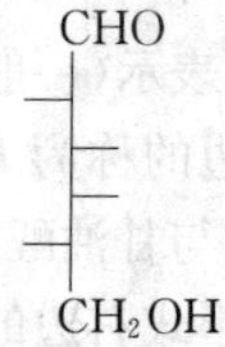

L-(-)-半乳糖
L-(-)-galactose

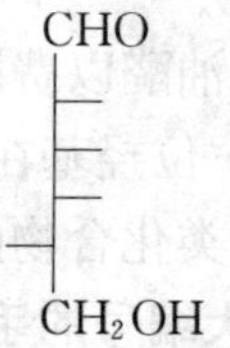

L-(-)-塔罗糖
L-(-)-talose

由上述结构可看出，当葡萄糖 C_2 位羟基取向相反时，则得到甘露糖，它们是非对映异构体的关系。像这种有多个碳的非对映异构体，彼此间仅有一个手性碳原子的构型不同，而其余的都相同者又可称为**差向异构体(Epimer)**。葡萄糖的 C_4 位差向异构体为半乳糖。

2）单糖的环状结构及构象

葡萄糖的开链结构表明其结构中含有羰基，但是这种开链结构与一些实验事实不符，例如：醛在干 HCl 存在下可与两分子甲醇反应生成缩醛，但葡萄糖只与一分子甲醇反应生成稳定的化合物；D-(+)-葡萄糖在 50℃以下水溶液中结晶得到一个熔点为 146℃的晶体，其比旋光度为+112°，在 98～100℃的水溶液中结晶得到熔点为 150℃的晶体，其比旋光度为+18.7°，将这两种晶体分别溶于水中，它们的比旋光度都逐渐变化到+52.6°，这种糖在水溶液中放置后自行改变比旋光度的现象称为**变旋现象(Mutarotation)**。这些现象不能用糖的开链式结构说明。

人们从醛与醇能相互作用生成半缩醛的反应中得到启示：葡萄糖分子中含有醛基和醇羟基，可以形成分子内的环状半缩醛的形式，该环状半缩醛只与一分子甲醇反应即可生成缩醛。

糖的环状结构常以**哈武斯(Haworth)透视式**表示。现以葡萄糖为例来说明哈武斯式的写法。首先将费歇尔投影式向右侧转 90°，然后把碳链写成六元环形式，旋转 C_4—C_5 键使 C_5 上的羟基接近醛基，C_5 上的羟基从环平面的两侧进攻醛基，使 C_1 成为新的手性中心，形成了葡萄糖半缩醛形式的两种异构体：α 异构体和 β 异构体，它们的比旋光度不同。

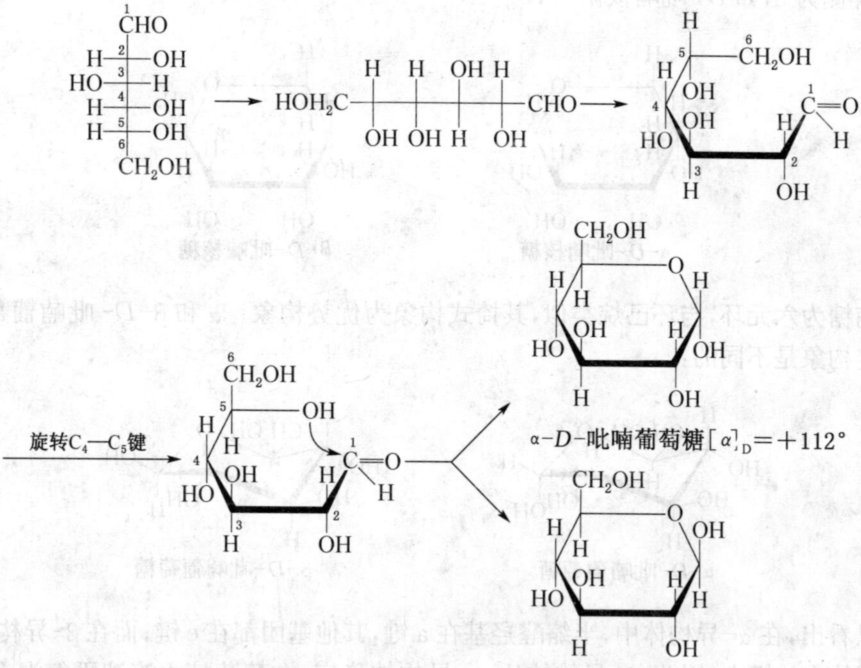

β-*D*-吡喃葡萄糖$[\alpha]_D=+18.7°$

α 体和 β 体是非对映体，也是差向异构体，但它们的差别仅仅是在 C_1 上，故称为**端基异构体**（**Anomer**）。

把这两个异构体分别溶于水，它们可通过开链结构与半缩醛结构的互相转化，最终达到平衡（见 14.2.2）。在平衡混合物中 β-异构体占 64%，α-异构体占 36%，开链结构只占 0.02%。平衡混合物的比旋光度为+52.6°。这就是葡萄糖产生变旋现象的原因。

糖主要以五、六元环形式存在。葡萄糖是以 5 个碳原子与 1 个氧原子形成的六元环，形式上像吡喃，称为**吡喃糖**（**Glycopyranose**）；若以 4 个碳原子与 1 个氧原子形成五元环，形式上像呋喃，故称为**呋喃糖**（**Glycofuranose**），例如果糖可通过 5 位—OH与 2 位C═O形成五元环的半缩酮结构：

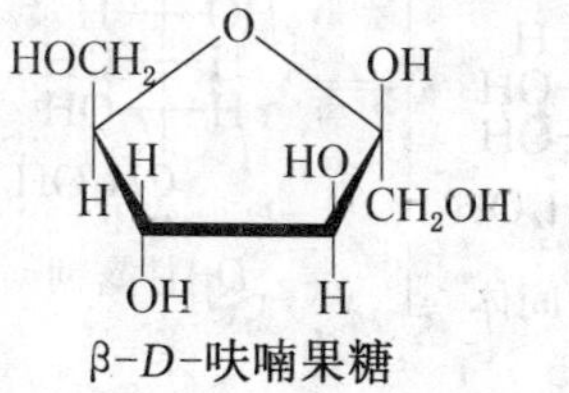

β-*D*-呋喃果糖

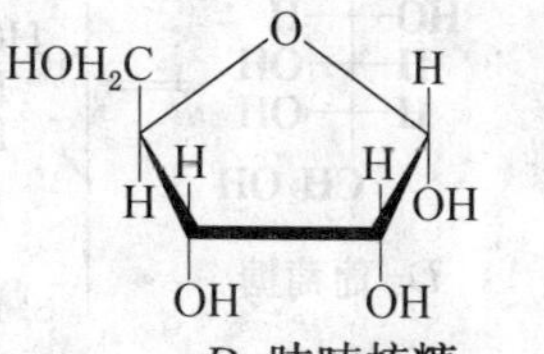

α-*D*-呋喃核糖

糖的开链式结构成环后，原来判断构型的标准（如C_5—OH）因参与成环，已无法直接以其为标准来判断构型。此时，可根据 C_5 上的—CH_2OH来判断构型：环顺时针排列时，C_5 上—CH_2OH在环平面上方者为 *D* 型；C_5 上—CH_2OH在环平面下方者为 *L* 型。若逆时针排列则相反。

在葡萄糖的哈武斯式中，半缩醛羟基与—CH_2OH在同侧的为 β-型，在异侧为 α-构型。在某些环中无参照的—CH_2OH，则以决定构型 *D* 或 *L* 的羟基为参照，半缩醛羟基与它在同

侧为 α,异侧为 β,如 *D*-吡喃核糖。

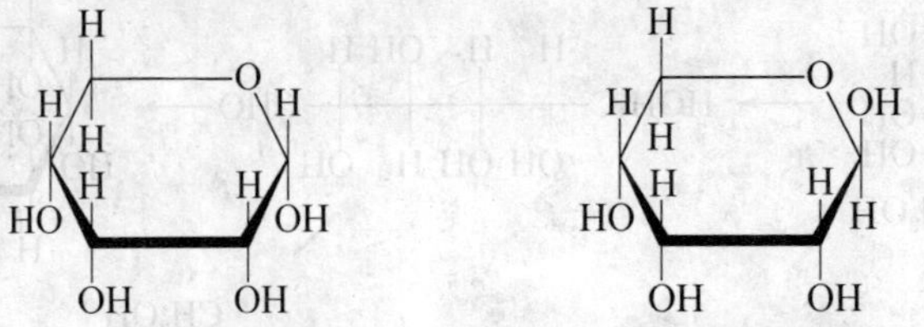

α-*D*-吡喃核糖　　β-*D*-吡喃核糖

吡喃糖为六元环,与环已烷类似,其椅式构象为优势构象。α 和 β-*D*-吡喃葡萄糖所对应的稳定构象是不同的:

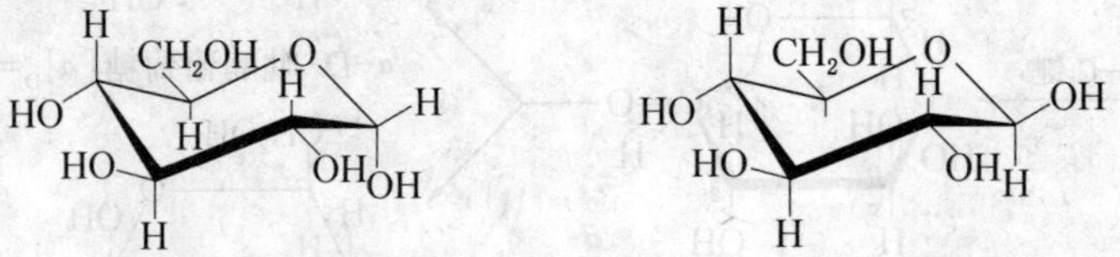

α-*D*-吡喃葡萄糖　　β-*D*-吡喃葡萄糖

可以看出,在 α-异构体中,半缩醛羟基在 a 键,其他基团都在 e 键;而在 β-异构体中,所有的基团均在 e 键上,因此,β-异构体比 α-异构体稳定,在葡萄糖水溶液平衡混合物中 β-异构体比较多,占 64%。

14.2.2　单糖的化学性质

单糖为多羟基醛和多羟基酮,因此表现出醇和醛酮的性质。

1) 差向异构化

在稀碱作用下,*D*-葡萄糖、*D*-甘露糖和 *D*-果糖三者可通过烯二醇中间体相互转化。在酶催化下,生物体内也能发生上述转化。*D*-葡萄糖和 *D*-甘露糖是差向异构体,单糖这种转化为差向异构体的过程称为**差向异构化(Epimerization)**。

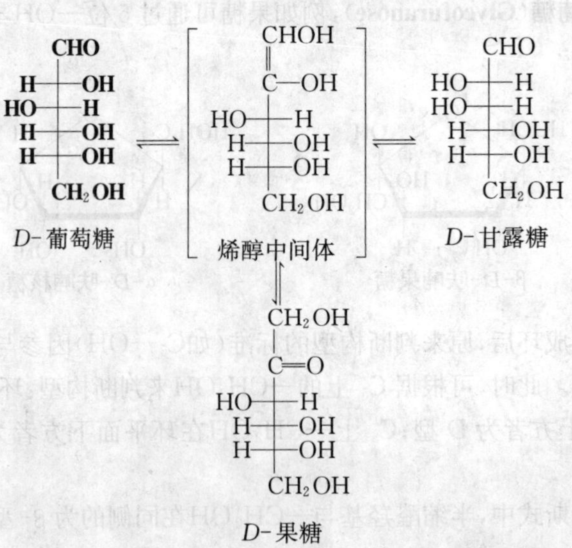

2）糖的氧化和还原

（1）碱性条件下的氧化

单糖具有酮基和醛基，能被多种氧化剂氧化。杜伦试剂和斐林试剂可将醛糖氧化成糖酸；果糖在碱性条件下可发生差向异构化转化为醛糖，因此也可被这两种试剂氧化。能被杜伦试剂和斐林试剂氧化的糖称为**还原性糖**（**Reducing sugar**），不发生反应的为非还原糖，例如：

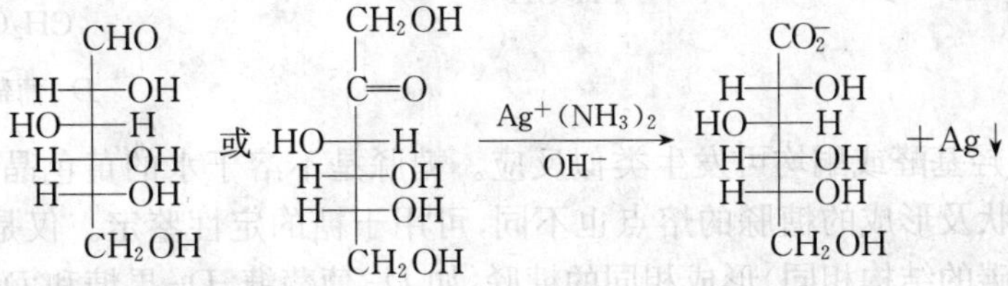

（2）酸性条件下的氧化

溴水可将醛糖氧化为糖酸，但不氧化酮糖。例如：

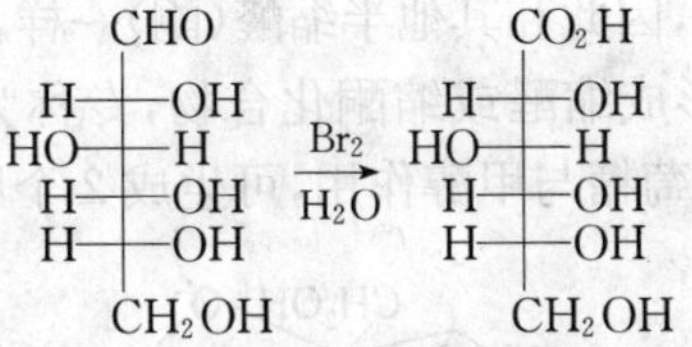

硝酸是强氧化剂，可以将糖的醛基和端基的 —CH_2OH 都氧化为羧基，用于制备糖二酸。例如：

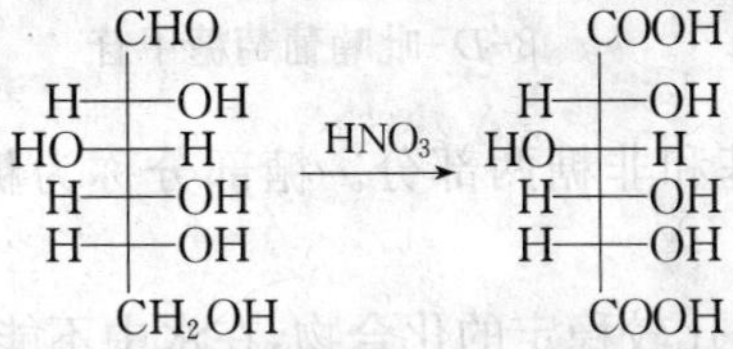

另外糖也可被 HIO_4 氧化，如 *D*-葡萄糖被 HIO_4 氧化生成 5 分子甲酸和 1 分子甲醛：

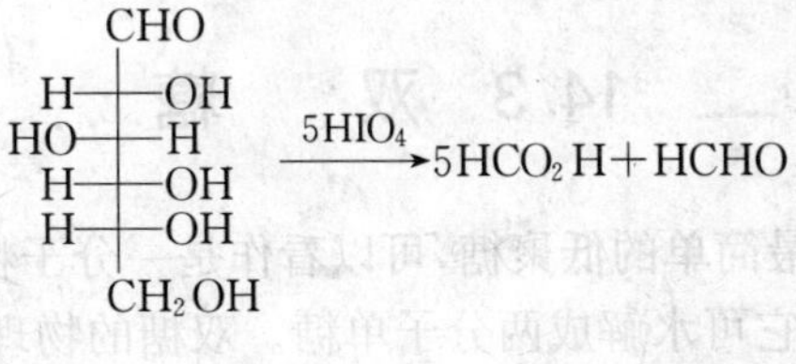

（3）糖的还原

糖的羰基可被催化氢化或金属氢化物还原得到相应的醇（称糖醇）。例如：

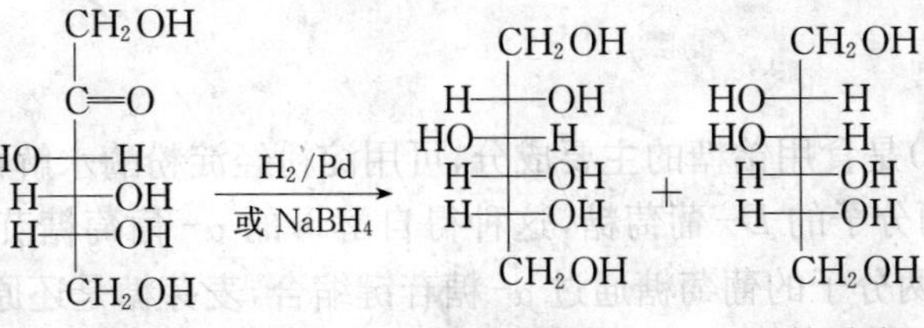

D-果糖　　*D*-山梨醇　　*D*-甘露醇

3）形成糖脎

糖与苯肼反应生成苯腙，当苯肼过量时，可进一步反应生成**脎**（**Osazone**）。例如：

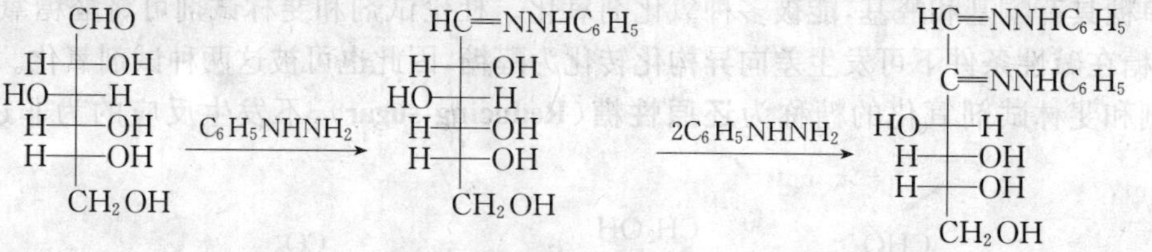

D-葡萄糖脎

除糖外，α-羟基醛或酮均可发生类似反应。糖脎是不溶于水的黄色晶体，不同的糖成脎时间、结晶形状及形成的糖脎的熔点也不同，可用于糖的定性鉴定。仅是 C_1、C_2 上结构不同的糖（其余碳的结构相同）形成相同的糖脎，如 *D*-葡萄糖、*D*-果糖和 *D*-甘露糖与苯肼反应可形成相同的脎。

4）糖苷的生成

糖以环状半缩醛形式存在，因此和其他半缩醛（酮）一样，糖类化合物可以进一步和另一分子的醇在干燥 HCl 存在下形成缩醛或缩酮化合物，专称为**糖苷**（**Glucosides**），也称为甙。如在 HCl 存在下，*D*-（+）-葡萄糖与甲醇作用，可生成 2 个甲基取代物。

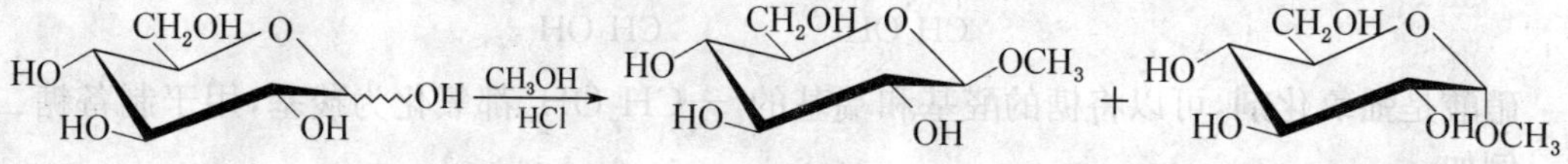

β-*D*-吡喃葡萄糖甲苷　　α-*D*-吡喃葡萄糖甲苷

糖苷分子结构可分为糖基和非糖两部分。糖部分称为**糖基**，非糖部分称为**配糖基**或**苷元**。

糖苷与其他缩醛酮一样是比较稳定的化合物，在水中不能转化为开链结构，没有变旋现象，也不能被杜伦试剂、斐林试剂氧化，但在酸性条件或酶的作用下，可水解成原来的糖。

14.3 双　糖

双糖（**Disaccharide**）是最简单的低聚糖，可以看作是一分子糖的半缩醛羟基与另一分子糖的羟基脱水缩合的产物，它可水解成两分子单糖。双糖的物理性质类似于单糖，例如能形成结晶，易溶于水，具甜味，有旋光性等。根据是否有还原性可将双糖分为两类：还原性糖和非还原性糖。自然界存在的麦芽糖、乳糖等为还原性糖，蔗糖等为非还原性糖。

14.3.1　麦芽糖

麦芽糖（**Maltose**）是食用饴糖的主要成分，可用淀粉经淀粉酶水解得到。麦芽糖可被 α-葡萄糖苷酶水解成两分子的 *D*-葡萄糖，这种得自酵母的 α-葡萄糖苷酶只能水解 α-糖苷键，这说明麦芽糖由两分子的葡萄糖通过 α-糖苷键缩合，麦芽糖是还原性糖，能被杜伦试剂氧化，说明其分子中具有醛基。实验表明麦芽糖具有如下结构：

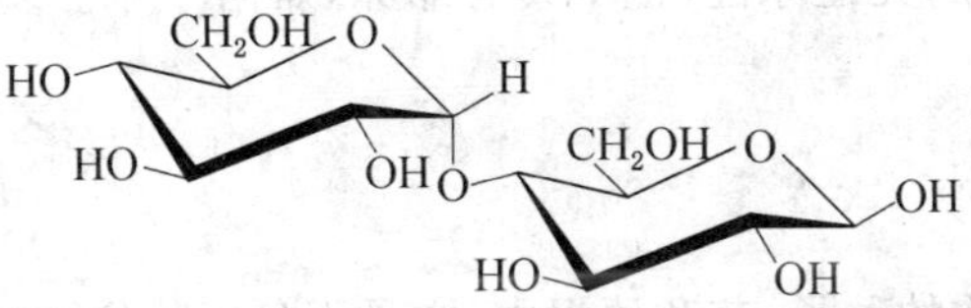

(+)-麦芽糖

4-O-(α-*D*-吡喃葡萄糖苷基)-*D*-吡喃葡萄糖

可以看出,(+)-麦芽糖是由一分子α-*D*-葡萄糖的半缩醛羟基与另一分子葡萄糖分子的 C_4 上的羟基之间脱水而得的(称为**1,4-苷键**)。由于在另一个糖单元中存在半缩醛结构,因而其为还原性糖,能被杜伦试剂和斐林试剂氧化,具有变旋现象。在水溶液中,麦芽糖存在着α-端基异构体和β-端基异构体的平衡,α-和β-端基异构体的比旋光度分别为+168°和+112°,平衡时的比旋光度为+136°。

14.3.2 乳糖

乳糖(Lactose)存在于哺乳动物乳液中(人奶中约含7%~8%)。乳糖是还原糖,有变旋现象,经酸性水解或苦杏仁酶水解得1分子半乳糖和1分子葡萄糖。乳糖的结构为:

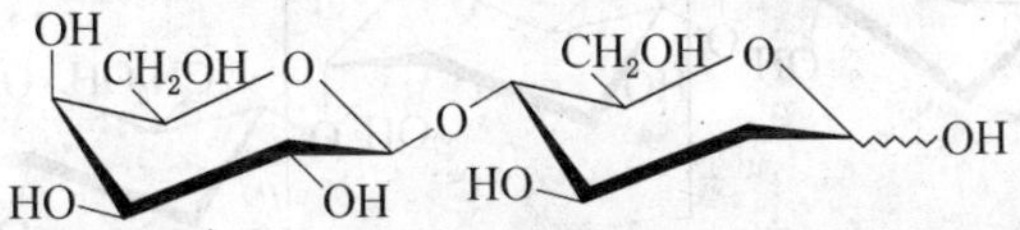

乳　糖

4-O-(β-*D*-吡喃半乳糖苷基)-*D*-吡喃葡萄糖

14.3.3 蔗糖

蔗糖(Sucrose)存在于许多植物中,以甜菜、甘蔗中含量较高。蔗糖水解可得1分子的*D*-葡萄糖和1分子的*D*-果糖,它不可还原杜伦试剂,不含半缩醛羟基,是非还原糖,无变旋现象,不能成脎。蔗糖是由1分子的α-*D*-葡萄糖的半缩醛羟基和1分子β-*D*-果糖的半缩酮羟基脱水缩合的产物,其结构如下:

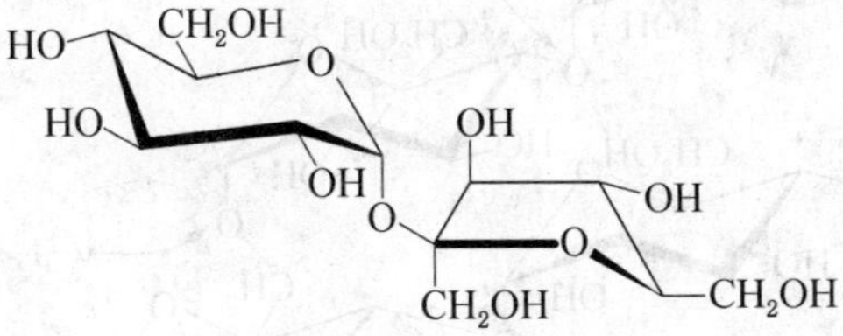

(+)-蔗糖

β-*D*-呋喃果糖基-α-*D*-吡喃葡萄糖　或 α-*D*-吡喃葡萄糖基-β-*D*-呋喃果糖

14.4 多　糖

多糖(Polysaccharide)是由几百乃至几千个单糖通过糖苷键连接而成的天然高分子化合物,相对分子质量在几万以上,其最终水解产物是单糖。多糖的性质与单糖、双糖完全不同。多糖一般无变旋现象，无还原性，也不具有甜味，难溶于水。多糖中最重要的是淀粉和纤维素。

14.4.1 淀粉

淀粉大量存在于植物的种子、茎和块根中，它是无色无味的颗粒，没有还原性，不溶于一般有机溶剂，其分子式为$(C_6H_{10}O_5)_n$。在酸或酶作用下，淀粉可逐步裂解成小分子，首先生成相对分子质量较低的多糖混合物称为糊精，继续水解得到麦芽糖和异麦芽糖，最终水解产物为 *D*-葡萄糖。

$$\underset{\text{淀粉}}{(C_6H_{10}O_5)_n} \xrightarrow{\text{水解}} \underset{\substack{\text{糊精}\\(n>m)}}{(C_6H_{10}O_5)_m} \xrightarrow{\text{水解}} \underset{\text{麦芽糖}}{C_{12}H_{22}O_{11}} \xrightarrow{\text{水解}} \underset{D\text{-葡萄糖}}{C_6H_{12}O_6}$$

淀粉用热水处理后，可得到可溶性直链淀粉（约占 20%）和不溶性而膨胀的支链淀粉（约占 80%），由于直链淀粉用酸催化水解时只得到(+)-麦芽糖和 *D*-(+)-葡萄糖，所以可认为直链淀粉是由葡萄糖的 α-1,4 苷键结合而成的长链。其结构如下：

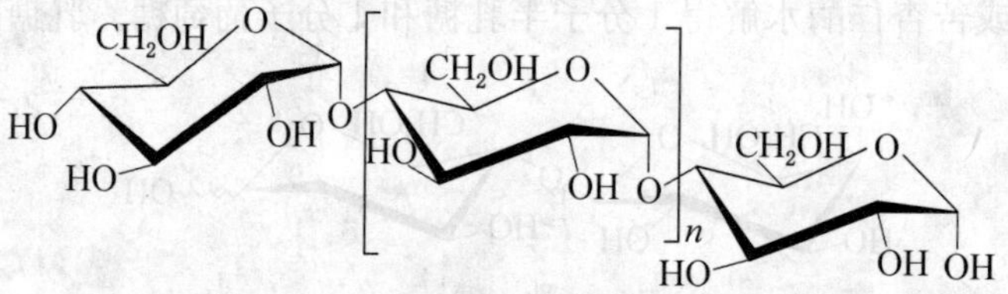

直链淀粉能与碘形成蓝色的配合物，淀粉指示剂就是用可溶性淀粉制成的。

支链淀粉比直链淀粉的葡萄糖单位更多，相对分子质量更大。因为支链淀粉在部分水解时得到(+)-麦芽糖和一些异麦芽糖，6-O-(α-*D*-吡喃葡萄糖基)-*D*-吡喃葡萄糖，所以支链淀粉除了由 *D*-葡萄糖以 α-1,4-苷键连接的主链外，还有通过 α-1,6 苷键或其他方式连接的支链，其结构为：

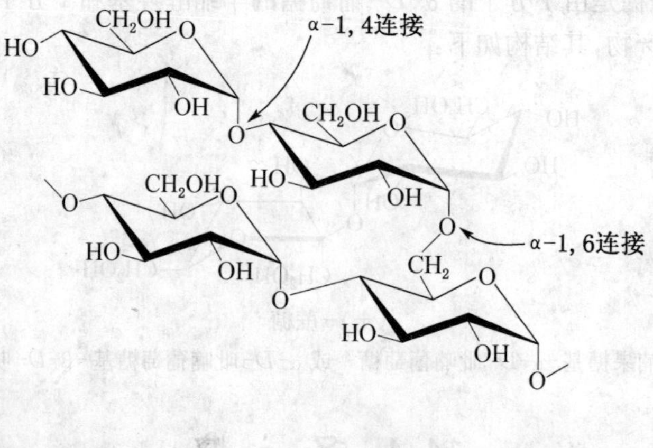

14.4.2 纤维素

纤维素是自然界中分布最广的多糖，它的基本结构单元也是葡萄糖，但与淀粉不同的是，它由 β-1,4-苷键连接而成，另外相对分子质量也更高（约 200 万），其结构可表示为：

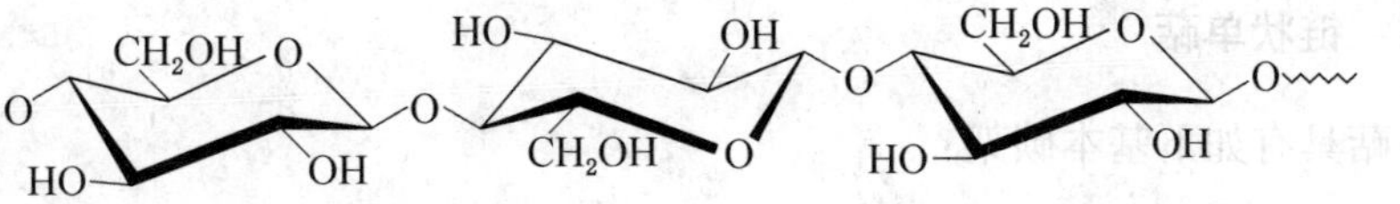

纤维素构成了植物细胞壁的纤维组织,如棉花中约含 90%以上,木材中约含 50%等。纤维素的纯品无色、无味、不溶于水和一般有机溶剂。与淀粉一样,纤维素也不具有还原性。

纤维素经处理后可用作片剂的粘合剂、填充剂、崩解剂、润滑剂及良好的赋形剂等。

14.5 萜类化合物的定义和分类

萜类化合物可以看作是由 2 个或 2 个以上的异戊二烯单位按不同方式头尾相连而形成的化合物("头"指靠近甲基支链一端,"尾"指远离甲基支链一端)。萜类化合物这种结构上的特点被称为**异戊二烯规律**。如苧烯和 α-蒎烯是由两个异戊二烯单元组合而成的。

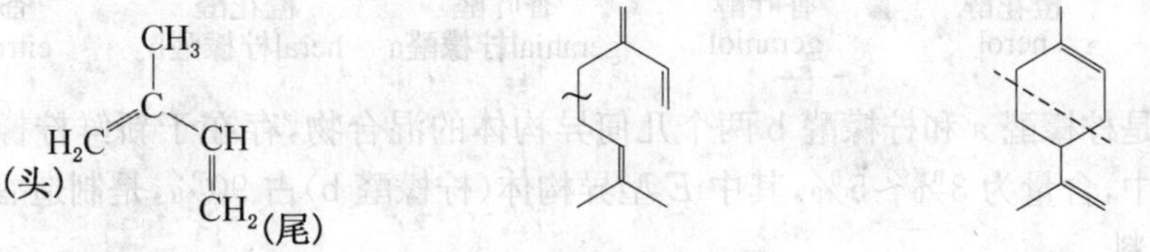

异戊二烯 isoprene　　月桂烯 myrcene　　苧烯 limonene

这些化合物所含碳原子数为 10 或 10 的整数倍,习惯上根据其分子中所含的异戊二烯单位数可将萜类化合物分为单萜、倍半萜、二萜等等(见表 14-1)。

表 14-1　萜类化合物的分类

异戊二烯单位数	碳原子数	分　类
2	10	单萜 Monoterpene
3	15	倍半萜 Sesquiterpene
4	20	二萜 Diterpene
6	30	三萜 Triterpene
8	40	四萜 Tetraterpene

可以看出,1 个单独的萜类化合物至少含有 2 个异戊二烯单位。异戊二烯规律只是对萜类化合物从结构形式上的划分,并不是说萜类化合物是由异戊二烯合成的。

萜类化合物还可分为链状的和环状的两种,如上述月桂烯为开链萜,苧烯则为环状萜。

14.6 单萜类化合物

单萜类化合物分子中含有 2 个异戊二烯单位,是萜类中最简单的化合物。根据其基本结构可分为链状单萜和环状单萜,环状单萜中又可分为单环单萜和双环单萜。

14.6.1 链状单萜

链状单萜具有如下基本碳架：

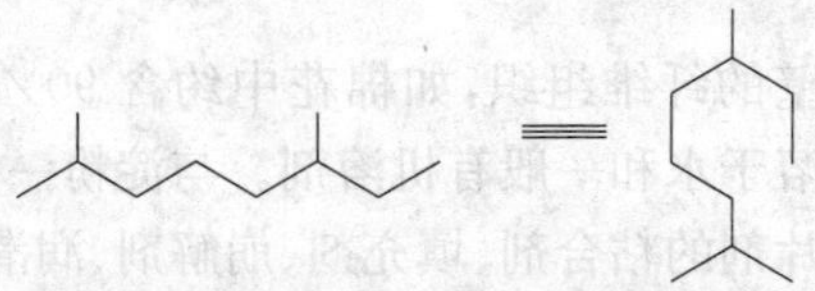

存在于月桂油中的月桂烯是萜烯类化合物，柠檬油中的柠檬醛，香茅油、玫槐油中的香叶醇、橙花醇、香茅醇等是其含氧衍生物。

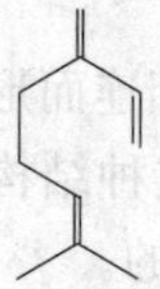

月桂烯
myrcene

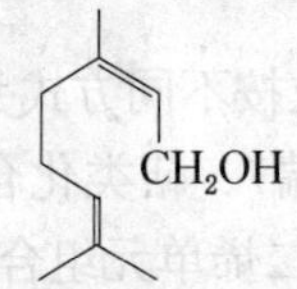

橙花醇
nerol

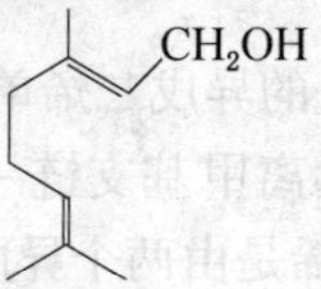

香叶醇
geraniol

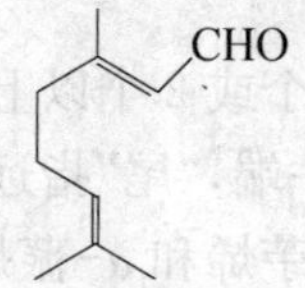

香叶醛
gerahial柠檬醛a

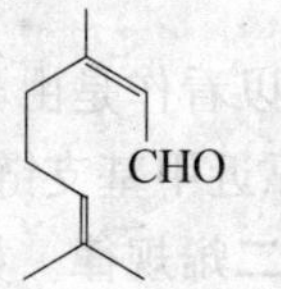

橙花醛
heral柠檬醛b

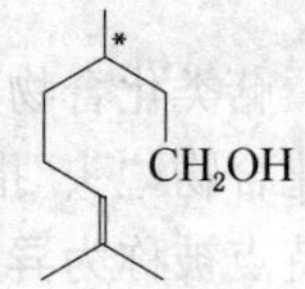

香茅醇
citronellol

柠檬醛是柠檬醛 a 和柠檬醛 b 两个几何异构体的混合物，存在于新鲜柠檬果皮压榨而得的柠檬油中，含量为 3%～5%，其中 *E* 型异构体(柠檬醛 b)占 90%，是制造香料和合成维生素 A 的原料。

14.6.2 单环单萜

单环单萜母体为萜烷(又称盖烷)，萜烷在自然界并不存在，在自然界存在的是其衍生物，如不饱和烯为苧烯，含氧衍生物薄荷醇、薄荷酮。

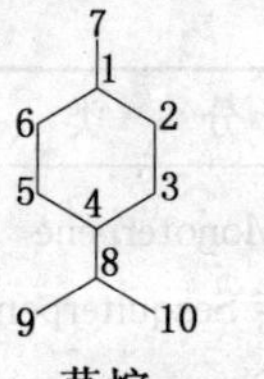

盖烷
menthane

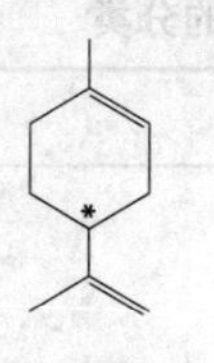

苧烯
limonene

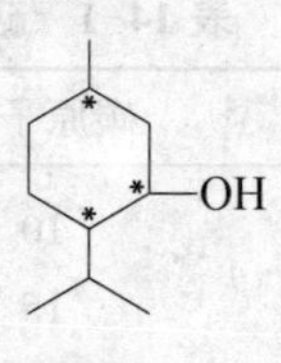

薄荷醇
menthol

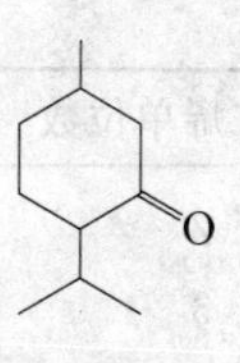

薄荷酮
pulegone

苧烯又称为柠檬烯，分子中含 1 个手性碳原子，其右旋体存在于柠檬油中，左旋体存在于松针中，松节油中有其外消旋体。苧烯为无色液体，具柠檬香味，可用作香料。

薄荷醇存在于薄荷油中，薄荷油大约由 50%～60%的薄荷醇及 35%的薄荷酮组成。薄荷醇分子中存在 3 个手性碳原子，有 4 对光学异构体，自然界存在的主要是(－)－薄荷醇(又称薄荷脑)，它的 3 个手性碳构型分别为 1*R*、3*R*、5*S*，其优势构象中取代基均处在 e 键，故比其他异构体稳定：

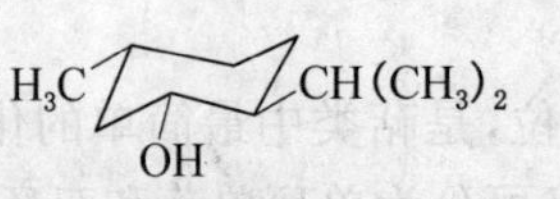

(－)薄荷醇

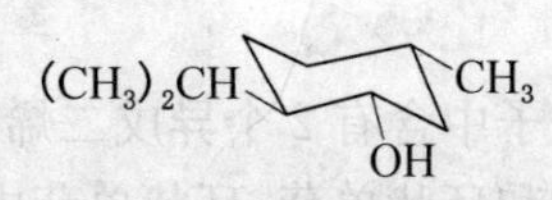

(＋)薄荷醇

14.6.3 双环单萜

在萜烷结构中，C_8 分别与 C_1、C_2 或 C_3 相连，则可形成桥环化合物，它们是莰烷、蒎烷和蒈烷。若 C_4 与 C_6 相连则形成苧烷。

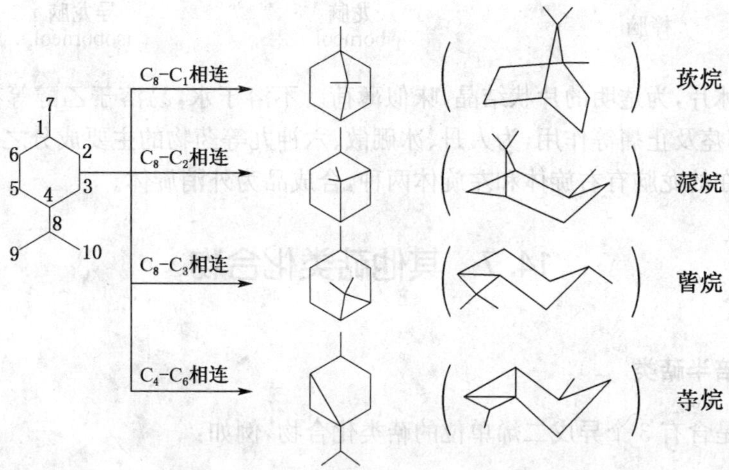

蒎烯是蒎烷的不饱和衍生物，含有一个烯键，根据烯键的位置不同可分为 α-蒎烯和 β-蒎烯。

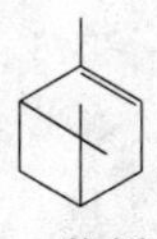

α-蒎烯
α-pinene

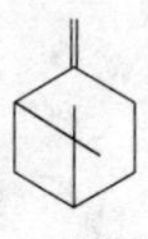

β-蒎烯
β-pinene

蒎烯是松节油的主要成分，含量约占松节油的 80%～90%，其中以 α-蒎烯为主，含量可达 60%，是天然存在的最多的一个萜类化合物。

樟脑(Camphor)是双环单萜酮，它在自然界中的存在并不广泛，是由樟树的木质部分及其叶子中提取出的樟油的主要成分。樟脑为结晶性固体，熔点 179℃，沸点 207℃，易升华，具有特殊香味，其结构为：

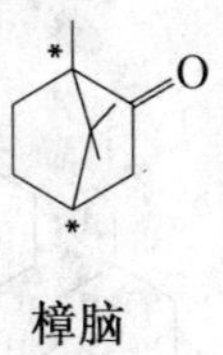

樟脑
camphor

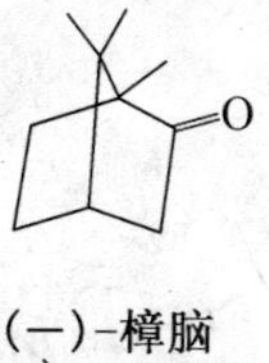

(－)-樟脑
(－)-camphor

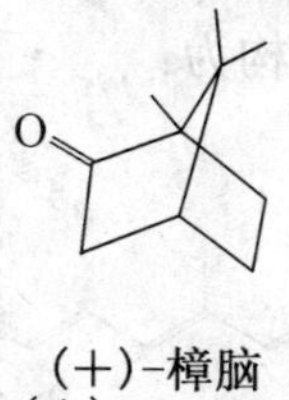

(＋)-樟脑
(＋)-camphor

樟脑分子中存在 2 个手性碳原子，但是由于桥环的存在，其实际上只存在 1 对对映异构体，自然界中存在的樟脑为右旋体，人工合成的为外消旋体。

樟脑分子中存在羰基，可以用 $NaBH_4$ 还原得到龙脑和异龙脑。其反应式为：

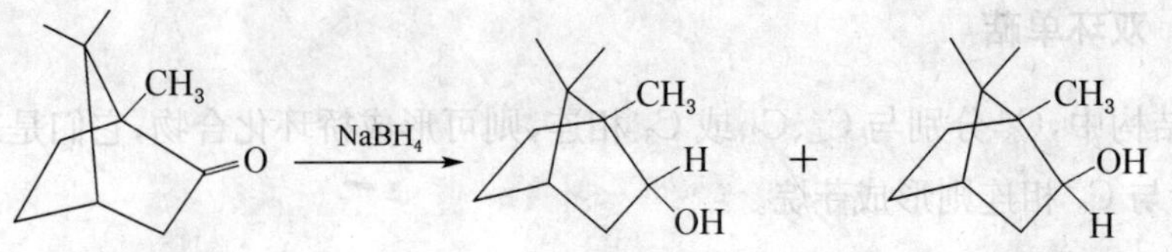

樟脑 龙脑 borneol 异龙脑 isoborneol

龙脑又叫冰片，为透明的片状结晶，味似薄荷。不溶于水，易溶于乙醇等有机溶剂。龙脑具有发汗、解痉及止痛等作用，为人丹、冰硼散、六神丸等药物的主要成分之一。

自然界存在的龙脑有右旋体和左旋体两种，合成品为外消旋体。

14.7 其他萜类化合物

14.7.1 倍半萜类

倍半萜类是含有 3 个异戊二烯单位的萜类化合物，例如：

愈创木薁 guaiene 山道年 santonin

愈创木薁是双环倍半萜类化合物，它存在于满山红挥发油中，具有消炎、促进烫伤或灼伤创面愈合及防止辐射等效能，是国内烫伤膏的主要成分。山道年是三环倍半萜类化合物，存在于菊科植物蛔蒿的未开放的花蕾中，山道年能兴奋蛔虫的神经节而使虫体发生痉挛性收缩，因而使其不能附着于肠壁，在泻药作用下使之排出体外，临床上用作驱蛔虫药。

14.7.2 二萜类

维生素 A 是重要的二萜类化合物，存在于蛋黄和鱼肝油中，是动物体生长和发育所必需的营养物质。缺乏维生素 A 可引起夜盲症。植醇是一种链状二萜类化合物，是叶绿素的组成部分。它们的结构为：

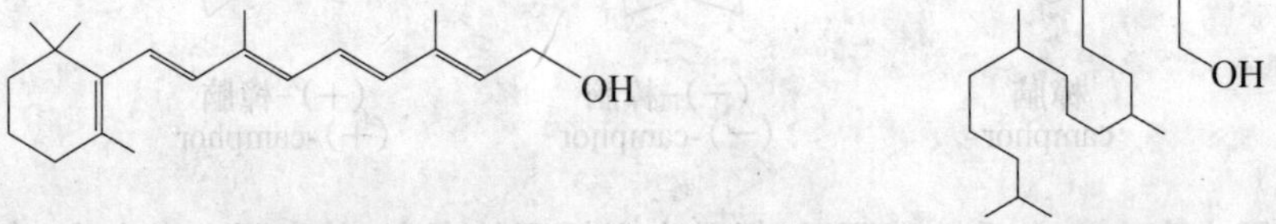

维生素A vitamin A 植醇 phytol

习　题

1. 解释下列名词：

(1)变旋现象　(2)葡萄糖脎　(3)端基异构体　(4)差向异构化　(5)双环单萜　(6)异戊二烯规律

2. 写出下列化合物的构造式：

(1)α-蒎烯　(2)薄荷醇　(3)樟脑　(4)龙脑

3. 画出构成下列化合物的异戊二烯单元：

(1)
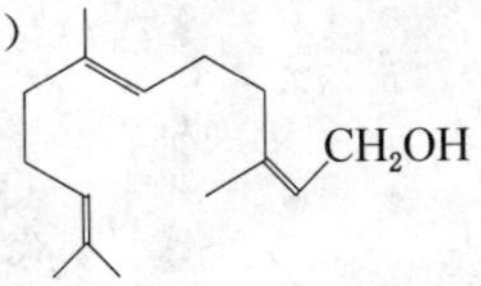

(2)
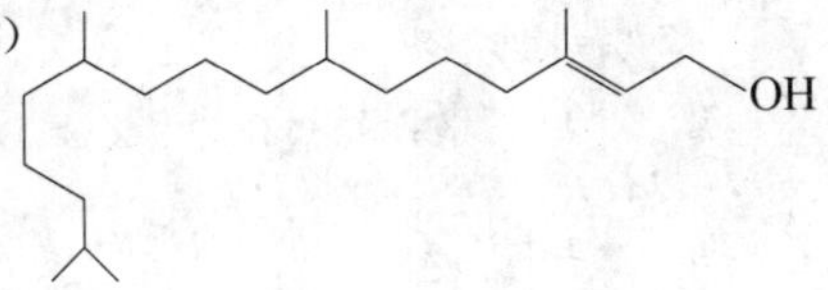

(3)
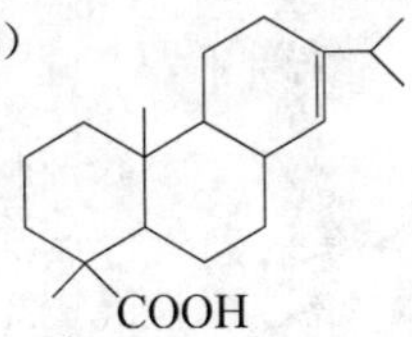

4. 画出下列糖的费歇尔式或哈武斯式并加以命名：

(1) *D*-(+)-葡萄糖的对映体

(2) *D*-(+)-葡萄糖的 C_2 差向异构体

(3) α-*D*-(+)-吡喃葡萄糖的对映体

5. 请画出下列化合物的哈武斯式：

(1)
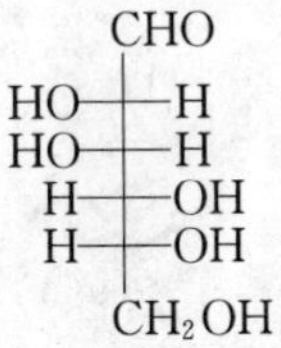

(2)
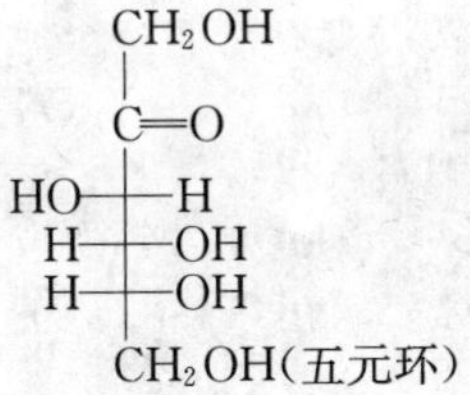

(3)
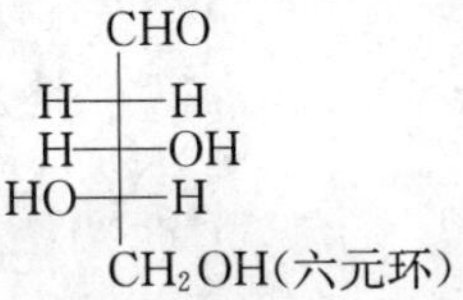

(4)
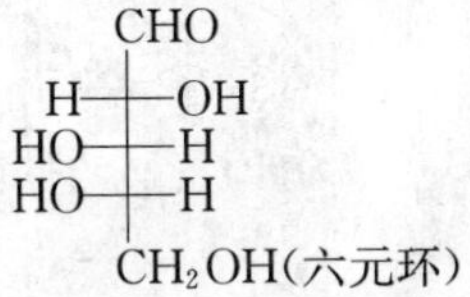

6. 写出 *D*-(+)-葡萄糖与下列试剂反应的主要产物：

(1)H_2NOH　(2)$C_6H_5NHNH_2$(过量)　(3)Br_2/H_2O　(4)HNO_3　(5)HIO_4　(6)CH_3OH/HCl

(7)$NaBH_4$　(8)①CN^-　②H^+,水解　(9)H_2/Ni

7. *D*-己醛糖用稀 HNO_3 氧化时，得到无光学活性的化合物，该己醛糖可能为何结构？

8. 有 2 个 *D*-四碳醛糖 A 和 B 可生成同样的糖脎，但是将 A 和 B 用硝酸氧化时，A 生成旋光性的四碳二元羧酸，B 生成无旋光性的四碳二元羧酸，试写出 A 和 B 的结构。

下篇

药物各论

15 麻醉药

神经系统(**Nervous system**)是人体各生理系统中起着主导作用的系统,它调节着体内各器官的生理活动,以适应体内和体外环境的变化。

神经系统在形态和功能上是一个不可分割的整体,它由**中枢神经**和**周围神经**两部分组成。中枢神经包括脑与脊髓,分别位于颅腔和椎管内;周围神经分布于全身,把脑和脊髓与全身其他器官联系起来。从解剖形态上,可将周围神经分为脑神经和脊神经,从神经功能上,又可将周围神经分为**传入神经**和**传出神经**两部分。传入神经(又称感觉神经)是将外周感受器(神经组织末梢的特殊结构)发生的神经冲动传至中枢的神经纤维;传出神经(又称运动神经)是将中枢发出的神经冲动传至外周效应器的神经纤维。传出神经又可进一步分为支配骨骼肌的躯体**运动神经**和支配内脏、心血管和腺体的**植物性神经**(**又称自主神经**)。植物性神经又可分为**交感神经**和**副交感神经**。

脑和脊髓具有被膜,被膜共有三层,由外向内依次为硬膜、蛛网膜和软膜。在三层膜之间形成三个腔隙,各腔内含有液体,称为脑脊液,相当于脑和脊髓的组织液和淋巴液,有保护和营养脑和脊髓的作用。脑脊液及脑组织的细胞周围间隙内的化学成分与血浆不同,似乎在毛细血管与脑组织周围间隙和脑脊液之间存在着一种屏障,称为**"脑屏障"**,它能选择性地让某些物质透过。通常在注入血液的物质中,脂溶性较高的分子容易透过脑屏障,进入脑脊液,因此,在治疗脑膜炎等脑部疾病时,应选择脂溶性高的药物。

麻醉药(Anesthetic agents)主要分为**全身麻醉药**(General anesthetics)和**局部麻醉药**(Local anesthetics)两大类。全身麻醉药(全麻药)作用于中枢神经,使其受到可逆性抑制,从而使意识、感觉和反射消失。局部麻醉药(局麻药)则作用于神经末梢或神经干,可逆性地阻断感觉神经冲动的传导,在意识清醒状态下使局部疼痛暂时消失。两类药物虽然作用机制不同,但均能使痛觉消失,临床用于外科手术。

15.1 全身麻醉药

全身麻醉药分为**吸入性麻醉药**(**Inhalation anesthetics**)和**静脉麻醉药**(**Intravenous anesthetics**)两大类,适用于大手术。

15.1.1 吸入性麻醉药

吸入性麻醉药一般是一些化学性质不太活泼的气体或易挥发的液体,它们与一定比例的空气或氧气混合后,经呼吸进入肺部,扩散进入血液,随血液循环分布至神经组织而发挥麻醉作用。

最早应用于外科手术的全身麻醉药有乙醚(Ether,1842 年)、氧化亚氮(Nitrous oxide,1844 年)和氯仿(Chloroform,1847 年)等。乙醚的麻醉作用较强,并有良好的镇痛及肌肉松弛作用，但由于有易燃易爆、对呼吸道黏膜刺激性较大和诱导期较长等缺点，现已少用。氧化亚氮的毒性低，但麻醉作用亦较弱，在80%～85%的浓度时才能产生麻醉作用，因此常与其他全麻药合用，以减少其他全麻药的用量。氯仿由于毒性大，已被淘汰。

$C_2H_5OC_2H_5$	N_2O	$CHCl_3$
乙醚	氧化亚氮	氯仿

在低分子量的烃类及醚类分子中引入卤原子，可降低易燃性，增强麻醉作用，但却使毒性增大。后发现引入氟原子毒性比引入其他卤原子小，因而发展了一类含氟麻醉药。临床上有应用价值的含氟药物有氟烷(Halothane)、甲氧氟烷(Methoxyflurane)、恩氟烷(Enflurane)、异氟烷(Isoflurane)、七氟烷(Sevoflurane)、地氟烷(Desflurane)等。

$F_3CCHBrCl$	$Cl_2CHCF_2OCH_3$	F_2CHOCF_2CHFCl
氟烷	甲氧氟烷	恩氟烷
$F_2CHOCHClCF_3$	$FCH_2OCH(CF_3)_2$	$F_2CHOCHFCF_3$
异氟烷	七氟烷	地氟烷

氟烷的麻醉作用强而迅速，约为乙醚的2～4倍，麻醉诱导期短，恢复快，停药后病人立即苏醒，对呼吸道黏膜刺激性小，不易燃、不易爆，但对心、肝、肾有一定的毒性，可用于全身麻醉及诱导麻醉。

甲氧氟烷的麻醉、镇痛及肌肉松弛作用较氟烷强，对呼吸道黏膜刺激性小，不易燃、不易爆，持续时间也较长，但麻醉诱导期长(约20 min)，对心、肝、肾也有一定的毒性，本品可用于各种手术的麻醉和诱导麻醉。

恩氟烷为新型高效的吸入麻醉药，麻醉作用强，起效快，对呼吸道黏膜无刺激性，肌肉松弛作用也较强，使用剂量小，为临床常用的、较优良的吸入麻醉药物。

异氟烷是恩氟烷的异构体，作用与恩氟烷相似，诱导麻醉及苏醒较快，也为临床常用药物。

七氟烷是继恩氟烷、异氟烷之后开发的一种新型吸入麻醉药，其麻醉诱导期短、苏醒快、毒性小，对心肌力抑制作用小，对肝、肾无直接损害，适用于小儿、牙科及门诊手术时的麻醉。

地氟烷是1992年推出的一种吸入麻醉药，其化学性质稳定，麻醉诱导快，术后恢复期短，在体内几乎不代谢，对肝、肾功能无明显影响，适合门诊手术使用。

由于吸入性全身麻醉药对操作者(长期接触)的肝功能有一定的影响，故吸入性全麻药的使用受到限制，多以静脉麻醉药或局部麻醉药代替。

15.1.2 静脉麻醉药

静脉麻醉药又称为**非吸入性全身麻醉药(Non-inhalation anesthetics)**。这类药物通过静脉注射给药，麻醉作用迅速，对呼吸道无刺激作用，不良反应少，在临床上占有重要地位。

最早应用的静脉麻醉药为超短时的巴比妥类药物(见16.1.1)，如硫喷妥钠(Thiopental sodium)、硫戊妥钠(Thiamytal sodium)、美索比妥钠(Methohexital sodium)等。

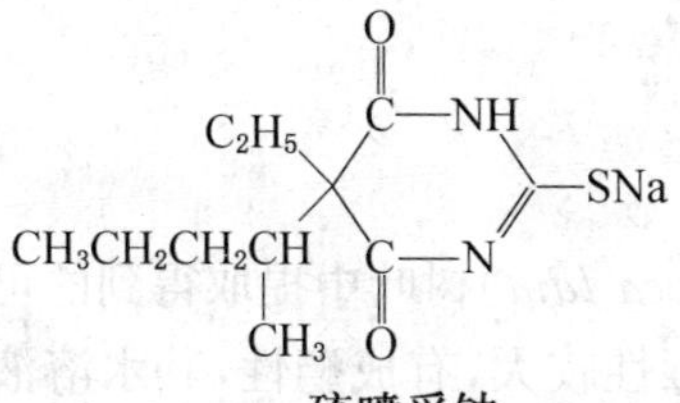

硫喷妥钠

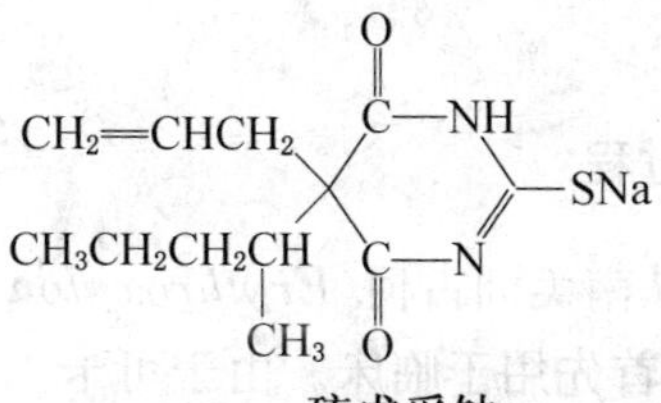

硫戊妥钠

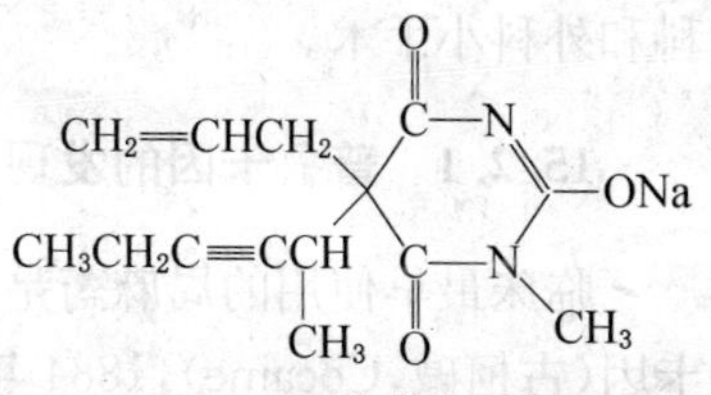

美索比妥钠

这些硫代巴比妥类药物由于脂溶性较高，极易通过血脑屏障到达脑组织而产生麻醉作用，因此麻醉作用快。由于药物的脂溶性强，可迅速地由脑组织分布到其他组织，因此麻醉持续时间较短，一般仅能维持数分钟。临床上主要用于诱导全麻、基础麻醉及复合麻醉，与吸入麻醉药配合使用。

近年来，非巴比妥类静脉麻醉药不断发展，品种日益增多。在临床上有应用价值的药物有：羟丁酸钠（Sodium hydroxybutyrate）、丙泮尼地（Propanidid）、氯胺酮（Ketamine）、阿芬太尼（Alfentanil）等。

$HOCH_2CH_2CH_2COONa$

羟丁酸钠

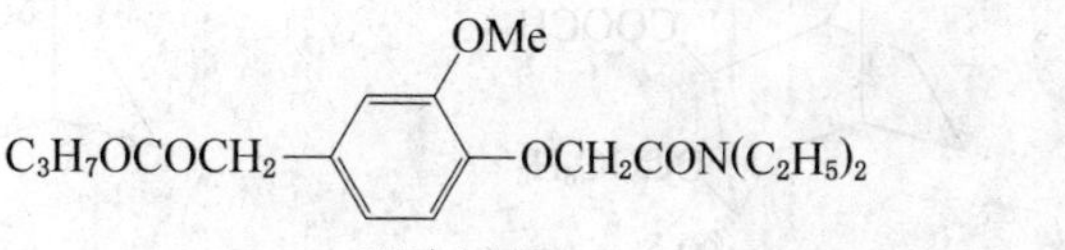

丙泮尼地

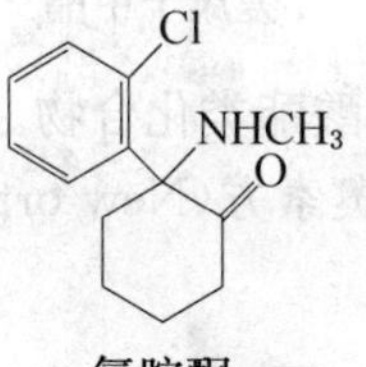

氯胺酮

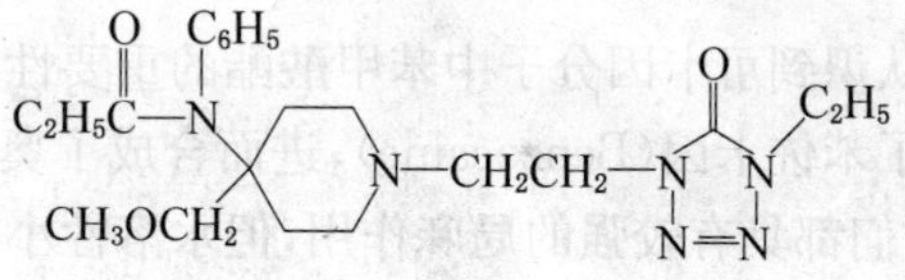

阿芬太尼

羟丁酸钠的麻醉作用较弱，起效慢、毒性小、无镇痛和肌肉松弛作用，常与镇痛药、肌松药合用，用于诱导麻醉和维持麻醉。

丙泮尼地为超短时静脉麻醉药，麻醉作用快，苏醒也快，常用于短时间的小手术或诱导麻醉。

氯胺酮的麻醉作用与其他全麻药不同，能选择性地阻断痛觉向丘脑和大脑皮层传导而不抑制整个中枢神经系统，麻醉时患者呈浅睡状态、痛觉消失、意识模糊，但意识和感觉分离（称分离麻醉，Dissociative anesthesia）。氯胺酮分子中含有手性碳原子，有两个旋光异构体，右旋体作用较强，临床使用外消旋体。本品麻醉作用快、时间短、副作用较小，多用于门诊病人、儿童及烧伤病人的麻醉。

阿芬太尼（见 17.3.2）为强效麻醉性镇痛药，配合吸入麻醉药使用，用于麻醉前给药和维持麻醉。

15.2 局部麻醉药

局部麻醉药是指局部使用时能够阻断神经冲动从局部向大脑传递的药物，此类药物能在意识清醒状态下使局部疼痛暂时消失，以便进行外科手术，通常普遍应用于口腔、眼科、妇科和外科小手术。

15.2.1　普鲁卡因的发现过程

临床最早使用的局麻药是从南美洲古柯(*Erythroxylon coca lam*)树叶中提取得到的可卡因(古柯碱,Cocaine),1884 年首先用于临床。由于可卡因毒性较大,有成瘾性,其水溶液不稳定,高压消毒时易水解失效,因此临床应用受到限制。为了寻找更理想的局麻药,人们对可卡因的结构进行改造。

首先保留可卡因的基本母核,将可卡因完全水解或部分水解,发现得到的水解产物爱康宁(Ecgonine)和爱康宁甲酯均无局麻作用,且用其他羧酸代替苯甲酸与爱康宁成酯后,麻醉作用降低或完全消失,这些均说明苯甲酸酯在可卡因的局麻作用中占有重要地位。接着对可卡因母核的结构进行简化,保留了苯甲酸酯的结构,将四氢吡咯环打开,结果发现仍保留局麻作用,说明可卡因结构中的双杂环结构并不是必需的。

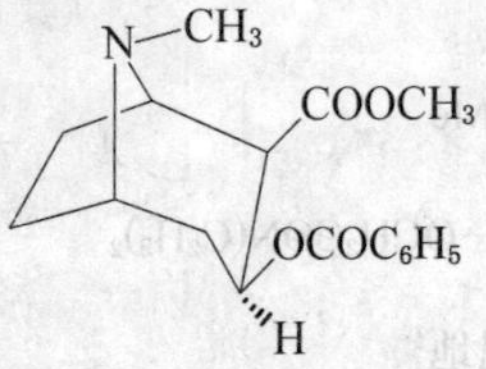
可卡因

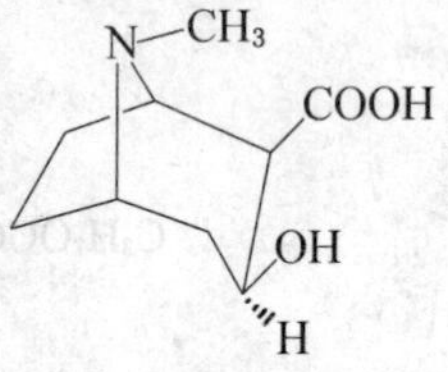
爱康宁

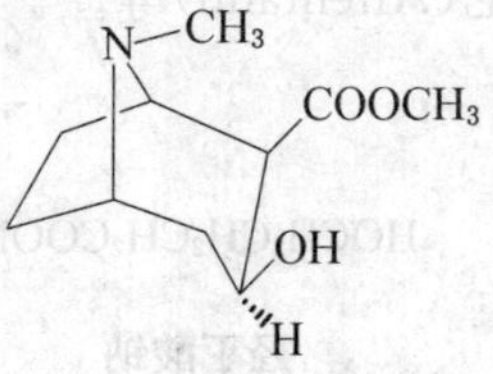
爱康宁甲酯

认识到可卡因分子中苯甲酸酯的重要性后,便集中研究了苯甲酸酯类化合物。1890 年制得了苯佐卡因(Benzocaine),进而合成了奥索方(Orthoform)、新奥索方(New orthoform)等,它们都具有较强的局麻作用,但水溶性小,不能注射使用。

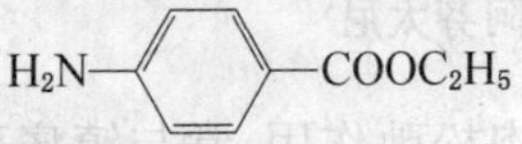
苯佐卡因

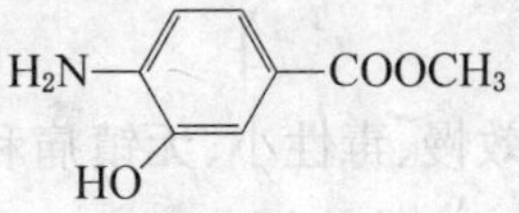
奥索方

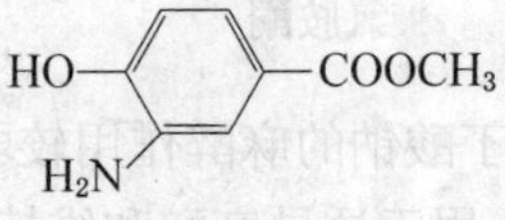
新奥索方

为了克服其水溶性差的缺点,在酯的醇部分引入脂氨基,合成了一系列化合物,在 1904 年得到了局麻作用优良的普鲁卡因(Procaine)。普鲁卡因无可卡因的不良反应,其盐酸盐水溶性较大,可制成水针剂。

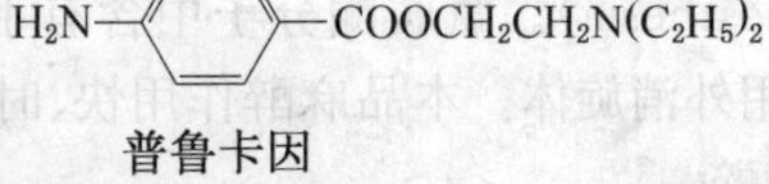
普鲁卡因

从可卡因到普鲁卡因的发展过程,启示人们可以从简化天然产物的结构来寻找新药。

新药的研究与开发是药物化学的主要任务之一,其首要的工作是要发现和寻找具有生物活性的化合物(如可卡因),这些化合物常称为**先导化合物(Lead compound)**。先导化合物又称原型物,是通过各种途径和方法得到的具有某种生物或药理活性的化合物,但有许多缺点,如药效不太强,特异性不高,毒副作用较大,溶解度不理想或药代动力学性质不合理等。这些先导化合物一般不能直接作为药物使用,但可作为新的结构类型和活性物质进一步进行结构修饰和改造,以使生物学性质臻于完善,达到安全、有效和可控的药用目的。

15.2.2 局麻药的结构类型

1）芳酸酯类

普鲁卡因至今仍为临床广泛使用的局部麻醉药，但与可卡因相比其局麻作用不够强，稳定性差，酯基易水解。为了克服普鲁卡因的缺点，又合成了许多芳酸酯类化合物。

（1）在普鲁卡因的苯环上再引入其他取代基，因空间位阻增加使酯基水解速度减慢，同时局麻作用增强，作用时间也延长。如氯普鲁卡因（Chloroprocaine）、羟普鲁卡因（Hydroxyprocaine）等。

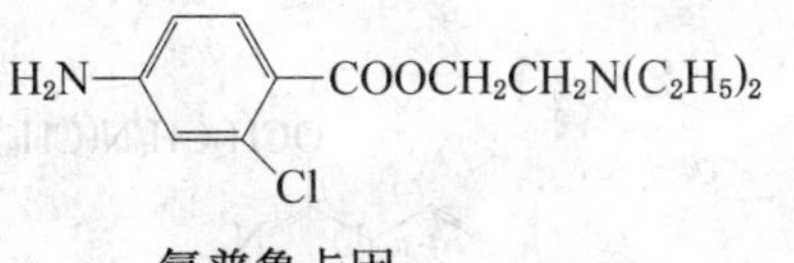

氯普鲁卡因

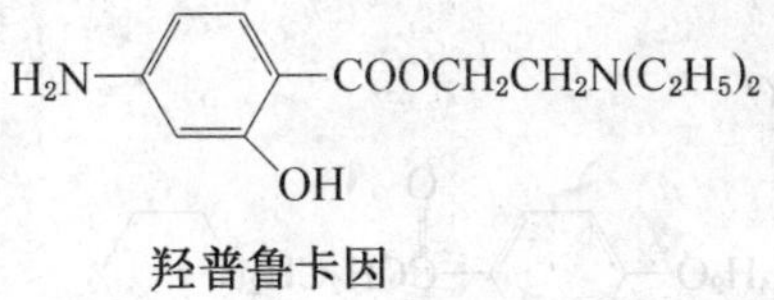

羟普鲁卡因

（2）苯环上氨基的氢以烃基取代，可以增强局麻作用，但一般毒性也增加。如丁卡因（Tetracaine），其局麻作用比普鲁卡因约强 10 倍，且穿透力强，临床用于浸润麻醉和表面麻醉。虽然其毒性比普鲁卡因强，但由于使用剂量小，故毒副作用降低了。

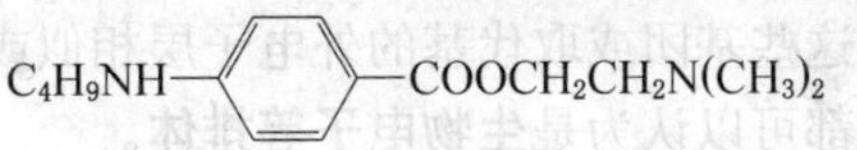

丁卡因

（3）改变侧链，增加位阻，可使药物作用时间延长。如徒托卡因（Tutocaine）、二甲卡因（Dimethocaine）等。因引入甲基，使酯基不易水解，稳定性增强。

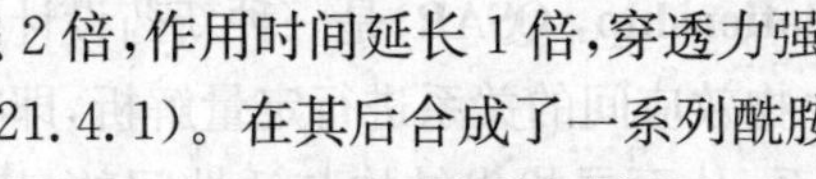

徒托卡因

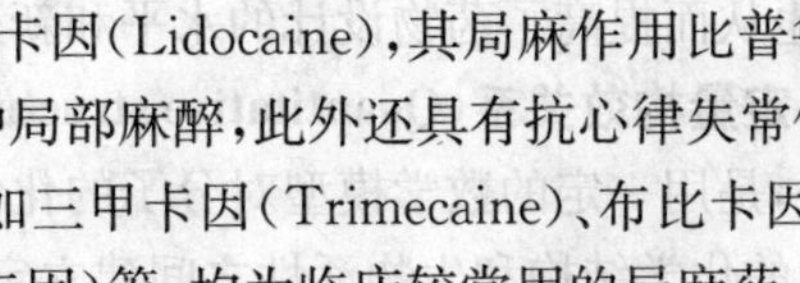

二甲卡因

2）酰胺类

20 世纪 30 年代，人们合成了酰胺类局麻药利多卡因（Lidocaine），其局麻作用比普鲁卡因强 2 倍，作用时间延长 1 倍，穿透力强，适用于各种局部麻醉，此外还具有抗心律失常作用（见 21.4.1）。在其后合成了一系列酰胺类局麻药，如三甲卡因（Trimecaine）、布比卡因（丁哌卡因，Bupivacaine）、甲哌卡因（Mepivacaine，卡波卡因）等，均为临床较常用的局麻药。

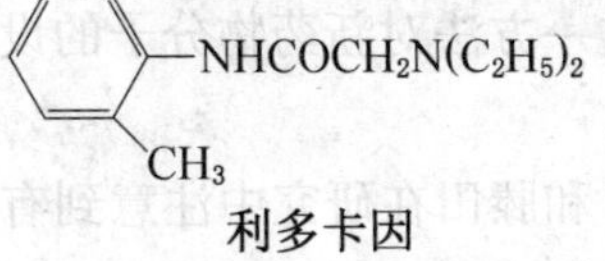

利多卡因

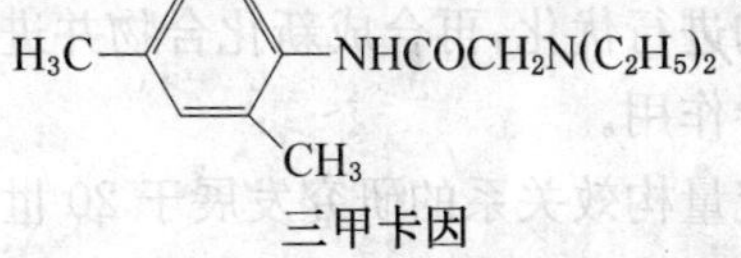

三甲卡因

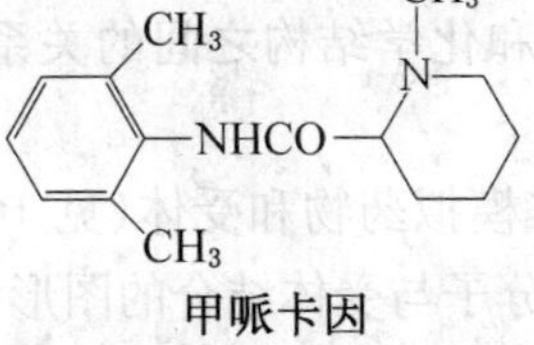

甲哌卡因

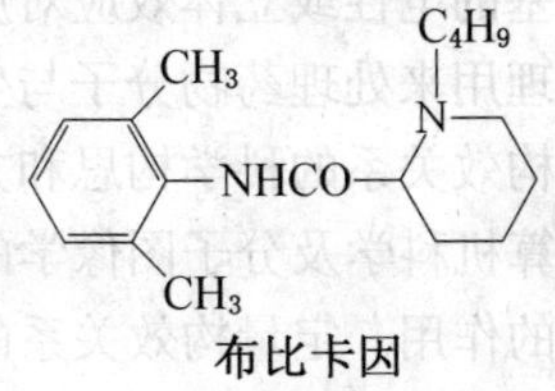

布比卡因

这些局麻药具有类似于利多卡因的局麻作用，但作用强度及持续时间各有不同。三甲卡因的麻醉作用比利多卡因强，毒性低，用于浸润麻醉、表面麻醉及硬膜外麻醉；甲哌卡因作用迅速而持久，穿透力强，毒副作用小，适用于腹部、四肢及会阴部手术；布比卡因的局麻作用比利多卡因强 4 倍，具有强效、长效和安全的特点，用于浸润麻醉。

3) 氨基酮类及氨基醚类

以电子等排体—CH_2—代替酯基中的—O—，得到氨基酮类化合物，如达克罗宁(Dyclonine)，其麻醉作用强，作用快而持久，毒性较低。以醚键代替局麻药结构中的酯基或酰氨基，则得到氨基醚类化合物，如二甲异喹(Dimethisoquin)。在临床上该类药均用于表面麻醉。

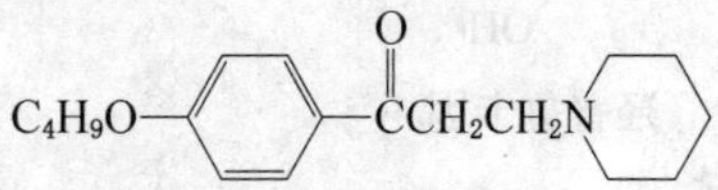

达克罗宁

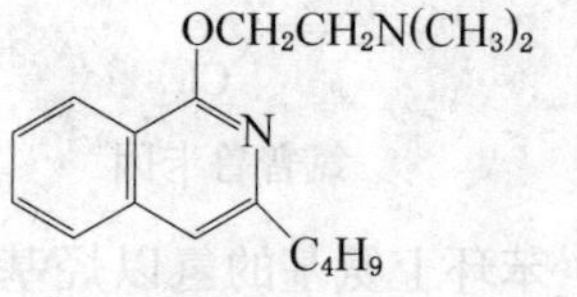

二甲异喹

生物电子等排是指具有相似的物理及化学性质的基团或取代基，会产生大致相似或相关的或相反的生物活性，当这些基团或取代基的外电子层相似或电子密度有相似分布，而且分子的形状或大小相似时，都可以认为是**生物电子等排体**。

在进行生物电子等排取代时，基团的变换应考虑以下几个方面：基团的大小和形状、电性分布、脂溶性、pK_a、化学反应性和生物转化的相似性等等。

生物电子等排可分为**经典电子等排**和**非经典电子等排**，详见第 27 章。

15.2.3 局麻药的构效关系

就药物分子因素而言，其化学结构决定理化性质，从而决定其药物动力学行为。药物的化学结构和药效的关系(简称**构效关系，Structure-activity relationship，SAR**)是药物化学和分子药理学多年来所探讨的基本理论问题，近代科学技术的发展促进了药物构效关系的研究，也从而提高了药物设计的水平和新药开发的质量。

定量构效关系(Quantitative structure-activity relationship，QSAR)是一种新药设计研究方法，是用一定的数学模型对分子的化学结构与其生物效应间的关系进行定量解析，即在化合物的化学结构和生物活性之间建立定量的函数关系，从而寻找出结构与活性间的量变规律。这样就能较为精确地研究药物的化学结构与生物活性的关系，并可进一步对药物的化学结构进行优化，再合成新化合物并进行药理活性评价，这一方法对新药物分子的设计可起到指导作用。

定量构效关系的研究发展于 20 世纪 60 年代，Hansch 和滕田在研究中注意到有机化学中有关取代基的电性或立体效应对反应中心的影响可以进行定量地评价，并可延伸应用，于是将这一原理用来处理药物分子与生物系统相互作用以及和化学结构之间的关系，提出了定量地研究构效关系的科学构思和方法。

随着计算机科学及分子图像学的发展，能够用计算机来模拟药物和受体(见 16.1.2)在三维空间上的作用。定量构效关系的研究也延伸到将药物分子与受体结合的图形与定量构效关系研究相结合，形成了**三维定量构效关系**（**3D-QSAR**），在此基础上发展起来了**计算机辅助药物设计**（**Computer-aided drug design，CADD**），使新药设计进入到一个全新的阶段。

根据药物化学结构对生物活性的影响程度或药物根据作用方式，宏观上将药物分为**结构非特异性药物**（**Structurally nonspecific drugs**）和**结构特异性药物**（**Structurally specific drugs**）。前者的药理作用与化学结构关系较少，主要受理化性质的影响；后者的药物活性与化学结构相互关联。

局部麻醉药的麻醉作用与化学结构间存在一定关系，但结构特异性较低。局部麻醉药的化学结构类型很多，绝大部分局部麻醉药可以概况出如下基本结构骨架：

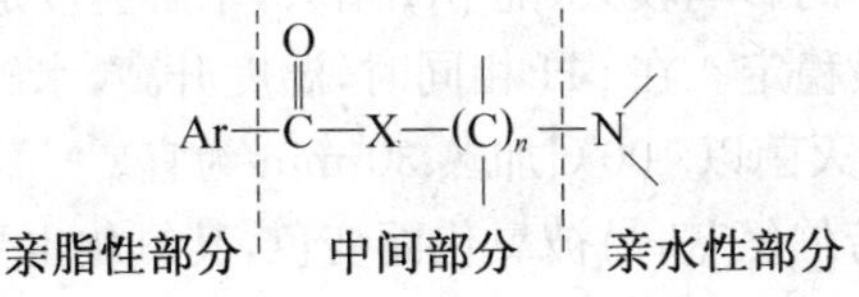

1）亲脂性部分

（1）该部分可改变的范围较大，可以是芳烃及芳杂环，必须有一定的亲脂性，以苯的衍生物作用较强。

（2）苯环上引入供电子基团（如氨基、烷氧基等），局麻作用增强，引入吸电子基团则作用减弱。供电子基团处于对位为好。

（3）苯环上再有其他取代基如氯、羟基等时，由于位阻作用延缓了酯的水解，故活性增强，作用时间延长。

（4）苯环上氨基以烷基取代，可增强活性，但毒性增大。

2）中间部分

（1）该部分是由酯基或其电子等排体和一个亚烃基碳链组成的。X可以为—CH_2—、—NH—、—S—或—O—，不同的电子等排体影响麻醉作用的强度及作用持续时间。麻醉作用强度为：—S—>—O—>—CH_2—>—NH—，作用持续时间为：—CH_2—>—NH—>—S—>—O—。

（2）亚烃基链的碳原子数以 $n=2\sim3$ 为好，麻醉作用较强，支链在酯基的 α 位时，由于位阻增加，酯键较难水解，局麻作用增强，毒性也增大。

3）亲水性部分

该部分通常为仲胺和叔胺，以叔胺最常见，烷基以3～4个碳原子时作用最强，可以是二乙氨基、哌啶基或吡咯基等。

局麻药的亲水性部分和亲脂性部分应当保持一定的平衡。药物的亲水性有利于其在体内进入组织液中并迅速转运和分布。药物的脂溶性有利于通过各种生物膜到达疏水性的神经纤维组织，所以应有一定的油或水分配系数才利于发挥其麻醉活性。

盐酸普鲁卡因（Procaine hydrochloride）

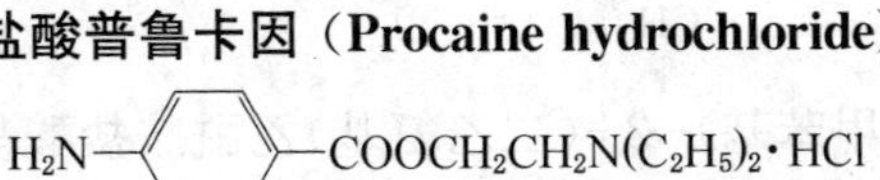

化学名为4-氨基苯甲酸-2-（二乙氨基）乙酯盐酸盐，又名盐酸奴佛卡因（Novocaine

hydrochloride)。

本品为白色结晶或结晶性粉末，无臭、味微苦而麻舌，mp 154～157℃；易溶于水，略溶于乙醇，微溶于氯仿，几乎不溶于乙醚；2%水溶液 pH 为 5～6.5。本品在空气中稳定，但对光敏感，宜避光保存。

本品分子结构中含有酯键，易被水解，水解后生成对氨基苯甲酸和二乙氨基乙醇：

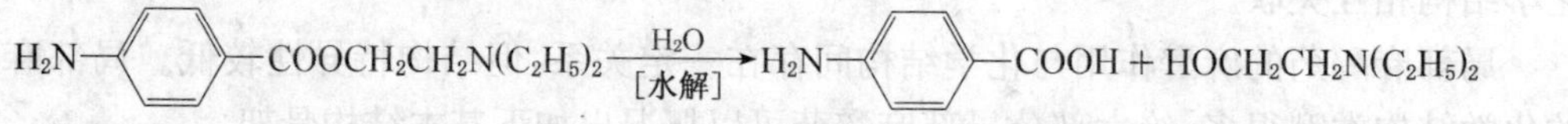

水解速度受温度和 pH 的影响较大，随 pH 增大，水解速度加快，pH<2.5 时，水解率也增大，在 pH 为 3～3.5 时最稳定。在 pH 相同时，温度升高，水解速度增大。药典规定本品注射液 pH 值为 3.5～5.0，灭菌以 100℃加热 30 min 为宜。

本品分子结构中含有芳伯氨基，易被氧化而变色，其氧化也受 pH 和温度的影响，pH 值增大、温度升高均可加速氧化，而且紫外线、氧、重金属离子均可加速氧化变色。所以制备注射剂时，要控制好 pH 和温度，通入惰性气体，加入抗氧剂、稳定剂、金属离子掩蔽剂等。

本品为局部麻醉药，作用较强，毒性较小，时效较短。临床主要用于浸润麻醉、传导麻醉及封闭疗法等，但因其对皮肤、黏膜穿透力较差，一般不用于表面麻醉。

本品可由多种方法合成，国内主要以对硝基甲苯为原料，经重铬酸钠或空气氧化生成对硝基苯甲酸，再与β-二乙氨基乙醇酯化，经二甲苯共沸脱水制得对硝基苯甲酸-2-二乙氨基乙酯(硝基卡因)，接着在稀盐酸中用铁粉还原制得普鲁卡因，与盐酸成盐后即得本品。

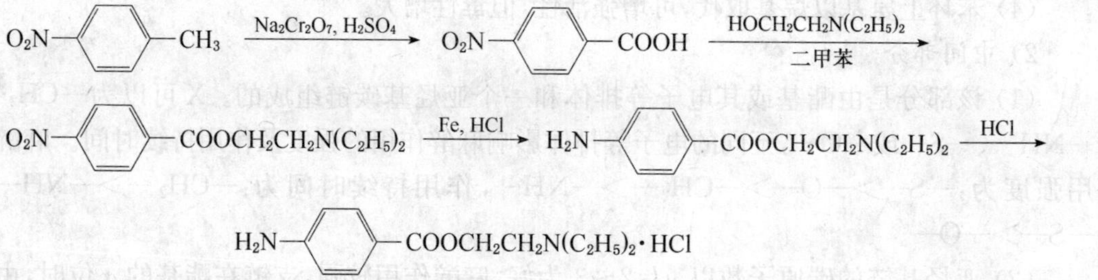

β-二乙氨基乙醇可由环氧乙烷及二乙胺反应制得：

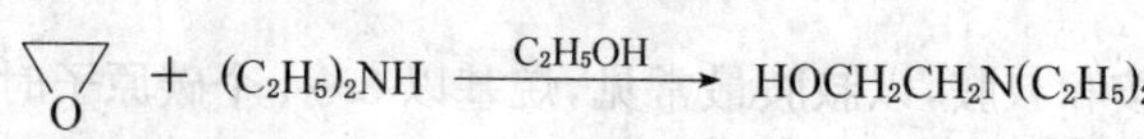

盐酸利多卡因(Lidocaine hydrochloride)

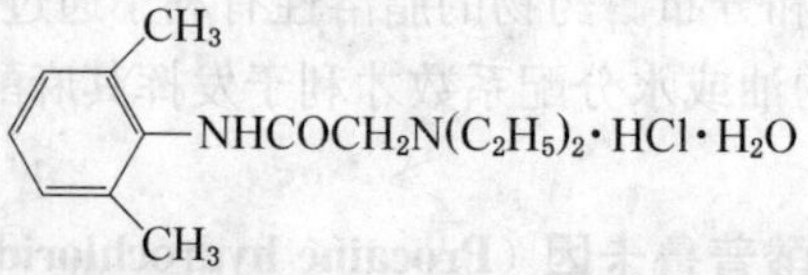

化学名为 N-(2,6-二甲苯基)-2-(二乙氨基)乙酰胺盐酸盐一水合物，又名赛罗卡因(Xylocaine)。

本品为白色结晶性粉末，无臭、味微苦，继有麻木感，mp 76～79℃；易溶于水和乙醇，可溶于氯仿，不溶于乙醚；4.42%溶液为等渗溶液，0.5%水溶液 pH 为 4.0～5.5。

本品结构中含有酰胺键，比酯键稳定，而且酰胺基邻位有两个甲基，有空间位阻，故本品对酸或碱均较稳定，不易水解。体内酶解的速度也较慢，这也是利多卡因比普鲁卡因作用强、维持时间长、毒性大的原因之一。

本品为较理想的局麻药，作用强，维持时间长，穿透性好，可用于各种局部麻醉，也用于心律失常的治疗。

本品合成以间苯二酚为原料，经与混酸硝化得 2,6-二甲基硝基苯，再以铁粉还原，得 2,6-二甲基苯胺，在冰醋酸中与氯乙酰氯反应生成 2,6-二甲基氯代乙酰苯胺，在苯中与过量的二乙胺反应，成盐后即得本品。

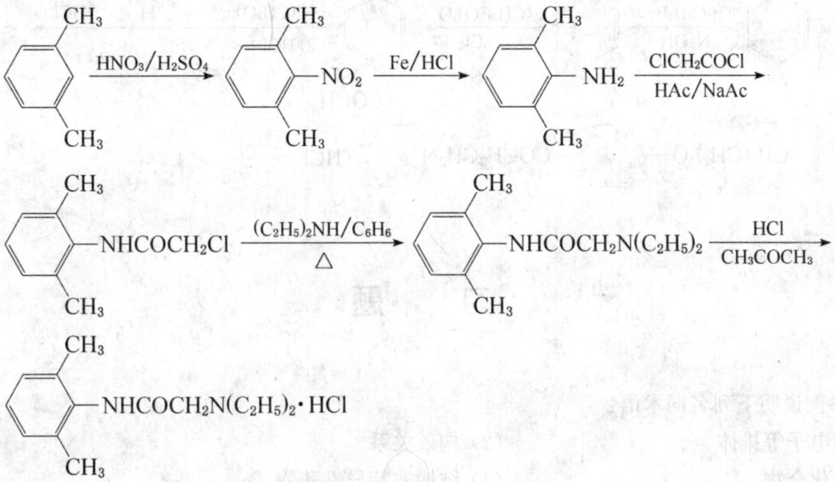

盐酸布比卡因(Bupivacaine hydrochloride)

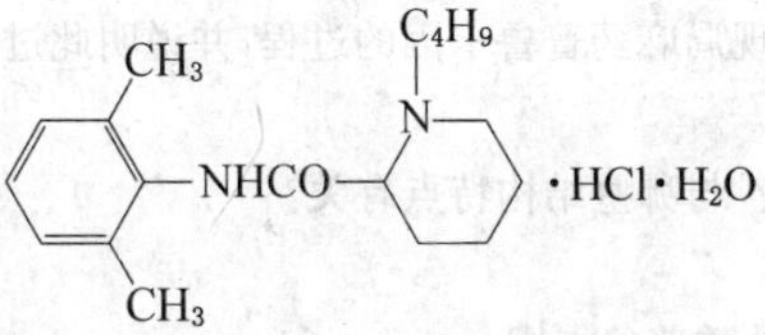

化学名为 1-丁基-N-(2,6-二甲苯基)-2-哌啶甲酰胺盐酸盐一水合物，又名丁吡卡因。

本品为白色结晶性粉末，无臭、味苦；在乙醇中易溶，在水中溶解，在氯仿中微溶，在乙醚中几乎不溶。

本品分子结构中含有酰胺键，其邻位存在两个甲基，产生空间位阻效应，因而对酸碱较稳定，不易水解。本品结构中含有一个手性碳原子，有两个光学异构体，它们的麻醉强度和毒性基本相似，临床用其外消旋体。

本品为强效和长效局麻药，用于浸润麻醉。

盐酸达克罗宁(Dyclonine hydrochloride)

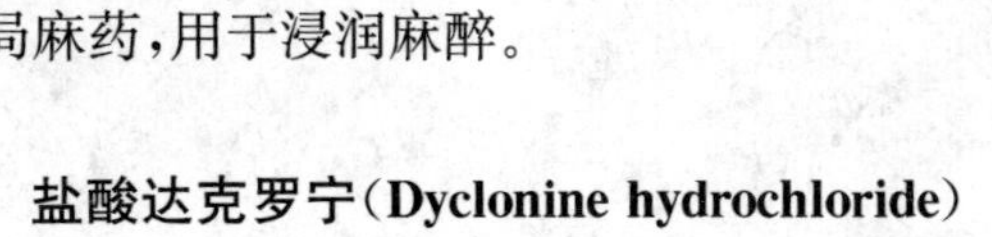

化学名为1-(4-丁氧苯基)-3-(1-哌啶基)-1-丙酮盐酸盐。

本品麻醉作用持久，对黏膜穿透性强，作用迅速，可用作表面麻醉，其毒性较普鲁卡因低。因皮下注射有局部刺激性，故不宜作浸润麻醉。本品对皮肤有止痛、止痒及杀菌作用，主要用于皮肤镇痛、止痛及内窥镜检查前的黏膜麻醉。

本品以苯酚为原料合成。苯酚在氢氧化钠存在下与溴丁烷反应，得苯基丁基醚，在无水氯化锌存在下，苯基丁基醚与醋酸酐进行傅-克反应，得4-丁氧基苯乙酮，再与多聚甲醛及盐酸哌啶进行曼尼希反应，成盐后即得本品。

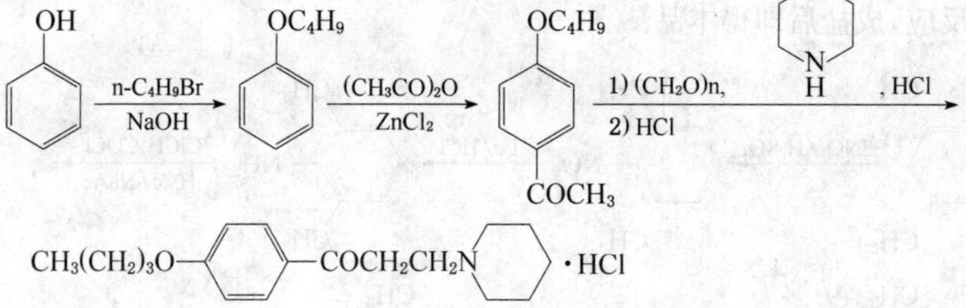

习　题

1. 解释或举例说明下列名词术语：
   (1) 生物电子等排体　　(2) 构效关系
   (3) 先导化合物　　(4) 结构非特异性药物
2. 麻醉药主要分为哪两大类？作用机制有何不同？
3. 局麻药是如何发展起来的？按化学结构可分为哪几类？
4. 简述对可卡因进行结构改造发现局麻药普鲁卡因的过程，并说明此过程对寻找新药的启示。
5. 简述局麻药的构效关系。
6. 盐酸普鲁卡因有哪些化学性质？与哪些结构特点有关？
7. 试写出下列药物的合成路线：
   (1) 以对硝基甲苯为原料合成盐酸普鲁卡因。
   (2) 以间二甲苯为原料合成盐酸利多卡因。
   (3) 以苯酚为原料合成盐酸达克罗宁。

16 镇静催眠药、抗癫痫药和抗精神失常药

镇静催眠药、抗癫痫药和抗精神失常药(**Sedative-hypnotics, antiepileptics and drugs for psychiatric disorders**)均属于中枢神经系统抑制药物。镇静药可以使病人的紧张、烦躁等精神过度兴奋状态受到抑制,使之变为平静、安宁;催眠药能进一步抑制中枢神经系统的功能,使之进入睡眠状态;抗癫痫药对过度兴奋的中枢具有拮抗作用,用于预防和控制癫痫的发作;抗精神失常药是在不影响人的意识的条件下,缓解(或控制)患者的紧张、躁动、幻觉、焦虑、忧郁等症状。

16.1 镇静催眠药

催眠药与镇静药之间并无明显界限,只有量的差别,一般小剂量时可产生镇静作用,中等剂量时引起睡眠,大剂量时可产生麻醉作用,而且许多镇静催眠药兼有抗癫痫及肌肉松弛等作用。

按结构类型可将镇静催眠药分为三类:巴比妥类、苯二氮䓬类和其他类。

16.1.1 巴比妥类药物

巴比妥类(Barbiturates)药物是历史较悠久的镇静催眠药,都是巴比妥酸(丙二酰脲)的衍生物。巴比妥酸(Barbituric acid)本身无生理活性,只有当5位上的两个氢原子被烃基取代后才呈现活性。此类药物实际应用的有二十多种,常用的有十多种。

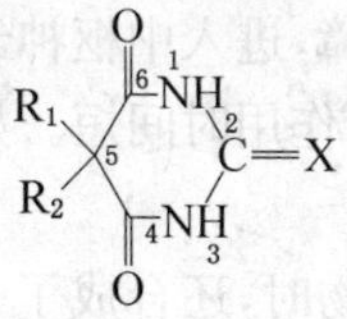

根据取代基的不同、作用时间的长短及起效快慢,将巴比妥类镇静催眠药分为长时间(4~12 h)、中时间(2~8 h)、短时间(1~4 h)和超短时间(1 h左右)作用四种类型(表16-1)。

表 16-1 常用巴比妥类药物

药物名称	R_1	R_2	用 途	作用时间(h)
巴比妥(佛罗那) Barbital(Veronal)	C_2H_5—	C_2H_5—	镇静、催眠	4~12
苯巴比妥(鲁米那) Phenobarbital(Luminal)	C_2H_5—	C_6H_5—	镇静、催眠、抗癫痫	4~12

（续 表）

药物名称	R_1	R_2	用途	作用时间(h)
环己烯巴比妥 Cyclobarbital	C_2H_5—	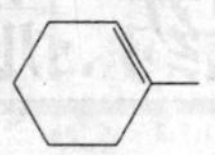	镇静、催眠	2～8
异戊巴比妥 Amobarbital	C_2H_5—	$(CH_3)_2CHCH_2CH_2$—	镇静、催眠，麻醉前给药	2～8
司可巴比妥 Secobarbital	$CH_2=CHCH_2$—	$CH_3CH_2CH_2CH(CH_3)$—	催眠，麻醉前给药	1～4
戊巴比妥 Pentobarbital	C_2H_5—	$CH_3CH_2CH_2CH(CH_3)$—	催眠，麻醉前给药	2～4
硫喷妥钠 Thiopental sodium	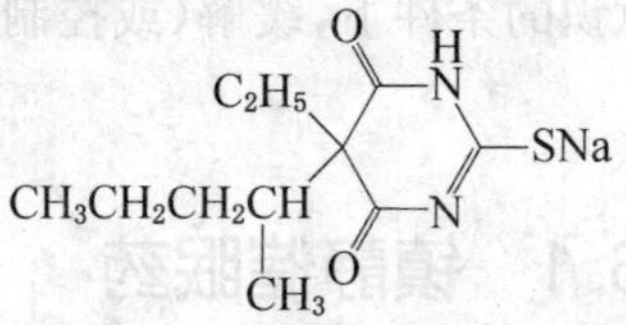		催眠，静脉麻醉药	0.75

巴比妥类药物主要作用于网状兴奋系统的突触传递过程，通过抑制上行激活系统的功能，而使大脑皮层细胞兴奋性下降，从而产生镇静催眠及抗惊厥作用。本类药物长期用药可成瘾，突然停药时还可产生戒断症状，必须严格控制使用时间。

巴比妥类药物属于结构非特异性药物，其作用的强弱和快慢主要取决于药物的理化性质，与药物的解离常数(pK_a)及脂溶性(脂水分配系数)有关，作用时间的长短与5位上的两个取代基在体内的代谢快慢有关。

巴比妥类药物分子中5位上应有两个取代基。巴比妥酸和5-单取代衍生物在生理pH条件下，99%以上是离子状态，几乎不能透过血脑屏障，进入脑内的药物量极微，故无镇静催眠作用。而5，5-双取代衍生物的酸性比巴比妥酸低得多，在生理pH条件下不易解离，因此能以分子形式通过细胞膜及血脑屏障，进入中枢神经系统发挥作用。将C-2上的氧原子以硫原子代替，则脂溶性增加，起效快，作用时间短。如硫喷妥钠为超短时催眠药，临床上多用作静脉麻醉药。

在研究具有酰胺结构的杂环化合物时，还合成了一系列具有内酰胺及内酰亚胺结构的化合物，发现哌啶二酮类的格鲁米特(Glutethimide，导眠能)有镇静催眠作用，且具有作用迅速和毒性小的特点。格鲁米特的类似物美解眠(Megimide)则为中枢兴奋药，它能对抗巴比妥类药物作用，可用作巴比妥类中毒的解毒药。

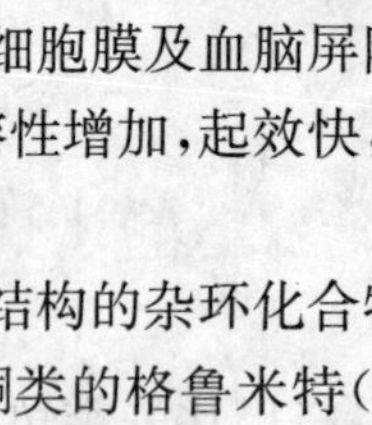

格鲁米特

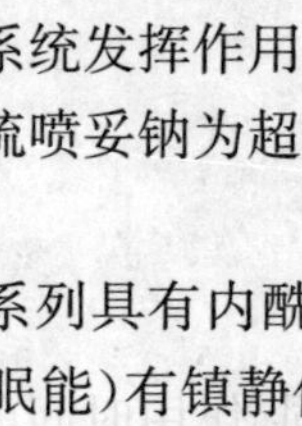

美解眠

巴比妥类药物一般为白色结晶或结晶性粉末，在空气中较稳定。不溶于水，易溶于乙醇及有机溶剂中。由于该类药物可通过互变异构转变为烯醇式而呈弱酸性，故可与碱金属形成水溶性的盐类（如钠盐），可供配制注射剂使用。巴比妥类的钠盐水溶液室温放置会发生水解，生成酰脲类化合物，若受热进一步水解脱羧，则生成双取代乙酸钠和氨。

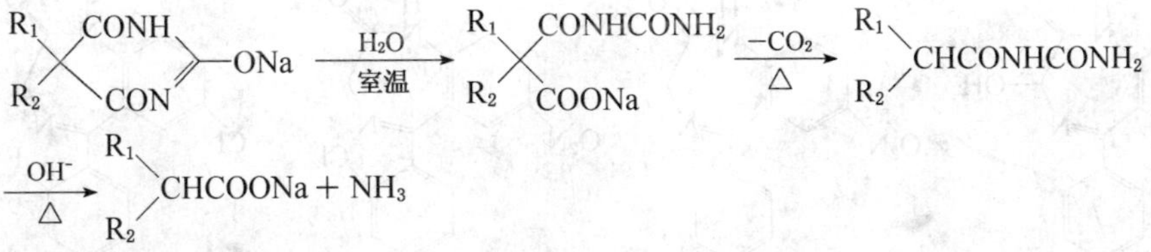

因此本类药物钠盐注射液不能预先配制后加热灭菌，必须做成粉针剂。

巴比妥类药物的合成一般用丙二酸二乙酯为原料，在醇钠的催化下，用相应的卤代烃经两次烃化反应生成双取代的丙二酸二乙酯，再与脲或硫脲缩合成环，即得各种巴比妥类药物。

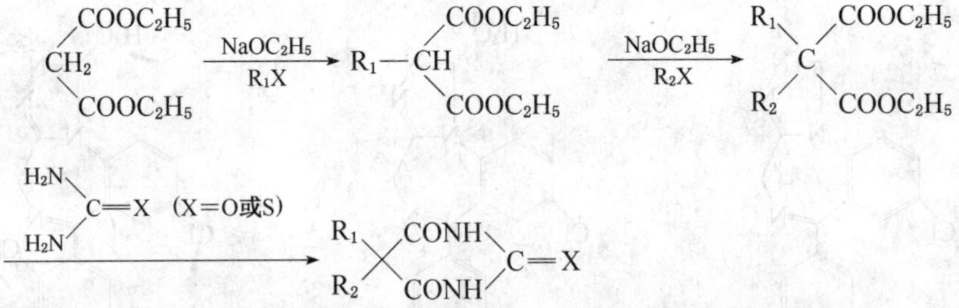

由于卤代苯中卤原子不活泼，故苯巴比妥的合成方法与上述通法不同。

16.1.2　苯二氮䓬类药物

1）苯二氮䓬类药物的发展

苯二氮䓬类药物是20世纪60年代以来发展起来的一类镇静、催眠、抗焦虑药，由于其作用优良，毒副作用较小，目前几乎已取代传统的巴比妥类药物而成为镇静、催眠、抗焦虑的首选药物，其中，首先用于临床的是氯氮䓬（Chlordiazepoxide，利眠宁）。进一步研究发现，氯氮䓬分子中的脒基及氮上的氧并非生理活性所必需，于是制得活性较强的同型物地西泮（Diazepam，安定），为目前临床上常用药物。

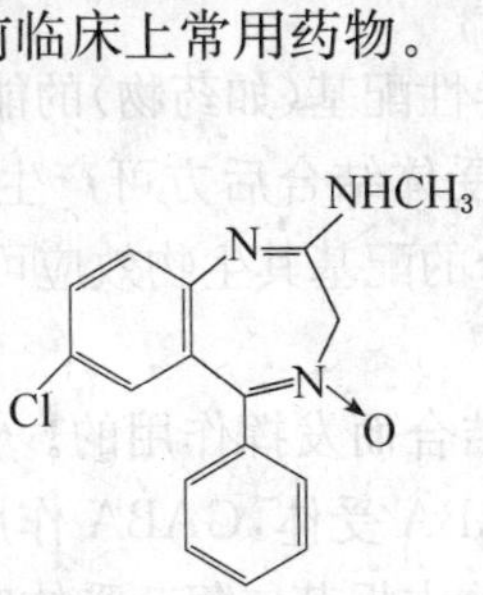

氯氮䓬

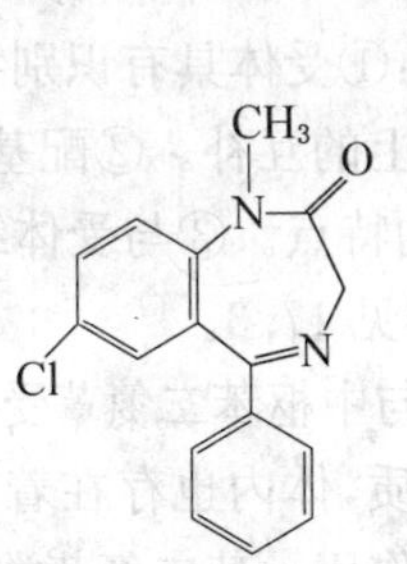

地西泮

在对地西泮的代谢研究中，发现其代谢产物奥沙西泮（Oxazepam，去甲羟安定）等也具有很好的镇静催眠活性，而且毒副作用较小，从而开发为临床上使用的药物。

对地西泮进行结构改造，合成了许多同型物和类似物，得到一系列临床用药，如硝西泮(Nitrazepam)、氯硝西泮(Clonazepam)、氟西泮(Flurazepam)等。

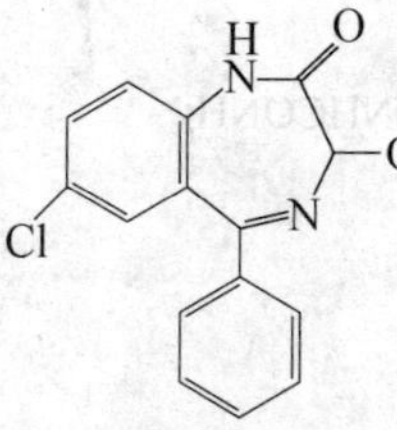

奥沙西泮

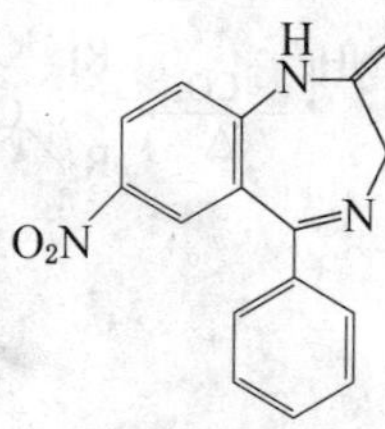

硝西泮

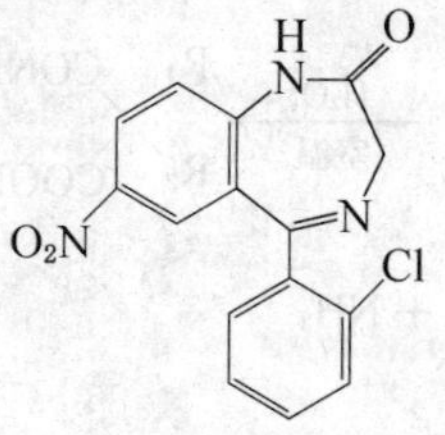

氯硝西泮

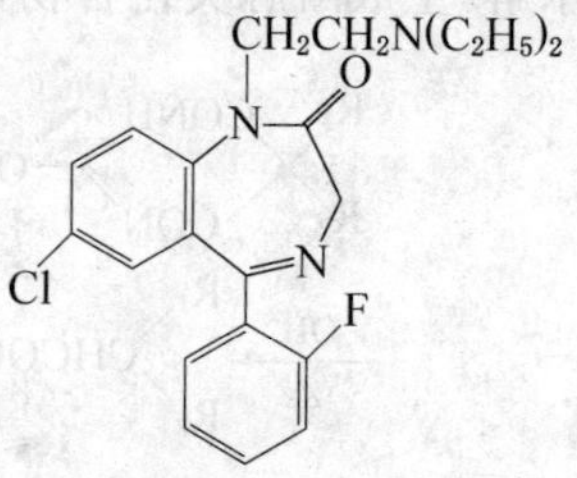

氟西泮

在苯二氮䓬环 1，2 位拼合三唑环，增加了此类化合物的稳定性，提高了与受体(见 16.1.2 的 2)的亲和力，从而生物活性明显增加。如艾司唑仑(Estazolam)、阿普唑仑(Alprazolam)和三唑仑(Triazolam)等，已成为临床常用的有效的镇静、催眠和抗焦虑药。

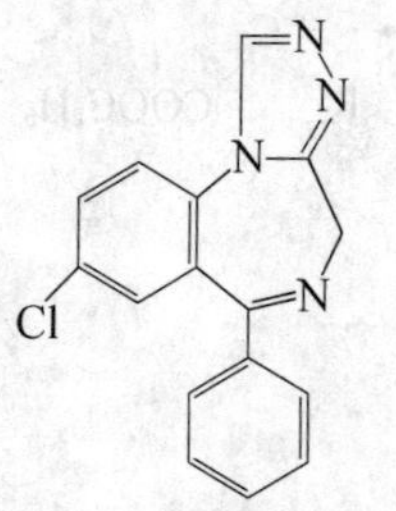

艾司唑仑

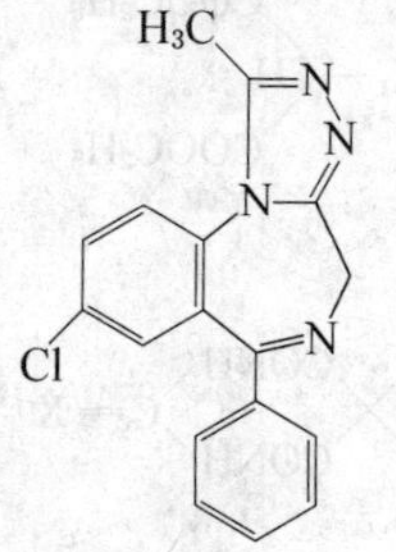

阿普唑仑

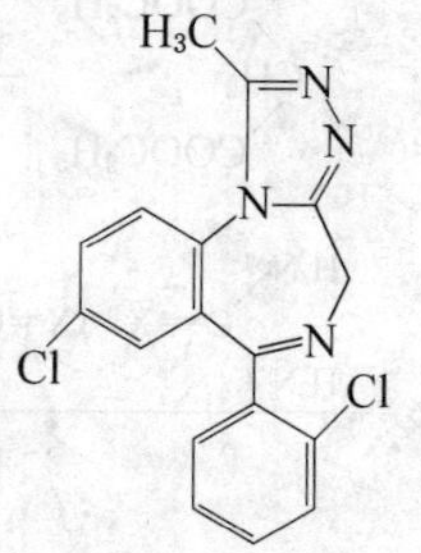

三唑仑

2) *苯二氮䓬类药物的作用机理和构效关系*

19 世纪末 20 世纪初，著名微生物学家 Ehrlich 发现，一些有机物能以高度的选择性产生抗微生物作用，他认为这是由于药物与生物中某种接受物质结合的结果。他提出了**接受物质(Receptive substance)**和**受体(Receptor)**这些词汇，并认为药物与受体相互作用和钥匙与锁相似，它们的契合具有高度专业性。在 15.2.3 中所述的结构特异性药物一般具有药物与受体相互作用的特征，而结构非特异性药物并不是通过药物与特定受体相互作用而产生药效的。

受体概念可归纳为：①受体具有识别特异性配基(如药物)的能力，识别的基础是二者在结构(包括构造和构型)上的互补。②配基与受体结合后方可产生生物效应，其结合具有特异性、饱和性和可逆性的特点。③与受体结合的配基其生物效应可分为**激动剂(Agonists)**和**拮抗剂(Antagonists)**，详见 17.3。

苯二氮䓬类药物是与中枢苯二氮䓬受体结合而发挥作用的。**γ-氨基丁酸(GABA)**是中枢神经系统的抑制性递质，体内也存在着 GABA 受体，GABA 作用于 GABA 受体后，可引起中枢神经系统的抑制作用。苯二氮䓬类药物占据苯二氮䓬受体时，可增强 γ-氨基丁酸神经传递功能和突触抑制效应，还能增强 GABA 与 GABA 受体相结合的作用。

苯二氮䓬类药物的构效关系研究表明：

(1) 苯二氮䓬类药物分子中的七元亚胺内酰胺环(B 环)为活性必需结构，而苯环(A

环)被其他芳杂环如噻吩、吡啶等取代仍有较好的生理活性。

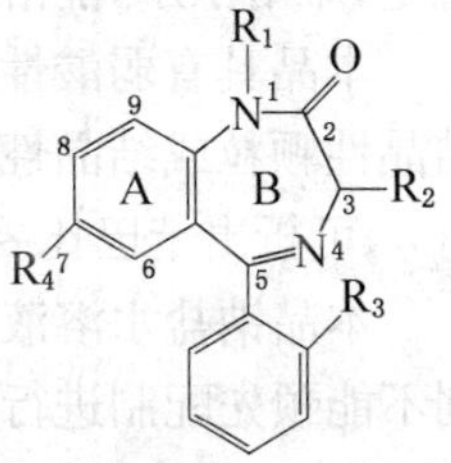

(2) 1 位氮上引入甲基活性增强,若此甲基代谢脱去仍保留活性。

(3) 2 位羰基氧若以硫代替,活性降低。

(4) 3 位碳上可引入羟基,虽活性稍下降,但毒性低。

(5) 4,5 位双键饱和可导致活性降低。

(6) 5 位苯基专属性很高,如以其他基团代替,活性降低。

(7) 7 位及 5 位苯基上的 2′位引入吸电子取代基能明显增强活性,其次序为 $NO_2 > CF_3 > Br > Cl$。

(8) 在 1,2 位或 4,5 位并入杂环可增强活性。

16.1.3 其他类药物

1) 醛类

水合氯醛(Chloral hydrate)为三氯乙醛的水合物,是最早用于催眠的有机合成药物,是一种较安全的催眠、抗惊厥药,口服或直肠给药能迅速吸收。其最初的催眠作用是由水合氯醛产生,而后来的持续作用由其代谢物三氯乙醇产生。

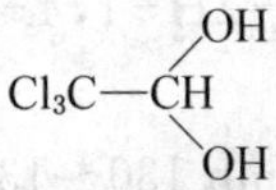

水合氯醛

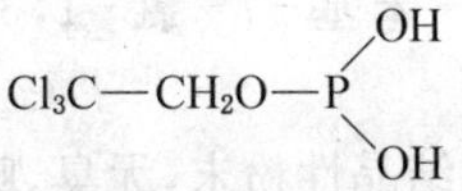

三氯乙醇磷酸酯

2) 氨基甲酸酯类

这类药物最早曾用于临床的是氨基甲酸乙酯 $NH_2COOC_2H_5$(乌拉坦)。1951 年在研究甘油醚类肌松剂时发现了甲丙氨酯(Meprobamate,眠尔通),主要用于治疗神经官能症的焦虑、紧张和失眠,但作用较弱。

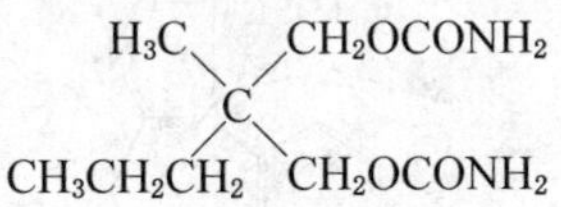

甲丙氨酯

苯巴比妥(Phenobarbital)

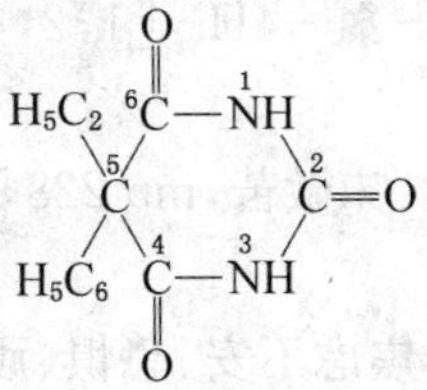

化学名为 5-乙基-5-苯基-2,4,6-(1H,3H,5H)嘧啶三酮,又名鲁米那(Luminal)。

本品为白色有光泽的结晶或结晶性粉末,无臭、味微苦,mp 174.5~178℃;在空气中较稳定，难溶于水，能溶于乙醇、乙醚，在氯仿中略溶。

本品具有弱酸性，可溶于氢氧化钠或碳酸钠溶液，生成苯巴比妥钠。苯巴比妥钠为白色结晶性颗粒或结晶性粉末，易溶于水，其水溶液呈碱性，与酸性药物接触或吸收空气中的CO_2，可析出苯巴比妥沉淀。

本品钠盐水溶液放置易分解，产生苯基丁酰脲沉淀而失去活性。为此，苯巴比妥钠注射剂不能预先配制进行加热灭菌，须制成粉针剂。

本品应检查酸度，主要控制无效的苯巴比妥酸的限量。

本品临床上用于治疗失眠、惊厥和癫痫大发作。

地西泮(Diazepam)

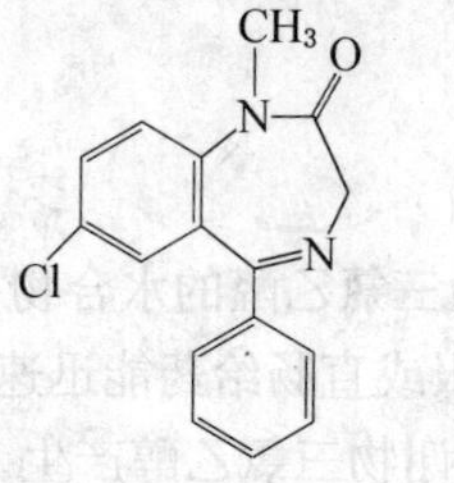

化学名为1-甲基-5-苯基-7-氯-1,3-二氢-2H-1,4-苯并二氮䓬-2-酮，又名安定。

本品为白色或类白色结晶性粉末，无臭、味微苦，mp 130～134℃；微溶于水，溶于乙醇，易溶于氯仿及丙酮，略溶于乙醚；在空气中稳定。

本品主要用于治疗焦虑症和一般性失眠，还可用于抗癫痫和抗惊厥。口服也可用作麻醉前给药，静注可用于诱导全麻。

阿普唑仑(Alprazolam)

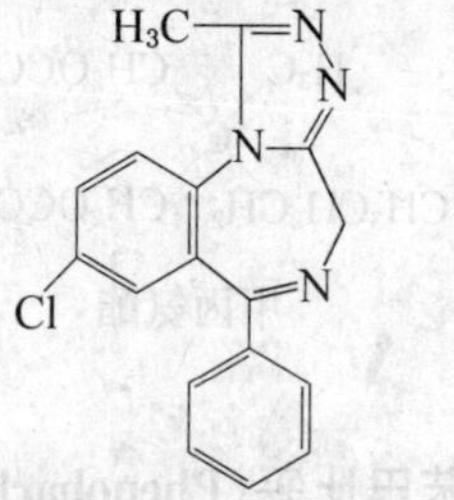

化学名为1-甲基-6-苯基-8-氯-4H-[1,2,4]-三氮唑并[4,3-a][1,4]苯并二氮杂䓬。

本品为白色或类白色粉末，无臭、味微苦，mp 228～228.5℃；难溶于水，易溶于甲醇、乙醇，略溶于丙酮。

本品为新型镇静催眠药，适用于焦虑不安、恐惧、顽固性失眠、癫痫等，其抗焦虑作用比地西泮强10倍。

16.2 抗癫痫药

癫痫是由于大脑局部病灶神经元兴奋性过高，产生阵发性放电，并向周围扩散而出现的大脑功能失调综合征。临床上按其发作时的症状分为大发作、小发作及精神运动性发作等。抗癫痫药主要用于防止和控制癫痫的发作。抗癫痫药的作用可通过两种方式来实现：一是防止或减轻中枢病灶神经元过度放电，二是提高正常脑组织的兴奋阈从而减轻来自病灶的兴奋扩散，防止癫痫的发作。

最早使用溴化物治疗癫痫，但很快被苯巴比妥所取代。通过对苯巴比妥的结构改造，发现了若干类型的抗癫痫药物。

巴比妥类

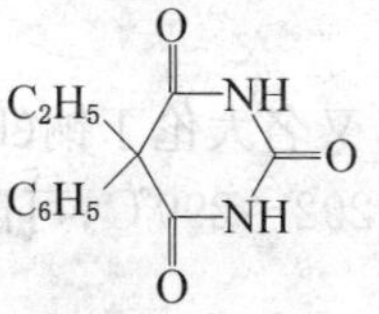

苯巴比妥

乙内酰脲类

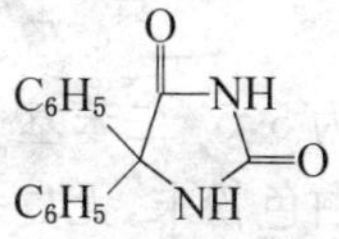

苯妥因

噁唑烷酮类

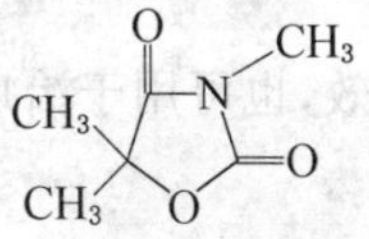

三甲双酮

丁二酰亚胺类

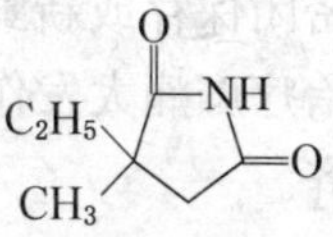

乙琥胺

(1) 巴比妥类　苯巴比妥是最早用于抗癫痫的合成药，目前仍广泛用于临床，为癫痫大发作及局限性发作的重要药物。

(2) 乙内酰脲及其同型物　乙内酰脲本身无抗癫痫作用，当5位2个氢被烷基取代后，即产生抗惊厥作用。1938年发现了苯妥英(Phenytoin)，它对癫痫大发作和精神运动性发作有效，对小发作无效；将乙内酰脲中的 —NH— 以其电子等排体—O—或—CH_2—代替，分别得到噁唑烷酮类和丁二酰亚胺类，噁唑烷酮中的三甲双酮(Trimethadione)曾广泛用于失神性小发作，对大发作无效，但由于对造血系统毒性较大，现已少用；丁二酰亚胺类中的苯琥胺(Phensuximide)、甲琥胺(Methsuximide)、乙琥胺(Ethosuximide)对癫痫大发作效果均不佳，常用于其他类型的发作，其中，乙琥胺治疗癫痫小发作效果最好，毒性小。

(3) 苯二氮䓬类　具有镇静、催眠和抗焦虑作用的苯二氮䓬类药物大多具有抗癫痫作用，地西泮、硝西泮、氯硝西泮等临床上也用于抗癫痫。

(4) 二苯并氮杂䓬类　卡马西平(Carbamazepine)为二苯并氮杂䓬类化合物，主要用于用苯妥英钠等其他药物难以控制的大发作、复杂部分性发作或其他全身性或部分性发作。奥卡西平(Oxcarbazepine)是卡马西平的10-酮基衍生物，临床用途同卡马西平。

(5) 脂肪羧酸类　丙戊酸钠(Sodium valproate)为不含氮的广谱抗癫痫药物，主要适用于大发作、肌阵挛发作和失神发作。丙戊酸钠能抑制GABA的降解或促进其合成，因而增加了脑内GABA的浓度，而这在抗惊厥活性中起着重要作用。丙戊酰胺(Valpromide)也是一种广谱抗癫痫药，见效快、毒性低，对各种癫痫都有作用。

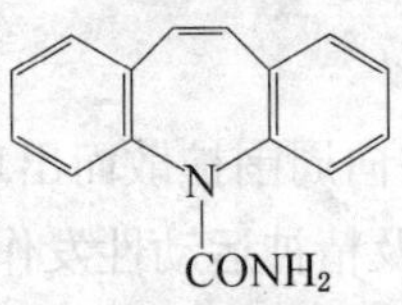

卡马西平

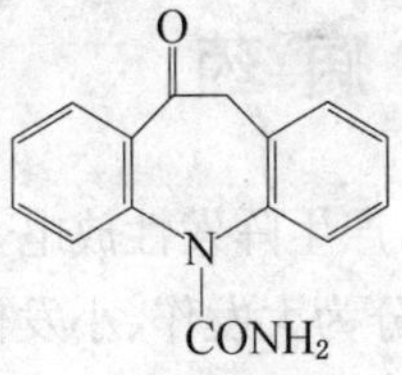

奥卡西平

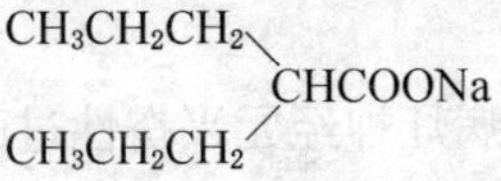

丙戊酸钠

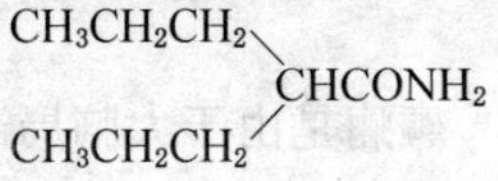

丙戊酰胺

苯妥英钠(Phenytoin sodium)

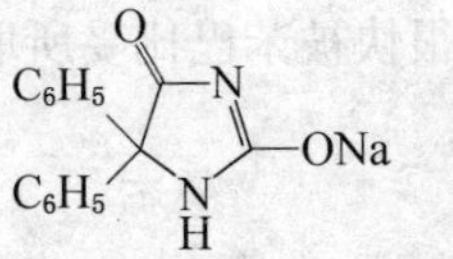

化学名为5,5-二苯基-2,4-咪唑烷二酮钠盐,又名大伦丁钠(Dilantin sodium)。

本品为白色粉末,无臭、味苦,微有吸湿性,mp 292～299℃;可溶于水和乙醇,几乎不溶于乙醚和氯仿。

本品水溶液呈碱性,露置空气中吸收 CO_2 而析出游离的苯妥英,呈现浑浊。故本品及其水溶液应密闭保存或新鲜配制。

本品为治疗癫痫大发作的首选药,对小发作无效,也可用于治疗三叉神经痛及洋地黄引起的心律不齐。

丙戊酸钠(Sodium valproate)

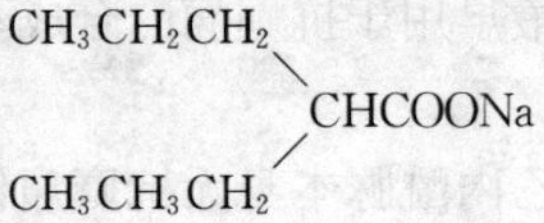

化学名为2-丙基戊酸钠,又名地巴京(Depakene)。

本品为白色或近白色结晶性粉末,易溶于水及甲醇,几乎不溶于乙醚、苯及氯仿。

本品对酸、碱、热、光较稳定,具有极强的吸湿性。

本品为广谱高效抗癫痫药,可用于治疗儿童的失神性发作和大发作,对各型小发作效果更好、毒性较低。

本品以丙二酸二乙酯为原料合成。在丙二酸二乙酯亚甲基上引入两个丙基后,再经水解、脱羧及成盐即得丙戊酸钠。

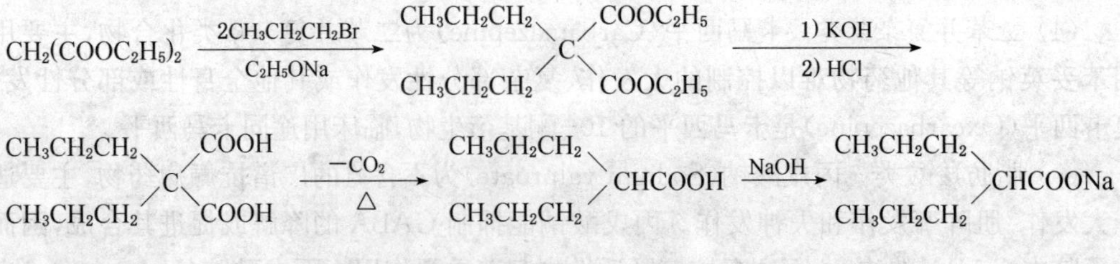

16.3 抗精神失常药

用于治疗精神分裂症(Schizophrenia)、抑郁症(Depression)及焦虑症(Anxiety)等主要影响精神及行为的药物,称为**抗精神失常药**。根据临床用途可将抗精神失常药分为抗精神病药(Antipsychotic drugs)或称抗精神分裂症药(Antischizophrenic drugs)、抗抑郁药(Antidepressant drugs)及抗焦虑药(Antianxiety drugs)。

16.3.1 抗精神病药

抗精神病药用于控制精神分裂症,减轻患者的激动、敏感、好斗,改善妄想、幻觉、思维及感觉错乱,使患者适应社会生活。精神分裂症的病因是由于脑内多巴胺(Dopamine,DA,见16.3.2)神经系统的功能亢进,使脑内多巴胺过量或多巴胺受体超敏所致。该类药物的作用主要与阻断多巴胺受体有关。由于多巴胺神经还和运动功能有关,因此,阻断了多巴胺受体也必然损伤运动功能,产生锥体外系副作用。

按化学结构可将抗精神病药分为:吩噻嗪类、噻吨类(硫杂蒽类)、丁酰苯类、二苯并氮杂䓬类等。

1) 吩噻嗪类

吩噻嗪类药物是临床使用最广的抗精神病药。在20世纪40年代,人们就发现某些吩噻嗪类抗组织胺药物(见第18章)具有镇静作用,如异丙嗪(Promethazine)。为了使其中枢神经系统抑制作用与抗组织胺作用分开,人们对其进行结构改造,得到了氯丙嗪(Chlorpromazine)。氯丙嗪具有很强的抗精神失常作用,它的发现开辟了精神病化学治疗的新领域。

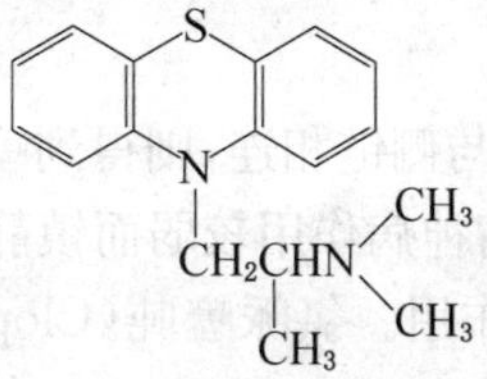

异丙嗪

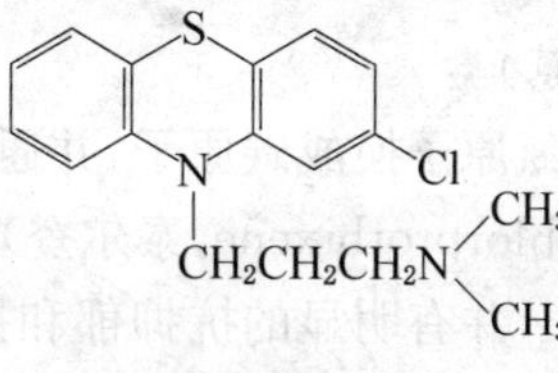

氯丙嗪

由于氯丙嗪的毒性和副作用较大,为了寻找更好的药物,对之进行了一系列的结构改造。吩噻嗪环的2位氯用三氟甲基取代,得三氟丙嗪(Triflupromazine),活性为氯丙嗪的4倍。将10位侧链上的二甲氨基以哌嗪衍生物取代,得到作用更强的药物,如奋乃静(Perphenazine)、氟奋乃静(Fluphenazine)和三氟拉嗪(Trifluoperazine)。

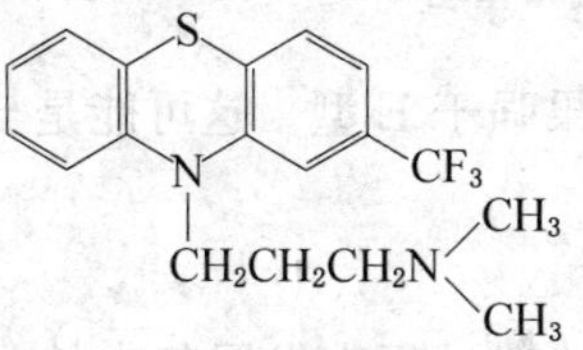

三氟丙嗪

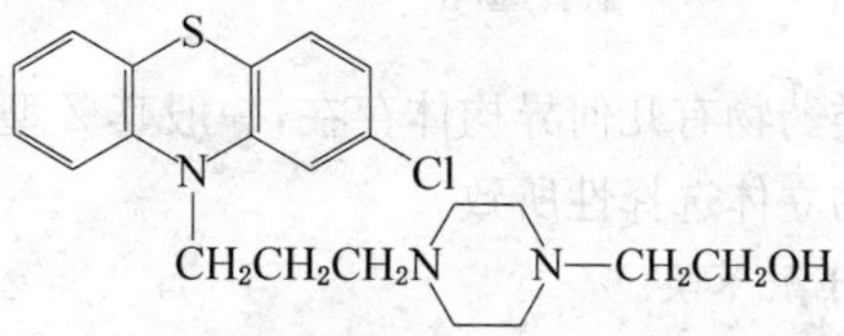

奋乃静

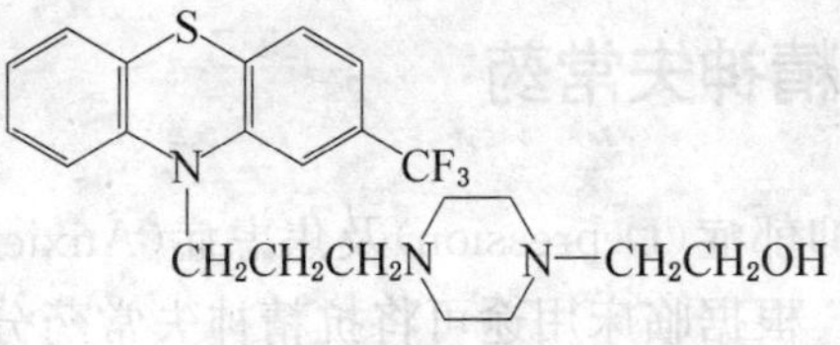

氟奋乃静

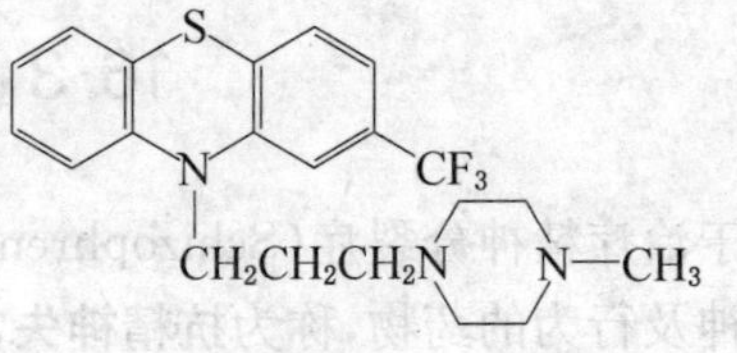

三氟拉嗪

将侧链上含羟乙基哌嗪的药物与长链脂肪酸成酯，则成为长效药物，如氟奋乃静庚酸酯(Fluphenazine enanthate)及氟奋乃静癸酸酯(Fluphenazine decanoate)，可每隔 2～3 周注射一次。

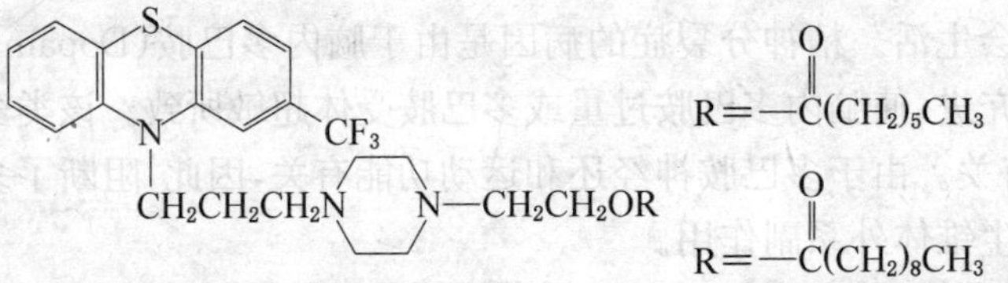

氟奋乃静庚酸酯

氟奋乃静癸酸酯

吩噻嗪类抗精神病药物的构效关系研究表明，吩噻嗪环上取代基的位置和性质与它们的活性有密切关系：①吩噻嗪环上取代对抗精神病活性有影响，2 位取代能增强活性而 1,3,4 位取代则活性降低。2 位取代的作用强度与其吸电子性能成正比。②吩噻嗪母核与侧链碱性氨基之间相隔 3 个碳原子是吩噻嗪类抗精神病药物的基本结构特征，任何碳链的延长或缩短将导致抗精神病作用的减弱或消失。侧链末端的碱性基团常为叔胺，可为直链的二甲氨基，也可为环状的哌嗪基或哌啶基。③吩噻嗪母核中的硫原子和氮原子都可以用其电子等排体来替代。

2) 噻吨(硫杂蒽)类

将吩噻嗪环上氮原子换成碳原子，并通过双键与侧链相连，则得到噻吨类(硫杂蒽类)药物。如氯普噻吨(Chlorprothixene，泰尔登)，其抗精神病作用较弱而镇静催眠作用较氯丙嗪强，毒性较氯丙嗪小，并有明显的抗抑郁和抗焦虑作用。氯哌噻吨(Clopenthixol)是由奋乃静结构改造得到的，其活性比氯丙嗪强 10 倍。

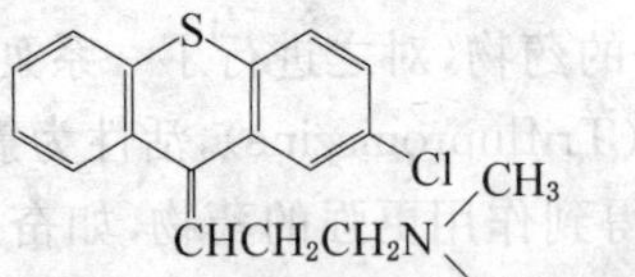

氯普噻吨

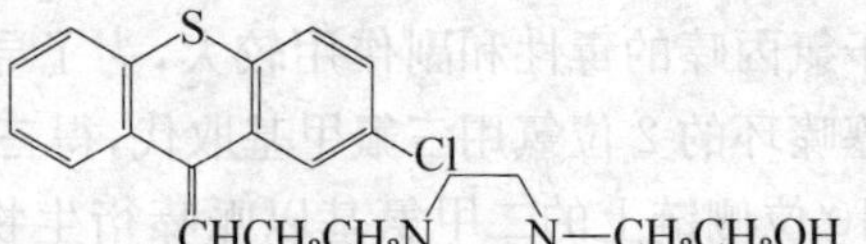

氯哌噻吨

该类药物有几何异构体存在，一般其 Z 型的作用效果强于 E 型。这可能是与多巴胺受体结合的立体选择性所致。

3) 丁酰苯类

丁酰苯类药物是在镇痛药哌替啶(见 17.3.2)结构改造过程中发展起来的一类作用很强的抗精神病药物。最早用于临床的药物是氟哌啶醇(Haloperidol)，现已广泛用于治疗急、慢性精神分裂症及躁狂症。后来又发现了作用更强的三氟哌多(Trifluperidol)等。

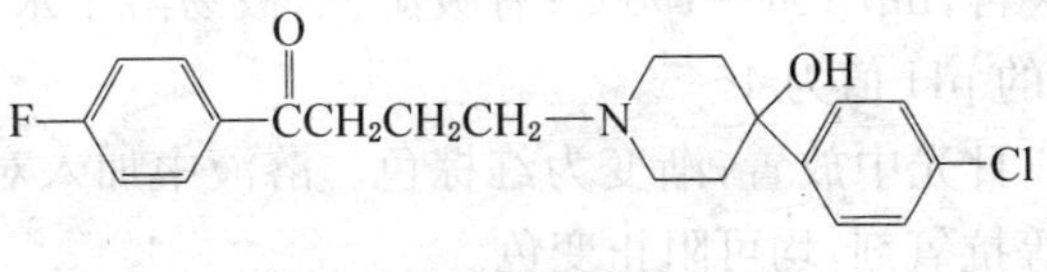
氟哌啶醇

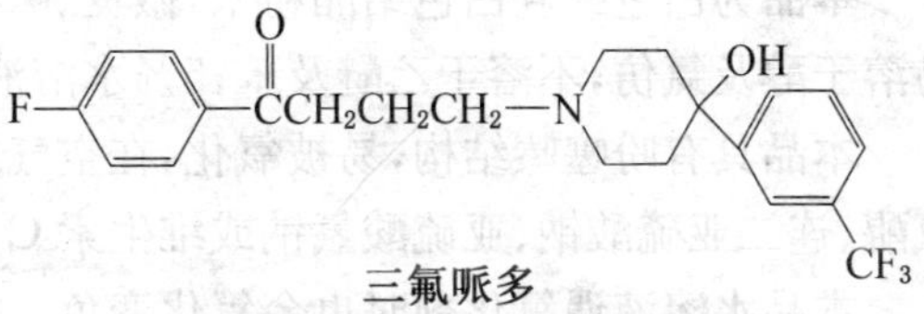
三氟哌多

4）苯酰胺类

苯酰胺类药物如舒必利(Sulpiride)具有与氯丙嗪相似的抗精神病作用，此外还有止吐作用，可用于顽固性呕吐的对症治疗或精神分裂症等重症精神病的系统治疗。瑞莫必利(Remoxipride)的作用相似于氟哌啶醇，副作用小。

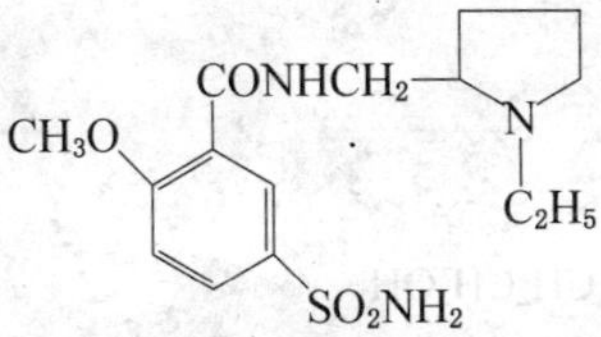
舒必利

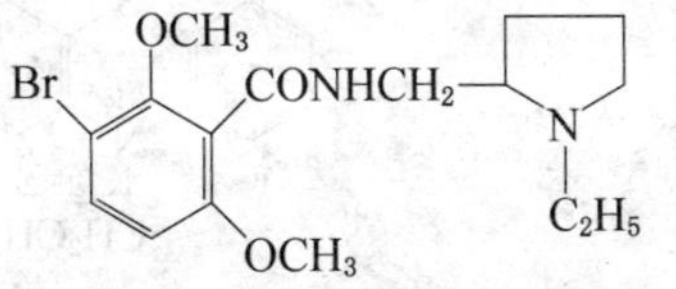
瑞莫必利

5）二苯并氮杂䓬类

将吩噻嗪类药物中间环扩展为七元杂环，即得到二苯并氮杂䓬类药物，该类药物同样具有抗精神病的作用。代表药物为氯氮平(Clozapine)，临床上用于治疗精神分裂症，几乎没有锥体外系副作用，其副作用是使粒性白细胞减少，仅用于对其他药物无效的精神病患者。氯氮平5位"N"被"O"所取代，形成二苯并氧氮杂䓬类，其代表药物为洛沙平(Loxapine)，其临床疗效及不良反应均与氯丙嗪相似。阿莫沙平(Amoxapine)为洛沙平的脱甲基代谢物，临床用作抗抑郁。

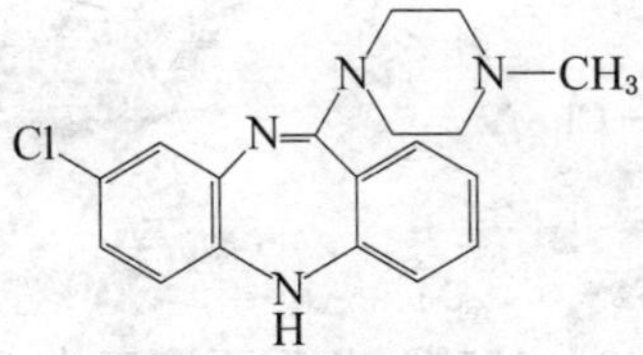
氯氮平

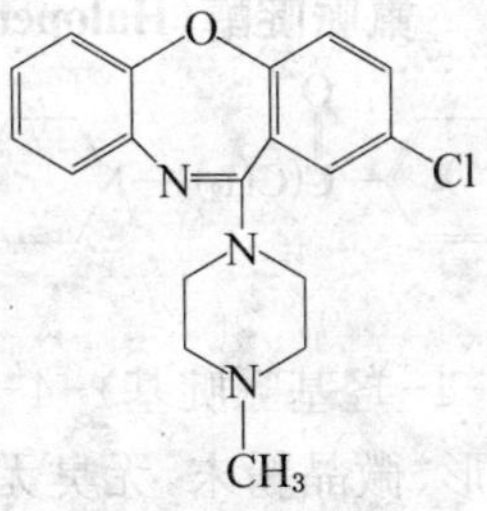
洛沙平

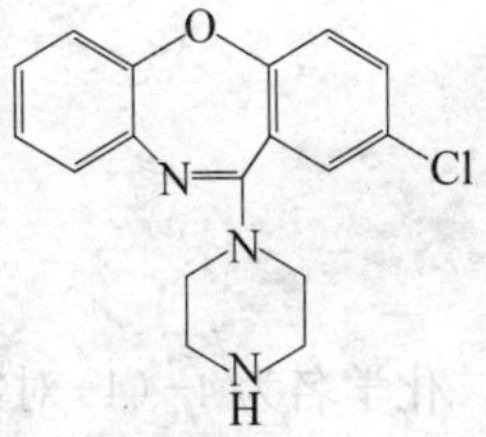
阿莫沙平

盐酸氯丙嗪(Chlorpromazine hydrochloride)

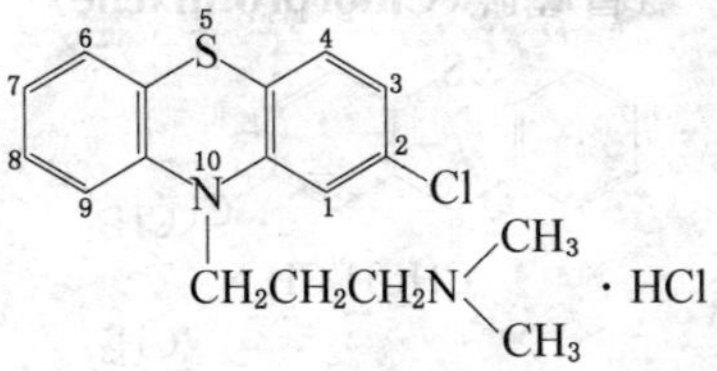

化学名为N,N-二甲基-2-氯-10H-吩噻嗪-10-丙胺盐酸盐，又名冬眠灵。

本品为白色或乳白色结晶粉末，微臭、味极苦，mp 194～198℃；有吸湿性，极易溶于水，易溶于醇及氯仿，不溶于乙醚及苯；5%水溶液的 pH 值为 4～5。

本品具有吩噻嗪结构，易被氧化，在空气或日光中放置，渐变为红棕色。溶液中加入对氢醌、连二亚硫酸钠、亚硫酸氢钠或维生素 C 等抗氧剂，均可阻止变色。

本品水溶液遇氧化剂时也会氧化变色。如加硝酸后显红色，渐变为淡黄色，与三氯化铁试液作用，显稳定的红色。

本品的苦味酸盐结晶，mp 175～179℃。

本品主要用于治疗精神分裂症和躁狂症，亦用于镇吐、强化麻醉及人工冬眠等。

奋乃静(Perphenazine)

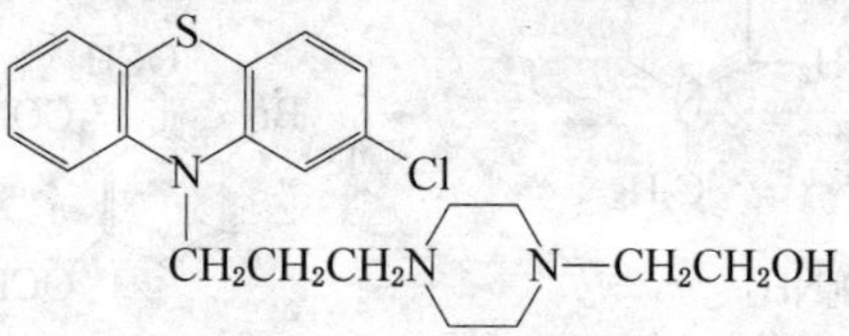

化学名为 4-[3-(2-氯-10H-10-吩噻嗪基)丙基]-1-哌嗪乙醇。

本品为白色或微黄色粉末，几乎无臭，mp 94～100℃；几乎不溶于水，能溶于乙醇和甲苯，易溶于氯仿和稀酸。

本品和氯丙嗪相似，也易被氧化，对光敏感。本品可被氧化剂氧化变色。

本品的苦味酸盐结晶，mp 248℃(分解)。

本品的作用和盐酸氯丙嗪相似，但其抗精神病作用较氯丙嗪强 6～10 倍，毒性仅为氯丙嗪的三分之一。

氟哌啶醇(Haloperidol)

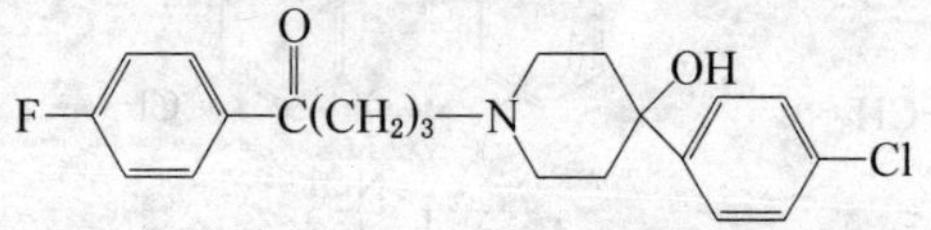

化学名为 4-(4-对氯苯基-4-羟基哌啶基)-4′-氟丁酰苯。

本品为白色或类白色无定形、微晶粉末，无臭无味，mp 149～155℃；几乎不溶于水，可溶于氯仿，微溶于乙醚。

本品主要用于治疗各种急、慢性精神分裂症及焦虑性神经官能症，也可止吐。

氯普噻吨(Chlorprothixene)

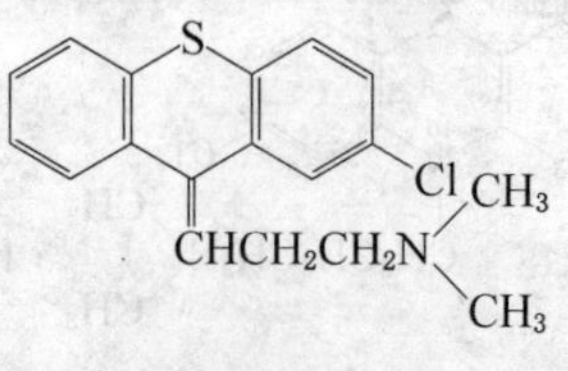

化学名为(*Z*)-N，N-二甲基-3-(2-氯-9H-亚噻吨基)-1-丙胺，又名泰尔登。

本品为淡黄色结晶性粉末，无臭无味，mp 97～98℃。在水中不溶，溶于乙醇、氯仿、乙醚。

本品用于治疗伴有抑郁和焦虑的精神分裂症、更年期抑郁症及焦虑性神经官能症等。

本品可以邻氨基苯甲酸为原料合成，邻氨基苯甲酸形成重氮盐后与对氯苯硫酚反应得4-氯二苯硫-2′-羧酸，用浓硫酸脱水环合，得2-氯硫氮蒽酮，经格氏反应，再用浓硫酸脱水得产物。用石油醚处理分离得 *Z* 体。

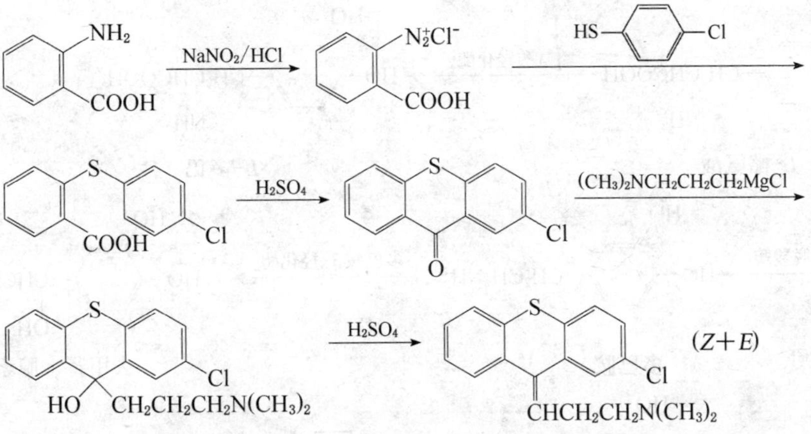

舒必利(Sulpiride)

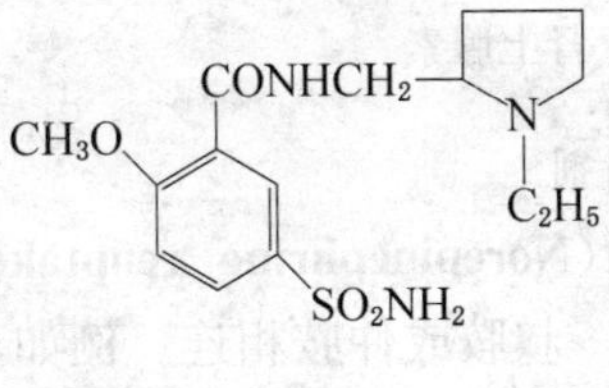

化学名为N-[(1-乙基-2-吡咯烷基)甲基]-2-甲氧基-5-(氨基磺酰基)苯甲酰胺。

本品为白色或类白色结晶性粉末，无臭、味微苦，mp 177～180℃；几乎不溶于水，微溶于乙醇、丙酮，极易溶于氢氧化钠溶液中。本品结构中具有碱性的吡咯烷基及弱酸性的苯磺酰胺基，为两性化合物。

本品结构中含有一个手性碳原子，故具有旋光异构体，其中左旋体为光学活性异构体。

本品临床上用于治疗精神分裂症及抑郁症，也有止吐作用，既无镇静副作用，又少有锥体外系副反应。

16.3.2 抗抑郁药

抑郁症是以情绪异常低落为主要临床表现的精神疾病。由于现代社会生活节奏的加快，抑郁症已成为一种常见的病症，因而抗抑郁药的研究是近年来比较活跃的一个领域。情感性精神障碍的病因尚未阐明，一般认为，酪氨酸(Tyrosine)在酶的催化下生成多巴(Dopa)，多巴再经酶催化脱羧生成多巴胺(Dopamine)，体内多巴胺经β-羟基化后生成去甲肾上腺素，进而转变为肾上腺素。生物合成的去甲肾上腺素的归属主要有3种：一是与肾上腺素能(见第19章)起反应而产生生理作用；二是被重新摄入神经末梢而储存；三是被各种酶代谢失活。脑内肾上腺素能突触部位的去甲肾上腺素相对减少时，就会产生抑郁症，另外，抑郁症也可能与5-羟色胺(5-HT)相对缺乏有关。因此，通过抑制去甲肾上腺素、5-羟色胺的再摄取，或通过抑制去甲肾上腺素、5-羟色胺等单胺类递质的氧化代谢，可起到抗抑郁的作用。目前临床应用的抗抑郁药可分为去甲肾上腺素重摄取抑制剂(三环类抗抑郁药)、单胺氧化酶抑制剂及5-羟色胺再摄取抑制剂。5-羟色胺再摄取抑制剂为新型抗抑郁药，该类药物选择性强，副作用小。

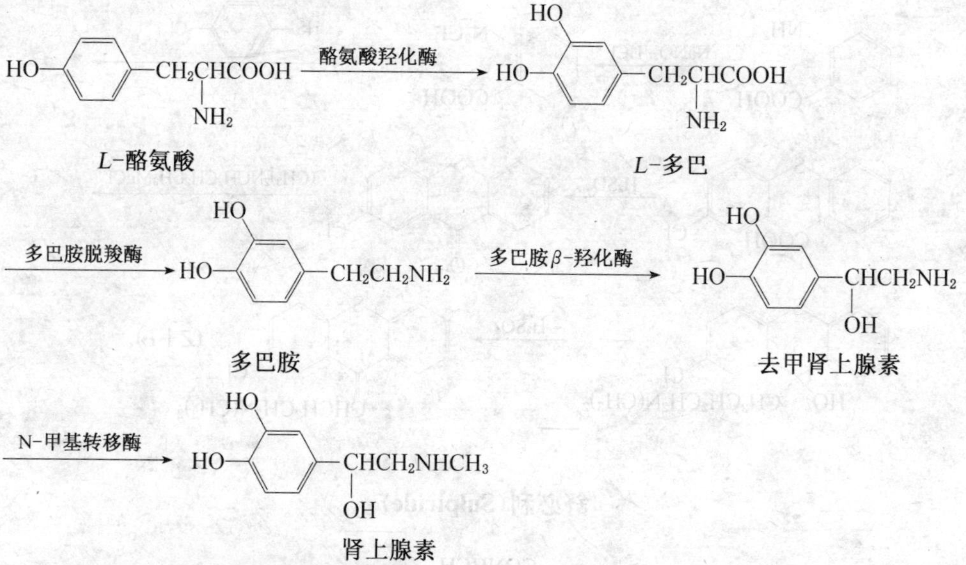

1) 去甲肾上腺素重摄取抑制剂

去甲肾上腺素重摄取抑制剂(Norepinephrine-reuptake inhibitors)主要为三环类化合物，其化学结构中均有三环，并与一叔胺或仲胺相连。例如，将氯丙嗪环中的5位硫原子用生物电子等排体—CH=CH—置换，得二苯并氮杂䓬类化合物丙咪嗪(Imipramine)，具有较强的抗抑郁作用。

受硫杂蒽类发现过程的启发，以碳原子代替二苯并氮杂䓬中的氮，并通过双键与侧链相连，得二苯并环庚二烯类抗抑郁药，如阿米替林(Amitriptyline)等。阿米替林在三环类抗抑郁药中镇静作用最强，可使抑郁症患者情绪明显改善。

1980年以后发展的新的"第二代"抗抑郁药，例如阿莫沙平(Amoxapine，见16.3.1)，具有混合的抗抑郁与神经安定作用，可用于治疗各型抑郁症。马普替林(Maprotiline)为四环类的抗抑郁药，作用与丙咪嗪类似，但副作用小。

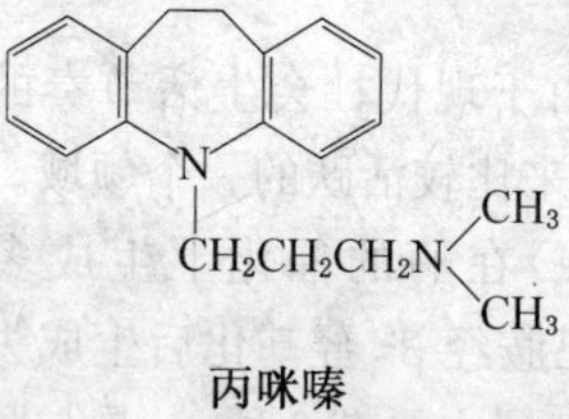

丙咪嗪

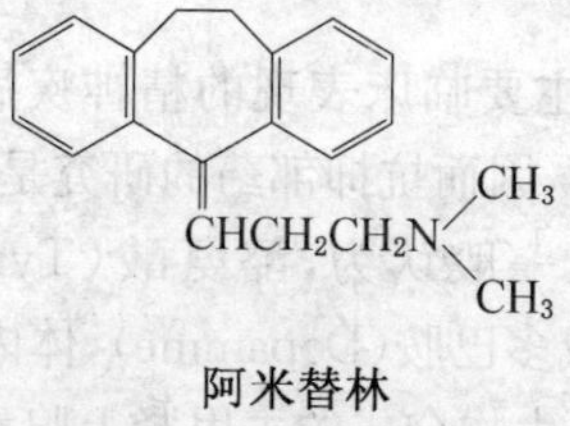

阿米替林

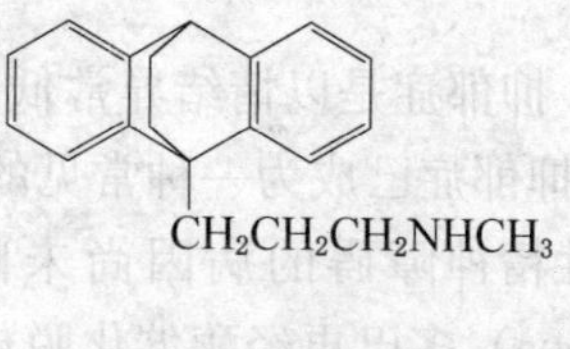

马普替林

2) 单胺氧化酶抑制剂

单胺氧化酶(Monoamine oxidase, MAO)是单胺类递质(去甲肾上腺素、肾上腺素、多巴胺、5-羟色胺)的重要灭活酶,**单胺氧化酶抑制剂(Monoamine oxidase inhibitors)**的作用在于抑制单胺类递质的代谢失活而达到抗抑郁的目的。

在治疗肺结核的过程中,意外发现异烟肼(Isoniazid)有提高患者情绪的作用,1957 年临床用于抗抑郁,以后又发现了其他的肼类化合物,如异丙烟肼(Iproniazid)等。研究发现其作用是强烈抑制单胺氧化酶所致。由于这类化合物对肝脏有毒性,促使人们研究非肼类单胺氧化酶抑制剂,发现的代表性药物如吗氯贝胺(Moclobemide)、托洛沙酮(Toloxatone)等。

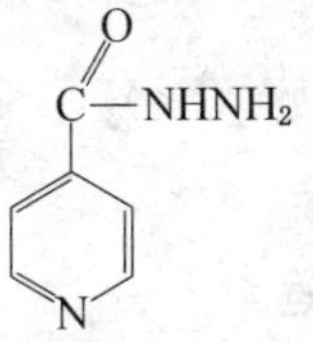
异烟肼

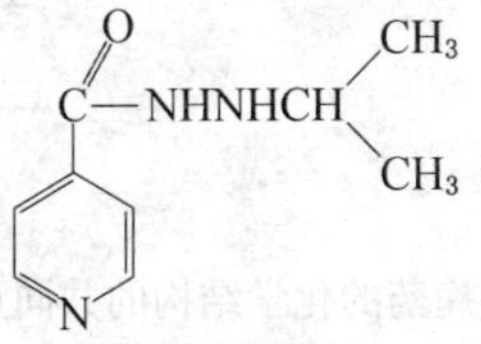
异丙烟肼

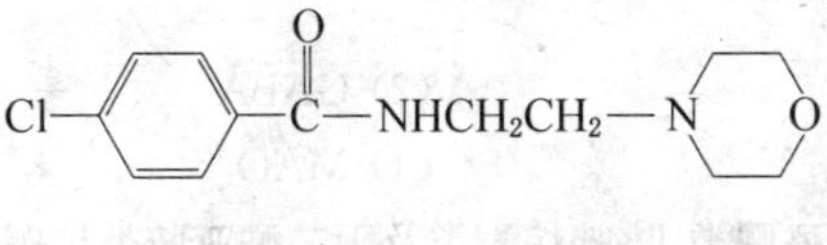
吗氯贝胺

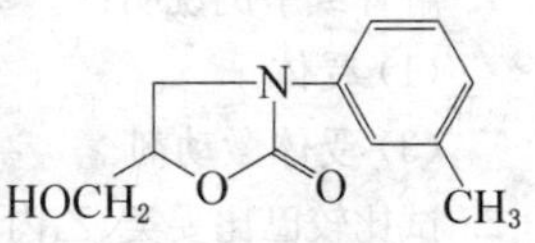
托洛沙酮

吗氯贝胺可以以对氯苯甲酸为原料合成。对氯苯甲酸与氯化亚砜反应得对氯苯甲酰氯,对氯苯甲酰氯与 2-溴丙胺反应后再与吗啉作用得产物:

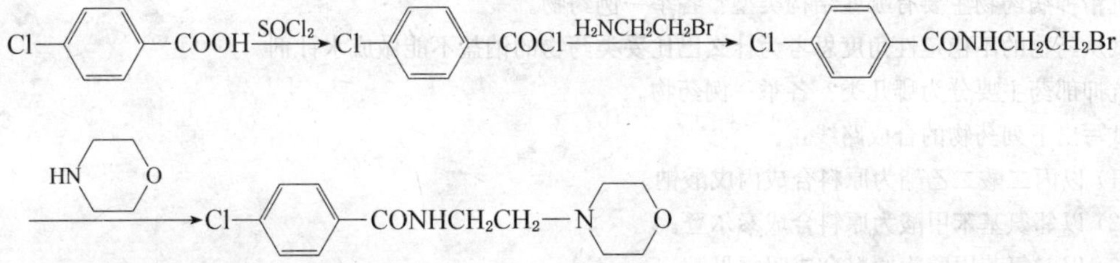

3) 5-羟色胺再摄取抑制剂

5-羟色胺再摄取抑制剂(Serotonin-reuptake inhibitors)的作用机理是抑制神经细胞对 5-羟色胺(5-HT)的再摄取,提高其在突触间隙中的浓度,从而改善患者的情绪。该类药物选择性强,副作用小,是近年来出现的抗抑郁的优秀药物。代表药物有氟西汀(Fluoxetine)及舍曲林(Sertraline)等。

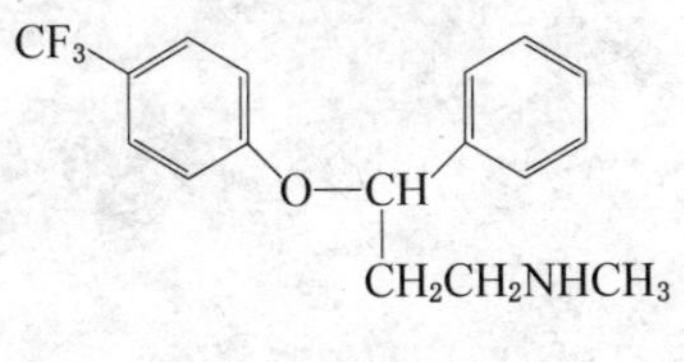
氟西汀

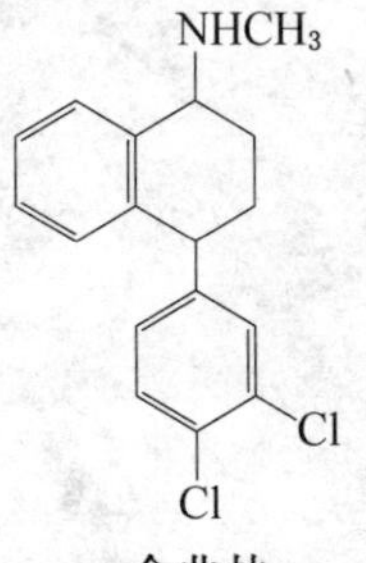
舍曲林

16.3.3　抗焦虑药

抗焦虑药是用来消除神经官能症的焦虑症状的一类药物,其抗精神病作用弱,但可使精神病人稳定情绪,减轻焦虑、紧张状态及改善睡眠。

一般认为,脑内肾上腺素能突触部位的去甲肾上腺素相对增多时,就会产生焦虑、躁狂症状，另外，有资料认为，躁狂症也可能与5-羟色胺(5-HT)相对增多有关。

前面介绍的苯二氮䓬类药物及氨基甲酸酯类药物都是临床使用的抗焦虑药，但前者是抗焦虑症的首选药，代表药物为地西泮、奥沙西泮、阿普唑仑、三唑仑等。

习 题

1. 解释或举例说明：
   (1) 受体　　(2) GABA
   (3) 受体激动剂　　(4) MAO
2. 试比较巴比妥类、乙内酰脲类、噁唑烷酮类及丁二酰亚胺类抗癫痫药的化学结构的共同点。
3. 给出巴比妥类药物的一般合成方法。
4. 简述苯二氮䓬类药物的构效关系。
5. 试述吩噻嗪环上取代基的位置和性质与其抗精神病活性的关系。
6. 简述吩噻嗪类药物的结构改造方法。
7. 抗精神病药物主要有哪些结构类型？各举一例药物。
8. 试从药物的不稳定性角度思考为什么巴比妥类药物的钠盐不能做成水针剂。
9. 抗抑郁药主要分为哪几类？各举一例药物。
10. 试写出下列药物的合成路线：
    (1) 以丙二酸二乙酯为原料合成丙戊酸钠。
    (2) 以邻氨基苯甲酸为原料合成泰尔登。
    (3) 以对氯苯甲酸为原料合成吗氯贝胺。

17 解热镇痛药、非甾体抗炎药和镇痛药

解热镇痛药(Antipyretic analgesics)是一类使用较广的常见药,它能使发热病人的体温降至正常,并能缓解疼痛,对正常人的体温没有影响。**非甾体抗炎药**(Nonsteroidal antiinflammatory drugs, NSAIDs)常兼有抗炎、解热、镇痛作用,但抗炎作用显著,临床主要用于抗炎抗风湿。**镇痛药**(Analgesics)是一类选择性地抑制痛觉,同时不影响意识和其他感觉的药物,其镇痛作用强,一般用于严重创伤或烧伤等急性锐痛,但副作用较为严重,易产生成瘾性、耐受性以及呼吸抑制等,所以称为**麻醉性镇痛药**(Narcotic analgesics),受国家颁布的《麻醉药物管理条例》的管制。

解热镇痛药大多数也具有抗炎作用,解热镇痛药与非甾体抗炎药的解热、镇痛、抗炎机制相似,都与抑制前列腺素(Prostaglandine, PG)在体内的生物合成有关。镇痛药作用于中枢神经系统的阿片受体,而解热镇痛药的作用部位在外周,只对头痛、牙痛、神经痛、关节痛、肌肉痛等慢性钝痛有良好的作用,而对创伤性剧痛和内脏绞痛等急性锐痛几乎无效,这类药物不易产生耐受性及成瘾性。

药物耐受性是指长期使用某种药物,使人的机体对该药物的敏感性降低,逐渐产生耐药现象,药效也随之减弱,只有不断提高药物的剂量,才能保持原来相同的反应或药效的一种状态。

药物成瘾性,俗称"药瘾",又称**药物依赖性**。药物依赖性有心理依赖性与生理依赖性之分,这个概念是60年代逐渐形成的。在此之前,人们所说的成瘾性只单指身体依赖性,而将心理依赖性称之为习惯性。1973年,世界卫生组织向全世界推荐统一使用"药物依赖性"这一概念,取代了原来的"成瘾性"与"习惯性"的说法,使其内涵更加确切、科学。但在实际中,作为通俗用语,"成瘾性"仍被人们所使用。

17.1 解热镇痛药

17.1.1 作用机理

研究表明前列腺素是一类致热物质,其中前列腺素 E_2(PGE_2)的致热作用最强。前列腺素虽然本身致痛作用较弱,但能增强其他致痛物质如缓激肽、5-羟色胺、组胺(Histamine,见第18章)等的致痛作用,加重疼痛。此外,前列腺素也是一类炎症介质。解热镇痛药和非甾体抗炎药主要是通过抑制花生四烯酸**环氧合酶**(Cyclooxygenase, COX),阻断前列腺素的生物合成而达到消炎、解热、镇痛作用的。

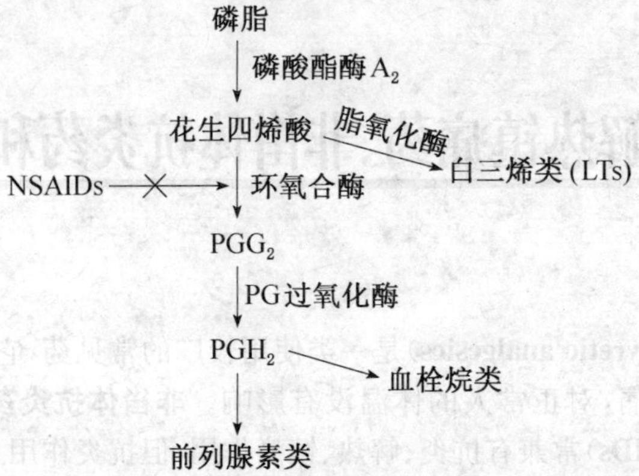

17.1.2 解热镇痛药物

解热镇痛药按其化学结构类型可分为三类:水杨酸类、乙酰苯胺类及吡唑酮类,这三类药物临床应用时间较久,水杨酸类由于毒性低而被广泛使用。

1) 水杨酸类

1838 年从水杨树皮中分离得到水杨酸(Salicylic acid),1875 年巴斯(Buss)首先发现水杨酸钠(Sodium salicylate)具有解热镇痛和抗风湿作用而在临床上使用,但它有严重的胃肠道副作用。1898 年德国 Bayer 药厂的霍夫曼(Hofmann)合成了比水杨酸钠毒性小的乙酰水杨酸(Acetylsalicylic acid),又名阿司匹林(Aspirin),临床应用至今。100 多年的临床应用史证明,它是一个优良的解热镇痛及抗风湿病药物,而且还发现有抗血栓形成的新用途,为临床常用药物。

阿司匹林有胃肠道副反应,原因之一是由于它作为环氧合酶不可逆抑制剂,抑制了胃黏膜内前列腺素 PGI_2 的生物合成,而 PGI_2 有抗胃酸分泌、保护胃黏膜和防止溃疡形成的作用,从而造成胃溃疡甚至胃出血。另一原因是阿司匹林及水杨酸结构中有游离的羧基,酸性较强,易造成胃肠道刺激作用。因此对水杨酸及阿司匹林进行一系列结构修饰。常见方法有成盐、成酰胺及成酯等。如:阿司匹林与氢氧化铝成盐形成阿司匹林铝(Aluminum acetyl salicylate),在胃中几乎不分解,进入小肠才分解成两分子的乙酰水杨酸,故对胃刺激性小;将阿司匹林与赖氨酸成盐得赖氨匹林(Lysine acetylsalicylate),其水溶性增加,可供注射用。

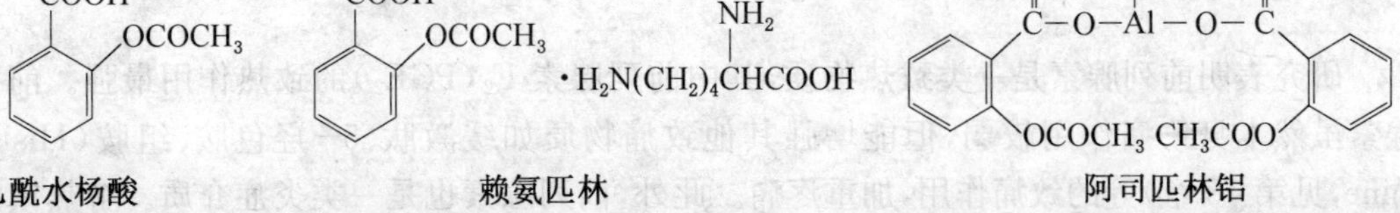

乙酰水杨酸　　赖氨匹林　　阿司匹林铝

将阿司匹林制成酰胺也能增强药理活性,减少副作用,如水杨酰胺(Salicylamide)对胃几乎无刺激性,镇痛作用是阿司匹林的 7 倍。贝诺酯(Benorilate,扑炎痛、苯乐来)是采用**前药原理(Pro-drug principle)**和**拼合原理**将阿司匹林和对乙酰氨基酚成酯而得,它对胃肠道刺激性较小，用于风湿性关节炎及其他发热所引起的疼痛，特别适合于儿童。

经结构修饰把具有生物活性的原药转变为无活性的化合物，在体内经过作用释放出原药而使其药效得到更好的发挥。这种无活性的化合物称为**前药**(**Prodrug**)，采用这种方法来改善药物活性的理论称为前药原理。

氟取代水杨酸衍生物二氟尼柳(Diflunisal)为可逆性的环氧合酶抑制剂，其消炎镇痛作用比阿司匹林强 4 倍，而且作用时间长达 12 小时，对血小板功能影响较小，胃肠道刺激性小，可用于关节炎、手术后疼痛、癌症疼痛等。

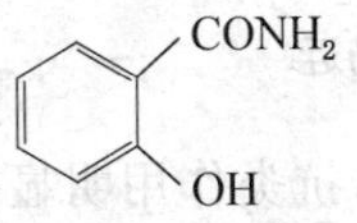

水杨酰胺

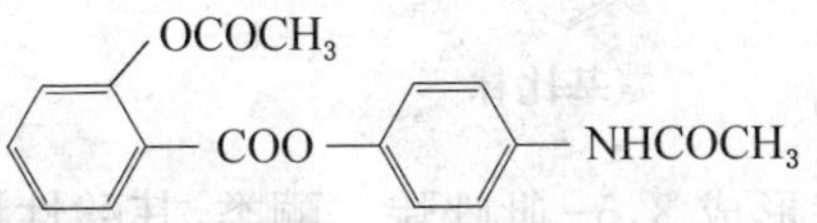

贝诺酯

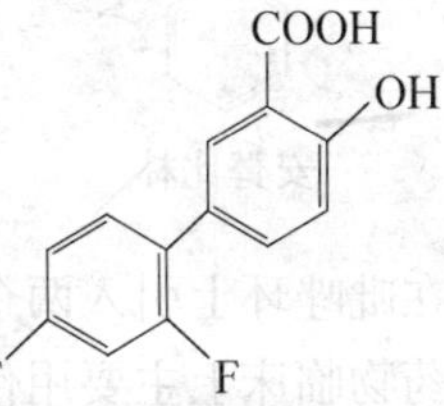

二氟尼柳

2) 乙酰苯胺类

苯胺有一定的解热镇痛作用，但毒性太大，不能药用。1886 年发现乙酰苯胺(Acetanilide，退热冰)有较强的解热镇痛作用，但由于其在体内容易水解生成苯胺，故毒性仍很大，现临床上已不使用。后来在研究苯胺及乙酰苯胺在体内的代谢时，发现它们均被氧化生成毒性较低的对氨基酚。对氨基酚亦有解热镇痛作用，但毒性仍较大。此后将对氨基酚的羟基醚化及氨基乙酰化，得到非那西丁(Phenacetin)，其解热镇痛作用增强，而毒性降低，曾广泛用于临床，但近年来发现它对肾和膀胱有致癌作用，对血红蛋白和视网膜也有毒性，目前各国已先后淘汰，但复方制剂仍在使用(非那西丁与阿司匹林及咖啡因制成的复方制剂为 APC 片)。将对氨基酚的氨基乙酰化得到对乙酰氨基酚(扑热息痛，Paracetamol)，该药于 1893 年上市，其解热镇痛作用良好，毒性和副作用都降低，现在仍是临床上常用的解热镇痛药。该药无抗炎作用。

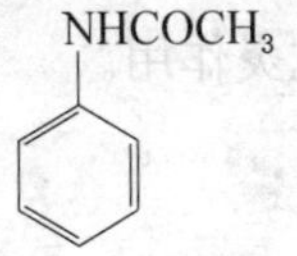

退热冰

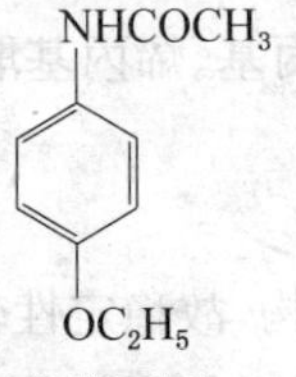

非那西丁

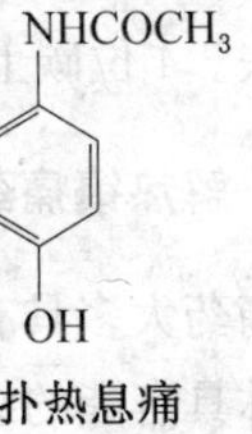

扑热息痛

3) 吡唑酮类

吡唑酮类药物有 5-吡唑酮类及 3,5-吡唑二酮类两种结构类型。

5-吡唑酮类药物具有较明显的解热、镇痛和一定的抗炎作用，一般用于高热和镇痛。在对抗疟药奎宁的结构改造中得到了安替比林(Antipyrine)，1884 年用于临床，但因其毒性较大而未能在临床长期使用。但作为一个有效的先导化合物，人们对安替比林进行结构改造，在环上 4 位引入二甲氨基，得到氨基比林(Aminopyrine)，其解热、镇痛作用持久，对胃无刺激性，曾广泛用于临床。由于可引起白细胞减少及粒细胞缺乏症等，我国已于 1982 年将氨基比林淘汰。为了增加水溶性，在氨基比林分子上引入水溶性基团亚甲基磺酸钠，得到安乃近(Metamizole sodium，Analgin)，又名罗瓦尔精(Novalgin)，其解热、镇痛作用迅速而强大。因其水溶性大，可制成注射液使用。安乃近特别适用于儿童退热，但仍可引起粒细胞缺乏症等，故应慎用。

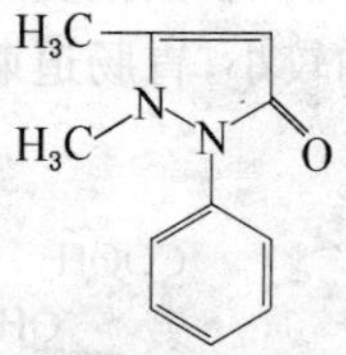
安替比林

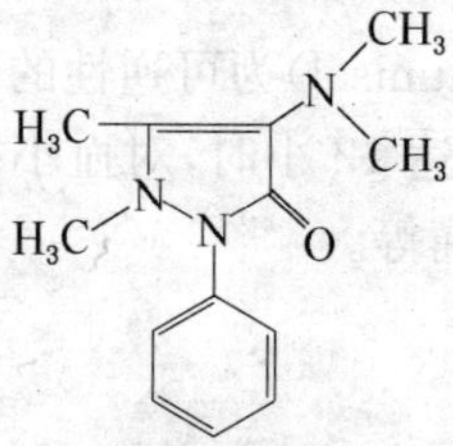
氨基比林

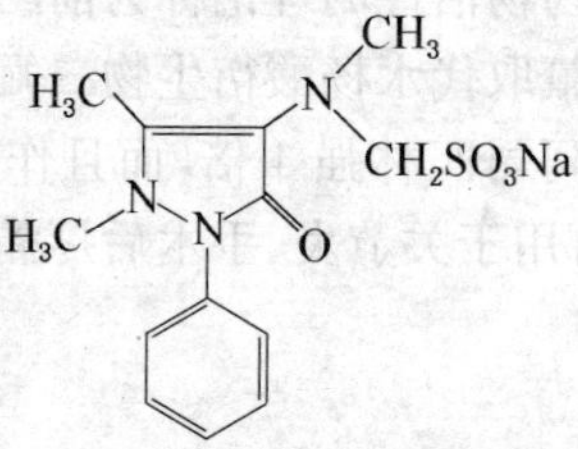
安乃近

在吡唑环上引入两个酮基形成 3,5-吡唑烷二酮类，其酸性增强，抗炎作用明显提高。此类药物临床上主要用作抗炎。1946 年发现了 3,5-吡唑烷二酮类药物保泰松(Phenylbutazone)具有良好的消炎镇痛作用，而且有促进尿酸排泄作用，临床用于治疗类风湿性关节炎及痛风病，但其毒副作用较大。1961 年发现保泰松在体内的代谢产物羟布宗(Oxyphenbutazone)同样具有消炎抗风湿作用，且毒性较低、副作用较小。

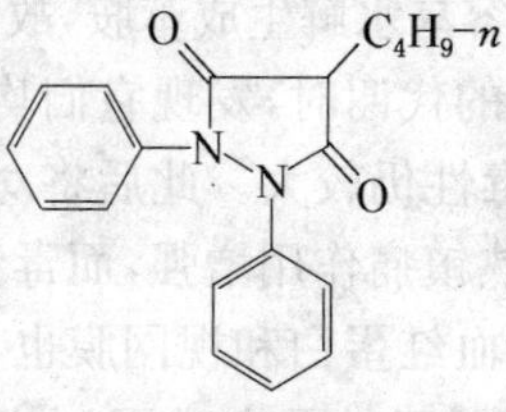
保泰松

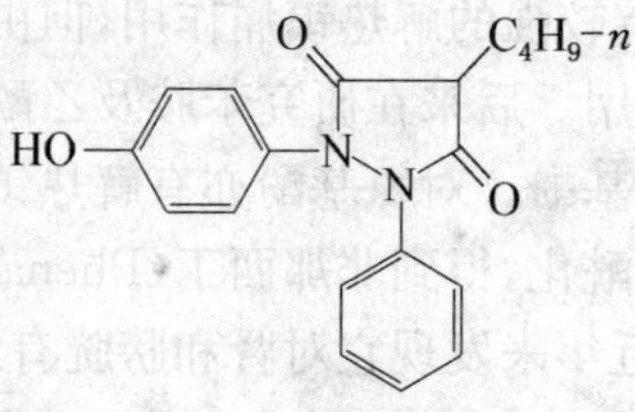
羟布宗

构效关系研究发现，3,5-吡唑烷二酮类的抗炎作用与化合物的酸性有密切关系，酸性增强，则抗炎作用减弱，但可显著增加排尿酸作用。该类化合物的酸性与具有解离的质子有关，即烯醇化的二酮结构对抗炎作用是必需的，若 4 位碳上的两个氢原子都被烷基取代，则抗炎活性消失。4 位碳上的丁基若以丙基、烯丙基取代仍保留抗炎作用。

17.1.3 解热镇痛药的稳定性

解热镇痛药大多具有酯或酰胺结构，故稳定性较差。

阿司匹林具有酯的结构，它在干燥空气中较稳定，遇潮即缓慢水解生成水杨酸和醋酸。湿度增大，水解率增加；颗粒愈小，即表面积愈大，水解率愈高。阿司匹林在中性水溶液中即可水解，温度提高则水解速度增加。阿司匹林水解生成的水杨酸较易氧化，在空气中可逐渐变为淡黄、红棕甚至深棕色。

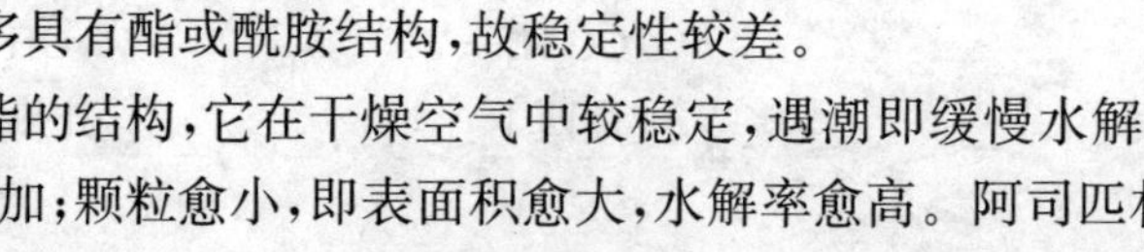

扑热息痛在空气中较为稳定，在水溶液中的稳定性与溶液的 pH 值有关。在 pH 为 6

时最稳定(25℃时半衰期为 21.8 年),在酸性及碱性条件下稳定性较差。水解产物为对氨基酚,可进一步发生氧化降解,生成醌亚胺类化合物,颜色逐渐变成粉红色、棕色,最后成黑色,故在制剂及保存时要注意。

所谓**半衰期**($t_{1/2}$),即药物进入体内达到平衡状态后,体内药量或血药浓度降低一半时所需的时间。

安乃近的水溶液放置后,由于氧化分解,溶液颜色逐渐变黄。温度、pH 值、日光及微量金属离子等均可促进氧化分解反应的进行。

阿司匹林(Aspirin)

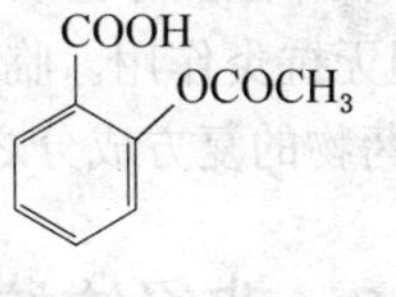

化学名为 2-乙酰氧基苯甲酸,又名乙酰水杨酸。

本品为白色结晶或结晶性粉末,无臭或微带醋酸臭,味微酸,mp 135～140℃;易溶于乙醇,溶于氯仿和乙醚,微溶于水。本品水溶液显酸性。

本品是以水杨酸为原料,在硫酸催化下,用醋酐乙酰化制得的。

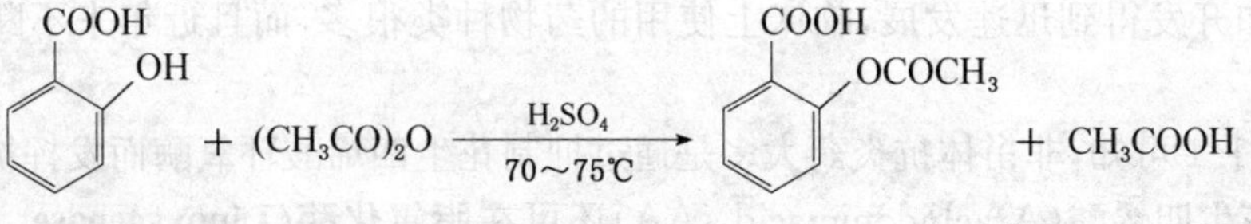

在阿司匹林的合成过程中可能有乙酰水杨酸酐副产物生成,该微量杂质可引起过敏反应,故应检查其含量。

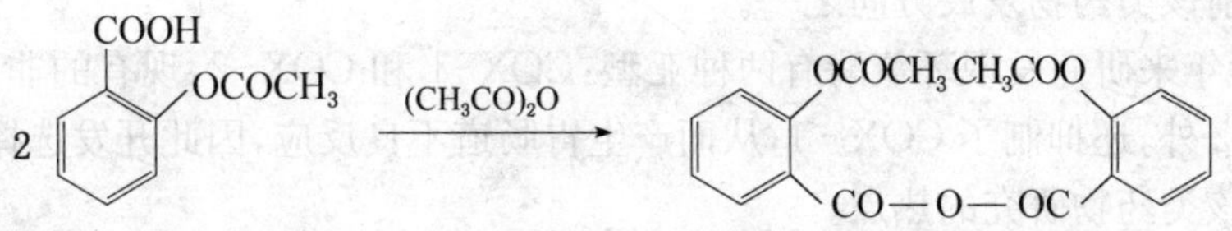

本品为有效的解热镇痛抗炎药物,临床上广泛用于感冒发热、头痛、牙痛、神经痛、肌肉痛、关节痛、急性和慢性风湿痛及类风湿痛等,而且也用于心血管系统疾病的预防和治疗。

对乙酰氨基酚(Paracetamol)

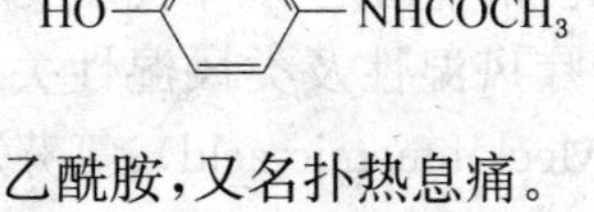

化学名为 N-(4-羟基苯基)乙酰胺,又名扑热息痛。

本品为白色结晶或结晶性粉末,无臭、味微苦,mp 168～171℃;在热水或乙醇中易溶,在丙酮中溶解,在冷水中微溶。

本品成品中可能含有少量中间体对氨基酚,或因贮存不当成品部分水解也会带入对氨基酚，故药典规定检查对氨基酚，含量不得超过十万分之五。

本品结构中具有酚羟基，遇三氯化铁试液产生蓝紫色配合物。

本品可以苯酚为原料合成。苯酚用硝酸硝化得对硝基苯酚与邻硝基苯酚的混合物，水蒸气蒸馏分离后得对硝基苯酚，还原后用冰醋酸酰化即得产品。

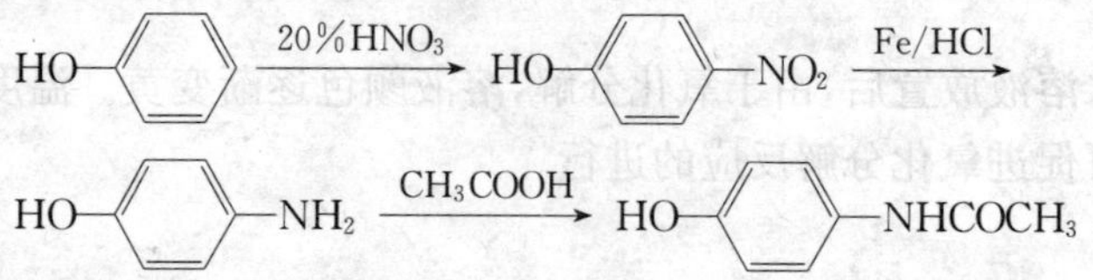

本品具有良好的解热镇痛作用，临床上用于感冒发热、头痛、关节痛、神经痛及痛经等，其解热镇痛作用与阿司匹林相当，但无抗炎作用。临床使用量为正常剂量时对人的肝脏无损害，毒副作用也较少，常用作感冒药物的复方成分之一。

17.2 非甾体抗炎药

非甾体抗炎药有解热、镇痛、抗炎作用，但以抗炎作用为主，临床上侧重于风湿性、类风湿性关节炎及红斑狼疮等症的治疗。

非甾体抗炎药物的研究起始于19世纪末水杨酸钠的使用，从20世纪40年代起抗炎药物的研究和开发得到迅速发展，临床上使用的药物种类很多，而且近年来不断有新药进入临床。

由17.1.1可知，非甾体抗炎药大多是通过抑制花生四烯酸环氧酶而发挥抗炎抗风湿作用的。但花生四烯酸（Arachidonic acid, AA）还可在**脂氧化酶（Lipoxygenase, LO）**催化下，生成白三烯类（Leukoteienes, LTs）物质，白三烯类物质也是一类炎症介质和过敏物质。花生四烯酸环氧酶受抑制时，会代偿性地使脂氧酶活性增高。因此开发环氧酶和脂氧酶双重抑制剂是目前该类药物发展方向之一。

此外，近年来研究发现环氧酶有两种亚型：COX-1和COX-2，现有的非甾体抗炎药除抑制COX－2外，还抑制了COX－1，从而产生胃肠道不良反应，因此开发选择性COX-2抑制剂是目前该类药物研究的热点。

临床常用的非甾体抗炎药多为弱酸性药物，按化学结构可将其分为：邻氨基苯甲酸类、吲哚乙酸类、芳基烷酸类及1,2－苯并噻嗪类及3,5－吡唑烷二酮类（已在17.1.2中述及）等。

17.2.1 邻氨基苯甲酸类

邻氨基苯甲酸类（又称灭酸类）衍生物是60年代发展起来的非甾体抗炎药，都具有较强的消炎镇痛作用，临床上用于治疗风湿性及类风湿性关节炎。常用的药物有：甲芬那酸（Mefenamic acid）、甲氯芬那酸（Meclofenamic acid）、氯芬那酸（Chlorofenamic acid）及氟芬那酸（Flufenamic acid）等。该类药物副作用较多，主要是胃肠道反应，如恶心、呕吐、腹泻、食欲不振、粒细胞缺乏症等，故临床上已少用。

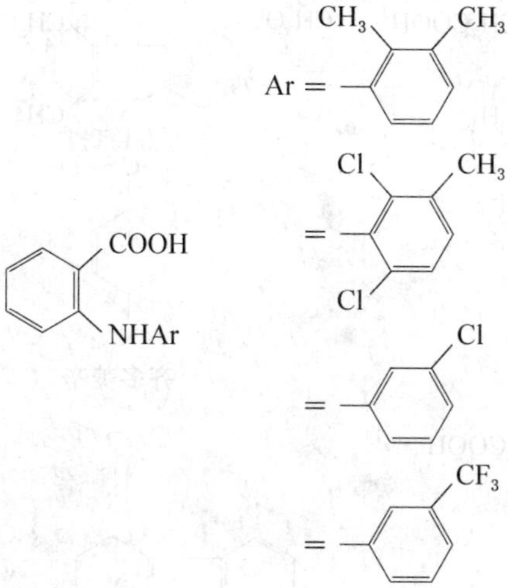

甲芬那酸

甲氯芬那酸

氯芬那酸

氟芬那酸

氯苯扎利钠(Lobenzarit sodium)可用于治疗类风湿性关节炎,口服能迅速从消化道吸收。

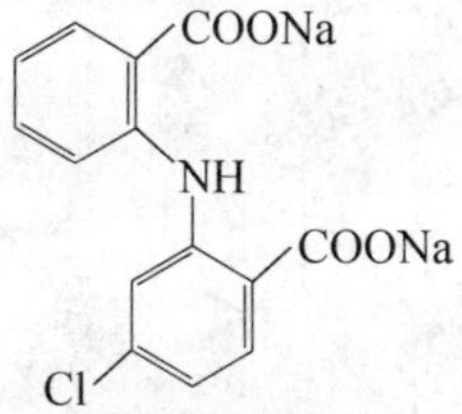

氯苯扎利钠

17.2.2 吲哚乙酸类

考虑到5-羟色胺是炎症介质之一,风湿病人有大量的色氨酸代谢产物,这些代谢产物中都具有吲哚结构,联系到吲哚乙酸具有抗炎作用,因此对吲哚乙酸类衍生物进行了广泛研究,从约300多个吲哚类衍生物中发现了吲哚美辛(Indomethacin)。它是一个高效的消炎镇痛药,用于治疗风湿性和类风湿性关节炎。但其毒副反应较严重,除常见的胃肠道反应、肝脏损害及造血系统功能障碍外,还可产生中枢神经副作用。其后经研究证明,它们的作用机制并不是对抗5-羟色胺,而是抑制前列腺素的生物合成。

吲哚乙酸类构效关系研究表明:3位羧基是抗炎活性必需基团,抗炎活性强度与其酸性强度成比例;2位甲基取代比芳基取代活性强;5位甲氧基可用其他烷氧基、二甲氨基、乙酰基及氟等取代;N-苯甲酰基对位取代的活性顺序为Cl、F、CH_3S>CH_3SO、SH>CF_3。

将吲哚美辛结构中的氯原子以叠氮基取代,得到齐多美辛(Zidomethacin),其抗炎作用强于吲哚美辛,且毒性较低。将吲哚美辛的吲哚环上的氮原子以电子等排体 —CH═ 替换,得茚乙酸衍生物如舒林酸(Sulindac)。舒林酸为前药,体外无活性,在体内代谢为甲硫化物而显示活性,其副作用比吲哚美辛小,而且为长效药物,目前广泛用于临床。

依托度酸(Etodolac)是1985年在英国上市的药物,对类风湿关节炎的治疗效果比阿司匹林、舒林酸更有效,可以在炎症部位选择性地抑制前列腺素的生物合成,故副作用较小,除用于治疗风湿性、类风湿性、骨关节炎外,还可用于术后止痛。

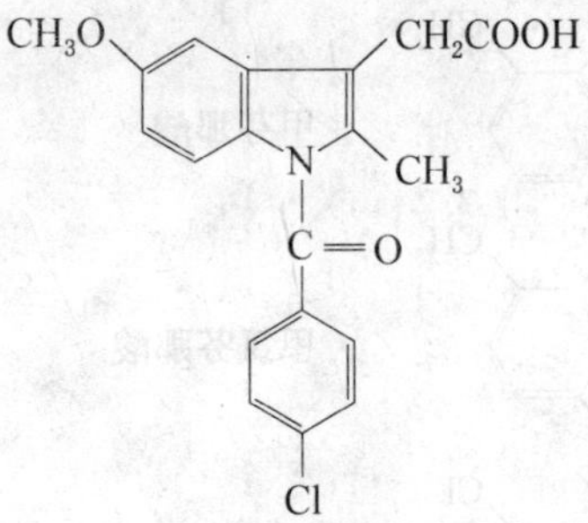

吲哚美辛

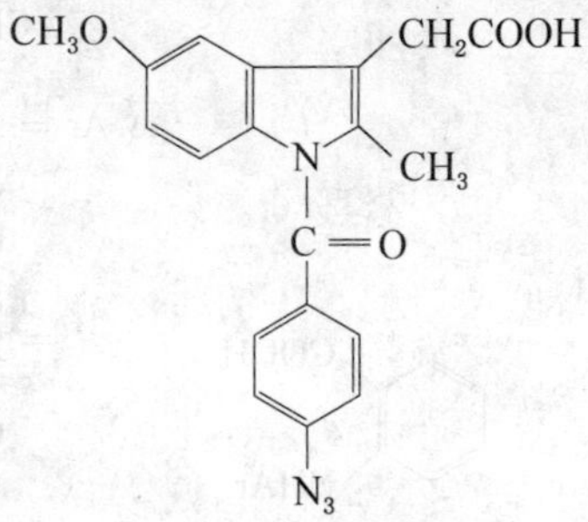

齐多美辛

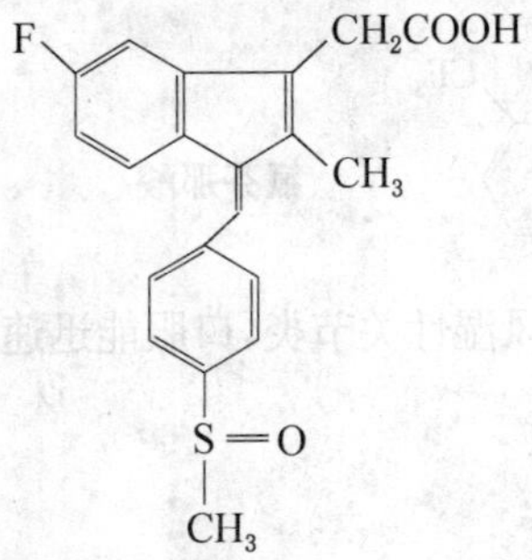

舒林酸

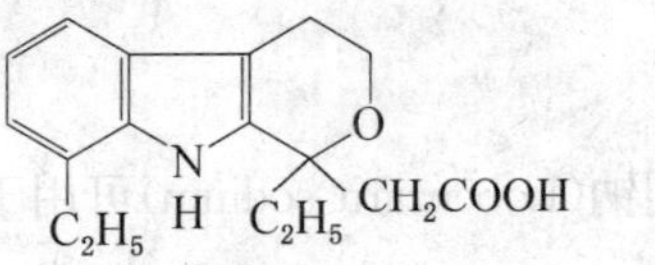

依托度酸

17.2.3 芳基烷酸类

这类药物的品种较多，是目前研究开发速度较快的一类药物，已有数10种药物用于临床。根据结构特点，可以分为芳基乙酸类和α-芳基丙酸类。

1）芳基乙酸类

临床应用较多的有双氯芬酸钠（双氯灭痛，Diclofenac sodium），其解热、镇痛、抗炎作用比乙酰水杨酸强25～50倍，服用剂量小，该药为环氧酶和脂氧酶双重抑制剂，因而不良反应少。芬布芬（Fenbufen）具有羰基酸结构，为前体药物，在体内代谢生成联苯乙酸而发挥药效，具长效活性，后者也是环氧合酶抑制剂。芬布芬抗炎作用介于吲哚美辛和阿司匹林之间，胃肠道副反应小。

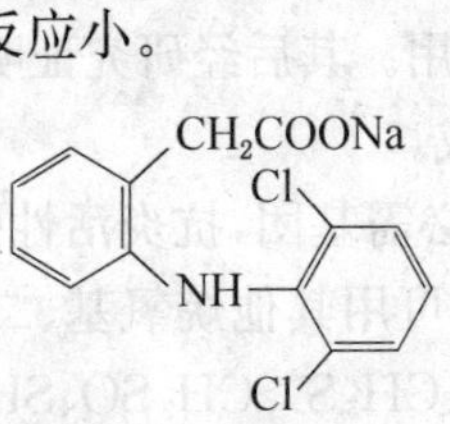

双氯芬酸钠

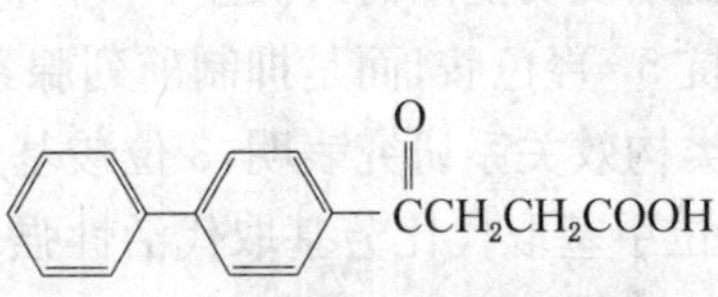

芬布芬

2）α-芳基丙酸类

α-芳基丙酸类是在芳基乙酸类的基础上发展起来的。在研究某些植物生长刺激素时，发现萘乙酸、吲哚乙酸等具有一定的抗炎作用，后对其结构进行改造，发现在苯环上引入疏水性基团可增强消炎作用，如4-异丁基苯乙酸（Ibufenac）具有较好的消炎镇痛作用，1966年用于临床后，发现它对肝脏有一定的毒性。后进一步研究发现，在羧基的α位引入甲基，得到4-异丁基-α-甲基苯乙酸，即布洛芬（Ibuprofen）。

布洛芬的上市，使非甾体抗炎药的发展有了一个突破性的进展，其消炎镇痛作用强，对人的肝脏、肾及造血系统无明显副作用，胃肠道副作用也小，该药在1972年被国际风湿病学会推荐为优秀的抗风湿病药物。之后，相继又开发出许多优良的药物，如萘普生(Naproxen)、酮洛芬(Ketoprofen)、非诺洛芬(Fenoprofen)、氟比洛芬(Flurbiprofen)和舒洛芬(Suprofen)等，它们的消炎镇痛作用多强于布洛芬，是近年来发展很快、进展较大的一类非甾体抗炎药。

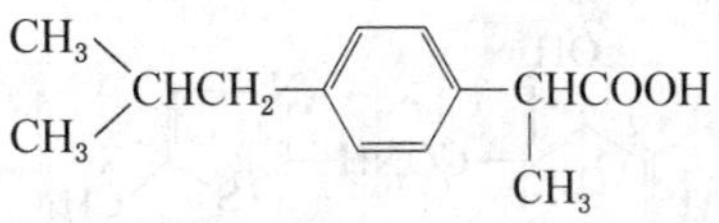
布洛芬

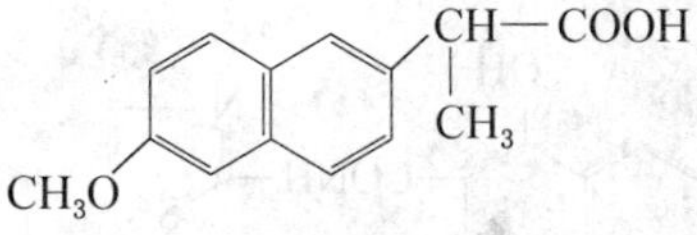
萘普生

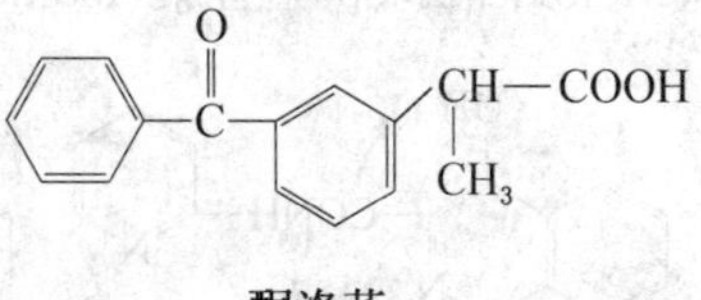
酮洛芬

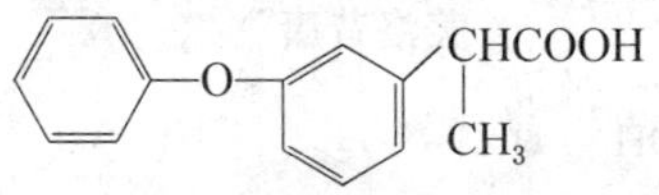
非诺洛芬

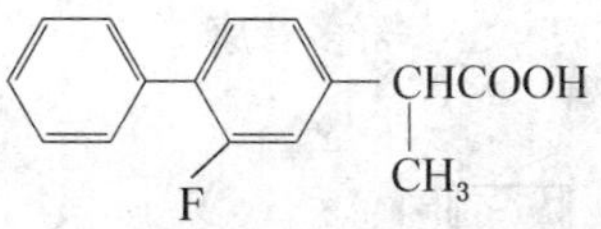
氟比洛芬

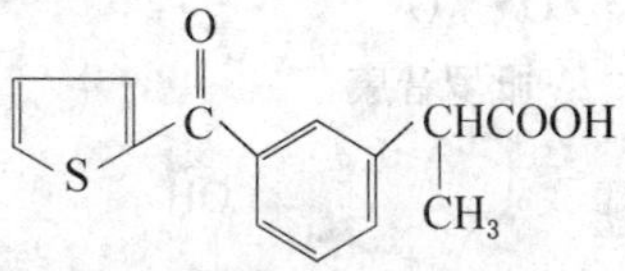
舒洛芬

α-芳基丙酸类药物含有一个手性碳原子，存在两个光学异构体，这些对映体在生理活性、毒性、体内分布及代谢等方面均有差异。一般 $S(+)$异构体的活性比 $R(-)$异构体活性高，如 S 型布洛芬比 R 型强28倍，S 型萘普生比 R 型强35倍。

布洛芬通常以消旋体给药，而其活性成份为 S 体，但无效的 R 体在消化道酶的作用下可转变为 S 体，药物在消化道滞留的时间越长，布洛芬的 S/R 比就越大，转化率与人机体条件有关。

酮洛芬若以消旋体给药，口服后只有10% R 体转变为 S 体，故酮洛芬以 S 体上市。萘普生目前也以 S 体上市。

酮洛芬的合成方法为：间甲基苯甲酸与氯化亚砜反应后再在 $AlCl_3$ 催化下与苯发生傅-克酰化反应，酰化产物经苄基位卤代，氰基取代，得间-苯甲酰基苯乙腈。在乙醇钠催化下，间苯甲酰基苯乙腈与碳酸二乙酯缩合后再进行甲基化反应，水解、脱羧后得产品。

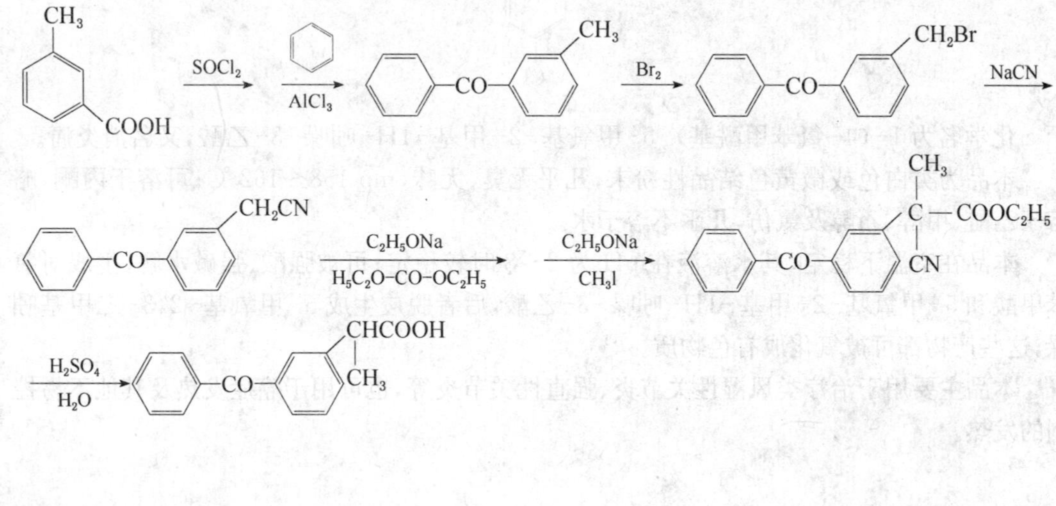

17.2.4 1,2-苯并噻嗪类

1,2-苯并噻嗪类药物也称昔康类(Oxicams)药物,为新型消炎镇痛药,一般半衰期较长、作用持久、副作用小,适用于类风湿性关节炎、风湿性关节炎、骨关节炎及痛风等。吡罗昔康(Piroxicam)是该类第一个用于临床的药物,为可逆的环氧酶抑制剂,疗效显著,半衰期长达 36～45 h,副反应较小。其他类似的药物还有舒多昔康(Sudoxicam)、美洛昔康(Meloxicam)、伊索昔康(Isoxicam)、替诺昔康(Tenoxicam)等。

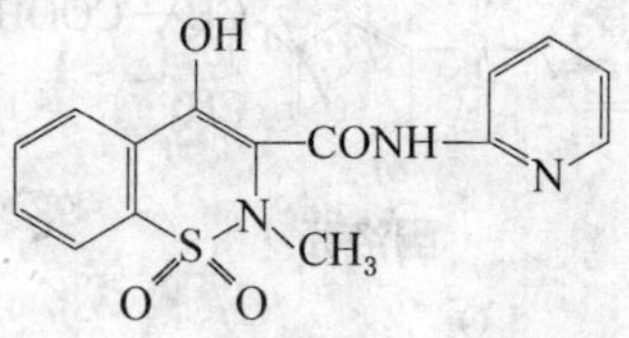

吡罗昔康

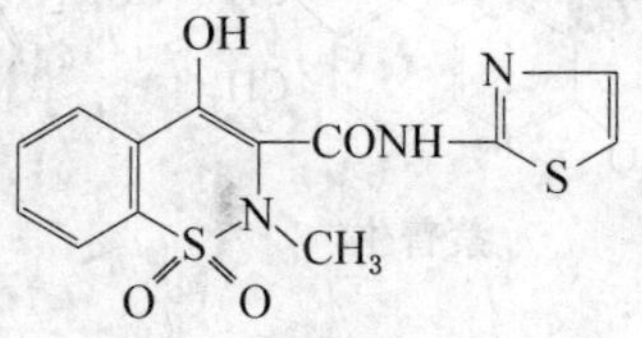

舒多昔康

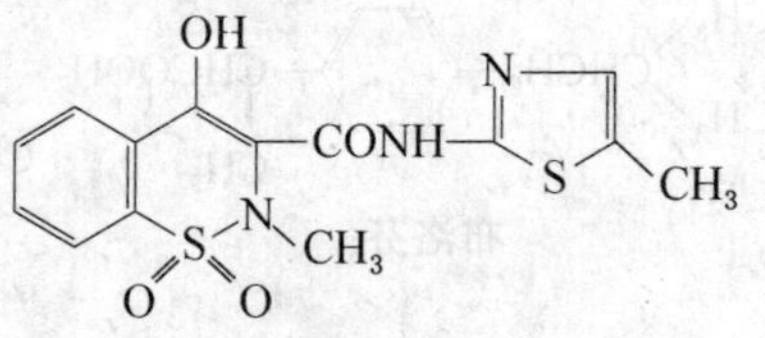

美洛昔康

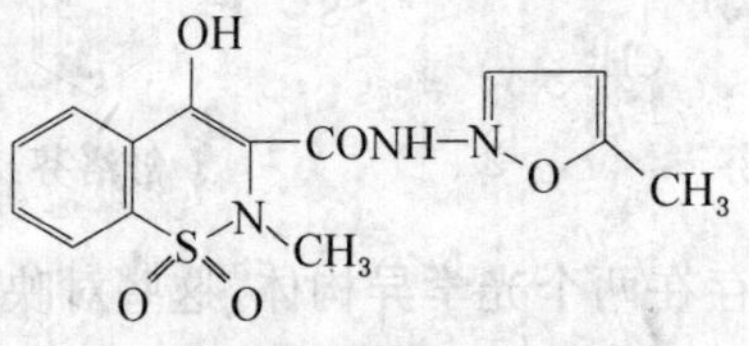

依索昔康

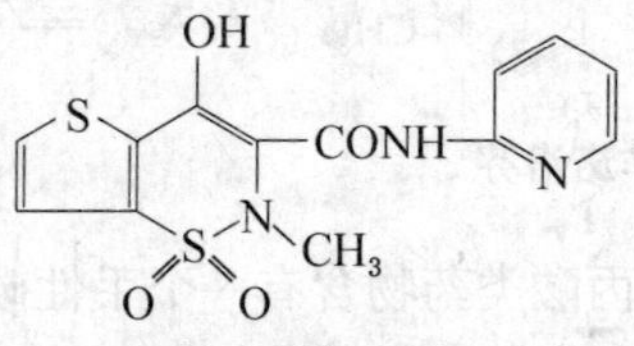

替诺昔康

其中美洛昔康对环氧酶-2的选择性很强,几乎无胃肠道副作用,替诺昔康对环氧酶和脂氧酶产生双重抑制,是一个抗炎镇痛效果强而且作用持久的药物。

吲哚美辛(Indomethacin)

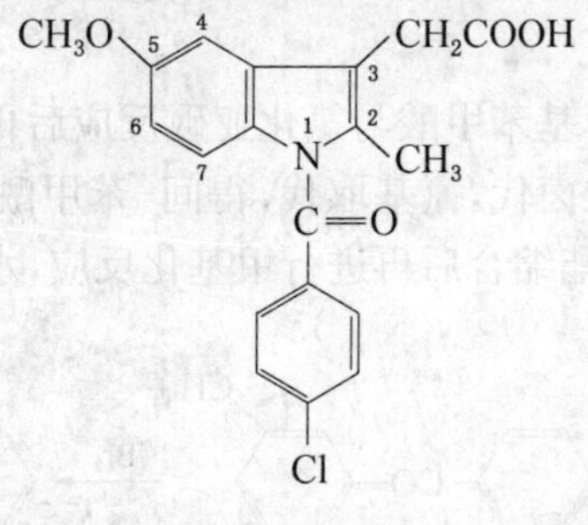

化学名为1-(4-氯苯甲酰基)-5-甲氧基-2-甲基-1H-吲哚-3-乙酸,又名消炎痛。

本品为类白色或微黄色结晶性粉末,几乎无臭、无味,mp 158～162 ℃;可溶于丙酮,略溶于乙醚、甲醇、乙醇及氯仿,几乎不溶于水。

本品在室温下稳定,其水溶液在 pH 为 2～8 时较稳定;可被强酸、强碱水解,生成对氯苯甲酸和5-甲氧基-2-甲基-1H-吲哚-3-乙酸,后者脱羧生成5-甲氧基-2,3-二甲基吲哚,这些产物都可被氧化成有色物质。

本品主要用于治疗类风湿性关节炎、强直性关节炎等,也可用于癌症发热及其他不易控制的发热。

双氯芬酸钠(Diclofenac sodium)

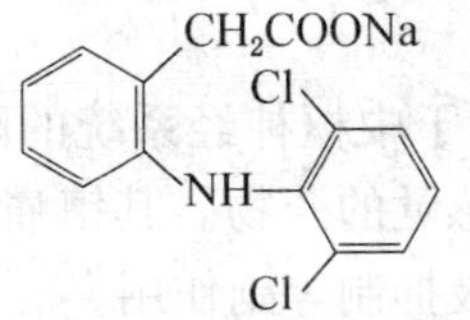

化学名为2-[(2,6-二氯苯基)氨基]苯乙酸钠,又名双氯灭痛。

本品为白色或类白色结晶性粉末,有刺鼻感和引湿性,mp 283～285 ℃(游离酸 mp 156～158 ℃);在水中略溶,在乙醇中易溶,在氯仿中不溶;水溶液 pH 为 7.68。

本品口服吸收迅速而完全,其镇痛、消炎及解热作用强于阿司匹林和吲哚美辛,临床可用于治疗各种炎症所致的疼痛及发热。本品主要在肝脏代谢,然后以葡萄糖醛酸或硫酸结合物形式由肾排出。

布洛芬(Ibuprofen)

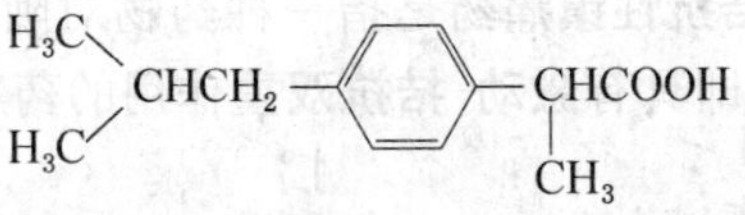

化学名为2-(4-异丁基苯基)丙酸,又名异丁苯丙酸。

本品为白色结晶性粉末,有异臭、无味,mp 74.5～77.5 ℃;易溶于乙醇、乙醚、氯仿、丙酮,几乎不溶于水,易溶于氢氧化钠及碳酸钠溶液中。

本品适用于治疗风湿性及类风湿性关节炎、骨关节炎、强直性脊椎炎、神经炎及咽喉炎等病症,还可缓解手术后轻、中度疼痛、软组织疼痛、牙痛、痛经等,且治疗的副作用小。

吡罗昔康(Piroxicam)

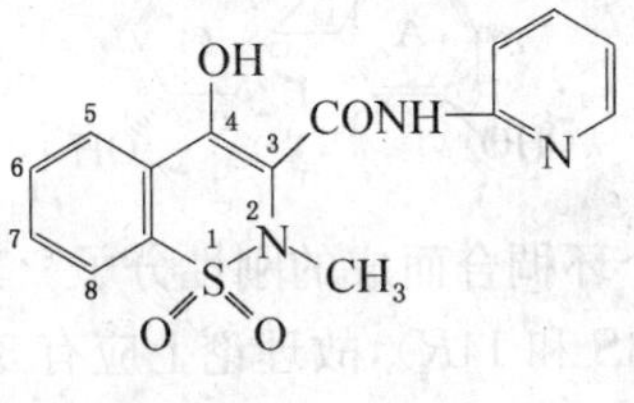

化学名为2-甲基-4-羟基-N-2-吡啶基-2H-1,2-苯并噻嗪-3-甲酰胺-1,1-二氧化物,又名炎痛喜康。

本品为类白色或微黄色结晶性粉末,无臭、无味,mp 198～200 ℃;易溶于氯仿、丙酮,微溶于乙醇和乙醚,水中几乎不溶,在酸中溶解,碱中略溶。

本品分子中含有烯醇羟基,加三氯化铁试液,显玫瑰红色。

本品口服吸收迅速而完全,半衰期可达到 45 h,主要经肝脏代谢。

本品用于治疗风湿性和类风湿性关节炎等病症,也用于术后、创伤后疼痛及急性痛风。作用时间长,副作用小。

17.3 镇 痛 药

疼痛是许多疾病的常见症状,是直接作用于身体的伤害性刺激在脑内的反映,也是一种保护性警觉机能。剧烈疼痛不仅使病人感觉痛苦，而且还会引起血压降低、呼吸衰竭，甚至导致休克而危及生命。

这里讨论的镇痛药是一类作用于中枢神经系统的**阿片受体（Opioid receptors）**，选择地抑制痛觉，同时不影响意识和其他感觉的药物。其镇痛作用强，但副作用较为严重，反复应用后易产生成瘾性、耐受性以及呼吸抑制等副作用。

根据来源的不同可将镇痛药分为：吗啡及其衍生物、合成镇痛药及内源性镇痛物质。在此讨论前两者。

根据与阿片受体相互作用的方式可将镇痛药分为：阿片受体激动剂、阿片受体部分激动剂及阿片受体拮抗剂。

所谓**受体激动剂**，即能与受体结合并能激动受体产生一定生理效应的药物；**受体拮抗剂**，即药物与受体相结合，但无内在活性，不能引起生理效应，却可阻断激动剂对受体的作用；**受体部分激动剂**，即对受体具有较强的亲和力，能与受体结合，但仅有较弱的内在活性（有拮抗作用）的药物。所谓**拮抗性镇痛药**是指一种药物对阿片受体某一亚型有激动作用，而对另一种亚型有拮抗作用，即具有**激动-拮抗双重作用**的药物，此类药物一般成瘾性很小。

17.3.1 吗啡及其衍生物

吗啡（Morphine）是具有菲环结构的一种生物碱，可从阿片（Opium）中提取。阿片中至少含有25种生物碱，而吗啡的含量最高。1805年Sertürner从阿片中提取分离得到纯品吗啡，1927年确定其化学结构，1952年全合成成功。

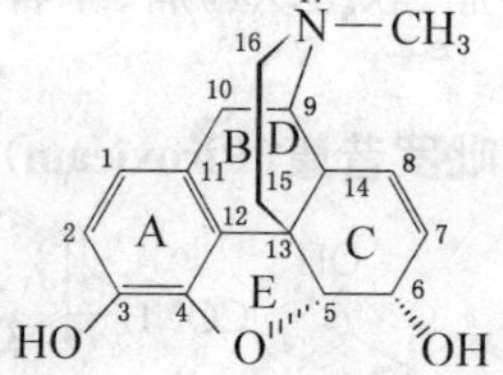

吗啡是由A、B、C、D、E五个环稠合而成的刚性分子。其中C_5、C_6、C_9、C_{13}、C_{14}为手性碳原子（其构型为5*R*，6*S*，9*R*，13*S*和14*R*），故理论上应有32个光学异构体。天然存在的吗啡为左旋体，B/C环呈顺式，C/D环呈反式，C/E环呈顺式，C_5、C_6、C_{14}上的氢均与乙胺链呈顺式排列。吗啡的镇痛作用与分子的构型有密切关系，构型改变将会导致镇痛作用的降低或消失。合成出的右旋吗啡无镇痛作用。

吗啡具有较强的镇痛作用，但有成瘾性、耐受性、呼吸抑制、呕吐、便秘以及产生欣快幻觉等副作用。为了增强镇痛作用，降低其副作用尤其是成瘾性，对吗啡进行结构修饰，合成了一系列衍生物。

对吗啡的结构修饰主要集中在3位酚羟基、6位醇羟基、7，8位间的双键、17位氮原子上的取代基等。

(1) 吗啡3位酚羟基烷基化，导致镇痛活性降低，同时成瘾性也下降。如可待因（Codeine）的镇痛活性是吗啡的1/6～1/2，成瘾性较小，临床主要用作镇咳药。

(2) 吗啡6位醇羟基烃化、酰化，镇痛活性和成瘾性均增加。当3位和6位的2个羟基均被乙酰化即得海洛因（Heroin），其镇痛作用是吗啡的5～10倍，但成瘾性更为严重，所以是禁用的毒品。

(3) 将吗啡7,8位双键氢化,6位羟基氧化成酮,得双氢吗啡酮(Hydromorphone),其镇痛作用较吗啡强8倍,但成瘾性更高。在双氢吗啡酮分子的14位引入羟基,得羟吗啡酮(Oxymorphone),其镇痛作用10倍于吗啡,但成瘾性更高。

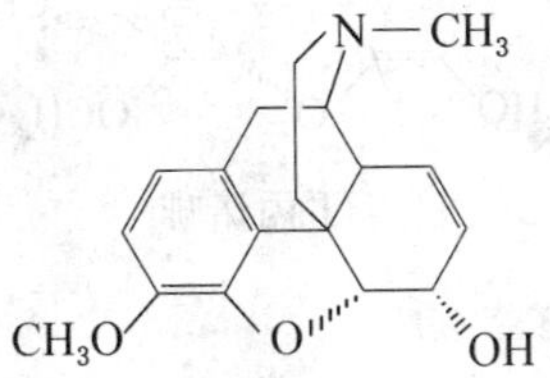
可待因

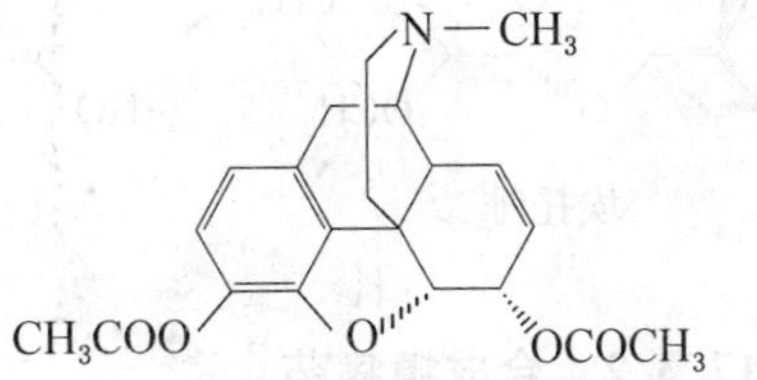
海洛因

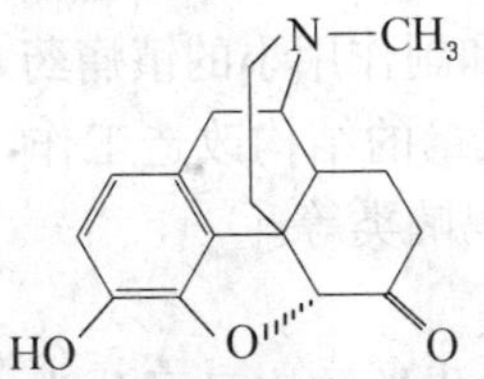
双氢吗啡酮

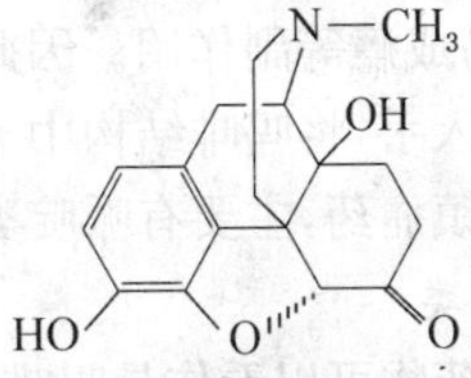
羟吗啡酮

(4) 曾认为吗啡17位氮原子上的甲基被较大的烃基取代,镇痛活性降低,后发现苯乙基取代的苯乙基吗啡(N-Phenethylnormorphine)镇痛作用是吗啡的6倍。甲基以烯丙基、环丙烷甲基或环丁烷甲基等3～5个碳的取代基取代后成为拮抗性占优势的药物。如烯丙吗啡(Nalorphine)是阿片受体的部分激动剂,它具有激动-拮抗双重作用,作为吗啡的拮抗剂可以拮抗吗啡的全部生理作用,单独使用时亦具有镇痛作用,但其镇痛作用较弱,几无成瘾性,临床上作为吗啡中毒的解救剂。烯丙吗啡在镇痛药发展史上的重要作用是使人们认识到具有激动-拮抗双重作用的药物成瘾性小,从而促进了**拮抗型镇痛药(Antagonist analgesics)**的发展。进一步将6位羟基氧化成酮,可增加对受体的亲和力,增强拮抗性,如纳洛酮(Naloxone)和纳曲酮(Naltrexone)是阿片受体完全拮抗剂,是研究阿片受体的工具药,临床上用作吗啡类药物中毒的解救药。

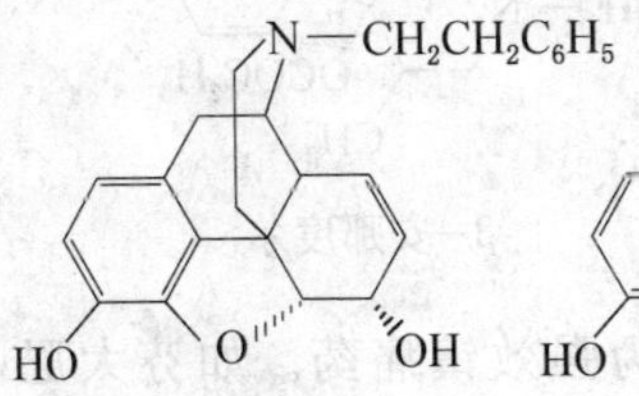
苯乙基吗啡

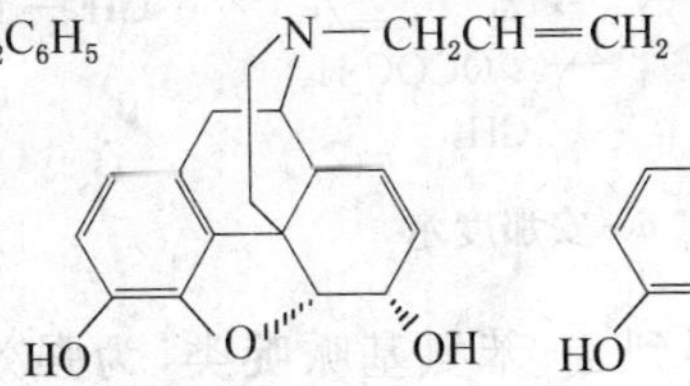
烯丙吗啡

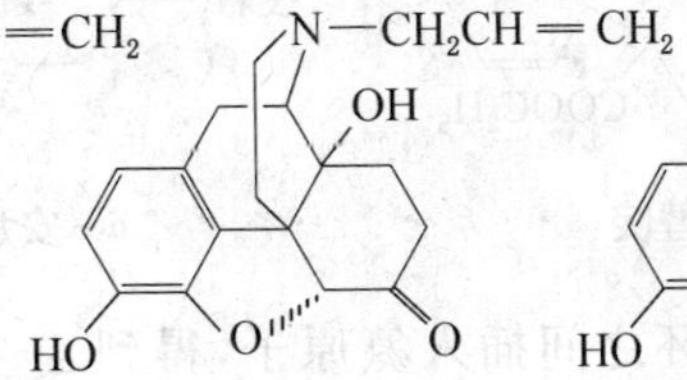
纳洛酮

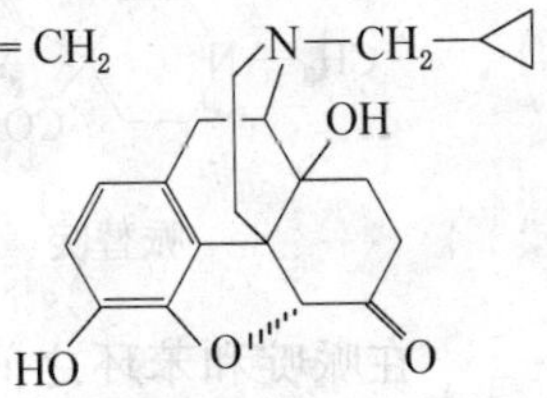
纳曲酮

(5) 近年来,发现了许多高效的镇痛药物,如埃托啡(Etorphine)在动物实验中镇痛作用为吗啡的1 000～10 000倍,在人体实验中为吗啡的200倍,但其治疗指数低,不能用于临床,可用作研究阿片受体的工具药物,也用于大动物的捕捉和控制。双氢埃托啡(Dihydroetorphine)的镇痛作用比埃托啡更强,但成瘾性也很强。丁丙诺啡(Buprenorphine)分子中氮上取代基为环丙烷甲基,其镇痛作用为吗啡的30倍,作用时间为吗啡的2倍,无成瘾性,是缓解晚期癌症疼痛或手术后疼痛的理想药物。

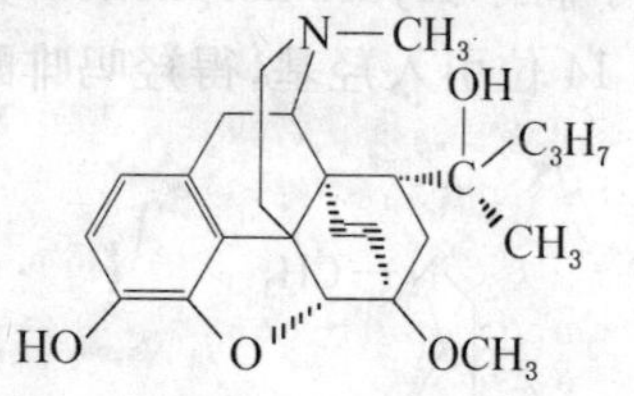

埃托啡

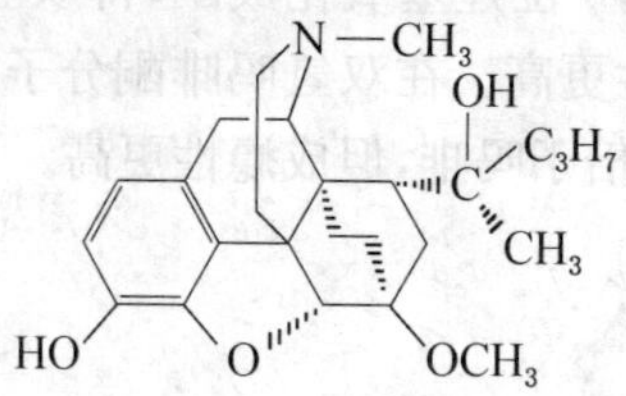

双氢埃托啡

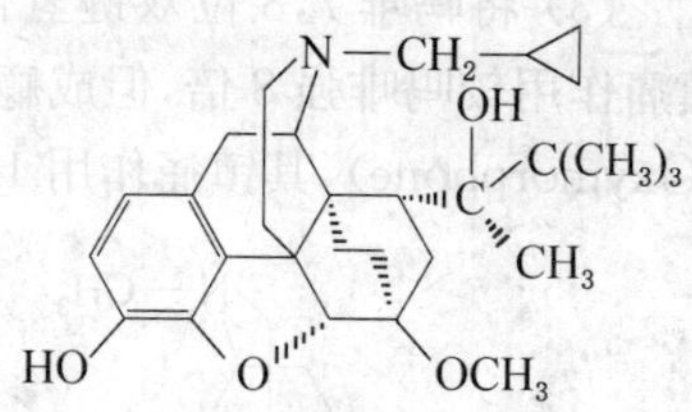

丁丙诺啡

17.3.2 合成镇痛药

上述吗啡衍生物保留了吗啡的基本母环，结构复杂，合成困难，而且大多数没有解决吗啡毒性大、易成瘾等副作用。因此，为寻找结构简单、不成瘾和副作用小的镇痛药，人们从简化吗啡结构入手，将吗啡结构中五个环开环或去环，开展了大量的结构改造工作，从而发现了几类合成镇痛药，主要有哌啶类、氨基酮类、吗啡喃类和苯吗喃类等。

1) 哌啶类

哌啶类药物可以看作是吗啡保留 A 和 D 环的类似物，按化学结构又可分为 4-苯基哌啶类和 4-苯氨基哌啶类。1939 年在研究阿托品（见第 20 章）类似物时意外地发现了哌替啶（Pethidine），其不仅有解痉作用，而且有镇痛作用，是临床上第一个合成类镇痛药。其镇痛作用仅为吗啡的 1/6～1/8，作用时间较短，但成瘾性亦小。

分析比较哌替啶和吗啡的结构式，可看到其结构有相似之处（见 17.3.3），但哌替啶的结构大大简化了。认识到这一点对吗啡替代品的研究工作有很大的促进作用。对哌替啶的结构改造得到一系列药物，结构改造主要集中在氮原子上取代基的改变、酯基的改变及环上取代基的引入等。

将哌替啶结构中的 —COO— 用其电子等排体 —OCO— 代替，同时在哌啶环的 3 位引入甲基，得到 α-安那度尔（α-Prodine anadol）和 β-安那度尔（β-Prodine anadol），α-安那度尔的作用是吗啡的 2 倍，β-安那度尔的作用是吗啡的 12 倍。

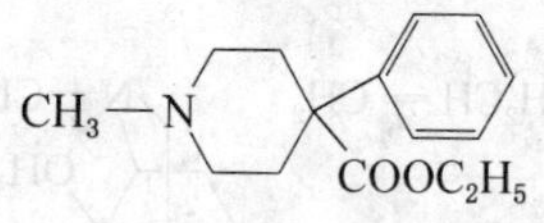

哌替啶

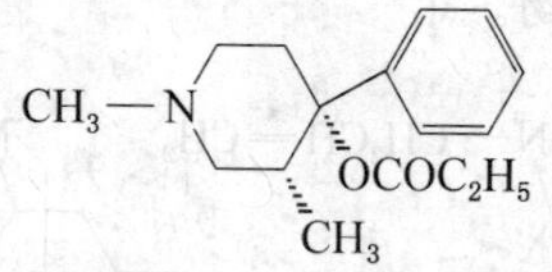

α-安那度尔

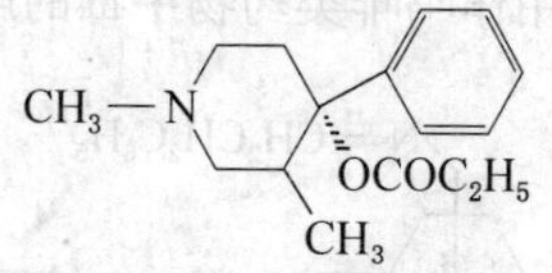

β-安那度尔

在哌啶和苯环之间插入氮原子，得到 4-苯氨基哌啶类，为强效镇痛药。如芬太尼（Fentanyl）的镇痛作用约为吗啡的 80 倍，为哌替啶的 500 倍。芬太尼也有成瘾性，作用强而快，但持续时间短。后来又发现了一系列衍生物，如舒芬太尼（Sufentanil）、阿芬太尼（Alfentanil，见 15.1.2）等，其镇痛作用强，作用快，维持时间短，临床常用于手术中辅助麻醉。

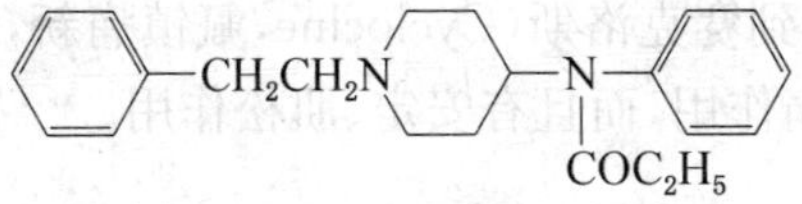

芬太尼

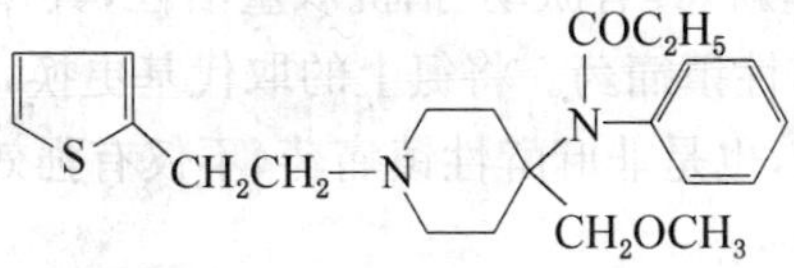

舒芬太尼

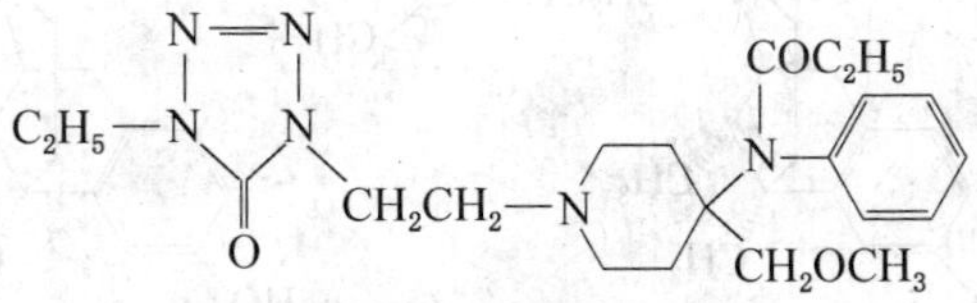

阿芬太尼

2）氨基酮类

只保留吗啡结构中的苯环与碱性氮原子，将其余的四个环均断开，构成开链结构的镇痛药。如美沙酮(Methadone)，虽为开链化合物，但羰基碳原子带部分正电荷，与氮上未用电子对相互吸引，因而形成与吗啡的哌啶环相似的构象。美沙酮的作用强度和吗啡相当，可以口服，作用时间长，耐受性和成瘾性发生较慢，戒断症状略轻，因此也用作戒毒药，美沙酮的左旋体作用强于右旋体。右丙氧芬(Dextropropoxyphene，达尔丰)是美沙酮的类似物，副作用与成瘾性较小，临床用其右旋体。

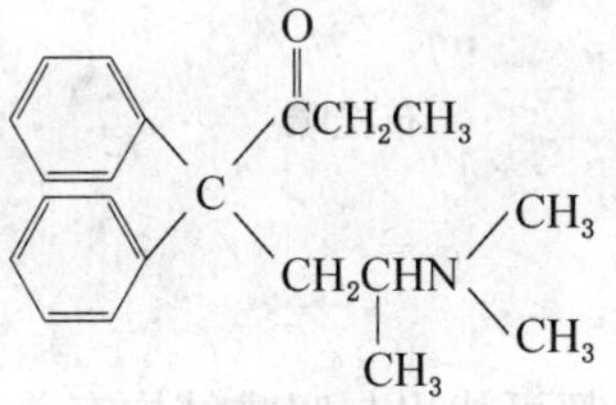

美沙酮

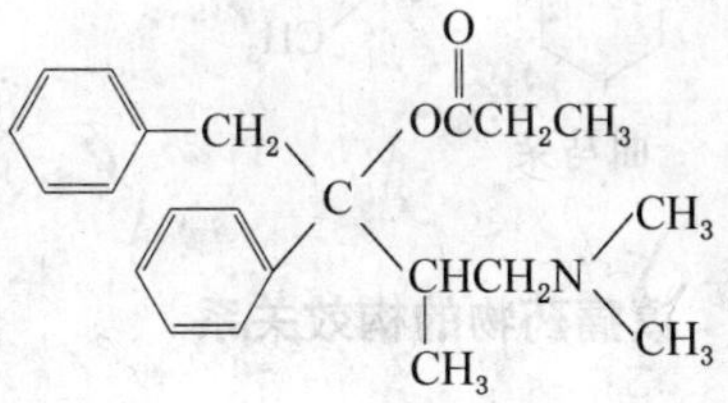

右丙氧芬

3）吗啡喃类及苯吗喃类

将吗啡结构中的4,5位氧桥除去，即得到吗啡喃类(Morphinans)合成镇痛药。如左啡诺(Levorphanol，左吗喃)，其镇痛作用约为吗啡的4倍，可以口服，作用时间可维持8 h。布托啡诺(Butorphanol)为一拮抗性镇痛药，镇痛作用10倍于吗啡，成瘾性很小。

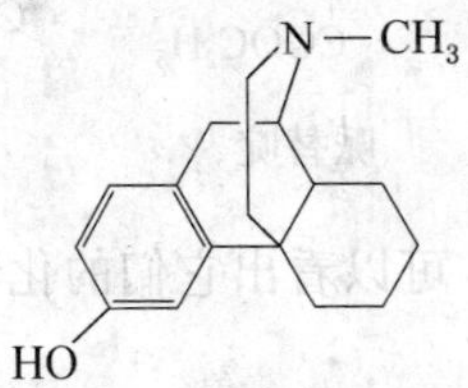

左啡诺

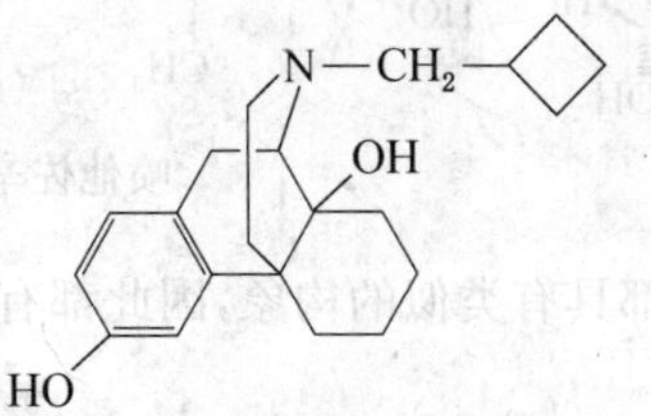

布托啡诺

将吗啡喃进一步除去C环，仅保留A、B、D环，则得到苯吗喃类(Benzomorphans)衍生物，在其结构中的C环断裂处保留小的烃基作为C环的残基，使立体结构与吗啡更相似。1959年发现了非那佐辛(Phenazocine)，其镇痛作用为吗啡的3～4倍。喷他佐辛(Pentazocine,镇痛新)具有激动-拮抗双重活性,其镇痛作用约为吗啡的 1/3,几乎无成瘾性,是第一个非麻醉性镇痛药。将氮上的取代基更换,则得到赛克洛斯(Cyclocine,氟镇痛新,Fluopentazocine),也是非麻醉性镇痛药,不仅有强效镇痛作用,而且有安定、肌松作用。

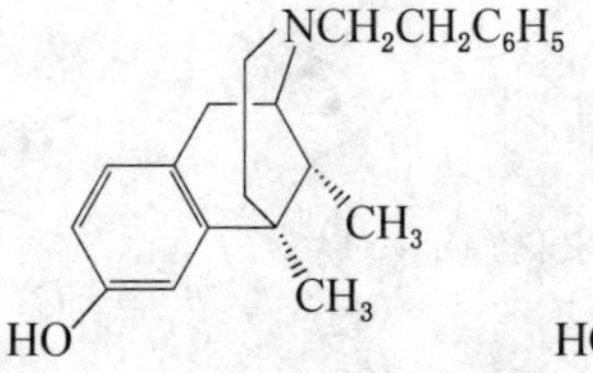

非那佐辛

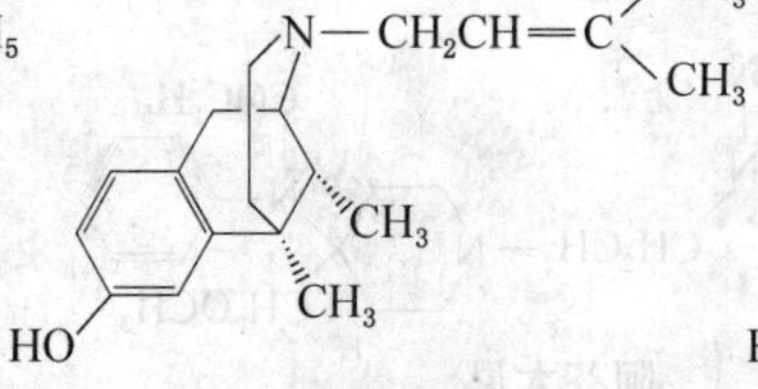

喷他佐辛

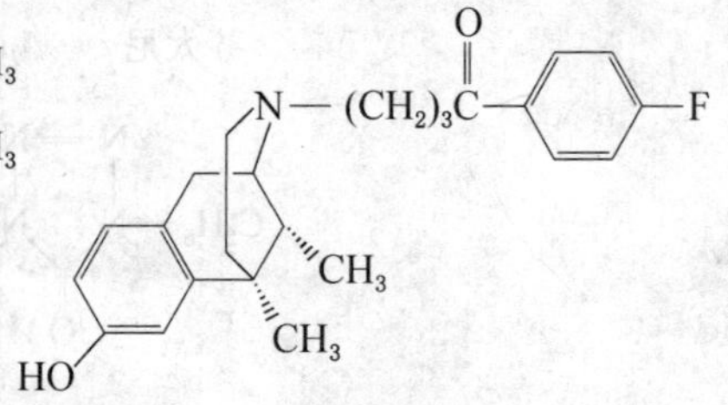

赛克洛斯

4) 其他类

曲马朵(Tramadol)为环己烷衍生物,为强效镇痛药,起效迅速,可持续数小时,短时应用成瘾性小,可用于治疗中重度急慢性疼痛。布桂嗪(Bucinnazine,强痛定)显效快,镇痛活性为吗啡的 1/3,适用于治疗癌症疼痛及偏头痛、三叉神经痛及中度创伤疼痛等疾病。

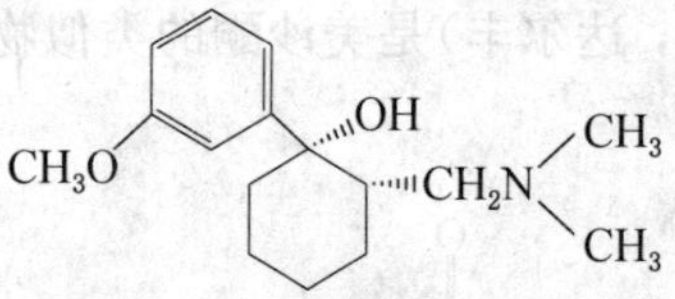

曲马朵

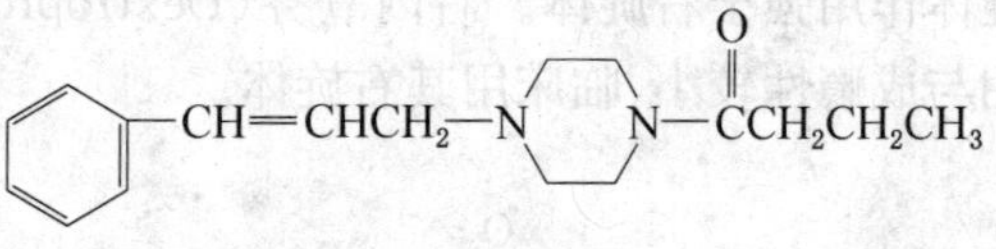

布桂嗪

17.3.3 镇痛药物的构效关系

镇痛药物的结构类型很多,但从大多数镇痛药中都可找出与吗啡结构有着共性的部分。

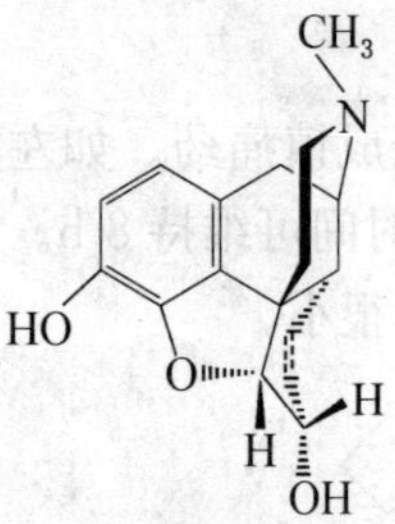

吗啡

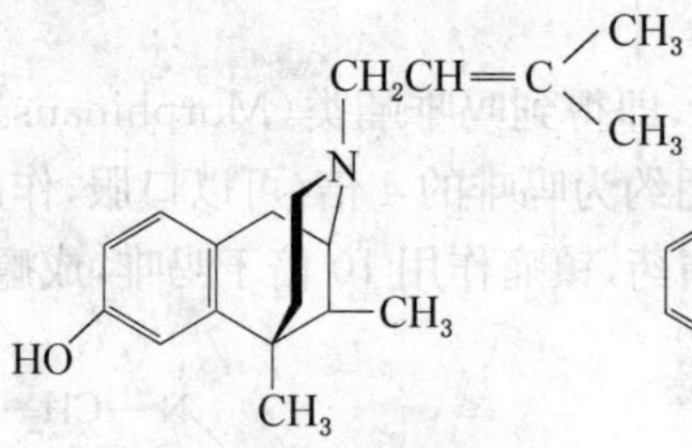

喷他佐辛

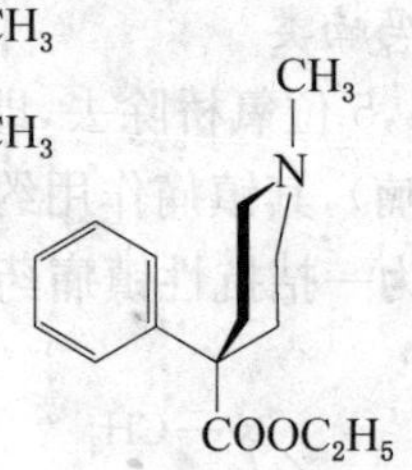

哌替啶

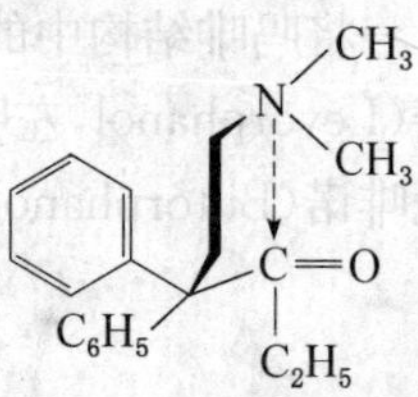

美沙酮

上述药物都具有类似的构象,因此都有镇痛作用。可以看出它们的化学结构具有下列几个特点:

(1) 分子中具有一个平坦的芳环结构,与受体中的平坦部位通过范德华力相互作用。

(2) 有一个碱性中心,并在生理 pH 条件下大部分电离为阳离子,与受体表面的阴离子以静电引力相结合。

(3) 碱性中心和平坦的芳环处在同一平面上,而烃基部分(乙胺链部分)凸出于平面的前方,正好和受体的凹槽相适应。

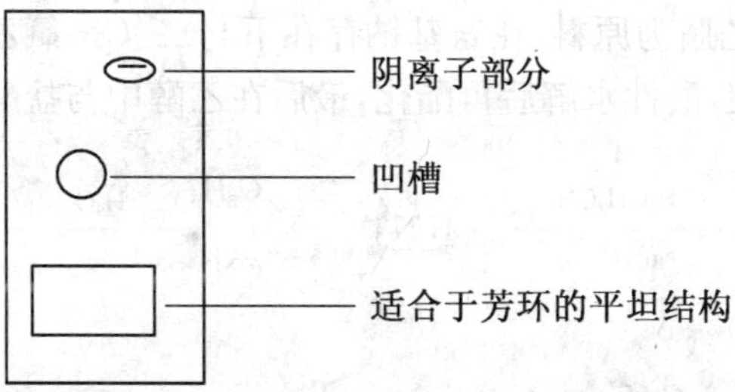

这种阿片类镇痛药与受体三点结合的模型是早期提出的受体学说，成功地应用若干年后，发现不能解释很多事实，如不能说明激动剂和拮抗剂的本质区别，于是有人又提出了四点论、五点论。

盐酸吗啡（Morphine hydrochloride）

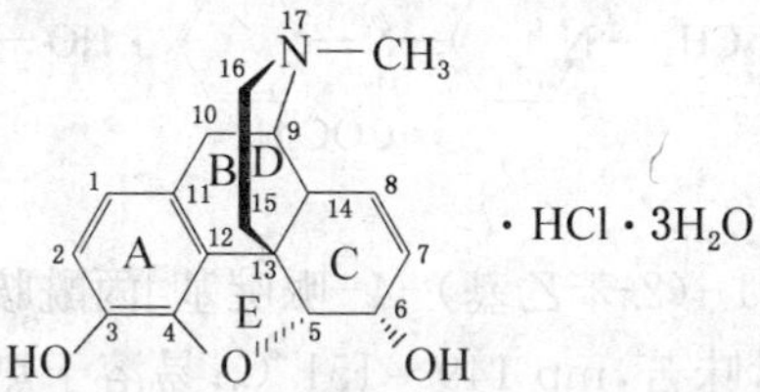

化学名为(5α，6α)-7，8-二脱氢-4,5-环氧-17-甲基吗啡喃-3,6-二醇盐酸盐三水合物。

盐酸吗啡为白色针状结晶或结晶性粉末，无臭、味苦，mp 200 ℃；能溶于水，极易溶于沸水，略溶于乙醇，不溶于氯仿或乙醚；有旋光性，水溶液的$[\alpha]_D^{25}=-98°$。

吗啡分子中存在酚羟基和叔氮原子，故为两性化合物。17 位叔氮原子呈碱性，能与酸成盐，临床上常用其盐酸盐。

由于吗啡结构中存在酚羟基，故易被氧化，空气中氧、日光和紫外线照射或铁离子可促进此反应。

吗啡作用于阿片受体而发挥镇痛、镇咳、镇静作用，临床主要用于抑制剧烈疼痛，亦用于麻醉前给药。缺点是有成瘾性，故忌持续应用。

盐酸哌替啶（Pethidine hydrochloride）

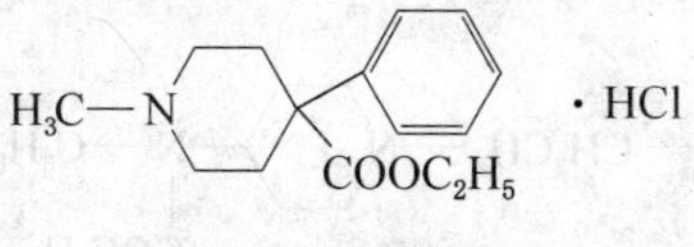

化学名为 1-甲基-4-苯基-4-哌啶甲酸乙酯盐酸盐，又名度冷丁(Dolantin)。

本品为白色结晶性粉末，无臭、味微苦，mp 186～190 ℃；极易溶于水，溶于乙醇、丙酮、醋酸乙酯，几乎不溶于乙醚；水溶液 pH 为 4～5。

本品常温下在空气中稳定，但容易吸潮，制成的片剂吸潮后易变黄，故应密闭保存。

本品结构中虽然有酯键，但由于苯基的空间位阻效应，水溶液短时间煮沸不致分解，在酸催化下易水解。

本品临床上主要用于各种剧烈疼痛，如创伤、术后和癌症晚期等引起的疼痛，也用于分娩疼痛及内脏绞痛等，成瘾性比吗啡弱。

本品的合成可以苯乙腈为原料，在氨基钠存在下与二-(β-氯乙基)甲胺环合生成1-甲基-4-苯基-4-氰基哌啶，酸性水解后再酯化，最后在乙醇中与盐酸成盐，得盐酸哌替啶。

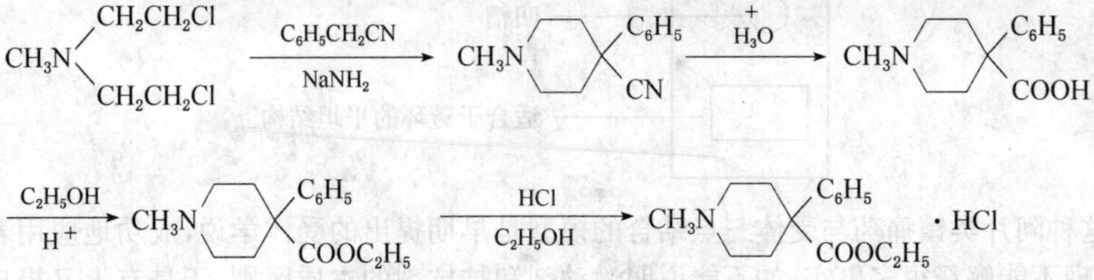

枸橼酸芬太尼(Fentanyl citrate)

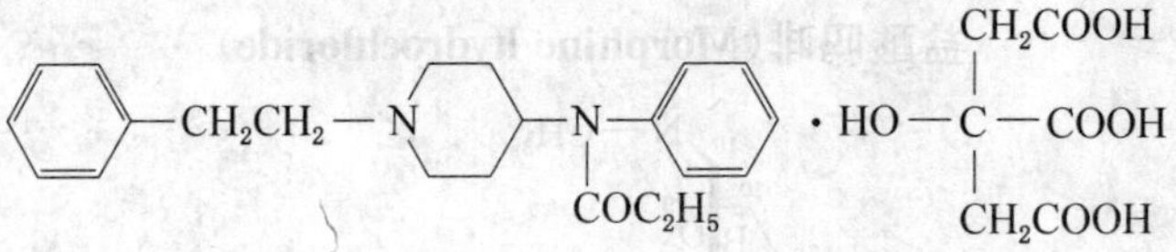

化学名为N-苯基-N-[1-(2-苯乙基)-4-哌啶基]丙酰胺枸橼酸盐。

本品为白色结晶性粉末，味苦，mp 149～151 ℃；易溶于热异丙醇，溶于水和甲醇，微溶于氯仿和乙醚；水溶液显酸性。

本品为强效镇痛药，作用快而持续时间短，副反应较小，临床用于各种剧痛，如外科手术中和手术后的镇痛和癌症的镇痛，与麻醉药合用作为辅助麻醉用药。

本品的合成方法为：苯乙基亚氨基二丙酸二甲酯在乙醇钠作用下发生分子内酯缩合得环状β-羰基酸酯，水解、酸化脱羧后与苯胺反应，还原后再用丙酸酐酰化，成盐得产品。

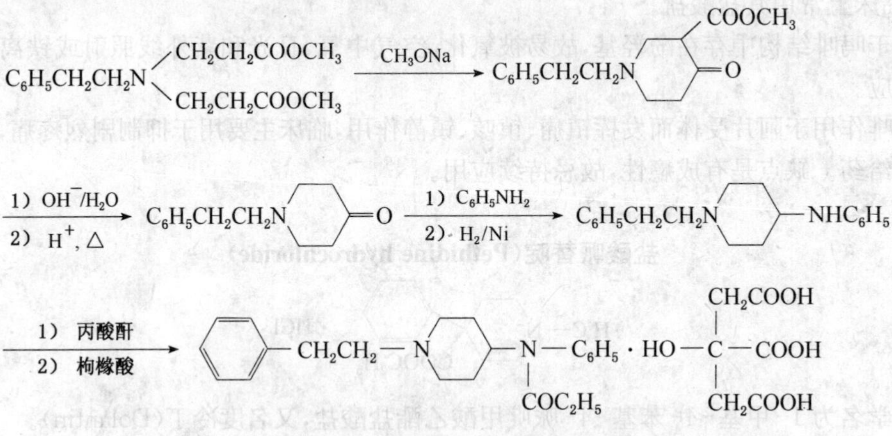

盐酸美沙酮(Methadone hydrochloride)

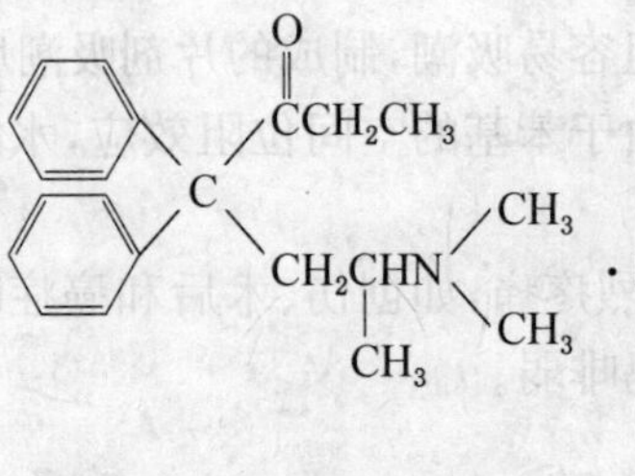

化学名为6-二甲氨基-4,4-二苯基-3-庚酮盐酸盐，又名盐酸美散痛。

本品为无色结晶或白色结晶性粉末，无臭、味苦，mp 230～234℃；易溶于乙醇、氯仿，极易溶于水，几乎不溶于乙醚。

本品分子中含有1个手性碳原子，具有旋光性，其左旋体的镇痛活性大于右旋体，临床上用其外消旋体。

本品的羰基由于位阻较大，因而化学反应活性显著降低，不能发生一般羰基能进行的反应。

本品适用于各种剧烈疼痛，还用于海洛因成瘾的戒除治疗。

喷他佐辛(Pentazocine)

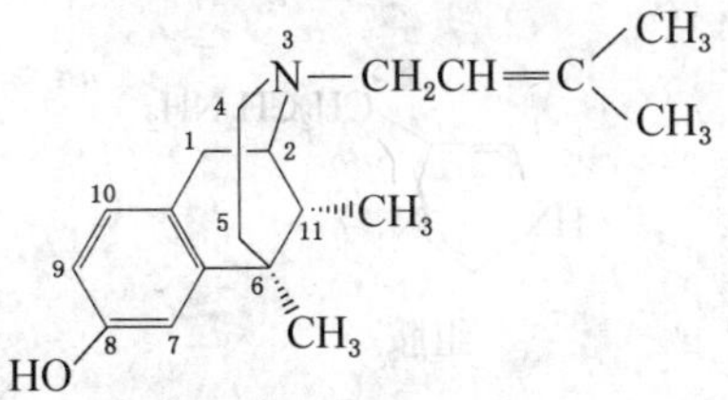

化学名为(±)1,2,3,4,5,6-六氢-6,11-二甲基-3-(3-甲基-2-丁烯基)-2,6-甲撑-3-苯并吖辛因-8-醇，又名镇痛新。

本品为白色或微褐色粉末，无臭、味微苦，mp 150～155℃；不溶于水，可溶于乙醇，易溶于氯仿，略溶于乙醚，微溶于苯和醋酸乙酯。

本品结构中有3个手性碳原子，具有旋光性，左旋体的镇痛活性比右旋体强20倍，临床上用其外消旋体。

本品为拮抗性镇痛药，优点是副作用小、成瘾性小，临床用于减轻中度至重度疼痛。

习　题

1. 解释或举例说明：
(1) NSAIDs　(2) 环氧合酶及脂氧化酶双重抑制剂　(3) 前药
(4) COX　(5) 拮抗性镇痛药　(6) 阿片受体完全拮抗剂
2. 解热镇痛药和麻醉性镇痛药的镇痛作用有什么不同？
3. 简述非甾体抗炎药的作用机理。
4. 试举3例为降低阿司匹林对胃肠道的刺激而进行的结构修饰。
5. 阿司匹林中可能有哪几种杂质？其来源是什么？
6. 阿司匹林在潮湿和较高的温度下可出现颜色变化，试解释其原因。
7. 非甾体抗炎药根据其化学结构可分为哪几大类？各举一例药物。
8. 试写出阿司匹林、扑热息痛、布洛芬、萘普生、双氯芬酸钠的结构及临床用途。
9. 试写出吗啡的化学结构，并描述其立体构型。
10. 对吗啡进行结构修饰主要在哪些部位？各举一例药物，并说明其镇痛作用和成瘾性如何？
11. 全合成镇痛药物主要有哪些结构类型？和吗啡的化学结构加以比较有何相同之处？各举一例药物。
12. 简述镇痛药物的构效关系。
13. 给出阿司匹林、扑热息痛、酮基布洛芬、盐酸哌替啶及芬太尼的制备方法。

18 抗过敏药和抗溃疡药

过敏性疾病(包括哮喘、荨麻疹等)和消化道溃疡是人类常见的多发病。虽然这两类疾病的致病因素复杂,但都与体内的活性物质组胺(Histamine)有密切关系。人体内的组胺是由 L-组氨酸在 L-组氨酸脱羧酶的催化下脱羧而成的。组胺作用于组胺受体而产生生理与病理效应。

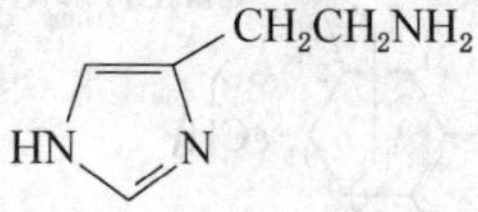

组胺

组胺受体主要有 H_1 受体和 H_2 受体两种亚型。H_1 受体分布在支气管和胃肠道平滑肌以及其他广泛组织或器官中,组胺兴奋 H_1 受体引起血管扩张,毛细血管通透性增加,导致血浆渗出,局部组织红肿、痒感,还可使支气管平滑肌收缩,导致呼吸困难。H_2 受体分布在胃及十二指肠壁细胞膜,组胺兴奋 H_2 受体则引起胃酸和胃蛋白酶分泌增加,形成消化性溃疡。因此,**H_1 受体拮抗剂**临床用作**抗过敏药(Antiallergic drugs)**,**H_2 受体拮抗剂**临床用作**抗溃疡药(Antiulcer drugs)**。

18.1 抗过敏药

目前临床使用的抗过敏药主要是 H_1 受体拮抗剂。1933 年,法国 Fourneau 和 Boret 在动物实验中发现哌罗克生(Piperoxan)对由吸入组胺气雾剂引发的支气管痉挛有保护作用,从而开始了对 H_1 受体拮抗剂的研究,至今已开发出很多有较强抗组胺活性的药物。由于组胺 H_1 受体拮抗剂抗过敏药都有较大的镇静副作用,因此,近年来的发展方向是寻找非镇静性的组胺 H_1 受体拮抗剂。

目前临床使用的 H_1 受体拮抗剂按化学结构可以分为乙二胺类、氨基醚类、丙胺类、三环类和哌啶类等。

18.1.1 H_1 受体拮抗剂的发展

1) 乙二胺类

乙二胺类药物的结构通式为:

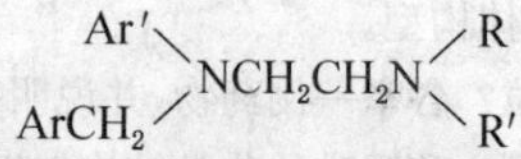

1942 年发现的芬苯扎胺(Phenbenzamine,安妥根)为本类第一个临床应用的抗组胺药,活性高、毒性较低。随后对其结构进行改造,又发现了美吡那敏(Mepyramin,新安妥根)、曲

吡那敏(Tripelennamine)等。美吡那敏的活性不高，但嗜睡副作用较小。曲吡那敏的抗组胺活性较强，作用持久，副作用较小，至今仍是临床常用的抗组胺药物。

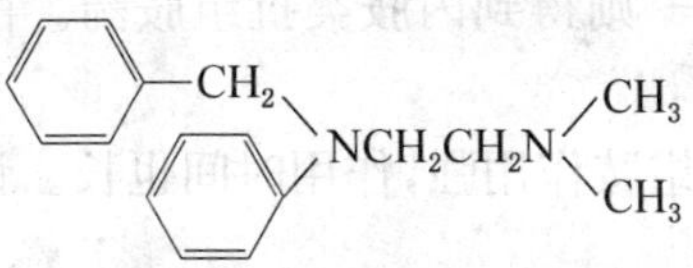

芬苯扎胺

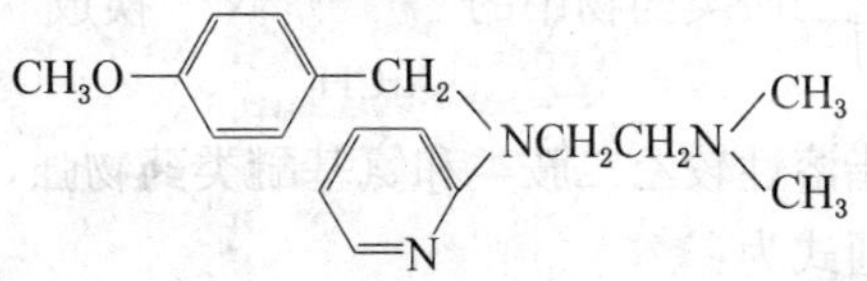

美吡那敏

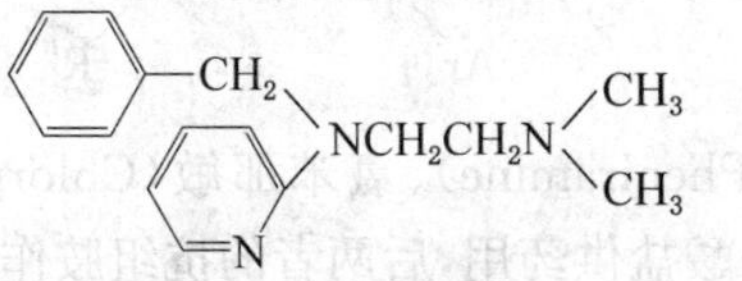

曲吡那敏

将乙二胺的两个氮原子分别构成杂环，仍为有效的抗组胺药。如果构成一个哌嗪环，不仅具有很好的抗组胺活性，而且作用时间较长，如布克利嗪(Buclizine)及西替利嗪(Cetirizine)等，其中西替利嗪作用强而持久，由于其为两性化合物，不易穿过血脑屏障，因此大大减少了镇静副作用，为非镇静性 H_1 受体拮抗剂。

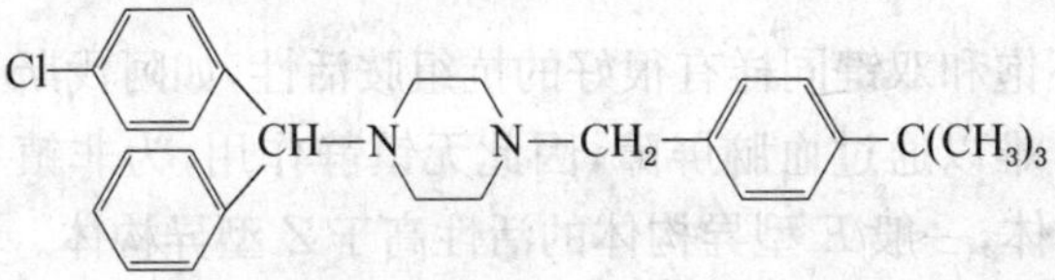

布克利嗪

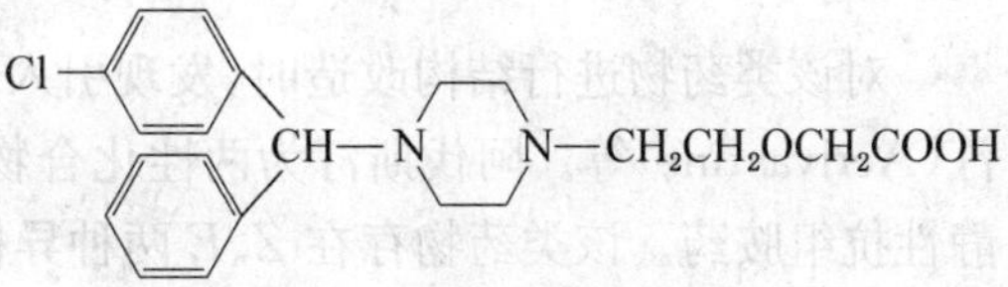

西替利嗪

2) 氨基醚类

将乙二胺类药物中的 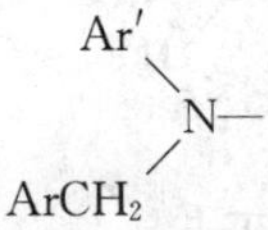 置换为 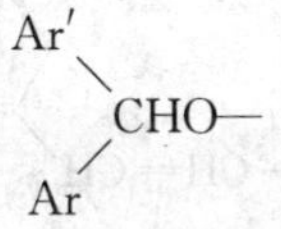，则得到氨基醚类抗组胺药，其结构通式为：

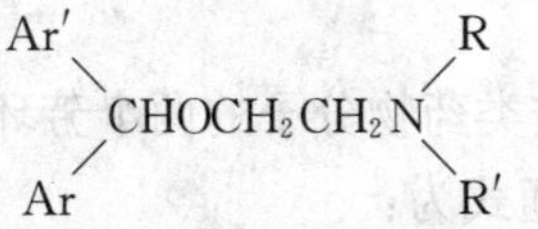

1943 年报道的苯海拉明(Diphenhydramine)具有较好的抗组胺活性，为临床最常用的抗组胺药物之一，常用其盐酸盐。该药除用于抗过敏外，还有防晕动病的作用，缺点为有嗜睡和中枢抑制副作用。为了克服这一缺点，将其与中枢兴奋药 8-氯茶碱结合成盐，称为茶苯海明(Dimenhydrinate，晕海宁、乘晕宁)，为常用抗晕动病药。

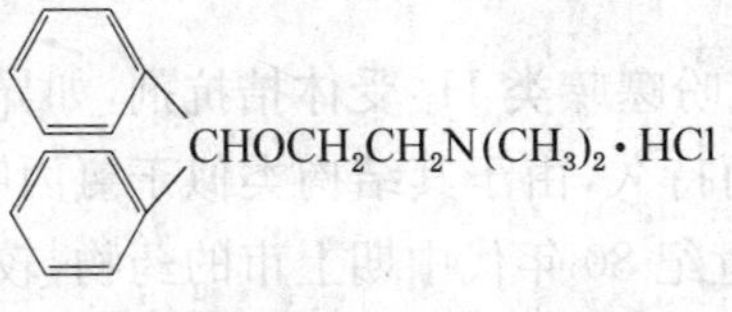

盐酸苯海拉明

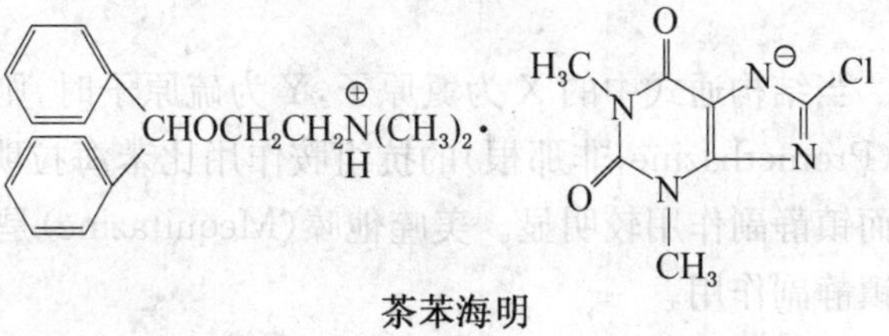

茶苯海明

3）丙胺类

将乙二胺类药物中的 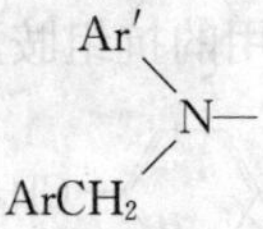 换成 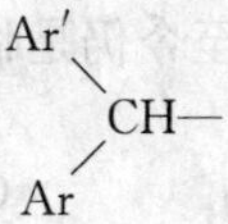 则得到丙胺类抗组胺药。由于该类药物的脂溶性较乙二胺类和氨基醚类药物强，因而抗组胺作用强，作用时间也长。该类药物的结构通式为：

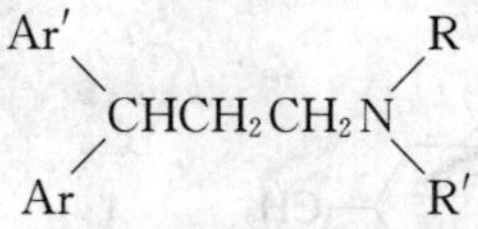

这类药物有苯那敏（Pheniramine）、氯苯那敏（Chlorpheniramine）和溴苯那敏（Brompheniramine），均以其马来酸盐供药用，后两者的抗组胺作用强而持久。

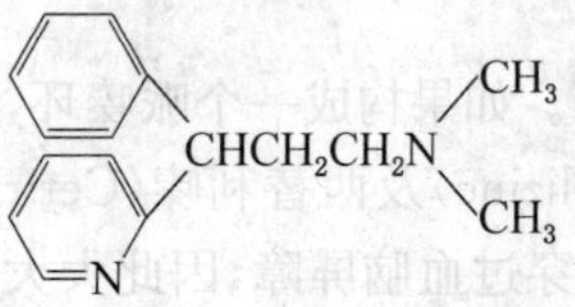

苯那敏

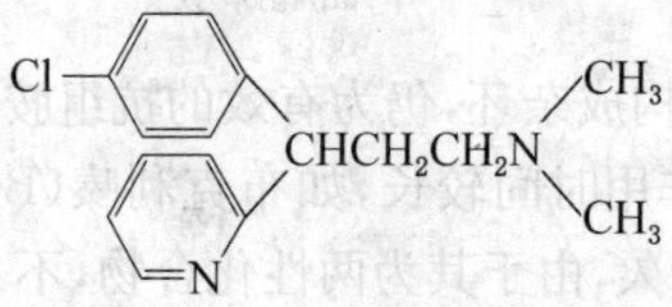

氯苯那敏

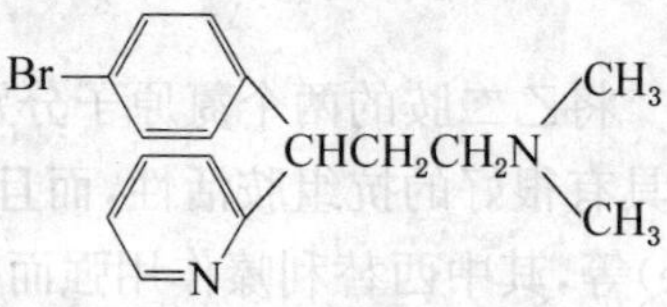

溴苯那敏

对该类药物进行结构改造时，发现引入不饱和双键同样有很好的抗组胺活性，如阿伐斯汀（Acrivastine）等。阿伐斯汀为两性化合物，难以通过血脑屏障，因此无镇静作用，为非镇静性抗组胺药。该类药物存在 *Z*、*E* 两种异构体，一般 *E* 型异构体的活性高于 *Z* 型异构体。

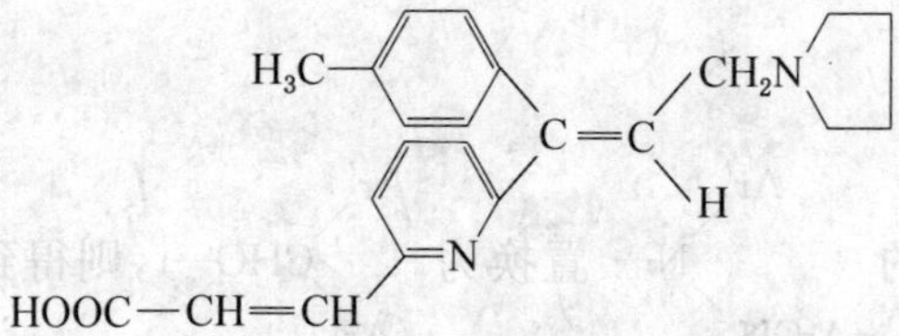

阿伐斯丁

4）三环类

将乙二胺类、氨基醚类和丙胺类药物分子的两个芳环通过不同基团在邻位相连，则构成三环类 H_1 受体拮抗剂。其结构通式为：

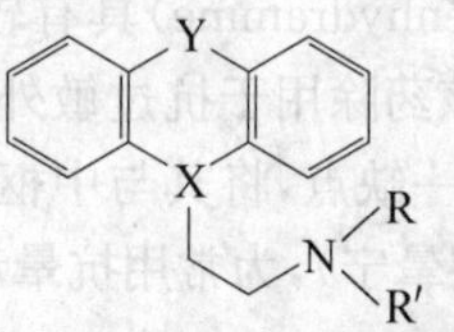

当结构通式中的 X 为氮原子，Y 为硫原子时，则构成吩噻嗪类 H_1 受体拮抗剂，如异丙嗪（Promethazine，非那根）的抗组胺作用比苯海拉明强而持久，由于其结构类似于氯丙嗪，因而镇静副作用较明显。美喹他嗪（Mequitazine）是 20 世纪 80 年代中期上市的药物，较少有镇静副作用。

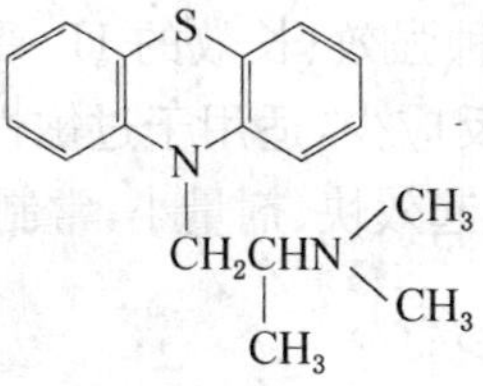

异丙嗪

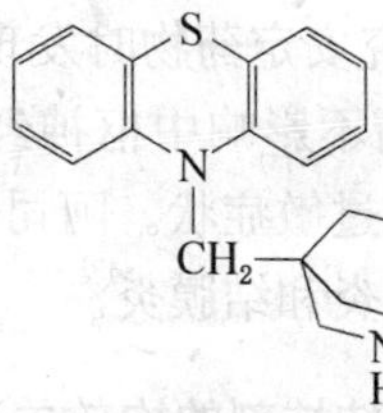

美喹他嗪

对吩噻嗪类抗组胺药进行结构改造，得到一系列三环类药物。氯普噻吨（见 16.3.1）的抗组胺活性为苯海拉明的 17 倍，其反式异构体的活性强于顺式异构体。赛庚啶（Cyproheptadine）除有较强的抗组胺作用外，还有抗 5-羟色胺及抗胆碱作用，几乎不影响中枢神经系统。

酮替芬（Ketotifen）及氯雷他啶（Loratadine）是赛庚啶的结构类似物。酮替芬除具有 H_1 受体拮抗作用外，还具有过敏介质释放抑制作用，多用于哮喘的预防和治疗，但有较强的中枢抑制和嗜睡副作用。氯雷他啶为强效及长效 H_1 受体拮抗剂，选择性地对抗外周 H_1 受体，因而对中枢神经无抑制作用，为非镇静性 H_1 受体拮抗剂。

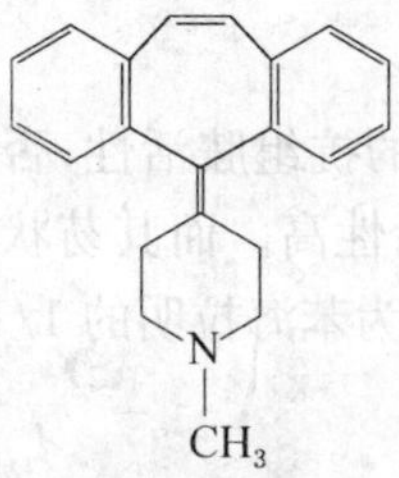

赛庚啶

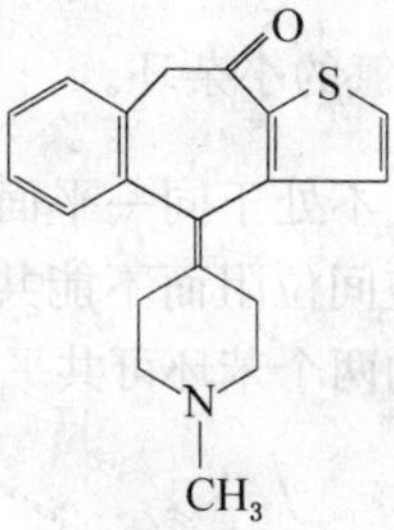

酮替芬

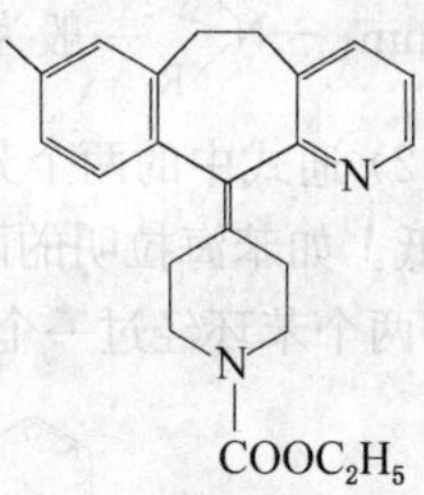

氯雷他啶

5）哌啶类

哌啶类 H_1 受体拮抗剂是目前非镇静性抗组胺药的主要类型，其中第一个上市的是特非那定（Terfenadine），它是在研究丁酰苯类抗精神病药物时发现的。其抗组胺作用强，选择性高，可选择性拮抗外周 H_1 受体，无中枢神经抑制作用，临床用于治疗常年性或季节性鼻炎及过敏性皮肤病。特非那定因与某些药物合用可致严重的心脏病，经 FDA 批准于 1998 年从市场上撤消。

其他在临床应用的哌啶类非镇静性抗组胺药有阿司咪唑（Astemizole，息斯敏）等。

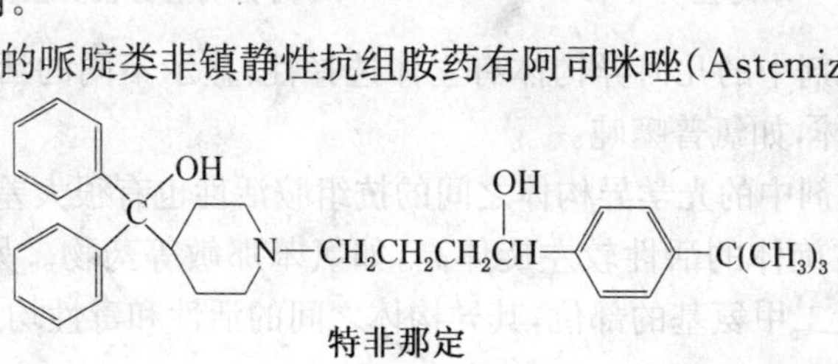

特非那定

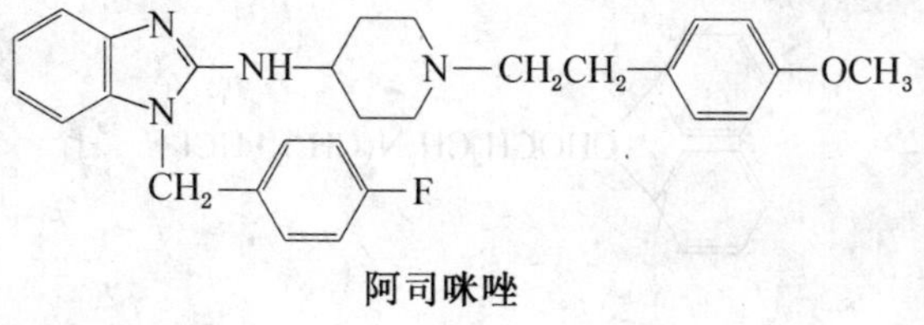

阿司咪唑

阿司咪唑是在研究安定药物时发现的，它是一种强效、长效的 H_1 受体拮抗剂，因其不易穿过血脑屏障，因而不影响中枢神经系统，不良反应少，适用于过敏性鼻炎、过敏性结膜炎、慢性荨麻疹和其他过敏症状。阿司咪唑作用强、起效快、剂量小，常制成滴眼液和鼻喷雾剂，用于治疗过敏性鼻炎和结膜炎。

18.1.2 H_1 受体拮抗剂的构效关系

H_1 受体拮抗剂的基本化学结构可以归纳为如下通式：

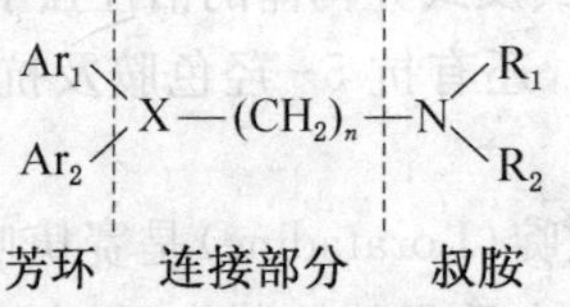

(1) 在通式中，Ar_1 为苯环、杂环或取代杂环，Ar_2 为另一个芳环或芳甲基；X 可以为 >CHO—，>N—，>CH—；n 一般为 2～3，使芳环和叔氮原子之间的距离保持在 0.05～0.06 nm；$-N<^{R_1}_{R_2}$ 一般为二甲氨基或含氮的小杂环。

(2) 通式中的两个芳环 Ar_1 和 Ar_2 不处于同一平面时具有最大的抗组胺活性，否则活性降低。如苯海拉明的两个苯环由于空间位阻而不能共平面，因而活性高。而其芴状衍生物（即两个苯环经过一个 σ 键连接）中的两个苯环可共平面，其活性仅为苯海拉明的 1/100。

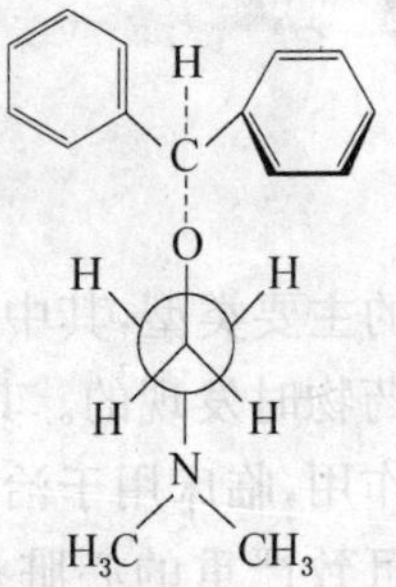

苯海拉明

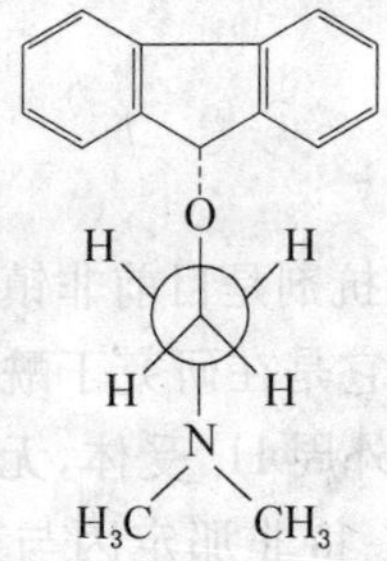

苯海拉明的芴状衍生物

(3) H_1 受体拮抗剂中的几何异构体有立体选择性，显示不同的活性，一般反式异构体的活性高于顺式异构体，如氯普噻吨。

(4) H_1 受体拮抗剂中的光学异构体之间的抗组胺活性也有很大差别，当手性中心位于邻近芳环的部位，其右旋体的活性较左旋体高，如氯苯那敏等药物。另一些药物如异丙嗪等，手性中心位于邻近二甲氨基的部位，其异构体之间的活性和毒性均无很大差异。

盐酸苯海拉明（Diphenhydramine hydrochloride）

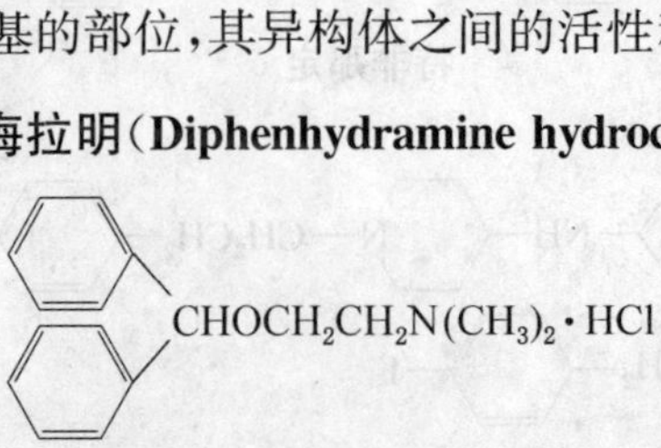

化学名为N,N-二甲基-2-(二苯甲氧基)乙胺盐酸盐。

本品为白色结晶性粉末,无臭、味苦,mp 167～171 ℃;在水中极易溶解,在乙醇或氯仿中易溶,在丙酮中略溶,在乙醚和苯中极微溶解;本品为强酸弱碱盐,呈酸性。

本品具有叔胺结构,有类似生物碱的颜色反应及沉淀反应。如遇苦味酸生成苦味酸盐,mp 128～132 ℃。

本品口服后,少量以原药排出,大部分经酶催化氧化为N-氧化物和N-去甲基物。

本品为氨基醚类 H_1 受体拮抗剂,用于治疗过敏性疾病,也可用于乘车、船引起的恶心、呕吐和晕动病的治疗,但中枢抑制作用显著。

马来酸氯苯那敏(Chlorphenamine maleate)

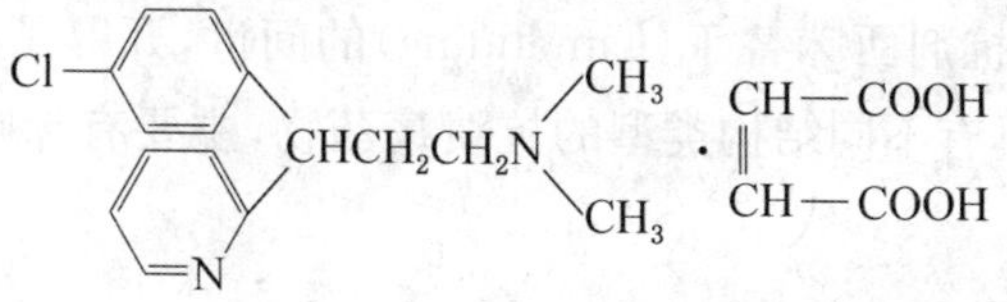

化学名为3-(4-氯苯基)-N,N-二甲基-3-(2-吡啶基)丙胺马来酸盐,又名扑尔敏。

本品为白色结晶性粉末,无臭、味苦,有升华性,mp 131～135 ℃;易溶于水、乙醇和氯仿,微溶于乙醇及苯;其1%水溶液的pH值为4.0～5.0。

本品结构中含有一个手性碳原子,存在一对光学异构体,其 *S* 构型(右旋体)的活性比 *R* 构型(左旋体)高,临床用其外消旋体。

本品口服后吸收迅速而完全,排泄缓慢,作用持久。其代谢物主要有N-去甲基氯苯那敏,N-去二甲基氯苯那敏及氯苯那敏N-氧化物等。

本品为丙胺类 H_1 受体拮抗剂,作用强而持久,对中枢抑制作用轻,嗜睡副作用较小,适用于日间服用,用于荨麻疹、枯草热、过敏性鼻炎等疾病的治疗。

盐酸赛庚啶(Cyproheptadine hydrochloride)

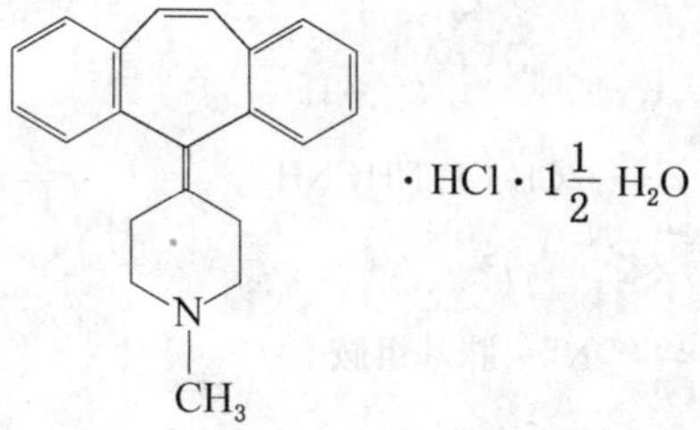

化学名为1-甲基-4-(5H-二苯并[a, d]环庚三烯-5-亚基)哌啶盐酸盐倍半水合物。

本品为白色或微黄色结晶性粉末,几乎无臭、味微苦,mp 252～253 ℃(分解);在甲醇中易溶,在氯仿中溶解,在乙醇中略溶,在水中微溶,在乙醚中几乎不溶;水溶液呈酸性。

本品在体内的主要代谢物为N-脱甲基物和苯环或哌啶环的羟基化物以及形成的相应的葡萄糖醛酸苷。

本品为三环类 H_1 受体拮抗剂,作用比马来酸氯苯那敏强,而且具有抗5-羟色胺及抗胆碱作用,临床适用于荨麻疹、湿疹及其他过敏性疾病的治疗,也可用于治疗偏头痛。

18.2 抗溃疡药

消化性溃疡疾病是人类的一种常见多发病，多发生在胃幽门和十二指肠处。发生溃疡的基本原因是由于胃酸分泌过多，超过了胃粘液对胃的保护能力和十二指肠液中和胃酸的能力，从而引起胃黏膜损伤，发生溃疡。

目前临床使用的抗溃疡药物种类很多，本节只介绍目前临床上常用的抑制胃酸分泌的 H_2 受体拮抗剂和质子泵抑制剂。

18.2.1 H_2 受体拮抗剂

1975 年 H_2 受体拮抗剂西咪替丁(Cimetidine)的问世，开辟了寻找抗溃疡药物的新领域，人们开发出一系列具有不同结构类型的抗溃疡药物，主要有咪唑类、呋喃类、噻唑类、哌啶甲苯类等。

1）咪唑类

早在 20 世纪 60 年代中期，人们发现胃壁细胞里存在促进胃酸分泌的组胺 H_2 受体，故试图寻找 H_2 受体拮抗剂以抑制胃酸的分泌。

以组胺为先导化合物，保留其咪唑环而改变侧链，发现 N^{α}-胍基组胺(N^{α}-Guanylhistamine)有拮抗 H_2 受体的作用，但它只是部分激动剂。将侧链末端的胍基换成碱性较弱的硫脲基，同时将侧链延长至 4 个碳原子，得到咪丁硫脲(Burimamide)，其拮抗 H_2 受体的活性比 N^{α}-胍基组胺强 100 倍，而且选择性好，成为第一个 H_2 受体拮抗剂，但口服无效。经进一步结构改造，在咪唑环的 5 位引入甲基，将侧链中第二个次甲基换成硫原子，得到甲硫米特(Metiamide)，其抑制胃酸分泌的作用比咪丁硫脲强 10 倍，能明显增加十二指肠溃疡的愈合率，但由于其分子中存在硫脲基团，从而可引起肾损伤和粒细胞缺乏症。后来的研究转向寻找不含硫脲结构的 H_2 受体拮抗剂，1975 年以氰胍取代硫脲基，得到西咪替丁，成为第一个高效的 H_2 受体拮抗剂。

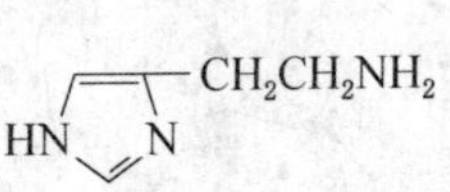

组胺

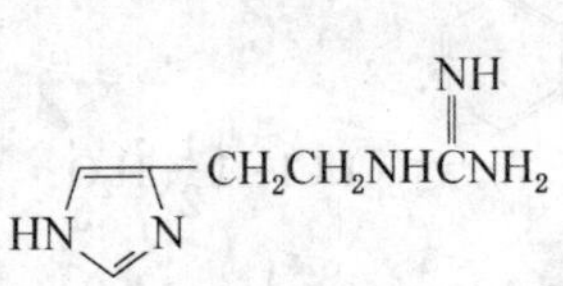

N^{α}-胍基组胺

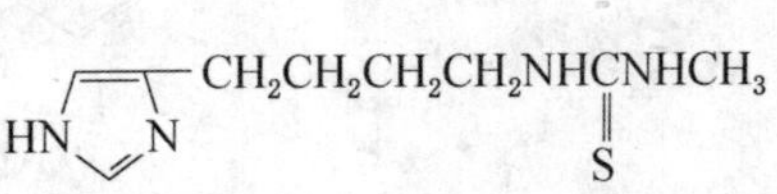

咪丁硫脲

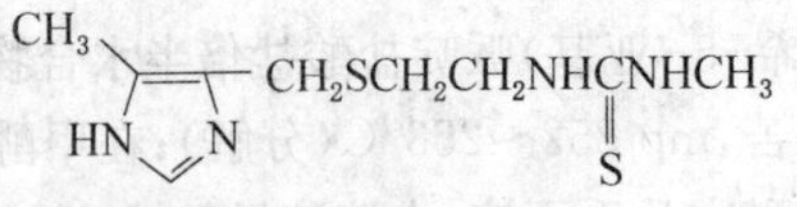

甲硫米特

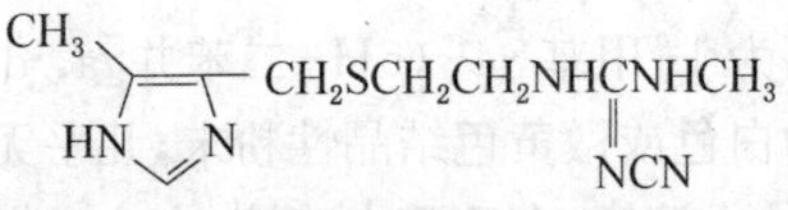

西咪替丁

西咪替丁为临床常用的第一代 H_2 受体拮抗剂，主要用于十二指肠溃疡、胃溃疡、上消化道出血等，但中断用药后复发率高，需维持治疗，而且它还有抗雄激素副作用，长期应用可产生男子乳腺发育和性功能障碍，妇女溢乳等副作用。

2）呋喃类

将西咪替丁的甲基咪唑环替换成二甲氨基甲基呋喃环，氰基亚氨基替换为硝基甲叉基，则得到雷尼替丁(Ranitidine)，其抑制胃酸分泌的作用较西咪替丁强5～8倍，对胃和十二指肠溃疡疗效高，且有速效、长效的特点，其副作用也比西咪替丁低，为第二代 H_2 受体拮抗剂。该药上市不久，其销售量就超过西咪替丁，连续10多年排在世界畅销药物的首位。

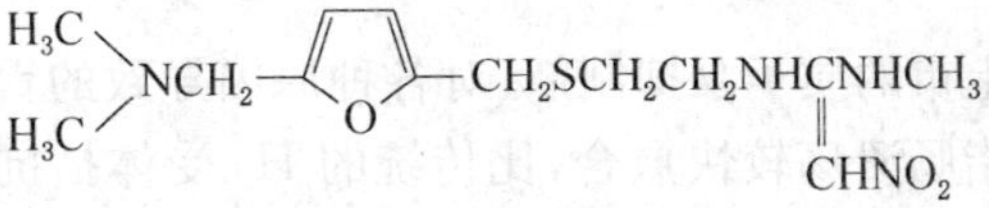

雷尼替丁

3）噻唑类

将西咪替丁的甲基咪唑环和氰胍基分别替换成胍基噻唑环和氨磺酰脒基，得到法莫替丁(Famotidine)，为高效、高选择性的 H_2 受体拮抗剂，其抑制胃酸分泌的作用为西咪替丁的50倍，作用时间也延长，对 H_1 受体、M受体、N受体(见第20章)、5-HT受体以 α、β 受体均无作用，亦无抗雄激素的作用，为第三代 H_2 受体拮抗剂。同类药物还有尼扎替丁(Nizatidine)，其亲脂性强，生物利用度高，对心血管、中枢神经系统和内分泌系统无不良反应，为新型强效的 H_2 受体拮抗剂。

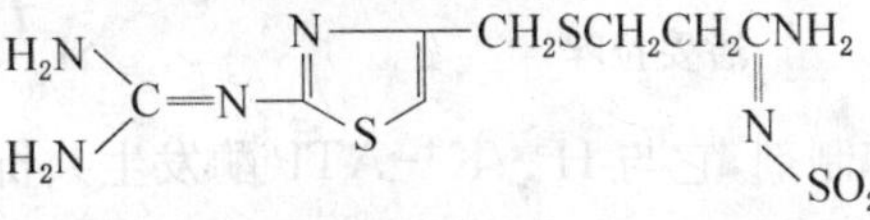

法莫替丁

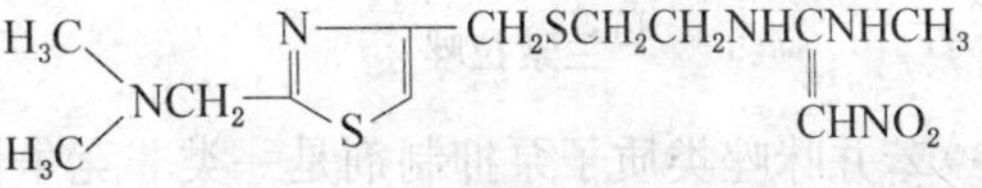

尼扎替丁

4）哌啶甲苯类

哌啶甲苯类为新型结构的 H_2 受体拮抗剂，为强效和长效的抗溃疡药。如罗沙替丁(Roxatidine)有强效的抑制胃酸分泌的作用，其生物利用度高达90％以上。

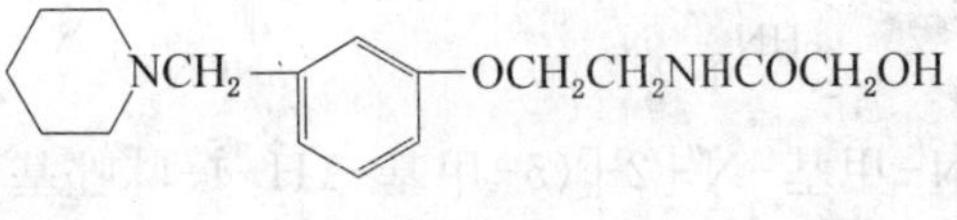

罗沙替丁

18.2.2 质子泵抑制剂

质子泵即 H^+/K^+-ATP酶，存在于胃壁细胞中，具有排出氢离子、氯离子，重吸收钾离子的作用，表现为向胃腔直接分泌浓度很高的胃酸。**质子泵抑制剂(Proton pump inhibitor)**直接作用于分泌胃酸的最后共同通道的 H^+/K^+-ATP酶，对各种刺激引起的胃酸分泌均可抑制，比 H_2 受体拮抗剂作用强、选择性高、副作用小。

在早期研究吡啶硫代乙酰胺的抗病毒作用时，发现它有抑制胃酸分泌的作用，但对肝脏的毒性较大。对之进行结构改造，得到苯并咪唑类衍生物替莫拉唑(Timoprazole)，其具有强烈抑制胃酸分泌的作用，但有阻断甲状腺对碘摄取的副作用，不能用于临床。进一步结构改造，合成了一系列苯并咪唑类化合物，从中发现了作用强、副作用小的奥美拉唑(Omeprazole)。

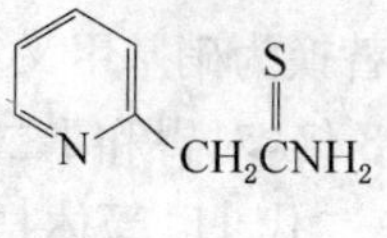

吡啶硫代乙酰胺

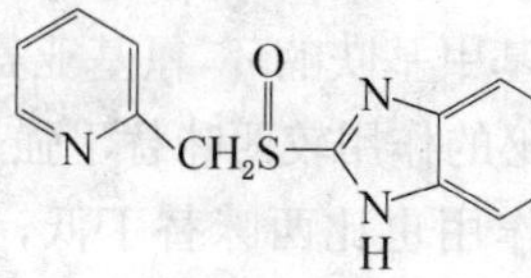

替莫拉唑

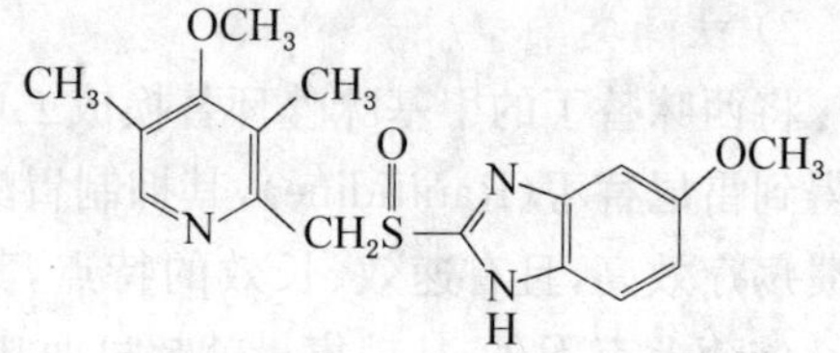

奥美拉唑

奥美拉唑是第一个上市的质子泵抑制剂，对各种原因导致的胃酸分泌都有强而持久的抑制作用，能使胃、十二指肠溃疡较快愈合，比传统的 H_2 受体拮抗剂治愈率高、速度快、不良反应少。对奥美拉唑进行结构改造，得到兰索拉唑(Lansoprazole)、潘妥拉唑(Pantoprazole)等一系列质子泵抑制剂。兰索拉唑为含氟化合物，抑制胃酸分泌的作用比奥美拉唑强 2～10 倍，但治疗效果相似，其亲脂性更强，易透过细胞膜，口服生物利用度比奥美拉唑高。潘妥拉唑在疗效、稳定性和对胃壁细胞的选择性方面比兰索拉唑更优。

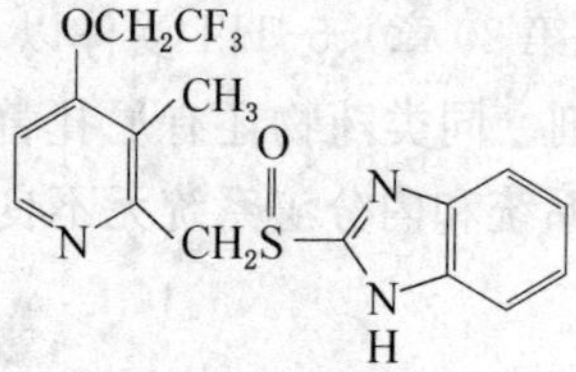

兰索拉唑

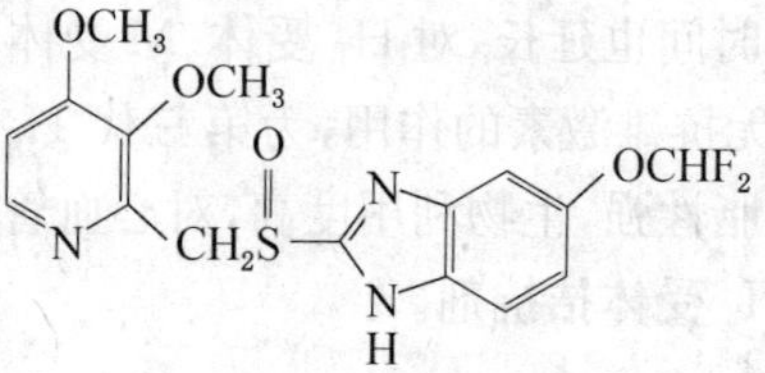

潘妥拉唑

苯并咪唑类质子泵抑制剂是一类非竞争性酶抑制剂，它与 H^+/K^+-ATP 酶发生共价结合，但是这种结合是可逆的。

近年来，质子泵抑制剂发展很快，已有结构新颖又具不同作用机理的化合物正在研究开发中。

西咪替丁(Cimetidine)

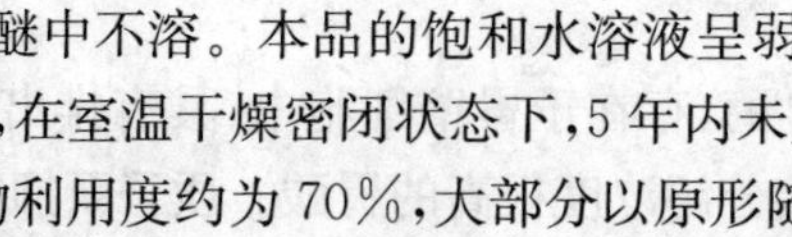

化学名为 N-氰基-N′-甲基-N″-[2-[(5-甲基-1H-4-咪唑基)甲基]硫基]乙基胍，又名甲氰咪胍、泰胃炎。

本品为白色或类白色结晶性粉末，几乎无臭，味微苦，mp 140～146 ℃；在甲醇中易溶，在乙醇中溶解，水中微溶，乙醚中不溶。本品的饱和水溶液呈弱碱性，pH 为 9.0。

本品的化学稳定性良好，在室温干燥密闭状态下，5 年内未见分解。

本品口服吸收迅速，生物利用度约为 70%，大部分以原形随尿排出，主要代谢物为西咪替丁 S-氧化物，也有少量咪唑环上的甲基被氧化成羟甲基的产物。

本品用于治疗胃及十二指肠溃疡，中断用药后复发率高，需维持治疗。

盐酸雷尼替丁(Ranitidine hydrochloride)

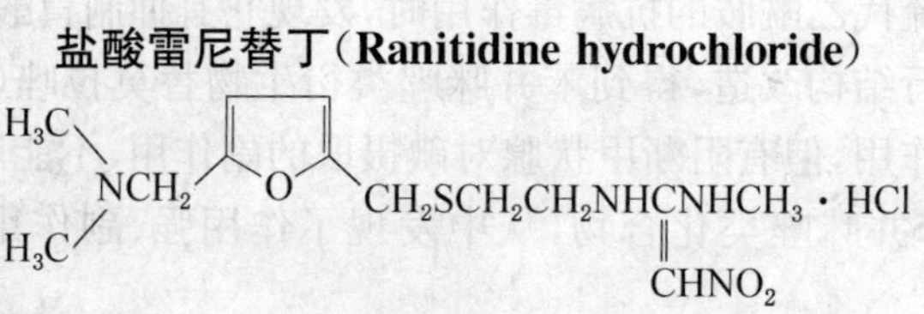

化学名为N′-甲基-N-[2-[[[5-[(二甲氨基)甲基]-2-呋喃基]甲基]硫代]乙基]-2-硝基-1,1-亚乙基二胺盐酸盐。

本品为类白色或浅黄色结晶性粉末，有硫醇异臭，味微苦涩，极易潮解，吸潮后颜色变深。本品为反式体，mp 137～143 ℃，熔融时同时分解。在水和甲醇中易溶，略溶于乙醇，在丙酮中几乎不溶。

本品在室温干燥条件下稳定，保存3年含量不下降，其稳定性受温度影响较大。

本品在体内代谢途径为氧化和去甲基，主要代谢物为雷尼替丁N-氧化物，此外还有少量雷尼替丁S-氧化物和雷尼替丁N-去甲基物。

本品临床上主要用于治疗十二指肠溃疡、良性胃溃疡、术后溃疡和返流性食管炎等，具有高效、速效、长效的特点，副作用小而安全。

法莫替丁(Famotidine)

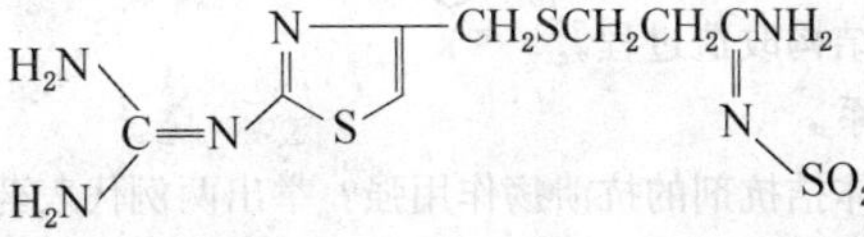

化学名为N-氨磺酰基-3-[[[2-[(二氨基亚甲基)氨基]-4-噻唑基]甲基]硫基]丙脒。

本品为白色针状结晶，无臭，因结晶条件不同，有A、B两种晶型，A型熔点167～170 ℃，B型熔点为159～162 ℃。两种晶形的生物活性相同，吸收速度也相同。

本品口服生物利用度为40%～50%，半衰期约为3～4 h，体内无蓄积倾向。其代谢物只有一种，为法莫替丁S-氧化物，主要从尿中排泄。

本品为高效H_2受体拮抗剂，选择性强，剂量小，副作用小。临床用于治疗胃及十二指肠溃疡、消化道出血、胃炎、返流性食管炎及卓-艾氏综合征等。

奥美拉唑(Omeprazole)

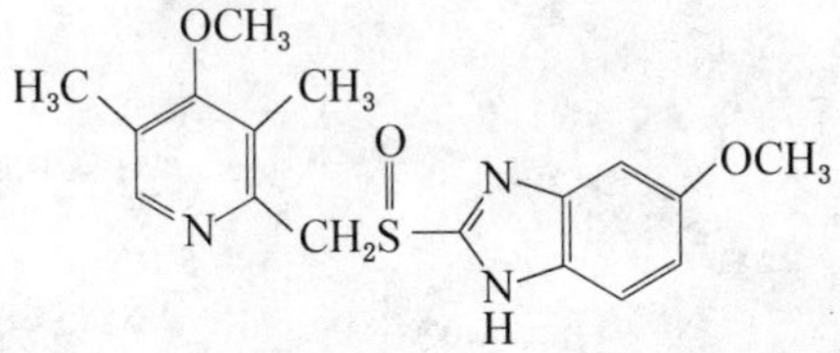

化学名为5-甲氧基-2-[[(4-甲氧基-3,5-二甲基-2-吡啶基)甲基]亚磺酰基]-1H-苯并咪唑，商品名洛赛克(Losec)。

本品为白色或类白色结晶，mp 156 ℃；易溶于DMF，溶于甲醇，难溶于水。本品为两性化合物，易溶于碱溶液，在强酸性水溶液中很快分解。

本品因亚砜上的硫有手性，具有光学活性，临床用其外消旋体。

本品在体外无活性，进入胃壁细胞中在酸催化下重排为活性物质，和H^+/K^+-ATP酶共价结合，形成无活性复合物，抑制胃酸分泌。

本品对组胺、胃泌素、乙酰胆碱、食物及刺激迷走神经等引起的胃酸分泌皆有强而持久的抑制作用，在治疗消化道溃疡方面比传统的H_2受体拮抗剂的作用更好，具有迅速缓解疼痛、疗程短、愈合率高的优点。

习 题

1. 解释或举例说明：
   (1) H_2 受体拮抗剂　　(2) 质子泵抑制剂
   (3) 非镇静性 H_1 受体拮抗剂
2. 组胺受体有哪几类？其拮抗剂的主要临床用途是什么？
3. 苯海拉明的主要副反应是什么？为什么将其和 8-氯茶碱合用？
4. H_1 受体拮抗剂主要有哪些结构类型？写出每类的结构通式，并各举一例药物。
5. 简述 H_1 受体拮抗剂的构效关系。
6. H_2 受体拮抗剂主要分为哪几类？各举一例药物，写出其名称及化学结构。
7. 简述 H_2 受体拮抗剂的发现及结构改造过程。
8. 简述 H_2 受体拮抗剂的构效关系。
9. 为什么质子泵抑制剂比 H_2 受体拮抗剂的抗溃疡作用强？举出两例代表药物。

19 拟肾上腺素药和抗肾上腺素药

肾上腺素(Epinephrine)是由肾上腺髓质所分泌的神经递质，肾上腺髓质则接受交感神经(见第15章)支配。化学递质，也称**介质**，通常人体外周神经末梢之间以及神经节的神经冲动的传递过程等由其完成。中枢神经系统内的神经递质主要有三类：乙酰胆碱、单胺类(包括去甲肾上腺素、5-羟色胺、多巴胺)及氨基酸等。现代临床医学研究发现，当交感神经兴奋时，神经末梢释放的主要递质是去甲肾上腺素(Norepinephrine，NE)，去甲肾上腺素在N-甲基转移酶等作用下，经N-甲基化转变为肾上腺素。体内的另一种内源性物质多巴胺是去甲肾上腺素和肾上腺素的生物合成前体(见16.3.2)。

上述物质在神经组织和其他组织均有不同浓度的存在，在调节血压、心率、心力、胃肠运动和支气管平滑肌张力等生理功能上起着重要作用。肾上腺素使心肌收缩加强，心输出量增加，血压升高。肾上腺素对不同部位的血管具有不同作用，它对内脏及皮肤血管有强烈的收缩作用，对心肌及骨骼肌血管则有舒张作用。去甲肾上腺素对心脏作用较弱，但对血管有强烈的收缩作用(冠状血管除外)，可使外周阻力显著增加，因而，可升高血压。

拟肾上腺素药(肾上腺素能激动剂，Adrenergic drugs)是一类使交感神经兴奋，产生肾上腺素样作用的药物。由于其化学结构均为胺类，而且部分药物又具有儿茶酚的结构，故又称为拟交感胺(Sympathomimetic amines)或儿茶酚胺(Catecholamines)。**抗肾上腺素药(肾上腺素能拮抗剂，Adrenergic antagonists)**是一类能与肾上腺素能受体结合，但无或少内在活性，不产生或较少产生拟肾上腺素作用，却能阻断肾上腺能神经递质或拟肾上腺素药物与受体作用的药物。

肾上腺素能受体主要有α受体和β受体，α受体又分为α_1和α_2亚型，β受体亦分为β_1和β_2亚型。α受体主要分布于腺体、皮肤、黏膜及内脏等血管，β受体主要分布于心脏、支气管、骨骼肌血管等。α_1受体兴奋时，主要表现为皮肤黏膜血管和内脏血管收缩，外周阻力增大，血压上升。α_2受体兴奋时，主要表现为抑制心血管活动，抑制去甲肾上腺素、乙酰胆碱、胰岛素的释放，减少去甲肾上腺素的更新。β_1受体兴奋时，心肌收缩力加强，心率加快，从而心输出量增加，血压升高，胃肠道平滑肌同时也松弛。β_2受体兴奋时，支气管平滑肌松弛，骨骼肌血管扩张。因此，凡能兴奋α受体及β_1受体的药物，临床上主要用于升高血压和抗休克，能兴奋β_2受体的药物，临床上主要用于平喘。相反，α受体阻断剂主要用于改善微循环，治疗外周血管痉挛性疾病及血栓闭塞性脉管炎，β受体阻断剂主要用于治疗心律失常、缓解心绞痛及降血压。

19.1 拟肾上腺素药

根据作用机理的不同，一般可将拟肾上腺素药分为**直接作用药**、**间接作用药**和**混合作用**

药。直接作用药是药物与受体直接结合，通过直接兴奋受体而发挥作用；间接作用药是药物不与受体直接结合，而是促进肾上腺能神经末梢释放递质，增加受体周围去甲肾上腺素的浓度而发挥作用；混合作用药则兼具两种作用。大部分拟肾上腺素药物是直接作用药。

19.1.1 拟肾上腺素药的发展

肾上腺素是最早(1899 年)发现的肾上腺能激动剂，是肾上腺髓质分泌的主要神经递质。经研究进一步发现，当交感神经兴奋时，神经末梢释放的主要递质是去甲肾上腺素，而多巴胺是去甲肾上腺素和肾上腺素的生物合成前体，这三者都是内源性物质，在神经组织和其他组织均有不同的浓度，对传出神经系统的功能起着主要的介导作用。

肾上腺素具有较强的兴奋 α 和 β 受体的作用，临床用于过敏性休克、心脏骤停和支气管哮喘的急救。去甲肾上腺素主要兴奋 α 受体，用于治疗休克或药物中毒引起的低血压及消化道出血时的止血。多巴胺主要兴奋心脏 β_1 受体，能使休克病人血压升高，常用于抗休克。

麻黄碱(Ephedrine)是存在于草麻黄和中麻黄等植物中的生物碱，能兴奋 α 和 β 受体，主要用于防治支气管哮喘、鼻塞和低血压。由于其分子中不含儿茶酚结构，因而性质稳定，口服有效，作用持久，但作用较弱。

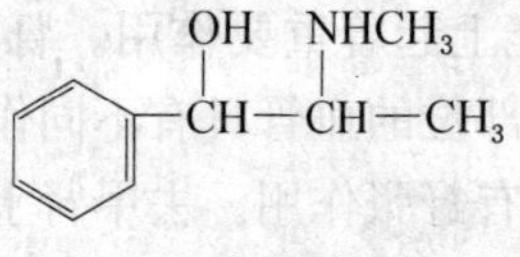

麻黄碱

随后，人们对该类药物进一步研究，逐渐认识到苯乙胺为本类药物的基本结构，进而通过对苯环上取代基、氮上及乙基侧链上的取代基进行改造，得到一系列对 α 受体和 β 受体具有较高选择性、性质稳定、作用强的类似物，特别是对支气管平滑肌 β_2 受体具有较强选择性的药物。除了前面已述的肾上腺素、去甲肾上腺素、麻黄碱及多巴胺外，其余常见的拟肾上腺素药物的结构、受体选择性及主要临床用途为：

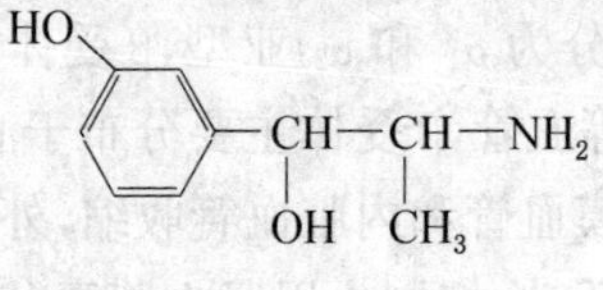

间羟胺(Metaraminol)

α 受体，休克及低血压

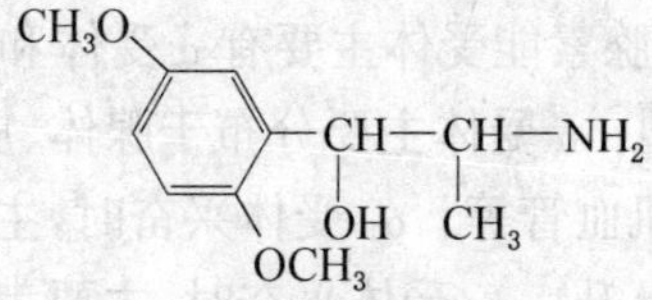

甲氧明(Methoxamine)

α_1 受体，休克及低血压

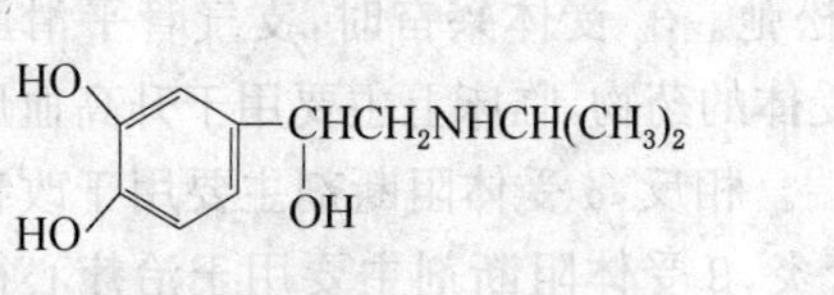

异丙肾上腺素(Isoprenaline)

β 受体，休克及哮喘

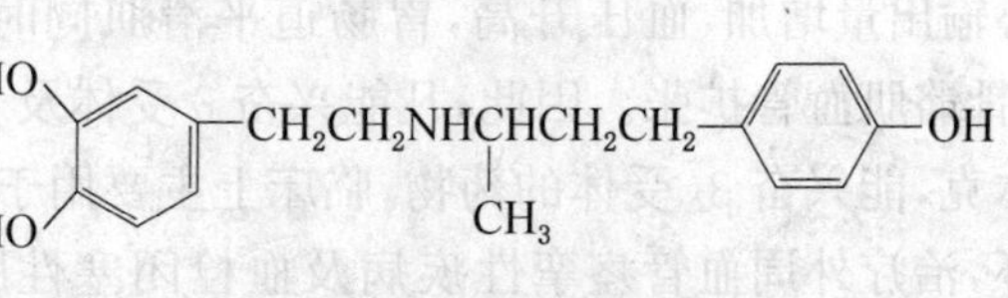

多巴酚丁胺(Dobutamine)

β_1 受体，心力衰竭及休克

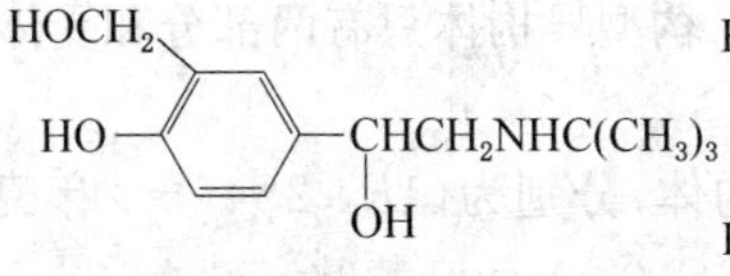

沙丁胺醇（Salbutamol）
β_2受体，哮喘及支气管痉挛

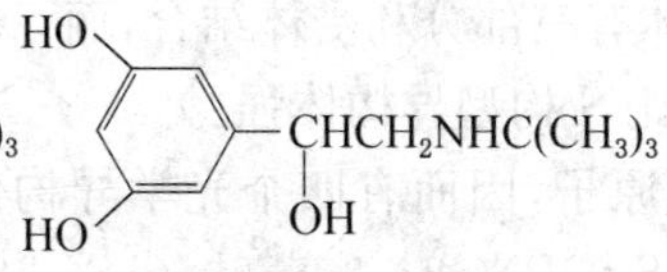

特布他林（Terbutaline）
β_2受体，哮喘及支气管痉挛

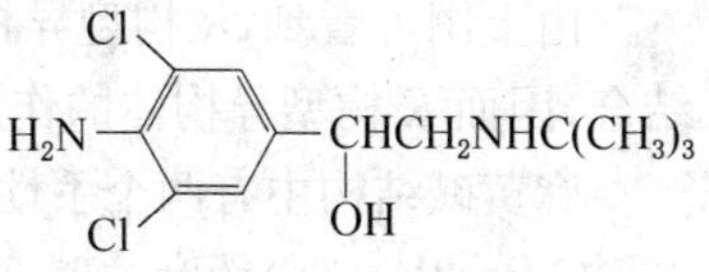

克仑特罗（Clenbuterol）
β_2受体，哮喘及支气管痉挛

这些药物的结构十分相近，由于苯环、氮原子及乙基侧链稍有不同，从而在作用强度、受体选择性、药物稳定性及作用时间的长短方面有所差异。

19.1.2 拟肾上腺素药的构效关系

直接作用于受体的拟肾上腺素药的化学结构必须与受体活性部位相适应，从而形成药物-受体复合物而发挥作用。肾上腺能受体激动剂一般有如下基本结构：

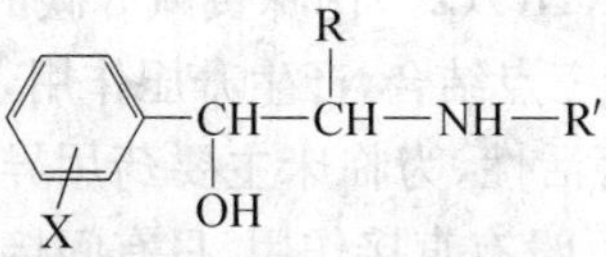

其构效关系主要有以下几点：

(1) 必须具有苯乙胺的基本结构，如碳链延长为 3 个碳原子，则作用强度下降。碳链较短的苄胺同类物仅稍有升高血压的作用。

(2) 苯环上酚羟基可显著地增强拟肾上腺素作用，而 3,4-二羟基化合物比 4-羟基化合物的活性大。如肾上腺素、去甲肾上腺素等都具有儿茶酚的结构，活性较大，但该类药物的缺点是不稳定，因而常常不能口服，而且作用时间短暂。

将儿茶酚型药物的两个羟基改变为 3,5-二羟基或保留 4 位羟基，而将 3 位羟基改变为羟甲基或氯原子等，由于不易被催化代谢而口服有效，如特布他林、克仑特罗等均是口服有效、对 β_2 受体选择性较强的平喘药。当苯环上无羟基时，作用减弱，但作用时间延长，如麻黄碱的作用强度为肾上腺素的 1/100，但作用时间延长 7 倍。

(3) 多数拟肾上腺素药在氨基的 β 位有羟基(多巴胺、多巴酚丁胺例外)，此羟基的存在对活性有显著影响。一般 *R* 构型的光学异构体具有较大活性，例如 *R*-肾上腺素的支气管扩张作用比 *S* 构型异构体强 45 倍，*R*-异丙肾上腺素的作用比 *S* 构型异构体强约 800 倍，一般认为，该类药物有三部分和受体形成三点结合，即氨基、苯环和二个酚羟基、β-醇羟基。

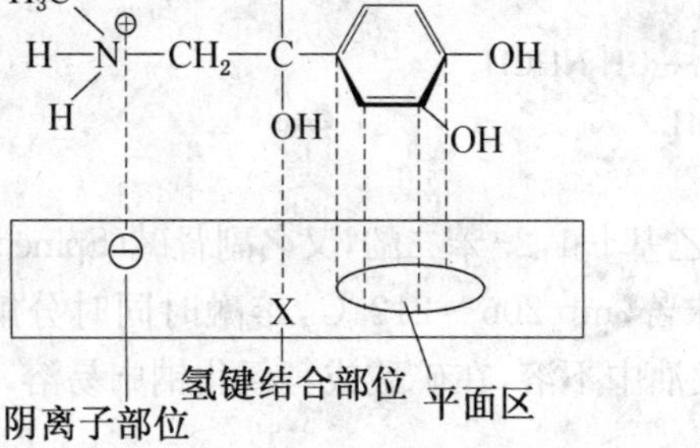

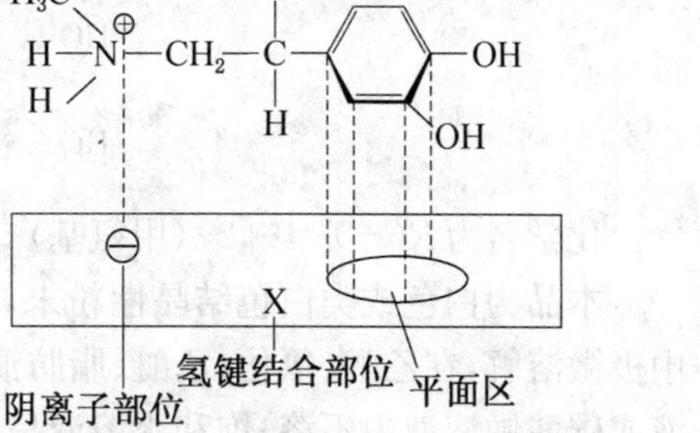

由上图可看到，R 构型异构体有三部分和受体结合，而 S 构型异构体只有两部分和受体结合，因而 R 构型异构体的作用比 S 构型异构体强。

麻黄碱结构中有两个手性碳原子，因而有四个光学异构体，分别为(1R，2S)(－)麻黄碱、(1R，2R)(－)伪麻黄碱、(1S，2R)(＋) 麻黄碱、(1S，2S)(＋) 伪麻黄碱。

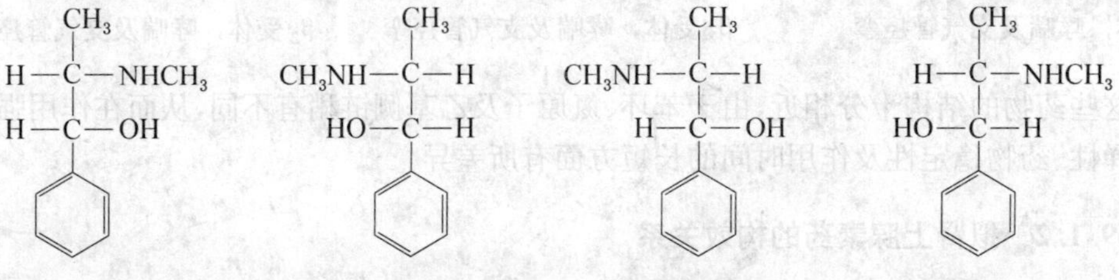

(1R，2S) (-) 麻黄碱　(1S，2R) (+) 麻黄碱　(1R，2R) (-) 伪麻黄碱　(1S，2S) (+) 伪麻黄碱

其中(1R，2S)(－)麻黄碱及(1R,2R)(－)伪麻黄碱 β 碳的构型均为 R 型，从理论上讲，这一构型可与肾上腺素能受体进行三点结合，产生升压作用，但实际活性很小。四种异构体中只有(1R，2S)(－)麻黄碱有显著活性，为临床主要药用异构体，且为混合作用。(＋)伪麻黄碱(1S，2S)的作用比麻黄碱弱，没有直接作用，只有间接作用，常用于复方感冒药中，用于减轻鼻充血等。

(4) 侧链氨基上氢被非极性烷基取代时，基团的大小与受体的选择性有密切关系，在一定范围内，取代基愈大，对 β 受体的选择性愈大，对 α 受体的亲和力就愈小。例如去甲肾上腺素(氨基未被取代)主要表现为 α 受体激动活性，肾上腺素(氨基上的取代基为甲基)是 α 和 β 受体激动剂，异丙肾上腺素(氨基上的取代基为异丙基)主要是 β 受体激动剂。当氨基上氢被叔丁基取代后，则对 β_2 受体有高度选择性，如沙丁胺醇、克仑特罗等为 β_2 受体激动剂。若氨基上的两个氢均被取代，可使活性下降，毒性增大。

(5) 侧链氨基的 α-碳原子上引入甲基则称为苯异丙胺类。由于甲基的位阻效应，阻碍了单胺氧化酶对氨基的氧化代谢脱氨，从而使药物的作用时间延长，例如麻黄碱、间羟胺的作用较持久。如果引入比甲基更大的烷基，则活性下降或消失。

(6) 碳链上无甲基和羟基的多巴胺有强心和利尿作用，用于治疗慢性心功能不全及抗休克。多巴胺的前体 L-多巴口服有效但生物利用度不高，甲基多巴为中枢性降压药(见第 21 章，心血管系统药物)。

肾上腺素(Epinephrine)

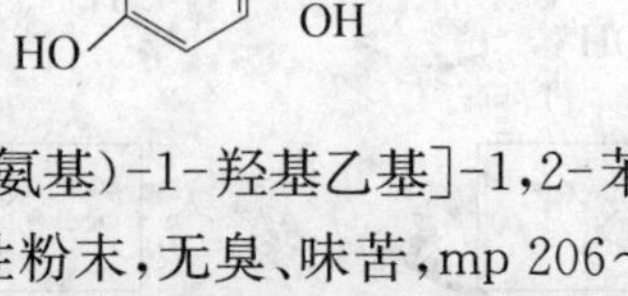

化学名为 R(－)-4-[2-(甲氨基)-1-羟基乙基]-1,2-苯二酚，又名副肾碱(Spinephrine)。

本品为白色或类白色结晶性粉末，无臭、味苦，mp 206～212 ℃，熔融时同时分解；在水中极微溶解，在乙醇、氯仿、乙醚、脂肪油或挥发油中不溶，在矿酸或氢氧化钠中易溶，在氨溶液或碳酸钠溶液中不溶；饱和水溶液呈弱碱性。

本品结构中含有手性碳原子，其 $R(-)$ 异构体比 $S(+)$ 异构体的作用强。本品的水溶液在加热或室温放置后，可发生消旋化而致活性降低，消旋化速度与 pH 有关，在 $pH<4$ 时消旋化速度较快，故本品水溶液应注意控制 pH 值。

本品具有儿茶酚结构，化学性质很不稳定，极易自动氧化，因此本品中常加入焦亚硫酸钠等抗氧剂以防止氧化；本品贮藏时应避光保存，并且避免和空气接触。同样，异丙肾上腺素、去甲肾上腺素、多巴胺等同类衍生物也会发生此类自动氧化反应。

本品对 α 受体和 β 受体有较强的兴奋作用，能收缩血管、兴奋心脏、松弛支气管平滑肌。临床上用于过敏性休克、支气管哮喘、心搏骤停的急救，还可用于鼻黏膜和牙龈出血；本品口服无效，常用剂型为盐酸肾上腺素和酒石酸肾上腺素注射液。

本品的合成方法为：儿茶酚经傅-克酰化后胺解，还原得产物。

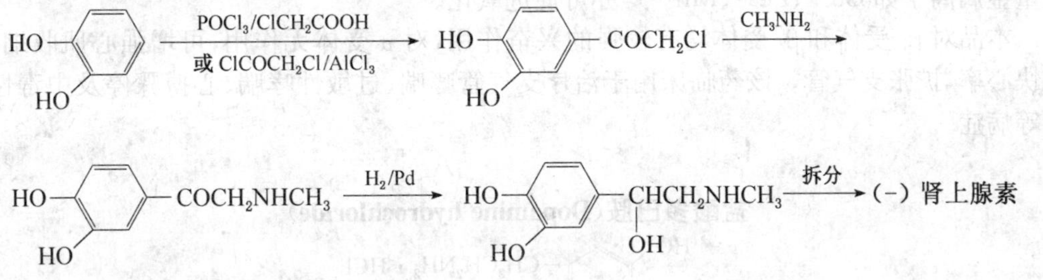

重酒石酸去甲肾上腺素(Noradrenaline Bitartrate)

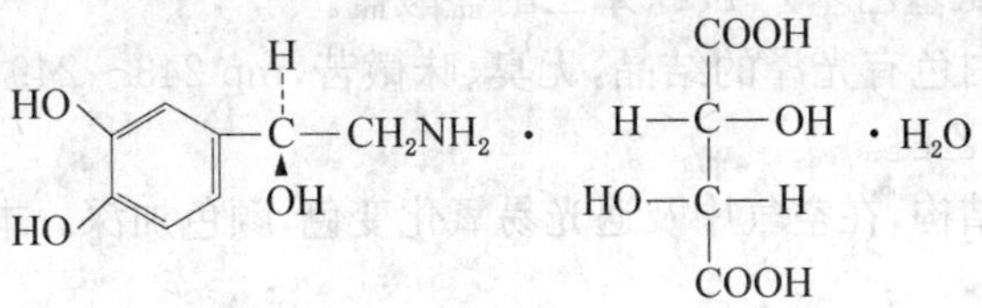

化学名为 $R(-)$-4-(2-氨基-1-羟基乙基)-1,2-苯二酚重酒石酸盐一水合物，又名酒石酸正肾上腺素。

本品为白色或几乎白色的结晶性粉末，无臭、味苦，mp 100～106 ℃，熔融同时分解；易溶于水，微溶于乙醇，不溶于氯仿或乙醚。

本品结构中的 β-碳原子为手性碳原子，其 R 构型(左旋体)活性比 S 构型(右旋体)强 27 倍，临床使用 $R(-)$ 光学异构体。本品水溶液室温放置或加热时易发生消旋化而降低活性，故本品应检查比旋度。

本品含有儿茶酚结构，和肾上腺素类似，遇光或空气易被氧化而变质，所以应避光保存，避免和空气接触，并加入抗氧剂。

本品具有酚羟基，遇三氯化铁试液显翠绿色，再缓缓加入碳酸钠试液，则显蓝色，最后变成红色。

本品主要兴奋 α 受体，有很强的收缩血管的作用，尤以皮肤黏膜血管收缩最为明显，临床上静脉滴注可用于治疗各种休克，口服用于治疗胃黏膜出血。

盐酸异丙肾上腺素（Isoprenaline Hydrochloride）

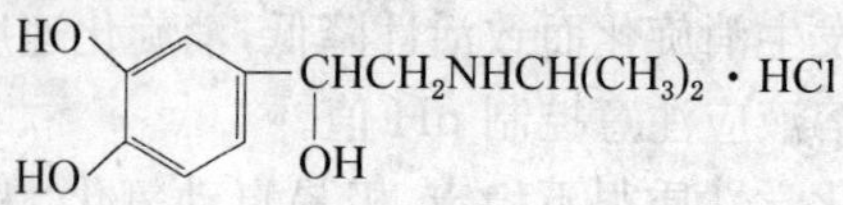

化学名为 4-[(2-异丙氨基-1-羟基)乙基]-1,2-苯二酚盐酸盐。

本品为白色或类白色结晶性粉末，无臭、味微苦，mp 165.5～170 ℃，熔融时同时分解。本品用盐酸盐，水溶液显酸性。

本品的左旋体（*R* 构型）比右旋体（*S* 构型）活性强约 800 倍，目前临床使用的是外消旋体。

本品在中性或酸性水溶液中可发生自动氧化，并随着 pH 增大、温度升高而氧化加速，微量金属离子如 Cu^{2+}、Fe^{3+}、Mn^{2+} 等亦可促进氧化。

本品对 β_1 受体和 β_2 受体均有较强的兴奋作用，对 α 受体无作用，可增强心肌收缩力，加快心率，扩张支气管。该药临床用于治疗支气管哮喘、过敏性哮喘、心搏骤停及中毒性休克等病症。

盐酸多巴胺（Dopamine hydrochloride）

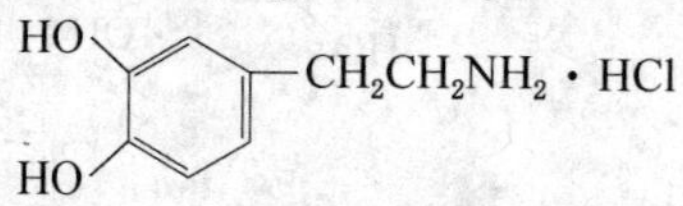

化学名为 4-(2-氨基乙基)-1,2-苯二酚盐酸盐。

本品为白色或类白色有光泽的结晶，无臭、味微苦，mp 243～249 ℃；易溶于水，微溶于乙醇，极微溶于氯仿或乙醚。

本品有邻二酚的结构，在空气中及遇光易氧化变色，颜色加深。本品水溶液加三氯化铁试液显黑绿色。

本品可直接兴奋 α 受体和 β 受体，但对 β_2 受体的作用较弱，也作用于肾脏、肠系膜及冠状血管的多巴胺受体，使这些血管扩张。该药临床上用于治疗各种类型的休克，如中毒性休克、内源性休克、出血性休克、中枢性休克及急性心肌梗死、心脏手术等休克。

本品的合成方法为：香草醛与硝基甲烷缩合，还原、脱甲基得产物。

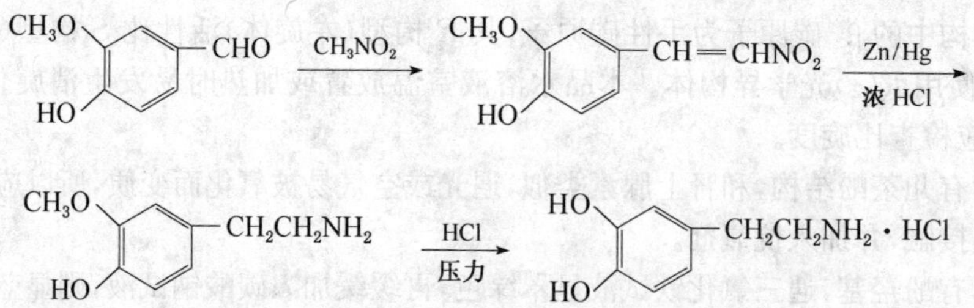

盐酸麻黄碱（Ephedrine hydrochloride）

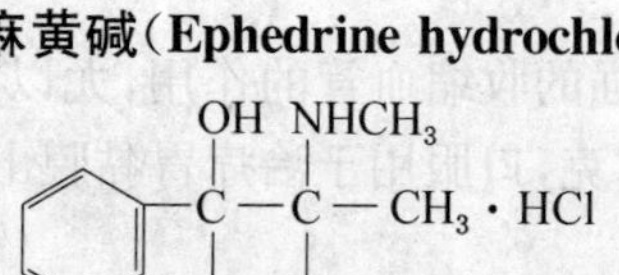

化学名为(1*R*, 2*S*)-2-甲氨基-苯丙烷-1-醇盐酸盐，又名麻黄素。

本品为白色针状结晶或结晶性粉末，无臭、味苦，mp 217～220 ℃；在水中易溶，在乙醇中溶解，在乙醚或氯仿中不溶。

本品分子中不含儿茶酚的结构，因而较稳定，遇空气、光、热均不易被破坏。

本品对 α 和 β 受体都有激动作用，具有松弛支气管平滑肌、收缩血管、兴奋心脏等作用。由于其极性较小，易通过血脑屏障进入中枢神经系统，故还具有中枢兴奋作用。临床主要用于支气管哮喘，过敏性反应、低血压及鼻黏膜肿胀引起的鼻塞等。大量或长期连续使用，会产生震颤、焦虑、失眠、心悸等反应。

硫酸沙丁胺醇(Salbutamol hemisulfate)

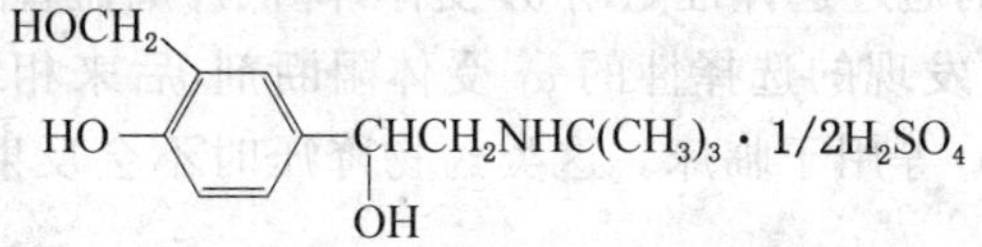

化学名为 1-(4-羟基-3-羟甲基苯基)-2-叔丁氨基乙醇硫酸盐，又名舒喘灵。

本品为白色结晶性粉末，无臭，几乎无味，mp 151～155 ℃(分解)；在水中略溶，在乙醇中溶解，在氯仿和乙醚中几乎不溶。

本品具有酚羟基，加入三氯化铁试液，与 Fe^{3+} 离子配合而呈紫色，加碳酸氢钠试液产生橙黄色混浊。

本品能选择性地兴奋支气管平滑肌的 β_2 受体，有较强的支气管扩张作用，而且不易被**儿茶酚-O-甲基转移酶(Catechol-O-methyltransferase，COMT)**代谢失活，因而口服有效，作用时间长。该药临床主要用于医治支气管哮喘、哮喘型支气管炎和肺气肿患者的支气管痉挛等病症。

19.2 抗肾上腺素药

抗肾上腺素药(肾上腺素能受体拮抗剂)能阻断肾上腺能受体，从而拮抗肾上腺素能神经递质或肾上腺素激动剂的作用。根据这类药物对肾上腺素能受体选择性的不同，一般将其分为 α 型肾上腺素能受体拮抗剂(α 受体拮抗剂)和 β 型肾上腺素能受体拮抗剂(β 受体拮抗剂)。

19.2.1 α 受体拮抗剂

α 受体拮抗剂(阻断剂)可分为选择性阻断剂与非选择性阻断剂。非选择性 α 受体阻断剂同时阻断 α_1 受体和 α_2 受体，主要表现为血管舒张，外周阻力降低，从而导致血压下降，并能反射性地使心率加快，主要用于改善微循环，治疗外周血管痉挛性疾病及血栓闭塞性脉管炎等。目前临床上常用的有酚妥拉明(Phentolamine)、妥拉唑啉(Tolazoline)和长效的酚苄明(Phenoxybenzamine)等。

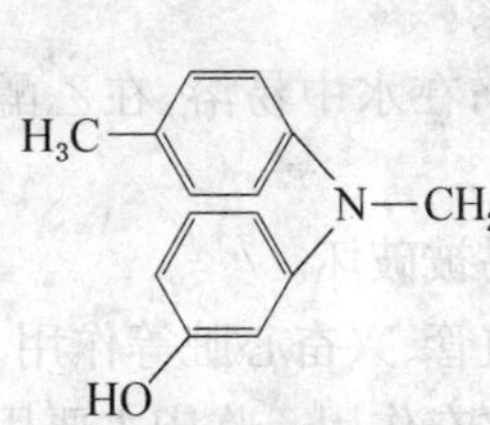

酚妥拉明

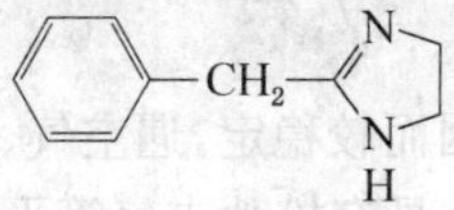

妥拉唑啉

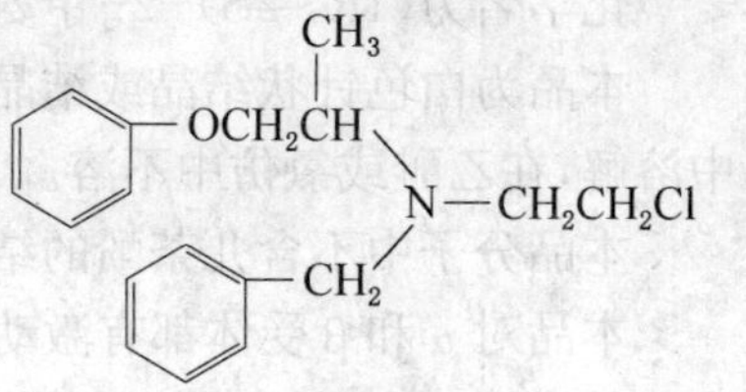

酚苄明

酚妥拉明和妥拉唑啉为咪唑啉衍生物，其化学结构与去甲肾上腺素有某些相似。这类α受体拮抗剂为竞争性的，作用较短暂。酚苄明是一种β-氯乙胺类衍生物，其化学结构与抗肿瘤药氮芥类似(见第24章)，是一种非竞争性的α受体拮抗剂，作用较持久。

选择性α受体阻断剂通过选择性阻断α_1受体，降低外周血管阻力，使血压下降。哌唑嗪(Prazosin)是第一个被发现的选择性的α_1受体阻断剂，后来相继有特拉唑嗪(Terazosin)、多沙唑嗪(Doxazosin)等用于临床。这类药物降压时不会反射性引起心动过速，副作用小。

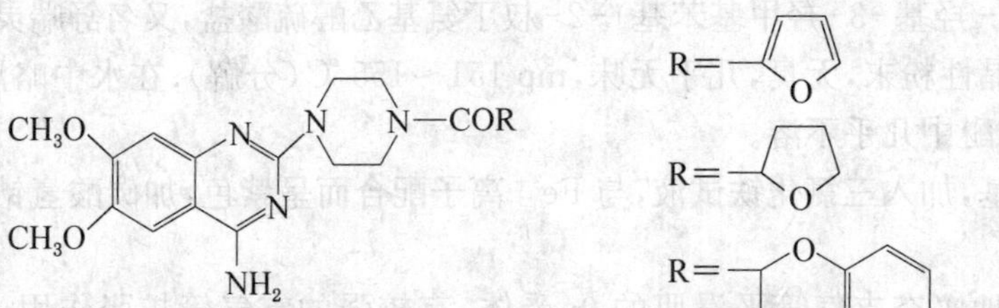

哌唑嗪

特拉唑嗪

多沙唑嗪

19.2.2 β受体拮抗剂

β受体拮抗剂可竞争性地与β受体结合而产生拮抗内源性神经递质或β受体激动剂的效应，主要包括对心脏兴奋的抑制作用和对支气管及血管平滑肌的舒张作用等，表现为心率减慢、心肌收缩力减弱、心输出量减少、心肌耗氧量下降，还能延缓心房和房室结的传导。临床上主要用于治疗心律失常，缓解心绞痛以及降低血压等，是一类应用较为广泛的心血管疾病治疗药。

β受体分为β_1和β_2二种亚型，前者主要分布在心脏，后者主要分布在支气管和血管平滑肌。能同时阻断β_1受体和β_2受体的药物称为一般β受体拮抗剂，由于其为非特异性阻断剂，故在治疗心血管疾病时，因β_2受体同时被阻断，可引起支气管痉挛和哮喘的副作用。因此，对β_1受体有较高选择性的药物在心血管疾病治疗上有其优越性。

绝大多数β受体阻断剂都具有β受体激动剂异丙肾上腺素分子的基本骨架。其基本结构可分为苯乙醇胺类和芳氧丙醇胺类两种类型。

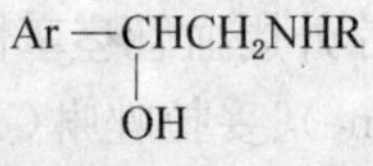

苯乙醇胺类

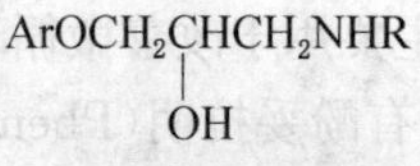

芳氧丙醇胺类

在苯乙醇胺类中，同醇羟基相连的β碳原子为*R*构型时具有较强的β受体阻断作用，其

对映体 *S* 构型的活性则大大降低甚至消失。在芳氧丙醇胺类中，由于插入了氧原子，命名时基团优先次序发生了改变，因此，β 碳原子为 *S* 构型时活性较强。

具有苯乙醇胺类结构的药物有拉贝洛尔（Labetalol）及索他洛尔（Sotalol）等。

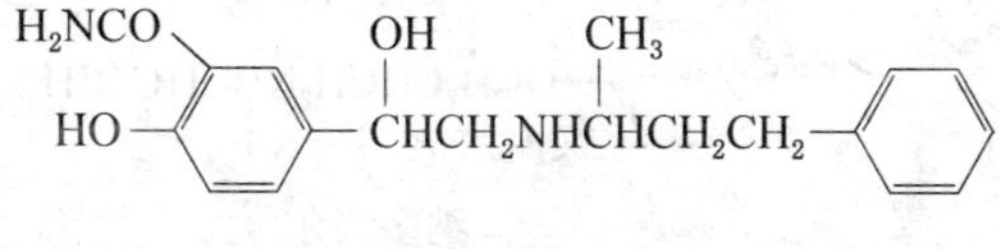

拉贝洛尔

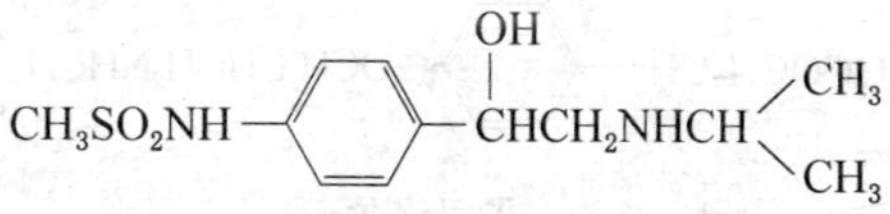

索他洛尔

拉贝洛尔不仅能阻断 β 受体，还能阻断 α_1 受体，这种复合型阻断剂可以避免由于阻断 β 受体后血压下降而导致的反射性的血管收缩，临床上多用于治疗中度和重度高血压，具有起效快，疗效好等特点。索他洛尔是异丙肾上腺素苯环 4 位被甲磺酰氨基取代的类似物，虽然其对 β 受体拮抗作用不强，但口服吸收快，生物利用度高。另外，由于其分子中含有甲磺酰氨基，故也具有阻断 K^+ 通道（见 21.4.3）的作用。

在改变苯乙醇胺类药物结构时发现，在芳环和 β-碳原子之间插入—OCH_2—，得到了临床常用的 β 受体阻断剂普萘洛尔（Propranolol），从而导致了一系列芳氧丙醇胺类 β 受体阻断剂的发现，其中许多化合物无拟交感活性且 β 受体阻断作用较苯乙醇胺类强。临床上常用的芳氧丙醇胺类 β 受体阻断剂中，早期的如普萘洛尔、阿替洛尔（Atenolol）等对 β_1 及 β_2 受体几乎没有选择性。噻吗洛尔（Timolol）是已知作用最强的 β 受体阻断剂，其作用强度是普萘洛尔的 8 倍，临床用于治疗高血压病、心绞痛及青光眼，特别是对原发性开角型青光眼有良好效果。苯环 4 位取代的药物均为特异性 β_1 受体阻断剂，其中比索洛尔（Bisoprolol）是特异性最高的 β_1 受体阻断剂之一，为强效、长效的 β_1 受体阻断剂，其作用为普萘洛尔的 4 倍。

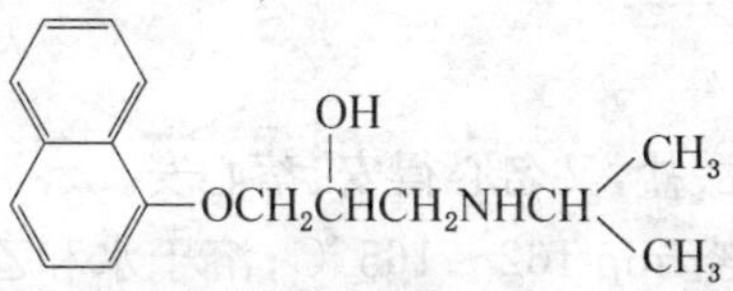

普萘洛尔

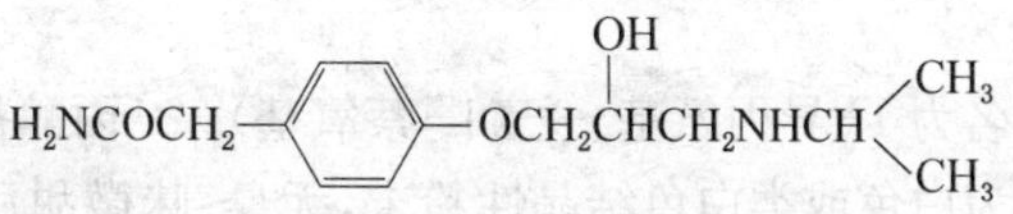

阿替洛尔

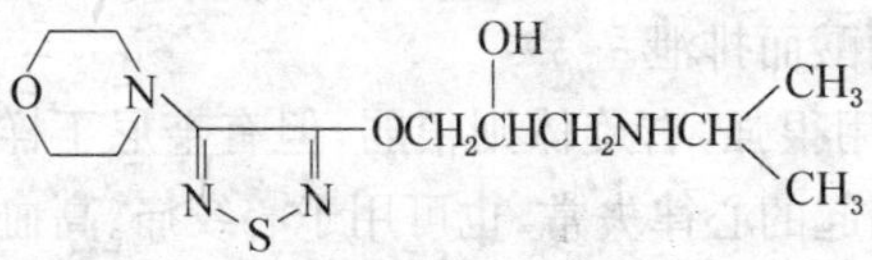

噻吗洛尔

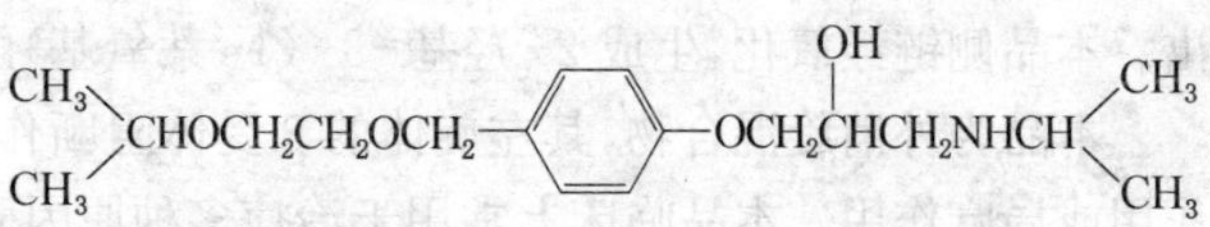

比索洛尔

β-受体阻断剂用于治疗心律失常可能抑制心脏功能，且对患支气管疾病者可诱发哮喘，有时可产生严重的副作用。为了克服此缺点，利用**软药设计原理**（见 27.2.3），在化合物分子中引入易代谢的基团而发展了一类超短效的 β 受体阻断剂，如艾司洛尔（Esmolol），由于其分子中含有甲酯结构，在体内易被血清脂酶代谢水解失活，因此，作用迅速而短暂，其半衰期仅 8 min，适用于室上性心律失常的紧急治疗。

为了适应高血压病患者需长期服药的特点，研究开发了一类长效的 β 受体阻断剂，如纳多洛尔(Nadolol)。

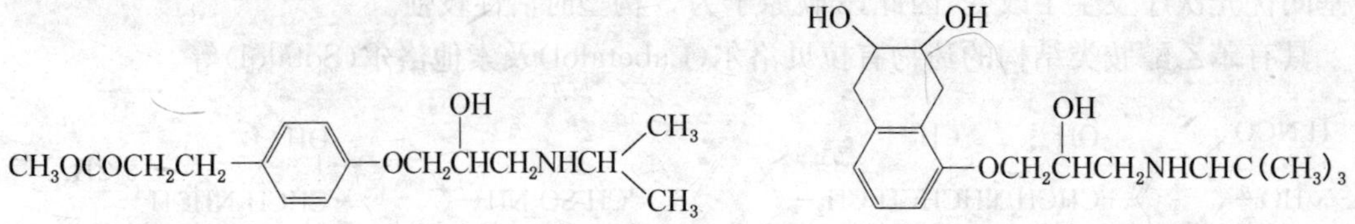

艾司洛尔　　　　纳多洛尔

盐酸哌唑嗪(Prazosin hydrochloride)

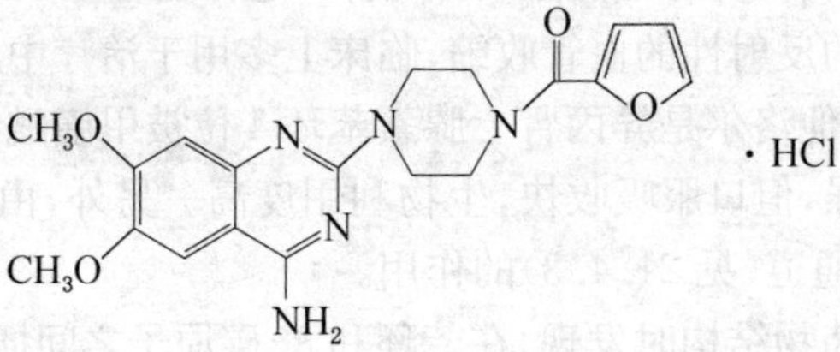

化学名为1-(4-氨基-6,7-二甲氧基-2-喹唑啉基)-4-(2-呋喃甲酰)哌嗪盐酸盐。

本品为白色或类白色结晶性粉末,无臭、味苦;微溶于乙醇,几乎不溶于水。

本品用于治疗轻、中度高血压,与β受体阻断剂或利尿剂合用效果更好。还可用于中、重度慢性充血性心力衰竭及心肌梗死后心力衰竭的治疗。

盐酸普萘洛尔(Propranolol hydrochloride)

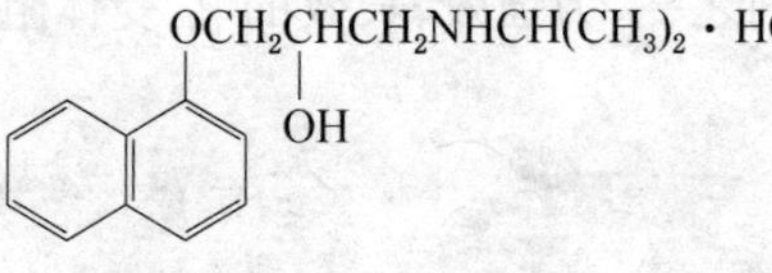

化学名为1-异丙氨基-3-(1-萘氧基)-2-丙醇盐酸盐,又名心得安、萘心安。

本品为白色或类白色结晶性粉末,无臭、味微甜后苦,mp 162～165 ℃;溶于水和乙醇,水溶液为酸性;在稀酸中易分解,碱性条件下较稳定,遇光易变质。

本品口服吸收率大于90%,主要在肝脏代谢,生成α-萘酚,进而以葡萄糖醛酸形式排出。本品侧链经氧化,生成2-羟基-3-(1-萘氧基)丙酸而排泄。

本品为外消旋混合物,其左旋体的β受体阻断作用很强,右旋体则很弱,但有奎尼丁样作用或局麻作用。本品临床上常用于治疗多种原因引起的心律失常,也可用于心绞痛、高血压等。

普萘洛尔可通过以下方法合成:α-萘酚形成钾盐后与环氧氯丙烷反应,再与异丙胺反应,开环后与盐酸成盐即得。

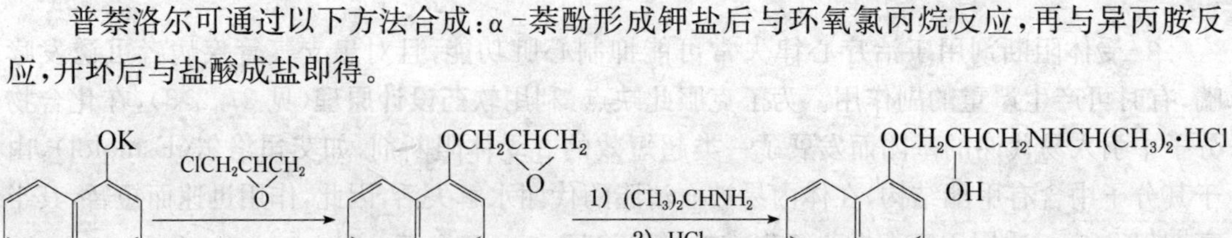

阿替洛尔(Atenolol)

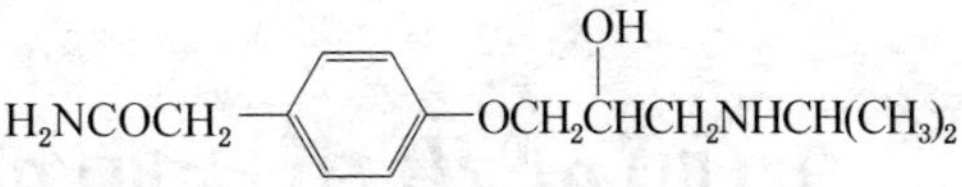

化学名为4-[3-异丙氨基-2-羟基丙氧基]苯乙酰胺，又名氨酰心安。

本品为白色粉末，微溶于水及二氯甲烷，溶于乙醇，mp 152～155 ℃。

本品为选择性 β_1 受体阻滞剂，对心脏的 β_1 受体有较强的选择性，故较少发生支气管痉挛。本品可用于高血压、心绞痛及心律失常的治疗。

本品口服仅50%吸收，生物利用度较低，服后1～3 h血药浓度达峰值，主要以原型随尿液排出。血浆半衰期6～9 h，作用时间较长。个别患者可出现心动过缓。

习 题

1. 简述肾上腺素受体的分类及其功能。
2. 以反应式表示去甲肾上腺素在体内的生物合成过程。
3. 试写出拟肾上腺素药的结构通式，并简述其构效关系。
4. 写出β受体阻断剂的结构通式并简要说明其构效关系。
5. 试述光学异构体对拟肾上腺素药活性的影响，并说明原因。
6. 从化学结构特点分析为什么麻黄碱的作用较弱，但作用较持久，而且可以口服。
7. 试写出盐酸麻黄碱的四种光学异构体，临床使用的主要是哪一种?
8. 为什么苯乙醇胺类β受体阻断剂 *R* 构型活性强而芳氧丙醇胺类 *S* 构型活性强?
9. 试给出下列药物的化学合成方法：

   (1) 以邻苯二酚为原料合成肾上腺素；

   (2) 以香草醛为原料合成多巴胺；

   (3) 以α-萘酚及环氧氯丙烷为起始原料合成盐酸普萘洛尔。

20 拟胆碱药和抗胆碱药

传出神经系统包括运动神经系统和植物神经系统。植物神经系统又包括交感神经和副交感神经，主要支配心肌、平滑肌和腺体等效应器；运动神经系统则支配骨骼肌。这些神经系统的神经递质为乙酰胆碱和去甲肾上腺素，因而又分别称为胆碱能神经和肾上腺素能神经。

胆碱能神经冲动到达神经末梢时，在神经末梢释放出**乙酰胆碱（Acetylcholine，ACh）**。乙酰胆碱与效应器细胞膜上的受体结合，产生相应的生理效应。乙酰胆碱释放后，很快被突触膜上的乙酰胆碱酯酶水解失活。

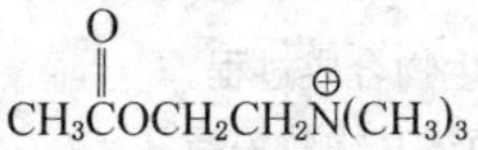

乙酰胆碱

乙酰胆碱在体内能引起两类效应：一类为毒蕈碱（Muscarine）样作用，它对全部副交感神经节后纤维所支配的效应器具有高度的选择性作用；另一类为烟碱（Nicotine）样作用，它选择性作用于神经节和横纹肌，小剂量为兴奋，大剂量则转为抑制和麻痹。按乙酰胆碱的两类反应，将其效应器细胞膜上的受体分为两大类：一类称为**毒蕈碱受体（M 受体）**；另一类称为**烟碱受体（N 受体）**。

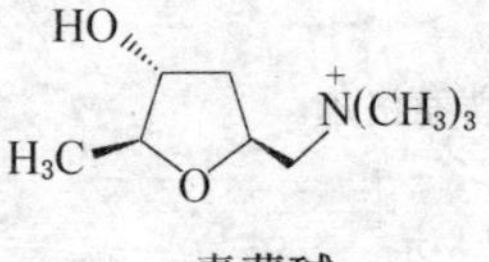

毒蕈碱

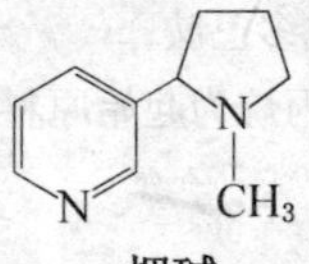

烟碱

拟胆碱药（Cholinergic drugs）是一类具有与乙酰胆碱有相似作用的药物，用于治疗胆碱能神经系统兴奋性低下引起的疾病。**抗胆碱药（Anticholinergic drugs）**主要为胆碱受体拮抗剂，即和胆碱受体有高度亲和力，但是无内在活性，从而阻断乙酰胆碱与胆碱受体的相互作用，用于治疗因胆碱能神经系统过度兴奋所造成的疾病。

20.1 拟胆碱药

根据作用机制不同，拟胆碱药可分为**胆碱受体激动剂**和**胆碱酯酶抑制剂**两种类型。

20.1.1 胆碱受体激动剂

乙酰胆碱作为神经传导的递质在生理上具有重要的意义，但乙酰胆碱本身不能成为治疗药物，原因是：①乙酰胆碱对胆碱能受体无选择性，对 M 受体和 N 受体都有激动作用，会导致副作用的产生。②乙酰胆碱为季铵化合物，不易通过生物膜，因而生物利用度极低。③乙酰胆碱的化学稳定性差，在体内易被乙酰胆碱酯酶水解而失活。因此人们多以乙酰胆碱为先导化合物，设计开发性质上较稳定并且对受体有较高选择性的胆碱受体激动剂。

临床应用的胆碱受体激动剂是根据乙酰胆碱的化学结构，通过对构效关系进行研究，设计开发的合成药物，主要为M胆碱受体激动剂。

1）乙酰胆碱的化学结构修饰

通过对乙酰胆碱结构改造而得到并在临床上使用的胆碱受体激动剂主要有：卡巴胆碱（Carbachol）、氯贝胆碱（Bethanechol chloride）、氯醋甲胆碱（Methacholine chloride）等。

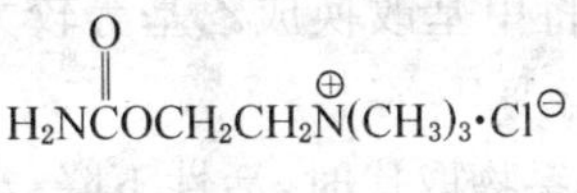
卡巴胆碱

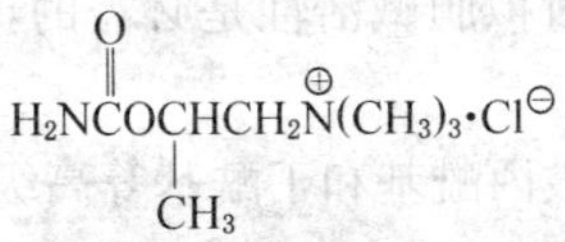
氯贝胆碱

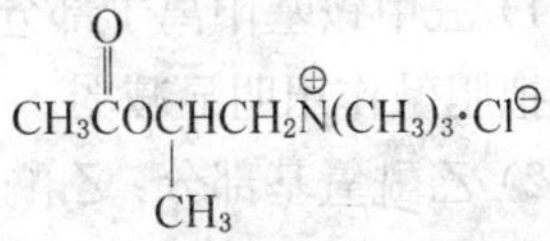
氯醋甲胆碱

将乙酰胆碱分子中的乙酰基以氨甲酰基取代得到卡巴胆碱，对胆碱酯酶较稳定，作用强而持久，可以口服，但其既作用于M受体，也作用于N受体，因而毒副反应较大，临床仅用于青光眼的治疗。

在乙酰胆碱季铵氮原子的β位引入甲基得到氯醋甲胆碱，具有选择性的M受体激动作用，而且不易被胆碱酯酶水解，其*S*构型异构体的作用与乙酰胆碱相当，而*R*构型异构体的作用仅为乙酰胆碱的1/240，临床用于治疗青光眼。

氯贝胆碱为选择性的M受体激动剂，它结合了卡巴胆碱和氯醋甲胆碱的结构特点，几乎没有N样作用，而且*S*构型异构体的活性大大高于*R*构型异构体。其对胃肠道和膀胱平滑肌的选择性较高，对心血管系统几乎无影响，临床主要用于治疗手术后腹气胀、尿潴留以及其他原因所致的胃肠道或膀胱功能异常。因其不易被胆碱酯酶水解，因此作用时间较长。

2）其他结构类型

毛果云香碱（Pilocarpine，匹鲁卡品）和槟榔碱（Arecoline）为天然产物，具有M受体激动作用，结构上它们与乙酰胆碱及其改造物相差甚远。毛果云香碱临床用其硝酸盐制成滴眼液，用于治疗原发性青光眼，槟榔碱用作兽药。

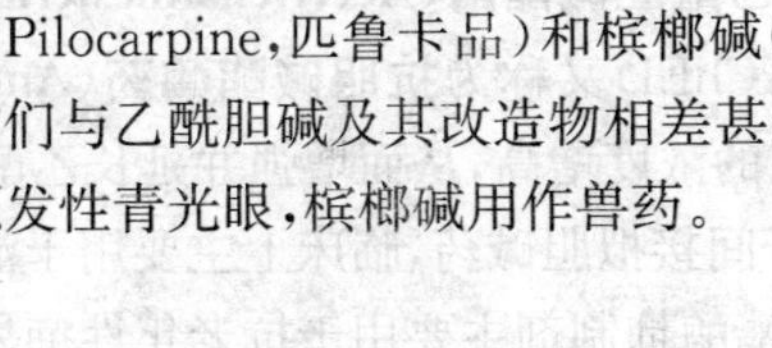
毛果芸香碱

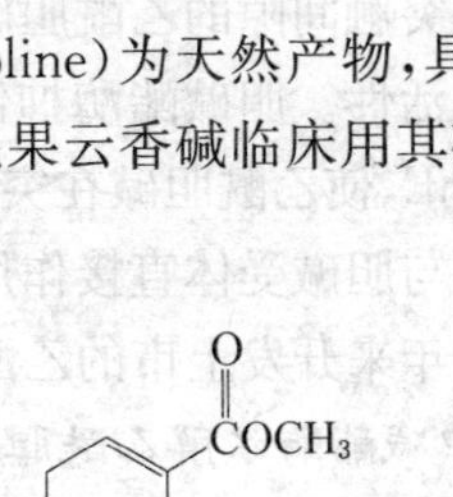
槟榔碱

3）选择性M_1受体激动剂

M受体广泛地分布在中枢和周围神经系统，M受体有不同的亚型，其中M_1受体主要分布于大脑皮层、海马、纹状体和周围神经节，与传递神经元的兴奋冲动有关，它包含了大脑的各种功能，如唤醒、注意、情绪激动反应和运动功能的调节，特别是能调节记忆和学习方面的高级认知过程。随着人口的老龄化，老年痴呆症的发病率提高，常见的阿尔茨海默病（Alzheimer's Disease，简称 AD）的认知减退归因于大脑皮层胆碱神经元的变性，使中枢乙酰胆碱的释放明显降低，从而导致突触后 M_1 受体处于刺激不足的状态，因此选择性 M_1 受体激动剂被认为是较有前途的抗痴呆药物的主要类型之一。虽然迄今还尚未有药物上市，但已有一批选择性 M_1 受体激动剂正处于临床研究阶段。

4）M 胆碱受体激动剂的构效关系

乙酰胆碱分子由三部分组成：乙酰氧基部分、亚乙基桥部分和三甲铵基阳离子部分。通过对上述各个部分进行结构改造，总结出了 M 胆碱受体激动剂的构效关系：

（1）三甲铵基阳离子部分：对拟胆碱活性是必需的，若将甲基改换成乙基等较大的基团，则拟胆碱作用明显减弱。

（2）乙酰氧基部分：乙酰基被丙酰基和丁酰基等高级同系物取代时，活性下降；当乙酰基上的氢原子被芳环或环已基等脂溶性较大的基团取代后，生物活性由拟胆碱作用转变成抗胆碱作用；以氨甲酰基取代乙酰基，由于羰基碳的亲电性比乙酰基低，不易被胆碱酯酶水解，导致作用时间延长。

（3）亚乙基桥部分：氮原子和氧原子间的距离以相隔两个碳原子为最合适。主链长度改变时，活性随链长度的增加而迅速下降；亚乙基桥上的氢原子若被一个甲基取代，由于空间位阻加大，故在体内不易被胆碱酯酶所破坏，因此作用较为持久；若甲基取代在季铵氮原子上的 α 位，则 M 样作用很小，N 样作用仍保留；若甲基取代在季铵氮原子的 β 位，则 N 样作用大大减弱，为选择性的 M 受体激动剂，而且 *S* 构型对 M 受体的亲和力比 *R* 构型大若干倍。

乙酰胆碱的季铵阳离子与受体的阴离子部位相结合，羰基碳原子与受体的酯解部位相结合，这两个部位对拟胆碱活性有着重要的作用。

20.1.2 胆碱酯酶抑制剂

进入神经突触间隙的乙酰胆碱会被**乙酰胆碱酯酶**（**Acetylcholinesterase，AChE**）迅速催化水解而失去活性。胆碱酯酶抑制剂（AChEI）又称为**抗胆碱酯酶药**（**Anticholinesterases**），通过抑制 AChE，使乙酰胆碱在突触间隙的浓度增高，从而增强并延长乙酰胆碱的作用。由于该类药物不与胆碱受体直接作用，属于间接拟胆碱药，临床上主要用于治疗青光眼和重症肌无力症。近年来开发上市的乙酰胆碱酯酶抑制剂主要用于抗老年性痴呆。

1）乙酰胆碱酯酶水解乙酰胆碱的机理

乙酰胆碱酯酶结构上有阴离子结合部位和酯结合部位。酶的阴离子部位可能是由谷氨酸残基上的游离羧基构成的，它通过离子键和乙酰胆碱的季铵氮原子结合；酶的酯结合部位包括组氨酸残基和丝氨酸残基，组氨酸残基上的咪唑基氮原子上的质子和乙酰胆碱的酯羰基形成氢键，丝氨酸残基上的羟基对带有部分正电荷的酯羰基碳原子进行亲核进攻，生成乙酰胆碱-乙酰胆碱酯酶（ACh-AChE）过渡态，该过渡态不稳定，分解生成胆碱和乙酰化乙酰胆碱酯酶，后者无活性，可迅速水解，重新产生有活性的乙酰胆碱酯酶和乙酸。

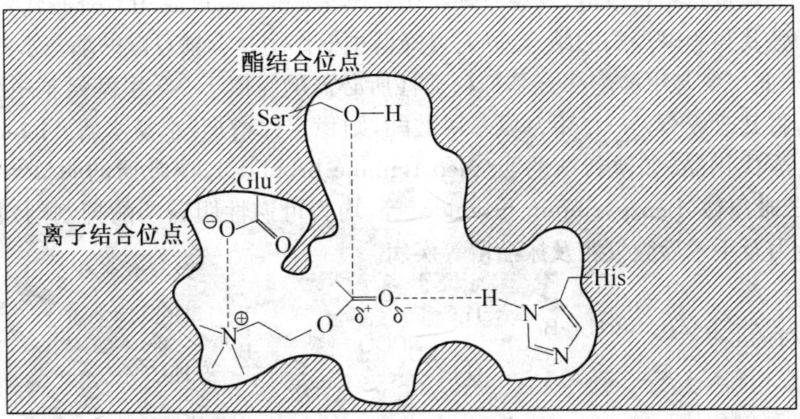

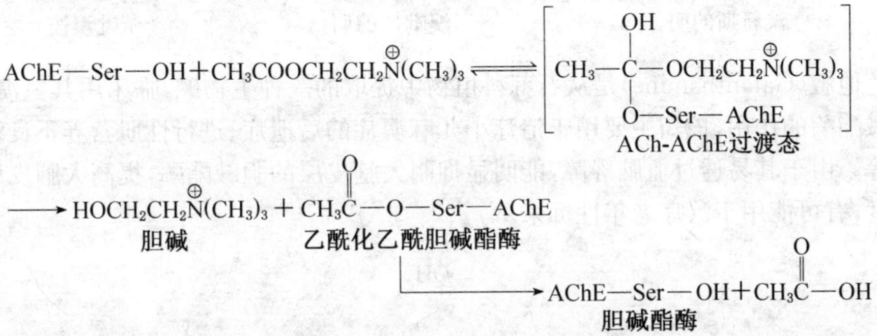

乙酰胆碱酯酶抑制剂抑制乙酰胆碱酯酶的过程与乙酰胆碱酯酶水解乙酰胆碱的过程十分相似。如果所生成的酰化乙酰胆碱酶可以水解生成原来有活性的胆碱酯酶，则为**可逆性的乙酰胆碱酯酶抑制剂**(**Reversible inhibitors of acetylcholinesterase**)。如果所生成的酰化乙酰胆碱酯酶水解过程十分缓慢，则在相当长的一段时间内造成乙酰胆碱酯酶的全部抑制，使体内乙酰胆碱浓度长时间异常增高，引起支气管收缩，继之惊厥，最终导致死亡，这种为**不可逆的胆碱酯酶抑制剂**(**Irreversible inhibitors of acetylcholinesterase**)。不可逆的胆碱酯酶抑制剂(如有机磷毒药)对人体是非常有害的，如发生中毒症状，需及时用**胆碱酯酶复活药**(**Cholinesterase reactivator**)救治。本章主要介绍可逆性的胆碱酯酶抑制剂。

2) 可逆性的胆碱酯酶抑制剂

毒扁豆碱(Physostigmine)是产自西非的毒扁豆中提取的一种生物碱，是最早应用于临床的可逆性的胆碱酯酶抑制剂，其拟胆碱作用比乙酰胆碱大 300 倍，可用于青光眼的治疗，曾在临床上使用多年。但由于天然资源有限，加上毒扁豆碱不易合成，水溶液很不稳定，而且毒性较大，现已少用。

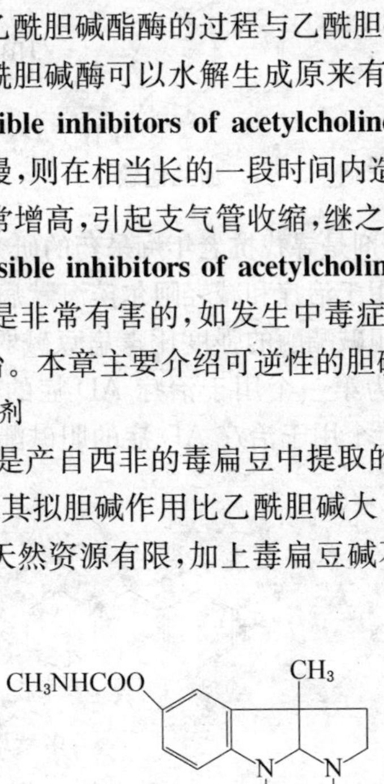

毒扁豆碱

对毒扁豆碱进行结构改造，发现三环结构并不是必需的，可以用芳香胺代替；引入季铵离子可以增强其与胆碱酯酶的结合，同时可降低中枢作用。毒扁豆碱的酯基水解后，则失去抑酶活性，因此甲氨基甲酸酯部分是抑酶活性所必需的。由于N-甲基氨基甲酸酯不够稳定，易水解，将其改成N,N-二甲基氨基甲酸酯，则稳定性增加，不易水解。因此，发现了疗效更好的合成代用品，如溴新斯的明(Neostigmine bromide)、溴吡斯的明(Pyridostigmine bromide)、苄吡溴铵(Benzpyrinium bromide)等，均为可逆性胆碱酯酶抑制剂，临床用于治疗重症肌无力及手术后腹气胀及尿潴留等疾病。

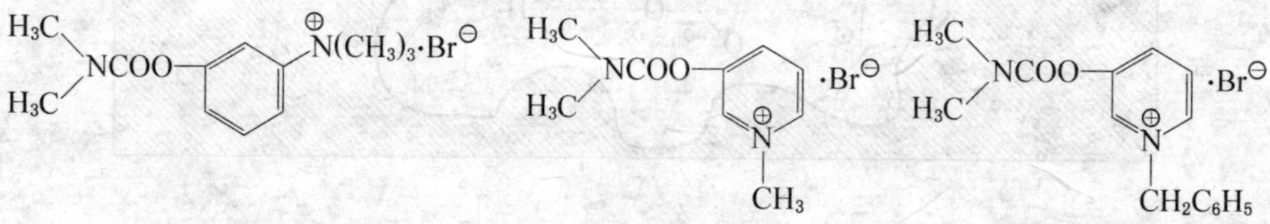

溴新斯的明　　溴吡斯的明　　苄吡溴铵

加兰他敏(Galanthamine)是从石蒜科植物中提取的一种生物碱，临床用其氢溴酸盐，具有抗胆碱酯酶的作用，该药主要用于治疗小儿麻痹症的后遗症、进行性肌营养不良症及重症肌无力等。由于其易透过血脑屏障，能明显抑制大脑皮层的胆碱酯酶，提高大脑皮层的乙酰胆碱浓度，有可能用于治疗老年性痴呆。

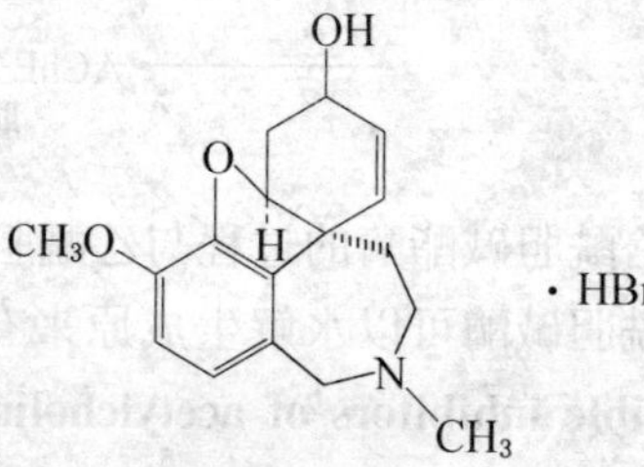

加兰他敏

开发新型的胆碱酯酶抑制剂是寻找抗老年痴呆药的研究热点，近年来，相继有许多新型的抗胆碱酯酶药被开发出来，用于治疗和减轻阿尔茨海默病的某些症状。他克林(Tacrine)为氨基吖啶类化合物，其抑制胆碱酯酶的强度比毒扁豆碱弱，但对AD症状有惊人的改善，1993年被美国FDA批准，成为第一个用于治疗AD症的药物。多萘培齐(Donepezil)于1997年获FDA批准，成为第二个用于治疗AD症的胆碱酯酶抑制剂，每日口服一次，用药方便，而且不引起肝毒性。

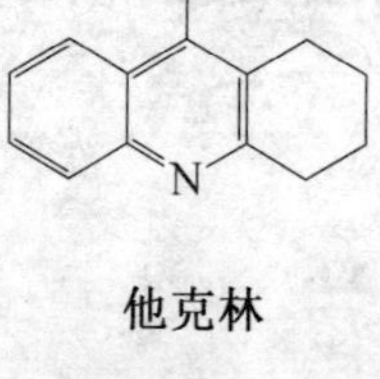

他克林

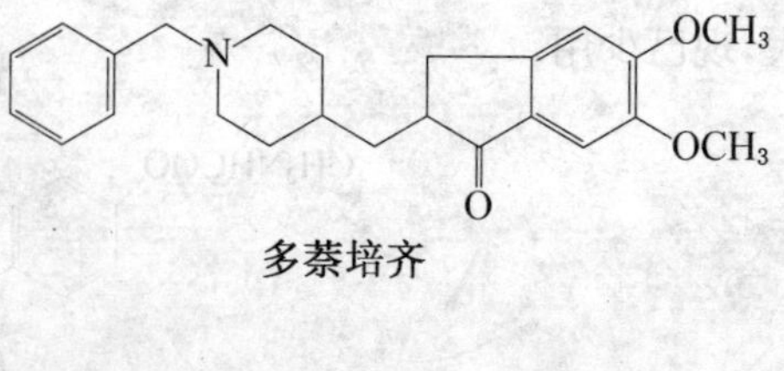

多萘培齐

毛果芸香碱(Pilocarpine)

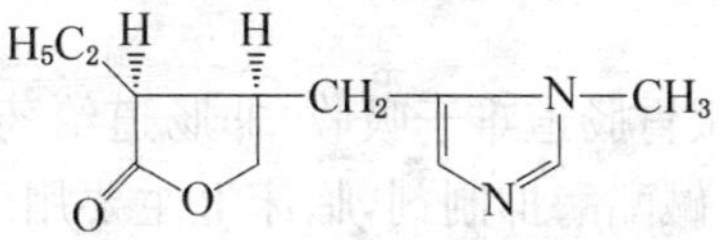

化学名为(3*S*, 4*R*)-3-乙基-4-[(1-甲基咪唑基-5)甲基]-3H-二氢呋喃酮-2,又名匹鲁卡品,是从芸香科植物毛果芸香(*Pilocarpus jaborandi*)的叶子中分离出的一种生物碱。本品也可用合成法制得。

本品为黏稠的油状液体或结晶,mp 约 34 ℃;具吸湿性;$pK_{a1}=7.15$(20 ℃),$pK_{a2}=12.57$(20 ℃)。本品结构中含有两个手性碳原子,具有旋光性,$[\alpha]_D^{18}+106°(c=2)$。

由于本品的五元内酯环上的两个取代基处于顺式构型,空间位阻较大,不太稳定,在加热或碱中温热时可迅速发生差向异构化,生成无活性的异毛果云香碱,尤其在稀 NaOH 溶液中,可被水解开环,生成无活性的毛果云香碱钠而溶解。

本品为 M 胆碱受体激动剂,临床以其硝酸盐或盐酸盐供药用。本品具有缩小瞳孔、降低眼内压的作用,临床主要用于缓解或消除青光眼的各种症状。

毒扁豆碱(Physostigmine)

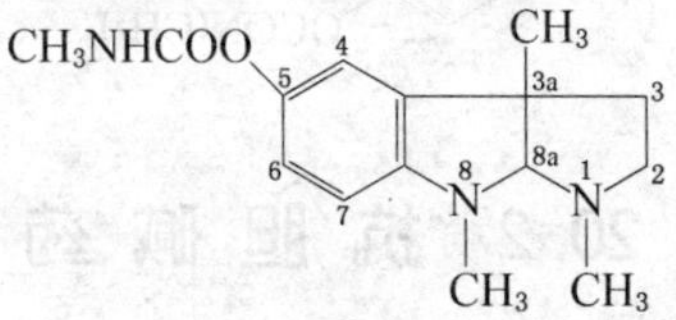

化学名为(3a, *S*-cis)-1,2,3,3a,8,8a-六氢-1,3a,8-三甲基吡咯并[2,3-b]吲哚-5-醇甲氨基甲酸酯,又名依色林(Eserine)。

本品 $K_1=7.6\times10^{-7}$,$K_2=5.7\times10^{-13}$,具有旋光性,$[\alpha]_D^{25}-120°$(苯),临床常用其水杨酸盐。

本品具有强烈的毒性,性质不稳定,露置空气中或遇光、热即变淡红色或红色,这种变化的原因是其分子中含有酯基,水解生成毒扁豆酚后,被氧化为红色的依色林红。本品在碱性条件下更易被水解和氧化,水解产物及其氧化产物均无抑酶活性。

本品是临床上第一个使用的抗胆碱酯酶药,由于易透过角膜,具有缩瞳、降低眼内压等作用,临床上用于治疗青光眼,但毒性较大。由于本品脂溶性较大,易透过血脑屏障到达中枢,从而抑制脑内的胆碱酯酶,因此目前正被试验用来治疗老年性痴呆症。

溴新斯的明(Neostigmine bromide)

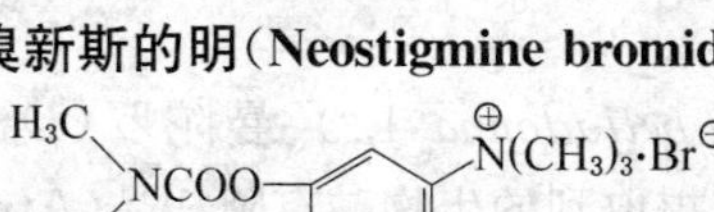

化学名为溴化 N,N,N-三甲基-3-[(二甲氨基)甲酰氧基]苯铵。

本品为白色结晶性粉末,无臭、味苦,mp 171～176 ℃(dec);具有引湿性,在水中极易溶解,在乙醇和氯仿中易溶,在乙醚中几乎不溶。

本品在氢氧化钠溶液中加热水解，生成二甲氨基酚钠，再加入重氮苯磺酸试液，则生成红色的偶氮化合物。

本品为季铵类化合物，口服胃肠道难于吸收，非肠道给药后，迅速以原药和水解产物由尿道排出。本品为可逆性的胆碱酯酶抑制剂，临床上主要用于治疗重症肌无力及手术后腹气胀、尿潴留等症。

本品可以间氨基苯酚为原料合成：

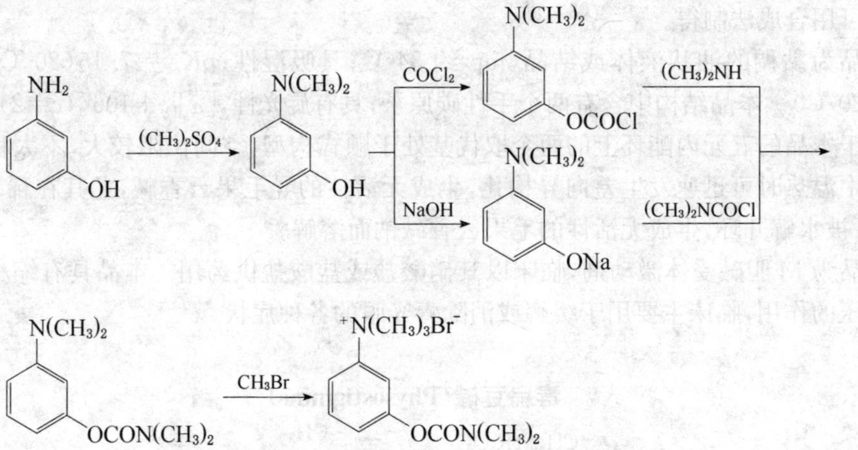

20.2 抗胆碱药

目前临床使用的抗胆碱药主要是阻断乙酰胆碱与胆碱受体的相互作用，即胆碱受体拮抗剂。根据药物的作用部位及对胆碱受体亚型选择性的不同，抗胆碱药可分为**M受体拮抗剂**（**Muscarinic antagonists**）和**N受体拮抗剂**（**Nicotinic antagonists**）。

M胆碱受体拮抗剂能可逆性阻断节后胆碱能神经支配的效应器上的M受体，呈现散大瞳孔、加快心率、抑制腺体分泌、松弛支气管和胃肠道平滑肌等作用。临床上主要用于解痉止痛，也可散瞳。N胆碱受体拮抗剂按照对受体亚型的选择性不同，可分为神经节N_1受体阻断剂和神经肌肉接头处N_2受体阻断剂，前者用作降压药（见21.5.1），后者可使骨骼肌松弛，临床作为外周性肌松药，用于辅助麻醉。

20.2.1 M胆碱受体拮抗剂

按结构可将M胆碱受体拮抗剂分为颠茄生物碱类和合成类两大类。

1）颠茄生物碱类

从茄科植物颠茄（*Atropa belladonna* L.）、曼陀罗（*Datura stramonium* L.）及莨菪（*Hyosyamus niger* L.）等分离提取到的生物碱有阿托品（Atropine）和东莨菪碱（Scopolamine）。20世纪70年代，我国学者从分布于青海、四川、西藏等地的茄科植物唐古特山莨菪（*Anisodus tanguticus* Pascher）中分离出山莨菪碱（Anisodamine）和樟柳碱（Anisodine）。

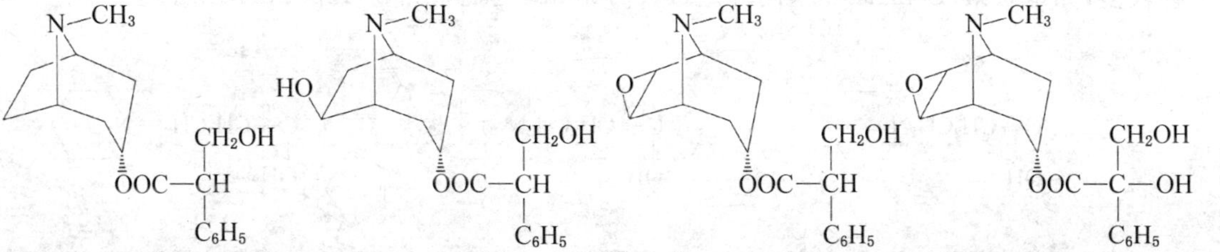

阿托品　　山莨菪碱　　东莨菪碱　　樟柳碱

阿托品是茄科植物中普遍存在的生物碱——(－)莨菪碱的外消旋体，现已采用全合成法制备，临床用其硫酸盐，主要用于治疗各种内脏绞痛等。

东莨菪碱是从分离莨菪碱后剩余的母液中分离得到的，为左旋体，临床常用其氢溴酸盐，其解痉作用和阿托品类似，但对中枢神经的抑制作用、扩瞳及抑制腺体分泌作用较阿托品强。

山莨菪碱和樟柳碱均为左旋体，人工合成的山莨菪碱为外消旋体。山莨菪碱的作用弱于阿托品，但毒性较低，临床适用于胃肠绞痛、感染性中毒休克、脑血管痉挛等症的治疗。樟柳碱的作用较阿托品弱，毒性亦较小，适用于血管性头痛、视网膜血管痉挛、震颤麻痹的治疗。

阿托品、东莨菪碱、山莨菪碱、樟柳碱的化学结构非常相似，均是由二环氨基醇(亦称莨菪醇)和莨菪酸所成的酯，所不同的只是6,7位氧桥、6位羟基或莨菪酸α位羟基的有无。东莨菪碱和樟柳碱的6,7位间有一个β取向的氧桥基团，山莨菪碱含有6β羟基，樟柳碱的莨菪酸部分多一个α位羟基。

药理实验表明，分子中氧桥和羟基的存在与否对药物的中枢作用有很大影响。氧桥的存在可增强分子的亲脂性，因而能使中枢作用增强，而羟基的存在使分子的极性增加，中枢作用减弱。东莨菪碱分子中有氧桥，中枢作用最强；樟柳碱虽也有氧桥，但其莨菪酸α位还有羟基，综合影响的结果是中枢作用弱于阿托品；山莨菪碱6β位多一羟基，因此中枢作用最弱(东莨菪碱＞阿托品＞樟柳碱＞山莨菪碱)。

2) 合成类M胆碱受体拮抗剂

颠茄生物碱类抗胆碱药由于药理作用广泛，临床应用时常引起多种不良反应，如口干、视力模糊、心悸等。因此对阿托品进行结构改造，目的是寻找选择性高、作用强、毒性低的合成类抗胆碱药。这一工作随着M胆碱受体被至少分为M_1、M_2、M_3亚型后才取得一些成功。

分析阿托品和乙酰胆碱的结构，人们发现两者有相似的结构特征，它们都有氨基醇酯结构，虽然阿托品化学结构中酯键氧原子与氨基氮原子间相隔3个碳原子，但从托品构象的空间取向看其与乙酰胆碱结构中2个碳的距离相当。阿托品与乙酰胆碱化学结构的主要不同在于阿托品的酰基部分带有较大的取代基——苯基，这对M受体阻断功能十分重要。后来发现酯键并不是抗胆碱活性所必需，而氨基部分可以是叔胺也可以是季铵，因此设计合成了多种叔胺类和季铵类抗胆碱药。

(1) 叔胺类

叔胺类M受体阻断剂解痉作用较明显，同时也具有抑制胃酸分泌的作用。该类药物品种较多,如苯海索(Benzhexol)、丙环定(Procyclidine)、吡哌立登(Biperiden)等。

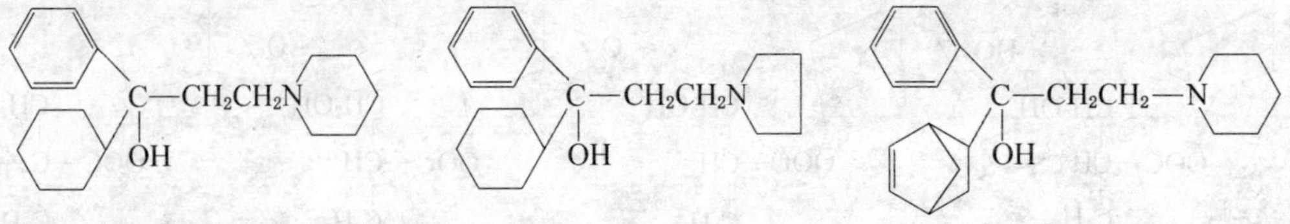

苯海索　　丙环定　　吡哌立登

苯海索、丙环定和吡哌立登都没有酯的结构。因其疏水性大,更易进入中枢,有抑制中枢内乙酰胆碱的作用,为中枢性抗胆碱药,用于治疗帕金森氏症引起的震颤、肌肉强直和运动功能障碍。

哌仑西平(Pirenzepine)、替仑西平(Telenzepine)等是近年来发现的选择性 M_1 受体拮抗剂,它们均含内酰胺结构,可选择性地作用于胃肠道 M_1 受体,抑制胃酸、胃蛋白酶的分泌,对胃及十二指肠溃疡疗效显著,副作用较小。

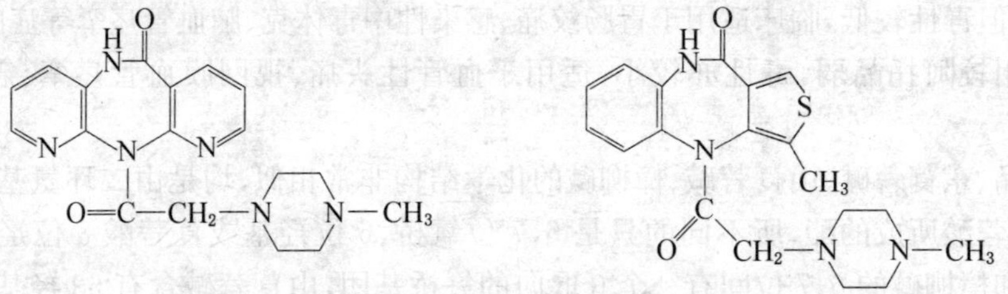

哌仑西平　　替仑西平

(2) 季铵类

季铵类药物因不易通过血脑屏障,因此对中枢副作用减少。该类药物对胃肠道平滑肌的解痉作用较强,并有不同程度的神经节阻断作用。如溴甲贝那替嗪(Benactyzine methobromide)、格隆溴铵(Glycopyrronium bromide)、奥芬溴铵(Oxyphenonium bromide)、溴丙胺太林(Propantheline bromide)等。

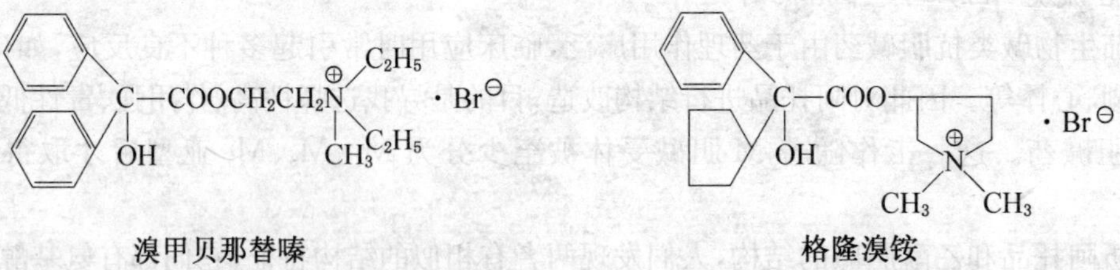

溴甲贝那替嗪　　格隆溴铵

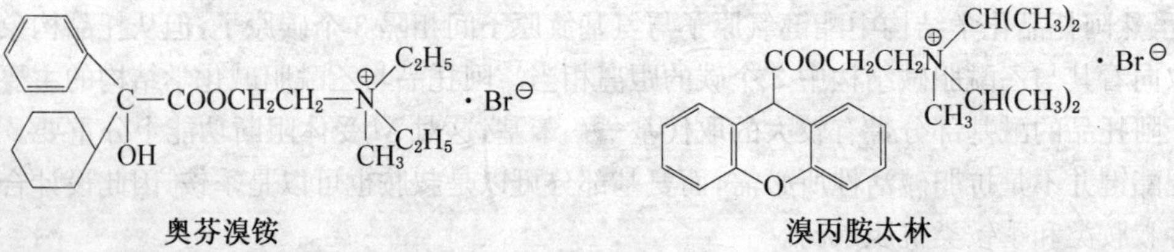

奥芬溴铵　　溴丙胺太林

3) M胆碱受体拮抗剂的构效关系

M受体拮抗剂的基本结构为：

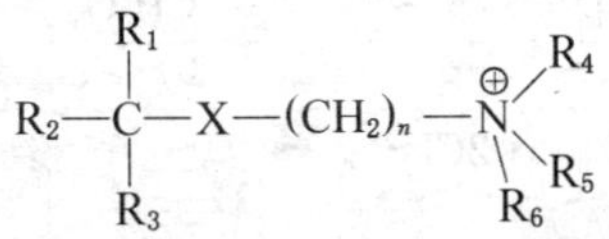

(1) 当 R_1 和 R_2 为碳环或杂环时，可产生较强的M受体拮抗活性。两个环可以相同也可以不同，当两个环不同时常常活性更好。环状基团不能太大，如 R_1 和 R_2 均为萘基时，则活性消失。

(2) R_3 可以是H、OH、CH_2OH 或 $CONH_2$。当 R_3 为OH或 CH_2OH 时抗胆碱作用增强，这可能是由于OH与受体通过氢键作用使结合力增强的缘故，所以多数M受体拮抗剂的 R_3 为OH。

(3) 多数抗胆碱药结构中的X为COO，即为氨基醇酯结构，但酯基并不是抗胆碱活性所必需的，X可以为氧原子，即为氨基醚类，将X部分去掉则为氨基醇类抗胆碱药。

(4) 氨基部位通常为季铵或叔胺结构，在生理pH条件下，N上均带有正电荷。当为季铵时，药物不易透过血脑屏障，中枢副作用较小，外周作用强；当为叔胺时，药物亲脂性强，易透过血脑屏障，故中枢作用较强。N上取代基通常为甲基、乙基、丙基或异丙基，也可以形成杂环。

(5) 环取代基到氮原子之间的距离以 $n=2$ 为最好，碳链长度一般在2～4个碳原子之间，延长碳链则活性下降或消失。

综上所述，M胆碱受体拮抗剂的结构具有某些共同特征：分子的一端为正离子基团，另一端为较大的环状基团，两者之间由一个一定长度的结构单元(如酯基)相连接，分子中一定的位置上存在羟基等，以增强药物和受体的结合力。

20.2.2 N胆碱受体拮抗剂

本章只讨论 N_2 胆碱受体阻断剂，即**神经肌肉阻断剂**(**Neuromuscular blocking agent, NMB agent**)，又称骨骼肌松弛药，根据作用机制的不同可将神经肌肉阻断剂分为**非去极化型神经肌肉阻断剂**(**Nondepolarizing NMB agent**)和**去极化型神经肌肉阻断剂**(**Depolarizing NMB agent**)两大类。

1) 非去极化型神经肌肉阻断剂

非去极化型药物又称为竞争性肌松药，它可和乙酰胆碱竞争性地与运动终板膜上 N_2 受体结合，结合后它们本身并不产生去极化作用，但能阻断乙酰胆碱的去极化作用，从而使骨骼肌松弛。非去极化型药物按来源又可分为生物碱类和合成类两大类。

(1) 生物碱类

最早用于临床的肌松药是1935年从南美洲出产的防己科植物中提取出的有效成分右旋氯化筒箭毒碱(d-Tubocurarine chloride)，所提取的这种成分广泛地用作肌松药和辅助麻醉药，但由于其有麻痹呼吸肌的危险，现已少用。后来将筒箭毒碱用碘甲烷季铵化，得到碘二甲箭毒碱(Dimethyltubocurarine iodide)，为双季铵结构，肌松作用增加9倍，为临床使用的肌松药。

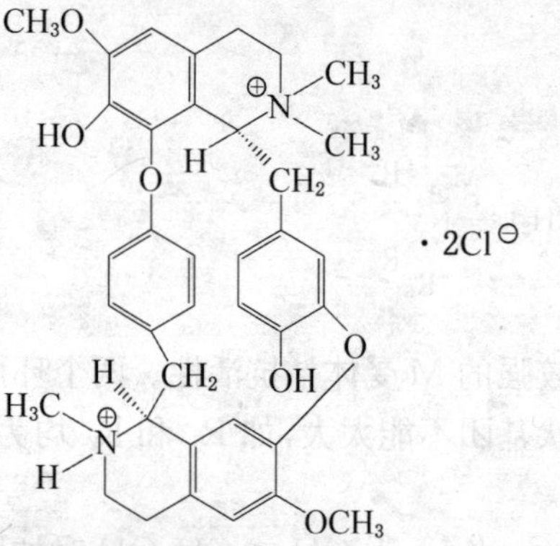

右旋氯化筒箭毒碱

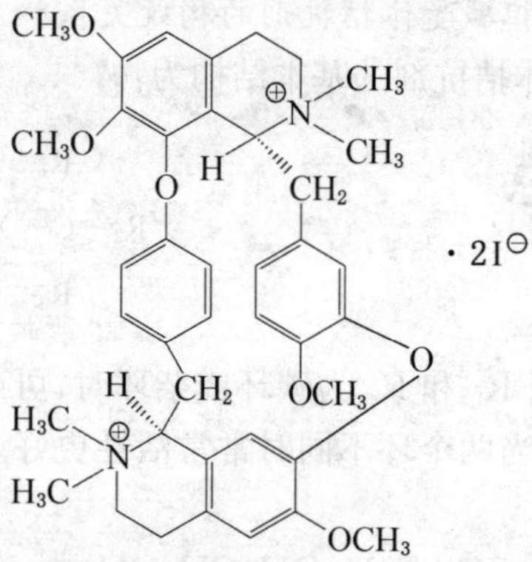

碘二甲箭毒碱

(2) 合成类

由于植物资源有限，而且生物碱类有一定的副作用，因而人们着力寻找合成代用品。分析上述生物碱类肌松药的结构特点，可看到它们均为双季铵结构，两个季铵氮原子相隔10～12个原子，而且多数还含有苄基四氢异喹啉的结构，因此设计并合成了一系列对称的1-苄基四氢异喹啉类药物，如苯磺酸阿曲库铵(Atracurium besylate)为新的双季铵类肌松药，其作用和右旋氯化筒箭毒碱相当，由于其在体内经霍夫曼消除和酯解代谢，故在治疗剂量时不影响心、肝、肾功能，副作用小，临床主要用作全身麻醉的辅助药。

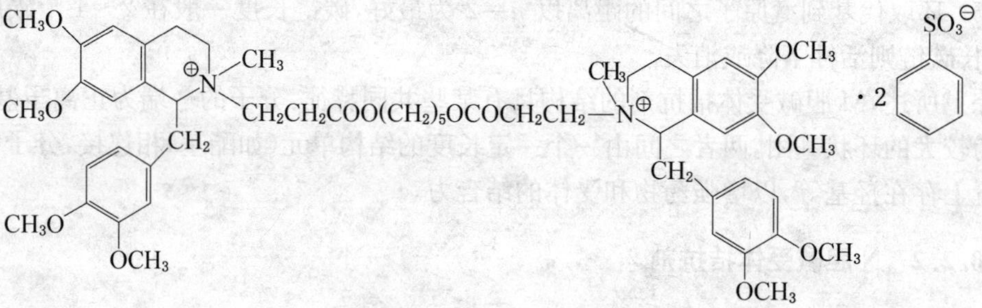

苯磺酸阿曲库铵

20世纪60年代初，人们发现一些具有雄甾烷母核的季铵生物碱具有肌肉松弛作用，经结构改造，得到泮库溴铵(Pancuronium bromide)，其肌松作用为氯化筒箭毒碱的5倍，起效快，持续时间长。随后陆续问世的此类药物还有维库溴铵(Vecuronium bromide)、哌库溴铵(Pipecuronium bromide)等。维库溴铵是泮库溴铵的单季铵盐，起效更快，维持时间也长。

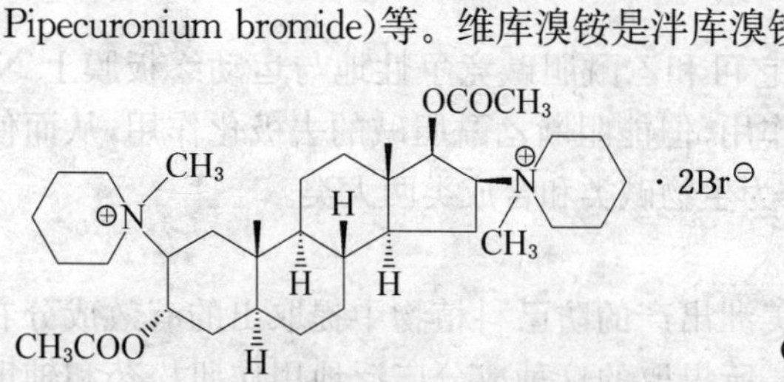

泮库溴铵

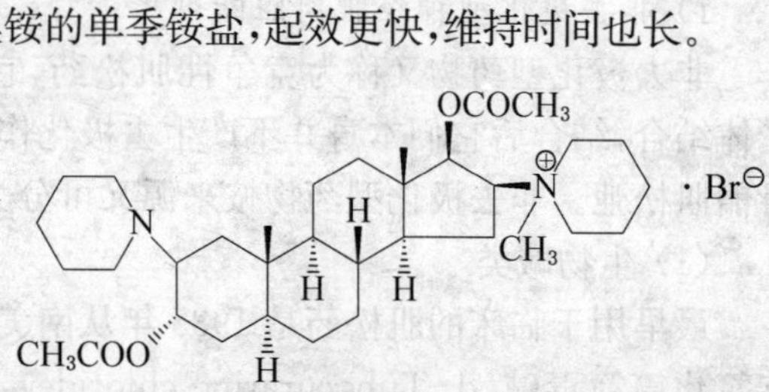

维库溴铵

2) 去极化型神经肌肉阻断剂

去极化型药物与骨骼肌运动终板膜上的 N_2 受体结合，激动受体，使终板膜及邻近细胞膜长时间去极化，从而使终板对乙酰胆碱的反应性降低，导致骨骼肌松弛。

去极化型肌松药是通过对氯筒箭毒碱构效关系的研究，设计合成的一系列结构较简单的双季铵化合物，其通式为：

$$\overset{\ominus}{X}(CH_3)_3\overset{\oplus}{N}-(CH_2)_n-\overset{\oplus}{N}(CH_3)_3X^{\ominus} \qquad X=Br或Cl$$

两个季铵氮原子间的距离对肌松作用有重要影响，只有当 $n=9\sim12$，距离为 1.3～1.5 nm 时才呈现箭毒样作用，如十烃溴铵(Decamethonium bromide)曾用于临床，由于缺点较多，现已不用。后来发现碳链中的次甲基被氧或硫原子取代的双季铵化合物也有肌肉松弛作用，如氯琥珀胆碱(Succinylcholine chloride)。

$$(CH_3)_3\overset{\oplus}{N}(CH_2)_{10}\overset{\oplus}{N}(CH_3)_3 \cdot 2Br^{\ominus}$$

十烃溴铵

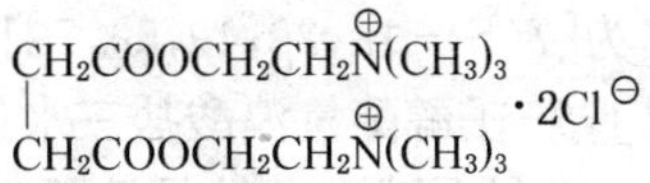

氯琥珀胆碱

硫酸阿托品(Atropine sulphate)

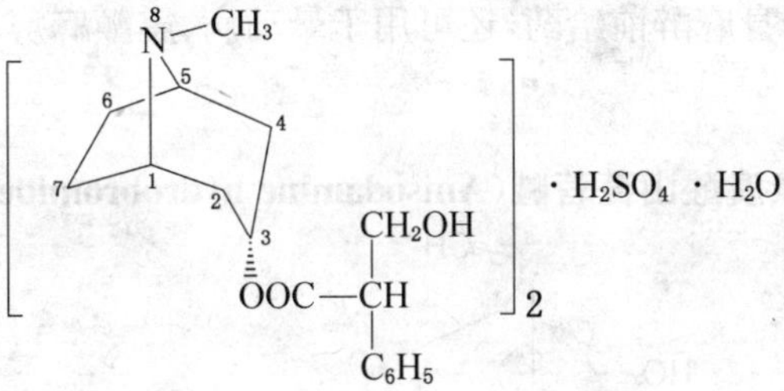

化学名为(±)-α-(羟甲基)苯乙酸-8-甲基-8-氮杂双环[3.2.1]-3-辛醇酯硫酸盐一水合物。

本品为无色结晶或白色结晶性粉末，无臭、味苦，mp190～194 ℃，熔融时同时分解；极易溶于水，易溶于乙醇，在乙醚或氯仿中不溶；有较强的碱性，pK_b 为 4.35，可与硫酸形成稳定的中性盐，其水溶液呈中性。

本品有不对称碳原子，在提取过程中遇酸或碱发生消旋化而成为外消旋体。

本品分子中含有酯键，在弱酸性或近中性条件下较稳定，pH 为 3.5～4.0 时最稳定，而在碱性溶液中易被水解生成莨菪醇和消旋莨菪酸。因此在制备其注射液时，应注意调整溶液的 pH 值，并加入适量氯化钠作稳定剂，采用中性硬质玻璃安瓿，注意灭菌温度。

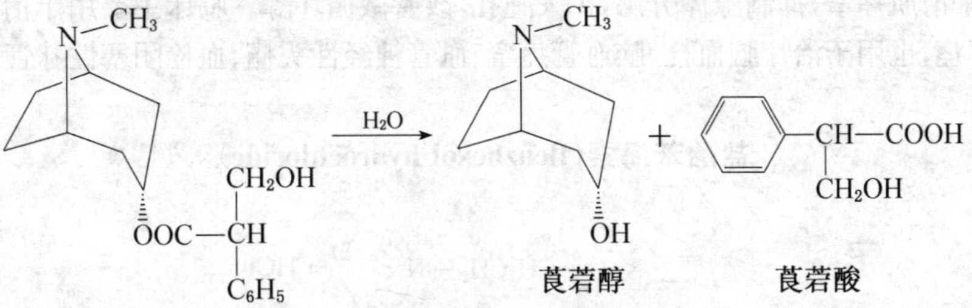

莨菪醇　　莨菪酸

本品具有外周及中枢 M 胆碱受体拮抗作用，可解除平滑肌痉挛、抑制腺体分泌、散大瞳孔等，临床用于治疗各种内脏绞痛和散瞳，还可用于有机磷农药中毒的解救。

氢溴酸东莨菪碱(Scopolamine hydrobromide)

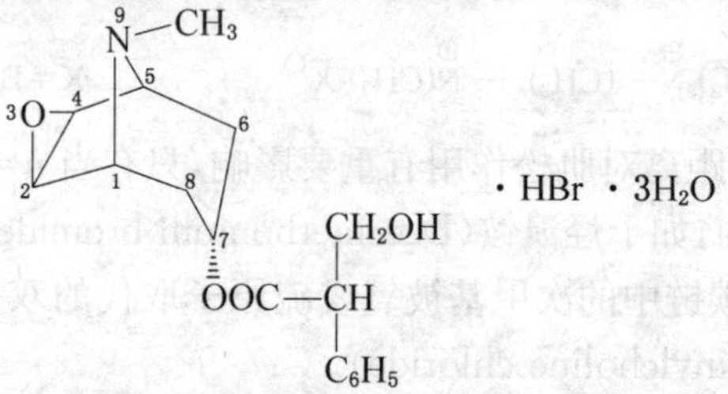

化学名为[7(*S*)-1α,2β,4β,5α,7β]-α-(羟甲基)苯乙酸-9-甲基-3-氧杂-9-氮杂三环[3.3.1.$0^{2,4}$]-7-壬醇酯氢溴酸盐三水化合物。

本品为无色结晶或白色结晶性粉末，无臭、味苦，微有风化性；mp 195～197 ℃，熔融时同时分解；水中易溶，乙醇中溶解，氯仿中微溶，乙醚中不溶。

本品具有左旋光性，$[\alpha]_D^{25}$ −9.0°～ −11.5°，遇碱液时易发生消旋化。

本品为M胆碱受体拮抗剂，作用与阿托品相似，但对中枢神经系统有明显的抑制作用。临床用作镇静药，用于全身麻醉前给药，还可用于晕动病、震颤麻痹、狂躁性精神病及有机磷农药中毒的解救等。

氢溴酸山莨菪碱(Anisodamine hydrobromide)

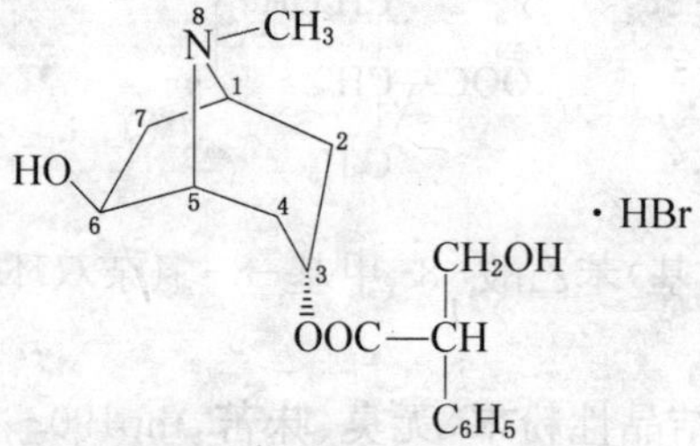

化学名为α(*S*)-(羟甲基)苯乙酸-6β-羟基-1αH,5αH-8-甲基-8-氮杂双环[3.2.1]-3α-辛醇酯氢溴酸盐。

本品为白色结晶或结晶性粉末，无臭，mp 176～181 ℃；在水中极易溶解，乙醇中易溶，丙酮中微溶，本品具有左旋光性，$[\alpha]_D^{25}$ −9°～−15°，人工合成品为消旋体。

本品是由山莨菪醇和左旋莨菪酸结合形成的酯，可被水解生成山莨菪醇和莨菪酸。

本品为M胆碱受体拮抗剂，作用与阿托品相似，具有明显的外周抗胆碱作用，中枢作用较弱，能解除平滑肌痉挛，抑制腺体分泌，扩大瞳孔，改善微循环等。临床主要用于治疗感染中毒性休克和解痉，也用于治疗脑血栓、脑血管痉挛、血管神经性头痛、血栓闭塞性脉管炎等病症。

盐酸苯海索(Benzhexol hydrochloride)

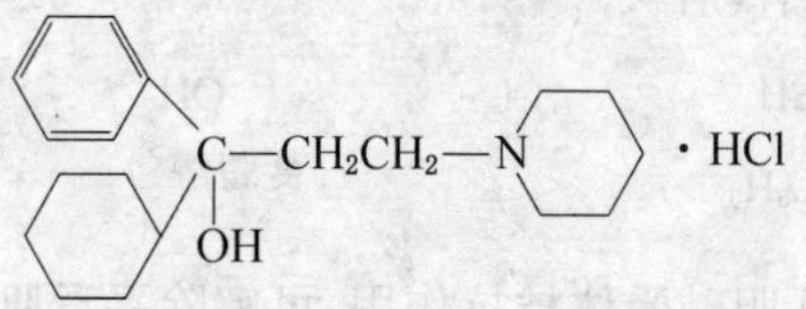

化学名为1-环已基-1-苯基-3-(1-哌啶)丙醇盐酸盐，又名安坦(Artane)。

本品为白色轻质结晶性粉末，无臭、味微苦，后有刺痛麻痹感，mp 250～256℃，熔融时同时分解；易溶于甲醇、乙醇或氯仿，微溶于水，在乙醚中不溶；饱和水溶液pH为5～6。

本品能阻断中枢神经系统的M胆碱受体，对外周作用较弱，临床上主要用于治疗震颤麻痹和震颤麻痹综合征，也可用于斜颈、颜面痉挛等病症的医治，为老年人帕金森病的常用药。

本品可以苯乙酮为原料，经曼尼希反应后再与格氏试剂作用得到：

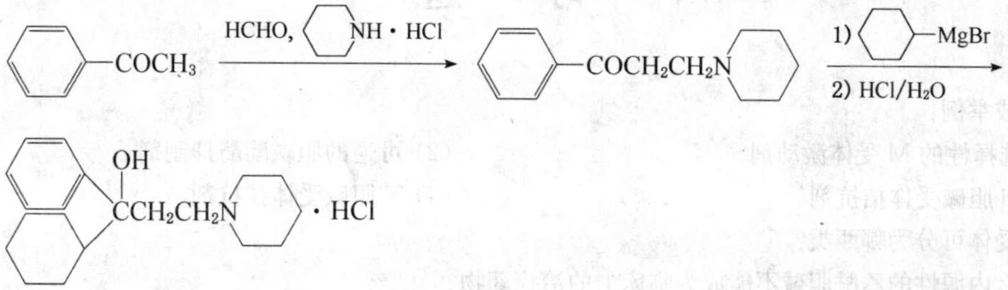

溴丙胺太林(Propantheline bromide)

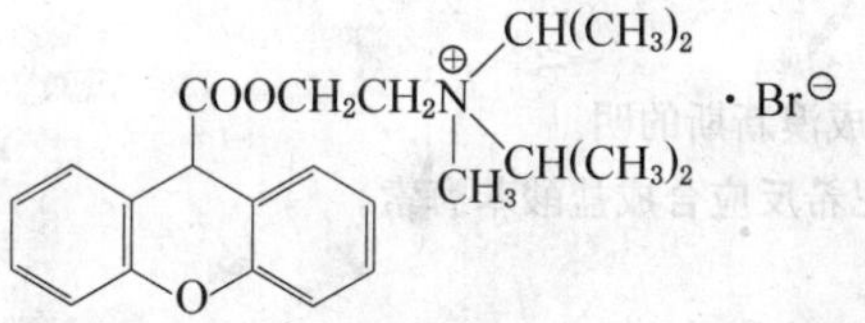

化学名为溴化N-甲基-N-(1-甲基乙基)-N-[2(9H-呫吨-9-甲酰氧基)乙基]-2-丙铵，又名普鲁本辛(Probenthine)。

本品为白色或类白色结晶性粉末，无臭、味极苦，mp 157～164 ℃，熔融时同时分解；其微有引湿性，在水、乙醇或氯仿中极易溶解，在乙醚中不溶。

本品为抗胆碱药，由于为季铵化合物，不易透过血脑屏障，中枢副作用小，主要用于胃肠道痉挛、胃及十二指肠溃疡的治疗。

氯琥珀胆碱(Succinylcholine chloride)

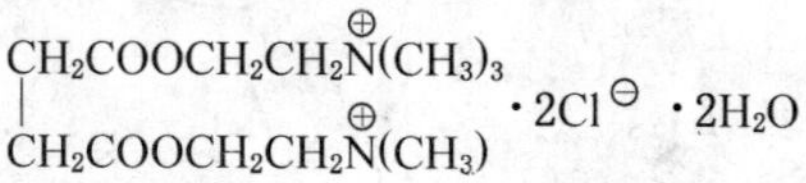

化学名为2,2′-[(1,4-二氧-1,4-亚丁基)双(氧)]双[N,N,N-三甲基乙铵]二氯化物二水合物，又名司可林(Scoline)。

本品为白色结晶性粉末，无臭、味咸，mp 157～163 ℃；具有引湿性，极易溶于水，微溶于乙醇和氯仿，不溶于乙醚；水溶液呈酸性，pH约为4。

本品分子中有酯键，水溶液不稳定，易发生水解反应，pH值和温度是主要影响因素。pH为3～5时较稳定，pH为7.4时缓慢水解，碱性条件下很快被水解。此外，温度升高，水解也加快。水解产物为1分子的琥珀酸和2分子的氯化胆碱。

$$\begin{array}{l} CH_2COOCH_2CH_2\overset{\oplus}{N}(CH_3)_3 \\ | \\ CH_2COOCH_2CH_2\overset{\oplus}{N}(CH_3)_3 \end{array} \cdot 2Cl^{\ominus} \xrightarrow{H_2O} \begin{array}{l} CH_2COOH \\ | \\ CH_2COOH \end{array} + 2HOCH_2CH_2\overset{\oplus}{N}(CH_3)_3 \cdot Cl^{\ominus}$$

本品为去极化型骨骼肌松弛药，起效快（1～1.5 min），持续时间较短，易于控制。临床用作全身麻醉的辅助药，但大剂量时可引起呼吸肌麻痹，而且不能用抗胆碱酯酶药对抗。

习　题

1. 解释或举例：

   (1) 选择性的 M 受体激动剂　　(2) 可逆的胆碱酯酶抑制剂

   (3) M 胆碱受体拮抗剂　　(4) N 胆碱受体拮抗剂

2. 胆碱受体可分为哪两类？
3. 为什么内源性的乙酰胆碱不能成为临床上的治疗药物？
4. 试比较卡巴胆碱、氯贝胆碱及氯醋甲胆碱的化学结构，并说明三者的作用特点。
5. 试简述 M 受体拮抗剂的构效关系。
6. 从结构上分析氯琥珀胆碱为什么作用时间短？
7. 写出下列药物的合成路线：

   (1) 以间氨基苯酚为原料合成溴新斯的明。

   (2) 以苯乙酮为原料，经曼尼希反应合成盐酸苯海索。

21 心血管系统药物

心血管系统疾病是一类严重危害人类生命和健康的常见病、多发病，其临床症状主要表现为高血压、高血脂、心绞痛、动脉粥样硬化、冠心病、低血压、心律失常、心力衰竭等。它们不仅是一类严重危害人类健康的常见病和多发病，而且是导致人类死亡的主要病因之一。**心血管系统药物**(**Cardiovascular drugs**)主要是作用于心脏或血管系统，通过不同的作用机制来调节心脏血液的总输出量，或改变循环系统各部分的血液分配，以改善和恢复心脏和血管的功能，该类药物是目前临床上各类药物中最庞大的一类。按照其作用的器官及用途的不同，心血管药物主要分为强心药、抗心绞痛药、抗心律失常药、血脂调节药及抗高血压药。

21.1 强 心 药

心肌收缩力严重损害可引起慢性心力衰竭，即心脏不能把血液泵至外周，无法满足机体代谢的需要。这种心力衰竭称为充血性心力衰竭，其起因是心肌局部缺血、高血压、非阻塞性心肌病变及先天性心脏病等。虽然总体上心血管疾病的死亡率在下降，但由充血性心力衰竭引起的死亡率却在不断增加，因此，寻找更佳的治疗充血性心力衰竭的药物是世界性热门课题。

强心药(**Cardiotonic agents**)是可以加强心肌收缩力的药物，又称**正性肌力药**(**Inotropic agents**)，它可以加强心肌的收缩力，在临床上主要用于治疗心力衰竭。

21.1.1 强心苷类

强心苷存在于许多有毒的植物体内，小剂量使用时有强心作用，能使心肌收缩作用加强，但大剂量使用则能使心脏中毒而停止跳动。

临床上使用的强心苷类的种类很多，其中的主要药物品种有洋地黄毒苷(Digitoxin)和地高辛(Digoxin)等。

它们的主要缺点是安全范围小、作用不够强、排泄慢、易于积蓄中毒等。

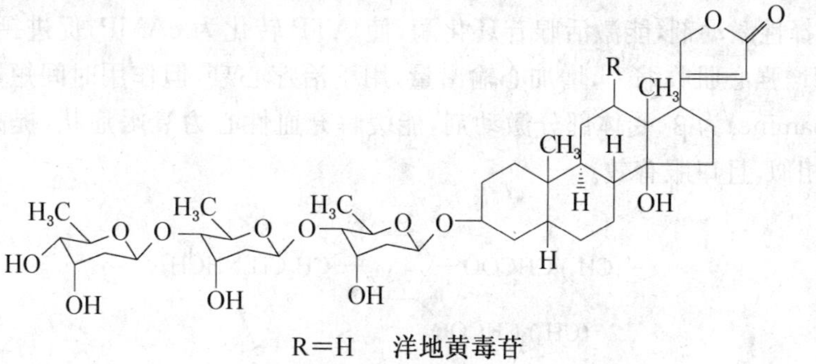

R＝H　洋地黄毒苷
R＝OH　地高辛

关于强心苷类药物的作用机理有多种，其中广为接受的是：Na^+、K^+-ATP 酶是强心苷的受体，强心苷类药物通过抑制膜结合的 Na^+、K^+-ATP 酶的活性而发挥作用。

强心苷类药物的构效关系如下：

(1) 强心苷类与其他苷类一样，也是由配糖基和糖苷基两部分组成的。

(2) 强心苷配糖基甾核的立体结构对于强心作用的影响很大。一般 A/B 和 C/D 是顺式稠合，而 B/C 为反式稠合。C_{17} 位上的内酯环是强心苷类的重要结构特征，该内酯环应取 β-构型，若双键被饱和则活性显著降低。

(3) 在甾核的其他位置上引入羟基，可增加强心苷的极性，口服吸收率因此降低，强心作用持续较短。羟基酰化后口服生效速度加快，蓄积时间延长。

(4) 强心苷的糖一般连接在 3 位的羟基上。糖的连接方式多为 β-1,4-苷键。此糖会对苷的亲脂性及药代动力学有较大影响。

21.1.2 非苷类

1) 磷酸二酯酶抑制剂

磷酸二酯酶抑制剂(Phosphodiesterase inhibitor, PDEI)是一类带有正性肌力作用和血管扩张作用的新型抗心力衰竭药。它们通过选择性地抑制磷酸二酯酶(Phosphodiesterase, PDE)，使 cAMP 水平增高，增加细胞内钙离子的浓度而发挥正性肌力作用。近年来已从心肌分离出三种磷酸二酯酶，其中 **PDE-Ⅰ** 和 **PDE-Ⅱ** 均有不同亚型，对 cAMP 缺乏专一性，而 **PDE-Ⅲ** 仅一种形式，对 cAMP 具有高度亲和力和专一性，因此，可以从 PDE-Ⅲ中寻找强心药。

近年来，PDEI 发展迅速，新药不断涌现。第一个在临床上应用的此类药物是氨力农(Amrinone)，主要用于对强心苷、利尿剂和血管扩张治疗无效的严重心力衰竭，可有效增加心输出量和心脏指数。米力农(Milrinone)是氨力农的同系物，对 PDI-Ⅲ 的选择性更高，强心活性为氨力农的 10～20 倍，不良反应较少，且口服有效。

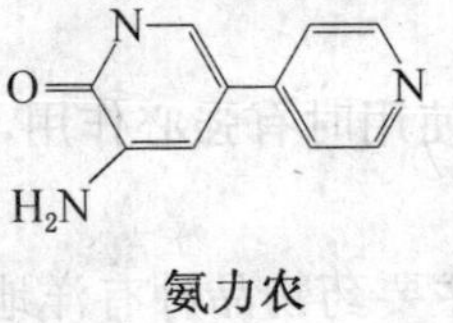

氨力农

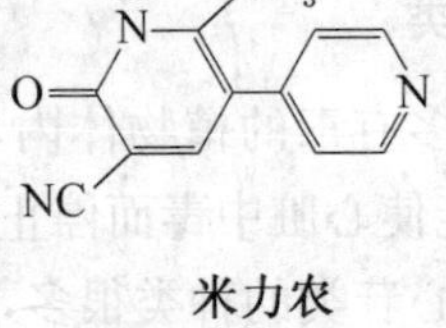

米力农

2) β 受体激动剂

β 受体激动剂多巴胺有强心利尿的作用，其 N-取代衍生物多巴酚丁胺(见 19.1.1)为心脏 β_1 受体选择性激动剂，能激活腺苷环化酶，使 ATP 转化为 cAMP，促进钙离子进入心肌细胞膜，从而增强心肌收缩力，增加心输出量，用于治疗心衰，但作用时间短，口服无效。异波帕胺(Ibopamine)为 β_1 受体部分激动剂，能缓解充血性心力衰竭症状，提高运动耐力，疗效与地高辛相似，且口服有效。

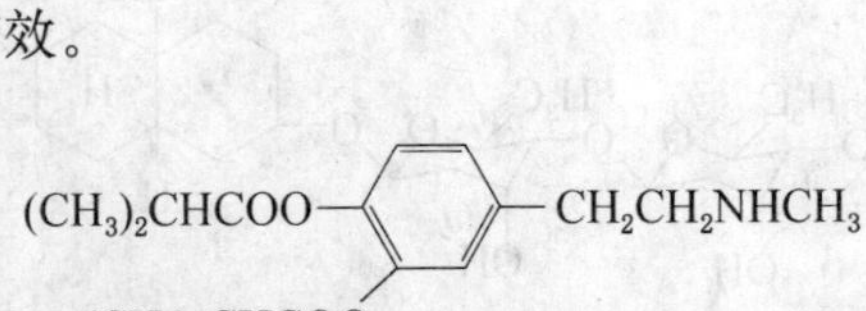

异波帕胺

21.2 抗心绞痛药

心绞痛是由于心肌急剧的暂时性缺血和缺氧所引起的，是冠心病的典型症状之一。冠心病等病人情绪激动或活动过多时，心肌收缩力增强，心率加快，此时，如果冠状动脉血液供应减少则会导致心绞痛。

心绞痛的防治关键是防治冠心病，重点是增加冠状动脉血液供应和减少心肌耗氧量。正常人当心肌需氧增加时，可以通过扩张冠状动脉，增加血流量来解决，但冠心病、血管硬化病人增加血液供应的能力有限，因此，目前已知有效的**抗心绞痛药物(Antianginal drugs)**主要是通过降低心肌耗氧量而达到缓解和治疗的目的。根据化学结构和作用机理的不同，抗心绞痛药物可分为三类：硝酸酯及亚硝酸酯类、钙拮抗剂和β受体拮抗剂。

21.2.1 硝酸酯及亚硝酸酯类

1）硝酸酯及亚硝酸酯类药物的发展

硝酸酯及亚硝酸酯类化合物是最早应用于临床的抗心绞痛药物。自 1857 年亚硝酸异戊酯(amyl nitrite)引入临床以来，使用此类药物治疗心绞痛已有一百多年的历史。随着钙拮抗剂和β受体阻断剂的发展，心绞痛的治疗有了更多的选择，但硝酸酯及亚硝酸酯类仍为治疗心绞痛的可靠药物。目前临床上使用的该类药物主要有硝酸甘油(Nitroglycerol)、丁四硝酯(Erythrityl tetranitrate)和硝酸异山梨酯(Isosorbide dinitrate)等。

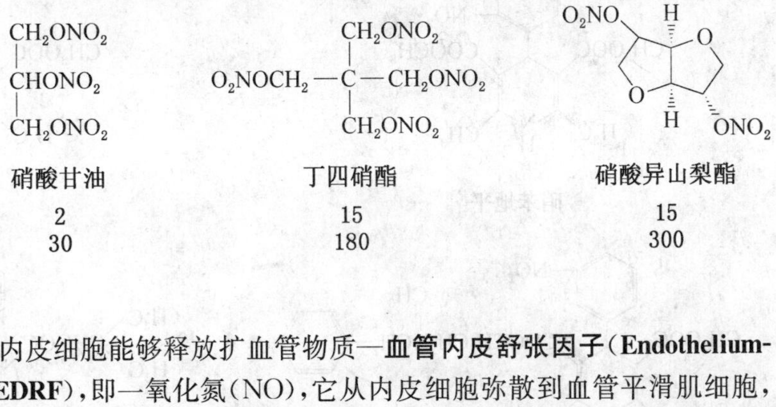

	硝酸甘油	丁四硝酯	硝酸异山梨酯
起效时间(min)	2	15	15
作用时间(min)	30	180	300

2）作用机理

最近研究表明，血管内皮细胞能够释放扩血管物质—**血管内皮舒张因子(Endothelium-derived relaxing factor，EDRF)**，即一氧化氮(NO)，它从内皮细胞弥散到血管平滑肌细胞，激活鸟苷酸环化酶，增加细胞内 cGMP 含量，从而激活依赖于 cGMP 的蛋白激酶，促使肌球蛋白去磷酸化，松弛血管平滑肌。硝基酯类扩血管药能在平滑肌细胞及血管内皮细胞中产生一氧化氮而舒张血管，属于 **NO 供体药物(NO donors drug)**。但是，连续使用该类药物后，体内"硝酸酯受体"中的巯基被耗竭，从而可能出现耐药性。因此，在应用硝酸酯类药物的同时给予能够保护体内硫醇基的化合物如 1,4-二巯基-3,3-丁二醇，就不易产生耐药性。硝酸酯的作用比亚硝酸酯强，这可能由于前者较易吸收的缘故。

21.2.2 钙拮抗剂

钙拮抗剂(Calcium antagonist，Ca-A)又称**钙通道拮抗剂，钙慢通道阻滞剂，钙进入阻滞剂**等。

钙离子是心肌和血管平滑肌兴奋-收缩偶联中的关键物质。钙拮抗剂能抑制细胞外钙离子的内流，使心肌和血管平滑肌细胞内缺乏足够的钙离子，导致心肌收缩力减弱，心率减慢，心输出量减少，同时血管松弛，血压下降，从而减少心肌作功量和耗氧量（见 21.4）。钙拮抗剂在临床上除具有抗心绞痛作用外，还有抗心律失常和抗高血压作用，是一类缺血性心脏病的重要药物。

钙拮抗剂按化学结构可分为二氢吡啶类（Dihydropyridines，DHP）、芳烷基胺类（Aralkylamine derivatives）和苯并硫氮杂䓬类（Benzothiazepine derivatives）等。

1）二氢吡啶类

二氢吡啶类药物是目前临床上应用最广泛、特异性最高、作用最强的一类钙拮抗剂。其中硝苯地平（硝苯啶，Nifedipine）具有较强的扩张血管的作用，用于心绞痛、高血压的治疗，它是第一代 DHP 类钙拮抗剂的代表。第二代 DHP 类钙拮抗剂的冠脉扩张作用更强，作用维持时间更长，尼群地平（Nitrendipine）、尼卡地平（Nicardipine）、尼莫地平（Nimodipine）和氨氯地平（Amlodipine）等均为第二代 DHP 类钙拮抗剂。尼群地平选择性地作用于外周血管，为血管扩张型的抗高血压药，降压持续时间长；尼卡地平选择性地作用于脑血管和脑组织，亦可用于治疗轻、中度高血压；尼莫地平选择性地扩张脑血管和增加脑血流，为脑血管扩张药；非洛地平（Felodipine）对原发性高血压和充血性心衰有效；氨氯地平主要扩张外周血管，降低血管阻力，用于中、轻度原发性高血压以及稳定型心绞痛。它的半衰期为 35～45 h，日服一次即可。

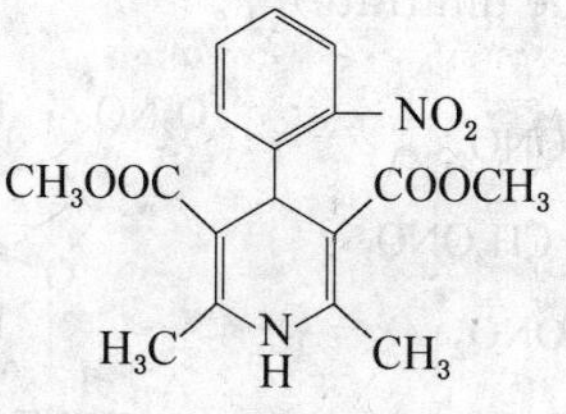

硝苯地平

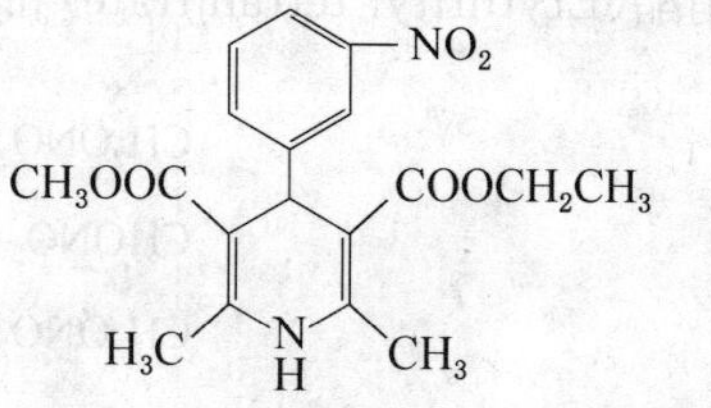

尼群地平

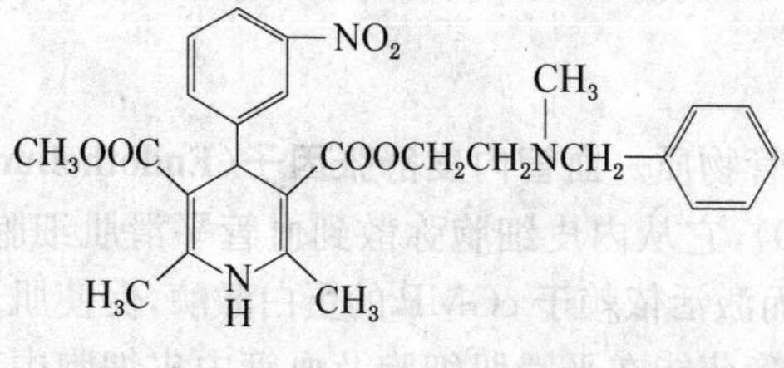

尼卡地平

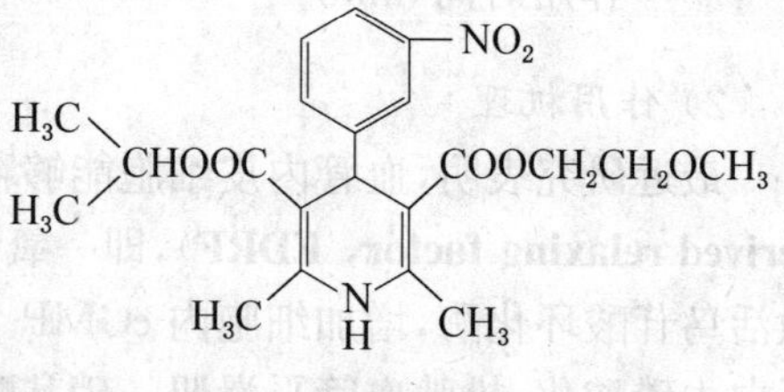

尼莫地平

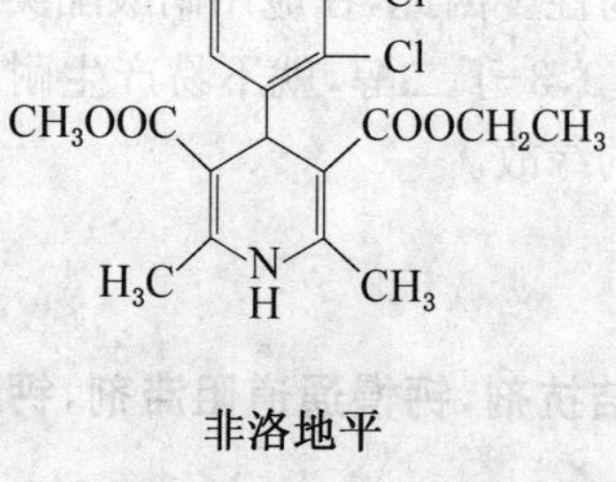

非洛地平

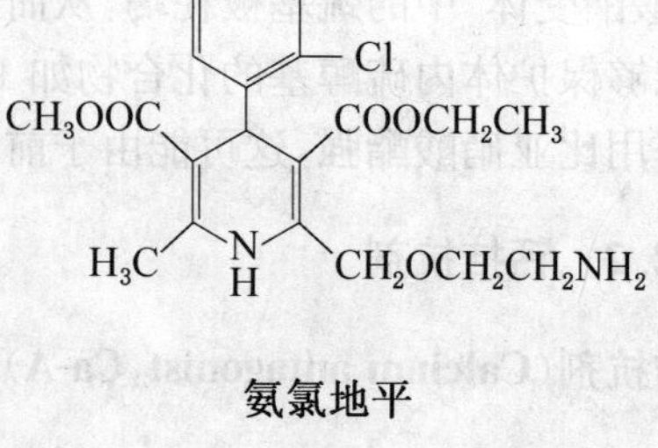

氨氯地平

经研究认为,二氢吡啶类钙拮抗剂的构效关系为:

(1) 1,4-二氢吡啶为活性必需结构,若氧化为吡啶或还原为六氢吡啶则活性消失。

(2) 二氢吡啶氮原子上没有取代基或有在代谢中易离去的基团时,活性最佳。

(3) 2,6 位取代基应为低级烷基。

(4) 3,5 位的羧酸酯为活性必需基团,若换为乙酰基或氰基则活性大为降低,若为硝基则可激活钙通道。两个酯基不同时活性较好。

(5) 4 位为苯基或取代苯基时活性佳,4 位的取代苯基以邻、间位取代为宜。

2) 芳烷基胺类

这类药物主要有维拉帕米(Verapamil)、加洛帕米(Gallopamil)等。本类药物具有手性,因此,其作用一般具有立体选择性。如代表药物维拉帕米,其 *S* 异构体用于治疗心律失常,是室上性心动过速病人的首选药物,*R* 异构体则用于治疗心绞痛。加洛帕米对心肌和平滑肌的活性强于维拉帕米,临床使用其 *S* 异构体。

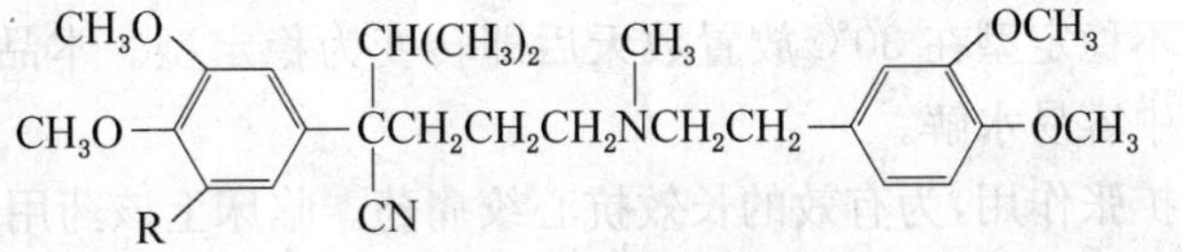

R=H 维拉帕米

R=OCH_3 加洛帕米

3) 苯并硫氮杂䓬类

20 世纪 70 年代初,人们在研究抗抑郁、安定和冠脉扩张作用的苯并硫氮杂䓬衍生物时,发现了一类高选择性的钙通道阻滞剂,其代表药物为地尔硫䓬(Diltiazem)。临床此类药用于治疗包括变异性心绞痛在内的各种缺血性心脏病,也有减缓心率的作用。

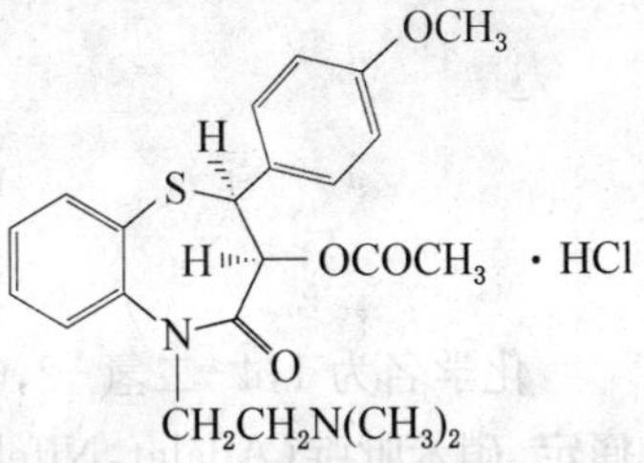

地尔硫䓬

4) 其他类

桂利嗪(Cinnarizine)又名脑益嗪,为二苯基哌嗪类钙拮抗剂,对血管平滑肌钙通道有选择性抑制作用,能显著改善脑循环和冠状循环。主要用于脑血栓形成、脑栓塞、脑动脉硬化、脑外伤后遗症等。临床常用制剂有胶囊剂及注射液。

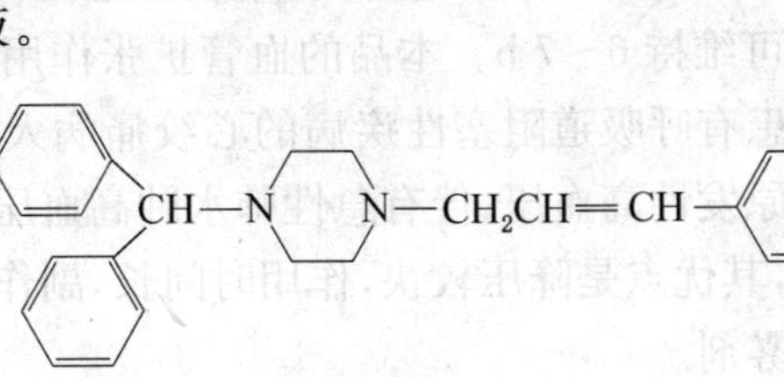

桂利嗪

21.2.3 β受体阻断剂

β受体阻断剂的发现是抗心绞痛药物研究的一大进展。心肌缺血诱发心绞痛时,心肌局部的肾上腺素和去甲肾上腺素等儿茶酚胺类物质释放增加,后者可激动β受体,加快心率，增强心肌收缩力，使心输出量增加，从而增加心肌耗氧量，加重心肌缺氧。β受体阻断剂能阻断过多的儿茶酚胺，减慢心率，减小心肌收缩力，从而减少心肌耗氧量，缓解心绞痛（详见第 19 章）。

硝酸异山梨酯（Isosorbide dinitrate）

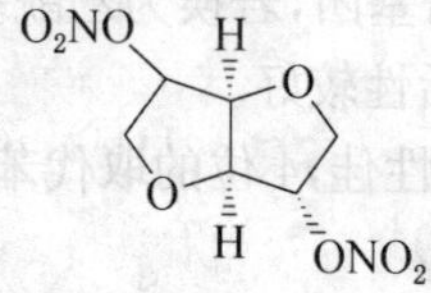

化学名为 1,4:3,6-二脱水-*D*-山梨醇-2,5-二硝酸酯，又名硝异梨醇、消心痛（Sorbitrate，Carvasin）。

本品为白色结晶性粉末，无臭；易溶于丙酮、氯仿，略溶于乙醇，微溶于水；mp 68～72℃。同其他硝酸酯一样，本品具有爆炸性。本品的结晶有稳定型和不稳定型两种，药用为稳定型，不稳定型在 30℃放置数天后即转变为稳定型。本品在干燥状态比较稳定，但在酸、碱溶液中容易水解。

本品具有冠脉扩张作用，为有效的长效抗心绞痛药。临床上该药用于心绞痛、冠状循环功能不全、心肌梗塞等的预防。常用的制剂有片剂、注射液、乳膏及喷雾剂。

硝苯地平（Nifedipine）

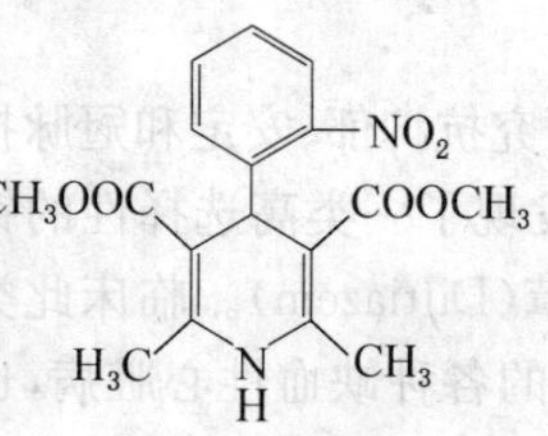

化学名为 1,4-二氢-2,6-二甲基-4-(2-硝基苯基)-3,5-吡啶二羧酸二甲酯，又名心痛定、硝苯吡啶（Adalat，Nifelat）。

本品为黄色结晶性粉末，mp 172～174℃，无臭、无味；易溶于丙酮、二氯甲烷和氯仿，微溶于甲醇、乙醇，不溶于水。

本品有一定的首过效应，口服吸收良好，生物利用度可达到 45%～65%，经 10 min 生效，1～2 h 达最大效应，作用可维持 6～7 h。本品的血管扩张作用强烈，临床用于预防和治疗冠心病、心绞痛，也适用于患有呼吸道阻塞性疾病的心绞痛病人，特别适用于冠脉痉挛所致的心绞痛。还可用于治疗原发性高血压、伴有急性肺水肿高血压以及急性高血压脑病，是治疗高血压急症的有效药物，其优点是降压较快，作用时间长，副作用较小；临床常用的制剂有片剂、胶囊剂、胶丸剂及喷雾剂。

尼群地平（Nitrendipine）

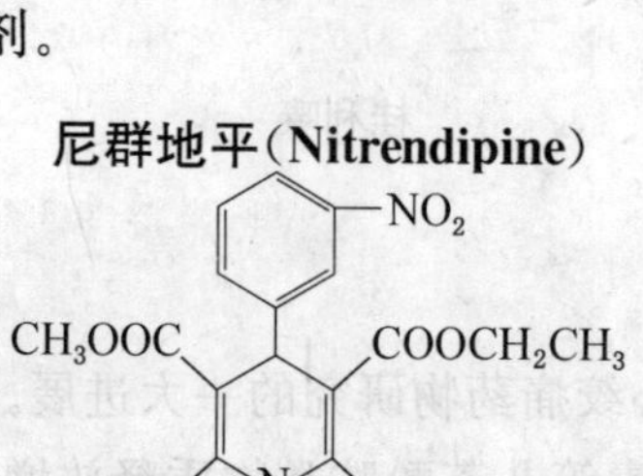

化学名为1,4-二氢-2,6-二甲基-4-(3-硝基苯基)-3,5-吡啶二羧酸甲乙酯。

本品为黄色结晶性粉末,无臭、无味;易溶于氯仿、丙酮,微溶于甲醇、乙醇,几乎不溶于水。

本品为选择性作用于血管平滑肌的钙拮抗剂,通过降低心肌耗氧量,对缺血性心肌起保护作用;通过降低外周阻力,使血压下降。临床主要用于冠心病及高血压的治疗,尤其是患有这两种疾病的患者,也可用于充血性心衰的治疗。临床常用的制剂有片剂。

维拉帕米(Verapamil)

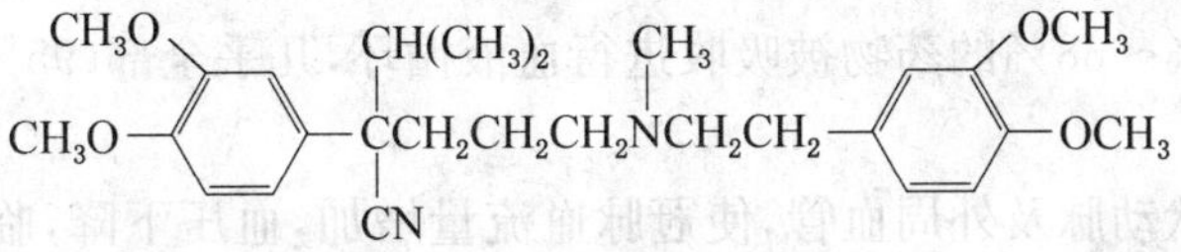

化学名为5-[(3,4-二甲氧基苯乙基)甲氨基]-2-(3,4-二甲氧基苯基)-2-异丙基戊腈,又名异搏定、戊脉安(Iproveratril,Vasolan)。临床上常用其盐酸盐。

本品(盐酸盐)为白色粉末,无臭;易溶于甲醇、乙醇、氯仿,溶于水;mp 140～145℃。

本品临床上用于抗心律失常及抗心绞痛。长期服用时,对肝和造血系统无影响,但可抑制心肌,诱发心衰。本品口服完全吸收,但存在首过效应,口服生物利用度仅为10%～35%,血浆蛋白结合率为90%。本品主要经肝脏代谢,代谢物脱甲基维拉帕米活性为原药的20%。长期口服本品时,其代谢物浓度可超过原药浓度,而起主要治疗作用。临床常用的制剂有片剂及注射液。

本品可以愈创木酚为原料合成。愈创木酚甲基化后再氯甲基化、氰化,得3,4-二甲氧基苯乙腈,再与溴代异丙烷在碱性条件下反应,得α-异丙基-3,4-二甲氧基苯乙腈,用3-氯代溴丙烷烷基化后与3,4-二甲氧基苯乙胺缩合,再用甲醛甲酸甲基化后成盐即得本品。

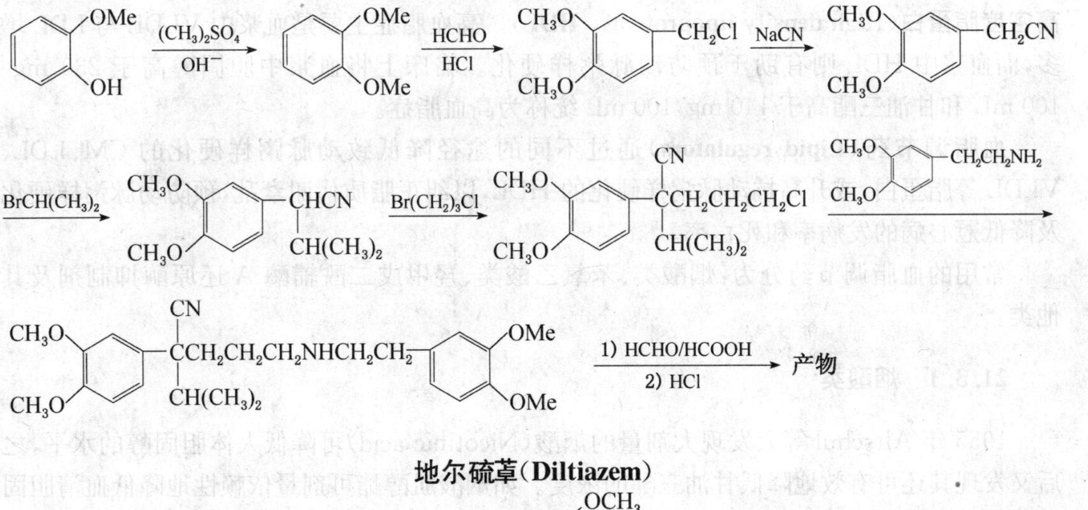

地尔硫䓬(Diltiazem)

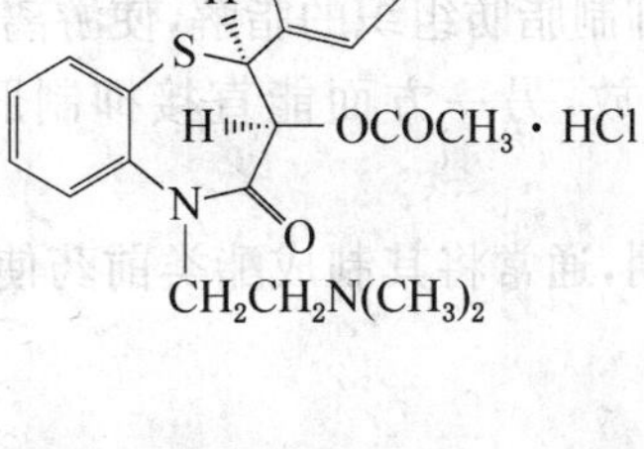

化学名为顺式(+)-3-乙酰氧基-2,3-二氢-5-[2-(二甲氨基)乙基]-2-(4-甲氧苯基)-1,5-苯并硫氮杂䓬-4-(5H)酮盐酸盐(CRD-401),又名硫氮䓬酮。

本品为白色或类白色结晶或结晶性粉末,mp 210~215℃(分解),易溶于水、甲醇、氯仿,不溶于乙醇和苯。

地尔硫䓬分子结构中有2个手性碳原子,有4个立体异构体,其中,2*S*,3*S*异构体冠脉扩张作用较强,为临床使用的异构体。

本品口服几乎完全从胃肠道吸收,经肝脏首过效应,部分药物被代谢,口服后生物利用度为25%,只有45%~68%的药物被吸收进行血液循环,几乎全部(95%)在肝内氧化失活,经肾排泄。

本品可扩张冠状动脉及外周血管,使冠脉血流量增加,血压下降,临床上用于室上性心律失常、典型心绞痛、变异型心绞痛,还可用于降血压。

21.3 血脂调节药

动脉粥样硬化是缺血性心脑血管疾病的病理基础,发病的原因与高血脂症(Hyperlipemia或Hyperlipidemia)有密切关系。当机体脂质代谢紊乱、血脂长期升高后,血脂及其分解产物会逐渐沉积于动脉血管内膜,继而内膜纤维组织增生,形成斑块,使血管局部增厚,弹性减少,导致血管堵塞,以致产生动脉粥样硬化和冠心病。

血浆中的脂质包括胆固醇、胆固醇酯、甘油三酯和磷脂等,通常它们与载脂蛋白结合,以水溶性的脂蛋白(Lipoproteins)形式存在,可随血液循环。最常见的脂蛋白有**乳糜微粒(Chylomicron,CM)**,**极低密度脂蛋白(Very low density lipoproteins, VLDL)**、**中密度脂蛋白(Intermediate density lipoproteins, IDL)**、**低密度脂蛋白(Low density lipoproteins, LDL)**和**高密度脂蛋白(High density lipoproteins, HDL)**。高血脂症主要是血浆中VLDL与LDL增多,而血浆中HDL则有助于预防动脉粥样硬化。临床上将血浆中胆固醇高于230 mg/100 mL和甘油三酯高于140 mg/100 mL统称为高血脂症。

血脂调节药(Lipid regulators)通过不同的途径降低致动脉粥样硬化的CM、LDL、VLDL等脂蛋白,或升高抗动脉粥样硬化的HDL,以纠正脂质代谢紊乱,预防动脉粥样硬化及降低冠心病的发病率和死亡率。

常用的血脂调节药分为:烟酸类、苯氧乙酸类、羟甲戊二酰辅酶A还原酶抑制剂及其他类。

21.3.1 烟酸类

1955年Altschul等人发现大剂量的烟酸(Nicotinic acid)可降低人体胆固醇的水平,之后又发现其还可有效地降低甘油三酯的浓度。如烟酸肌醇酯可剂量依赖性地降低血清胆固醇,但对甘油三酯几乎无影响。

烟酸的作用机制一方面是抑制脂肪组织的脂解,使游离脂肪酸的来源减少,从而减少肝脏合成甘油三酯和VLDL的释放,另一方面能直接抑制肝脏中VLDL和胆固醇的生物合成。

由于烟酸有较大的刺激作用,通常将其制成酯类前药使用。临床常用的有烟酸肌醇酯

(Inositol nicotinate)及烟酸戊四醇酯(Niceritol)。另外,由于烟酸具有扩张血管的作用,服用该类药物会导致面色潮红、皮肤骚痒等。

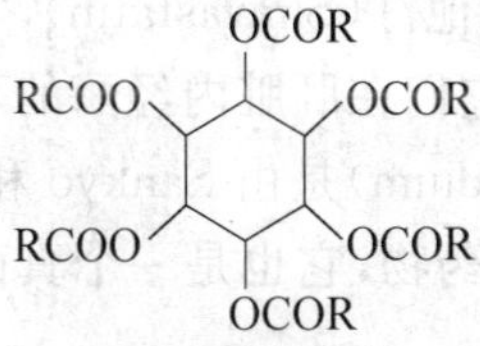

烟酸肌醇酯

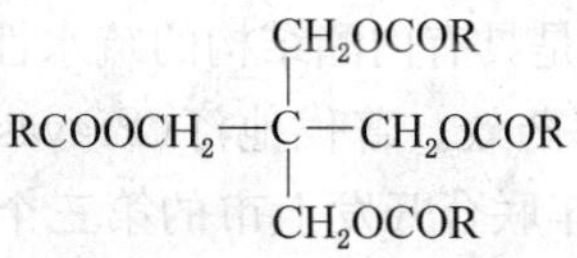

烟酸戊四醇酯

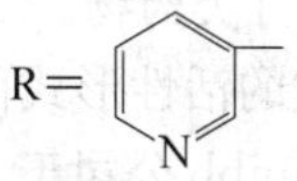

21.3.2 苯氧乙酸类

胆固醇在体内的生物合成是以乙酸为起始原料进行的,从利用乙酸衍生物干扰胆固醇的合成,以达到降低胆固醇的目的出发,通过大量筛选乙酸衍生物,在20世纪60年代,发现了苯氧乙酸类血脂调节药。其中,氯贝丁酯(安妥明,Clofibrate)是第一个问世的药物,现已有约30多个此类药物应用于临床,主要有非诺贝特(Fenobrate)和苄氯贝特(Beclobrate)等,非诺贝特、苄氯贝特能显著地降低血清胆固醇,致使VLDL和LDL降低,并使HDL浓度增高,是较氯贝丁酯更优的血脂调节药。

吉非贝齐(Gemfibrozil)是近年来发现的新的血脂调节药,其结构为非卤代的苯氧戊酸衍生物,既可降低甘油三酯、VLDL及LDL,还可升高HDL。

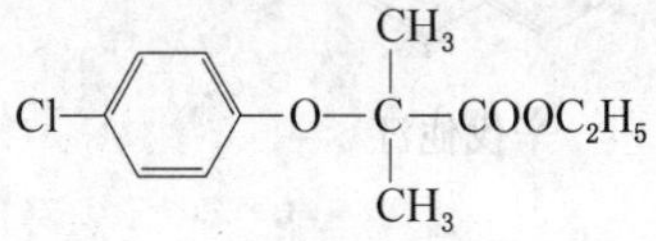

氯贝丁酯

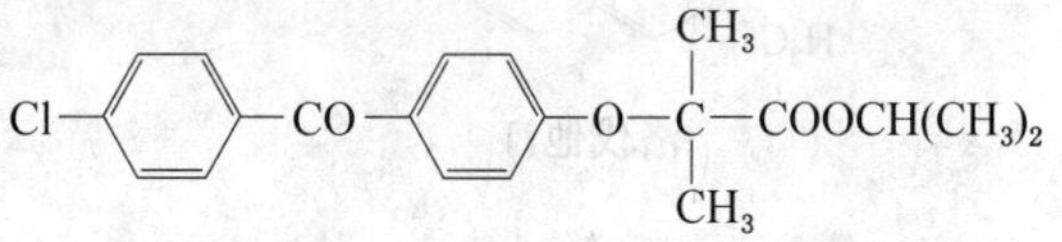

非诺贝特

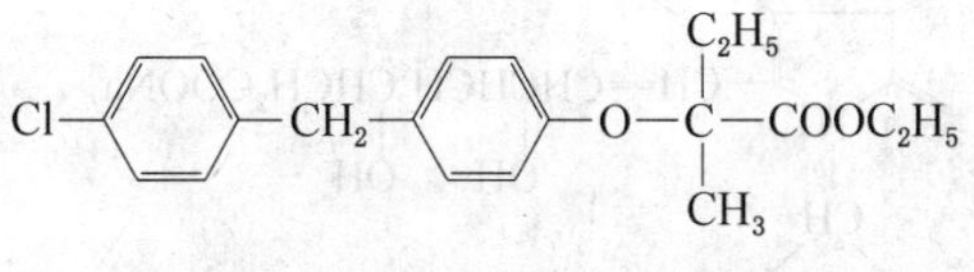

苄氯贝特

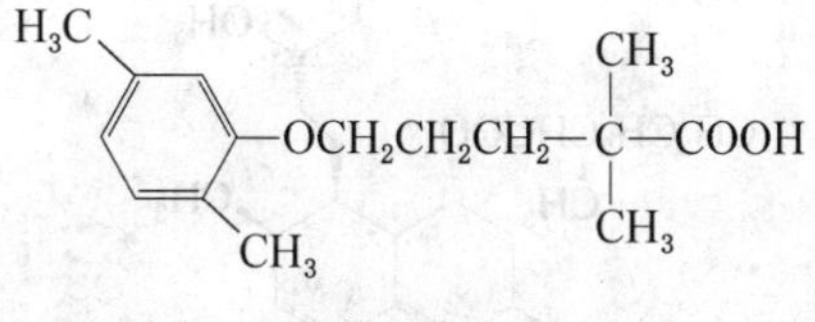

吉非贝齐

苯氧乙酸类血脂调节药的作用机制可能与抑制肝脏甘油三酯的合成、减少甘油三酯的生成有关,也可能与增加脂蛋白的脂解,使高血脂血清中脂蛋白的排出速率增加有关。

21.3.3 羟甲戊二酰辅酶A还原酶抑制剂

羟甲戊二酰辅酶A(Hydroxymethyl-glutaryl coenzyme A, HMG-CoA)还原酶是肝脏中胆固醇合成的限速酶,通过竞争性地抑制该酶的作用,可达到有效地降低胆固醇水平的目的。20世纪80年代问世的他汀类药物(Statins)是血脂调节药物研究领域的突破性进展。该类药物可选择性地分布于肝脏,竞争性地抑制HMG-CoA还原酶的活性,从而限制了内源性胆固醇的生物合成;同时通过降低胆固醇的浓度,以触发肝脏LDL受体表达的增加,加快血浆中LDL、IDL和VLDL的消除,并减少富含甘油三酯的脂蛋白的分泌;另外它还可通过非脂类机制调节内皮功能、炎症效应、斑块稳定性及血栓的形成来发挥抗动脉粥样硬化的作用。它是目前临床上用于预防、治疗高血脂症及冠心病的优良药物。

Merck 公司于 1987 年开发上市了第一个他汀类药物洛伐他汀(Lovastatin),它是一种真菌代谢产物。次年该公司又上市了第二个他汀类药物辛伐他汀(Simvastatin),它是一个半合成他汀类药物。二者都是具有内酯结构的疏水性前药,它们在肝脏内经酶的水解生成β-羟基酸的活性形式而发挥药效。普伐他汀(Pravastatin sodium)是由 Sankyo 和 Bristol-Myers Squibb 公司于 1989 年联合开发上市的第三个他汀类药物,它也是一个真菌代谢产物,其结构中含有 β-羟基酸的活性形式。

第二代他汀类药物是在第一代他汀类药的基础之上进行结构简化的全合成化合物。氟伐他汀(Fluvastatin sodium)是 Sandoz 公司于 1994 年上市的第一个全合成的他汀类药物,其结构中有别于天然他汀类药物的部分是:一个对氟苯基取代的吲哚环系统,一个与天然他汀内酯环开环产物相似的二羟基酸的碳链,没有具多个手性中心的氢化萘环,结构较为简单。该药物水溶性好,它可使血浆中 LDL 水平下降 25%,并显示出良好的药代动力学性质。

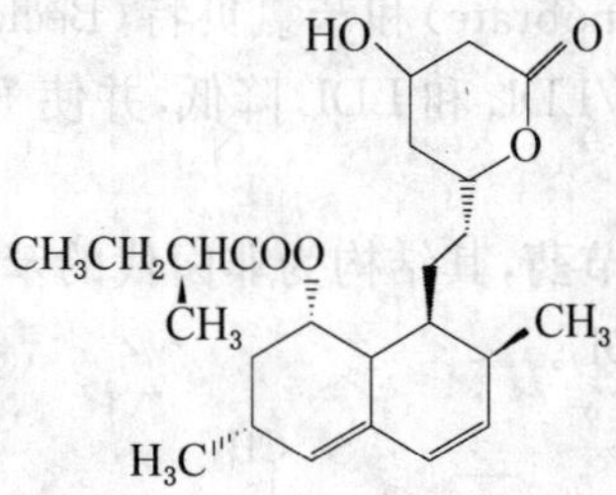

洛伐他汀

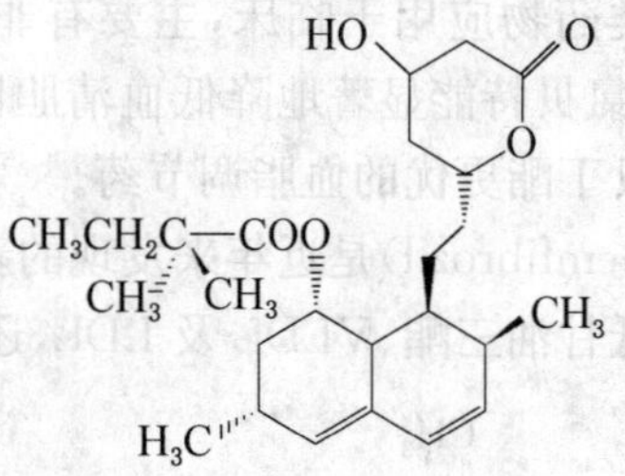

辛伐他汀

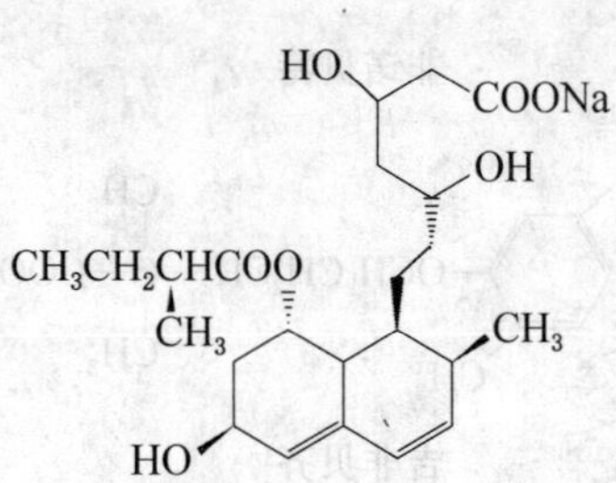

普伐他汀

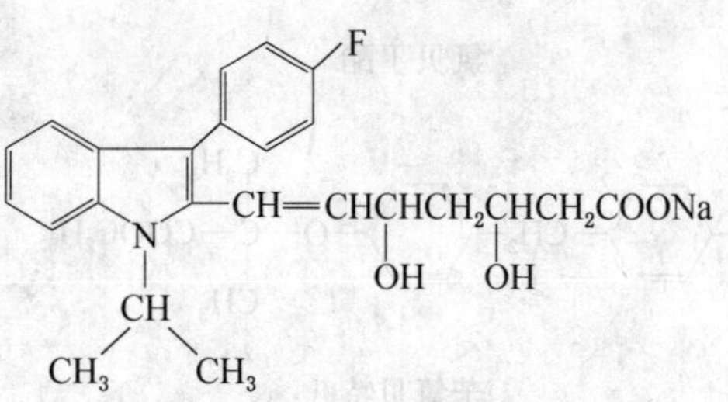

氟伐他汀

21.3.4 其他类型

某些强碱性阴离子树脂与胆汁酸结合,可阻止胆汁酸的肠肝循环,由于这些树脂不被吸收,可使配合的胆汁酸随粪便排出,此时胆汁酸的排出量可增至 3～15 倍,加速了肝脏胆固醇的代谢。临床应用的树脂主要有消胆胺(Cholestyramine)和降胆宁(Cholestipol)。

氯贝丁酯(Clofibrate)

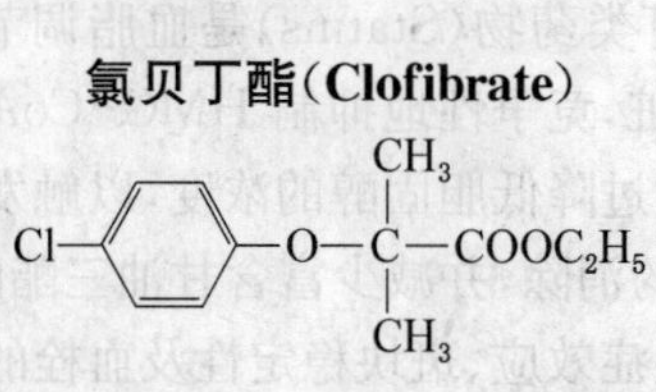

化学名为2-(4-氯苯氧基)-2-甲基丙酸乙酯,又名安妥明。

本品为无色或微黄色澄明油状液体,mp 148～152℃。光照后颜色加深,需避光保存。易溶于乙醇、丙酮、氯仿、乙醚、石油醚,不溶于水。

本品具有酯的化学特性,在碱性条件下与羟胺反应生成异羟肟酸钾,再经酸化后,加1%的三氯化铁水溶液生成异羟肟酸铁,显紫色。

本品具有明显的降低甘油三酯的作用,尤以降低 VLDL 为主,还可以降低腺苷环化酶的活性并能抑制乙酰辅酶 A,降低血小板的粘附聚集,减少血栓形成。

吉非贝齐(Gemfibrozil)

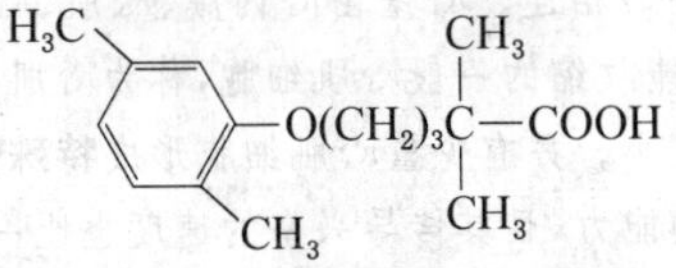

化学名为2,2-二甲基-5-(2,5-二甲基苯氧基)戊酸,又名甲苯丙妥明。

本品通过降低血清甘油三酯和总胆固醇达到调节血脂的效果。本品口服后胃肠道吸收好,单剂量口服后1～2 h内血浆药物水平达到峰值,半衰期1.5 h,多剂量口服则为1～3 h。本品主要通过氧化而代谢,约70%以原型随尿排泄。

本品可以以2,5-二甲基苯酚、3-氯-1溴丙烷及异戊酸为原料合成:

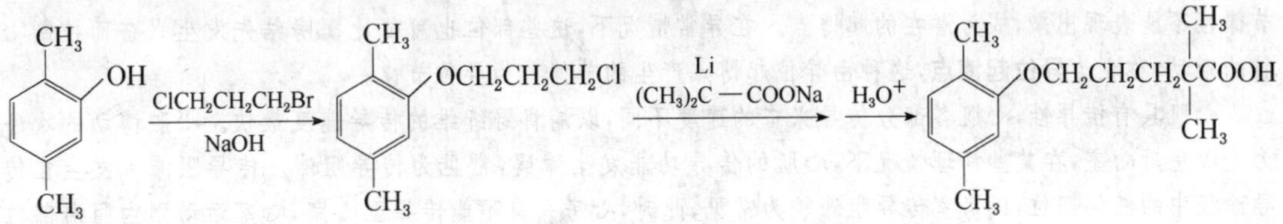

辛伐他汀(Simvastatin)

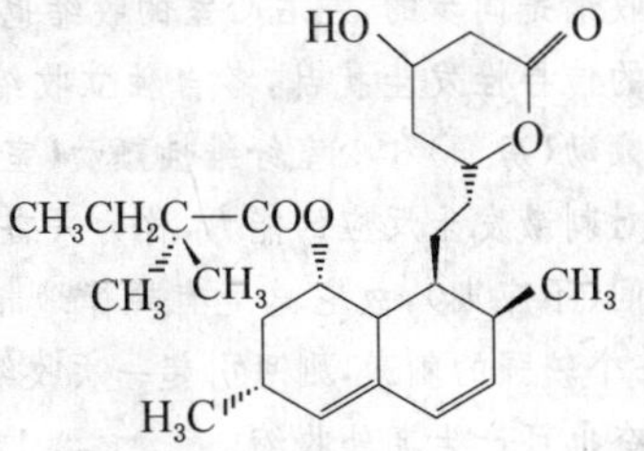

化学名为2,2-二甲基丁酸-1,2,3,7,8,8a-六氢-3,7-二甲基-8-[2-(四氢-4-羟基-6-氧-2H-吡喃基-2)-乙基]-1-萘酚酯。

本品为白色结晶性粉末,无味;微溶于水,易溶于乙醇和甲醇;mp 135～138℃。

本品可降低总胆固醇、LDL 以及 VLDL 的血清浓度。该药还可中等程度地提高 HDL 的水平,降低甘油三酯的血浆浓度,副作用小而短暂。

本品为前体药物,体外无生物活性,口服后几乎全部被吸收,在肝脏代谢生成β-羟基酸而产生活性。

21.4 抗心律失常药

心脏的活动是有一定的自律性、应激性和传导性的。心律失常是心动规律和频率的异常，产生的原因是由于心房心室不正常冲动的形成及传导障碍所致。临床表现有心动过速、心动过缓和传导阻滞等类型。心动过缓型、传导阻滞型可用阿托品或异丙肾上腺素治疗。这里介绍的抗心律失常药主要用于心动过速型心律失常的治疗。

心脏是主要由心肌所组成的中空器官，呈圆锥形。心尖向左前下方，为游离端，心底朝右后上方，与大血管（主动脉、肺动脉、腔静脉、肺静脉）相连。心壁由心内膜、心肌、心外膜组成。心肌分为心房肌和心室肌，心肌细胞有两种，其中大量的为能收缩的一般心肌细胞，称为心肌纤维。在心壁，成束的心肌纤维呈螺旋状排列，当心肌收缩时可使心腔缩小。另有少量心肌细胞形成**特殊传导系统**，它们失去一般心肌纤维的收缩能力，而具有**自动节律性**兴奋的能力，且其传导兴奋的速度也比一般心肌纤维快。

心脏由中隔分为互不相通的左右两半，每一半各分为心房和心室，即：左心房、右心房、左心室、右心室，心房和心室无心肌相连（除特殊传导系统外），因此，心房和心室在不同时间内收缩和舒张。

心脏的特殊传导系统包括窦房结、节间束（支）、房室束、房室交界区及浦肯野纤维。其中，窦房结自动节律性最高。正常心脏的活动节律，实际上是受自动节律性最高的窦房结控制的，窦房结是心脏兴奋和搏动的起源，称为**正常起搏点（Pacemaker）**，由窦房结控制的心律称为窦性心律。若起搏点仍在窦房结，而其频率超过100次/分钟，则称为窦性心动过速，如频率低于60次/分钟，则称为窦性心动过缓。

正常心脏内其他部位的特殊传导组织自律性较低，通常外在窦房结传出兴奋的控制下，其本身的自动节律性不能表现出来，成为潜在的起搏点。在异常情况下，这些部位也可能比窦房结先发生兴奋而控制心脏的活动，称之为**异位起搏点**，这种由异位起搏点产生的节律称为异位节律。

心肌具有传导性，心肌各部分传导兴奋的速度不同，以浦肯野纤维的传导速度最快。心脏博动的次序为先心房后心室，在某些病理情况下，心肌的传导功能发生障碍，常见为传导阻滞。传导阻滞可发生在传导途径中的任何部位，以房室传导阻滞较为常见，此时，心房兴奋不能传导至心室，心室活动则由阻滞部位以下的特殊传导系统的自动节律性活动所引起。

窦房结发生的兴奋通过节间束的传导，几乎同时到达左右心房各部，由房室束传导的兴奋也几乎同时到达左右心室各部，因此，心房肌的收缩是同步的，左右心室的收缩也几乎是同步的，同步收缩对心脏完成射血功能是非常重要的。如果心肌的传导性发生扰乱，各自独立收缩与舒张，则形成纤维性颤动（纤颤），按其产生部位分别称为心房纤维性颤动（房颤）和心室纤维性颤动（室颤）。

心肌也与其他活组织一样具有对刺激发生反应的能力，称为兴奋性，但是，与骨骼肌等不同，心肌具有较长的对外界刺激不产生反应的期间（不应期），故它总是有规律地相互交替地进行收缩舒张活动。在实验条件下，当心室开始舒张时给予一个较强的刺激，则可引起一次收缩，称为期前（外）收缩，临床上称为早博，在病理情况下，异位节律点的兴奋也可产生期外收缩。

多种理化因素可影响心肌的生理特性，如温度、pH等。在影响心肌活动的各种因素中，以钾、钙、钠三种离子，尤其是钾离子的影响最大。血液中钾离子浓度过高时，心肌的兴奋性、自动节律性及传导性均下降，表现为收缩力减弱、心动过缓和传导阻滞；血钾浓度过低时，则兴奋性和自动节律性升高，传导性降低，易产生期外收缩和其他异位心律。钙离子是心肌收缩的必要条件，血钙浓度升高时，心肌收缩力增强，反之，心肌收缩力减弱。血中钠离子为维持心肌兴奋性所必需，细胞外钠离子浓度升高时，心肌兴奋性、传导性升高，反之，心肌兴奋性、自动节律性下降。

抗心律失常药大多是在用作其他用途时偶然发现的，如奎宁（抗疟药）、苯妥英钠（抗惊

厥)、普鲁卡因胺(局麻药)等。

根据药物作用机制,通常可将抗心律失常药分为四类:

Ⅰ类抗心律失常药,即**钠通道阻滞剂(Sodium channel blockers)**。这类药物又可以分为三种,$Ⅰ_A$类,即膜稳定剂,通过与心肌细胞膜上的钠通道蛋白相结合,使钠通道变窄或关闭,阻止钠离子内流。$Ⅰ_B$类,轻度阻滞钠通道,使其缩短复极化,提高颤动阈值。$Ⅰ_C$类,明显阻滞钠通道,使传导减慢。

Ⅱ类抗心律失常药,即β受体拮抗剂。该类药能竞争性地与β肾上腺素受体结合,产生拮抗肾上腺素或β受体激动剂的效应。

Ⅲ类抗心律失常药,即延长动作电位时程的药物,目前认为该类药物的作用与钾通道阻滞有关。

Ⅳ类抗心律失常药,即钙通道阻滞剂,通过抑制钙离子内流、降低心脏舒张自动去极化速率,使窦房结冲动减慢。

21.4.1 钠通道阻滞剂

1) $Ⅰ_A$类抗心律失常药

奎尼丁(Quinidine)是最早发现并应用于临床的该类化学药物。它是金鸡纳树皮中生物碱的成分之一,是抗疟药奎宁的右旋非对映异构体,主要用于防治室上性心动过速的反复发作。

在局麻药普鲁卡因的结构改造中,发现以电子等排体—CONH—代替—COO—,得普鲁卡因胺(Procainamide)。研究发现,普鲁卡因胺具有抗心律失常作用,且分解速度慢,作用时间长,其作用与奎尼丁相似,但更为安全,可口服或注射给药。

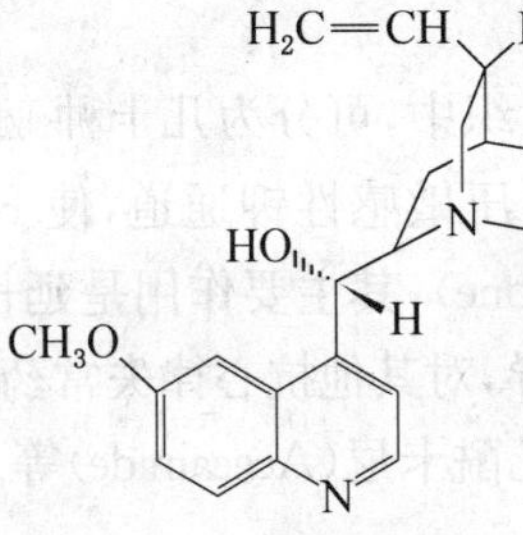

奎尼丁

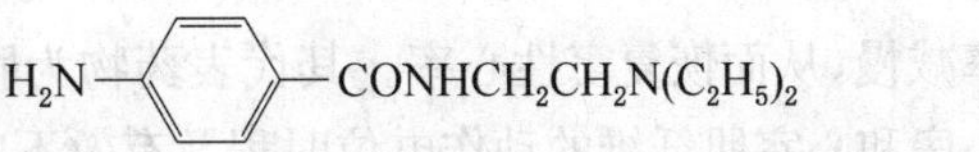

普鲁卡因胺

2) $Ⅰ_B$类抗心律失常药

$Ⅰ_B$类药物的特点是能轻度而迅速地阻滞钠通道受体,并快速与受体解离,此特点决定了该类药物具有明显的组织选择性。常用的$Ⅰ_B$类药物有利多卡因(见15.2.2)、美西律(Mexiletine)以及妥卡胺(Tocainide)等。利多卡因为局麻药,可用于治疗各种室性心律失常,是一个安全有效的药物。口服后很快被肝脏破坏,故一般经静脉注射给药;美西律原是一个局麻药和抗惊厥药,1972年发现它有抗心律失常作用,适用于室性心律失常,可口服。

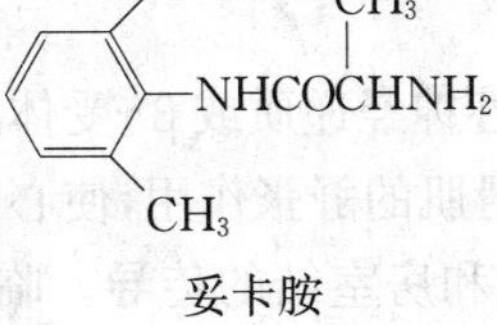

妥卡胺

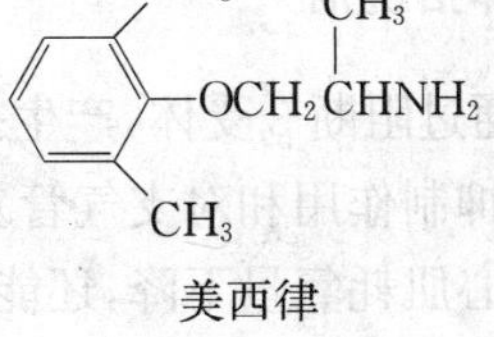

美西律

3) I_C类抗心律失常药

I_C类药物的特点是阻滞钠通道作用明显，可明显减慢传导。其代表药物普罗帕酮(Propaphenone)对心肌传导细胞有局部麻醉作用和膜稳定作用，还有一定程度的β阻滞活性和钙拮抗活性，适用于室性和室上性心律失常，口服吸收完全，肝内代谢迅速，约1%以原形经尿液排泄。本品可安全地与奎尼丁或普鲁卡因胺合用，且耐受性良好。氟卡尼(Flecainide)具有良好的疗效及耐受性。恩卡尼(Encainide)适用于连续性心动过速。

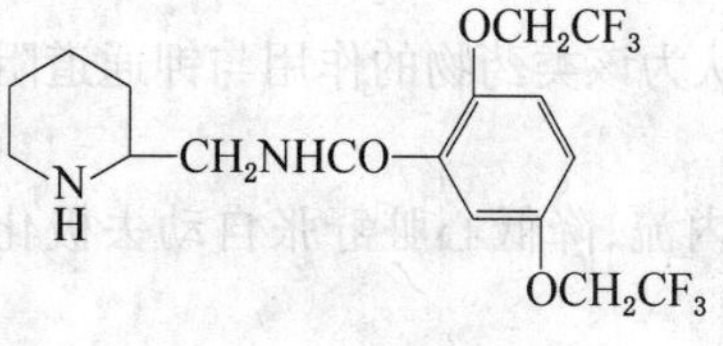

氟卡尼

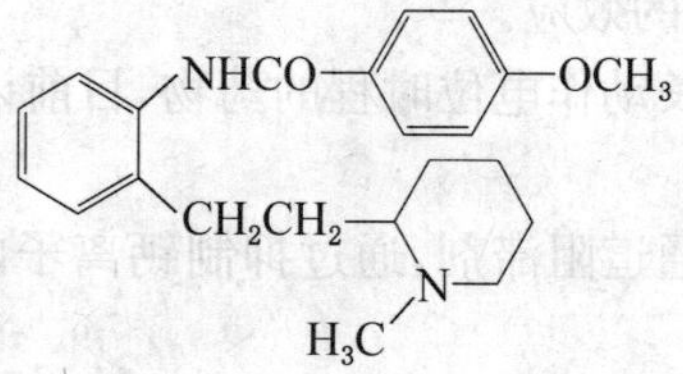

恩卡尼

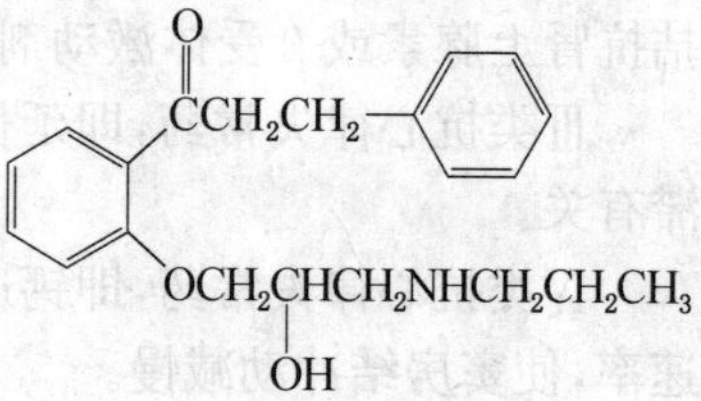

普罗帕酮

21.4.2 钙通道阻滞剂

钙通道阻滞剂在抗心律失常、抗高血压、抗心绞痛等方面均有广泛的应用，具体药物已经在抗心绞痛药物中作过介绍。临床上常用的是维拉帕米、地尔硫䓬等。维拉帕米是治疗阵发性室上性心动过速的首选药物，地尔硫䓬可用于阵发性室上性心动过速及心房颤动的治疗。

21.4.3 钾通道阻断剂

钾通道是最复杂的一大类离子通道，广泛分布于各类组织中，可分为几十种亚型。**钾通道阻滞剂(Potassium channel blockers)**作用于心肌细胞的电压敏感性钾通道，使K^+外流速率减慢，从而恢复窦性心率。其代表药物为胺碘酮(Amiodarone)，其主要作用是延长房室结、心房和心室肌纤维的动作电位时程及有效不应期，并减慢传导，对其他抗心律失常药无效的顽固性阵发性心动过速常有较好的疗效。此外，同类药物还有乙酰卡尼(Acecainide)等。

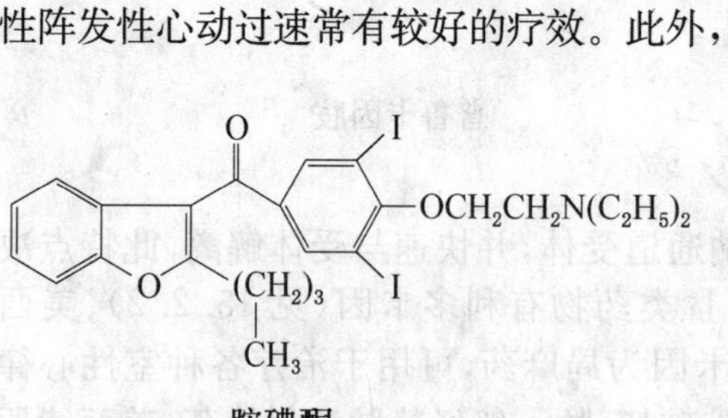

胺碘酮

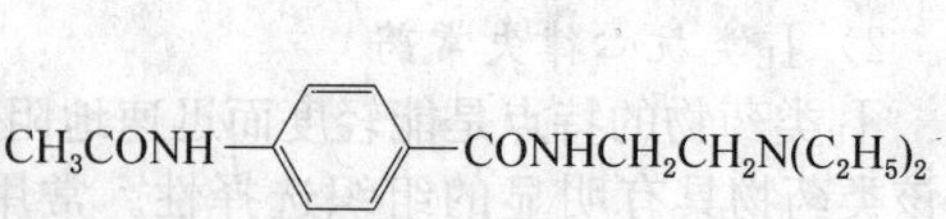

乙酰卡尼

21.4.4 β受体拮抗剂

β受体拮抗剂通过阻断β受体，产生拮抗内源性神经递质或β-受体激动剂的效应，主要包括对心脏兴奋的抑制作用和对支气管及血管平滑肌的舒张作用，使心率减慢、心收缩力减弱、心输出量减少、心肌耗氧量下降，还能延缓心房和房室结的传导。临床上这类药用于治疗心律失常，缓解心绞痛以及降低血压等，是一类应用较为广泛的心血管疾病治疗药。普萘洛尔是该类药物的典型代表，适用于交感神经兴奋所致的各种心律失常。这类药物介绍的详细内容见第19章。

普鲁卡因胺(Procainamide)

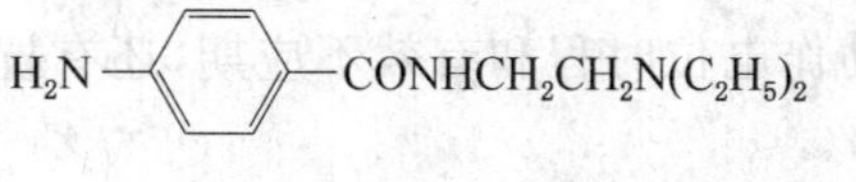

化学名为4-氨基-N-[2-(二乙氨基)乙基]苯甲酰胺。临床上常用其盐酸盐。

本品为白色或淡黄色结晶性粉末，无臭，有引湿性；易溶于水，溶于乙醇，微溶于氯仿；mp 165～169℃。

本品用于治疗阵发性心动过速、频发早搏(对室性早搏疗效较好)、心房颤动和心房扑动、快速型室性和房型心律失常等。临床上该药的常用的制剂有片剂、注射剂。

盐酸美西律(Mexiletine hydrochloride)

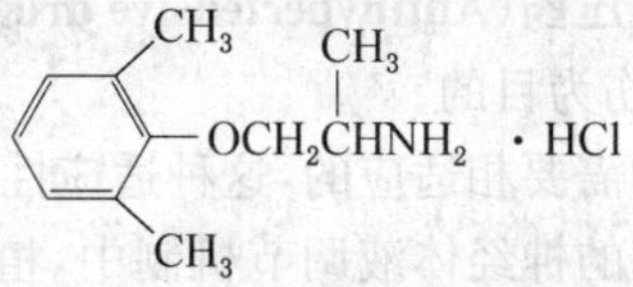

化学名为1-(2,6-二甲基苯氧基)-2-丙胺盐酸盐。又名慢心律。

本品为白色或类白色结晶性粉末，几乎无臭，味苦，易溶于水或乙醇；mp 200～204℃。

本品适用于各种原因引起的室性心律失常，如室性早搏、心动过速、心室纤颤，特别适用于急性心肌梗死和洋地黄引起的心律失常。

本品的合成方法为：2,6-二甲基苯酚与1,2-环氧丙烷作用，得1-(2,6-二甲基苯氧基)-2-丙醇，氧化后再进行还原氨化，成盐即得本品。

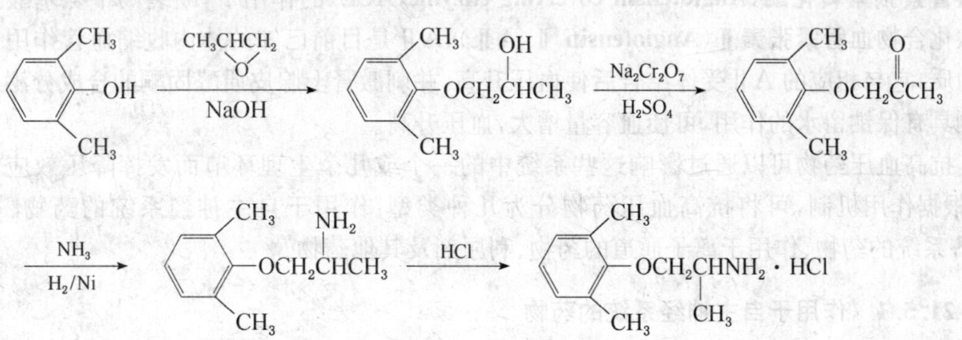

盐酸胺碘酮(Amiodarone hydrochloride)

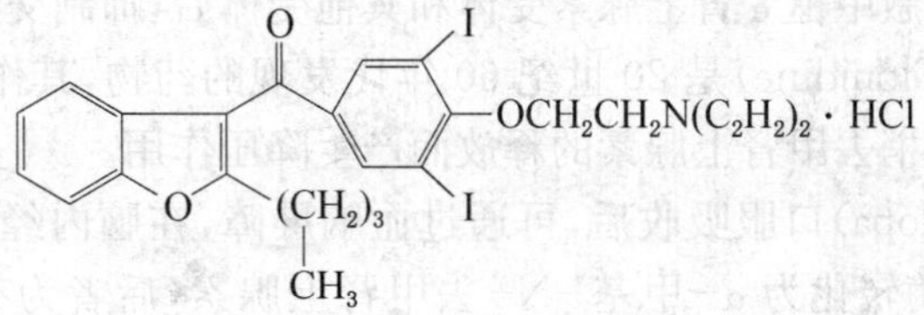

化学名为(2-丁基-3-苯并呋喃基)[4-[2-(二乙氨基)乙氧基]-3,5-二碘苯基]甲酮盐酸盐。又名乙胺碘呋酮,胺碘达隆。

本品为白色或类白色结晶粉末,无臭、无味;易溶于氯仿、甲醇,溶于乙醇,微溶于丙酮、四氯化碳、乙醚,难溶于水;其 pK_a 6.56(25℃),mp 156～158℃。

本品是广谱的抗心律失常药物,是第Ⅲ类抗心律失常药物中的典型药物,可延长房室结、心房肌和心室肌的动作电位时程和有效不应期,还有抗颤动以及扩张冠状动脉的作用。

21.5 抗高血压药

高血压是常见的心血管系统疾病,根据世界卫生组织建议,高血压诊断标准为成人血压超过 140/90 mmHg(18.7/12 kPa)者。高血压可分为原发性高血压和继发性高血压两种,前者约占 90%,后者约占 5%～10%。原发性高血压是在各种因素影响下血压调节功能失调所致,继发性高血压则是某些疾病的一种表现。高血压可诱导多种病理生理改变,包括心血管结构和功能的改变。**抗高血压药**(**Antihypertensive drugs**)不仅以降压为目的,而且也以保护靶器官(心、脑和肾)不受损伤为目的。

心脏血管的活动是与机体的需要相适应的,这种适应性远非自身活动所能完成,而是在神经体液调节下完成的。在众多的神经体液调节机制中,植物性神经系统、**肾素-血管紧张素-醛固酮系统**(**Renin-angiotensin-aldosterone system, RAS 或 RAAS**)以及**内皮激素系统**起着重要作用。

当精神紧张等刺激产生时,神经中枢传出神经冲动到神经节,引起神经递质(如去甲肾上腺素)的释放,这些神经递质与相应的受体结合后,引起心跳加快(心输出量增加)、血管收缩、血压上升,同时使肾素分泌增加。肾素是一种蛋白水解酶,可使血管紧张素原(453 个氨基酸组成的糖蛋白)水解为无活性的十肽化合物**血管紧张素Ⅰ**(**Angiotensin Ⅰ, AⅠ**),AⅠ在**血管紧张素转化酶**(**Angiotensin coverting enzyme, ACE**)的作用下,断裂两个氨基酸形成八肽化合物**血管紧张素Ⅱ**(**Angiotensin Ⅱ, AⅡ**),AⅡ是目前已知的体内收缩血管作用最强的物质,它与相应的 AⅡ受体结合后使血压升高,并刺激肾上腺皮质醛固酮的合成分泌。醛固酮具有保钠留水的作用,可使血容量增大,血压升高。

抗高血压药物可以通过影响这些系统中的一个或几个生理环节而发挥降压效应。因此,根据作用机制,可将抗高血压药物分为几种类型:作用于自主神经系统的药物、影响 RAS 系统的药物、作用于离子通道的药物、利尿剂及其他药物。

21.5.1 作用于自主神经系统的药物

1) 中枢性降压药

这类药物主要是刺激中枢 α 肾上腺素受体和其他受体后,抑制交感神经冲动的传出,导致血压下降。可乐定(Clonidine)是 20 世纪 60 年代发现的药物,其作用于中枢 α_2 受体,通过减少外周交感神经末梢去甲肾上腺素的释放而产生降压作用。

甲基多巴(Methyldopa)口服吸收后,可通过血脑屏障,在脑内经脱羧酶代谢为甲基多巴胺,再经酪氨酸羟化酶转化为 α-甲基-N-去甲肾上腺素,后者为有效的中枢 α_2 受体激动剂。

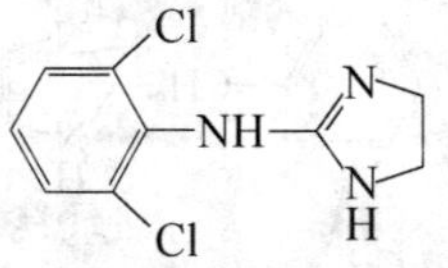

可乐定

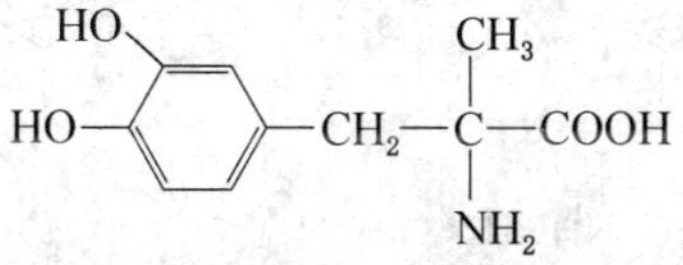

甲基多巴

2）神经节阻断药

神经节阻断药为早期的抗高血压药物，通过竞争性地抑制乙酰胆碱受体（见 20.2），切断神经冲动的传导，引起血管舒张，血压下降。如美加明（Mecamylamine）、六甲溴铵（Hexamethonium bromide）等。此类药物作用强而可靠，但降压剧烈，一般用于高血压危象，现已较少使用。

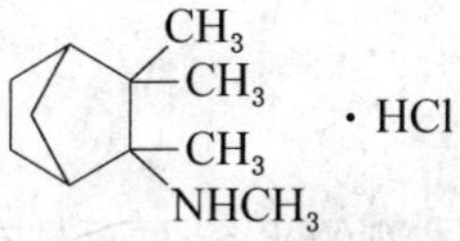

美加明

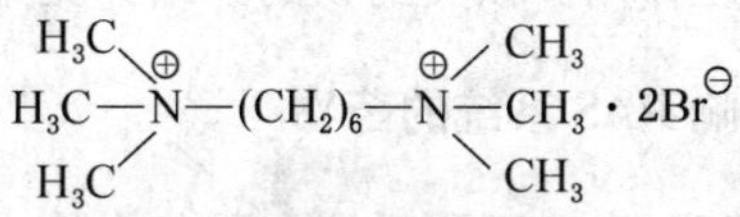

六甲溴铵

3）作用于神经末梢的药物

利舍平（Reserpine，利血平）是第一个在西医中应用的有效的天然产物抗高血压药物，但因可导致血液病，美国已经禁用。利舍平一方面能使交感神经末梢囊泡内的交感介质释放增加，另一方面又阻止其再摄入囊泡，使囊泡内的神经递质逐渐减少而耗竭，致使交感神经冲动的传导受阻而表现出降压作用，其降压作用的特点是缓慢、温和而持久。

类似药物还有胍乙啶（Guanethidine），它的降压机理是将囊泡中的去甲肾上腺素置换出来，并被氧化破坏，使其耗尽。本品作用较强，用于中度和重度高血压。由于会出现体位性低血压等副作用，现已少用。

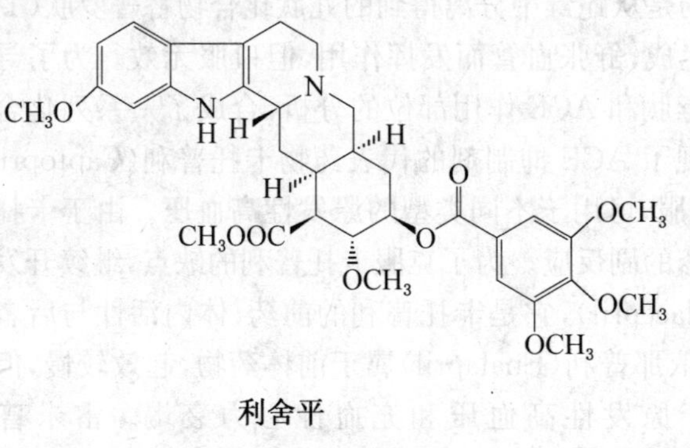

利舍平

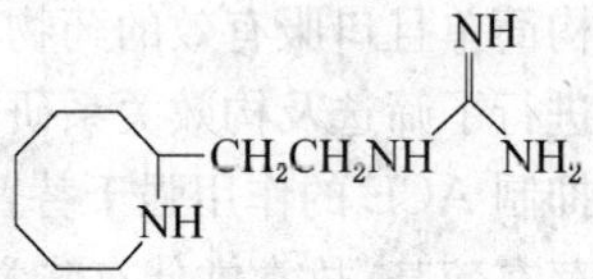

胍乙啶

4）作用于毛细小动脉的药物

这类药物直接松弛血管平滑肌，扩张外周小动脉血管，降低外周阻力，使血压降低。早期应用于临床的肼屈嗪（Hydralazine）具有中等强度的降压作用，其作用特点为可使舒张压显著下降，并能使血流量增加。类似物双肼屈嗪（Dihydralazine）作用缓慢而持久，适用于肾功能不全的高血压患者。地巴唑（Dibazole）则适用于轻度高血压。

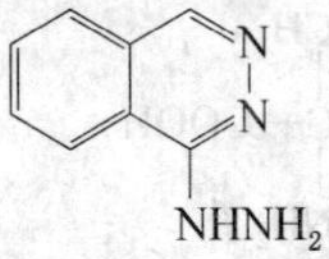
肼屈嗪

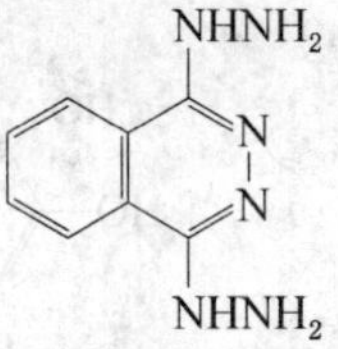
双肼屈嗪

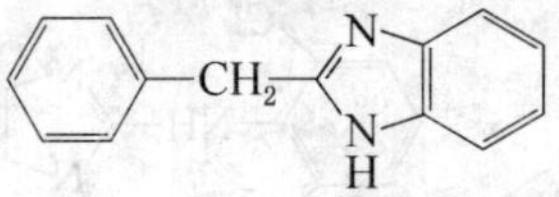
地巴唑

5）肾上腺素受体拮抗剂

肾上腺素 α_1 受体阻断剂通过阻断儿茶酚胺的缩血管作用而降低血压，哌唑嗪、特拉唑嗪、多沙唑嗪等为这类药物的代表。

β受体拮抗剂均有良好的抗高血压作用，该类药物主要通过阻断心肌 β_1 受体，减少回心血量而达到降低血压的目的，同时，该类药物也间接地通过抑制肾素分泌、降低外周交感神经活性而发挥降压作用。该类药物的介绍详见第 19 章。

21.5.2 影响 RAS 系统的药物

肾素-血管紧张素-醛固酮系统在调节人体血压和体液的平衡方面具有重要作用，在众多的降压药中，影响 RAS 的药物正日益受到重视。从抗高血压药物设计的角度出发，可以看出与 RAS 系统有关的几个可以阻断的部位：①肾素的释放。②AⅠ的形成。③AⅡ的形成。④AⅡ与受体的结合。因此，作用于 RAS 的降压药主要包括：**肾素抑制剂、血管紧张素转化酶抑制剂（ACE inhibitors，ACEI）和 AⅡ受体拮抗剂**。

肾素抑制剂抑制肾素活性，使其不与底物作用，以避免 AⅠ的产生，从而阻断 AⅡ的生成，但它们存在口服活性差、副作用大、结构复杂、代谢快速等缺点，阻碍了其作为抗高血压药物在临床上的应用。在此主要介绍血管紧张素转化酶抑制剂及 AⅡ受体拮抗剂。

1）血管紧张素转化酶抑制剂

迄今为止，RAS 研究领域最为活跃的是血管紧张素转化酶抑制剂，这类药物的研究开发始于 20 世纪 70 年代，最初用于临床的是从蛇毒中分离得到的九肽化合物替普罗肽（Teprotide），它通过抑制 ACE，减少 AⅡ的生成，舒张血管而发挥作用，但口服无效。为了寻找结构简单且口服有效的药物，通过对蛇毒肽和 ACE 作用部位的分析，合成了一系列化合物并进行了筛选及构效关系研究，结果发现了 ACE 抑制剂的代表药物卡托普利（Captopril）。它抑制 ACE 的作用强于替普罗肽，能口服，可用于不同类型的原发性高血压。由于卡托普利存在巯基，故常常伴有味觉消失和皮疹的副反应。为了克服卡托普利的缺点，继续开发了一系列不含巯基的药物，如阿拉普利（Alacepril），它是卡托普利的前药，体内活性与后者相当，但体外活性仅有后者的万分之一。依那普利（Enalapril）属于前体药物，起效较慢，但作用持久。赖诺普利（Lisinopril）可用于原发性高血压和充血性心力衰竭。雷米普利（Ramipril）也是前药，吸收后在肝内发生水解，生成活性代谢物，起效快，组织特异性高，作用持久，是一个高效、长效的抗高血压药。目前临床应用的这类药物已有 20 多种，主要用于治疗高血压和充血性心衰，具有疗效好、作用持久的特点。

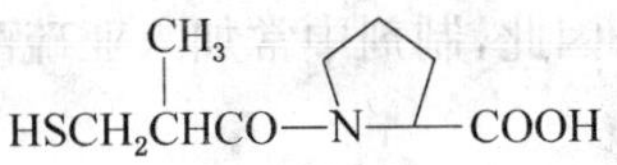

卡托普利

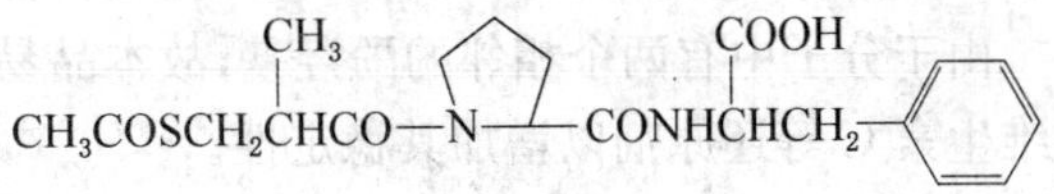

阿拉普利

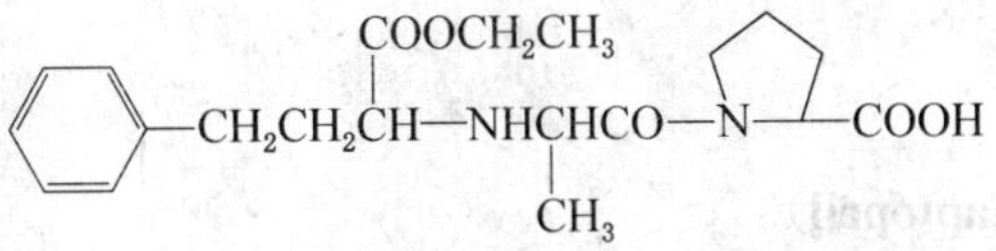

依那普利

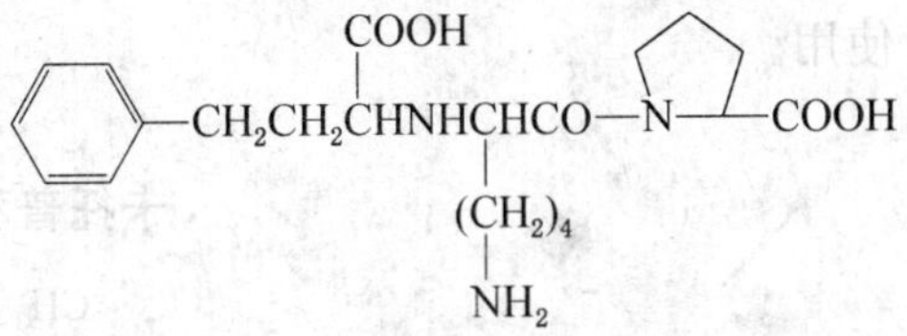

赖诺普利

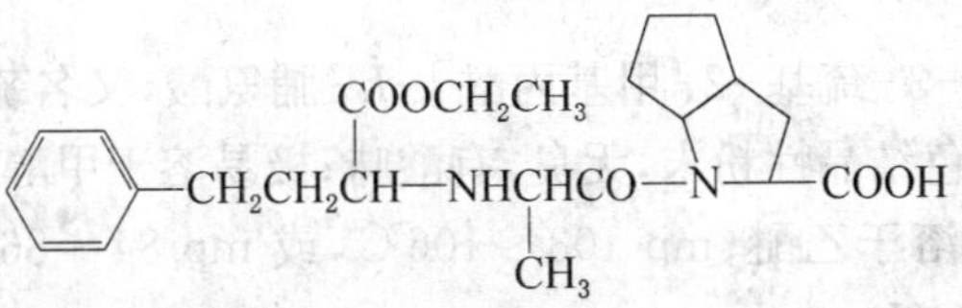

雷米普利

2) AⅡ受体拮抗剂

ACEI 的降压作用虽然很好，但由于 ACE 作用广泛，故 ACEI 在减少血管紧张素Ⅱ生成的同时，也抑制了缓激肽、脑啡肽等生物活性肽的灭活，会产生咳嗽、血管神经性水肿等副作用。拮抗血管紧张素Ⅱ与受体的作用，可以中止 AⅡ的缩血管作用，同时不会影响 ACE 阻断与其他底物的作用。氯沙坦(Losartan)作为第一个血管紧张素受体拮抗剂类抗高血压药于 1982 年应用于临床，它具有可口服、高效、选择性好等特点，没有 ACEI 的副作用。近年来，该类药物得到了很大的发展，现已有多个新药应用于临床。

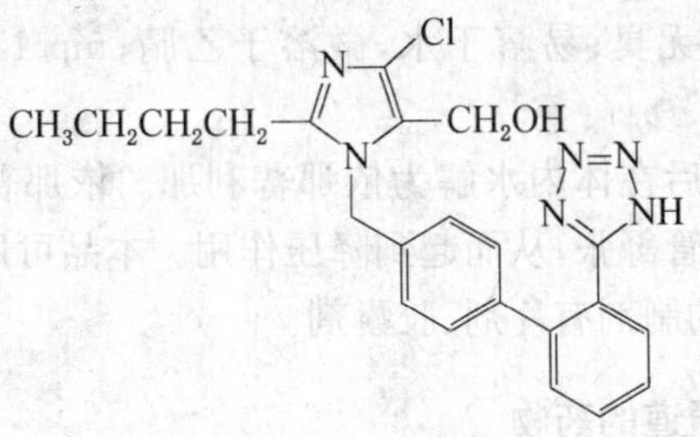

氯沙坦

甲基多巴(Methyldopa)

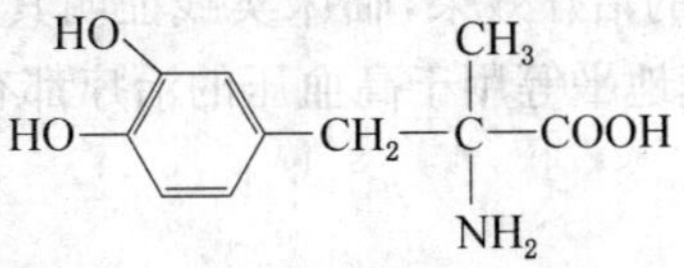

化学名为 3,4-二羟基苯基-2-甲基丙氨酸。

本品为白色或类白色结晶性粉末，无臭；易溶于稀盐酸、微溶于乙醇，略溶于水。

由于分子中有两个相邻的酚羟基，故本品易氧化变色，因此，制剂中常加入亚硫酸氢钠或维生素C等还原剂以增加其稳定性。

本品仅左旋体有抗高血压活性。

本品适用于轻度、重度的原发性高血压，对严重高血压也有效。静脉滴注可控制高血压危象，与利尿药合用可增加降压效果，更适宜于有中风、冠心病或氮潴留的高血压患者使用。

卡托普利(Captopril)

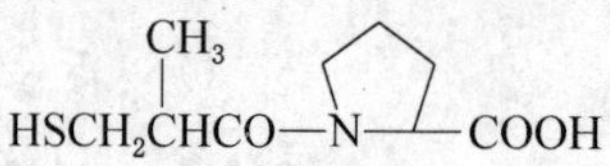

化学名为1-[(2*S*)-3-巯基-2-甲基丙酰]-*L*-脯氨酸，又名巯甲丙脯酸。

本品为白色或类白色结晶性粉末，无臭，有酸味；极易溶于甲醇，溶于无水乙醇、丙酮，略溶于水，不溶于己烷，难溶于乙醚；mp 103～106℃，或 mp 84～86℃，两者为同质异晶体。$[\alpha]_D -131°$(c=2，C_2H_5OH)。

本品对各型高血压均有明显的降压作用，可同时扩张小动脉和小静脉，并可减轻心脏负荷，改善心脏功能，而心率无明显变化；本品能增加肾血流，但不影响肾小球滤过率。

马来酸依那普利(Enalapril maleate)

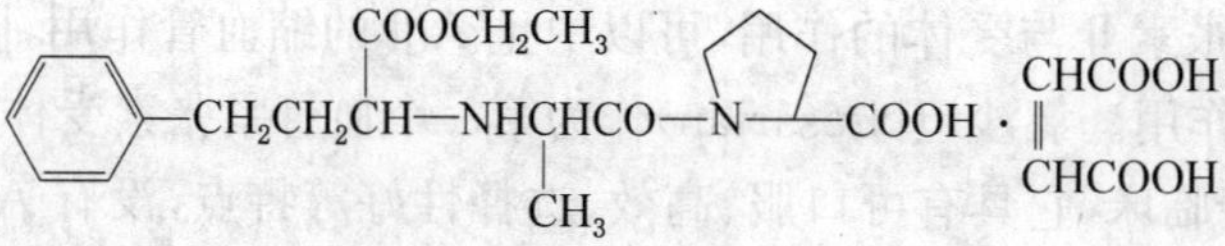

化学名为(*S*)-1-[N-(1-乙氧羰基-3-苯丙基)-*L*-丙氨酰]-*L*-脯氨酸马来酸盐。

本品为白色结晶粉末，无臭；易溶于水，微溶于乙腈；mp 143～144.5℃，$[\alpha]_D -42.2°$(c=1.0，CH_3OH)。

本品为前体药物，口服后在体内水解为依那普利那。依那普利那能强烈抑制ACE，降低血管AⅡ含量，使全身血管舒张，从而起到降压作用。本品可用于原发性、肾性、肾血管性及恶性高血压。临床使用的制剂有片剂、胶囊剂。

21.5.3 作用于离子通道的药物

在心血管疾病的治疗中，作用于离子通道的药物起着十分重要的作用，这类药物的作用机制是近些年才阐明的，目前已将其作为心血管药物设计的重点之一。

钙拮抗剂对高血压有很好的治疗效果，临床实践证明其疗效超过β受体阻断剂。维拉帕米、地尔硫䓬、尼群地平、尼莫地平等用于高血压的治疗都有良好的疗效，氨氯地平的降压作用稳定而持久(详见21.2.2)。

习　题

1. 解释或举例说明：

(1) HMG - CoA 还原酶抑制剂　(2) ACEI　(3) Ca-A

(4) AⅡ受体拮抗剂　(5) RAAS　(6) 钠通道阻滞剂

2. 抗高血压药可分为几大类？试各举一例药物。
3. 试述新型抗高血压药物的研究方向。
4. 什么是 NO 供体药物？举例说明其用途。
5. 简述二氢吡啶类钙通道阻滞剂的构效关系。
6. 血脂调节药物按结构可分为几大类？各举一例药物，并简述血脂调节药物的研究方向。
7. 抗心律失常药可分为几大类？各举一例药物。
8. 说明钙拮抗剂、β-受体拮抗剂、ACE 抑制剂及羟甲戊二酰辅酶 A 还原酶抑制剂的主要临床用途。每例举出两个药物，写出其药名及化学结构。
9. 简述强心药的研究进展。
10. 苯氧乙酸类和他汀类血脂调节药的特点有何不同？
11. 写出下列药物的合成路线：

(1) 以愈创木酚为原料合成钙拮抗剂维拉帕米

(2) 以 2,5-二甲基苯酚为原料合成吉非贝齐

(3) 以 2,6-二甲基苯酚及 1,2-环氧丙烷为原料合成盐酸美西律

22 抗菌药和抗病毒药

微生物是指广泛存在于自然界,体形微小,具有一定形态结构,并且能在适宜的环境中生长繁殖以及发生遗传变异的一类微小生物。微生物包括藻类、细菌类(包括细菌、放线菌、支原体、螺旋体、衣原体与立克氏体)、蓝藻细菌、真菌(包括酵母与霉菌)、原虫与病毒等。

微生物在自然界分布很广,在土壤、水、空气、物体表面、生物机体的体表及其与外界相通的腔道中,都有微生物的生命活动。微生物能直接或间接地给人类生产实践带来好处,但也有危害人类和动植物的病原微生物,其中较为常见的为细菌、真菌及病毒。在此简单介绍细菌,真菌及病毒在22.5及22.6中介绍。

细菌(Bacteria)是原核微生物中的一类单细胞微生物。细胞是所有生物的基本单位,一个单独的细菌细胞就是一个独立生活体。细菌体积虽小,但也有一定的形态与结构。一般根据外形不同,可将细菌分为球菌、杆菌和螺形菌;由**革兰氏染色法**将细菌分为革兰氏阳性菌及革兰氏阴性菌两大类;根据能否致病,将细菌分为致病菌(病原菌)及非致病菌;根据生长繁殖时对氧气的需要,可将细菌分为需氧菌、厌氧菌及兼性厌氧菌。

病原菌必须侵入机体的适当部位方能致病,病原菌能否被传染,还取决于其毒力及传染菌的数量。常见的病原性细菌有:葡萄球菌、链球菌、肺炎球菌、脑膜炎球菌、淋球菌、卡他球菌、大肠杆菌、伤寒杆菌、副伤寒杆菌、痢疾杆菌、绿脓杆菌、白喉杆菌、结核杆菌、破伤风杆菌等。

细菌的基本结构包括细胞壁、细胞膜、细胞质、细胞核和内含物等,是各种细菌都具有的细胞结构。细胞壁位于细菌细胞的最外层,其主要成分为肽聚糖(粘肽),主要功能是保护细胞,维持细胞外形;细胞膜紧靠细胞壁内侧,直接包围着细胞质,其主要成分为蛋白质和磷脂,主要功能是具有选择透性。细胞膜作为透性屏障,能控制营养物质及代谢物进出细胞,使细菌得以在不同的营养环境中吸取所需的营养物质,排出废物;细胞质被细胞膜环绕,化学组成随菌种、菌龄及培养基的成分不同而有所差异,其基本成分为水、蛋白质、核酸和脂类,其中核糖核酸的含量最高。细胞质是细菌的内在环境,含有许多酶系统,是细菌蛋白质和酶类生物合成的场所;细菌细胞核的主要成分是环状的DNA分子,与其他生物细胞的核一样,在遗传信息传递上起决定性作用。细菌细胞的质粒是核外的微小遗传物质,也是环状的DNA分子,质粒不是细菌生活所必需,但能控制某些次要的性状。

自从化学治疗剂发现以来,**抗菌药及抗病毒药**(**Antimicrobial and antiviral drugs**)得以迅速发展,它们是一类能抑制或杀灭病原微生物的药物,其中抗生素类药物将列专章讨论。本章将讨论磺胺类抗菌药、喹诺酮类抗菌药、抗结核病药、抗真菌药物及抗病毒药。

22.1 磺胺类药物及抗菌增效剂

磺胺类药物(**Antimicrobial sulfonamides**)主要是对氨基苯磺酰胺的衍生物,它们的发现和应用开创了细菌感染疾病化学治疗的新纪元,使原本死亡率很高的细菌性传染疾病如脑膜炎、肺炎及败血症等得到了控制。磺胺类药物从发现、应用到作用机理的建立,只有短短十几年的时间，尤其是作用机制的阐明开辟了一条从代谢拮抗来寻找新药的途径，对药物化学的发展起了重要的作用。抗生素的发展及喹诺酮类抗菌药物的出现虽使磺胺类药物在化学治疗中所占地位有所下降，但磺胺类药物仍有其独特的优点，如疗效确切、性质稳定、使用方便、价格低廉等。另外，通过对磺胺类药物的深入研究，从其副作用中发现了具有磺胺结构的利尿药和降血糖药，因此，磺胺类药物在化疗药中仍占有一定的地位。

22.1.1 磺胺类药物的发展

磺胺类药物是从偶氮染料发展而来的。对氨基苯磺酰胺（Sulfanilamide，SN，又称磺胺）早在 1908 年就被合成，但当时仅作为合成偶氮染料的中间体。1932 年 Domagk 发现一种偶氮染料百浪多息（Prontosil）对链球菌和葡萄球菌有很好的抑制作用，次年报告了用百浪多息治疗由葡萄球菌引起的败血症的病例，从此偶氮染料受到了人们的重视。

为了克服百浪多息水溶性小、毒性大的缺点，又合成了可溶性百浪多息（Prontosil soluble），取得了较好的治疗效果。

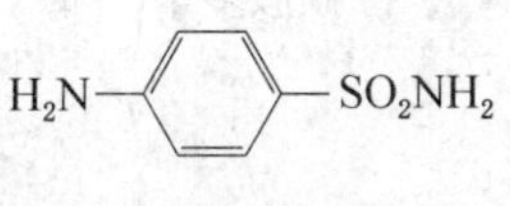

对氨基苯磺酰胺

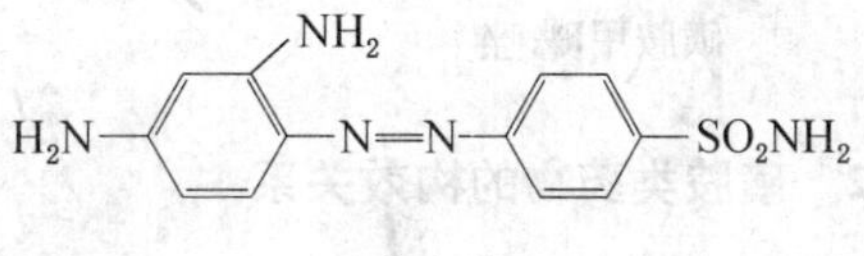

百浪多息

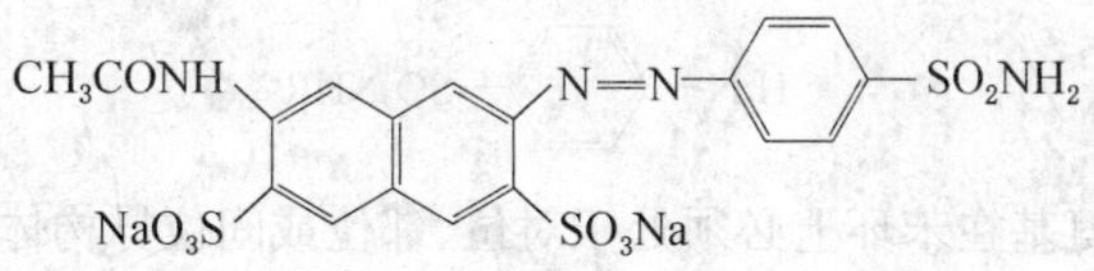

可溶性百浪多息

当初人们曾认为偶氮基团是染料的生色基团，也是抑菌作用的生效基团。但研究结果表明，只有具有磺酰氨基的偶氮染料才有抗链球菌的作用，从而证明偶氮基团并非生效基团。

后来人们发现百浪多息在体外无效，在体内经代谢后分解为对氨基苯磺酰胺才产生抗菌作用，而对氨基苯磺酰胺在体内及体外均有抑菌活性，由此确定了对氨基苯磺酰胺是这类药物显效的基本结构，于是，人们围绕这一结构进行结构改造，合成了一系列对氨基苯磺酰胺的衍生物。

磺胺类药物的研究工作发展极为迅速。从 1935～1946 年间共合成了 5500 多种化合物，其中有 20 多种在临床上使用，主要有磺胺醋酰（Sulfacetamide，SA）、磺胺吡啶（Sulfapyridine，SP）、磺胺噻唑（Sulfathiazole，ST）、磺胺嘧啶（Sulfadiazine，SD）等。

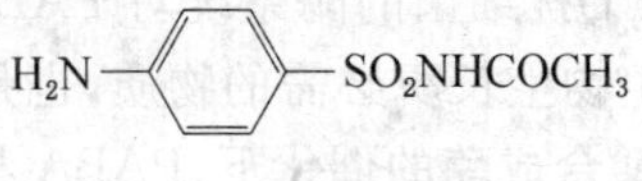

磺胺醋酰

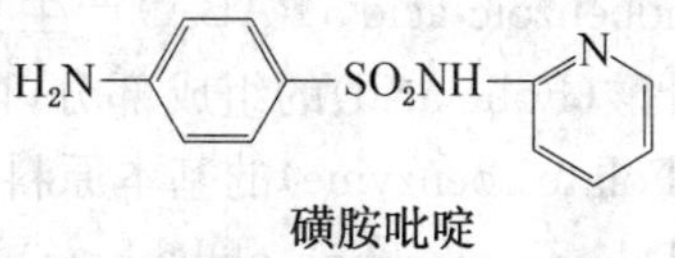

磺胺吡啶

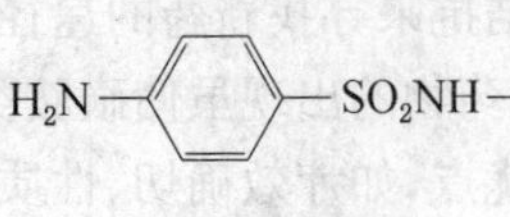

磺胺噻唑

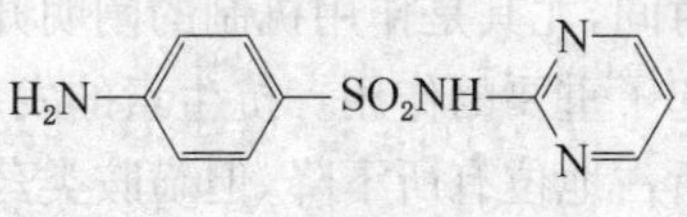

磺胺嘧啶

1940 年青霉素在临床上应用后，磺胺类药物的研究发展受到一些影响。但随着青霉素不稳定性、过敏性、耐药性等缺点的暴露，使磺胺类药物的研究再度受到关注。在此期间主要是寻找中长效磺胺类药物，1962 年发现了磺胺甲基异噁唑（Sulfamethoxazole，SMZ），其抗菌谱广，半衰期长（11 h），多与抗菌增效剂甲氧苄氨嘧啶（见 22.1.4）合用（这种复方制剂称复方新诺明），另外，还发现了磺胺多辛（Sulfadoxine，周效磺胺，其半衰期长达150 h）等。

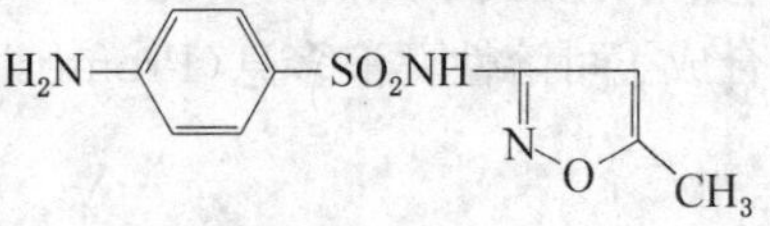

磺胺甲噁唑

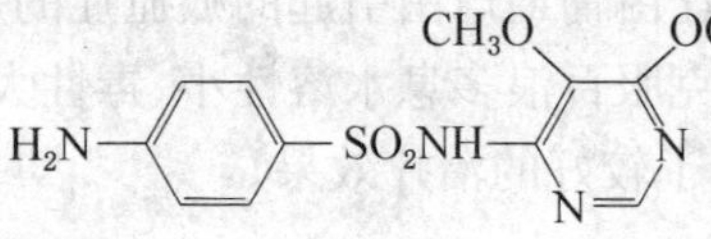

磺胺多辛

22.1.2 磺胺类药物的构效关系

1948 年 Northey 通过对大量磺胺类化合物的结构与活性的研究，总结出化学结构和抑菌活性的关系：

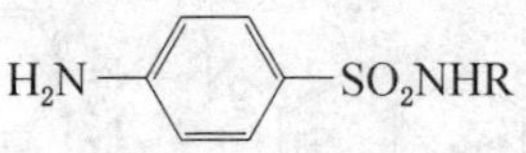

(1) 氨基与磺酰氨基在苯环上必须处于对位、邻位或间位异构体无抑菌活性。

(2) 苯环用其他环代替或在苯环上引入其他基团，都将使抑菌作用降低或失去。

(3) 芳伯氨基上的取代基对抑菌活性有较大的影响，多数磺胺类药物没有取代基，如有取代基，必须在体内易被酶分解或还原为游离的氨基才有效，如 RCONH—，R—N＝N—，—NO_2 等。

(4) 将 SO_2NH_2 以 $CONH_2$、CONHR、$SO_2C_6H_4$(p-NH_2)等基团代替，一般使抑菌作用降低。

(5) 磺酰氨基单取代可使抑菌作用增强，以杂环取代时抑菌作用明显增强，双取代化合物一般活性消失。

22.1.3 磺胺类药物的作用机制

关于磺胺类药物的作用机制有许多学说，其中以 **Wood-Fields 学说**为人们公认和接受，并已被实验所证实。Wood-Fields 学说认为磺胺类药物能与细菌生长所必需的对氨基苯甲酸（*p*-Aminobenzoic acid，PABA）产生竞争性拮抗，干扰细菌的酶系统对 PABA 的利用。PABA 是叶酸（Folic acid）的组成部分，而叶酸是微生物生长所必需的物质，也是构成体内叶酸辅酶（Folate coenzyme）的基本原料。在**二氢喋酸合成酶**的催化下，PABA 与二氢喋啶焦磷酸酯（Dihydropteridine phosphate）及谷氨酸（Glutamic acid）或二氢喋啶焦磷酸酯与对氨基苯甲酰谷氨酸（*p*-Aminobenzoylglutamic acid）合成二氢叶酸（Dihydrofolic acid，

FAH_2)，接着再在**二氢叶酸还原酶**的作用下生成四氢叶酸(Tetrahydrofolic acid, FAH_4)，四氢叶酸进一步合成辅酶F，辅酶F为DNA合成中所必需的嘌呤、嘧啶碱基(见22.6.2)的合成提供一个碳单位。

磺胺类药物与PABA竞争使得微生物的DNA、RNA及蛋白质的合成受到干扰，从而影响了细菌的生长繁殖。人体可从食物中摄取二氢叶酸，因此，不受磺胺类药物的影响。

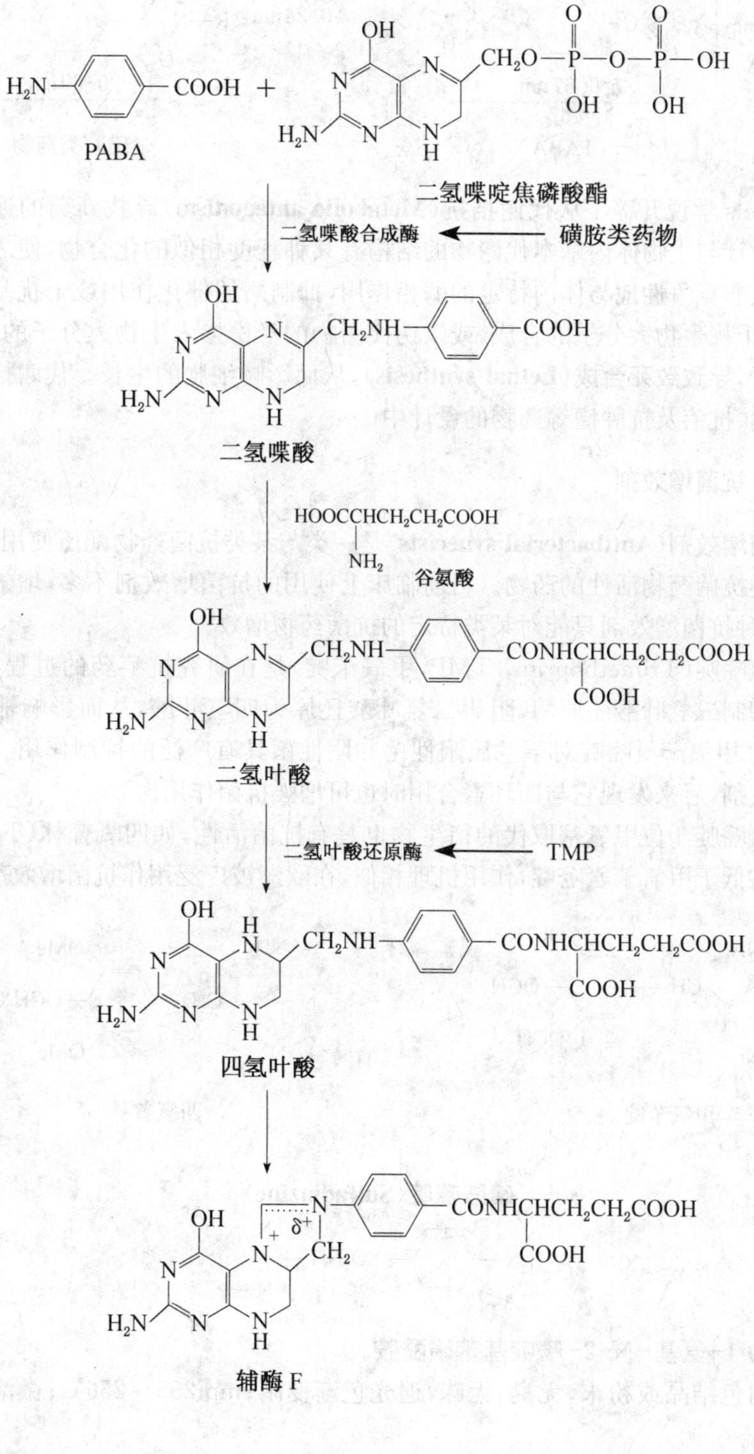

磺胺类药物之所以能和 PABA 产生竞争性拮抗，是由于其分子大小和电荷分布与 PABA 极为相似的缘故。PABA 离子的长度是 0.67 nm，宽度是 0.23 nm，磺胺类药物分子中的对氨基苯磺酰胺基部分的长度是 0.69 nm，宽度是 0.24 nm，两者的长度及宽度几乎相等。经分子轨道方法计算，两者的表观电荷分布也极为相似。

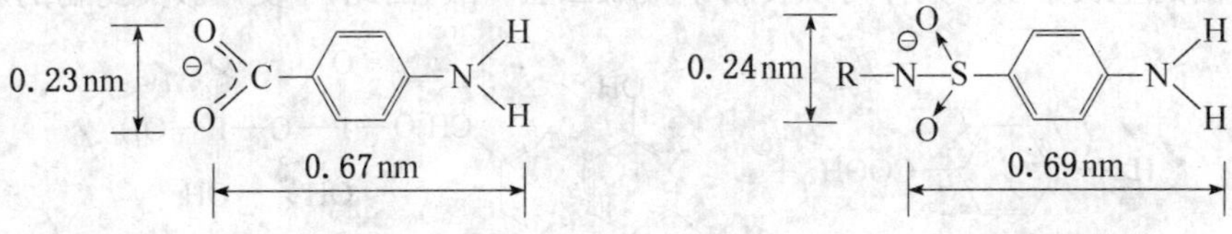

PABA　　　　磺胺类药物

Wood-Fiels 学说开辟了从**代谢拮抗**(**Metabolic antagonism**)寻找新药的途径。所谓代谢拮抗就是设计与生物体内基本代谢物的结构有某种程度相似的化合物，使之与基本代谢物竞争性地或非竞争性地与体内特定的酶相作用，抑制酶的催化作用或干扰基本代谢物的被利用，从而干扰生物大分子的合成，或以伪代谢物的身份掺入生物大分子的合成中，形成伪生物大分子，导致**致死合成**(**Lethal synthesis**)，从而影响细胞的生长。代谢拮抗概念已广泛应用于抗菌、抗疟及抗肿瘤等药物的设计中。

22.1.4　抗菌增效剂

所谓**抗菌增效剂**(**Antibacterial synerists**)是一类与某类抗菌药物配伍使用时，以特定的机制增强该类抗菌药物活性的药物。目前临床上使用的抗菌增效剂不多，增效原理亦各不相同，一般一种抗菌增效剂只能对某类特定的抗菌药物增效。

甲氧苄氨嘧啶(Trimethoprim, TMP，甲氧苄啶)是在研究抗疟药的过程中发现的，它能可逆性地抑制二氢叶酸还原酶，阻碍二氢叶酸还原为四氢叶酸，从而影响辅酶 F 的形成(见 22.1.3)。甲氧苄氨嘧啶对革兰氏阳性菌和阴性菌具有广泛的抑制作用。甲氧苄氨嘧啶为磺胺增效剂，后来发现它与四环素合用时也可增强抗菌作用。

甲氧苄氨嘧啶 4 位甲氧基取代的衍生物也具有抗菌活性，如四氧普林(Tetroxoprim)，其抗菌活性略低于甲氧苄氨嘧啶，作用机理相似，在欧洲被广泛用作抗菌增效剂。

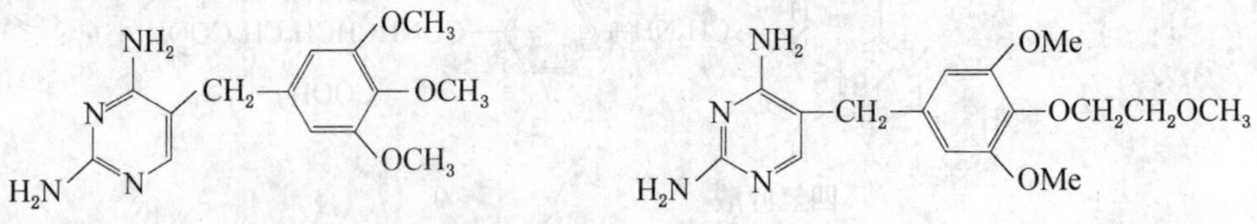

甲氧苄啶　　　　四氧普林

磺胺嘧啶(Sulfadiazine)

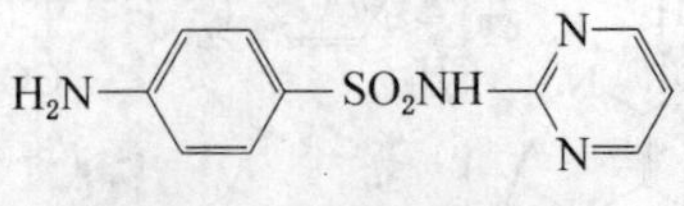

化学名为 4-氨基-N-2-嘧啶基苯磺酰胺。

本品为白色结晶或粉末，无臭、无味，遇光色渐变暗；mp 255～256℃；微溶于乙醇或丙酮,不溶于乙醚和氯仿。本品为两性化合物,在稀盐酸及强碱中溶解。

本品钠盐水溶液能吸收空气中的二氧化碳,析出磺胺嘧啶沉淀。本品在脑脊髓液中浓度较高,对预防和治疗流行性脑炎有突出作用。

磺胺类药物的一般制备方法都是以乙酰苯胺为原料,通过氯磺化、氨解、水解反应制得的。如对氨基苯磺酰胺的合成:

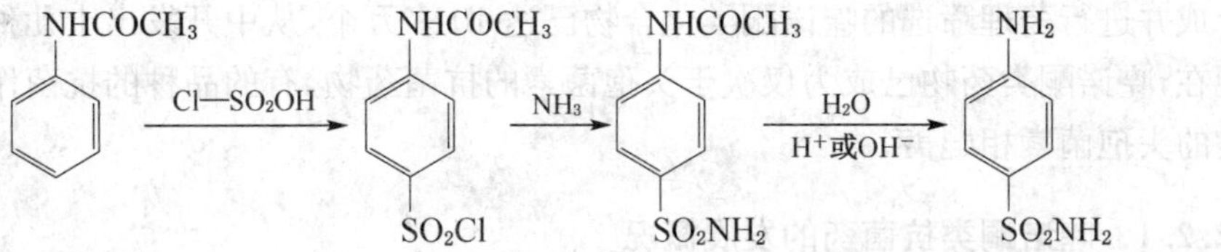

如果在氨解反应时使用其他氨基化合物(如 2-氨基嘧啶等),可得各种磺胺类药物(如磺胺嘧啶等)。

磺胺甲基异噁唑(Sulfamethoxazole,SMZ)

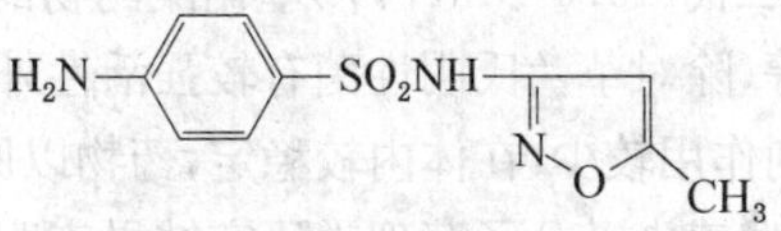

化学名为 4-氨基-N-(5-甲基-3-异噁唑基)苯磺酰胺,又名磺胺甲噁唑、新诺明(Sinomin)。

本品为白色结晶性粉末,无臭、味微苦;mp 168~172℃;几乎不溶于水、氯仿和乙醚,略溶于乙醇,易溶于丙酮。本品为两性化合物,在稀盐酸、氢氧化钠试液和氨试液中易溶。

本品半衰期为 11 小时,抗菌谱较广,常与抗菌增效剂甲氧苄啶合用,组成复方新诺明,即将 SME 和 TMP 按 5∶1 比例配伍,其抗菌作用可增强数倍至数 10 倍。临床此药主要用于泌尿道和呼吸道感染、伤寒及布氏杆菌病等。

甲氧苄氨嘧啶(Trimethoprim,TMP)

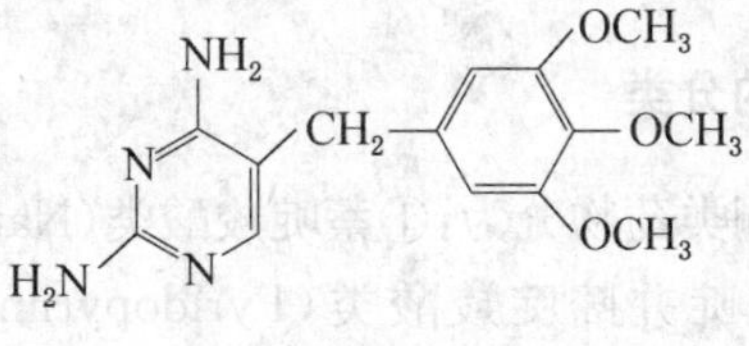

化学名为 5-[(3,4,5-三甲氧苯基)-甲基]-2,4-嘧啶二胺,又名甲氧苄啶。

本品为白色或类白色结晶性粉末,无臭,味苦,mp 199~203℃;在氯仿中略溶,在乙醇或丙酮中微溶,在水中几乎不溶,在冰醋酸中易溶。

本品为广谱抗菌药,对革兰氏阳性菌和革兰氏阴性菌具有广泛的抑制作用,与磺胺类药物及四环素、庆大霉素等抗生素合用时有明显的增效作用。

本品常与 SMZ 或磺胺嘧啶合用,治疗呼吸道感染、尿路感染、肠道感染、脑膜炎和败血症等,也可以和长效磺胺(如磺胺多辛)合用,用于耐药恶性疟的防治。

22.2 喹诺酮类抗菌药

喹诺酮类药物(**Quinolone antimicrobial agents**)是一类新型的合成抗菌药。自从1962年发现具有新结构类型的抗菌药萘啶酸(Nalidixic acid)以来,经历40多年的研究和发展,现已合成并进行药理筛选的喹诺酮类化合物已达10多万个,从中开发出十几种最常用的药物。现在,喹诺酮类药物已成为仅次于头孢菌素的抗菌药物,有的品种的抗菌作用和疗效可与优良的头孢菌素相媲美。

22.2.1 喹诺酮类抗菌药的发展概况

喹诺酮抗菌药的发展大体上可分为三个阶段(或认为分为三代):第一代(1962～1969年)以萘啶酸和吡咯酸(Piromidic acid)等为代表,其抗菌谱窄,对大多数革兰氏阴性菌具有中等活性,对革兰氏阳性菌和绿脓杆菌几乎无作用,易产生耐药性,在体内易被代谢,作用时间短,中枢副作用较大,现已少用。第二代(1970～1977年)喹诺酮药物的代表药物为吡哌酸(Pipemidic acid)及西诺沙星(Cinoxacin)等,除对革兰氏阴性菌有较强活性外,对革兰氏阳性菌和绿脓杆菌也有作用,不易产生耐药性,副作用较少,在体内较稳定,药物以原形从尿中排出。临床此类药主要用于泌尿道、肠道及耳鼻喉感染。分子药理学研究结果表明,哌嗪基团的引入增加了对作用靶点**DNA螺旋酶(DNA gyrase)**的亲和力,并使其具有良好的组织渗透性,因此,在后来开发的喹诺酮药物中大多保留了该基团。喹诺酮类药物正是通过抑制DNA螺旋酶,从而影响DNA的正常形态与功能,干扰DNA的复制而导致细菌死亡的。喹诺酮类抗菌作用的强弱主要取决于药物与DNA螺旋酶的亲和性以及细菌细胞外膜对药物的通透性。

第三代(1978年以后)喹诺酮药物的代表药物包括一系列氟代喹诺酮药物,如诺氟沙星(Norfloxacin)、环丙沙星(Ciprofloxacin)、氧氟沙星(Ofloxacin)等,此代喹诺酮药物抗菌谱广,除对革兰氏阳性菌和阴性菌有作用外,对支原体、衣原体、军团菌及分支菌等也有作用,抗菌作用强,口服吸收好,体内分布广,血药浓度高,耐药性低,毒副作用小,为目前最常用的全合成抗菌药。

22.2.2 喹诺酮类药物的分类

按母环结构特征可将喹酮类药物分为:①萘啶羧酸类(Naphthyridinic acid)。②噌啉羧酸类(Cinnolinic acid)。③吡啶并嘧啶羧酸类(Pyridopyrimidinic acid)。④喹啉羧酸类(Quinolinic acid)。在这四类结构中,喹啉羧酸类药物最多,发展最快。

属于萘啶羧酸类的药物有萘啶酸和依诺沙星(Enoxacin)等。属于噌啉羧酸类的药物仅有西诺沙星。

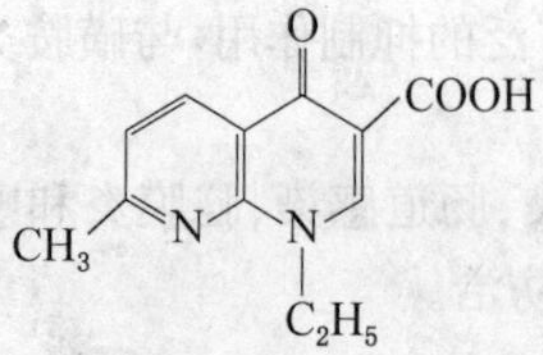

萘啶酸

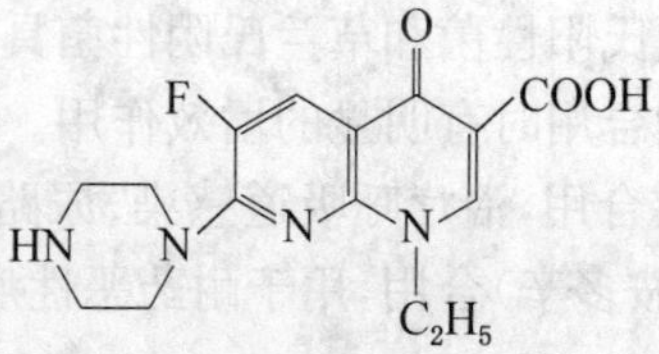

依诺沙星

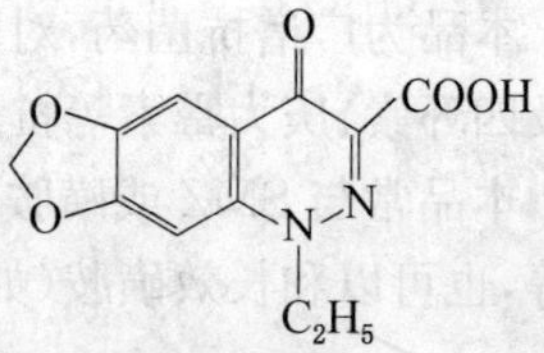

西诺沙星

属于吡啶并嘧啶类的药物有吡咯酸和吡哌酸。

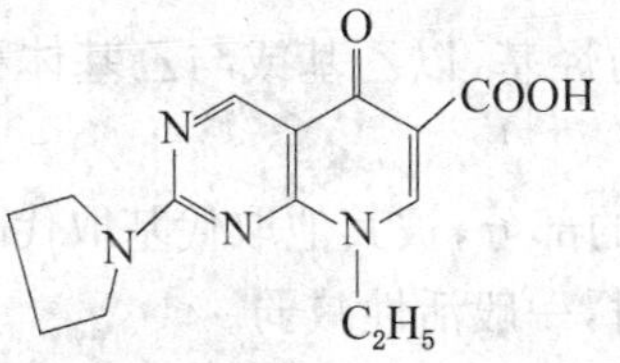

吡咯酸

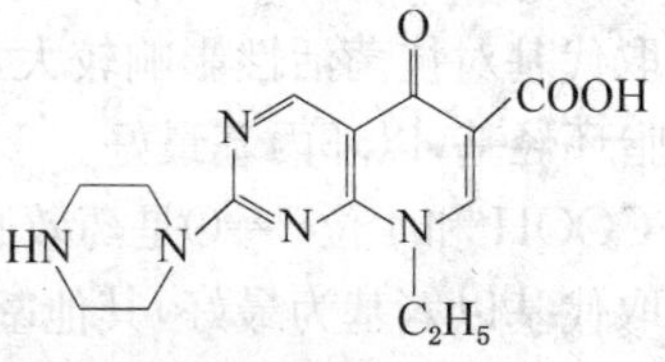

吡哌酸

属于喹啉羧酸类的药物很多，多为第三代药物，如诺氟沙星、环丙沙星、培氟沙星（Pefloxacin）、氧氟沙星、洛美沙星（Lomefloxacin）、司帕沙星（Sparfloxacin）等。

诺氟沙星的 6 位、7 位分别被氟原子和哌嗪基取代，其抗菌谱广；将诺氟沙星 1 位乙基用环丙基取代，得环丙沙星，其抗菌谱与诺氟沙星相似，但抑菌浓度却较低，疗效明显优于其他同类药物以及头孢菌素和氨基糖苷类抗生素；培氟沙星为诺氟沙星分子中哌嗪基被 N-甲基哌嗪取代的衍生物，体内吸收好，可进入许多组织；在培氟沙星 8 位引入氧原子，并经有支链的乙基与 1 位氮原子相连，得氧氟沙星，其抗 G^+ 的活性优于诺氟沙星，抗 G^- 活性与诺氟沙星相同，药代动力学性质明显优于诺氟沙星；洛美沙星为培氟沙星在 8 位氟代的衍生物，8 位氟原子的引入使其体内动力学性质改变，半衰期长；司帕沙星为 5 位引入氨基的衍生物，抗菌谱扩大，药代动力学性质得到改善。

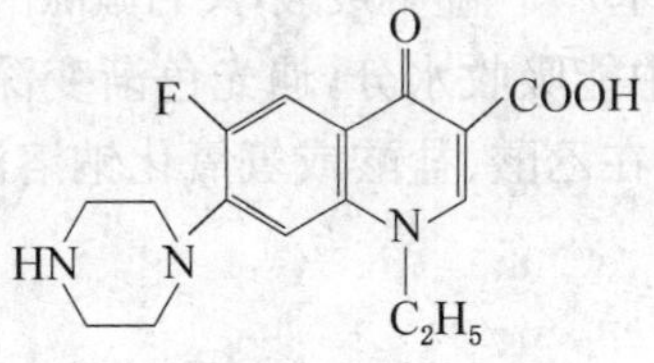

诺氟沙星

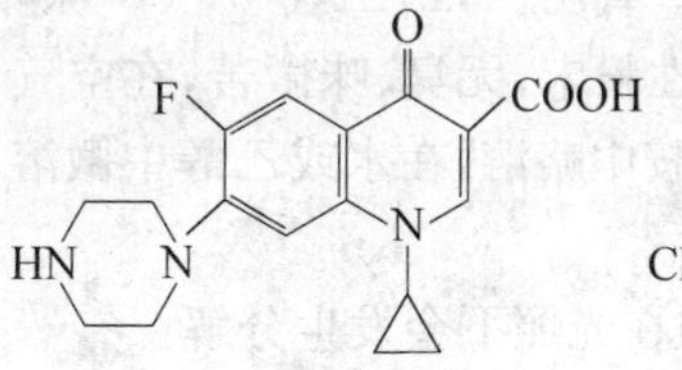

环丙沙星

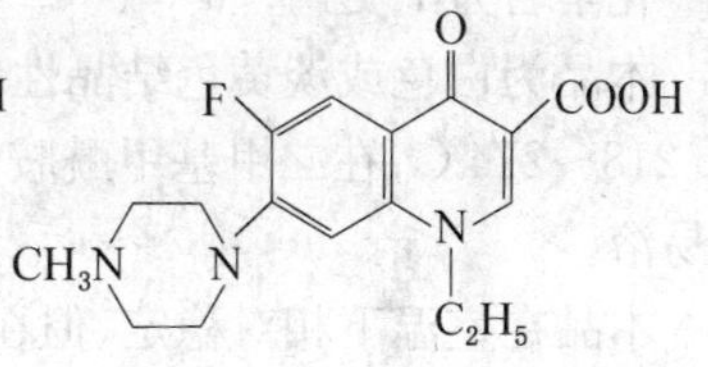

培氟沙星

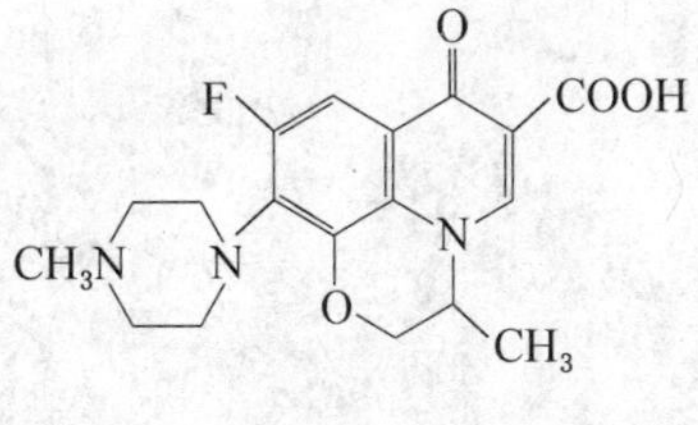

氧氟沙星

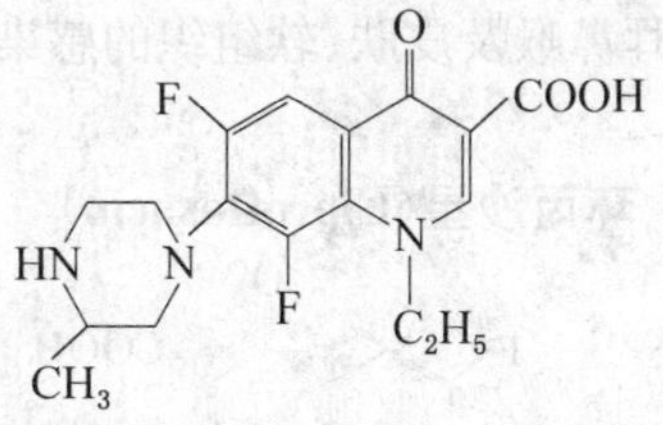

洛美沙星

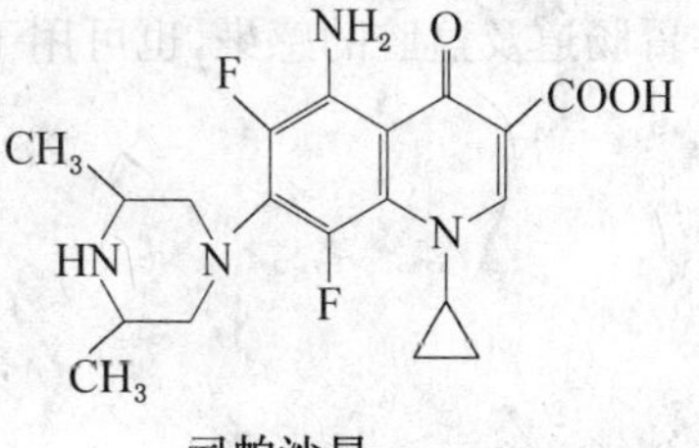

司帕沙星

22.2.3 喹诺酮类药物的构效关系

通过对喹诺酮类药物的结构和生物活性的研究，可归纳出如下的构效关系：

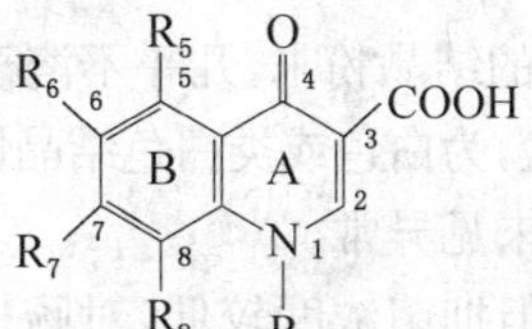

(1) A 环是抗菌作用的必需结构，变化小；而 B 环可作较大改变，可以是苯环、吡啶环、嘧啶环等。

(2) 1 位取代基对抗菌活性影响较大，多为脂肪烃基，以乙基或与乙基体积相近的取代基为好，若为脂环烃基，以环丙基最好。

(3) 3 位 COOH 和 4 位C═O是药效必不可少的部分，被其他取代基取代时活性消失。

(4) 5 位取代基以氨基为最好，其他基团取代时，一般活性减弱。

(5) 6 位引入氟原子使抗菌活性有较大提高，这是因为提高了药物对 DNA 螺旋酶的结合力，增强了对细菌细胞壁的穿透力。

(6) 7 位引入五元或六元杂环，抗菌活性明显增强，以哌嗪基为最好。哌嗪基的引入也扩大了抗菌谱。

(7) 8 位可引入 Cl、F、NO_2、NH_2 等，以 F 为最佳。

诺氟沙星(Norfloxacin)

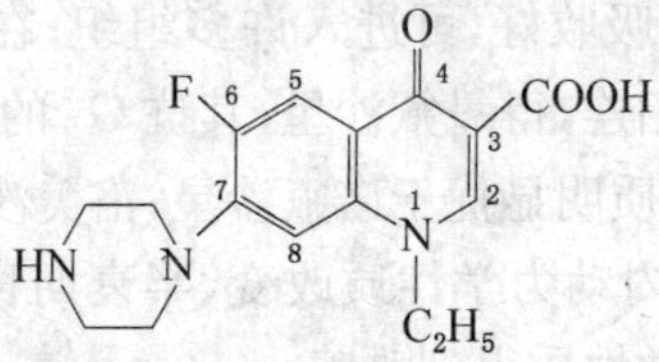

化学名为 1-乙基-6-氟-4-氧代-1,4-二氢-7-(1-哌嗪基)-3-喹啉羧酸，又名氟哌酸。

本品为白色或淡黄色结晶性粉末，无臭、味微苦，在空气中能吸收水分，遇光色渐变深，mp 218～224℃；在二甲基甲酰胺中略溶，在水或乙醇中微溶，在乙酸、盐酸或氢氧化钠溶液中易溶。

本品在室温下相对稳定，但在光照下会发生分解。

本品为最早用于临床的第三代喹诺酮类药物，抗菌谱广，对革兰氏阳性菌和革兰氏阴性菌作用均较强，对绿脓杆菌等阴性杆菌也有较强的抑制作用。该药临床主要用于治疗尿道、胃肠道及盆腔的感染，也可用于耳鼻喉及皮肤、软组织的感染。

环丙沙星(Ciprofloxacin)

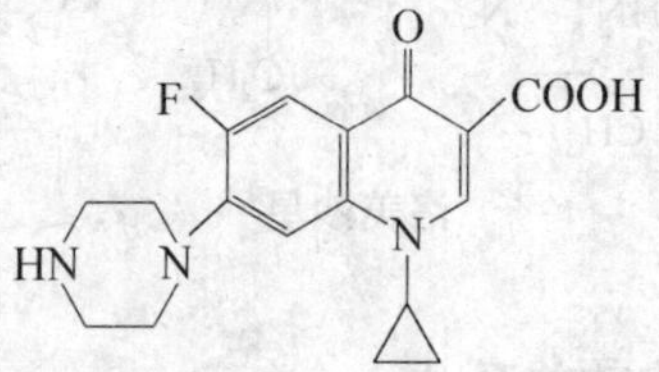

化学名为 1-环丙基-6-氟-1,4-二氢-4-氧代-7-(1-哌嗪基)-3-喹啉羧酸，又名环丙氟哌酸。

本品的游离碱为微黄色或黄色的结晶粉末，几乎不溶于水或乙醇，溶于冰乙酸或稀酸中，mp 255～257℃。药用本品的盐酸盐，为白色或类白色结晶性粉末，味苦，mp 308～310℃。

本品稳定性好，室温保存 5 年未见异常。

本品抗菌谱和诺氟沙星相似，但抑菌浓度较低，对肠杆菌、绿脓杆菌、流感嗜血杆菌、淋球菌、链球菌、军团菌、金黄色葡萄球菌、脆弱拟杆菌的作用明显优于头孢菌素和氨基糖苷类抗生素，临床广泛用于以上致病菌所致的呼吸系统、泌尿系统、消化系统、皮肤、软组织、耳鼻喉等部位的感染。本品有口服制剂、针剂等多种剂型。

氧氟沙星(Ofloxacin)

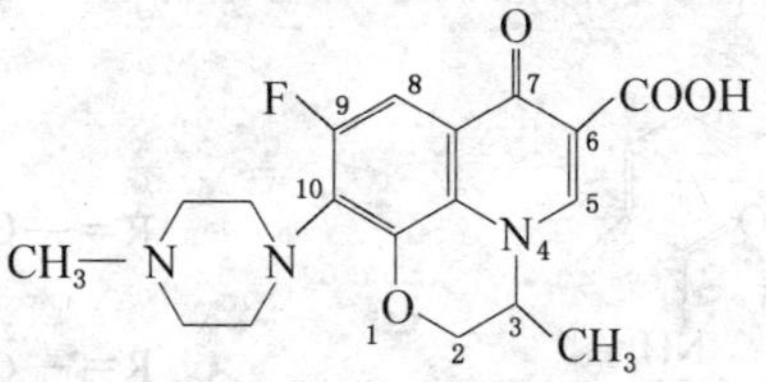

化学名为(±)9-氟-2,3-二氢-3-甲基-10-(4-甲基-1-哌嗪基)-7-氧代-7H-吡啶并[1,2,3-de][1,4]苯并噁嗪-6-羧酸，又名氟嗪酸。

本品为黄色或灰黄色结晶性粉末，无臭、有苦味；微溶于水、乙醇、丙酮、甲醇，极易溶于冰乙酸中。

本品结构中含有手性碳原子，临床用其外消旋体；本品的左旋体称左氟沙星(Levofloxacin)，抗菌活性是氧氟沙星的2倍，口服吸收好。

本品抗革兰氏阳性菌活性优于诺氟沙星，抗革兰氏阴性菌作用同诺氟沙星，药代动力学性质明显优于诺氟沙星，毒性低、副作用小，临床上主要用于革兰氏阴性菌所致的呼吸系统、泌尿系统、消化系统、生殖系统的感染等，亦可用于免疫病人的的预防感染。

22.3 抗结核病药

结核病是由结核杆菌引起的慢性细菌感染性疾病。结核杆菌是一种有特殊细胞壁的耐酸杆菌，对醇、酸、碱和某些消毒剂具有高度稳定性，由结核杆菌引起的死亡人数占世界人口死亡总数的6%。结核病基本的传染途径是呼吸道传染，感染主要发生在肺部，结核杆菌也可以通过血液和淋巴系统进入脑、骨、皮肤和眼。

抗结核病药(Tuberculostatics)是能抑制结核杆菌，并用于治疗结核病和防止结核病传播的药物。按化学结构可分为抗生素类及合成类抗结核病药。这些药物用于临床已有30～40年，目前仍为重要的抗结核病药物。

22.3.1 抗生素类抗结核病药

抗生素类抗结核病药主要有链霉素(Streptomycin)、利福霉素(Rifamycins)类等。

硫酸链霉素是第一个成功应用于临床的抗结核病药，临床用于治疗各种结核病，对急、慢性浸润性肺结核有很好的疗效；缺点是结核杆菌对其易产生耐药性，对第八对脑神经有显著的损害，严重时可产生眩晕、耳聋等。此外，对肾脏也有毒性。为了克服耐药性，常将链霉素与对氨基水杨酸钠或异烟肼合用。链霉素结构见23.3。

利福霉素是由链丝菌(*Streptomyces mediterranci*)发酵产生的抗生素，其化学结构为27个原子组成的大环内酰胺。天然的利福霉素稳定性差，抗菌活性不强，因此不能直接用于临床。临床上使用的利福霉素类药物主要是其半合成衍生物，有利福平(Rifampicin)、利福定(Rifandin)和利福喷丁(Rifapentine)。

利福平是当前在临床上广泛使用的抗结核病药物之一,其抗结核活性比利福霉素强 32 倍,缺点是耐药性出现较快。利福定(又名异丁基哌嗪利福霉素)的抗菌谱与利福平相似,对结核杆菌和麻风杆菌有良好的抗菌活性,口服吸收好,毒性低。利福喷丁的抗菌谱也与利福平相似,但抗结核杆菌作用比利福平强 2～10 倍。

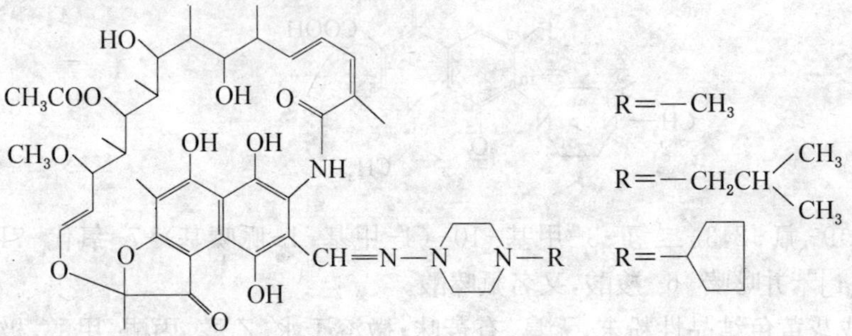

利福平

利福定

利福喷丁

22.3.2 合成抗结核病药

1944 年发现苯甲酸和水杨酸能促进结核杆菌的呼吸,基于代谢拮抗原理,于 1946 年发现了对结核杆菌有选择性抑制作用的对氨基水杨酸钠(Sodium p-aminosalicylate),其作用机制和磺胺相似,与对氨基苯甲酸竞争性地拮抗,抑制结核杆菌四氢叶酸的合成。1952 年偶然发现了对结核杆菌显强大的抑制和杀灭作用的异烟肼(Isoniazid),成为抗结核病的首选药物之一。异烟肼与醛缩合生成的腙同样具有抗结核作用。单用异烟肼治疗病人 1 个月后,有 10%的细菌成为耐药菌,3 个月后有 70%的细菌成为耐药菌,而 7 个月后则全部成为耐药菌。采用联合用药的方法,即异烟肼与对氨基水杨酸钠,异烟肼与盐酸乙胺丁醇等合用,可基本解决耐药性的问题。

盐酸乙胺丁醇(Ethambutol hydrochloride)是 1962 年用于临床的另一高效的合成抗结核病药物,其右旋体活性是左旋体的 200～500 倍,故临床用其右旋体。

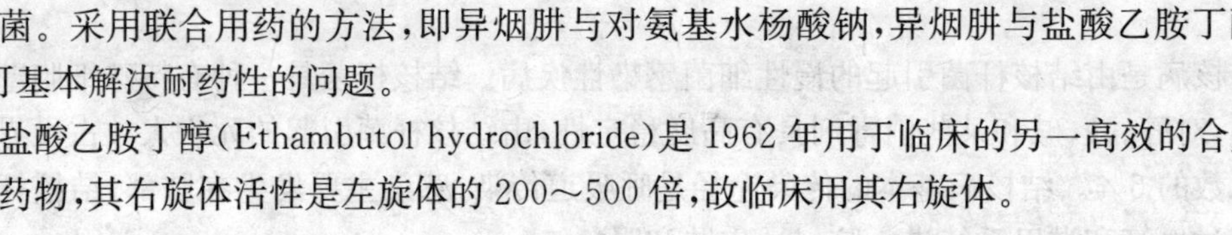

对氨基水杨酸钠　　异烟肼　　盐酸乙胺丁醇

利福平(Rifampicin)

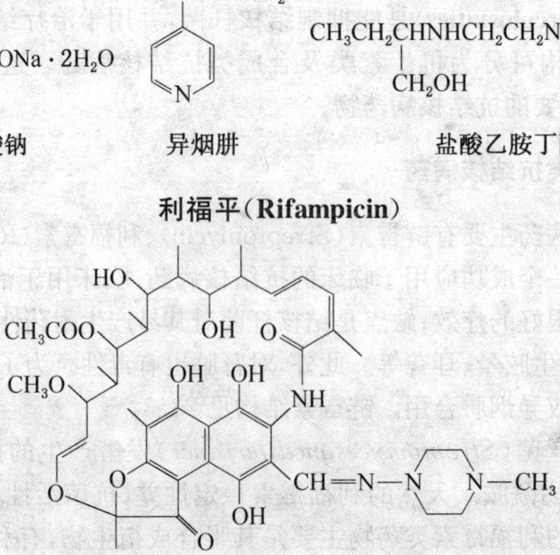

化学名为3-[[(4-甲基-1-哌嗪基)亚氨基]甲基]利福霉素，又名甲哌利福霉素。

本品为鲜红或暗红色结晶性粉末，无臭、无味，mp 240℃(分解)；在氯仿中易溶，在甲醇中溶解，在水中几乎不溶。

本品遇光易变质，水溶液易氧化损失效价。由于本品分子中含有1,4-萘二酚结构，在碱性条件下易氧化成醌型化合物，而且在强酸中其醛缩氨基哌嗪易在 C═N 处分解，因此本品酸度应在pH 4～6.5范围内。

本品在肠道中被迅速吸收，由于食物会干扰这种吸收，因此本品应空腹服用。由于本品的代谢物具有显色基团，因此尿液、粪便、唾液、泪液、痰液及汗液常呈桔红色。

本品是目前临床上广泛使用的抗结核病药物，为了减少耐药性的发生，一般不单独应用，常与异烟肼、乙胺丁醇合用。

异烟肼(Isoniazid)

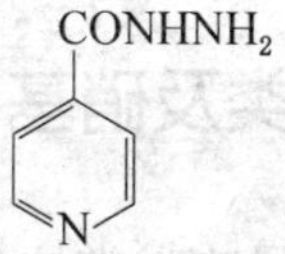

化学名为4-吡啶甲酰肼，又名雷米封。

本品为无色结晶或白色结晶性粉末，无臭、味微甜后苦，mp 170～173℃；本品遇光渐变质；在水中易溶，在乙醇中微溶，在乙醚中极微溶。

本品具有很强的还原性，可被溴、碘、硝酸和溴酸钾等氧化剂氧化，生成异烟酸，并放出氮气。微量金属离子的存在可使异烟肼溶液变色，故配制时应避免与金属器皿接触。

本品受光、重金属、温度、pH等因素影响变质后，分解出游离肼，使毒性增大，所以变质后不可再供药用。

本品口服后迅速被吸收，食物可以干扰和延误吸收，因此应空腹使用。

本品为临床常用的抗结核病药，疗效好，用量小。可与链霉素、卡那霉素和对氨基水杨酸钠合用，减少耐药性的产生。

盐酸乙胺丁醇(Ethambutol hydrochloride)

$$CH_3CH_2\underset{\displaystyle CH_2OH}{\overset{\displaystyle CH_2OH}{CH}}NHCH_2CH_2NH\overset{\displaystyle CH_2OH}{CH}CH_2CH_3 \cdot 2HCl$$

化学名为(2*R*,2*R*′)-(+)-2,2′-(1,2-乙二基二亚氨基)-双-1-丁醇二盐酸盐。

本品为白色结晶性粉末，无臭或几乎无臭，mp 199～204℃，熔融同时分解；略有引湿性，极易溶于水，略溶于乙醇，极微溶于氯仿，几乎不溶于乙醚。

本品含有两个相同的手性碳原子，故有三个旋光异构体，右旋体的活性最强，是左旋体的200～500倍，是内消旋体的12倍，药用其右旋体。

本品在体内大部分以原型被排泄，少部分被氧化代谢生成醛和酸衍生物，这些衍生物基本上没有活性。

本品主要用于治疗对异烟肼、链霉素有耐药性的结核杆菌所引起的各型肺结核及肺外结核，多与异烟肼、链霉素合用。

本品是以 d-2-氨基丁醇与二氯乙烷缩合后与盐酸成盐得到的。1-羟基丁酮经还原氨化得到 dl-2-氨基丁醇，dl-2-氨基丁醇与 d-酒石酸作用后碱化可拆分得到 d-2-氨基丁醇。2 分子 d-2-氨基丁醇与 1,2-二氯乙烷反应后与盐酸成盐得产物。

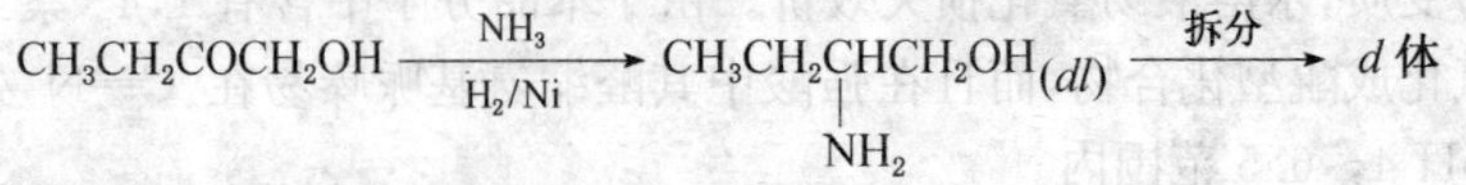

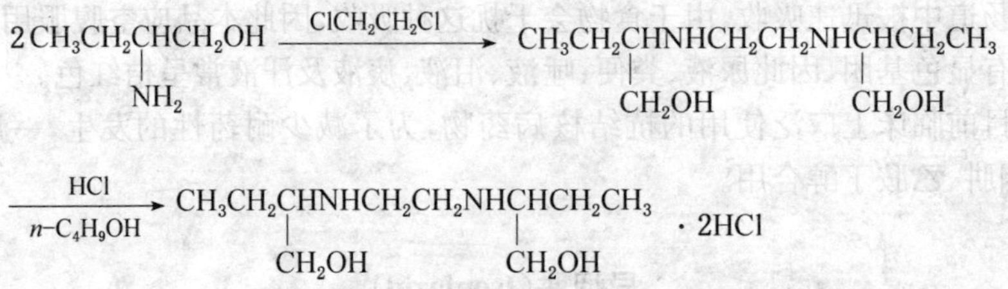

22.4 异喹啉类及硝基呋喃类抗菌药

氯化小檗碱(Berberine chloride)是异喹啉类抗菌药的典型代表，它为黄连和三颗针等植物的抗菌成分，具有毒性低，副作用小的特点，临床上用于治疗菌痢和肠炎。

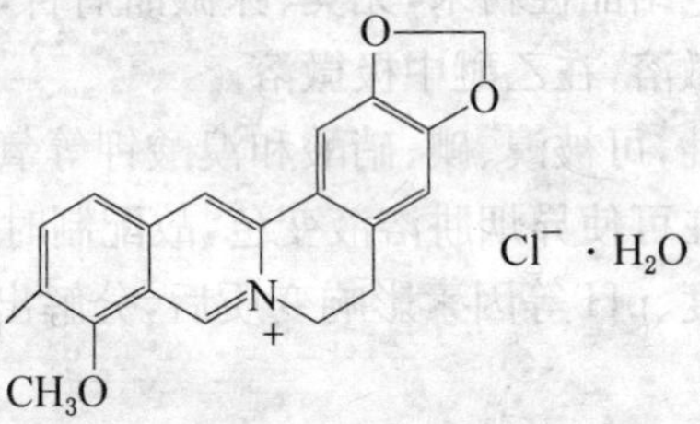

氯化小檗碱

糠醛、呋喃甲酸也具有较强的杀菌作用，但毒性较大。1944 年合成了 5-硝基呋喃甲醛缩氨脲(呋喃西林，Furacilin)，具有广谱的抗菌作用，因而引起人们对硝基呋喃衍生物的重视，数以千计的硝基呋喃类化合物被合成并试验其抗菌活性，但仅有呋喃西林、呋喃唑酮(痢特灵，Furazolidone)和呋喃妥因(呋喃咀啶，Nitrofurantoin)在临床上应用。

呋喃西林具有较宽的抗菌谱，用于烧伤及皮肤移植中预防感染，疗效较好，对真菌和绿脓杆菌无效，因毒性大而限用。呋喃唑酮是 5-硝基糠醛和 3-氨基-2-噁唑烷酮形成的腙，它对肠内病源菌有广谱的抗菌活性，但因口服吸收小，只能用于治疗肠道内感染，如菌痢、肠炎等。呋喃妥因为 5-硝基糠醛和 1-氨基-2,4-咪唑烷二酮形成的腙，对许多革兰氏阳性菌和阴性菌都有较强的活性。

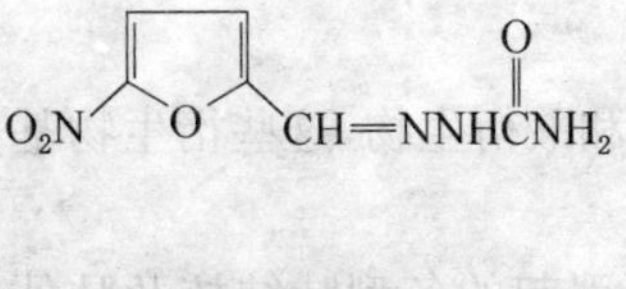

呋喃西林

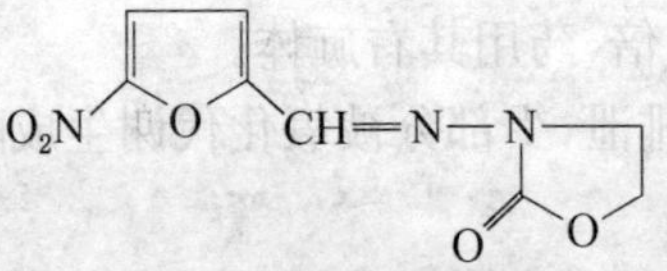

呋喃唑酮

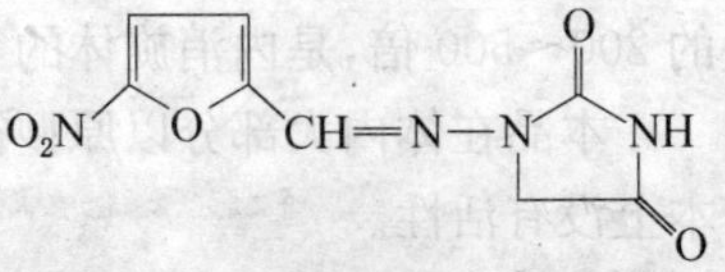

呋喃妥因

硝基呋喃类抗菌药也兼有杀虫作用，如呋喃西林及硝基呋喃丙烯酸酰胺类化合物对感染日本血吸虫的小白鼠有明显的疗效，其中呋喃丙胺(Furopromide)是我国创制的口服抗血吸虫病药，兼有治疗姜片虫的作用。

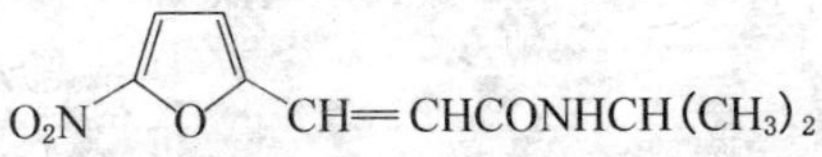

呋喃丙胺

呋喃丙胺的合成方法为：呋喃甲醛与乙醛缩合生成呋喃丙烯醛，氧化后得到呋喃丙烯酸，硝化后与 $POCl_3$ 反应制得酰氯，胺解后得产品。

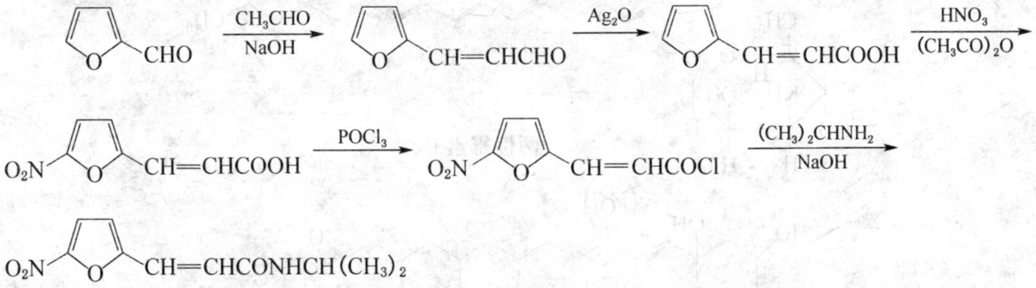

22.5 抗真菌药

真菌(Fungi)是真核细胞型维生物，无叶绿素，由单细胞或多细胞组成。真菌在自然界分布广泛，土壤、水、空气和动植物体表都有它们的存在。真菌的重要特征是能分解各种有机物，常引起农副产品、药材、食品、衣服及皮革等霉烂变质。真菌是发酵工业的基础。

真菌中的霉菌多数不致病，某些致病的真菌如念珠菌等一旦致病，情况往往是十分严重的。

真菌感染疾病是危害人类健康的疾病之一。按真菌感染机体的部位，真菌感染可分为浅表真菌感染和深部真菌感染。前者主要侵犯皮肤、毛发、指甲等部位，为一类常见病和多发病，占真菌患者的90%。后者主要侵犯内脏器官引起炎症，危害较大。近年来，抗生素的滥用破坏了细菌和真菌间的正常菌丛共生关系；皮质激素、放射治疗和免疫抑制药物的使用，使机体对真菌的抵抗力降低；大型手术的实施、器官移植及艾滋病的传播等均能损害机体免疫系统。这些均导致了真菌感染明显增加，因此对抗真菌药物的研究与开发日益受到重视，也取得了很大的进展，尤以抗深部真菌病的药物发展更为显著。

临床上使用的**抗真菌药物**(**Antifugals drugs**)从来源上可分为抗真菌抗生素及合成抗真菌药两大类。

22.5.1 抗生素类抗真菌药

抗生素类抗真菌药可分为多烯类和非多烯类。非多烯类主要用于浅表真菌感染，主要有灰黄霉素(Griseofulvin)和癣可宁(Siccanin)。多烯类抗真菌抗生素结构中含有4～7个共轭双键，如两性霉素B(Amphotericin B)、制霉菌素(Nystatin)等，主要对深部真菌感染有效。

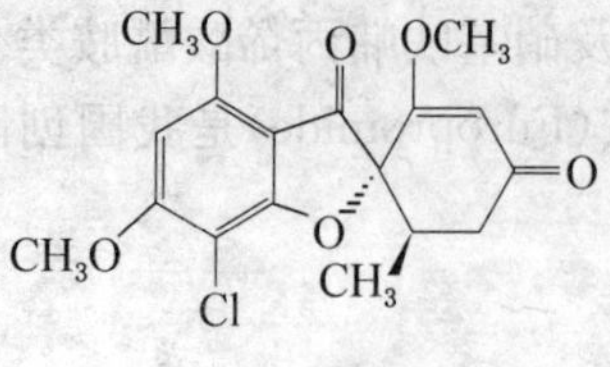

灰黄霉素

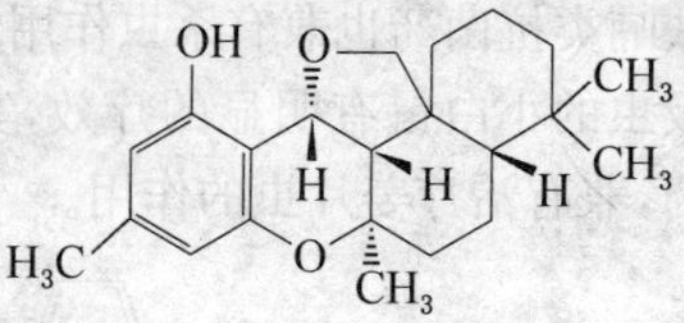

癣可宁

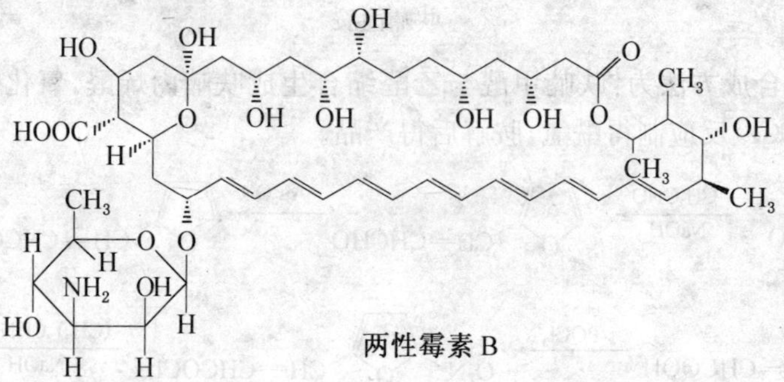

两性霉素 B

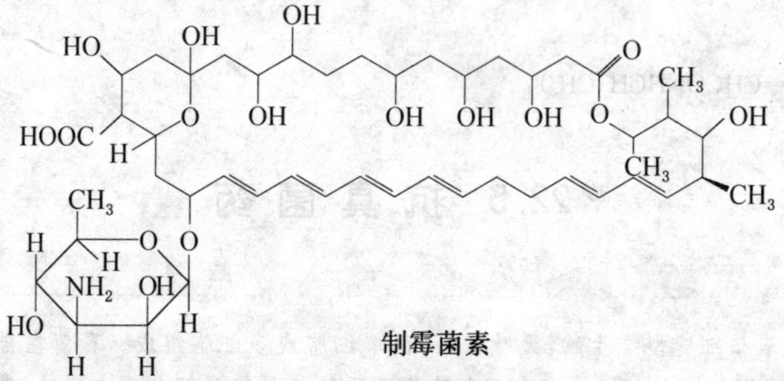

制霉菌素

22.5.2 合成抗真菌药

1）唑类抗真菌药物

20 世纪 60 年代末克霉唑(Clotrinazole)的发现，推动了唑类抗真菌药物的迅速发展，大量的唑类化合物被合成并试验了它们的抗真菌活性。

唑类抗真菌药物按结构分为咪唑类和三氮唑类。咪唑类抗真菌药物除了克霉唑外常见的还有益康唑(Econazole)、咪康唑(Miconazole)、噻康唑(Thioconazole)、酮康唑(Ketoconazole)等。克霉唑为第一个在临床上使用的唑类抗真菌药物，主要用于皮肤、黏膜等部位的真菌感染。益康唑、咪康唑和噻康唑化学结构相似，为广谱抗真菌药物，其作用优于克霉唑。酮康唑是第一个口服有效的咪唑类抗真菌药物，对皮肤真菌及深部真菌感染均有效。

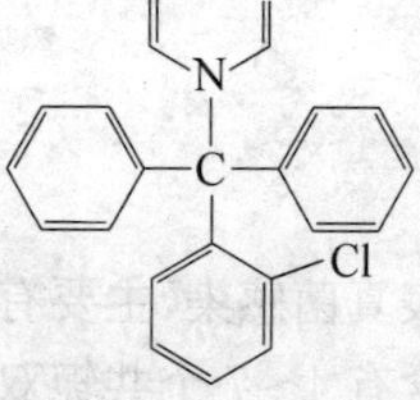

克霉唑

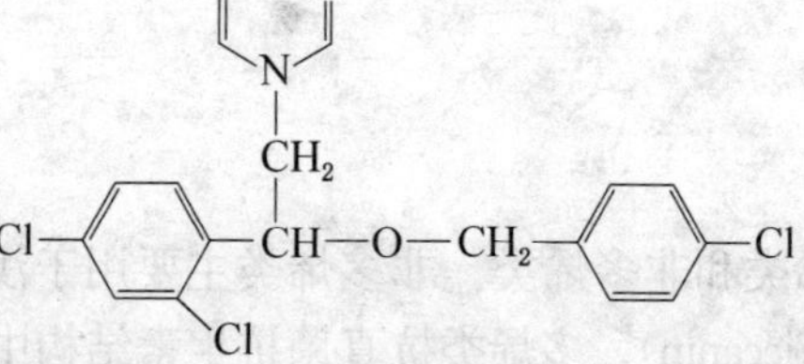

益康唑

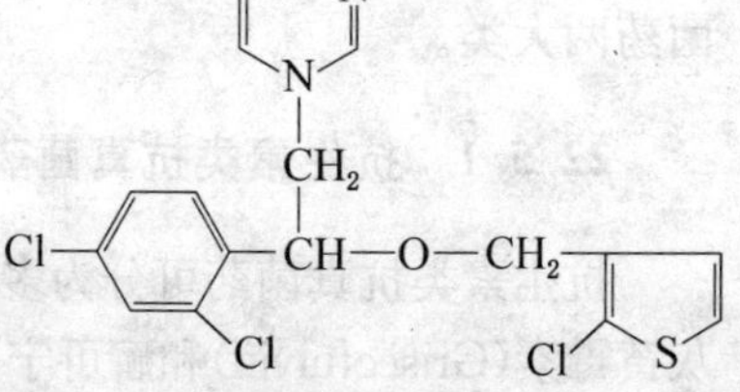

噻康唑

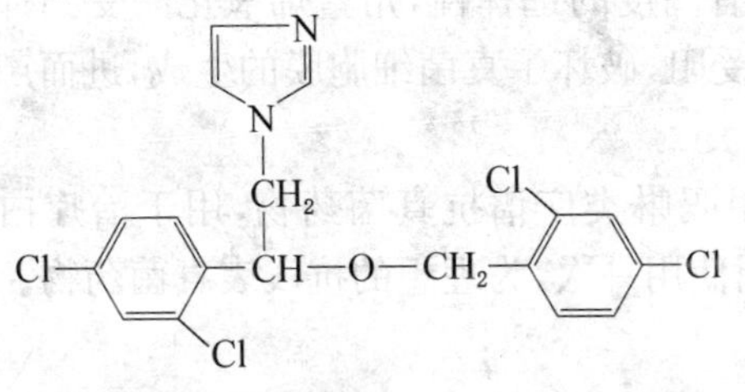

咪康唑

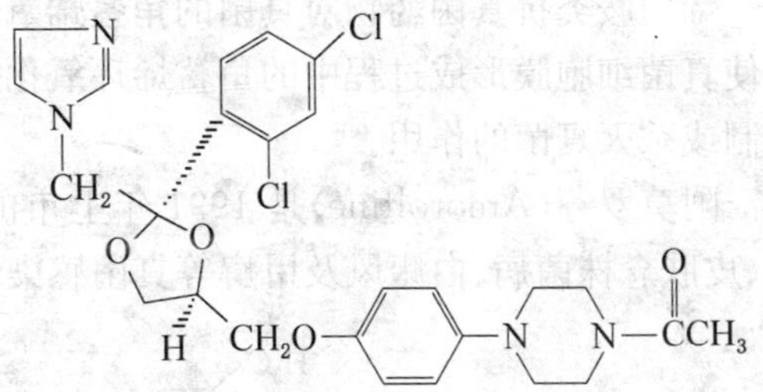

酮康唑

三唑类抗真菌药以氟康唑(Fluconazole)和伊曲康唑(Itraconazole)为代表。伊曲康唑和酮康唑的结构类似,用三氮唑环代替了咪唑环,为广谱抗真菌药,体内体外抗真菌作用比酮康唑强。氟康唑可以口服,生物利用度近100%,抗真菌谱广,副作用小,已成为该类抗真菌药中最引人注目的品种之一。

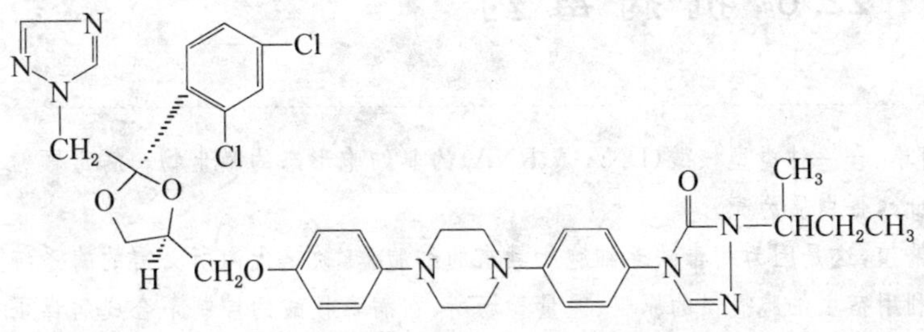

伊曲康唑

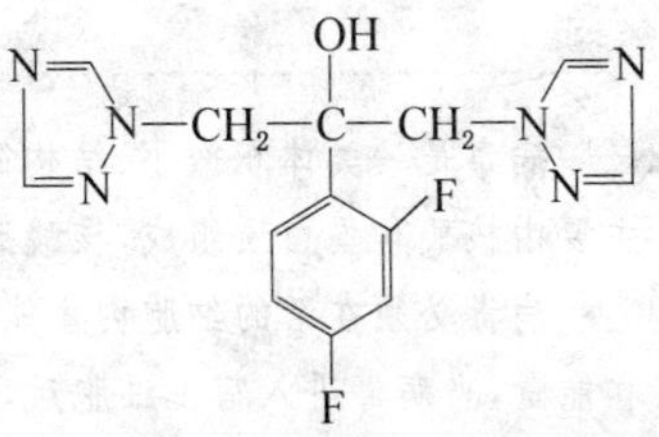

氟康唑

2) 烯丙胺类抗真菌药物

1981年发现了萘替芬(Naftifine)具有较高的广谱抗真菌活性,局部外用治疗皮肤癣菌病的效果优于益康唑。随后又相继发现了特比萘芬(Terbinafine)和布替萘芬(Butenafine)。与萘替芬相比,特比萘芬抗菌谱更广、抗菌作用更强、毒性更低,不仅可以外用,还可以口服。布替萘芬抗菌谱广,特别对浅表真菌具有较强的作用,潴留时间长,为安全、有效、日用一次的优良药物。

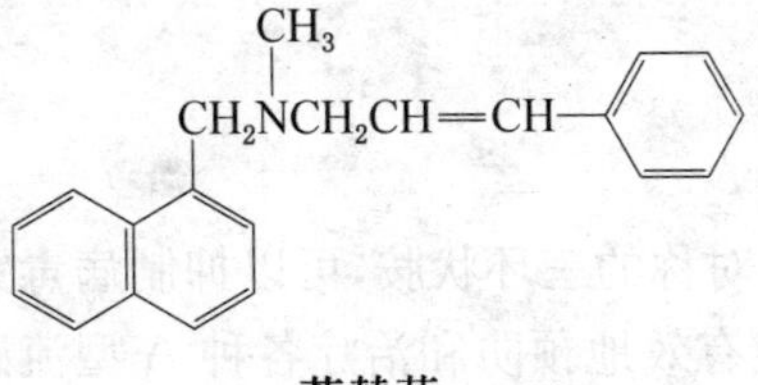

萘替芬

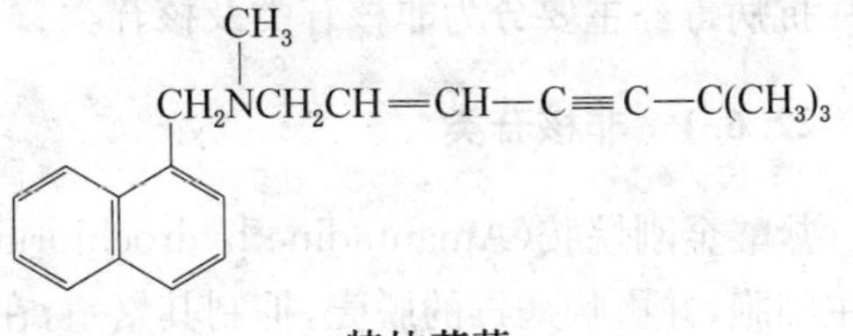

特比萘芬

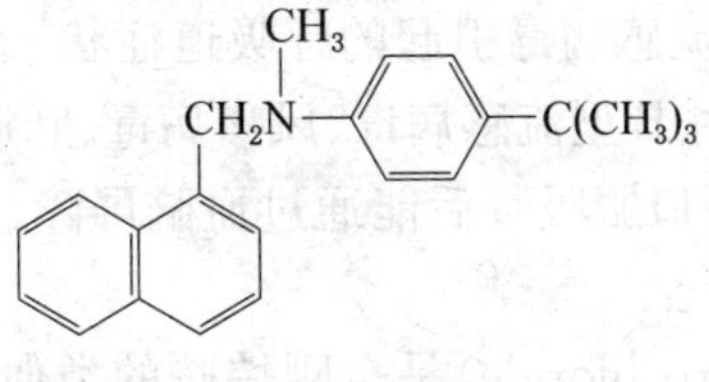

布替萘芬

烯丙胺类抗真菌药物对真菌的**角鲨烯氧化酶**有高度的选择性，角鲨烯氧化酶受到抑制可使真菌细胞膜形成过程中的角鲨烯环氧化过程受阻，破坏了真菌细胞膜的生成，进而产生抑制或杀灭真菌的作用。

阿莫罗芬(Amorolfine)是1991年上市的二甲吗啉类广谱抗真菌药物，用于治疗白癣症、皮肤念株菌病、白癜风及甲癣等真菌感染，一周使用一次，为理想的抗浅表真菌药物。

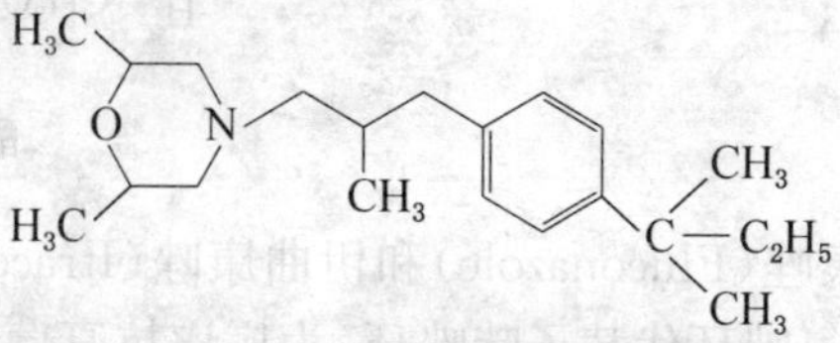

阿莫罗芬

22.6 抗病毒药

病毒是一类体积微小、结构简单、含一种类型核酸(DNA或RNA)的非细胞形态的微生物。病毒颗粒主要由核酸和蛋白质组成，核酸为心，蛋白质为壳。

病毒必须在活的细胞内才能繁殖，这是因为病毒缺乏细胞所具有的细胞器，缺乏代谢所必需的酶系统和能量，当病毒进入宿主细胞后，利用宿主细胞提供的原料、能量和场所，在病毒核酸的控制下合成病毒蛋白质和病毒核酸，然后装配、释放。病毒在宿主细胞内的增殖称为复制。

病毒性感染疾病是严重危害人类健康的传染病，据不完全统计，在人类传染病中，病毒性疾病高达60%～65%。最常见的由病毒引起的疾病有流行性感冒、麻疹、腮腺炎、水痘、小儿麻痹症、病毒性肝炎、脊髓灰质炎、狂犬病、流行性出血热和疱疹病毒引起的各种疾病。

抗病毒药(Autiviral agents)的作用主要通过影响病毒复制周期的某个环节而实现，理想的抗病毒药应只干扰病毒的复制而不影响正常细胞的代谢。但是目前大多数抗病毒药物在发挥治疗作用时，对人体也产生毒性，这是抗病毒药物发展速度较慢的原因。

抗病毒药主要分为非核苷类及核苷类。

22.6.1 非核苷类

盐酸金刚烷胺(Amantadine hydrochloride)为一种对称的三环状胺，可以抑制病毒穿入宿主细胞，并影响病毒的脱壳，抑制其繁殖，在临床上能有效地预防和治疗各种A型流感病毒的感染。在流感流行期采用本品作预防药，保护率可达50%～79%，对已发病者，如在48 h内给药，能有效地治疗由于A型流感病毒引起的呼吸道症状。金刚烷胺的抗病毒谱较窄，除用于亚洲A型流感的预防外，对B型流感病毒、风疹病毒、麻疹病毒、流行性腮腺炎病毒及单纯疱疹病毒感染均无效。由于口服吸收后能通过血脑屏障，会引起中枢神经系统的毒副反应，如头痛、失眠、兴奋、震颤等。

盐酸金刚乙胺(Rimantadine hydrochloride)是金刚烷胺的类似物，对A型流感病毒的作用强于金刚烷胺，而且对中枢神经的副作用也比较低。

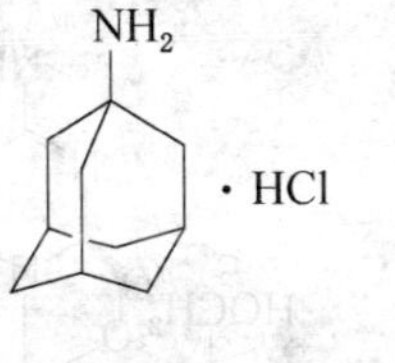

盐酸金刚烷胺

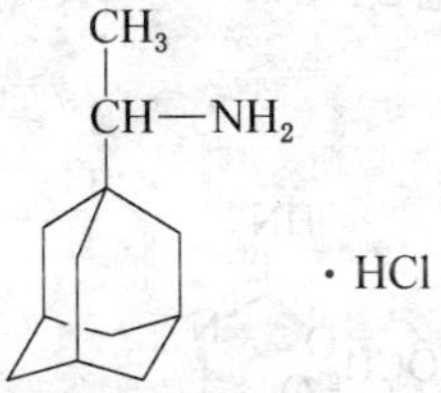

盐酸金刚乙胺

22.6.2 核苷类

核酸是生物体内的一种大分子化合物，是生物遗传的物质基础，又是蛋白质合成不可缺少的物质。天然的核酸分为两大类：核糖核酸(RNA)和脱氧核糖核酸(DNA)。将核酸完全水解，即产生嘌呤碱和嘧啶碱(常称为**碱基**)、戊糖及磷酸。

如同蛋白质是由许多氨基酸组成的一样，核酸也是由许多基本单位(核苷酸)连接而成的，而单核苷酸是由1分子碱基、1分子戊糖(核糖或脱氧核糖)及1分子磷酸组成的。单核苷酸分子中碱基与核糖或脱氧核糖连接的部分称为核苷，核苷的戊糖部分再与磷酸结合就构成单核苷酸。常见两类核酸的组成见表22-1。

表 22-1 两类核酸的组成成分

类 别	组 分		
	主要碱基	戊糖	磷酸
RNA	腺嘌呤、鸟嘌呤、胞嘧啶、尿嘧啶	*D*-核糖	磷酸
DNA	腺嘌呤、鸟嘌呤、胞嘧啶、胸腺嘧啶	*D*-2-脱氧核糖	磷酸

两类核酸中碱基的组分的主要结构为：

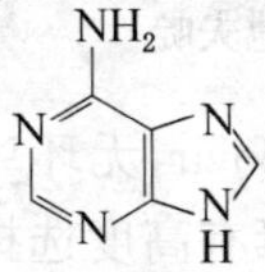

腺嘌呤

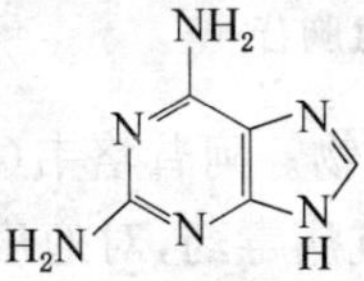

鸟嘌呤

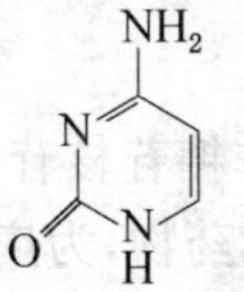

胞嘧啶

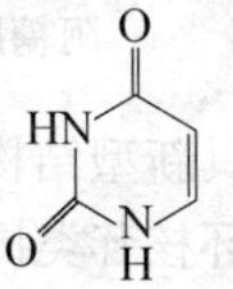

尿嘧啶

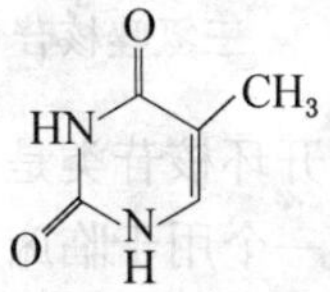

胸腺嘧啶

通过化学修饰改变天然碱基或戊糖中的基团形成的核苷为人工合成核苷，人工合成核苷可能成为天然核苷的拮抗物，也就是说，核苷类抗病毒药物是基于代谢拮抗原理设计的药物，在抗病毒药物中占有相当重要的地位。

碘苷(Idoxuridine，疱疹净)是第一个临床应用的核苷类抗病毒药物，其结构与胸腺嘧啶脱氧核苷相似，由于其毒副作用大，现在临床上已少用。阿糖胞苷(Cytarabine)是胞嘧啶衍生物，研究发现，阿糖胞苷在体内转变为单磷酸酯、二磷酸酯及三磷酸酯，从而抑制DNA多聚酶和还原酶，使体内胞嘧啶核苷三磷酸酯不能转变为相应的脱氧核苷酸，进而抑制了病毒DNA的合成。阿糖胞苷临床用于治疗眼带状疱疹和单疱疹病毒角膜炎。此外，阿糖胞苷还作为抗肿瘤药物使用(见 24.2)。

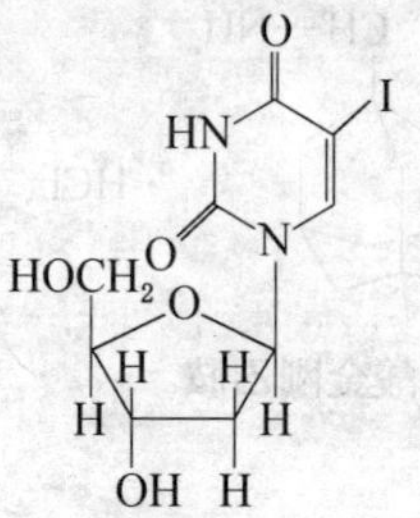

碘苷

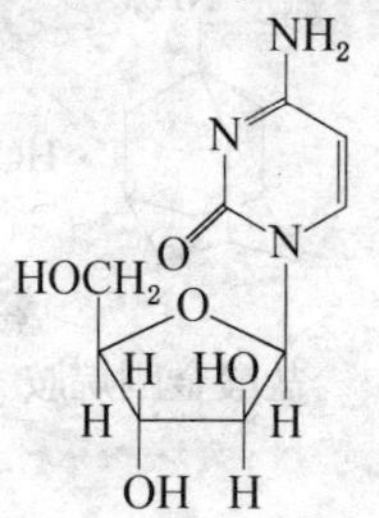

阿糖胞苷

三氮唑核苷(Ribavirin,病毒唑、利巴韦林)为广谱抗病毒药,体内和体外试验表明其对RNA病毒和DNA病毒都有活性,可用于治疗麻疹、水痘、腮腺炎及流感病毒A和B引起的流行性感冒等,还可抑制人类免疫缺陷病毒-Ⅰ(HIV-Ⅰ)感染者出现的艾滋病前期症状。阿糖腺苷(Vidarabine)具有抗单纯疱疹病毒 HSV_1 和 HSV_2 的作用,临床上是用于治疗致死性疱疹脑炎和免疫缺陷病人感染带状疱疹,我国已用于治疗病毒性乙型肝炎。叠氮胸苷(Zidovudine,齐多夫定)是第一个抗HIV的药物,在临床上治疗艾滋病和与艾滋病有关的疾病,但毒副作用较大。司他夫定(Stavudine)也是一个抗HIV的药物,对HIV的逆转录酶有抑制作用,适用于对齐多夫定不能耐受或治疗无效的艾滋病及其相关综合征。

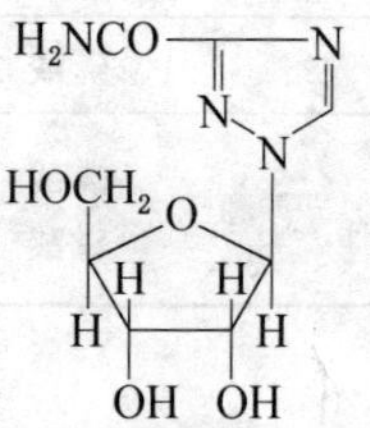

三氮唑核苷

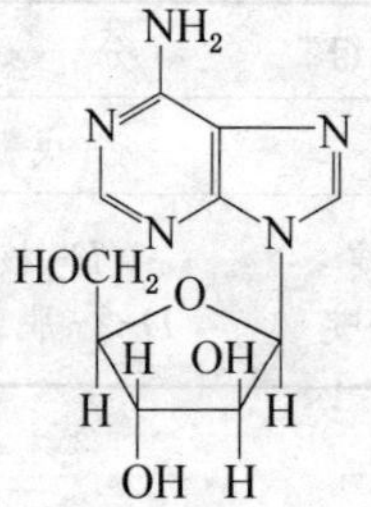

阿糖腺苷

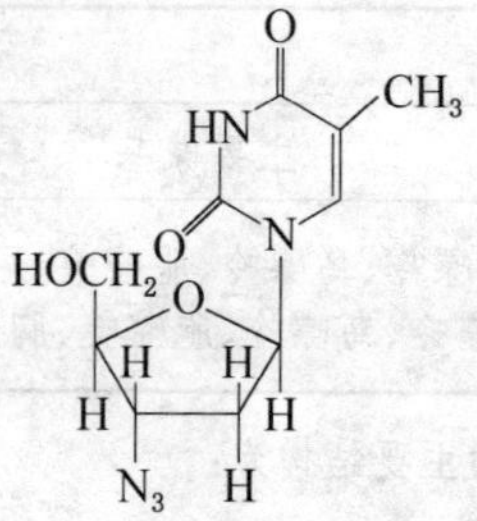

叠氮胸苷

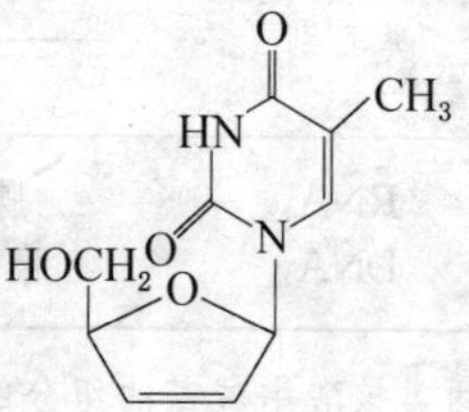

司他夫啶

开环核苷类是一类具新型结构的非糖苷核苷类似物。阿昔洛韦(Aciclovir,无环鸟苷)是第一个用于临床的开环核苷类抗病毒药物,为广谱抗病毒药,对疱疹病毒有高度选择性,主要用于疱疹性角膜炎、生殖器疱疹、全身性带状疱疹和胞疹性脑炎的治疗,为抗疱疹病毒的首选药物,也可用于治疗乙型肝炎。此类药物还有更昔洛韦(Ganciclovir,丙氧鸟苷)、泛昔洛韦(Famciclovir)和喷昔洛韦(Penciclovir)等。

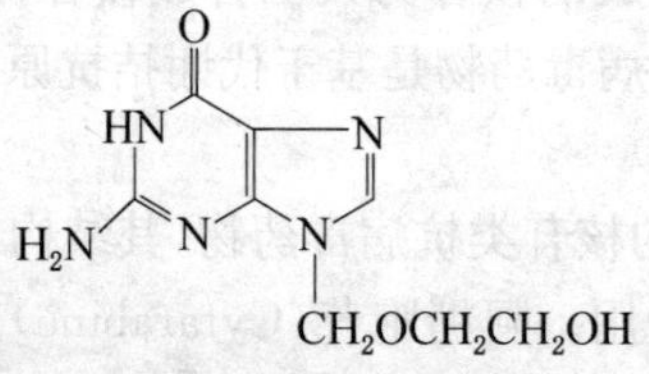

阿昔洛韦

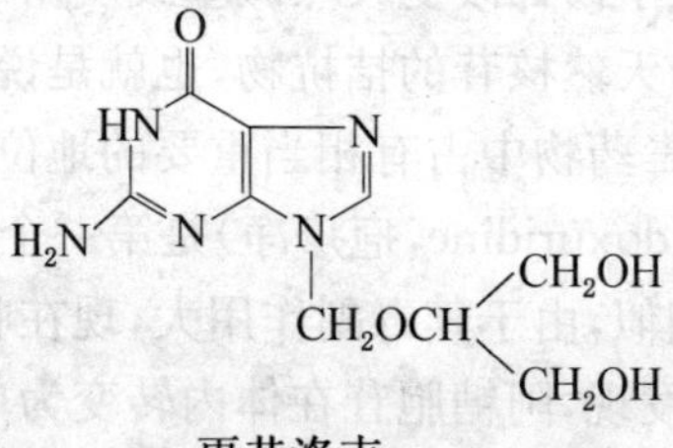

更昔洛韦

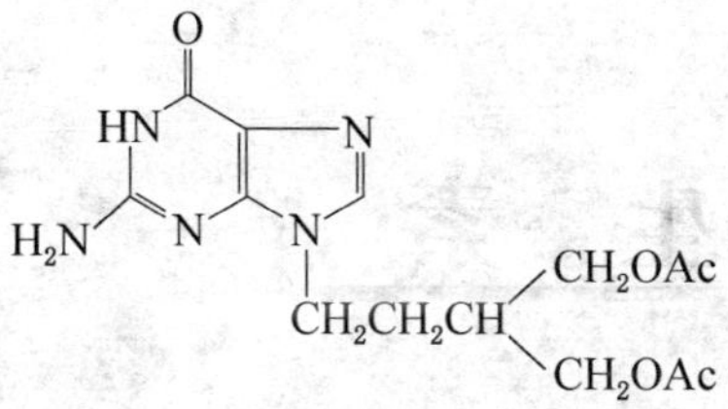

泛昔洛韦

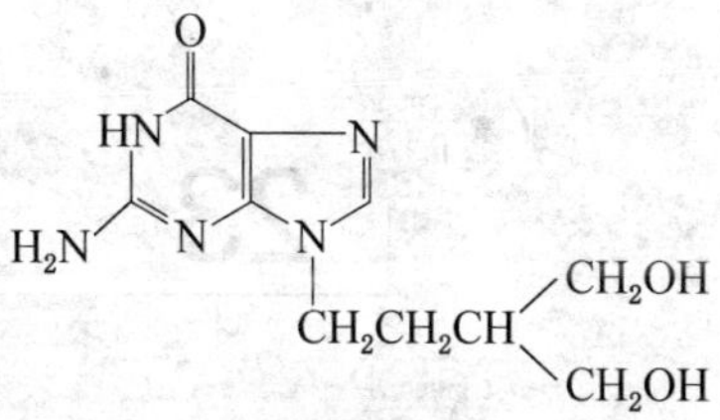

喷昔洛韦

习 题

1. 解释或举例说明：
   (1) PABA　(2) 代谢拮抗　(3) 致死合成
   (4) TMP　(5) 二氢叶酸还原酶抑制剂　(6) Wood-Fields 学说
2. 试简述磺胺类药物的作用机制及构效关系。
3. 简述磺胺类药物的发展过程。
4. 何谓抗菌增效剂？说明 SMZ 常和 TMP 组成复方制剂使用的原因。
5. 什么是代谢拮抗？举例说明代谢拮抗原理在药物设计中的应用。
6. 简述喹诺酮类药物的发展过程及每个阶段药物的作用特点。
7. 试述喹诺酮类药物的构效关系。
8. 喹诺酮类药物按化学结构可分为哪几类？各举一例代表药物。
9. 试比较常用的几种抗结核病药物的作用特点。
10. 试述唑类抗真菌药的进展及主要临床用途，举出三例药物，写出药物名称及化学结构。
11. 抗病毒药物主要分为几类？各举两例药物，写出其名称、结构及临床用途。
12. 核苷类抗病毒药是利用代谢拮抗原理设计的药物，试将几种核苷类药物和正常的核苷的化学结构进行比较，有何相同之处及不同之处？
13. 试给出盐酸乙胺丁醇及呋喃丙胺的合成方法。

23 抗生素

抗生素(Antibiotics)一般是指某些微生物在代谢过程中产生的化学物质,这些物质常以极小的浓度即对其他微生物产生抑制和杀灭作用,而对宿主不会产生严重的毒性。随着抗生素的发展,这个概念就显得不十分完善了,因为抗生素的来源不只限于微生物,已扩大到植物,另外还可通过合成半合成的方法得到;在临床应用上,大多数抗生素可抑制病原菌的生长,用于治疗大多数细菌感染性疾病。除了抗感染的作用外,某些抗生素还具有抗肿瘤活性,用于肿瘤的化学治疗,有些抗生素还具有免疫抑制和植物生长刺激作用。

半合成抗生素是在生物合成抗生素的基础上发展起来的,旨在增加稳定性,降低毒副作用,扩大抗菌谱,减少耐药性,改善生物利用度和提高治疗效力。半合成抗生素在抗生素的研究方面已得到较大的发展,取得显著的成果。

各种抗生素的抗菌效能各有差异,即不同抗生素有不同的**抗菌谱(Spectrum of activity)**,这主要是由于病原体对抗生素的敏感性不同所致。如青霉素(Penicillin)主要对革兰氏阳性菌有效,链霉素主要用于革兰氏阴性菌的感染,氨苄青霉素(Ampicillin)抑菌范围很广,称为广谱抗生素。

抗生素的分类还不统一,常见的如按产生菌分类,按临床用途分类,按化学结构分类等。药学工作者习惯将抗生素按化学结构分类,按结构特征可将抗生素分为:β-内酰胺类抗生素(β-Lactam antibiotics)、四环素类抗生素(Tetracycline antibiotics)、氨基糖苷类抗生素(Aminoglycoside antibiotics)、大环内酯类抗生素(Macrolide antibiotics)、多肽多烯类抗生素及其他类抗生素。

每一种抗生素都有其自身特有的作用机制,本章所涉及的作用机制主要有以下两种:

(1) 干扰细菌细胞壁的合成。β-内酰胺类抗生素可以通过抑制**粘肽转肽酶(Peptidoglycan transpeptidase)**而发挥抗菌作用。粘肽是细菌细胞壁的主要成分,粘肽在粘肽转肽酶的催化下进行转肽反应,完成细胞壁的合成。β-内酰胺类抗生素的作用在于抑制粘肽转肽酶的活性,使细菌不能生长繁殖。

(2) 影响细菌蛋白质的合成。四环素类、氨基糖苷类、大环内酯类、氯霉素(Chloramphenicol)等抗生素通过抑制蛋白合成酶,使细菌合成蛋白质的起始阶段受阻而被杀死。

23.1 β-内酰胺类抗生素

23.1.1 β-内酰胺类抗生素的发展、结构特点及分类

β-内酰胺类抗生素是指分子中含有由4个原子组成的β-内酰胺环的抗生素,是临床使用最多的一类抗生素。

1929年英国医生Fleming偶然发现了青霉素，使人们认识到从微生物中寻找生物活性化合物的重要性。他在查看因放假而留在实验室工作台上已接种葡萄球菌的平皿时，发现一只平皿被霉菌所污染，污染物邻近细菌明显遭到溶菌。他将这种霉菌放在培养液中培养，结果发现培养液有明显的抑制革兰氏阳性菌的作用。1940年青霉素G(Penicillin G)作为药品上市，开创了抗生素药物的新纪元。1945年，Brotzu发现了头孢菌素(Cephalosporin)，1962年成功应用于临床，出现了第一代头孢菌素类药物。由于在青霉素的使用过程中逐渐发现了一些缺点，如不稳定性、耐药性、过敏反应等，世界各国花巨资对青霉素的结构进行改造。从20世纪60年代起，一系列耐酸、耐酶及广谱的半合成青霉素不断被推向临床，与此同时，头孢菌素类抗生素的研究也飞速发展，到20世纪70年代、80年代及90年代，分别有第二代、第三代及第四代头孢菌素大量上市。

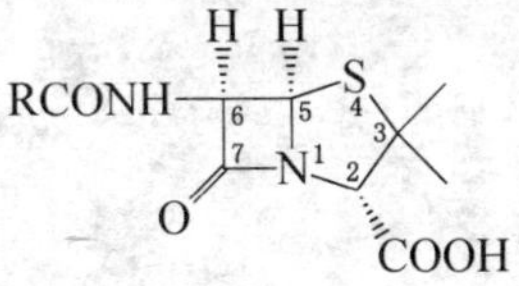

青霉素类

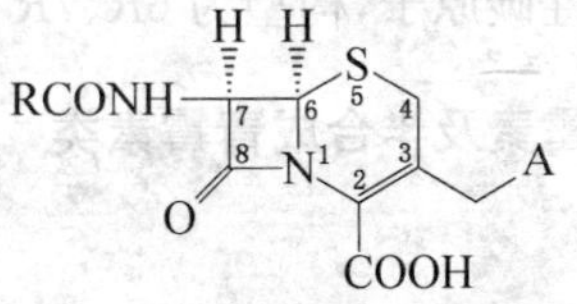

头孢菌素类

1959年从青霉素发酵液中分离得到**6-氨基青霉烷酸(6-Aminopenicillanic acid,6-APA)**，它具有青霉素族抗生素的基本结构，6-APA本身制菌效力低，但却为半合成青霉素提供了重要的原料。后来头孢菌素C的发现，以及从头孢菌素C获得**7-氨基头孢烷酸(7-Aminocephalosporanic acid,7-ACA)**为新一代半合成头孢菌素的研究和开发提供了必要的基础。

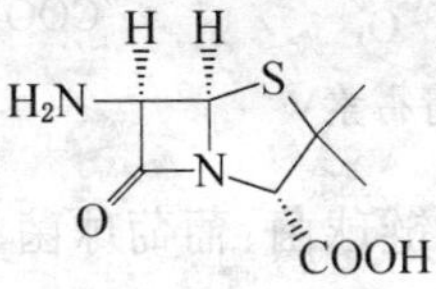

6-APA

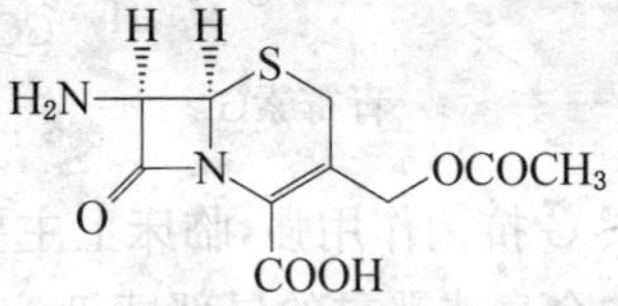

7-ACA

从化学结构看，β-内酰胺类抗生素的基本母核有：青霉烷(Penam)、青霉烯(Penem)、碳青霉烯(Carbapenem)、头孢烯(Cefem)及单环β-内酰胺(Monobactam)。

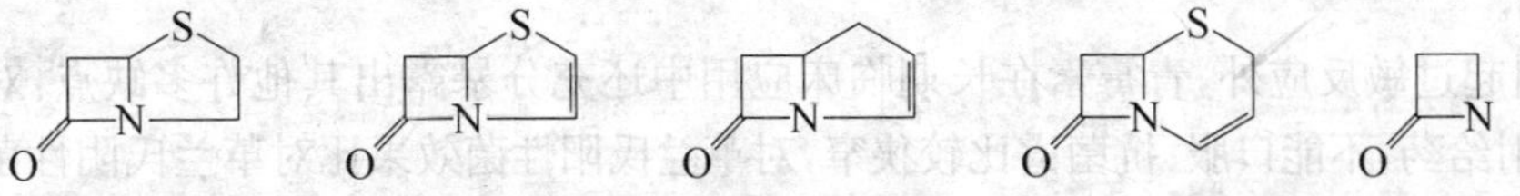

青霉烷　青霉烯　碳青霉烯　头孢烯　单环β-内酰胺

β-内酰胺环是该类抗生素发挥生物活性的必需基团。在和细菌作用时，β-内酰胺环开环与细菌发生酰化作用，从而抑制细菌的生长。同时由于β-内酰胺分子张力比较大，化学性质不稳定，易发生开环导致失活。

临床上常用的β-内酰胺类抗生素又可被分为青霉素类、头孢菌素类(结构见上)、非典型的β-内酰胺抗生素类以及β-内酰胺酶抑制剂。非典型的β-内酰胺类抗生素及**β-内酰胺酶抑制剂(β-Lactamase inhibitors)**主要有碳青霉烯类、氧青霉烷类和单环β-内酰胺类等。

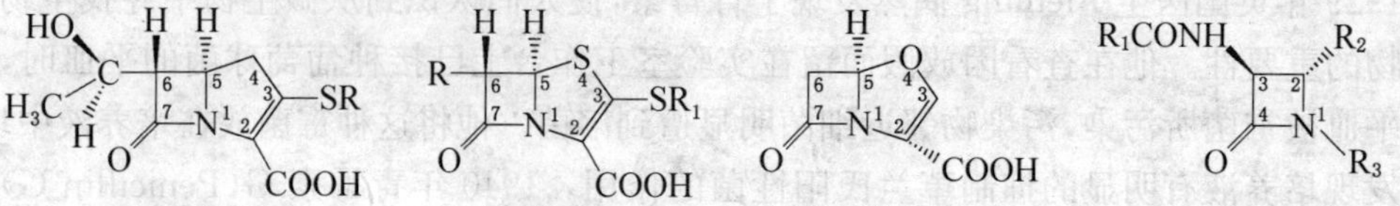

碳青霉烯类　　青霉烯类　　氧青霉烷类　　单环β-内酰胺类

β-内酰胺类抗生素的结构具有以下特点：都具有一个四元的β-内酰胺环；除单环β-内酰胺类外，四元环通过氮原子及邻近的第三碳原子与第二个杂环相稠合；除单环β-内酰胺类外，与氮相邻的碳原子上(2位)连有一个羧基；青霉素类、头孢菌素类等β-内酰胺环氮原子的3位有一个酰氨基。

青霉素类有3个手性碳原子，8个光学异构体中只有构型为2*S*、5*R*、6*R*的有活性；头孢菌素类有2个手性碳原子，构型为6*R*、7*R*的有活性。

23.1.2　青霉素及半合成青霉素类

1）青霉素

青霉素是霉菌属的青霉菌(*Penicillium notatum*)所产生的一类抗生素，天然的青霉素共有7种，以青霉素G和青霉素V(Penicillin V)的效用较好。青霉素G是第一个用于临床的抗生素，因为含有苄基，故又称为苄青霉素(Benzylpenicillin)。临床常用其钠盐和钾盐。

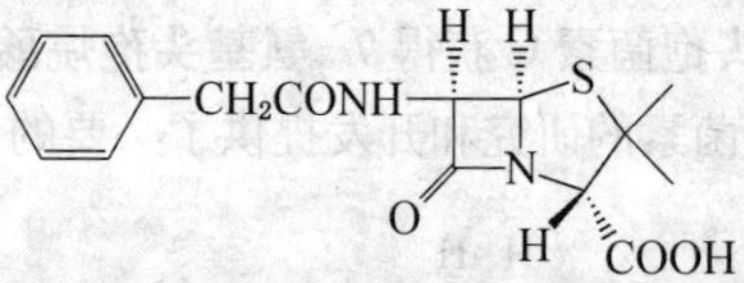

青霉素G

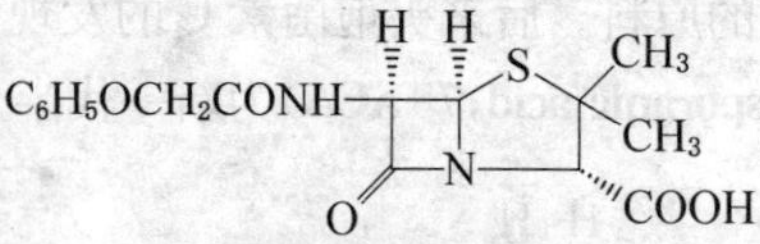

青霉素V

青霉素G抗菌作用强，临床上主要用于革兰氏阳性菌，如链球菌、葡萄球菌、肺炎球菌等所引起的全身或严重的局部感染。但是青霉素及一些β-内酰胺类抗生素在临床使用时，对某些病人易引起过敏反应，严重时会导致死亡。β-内酰胺类抗生素的过敏原有外源性的和内源性的，外源性过敏原主要来自β-内酰胺类抗生素在生物合成时带入的残留量的蛋白多肽类杂质；内源性过敏原可能来自于生产、贮存和使用过程中β-内酰胺环开环聚合生成的高分子聚合物。

除了引起过敏反应外，青霉素在长期临床应用中还充分暴露出其他许多缺点：对酸不稳定，只能注射给药，不能口服；抗菌谱比较狭窄，对革兰氏阳性菌效果比对革兰氏阴性菌的效果好；在使用过程中，细菌逐渐产生一些分解酶使细菌产生耐药性等。为了克服青霉素的诸多缺点，自20世纪50年代开始，人们对青霉素进行结构修饰，合成出数以万计的半合成青霉素衍生物，找到了一些临床效果较好的可口服、耐酶、广谱的半合成青霉素，取得一些重大进展。

2）半合成青霉素

(1) 耐酸的半合成青霉素

研究发现，青霉素V抗菌活性虽较青霉素G低，但具有耐酸性质，不易被胃酸破坏，可以口服。它的结构与青霉素G的差别是6位苄基变为苯氧甲基($C_6H_5OCH_2$—)，由于引入吸电子的氧原子，从而阻止了侧链羰基电子向β-内酰胺环的转移，增加了对酸的稳定性。

青霉素V的发现,使人们对耐酸青霉素的结构特征有了较为充分的认识,因此,根据同系物原理设计了一些耐酸的半合成青霉素,如非奈西林(苯氧乙基青霉素,Pheneticillin)及丙匹西林(苯氧丙基青霉素,Propicillin)。

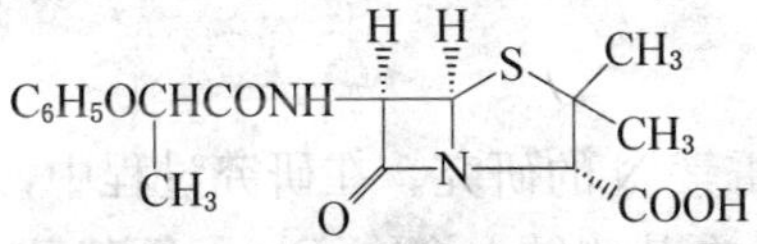
非奈西林

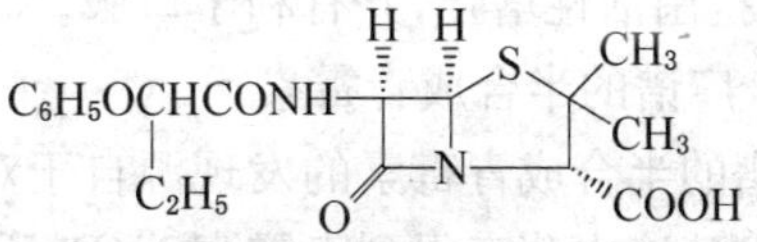
丙匹西林

(2) 耐酶的半合成青霉素

青霉素产生耐药性的原因之一是细菌产生了**β-内酰胺酶(β-Lactamase)**或青霉素酶,使青霉素被分解失活所致。在青霉素结构改造过程中发现,三苯甲基青霉素有耐酶作用,考虑三苯甲基有较大的空间位阻,可以阻止药物与酶的活性中心作用,从而保护了分子中的β-内酰胺环。根据这一设想,合成了许多具有较大位阻的类似物,如甲氧西林(甲氧苯青霉素,Methicillin)、萘夫西林(乙氧萘青霉素,Nafcillin)。

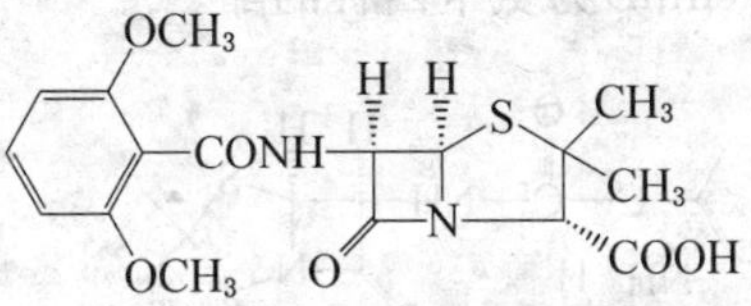
甲氧西林

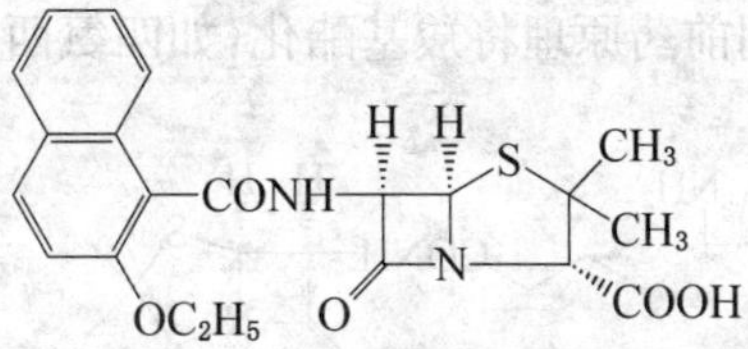
萘夫西林

甲氧西林是第一个用于临床的耐酶青霉素,但它对酸不稳定,不能口服给药,必须大剂量的注射给药才能保持活性,抗菌活性较低。后来发现异噁唑类青霉素不仅耐酶,还耐酸,这是半合成青霉素研究的一大进展。苯唑西林(Oxacillin)是第一个耐酸耐酶的青霉素,既可注射亦可口服,抗菌作用也比较强,但在血清中半衰期比较短,主要用于耐青霉素G的金黄色葡萄球菌和表皮葡萄球菌的周围感染。在苯环的邻位引入卤原子,可增强耐酸耐酶的活性,如氯唑西林(Cloxacillin)、双氯西林(Dicloxacillin)、氟氯西林(Flucloxacillin)等。氯唑西林抗菌作用与苯唑西林相似,血药浓度比苯唑西林高,对金黄色葡萄球菌的作用是苯唑西林的2倍;氟氯西林口服胃肠道吸收好,血药浓度高,作用可维持4小时。对耐药金黄色葡萄球菌的作用是该类药物中活性最强的。

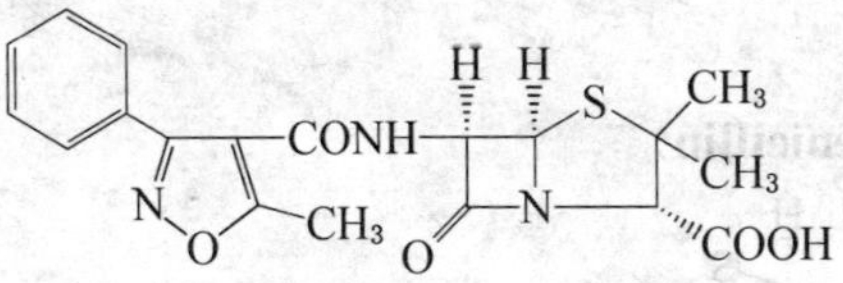
苯唑西林

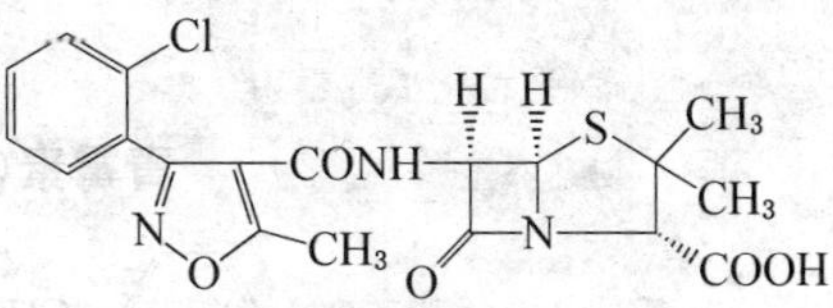
氯唑西林

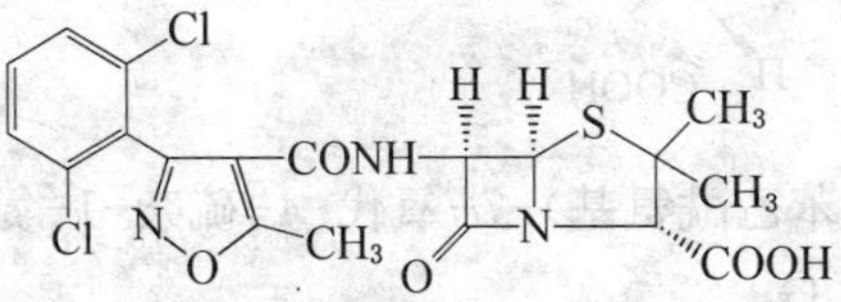
双氯西林

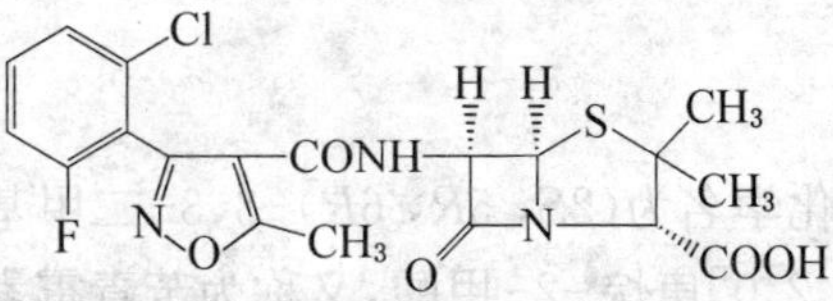
氟氯西林

以上耐酶青霉素结构的共同特点是：侧链上都有较大的取代基，占用较大的空间；如果侧链是芳环，邻位都应有取代基，其位置比较靠近β-内酰胺环；如果侧链是异噁唑环，则3,5位应分别为苯基和甲基，5位如果是大于甲基的烃基，抗菌活性降低。3位苯基的邻位引入卤原子，抗菌活性增强，并有利于口服。

(3) 广谱的半合成青霉素

广谱的半合成青霉素的发现源自于对天然青霉素N的研究。在研究过程中，人们从头孢霉菌发酵液中分离得到青霉素N(Penicillin N)，在其侧链上含有*D*-α-氨基己二酸单酰胺的侧链。青霉素N对革兰氏阳性菌的作用远低于青霉素G，但对革兰氏阴性菌的效用则优于青霉素G。进一步的研究表明，青霉素N的侧链氨基是产生对革兰氏阴性菌活性的重要基团。在此基础上，设计和合成了一系列侧链带有氨基的半合成青霉素，从中发现活性较好的氨苄西林(氨苄青霉素)和阿莫西林(Amoxicillin)。后来发现用羧基和磺酸基代替氨基，也能扩大抗菌谱，如羧苄西林(Carbenicillin, Geopen)、磺苄西林(Sulbenicillin, Sulfocillin)，它们除了对革兰氏阳性菌及阴性菌有效外，对绿脓杆菌和变形杆菌也有较强的作用。

由于2位羧基亲水性强，口服吸收效果差，为改善口服吸收效果，提高药物的生物利用度，应用前药原理将羧基酯化，如匹氨西林(Pivampicillin)为氨苄西林的酯。

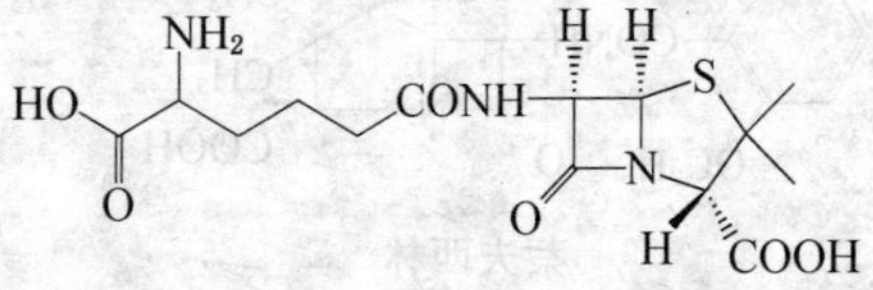

青霉素N

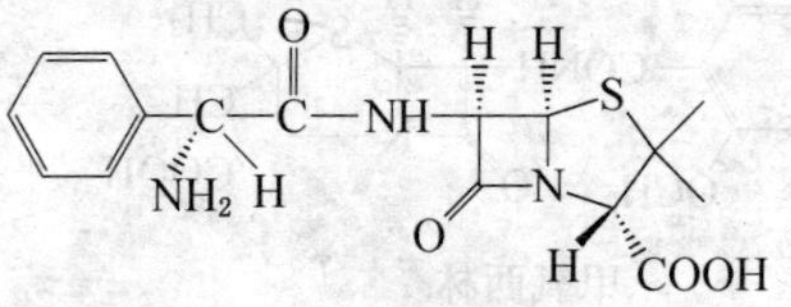

氨苄西林

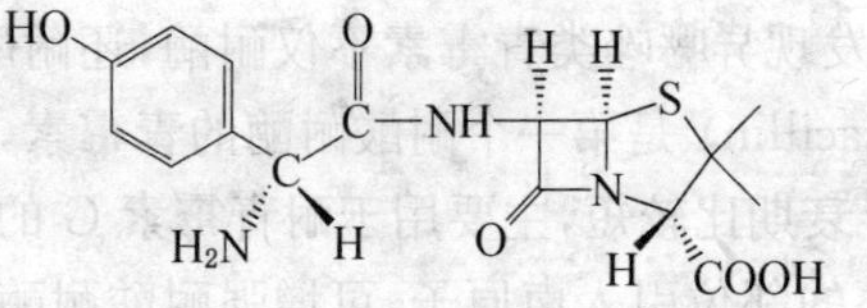

阿莫西林

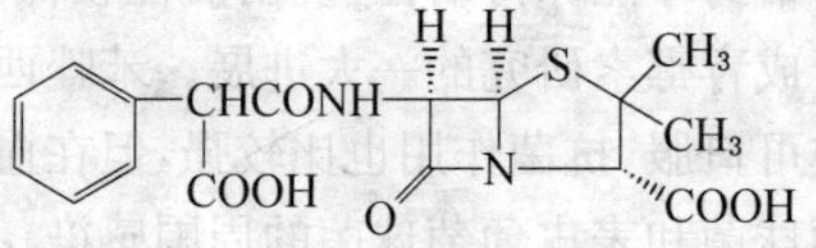

羧苄西林

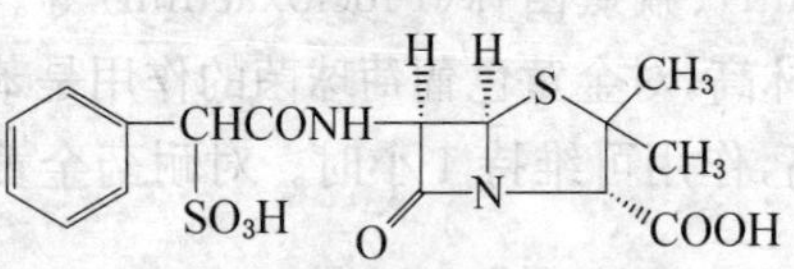

磺苄西林

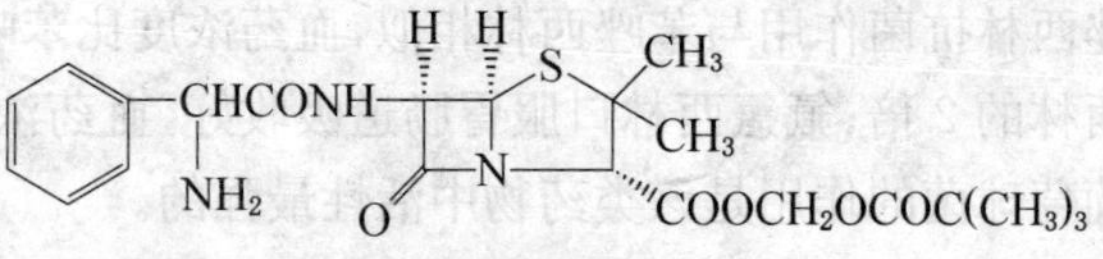

匹氨西林

青霉素(Benzylpenicillin)

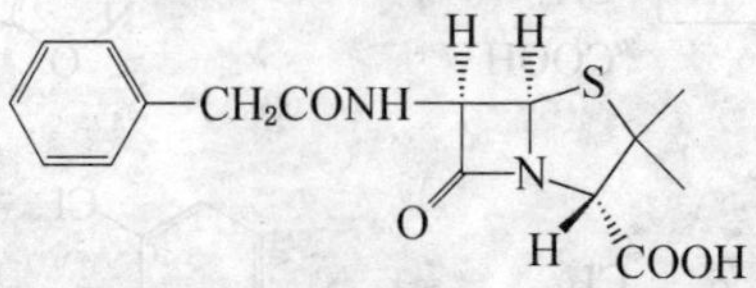

化学名为(2*S*, 5*R*, 6*R*)-3,3-二甲基-6-(2-苯乙酰氨基)-7-氧代-4-硫杂-1-氮杂双环[3.2.0]庚烷-2-甲酸，又称为苄青霉素，青霉素G。

游离的青霉素是一个有机酸(pK_a 2.65～2.70)，不溶于水，可溶于醋酸丁酯。临床上常用其钠盐或钾盐，以增强其水溶性。青霉素的钾盐或钠盐为白色结晶性粉末，其水溶液在室温下不稳定易分解。因此，在临床上通常用青霉素钠盐或钾盐的粉针剂，注射前用注射用水现配现用。

青霉素类化合物中β-内酰胺环易破裂，导致青霉素失效或产生药效。从临床角度来看，青霉素不能经口服给药，因胃酸会导致酰胺基的侧链水解和β-内酰胺环开环，使青霉素失去活性，故只能通过注射给药。青霉素也不能和酸性药物一起使用。

本品具有良好的抗菌作用，用于各种球菌和革兰氏阳性菌引起的全身或严重的局部感染，是治疗梅毒、淋病的特效药。

氨苄西林(Ampicillin)

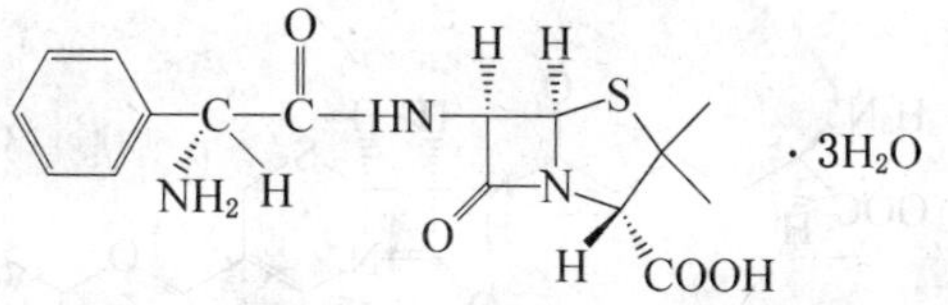

化学名为：(2*S*, 5*R*, 6*R*)-3,3-二甲基-6-[(*R*)-(-)-2-氨基-2-苯基乙酰氨基]-7-氧代-4-硫杂-1-氮杂二环[3.2.0]庚烷-2-甲酸三水合物。中国药典命名为：6-[*D*-(-)2-氨基苯乙酰氨基]青霉烷酸三水合物。

氨苄西林有无水物和三水合物二种形式存在，市售的是三水合物。二者均微溶于水，但在42℃以下无水物在水中溶解行为比三水合物好。三水合物为白色结晶性粉末，味微苦。在水中微溶，在氯仿、乙醇、乙醚中不溶。为使用方便通常将其制成钠盐(氨苄西林钠)供注射使用。氨苄西林钠为白色或类白色的粉末或结晶，无臭或微臭，味微苦，有引湿性。易溶于水，略溶于乙醇，不溶于乙醚。

本品的侧链为苯甘氨酸，有一个手性碳原子，临床用其右旋体，其构型为*R*-构型。氨苄西林三水合物$[\alpha]_D^{26}$ +289°(*c*=1, pH=8.0缓冲液)，氨苄西林钠$[\alpha]_D^{20}$ +209°(*c*=0.2, H_2O)。

本品为第一个用于临床的广谱青霉素，主要用于治疗肠球菌、痢疾杆菌、伤寒杆菌、大肠杆菌和流感杆菌等引起的感染，如呼吸道感染、心内膜炎、脑膜炎、败血症和伤寒等。

阿莫西林(Amoxicillin)

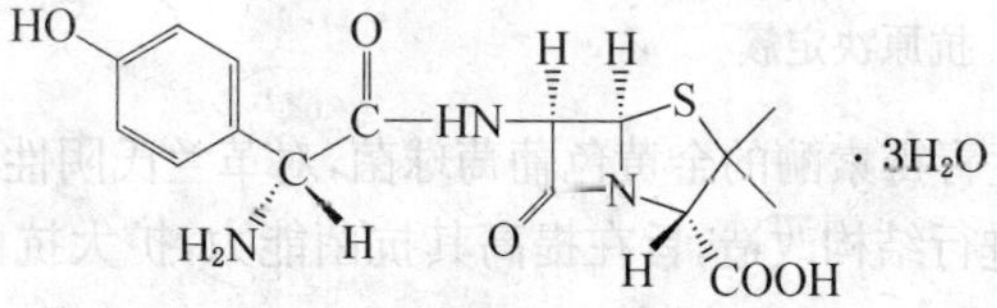

化学名为：(2*S*, 5*R*, 6*R*)-3,3-二甲基-6-[(*R*)-(-)-2-氨基2-(4-羟基苯基)乙酰氨基]-7-氧代-4-硫杂-1-氮杂双环[3.2.0]庚烷-2-甲酸三水合物，又名羟氨苄青霉素。

本品为白色或类白色结晶性粉末，味微苦，微溶于水，不溶于乙醇。在水中(1 mg/mL)比旋度为+290°～310°。

和氨苄西林一样，侧链中引入手性碳，其构型为*R*，为右旋体。

本品的结构中含有酸性的羧基，弱酸性的酚羟基，碱性的氨基，其pK_a分别为2.7,7.4和9.6。本品0.5%水溶液的pH为3.5～5.5。本品的水溶液在pH为6时比较稳定。

本品的抗菌谱与氨苄西林相同，临床上主要用于敏感菌所致的泌尿系统、呼吸系统、胆道等感染，口服吸收较好。

23.1.3 头孢菌素及半合成头孢菌素类

1）概述

头孢菌素是从与青霉素近缘的顶头孢菌中衍生出来的，从这种真菌中分离出 3 种化合物，即头孢菌素 C、头孢菌素 N 和头孢菌素 P。头孢菌素 P(Cephalosporin P)活性中等，但耐药性较严重，头孢菌素 N(Cephalosporin N)活性极差，只有头孢菌素 C(Cephalosporin C)抗菌谱广，毒性小，但抗菌效力比较低。头孢菌素 C 可看作是由 *D*-α-氨基己二酸和 7-ACA 缩合而成的。

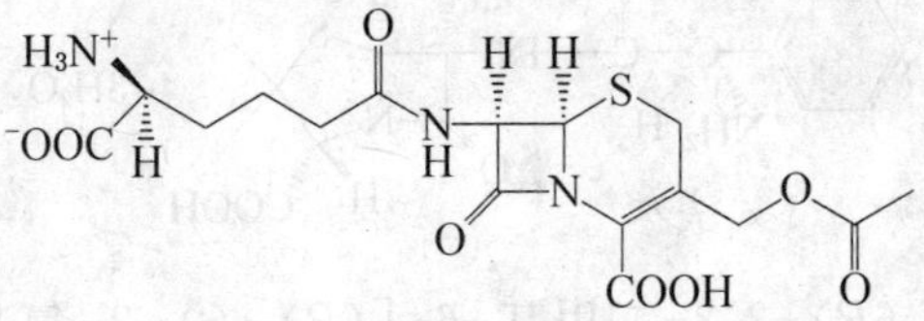

头孢菌素C

与青霉素不同，头孢菌素由于氢化噻嗪环中的双键与 β-内酰胺环中氮原子的未用电子对形成共轭，而且头孢菌素是四元环和六元环稠合系统，故头孢菌素较青霉素稳定。

青霉素极易发生过敏反应，而且会发生交叉过敏，即对一种青霉素过敏，对其他青霉素也会过敏。而头孢菌素过敏反应少，且极少发生交叉过敏，其原因在于两者的抗原决定簇不同。目前一致公认，青霉素过敏反应中主要抗原决定簇是 β-内酰胺环打开后形成的青霉噻唑基，由于不同的青霉素都能形成含有相同的抗原决定簇的成分，所以青霉素极易发生交叉过敏。头孢菌素则不同，它含 R_1 和 R_2 两个活性取代基，其中 R_1 侧链是主要抗原决定簇。由于缺乏共同的抗原决定簇，故不易发生交叉过敏。

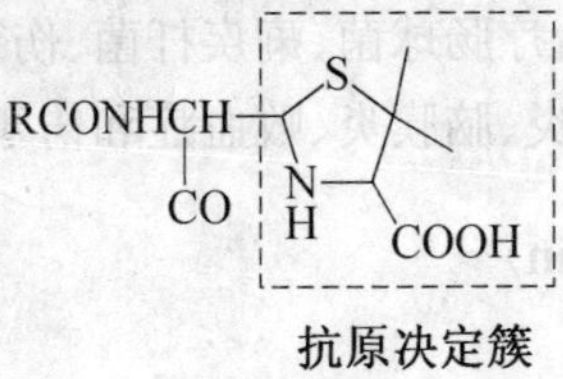

抗原决定簇

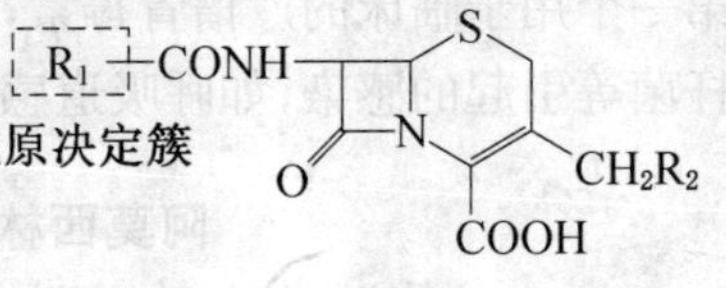

头孢菌素能抑制产生青霉素酶的金黄色葡萄球菌，对革兰氏阴性菌具有活性，故引起人们的注意。对头孢菌素 C 进行结构改造，旨在提高其抗菌能力，扩大抗菌谱，结构改造已取得很多进展。

2）半合成头孢菌素的发展概况和构效关系

头孢菌素类是发展最快的一类抗生素，从 20 世纪 60 年代首次用于临床以来，头孢菌素已由第一代发展到第四代。第一代头孢菌素是 60 年代初开始上市的，从抗菌性能来说，第一代头孢菌素一般只能抑制革兰氏阳性菌和葡萄球菌，口服吸收差，对 β-内酰胺酶的抵抗力较弱，革兰氏阴性菌对第一代头孢菌素较易产生耐药性。代表药物如头孢噻吩(Cefalothin)。后来发展的头孢氨苄(Cefalexin，俗称先锋Ⅳ)等改善了口服效果。

第二代头孢菌素对革兰氏阳性菌的抗菌效能与第一代相近或较低，而对革兰氏阴性菌的作用较为优异，对头孢菌素酶的稳定性有所增强，可用于对第一代头孢菌素产生耐药性的一些革兰氏阴性菌，抗菌谱较第一代头孢菌素有所扩大，对奈瑟菌、部分吲哚阳性变形杆菌、部分肠杆菌属均有效。主要品种有头孢西丁（Cefoxitin）、头孢呋辛（Cefuroxime）、头孢克洛（Cefaclor）等。

第三代头孢菌素对革兰氏阳性菌的抗菌效能普遍低于第一代（个别品种相近），对革兰氏阴性菌的作用较第二代头孢菌素更为优越；抗菌谱扩大，对绿脓杆菌、沙雷杆菌、不动杆菌等有效；耐酶性能强，可用于对第一代或第二代头孢菌素耐药的一些革兰氏阴性菌。临床使用药物如头孢噻肟（Cefotaxime）、头孢哌酮（Cefoperazone）、头孢曲松（Ceftriaxone）等。

第四代头孢菌素保持了第三代头孢菌素的特点，扩大了抗菌谱，增强了对耐药菌株的作用能力。具体的品种还不多，如头孢匹罗（Cefpirome）、头孢克定（Cefclidin）。由于 3 位有四价氮，可增加药物对细菌细胞膜的穿透力。

上述四代头孢菌素药物的结构见构效关系。

与青霉素相比，头孢菌素类药物的可修饰部位比较多。上市的半合成头孢菌素药物也比较多。一般认为，从头孢菌素的结构出发，可进行结构改造的位置有四处：

① 7 位酰氨基部分，是抗菌谱的决定基团，可扩大抗菌谱，提高抗菌活性。

② 7α-氢原子，如以甲氧基取代可增强对 β-内酰胺酶的稳定性。

③ 环中的硫原子，可影响抗菌效力。

④ 3 位取代基，既能影响抗菌效力，又能影响药代动力学的性质。

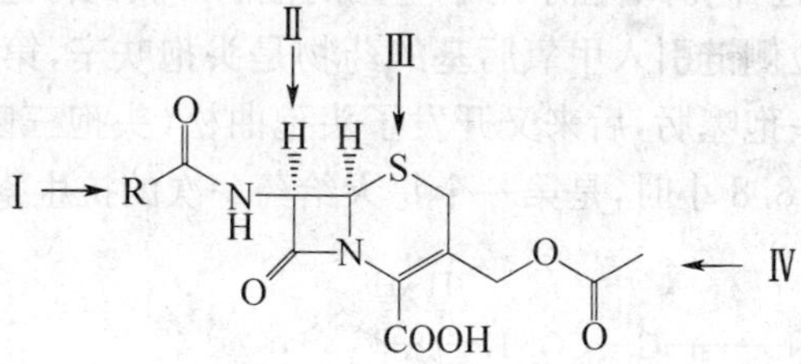

具体的改造方法及构效关系为：

(1) 7 位酰胺侧链

① 7 位侧链引入亲脂性基团，如苯环、双烯环、噻吩或其他杂环，同时对 3 位取代基进行优化组合，可扩大抗菌谱，提高抗菌活性。代表药物如头孢噻吩、头孢噻啶（Cefaloridine）、头孢唑啉（Cefazolin）等，它们均为第一代头孢菌素。

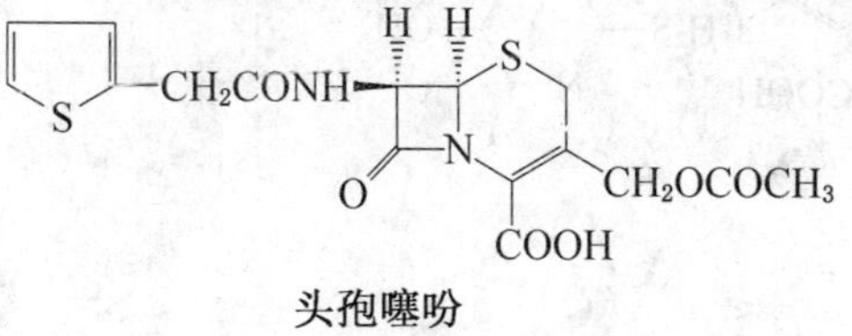

头孢噻吩

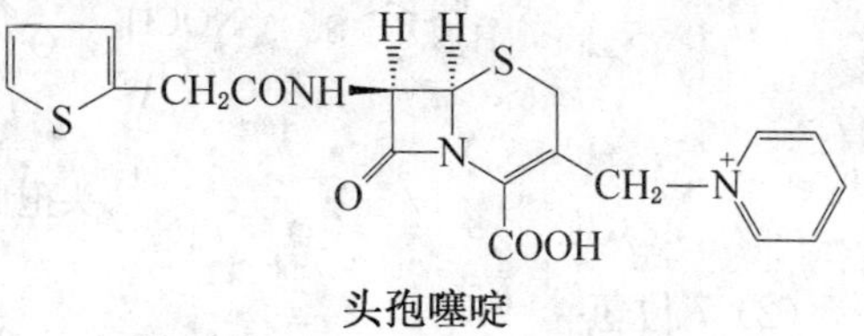

头孢噻啶

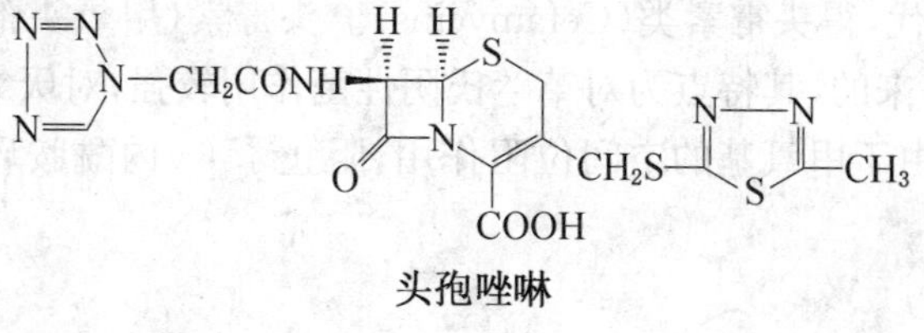

头孢唑啉

② 7 位酰胺 α 位引入亲水性基团如 SO_3H、OH、NH_2、COOH 等，同时改变 3 位取代基（用 CH_3、Cl 或含氮杂环代替），可扩大抗菌谱，对革兰氏阴性菌和绿脓杆菌都有效，而且还改进了口服吸收效果。代表药物如头孢氨苄、头孢羟氨苄（Cefadroxil）、头孢克洛、头孢哌酮等。

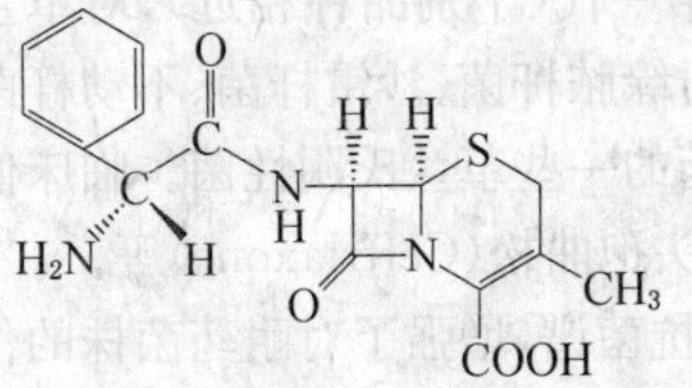

头孢氨苄

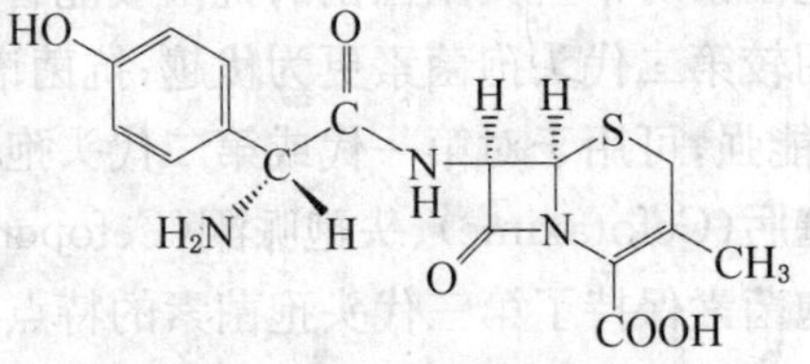

头孢羟氨苄

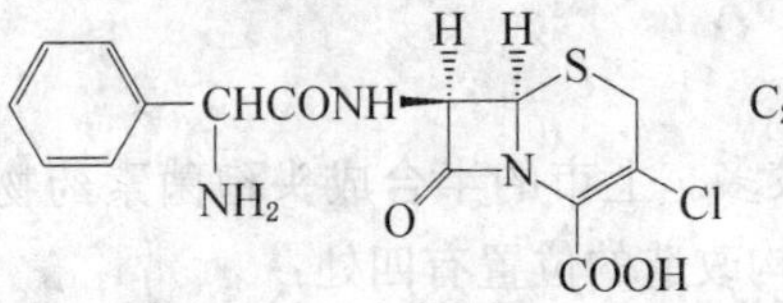

头孢克洛

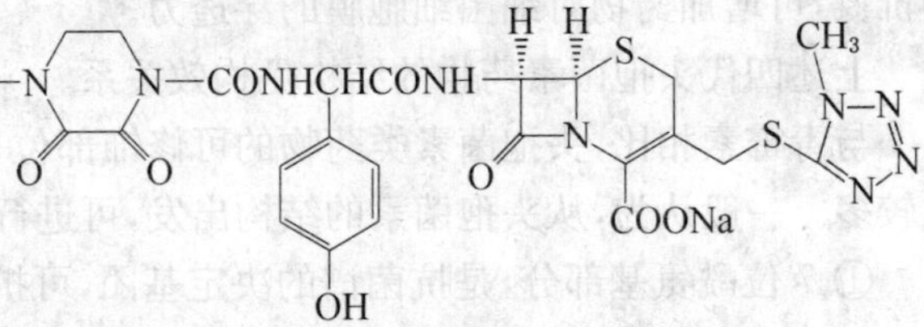

头孢哌酮

③ 7 位引入甲氧肟基及氨噻唑侧链，由于甲氧基可占据靠近 β- 内酰胺环羰基的位置，阻止酶向 β- 内酰胺环接近，同时增强了对革兰氏阴性菌外膜的渗透，故使药物具有耐酶、广谱的特性。第一个在 7 位侧链引入甲氧肟基的药物是头孢呋辛，第一个投放市场的具氨噻唑侧链的第三代药物是头孢噻肟，后来又开发了头孢曲松（头孢三嗪）等。头孢曲松被称为超广谱抗生素，半衰期达 8.8 小时，是第一个每天给药一次的抗生素。

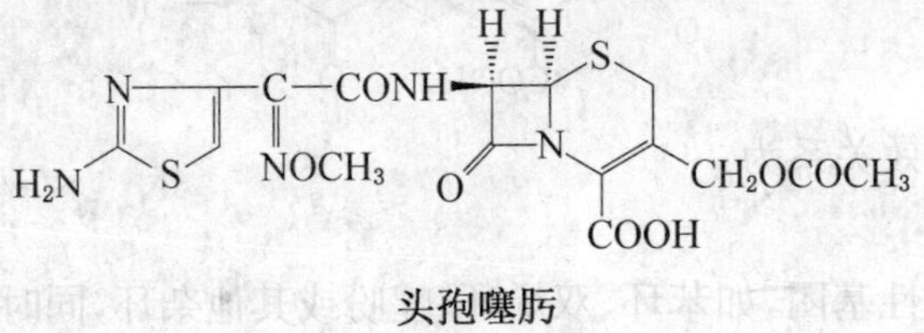

头孢噻肟

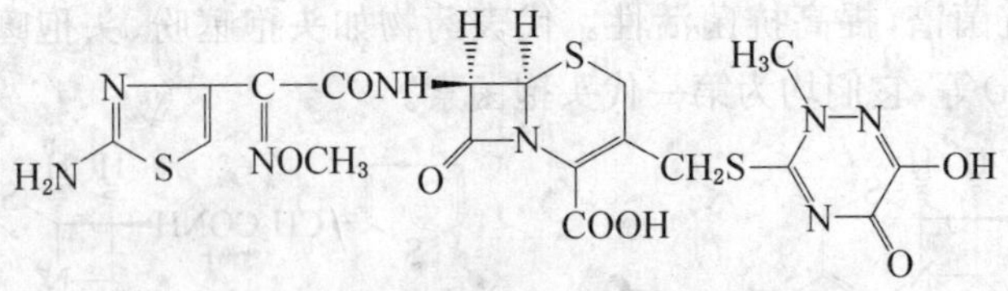

头孢曲松

(2) 7 位氢

7 位氢以甲氧基取代，得头霉素类（Cefamycins）。头霉素（甲氧头孢菌素）是 1970 年从链霉菌发酵液中分离出来的，其特点为对革兰氏阴性菌作用较强，对厌氧菌活性高，对 β- 内酰胺酶稳定性好，这是由于甲氧基的空间位阻作用，阻止了 β- 内酰胺环与酶接近所致。具体药物如头孢西丁。

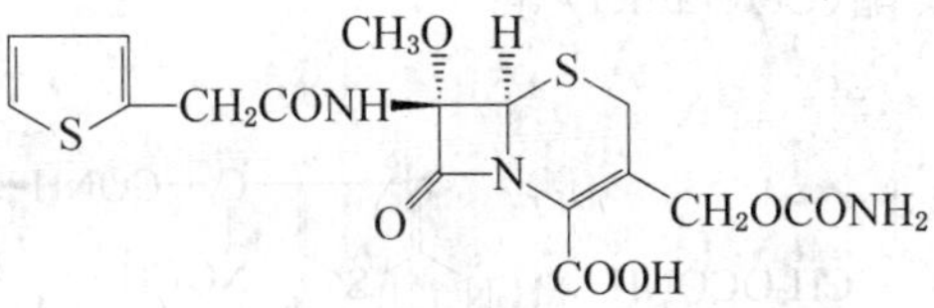

头孢西丁

(3) 5 位硫

5 位 S 用生物电子等排体 O、CH_2 取代，分别得氧头孢菌素(Oxacefalosprin)和碳头孢烯(Carbacephem)类。拉他头孢(Latamoxef，莫克乃丁 Moxalactam)是第一个用于临床的氧头孢菌素，是新的β-内酰胺类抗生素研究中很有希望的一种药物，它不仅对革兰氏阴性菌作用较强，而且还改善了药代动力学性质，具有耐酶、广谱及血药浓度高和持久的特点。碳头孢烯也是一类新的β-内酰胺类抗生素，具有耐酶、广谱及长效的特点。氯碳头孢(Loracarbef)是第一个用于临床的碳头孢烯类。

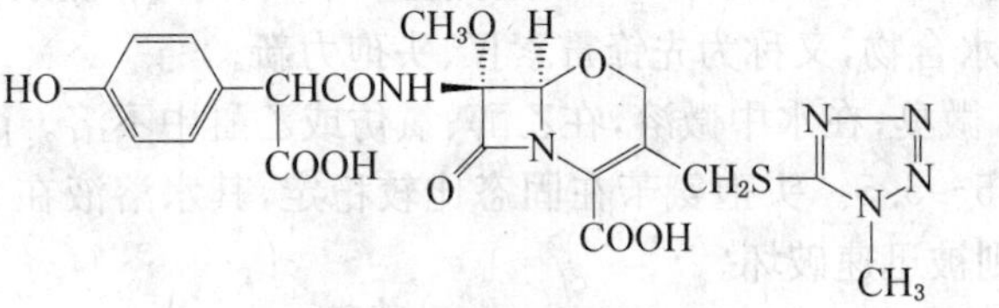

拉他头孢

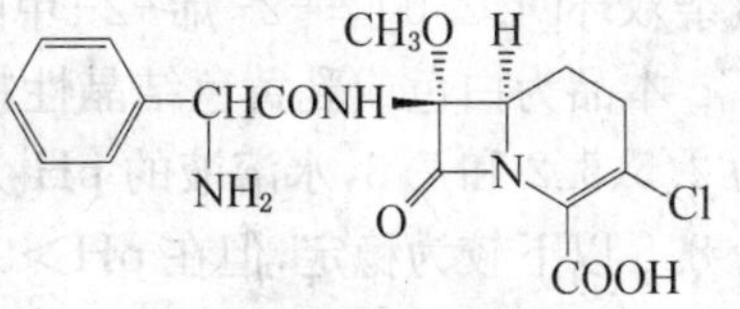

氯碳头孢

(4) 3 位取代基改造

① 前面已述，在头孢菌素结构改造中以 CH_3、Cl 等取代乙酰氧甲基，可增强抗菌活性，并改善药物在体内的吸收和分布，具体药物如头孢氨苄、头孢羟氨苄、头孢克洛等。

② 3 位引入带正电荷的季铵，可增加药物对细菌细胞膜的穿透力，增强药物活性。这是第四代头孢菌素的结构特点，代表药物如头孢匹罗、头孢克定。

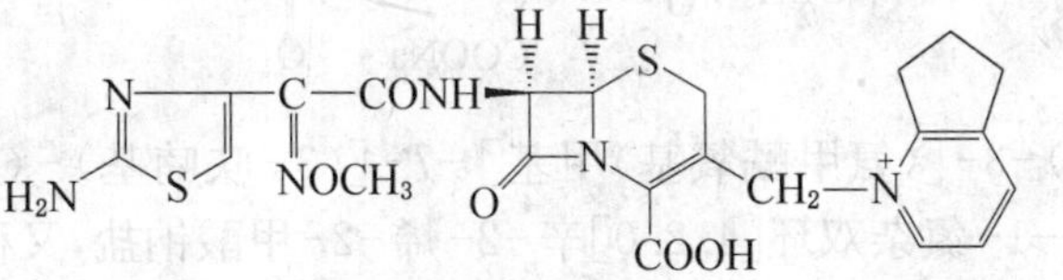

头孢匹罗

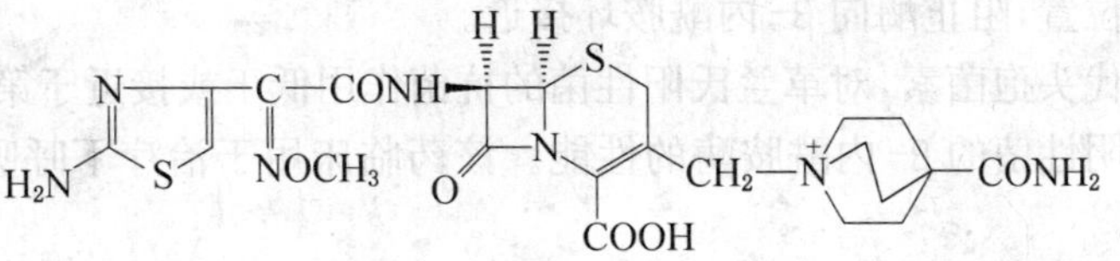

头孢克定

(5) 2 位羧基

2 位羧基是抗菌活性基团，不能改变。为改善药代动力学性质，利用前药原理将羧基转变为酯，可改善口服吸收，近来研制的不少第二代、第三代口服头孢菌素大多是酯型前药，在体内被非特异性酯酶水解而释放出原药发挥作用，可延长作用时间。具体药物如头孢呋辛酯(Cefuroxime)、头孢他美酯(Cefetamet)等。

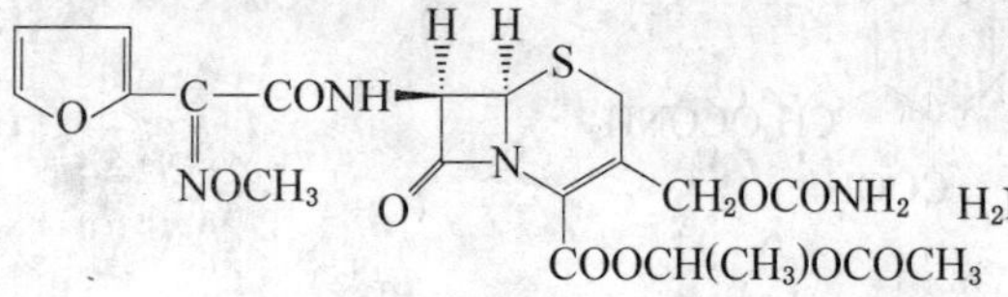

头孢呋辛酯

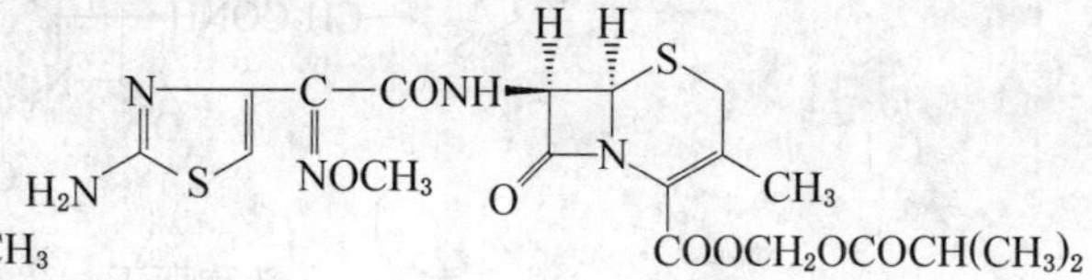

头孢他美酯

头孢氨苄(Cefalexin)

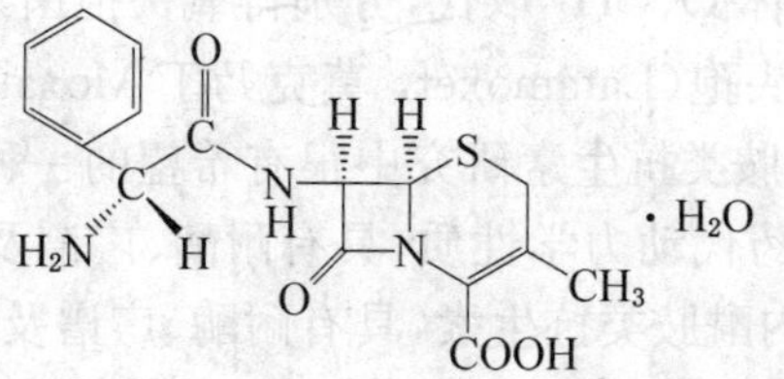

化学名为:(6*R*,7*R*)-3-甲基-7-[(*R*)-2-氨基-2-苯乙酰氨基]-8-氧代-5-硫杂-1-氮杂双环[4.2.0]辛-2-烯-2-甲酸一水合物,又称为先锋霉素Ⅳ、头孢力新。

本品为白色或乳黄色结晶性粉末,微臭;在水中微溶,在乙醇、氯仿或乙醚中不溶。pK_a为2.5、5.2和7.3,水溶液的pH为3.5～5.5。头孢氨苄在固态比较稳定,其水溶液在pH为8.5以下较为稳定,但在pH>9时则被迅速破坏。

头孢氨苄对革兰氏阳性菌效果较好,对革兰氏阴性菌效果较差,口服吸收较好。临床上该药主要用于敏感菌所致的呼吸道、泌尿道、皮肤和软组织、生殖器官等部位的感染治疗。

本品在干燥状态下稳定,遇热、强碱、强酸和紫外线均使本品分解。

头孢呋辛钠(Cefuroxime sodium)

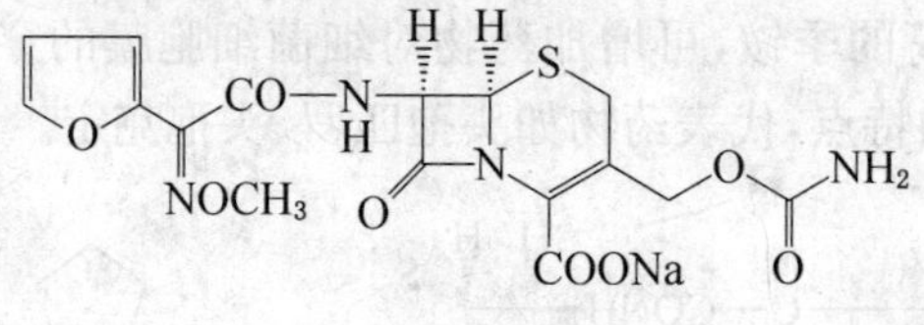

化学名为:(6*R*,7*R*)-3-[(氨甲酰氧基)甲基]-7-[(3-呋喃基)-(甲氧亚氨基)乙酰氨基]-8-氧代-5-硫杂-1-氮杂双环[4.2.0]辛-2-烯-2-甲酸钠盐,又称为头孢呋肟。

头孢呋辛是第一个在7位侧链上引入甲氧基肟取代基的药物,甲氧基肟可占据靠近β-内酰胺环羰基的位置,阻止酶向β-内酰胺环接近。

本品为第二代头孢菌素,对革兰氏阳性菌的抗菌作用低于或接近于第一代头孢菌素,有较好的耐革兰氏阴性菌的β-内酰胺酶的性能。该药临床用于治疗下呼吸道、泌尿道、皮肤等感染。

头孢噻肟钠(Cefotaxime sodium)

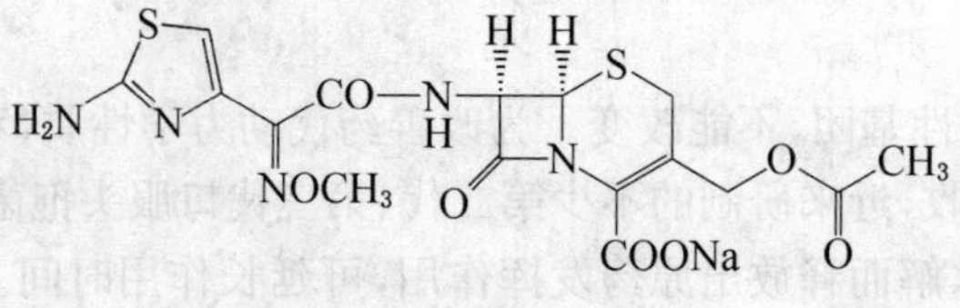

化学名为：(6*R*，7*R*)-3-[(乙酰氧基)甲基]-7-[(2-氨基-4-噻唑基)-(甲氧亚氨基)乙酰氨基]-8-氧代-5-硫杂-1-氮杂双环[4.2.0]辛-2-烯-2-甲酸钠盐，又称头孢氨噻肟。

头孢噻肟属于第三代头孢菌素的衍生物，在其7位的侧链上，α位是顺式的甲氧肟基，β位是2-氨基噻唑的基团。头孢菌素衍生物的构效关系研究表明，甲氧肟基对β-内酰胺酶有高度的稳定作用。而2-氨基噻唑基团可以增加药物与细菌青霉素结合蛋白的亲和力，这二个有效基团的结合使该药物具有耐酶和广谱的特点。

头孢噻肟对革兰氏阴性菌(包括大肠杆菌、沙门菌、克雷伯菌、肠杆菌、柠檬酸杆菌、奇异变形杆菌、吲哚阳性变形杆菌和流感杆菌等)的抗菌活性高于第一代、第二代头孢菌素，尤其对肠杆菌作用强，对大多数厌氧菌有强效抑制作用。本品用于治疗敏感细菌引起的败血症、化脓性脑膜炎，呼吸道、泌尿道、胆道、骨和关节、皮肤和软组织、腹腔、消化道、五官、生殖器等部位的感染。此外可用于免疫功能低下、抗体细胞减少等防御功能低下的感染性疾病的治疗。

头孢噻肟结构中的甲氧肟基通常是顺式构型，顺式异构体的抗菌活性是反式异构体的40～100倍。在光照的情况下，顺式异构体会向反式异构体转化，其钠盐水溶液在紫外光照射下45分钟有50%转化为反式异构体，4小时后，可达到95%。因此本品通常需避光保存，在临用前加注射水溶解后立即使用。

头孢哌酮钠(Cefoperazone sodium)

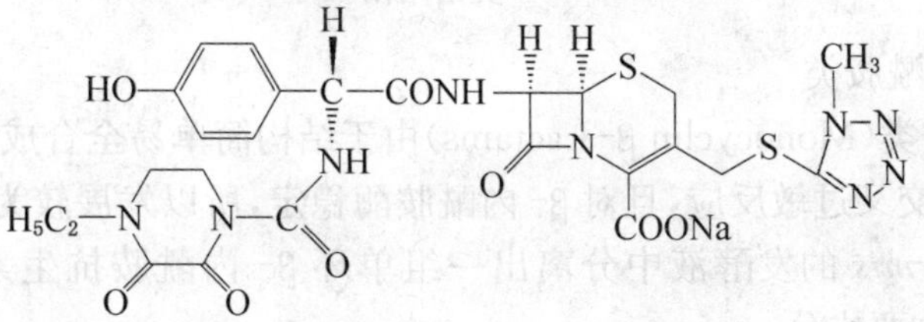

化学名为：(6*R*，7*R*)-3-[[(1-甲基-1H-四唑-5-基)硫]甲基]-7-[(*R*)-2-(4-乙基-2,3-二氧代-1-哌嗪碳酰氨基)-2-对羟基苯基乙酰氨基]-8-氧代-5-硫杂-1-氮杂双环[4.2.0]辛-2-烯-2-甲酸钠盐，又称为头孢氧哌唑、先锋必。

本品为白色或类白色结晶性粉末，无臭，有引湿性；在水中易溶，在甲醇中略溶，在乙醇中极微溶解，在丙酮和醋酸乙酯中不溶。

本品为半合成的第三代头孢菌素，抗菌活性与头孢噻肟相似，对绿脓杆菌的作用较强。该药临床上用于治疗各种敏感菌所致的呼吸道、泌尿道、腹膜、胸膜、皮肤和软组织、骨和关节、五官等部位的感染，还可用于治疗败血症和脑膜炎等病症。本品为注射给药。

23.1.4 非典型的β-内酰胺类抗生素及β-内酰胺酶抑制剂

1) 非典型的β-内酰胺类抗生素

(1) 碳青霉烯类

碳青霉烯类(Carbapenems)是一类新型的β-内酰胺类化合物。1976年，从链霉菌发酵液中分离得到硫霉素(Thienamycin)，它与青霉素类结构的差别是在噻唑环上以碳原子取代了硫原子，并在2位和3位之间有一不饱和键。它不仅是β-内酰胺酶抑制剂，而且还具有广谱的抗菌活性，对革兰氏阳性菌、阴性菌、需氧菌、厌氧菌都有很强的抗菌活性。其主要缺点是化学上不稳定，水溶液的稳定性差，并且在体内易受肾脱氢肽酶的降解，不能口服。

对硫霉素进行结构改造，得到一系列化合物，如20世纪80年代美国默克公司开发的亚胺培南（伊米配能，Imipenem），该药稳定性优于硫霉素。它通过细菌孔道扩散，对大多数β-内酰胺酶高度稳定，并且是该酶有效的抑制剂。

20世纪90年代上市的美洛培南（Meropenem）是4位连有甲基的广谱碳青霉烯，其临床优点包括：①对肾脱氢肽酶稳定，不需并用酶抑制剂，可单独使用。②对许多需氧菌和厌氧菌有很强的杀灭作用，其作用达到甚至超过第三代头孢菌素，且具有血药浓度高，组织分布广等药代动力学特性。③结构稳定，其溶液于37 ℃和4 ℃放置2天，抗菌活性也不下降。

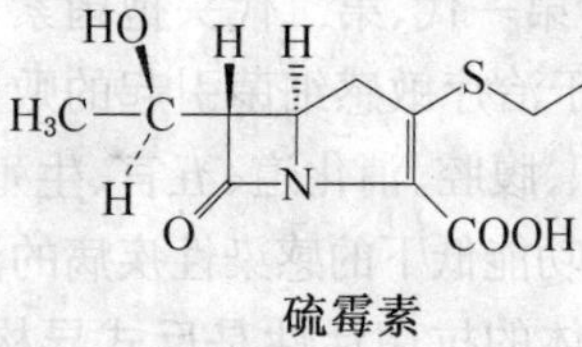

硫霉素

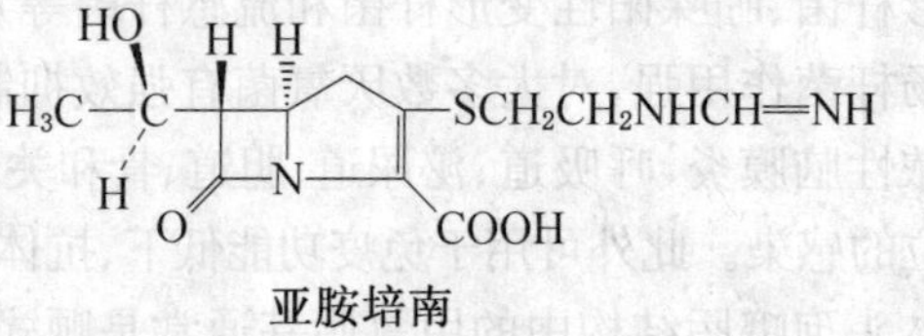

亚胺培南

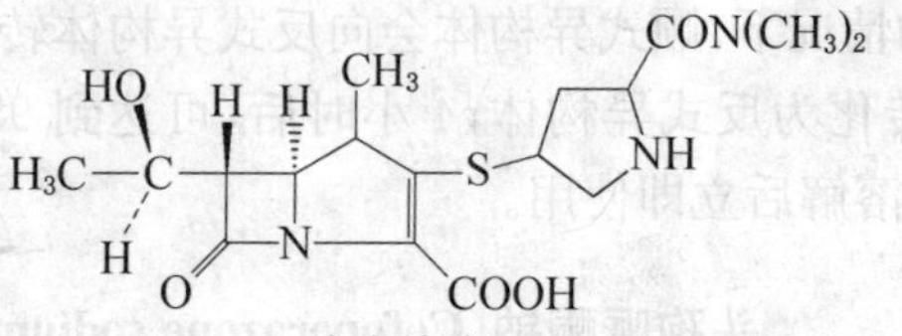

美洛培南

（2）单环β-内酰胺类

单环β-内酰胺类（Monocyclin β-Lactams）由于结构简单易全合成，并与青霉素类和头孢菌素类都不发生交叉过敏反应，且对β-内酰胺酶稳定，所以发展较为迅速。1976年首先从 *Nocardia uniformis* 的发酵液中分离出一组单环β-内酰胺抗生素，其中诺卡霉素A（Nocardicin A）是主要成分。

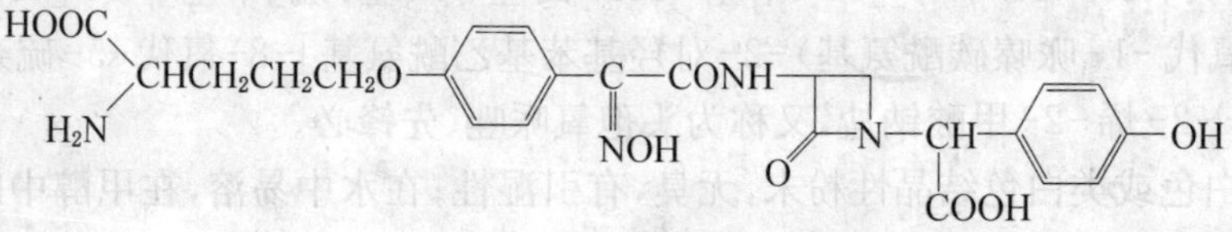

诺卡霉素A

诺卡霉素A对β-内酰胺酶稳定，但抗菌谱窄且只有微弱的抗菌活性。但这种事实说明β-内酰胺类抗生素中双环结构并不是抗菌活性所必需的。目前，寻找能口服、广谱的单环β-内酰胺类抗生素已经发展为一个重要的研究领域。1987年，Squibb公司上市的氨曲南（Aztreonam）是第一个全合成的单环β-内酰胺类抗生素，被认为是抗生素发展的一个里程碑。它对大多数β-内酰胺酶稳定，抗绿脓杆菌活性显著，与青霉素类和头孢菌素类无交叉过敏反应。

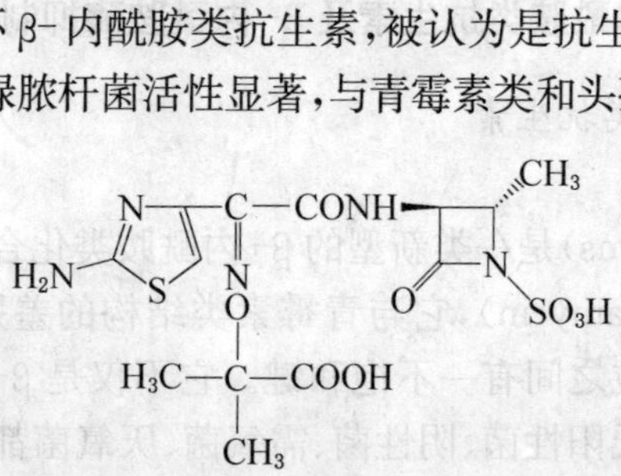

氨曲南

2）β-内酰胺酶抑制剂

细菌对青霉素类和头孢菌素类产生耐药性的主要原因是β-内酰胺酶的生成，这种酶可作用于所有β-内酰胺酶具有特征性的四元环上，水解β-内酰胺环的酰胺键，生成没有活性的酸性物质。研究耐酶的药物及**β-内酰胺酶抑制剂（β-Lactamase inhibitors）**是一个重要的研究方向。1976年，Brown从棒状链霉菌（*Streptomyces clavaligerus*）的发酵液中分离得到克拉维酸（Clavulanic acid），它具有独特的抑制β-内酰胺酶的作用。克拉维酸的发现，大大促进了β-内酰胺酶抑制剂的发展，不久又发现青霉烷酸衍生物也具有这种酶的抑制作用。从结构上来说，主要的β-内酰胺酶抑制剂可分为两类。

（1）氧青霉素类

克拉维酸（又称棒酸）为氧青霉素类，它本身抗菌活性弱，但有独特的抑制β-内酰胺酶的作用，是第一个报道的β-内酰胺酶抑制剂，与β-内酰胺类抗生素联合使用，可起协同作用。克拉维酸可使羟氨苄青霉素增效130倍，使头孢菌素增效2～8倍。

克拉维酸有顺反异构存在，其中，羟甲基与氧处于同侧称为棒酸，处于异侧称为异棒酸。异棒酸也有抑制β-内酰胺酶的作用。

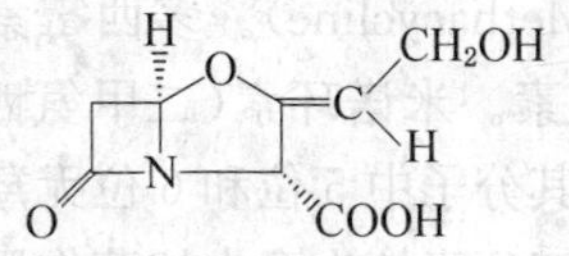

克拉维酸

（2）青霉烷砜类

青霉烷砜类具有青霉烷酸的基本结构，将S氧化成砜的结构，得到舒巴坦（Sulbactam），它是一种广谱的酶抑制剂，口服吸收差，一般注射给药。舒巴坦的酶抑制活性比克拉维酸稍差，但化学结构要稳定得多。舒他西林（Sultamicillin）是氨苄青霉素与舒巴坦形成的酯，它是一个前药，口服效果好，到达作用部位可分解出氨苄青霉素与舒巴坦，具有抗菌和抑制β-内酰胺酶双重作用。

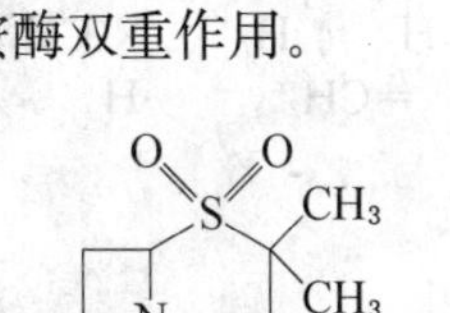

舒巴坦

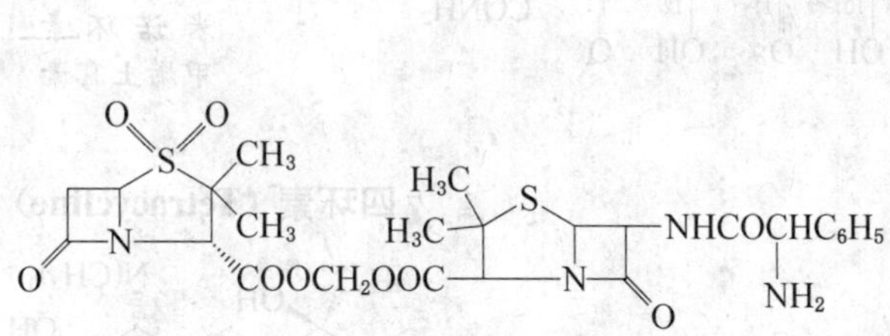

舒他西林

23.2 四环素类抗生素

四环素类抗生素是由放线菌产生的一类广谱抗生素及半合成抗生素，其结构中具有菲烷的基本骨架。

1948年由金色链丝菌（*Streptomyces auraofaciens*）的培养液中分离出金霉素（Chlortetracycline），1950年从土壤中的皲裂链丝菌（*Streptomyces rimosus*）培养液中分离出土霉素（Oxytetracycline），1953年在研究金霉素和土霉素结构时发现若将金霉素进行催化氢化脱去氯原子，可得到四环素(Tetracycline)。

这类天然四环素类抗生素为广谱抗生素，主要用于各种革兰氏阳性菌及阴性菌引起的感染，对某些立克次体、滤过性病毒和原虫也有作用。金霉素因毒性大，在临床上只作外用。四环素及土霉素在临床上曾广泛应用，后来发现其耐药性较严重，对人体的肝脏毒性相对较大，儿童长期使用易产生“四环素牙”等副作用，因此，该药在临床的应用受到一定的限制，但作为兽药及饲料添加剂仍在大量使用。

四环素类抗生素为两性化合物，能溶于碱性或酸性溶液中。在酸性、中性及碱性条件下均不够稳定，其原因有两个方面：一是在酸性中 C_6 上的醇羟基和 $C_5\alpha$ 位的氢发生反式消除反应，生成橙黄色脱水物；二是在酸性条件下 C_4 上的二甲氨基易发生差向异构化。在碱性条件下它们也不稳定，C 环易破裂，生成具有内酯结构的异构体而丧失活性。

为了提高四环素类抗生素的制菌效力，降低毒副反应，增强其在酸性、碱性条件下的稳定性，解决它们的耐药问题，或改变其药代动力学性质，人们对天然四环素进行了一系列结构改造工作，开发了一些具有不同特点的半合成四环素类抗生素。研究发现，将 6 位羟基除去，可增加脂溶性，有利于体内吸收，增强稳定性，代表药物如多西霉素(脱氧土霉素、强力霉素，Doxycycline)和甲烯土霉素(Methacycline)。多西霉素能产生持久的血药浓度，为第一个一天服用一次的四环素类抗生素。米诺环素(二甲氨四环素，Minocycline)是 1967 年用于临床的，抗菌谱与四环素相同，其分子中 5 位和 6 位无羟基存在，不能形成脱水产物，为一种长效、高效的半合成四环素，在四环素抗生素中抗菌作用最强。这些半合成四环素类抗生素抗菌活性高于四环素和土霉素，耐药菌株少，胃肠吸收好，用药量少，不良反应轻，因而它们有取代天然四环素类的趋势。

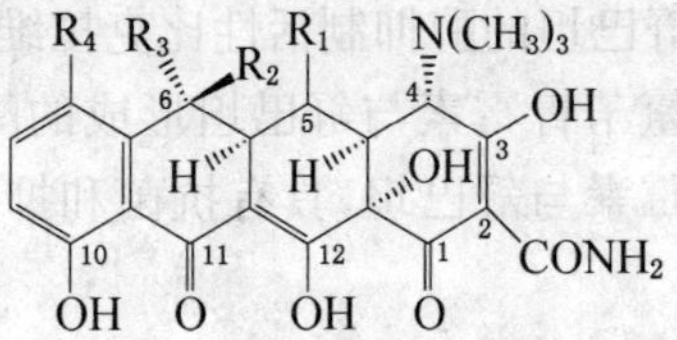

	R_1	R_2	R_3	R_4
金霉素	H	OH	CH_3	Cl
土霉素	OH	OH	CH_3	H
四环素	H	OH	CH_3	H
多西霉素	OH	H	CH_3	H
米诺环素	H	H	H	$N(CH_3)_2$
甲烯土霉素	OH	$=CH_2$		H

四环素(Tetracycline)

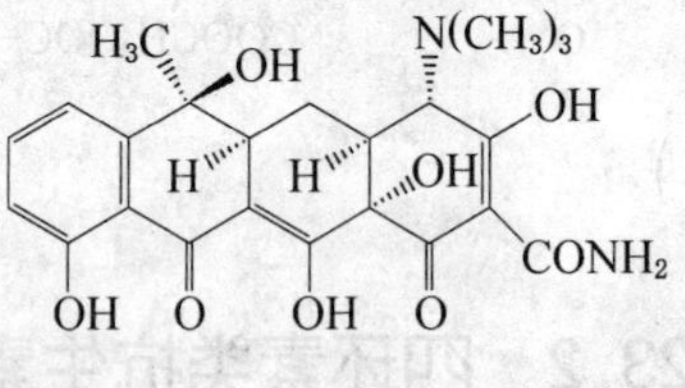

化学名为 6-甲基-4-(二甲氨基)-3,6,10,12,12α-五羟基-1,11-二氧代-1,4,4α,5,5α,6,11,12α-八氢-2-并四苯甲酰胺。

本品为淡黄色结晶性粉末，无臭，$[\alpha]_D^{25}-239^\circ$(1%甲醇溶液)，极微溶于水，微溶于乙醇，易溶于稀酸稀碱中。盐酸四环素为黄色无臭的结晶粉末，有引湿性，易溶于水，微溶于乙醇，不溶于氯仿和乙醚，在空气中稳定，遇日光颜色可变深。

本品为广谱抗生素，用于治疗各种革兰氏阴性及阳性菌引起的感染，对某些立克次体、滤过性病毒和原虫也有一定的治疗作用。

盐酸多西环素(Doxycycline Hydrochloride)

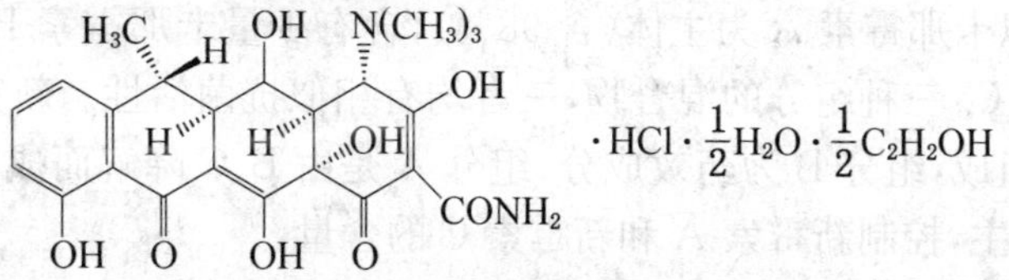

化学名为6-去氧-5-羟基四环素醇水盐酸盐,又名强力霉素、脱氧土霉素。

本品是半合成四环素类抗生素,在土霉素的基础上脱去6位的羟基而得,6位羟基的脱去大大增加了四环素类的稳定性。

本品抗菌谱广,对革兰氏阳性球菌和革兰氏阴性杆菌都有效,抗菌作用比四环素约强10倍,对四环素耐药菌仍有效。该药临床主要用于呼吸道感染、慢性支气管炎、肺炎和泌尿系统感染等,也可用于治疗斑疹伤寒、恙虫病和支原体肺炎。

23.3 氨基糖苷类抗生素

氨基糖苷类抗生素是由链霉菌、小单孢菌和细菌所产生的具有氨基糖苷结构的抗生素。1944年从链丝菌(*Streptomyces griseus*)中分离出了第一个氨基糖苷类抗生素链霉素(见22.3.1),它除对革兰氏阳性菌有抑制作用外,对多数革兰氏阴性菌也有良好的效果。尤其与青霉素或头孢菌素联合用药能取得良好的协同作用,但终因其耳毒性大而在使用上受到限制。后来人们陆续发现了卡那霉素(Kanamycin)、庆大霉素(Gentamicin)、新霉素(Neomycin)等10多种天然抗生素,它们对结核杆菌的活性很小,但对革兰氏阴性杆菌有强的抗菌活性,临床得到广泛应用。

氨基糖苷类抗生素的分子结构由两部分组成,即由一个氨基环醇通过苷键形式与氨基糖(单糖或双糖)分子结合而成。如链霉素中链霉胍是氨基环醇部分,链霉双糖胺是氨基糖部分,链霉双糖胺由链霉糖与N-甲基葡萄糖胺组成。

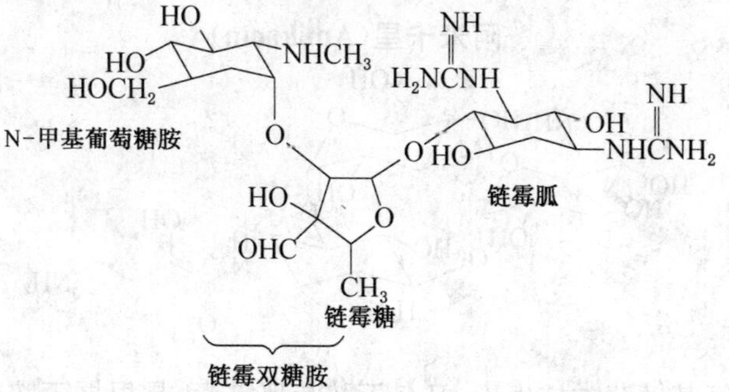

链霉素

氨基糖苷类抗生素均表现出碱性,市售产品为硫酸盐,有良好的水溶性。这类抗生素的分子中有多个羟基,亲水性好,亲脂性很差,口服吸收不足给药量的10%;它们性质稳定,在

pH 为 2～11 的范围内，稳定性好，可配制成水溶液保存使用。分子中糖部分有多个不对称碳原子，故均具有旋光性。

天然氨基糖苷类抗生素除链霉素外，其他产品多为以一种组分为主体的多组分的混合物，如卡那霉素中以卡那霉素 A 为主体（含 98%），含有少量卡那霉素 B 和卡那霉素 C。庆大霉素是 C_1、C_{1a} 和 C_2 三种组分的混合物，三者均有相似抗菌活性。新霉素由新霉素 A、新霉素 B、新霉素 C 组成，组分 B 为药效成分，组分 A 是由 B、C 降解而成的，称新霉胺。商品中是以新霉素 B 为主，控制新霉素 A 和新霉素 C 的含量。

这类抗生素与血清蛋白结合率低，绝大多数在体内不代谢失活，以原药形式经肾小球滤过排出，对肾脏产生毒性。本类抗生素的另一个较大的毒性，主要是损害第八对颅脑神经，引起不可逆耳聋，尤其对儿童毒性更大。

细菌产生的钝化酶（磷酸转移酶、核苷转移酶、乙酰转移酶）是这类抗生素产生耐药性的重要原因。

卡那霉素（Kanamycin）

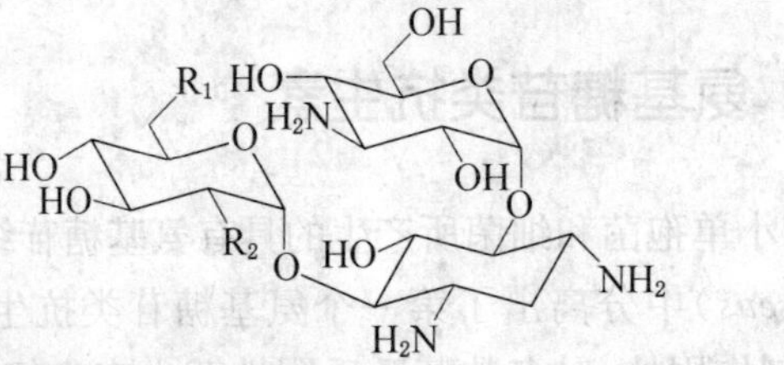

A：$R_1=NH_2$，$R_2=OH$

B：$R_1=NH_2$，$R_2=NH_2$

C：$R_1=OH$，$R_2=NH_2$

卡那霉素是由放线菌（*Streptomyces kanamyceticus*）所产生的抗生素，由 A、B、C 三个组分组成，市售的卡那霉素以卡那霉素 A 为主（含 98%），含有少量卡那霉素 B 和 C。卡那霉素的化学结构含有两个氨基糖和一个氨基醇，具有碱性，临床用其单硫酸盐或硫酸盐。卡那霉素硫酸盐水溶性较大，遇热稳定，其水溶液在 pH 为 2.0～11.0 之间对酸和碱稳定。由于卡那霉素具碱性，因此不能和青霉素溶解于同一溶剂中使用，否则会导致失活。

本品用于治疗敏感菌所致的肠道感染及用作肠道手术前准备，并有减少肠道细菌产生氨的作用。

阿米卡星（Amikacin）

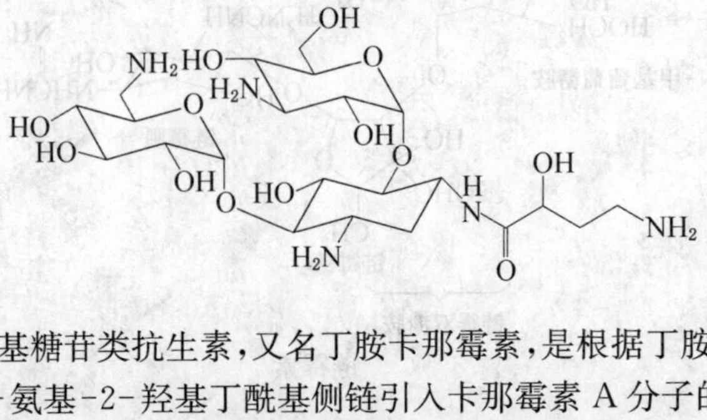

本品为半合成氨基糖苷类抗生素，又名丁胺卡那霉素，是根据丁胺菌素 B（Butirosin）结构的启示，将 *L*(－)-4-氨基-2-羟基丁酰基侧链引入卡那霉素 A 分子的链霉胺部分得到的。该侧链若用 *DL*(±) 型或 *D*(＋) 型取代，所得产物的活性大大降低，*DL*(±) 型外消旋体的活性为 *L*(－) 型的一半。

本品为白色或类白色结晶性粉末，几乎无臭、无味；在水中易溶，在乙醇中几乎不溶。比旋度为 +97°～+105°，mp 203～204 ℃。临床用其硫酸盐。

本品主要适用于对卡那霉素或庆大霉素耐药的革兰氏阴性菌所致尿路、下呼吸道、生殖系统等部位感染以及败血症等。

庆大霉素（Gentamicin）

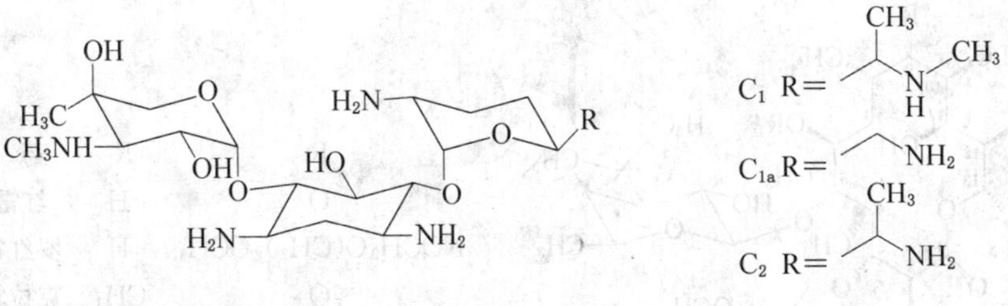

庆大霉素是小单孢菌（*Micromonospora puspusa*）产生的抗生素混合物，包括庆大霉素 C_1、C_{1a}和 C_2，三者抗菌活性和毒性相似。

临床用其硫酸盐。硫酸庆大霉素为白色或类白色结晶性粉末，无臭、有引湿性。在水中易溶，在乙醇、乙醚、丙酮或氯仿中不溶。其 4%水溶液的 pH 为 4.0～6.0。

本品为广谱的抗生素，临床上主要用于治疗绿脓杆菌或某些耐药阴性菌引起的感染和败血症、尿路感染、脑膜炎和烧伤感染。

庆大霉素也会被耐药菌产生的酶所失活，但肾毒性和听觉毒性比卡那霉素小。

23.4 大环内酯类抗生素

大环内酯类抗生素是由链霉菌产生的一类弱碱性抗生素，其结构特征为分子中含有一个大环内酯结构，通常为 12～20 元环，通过内酯环上的羟基和去氧氨基糖或 6-去氧糖缩合成苷。按内酯环大小，多数药物可分为 14 元环和 16 元环两个系列，14 元环以红霉素（Erythromycin）及其衍生物为主，16 元环主要有麦迪霉素（Midecamycin）、螺旋霉素（Spiramycin）及其半合成衍生物。这类抗生素的抗菌谱和抗菌活性相近，对革兰氏阳性菌和某些阴性菌有较强的作用，尤其对 β-内酰胺类抗生素无效的支原体、衣原体等有特效，与临床常用的其他抗生素之间无交叉耐药性，毒性较低，无严重不良反应。

这类抗生素在微生物合成过程中往往产生结构近似、性质相仿的多种成分，当菌种或生产工艺不同时，常使产品中各成分的比例有明显不同，影响产品的质量。这类抗生素对酸、碱不稳定，在体内也易被酶分解，不论苷键水解、内酯环开环或脱去酰基，都可丧失或降低抗菌活性。

1952 年发现的第一个大环内酯类抗生素是红霉素，主要用于耐药的金黄色葡萄球菌、肺炎球菌、溶血链球菌等。后来研究了其盐类和酯类的衍生物，进展比较缓慢。20 世纪 70 年代后期，发现红霉素及其衍生物对某些致病源如支原体、衣原体、变形杆菌及螺旋体等有特殊的治疗效果，所以对大环内酯类药物的研究再度受到重视，并有一系列半合成的新的衍生物被陆续开发，如交沙霉素（Josamycin，结构略）、麦迪霉素和螺旋霉素等。这些衍生物虽然抗菌活性没有超过红霉素，但不良反应低。20 世纪 80 年代以来，半合成的第三代红霉素陆续上市，包括罗红霉素（Roxithromycin）、克拉霉素（Charithrimycin）、阿齐霉素（Azithromycin）、地红霉素（Dirithromycin，结构略）等。罗红霉素的抗菌作用比红霉素强 6 倍，组织分布广，尤其在肺组织中的浓度较高；克拉霉素对酸稳定，体内吸收好，血浓度高，对金黄色葡萄球菌、肺炎球菌及化脓链球菌的作用比红霉素强；阿齐霉素作用是红霉素的 2～4 倍，对酸稳定，具有长效作用；地红霉素抗菌谱与红霉素类似，半衰期长。

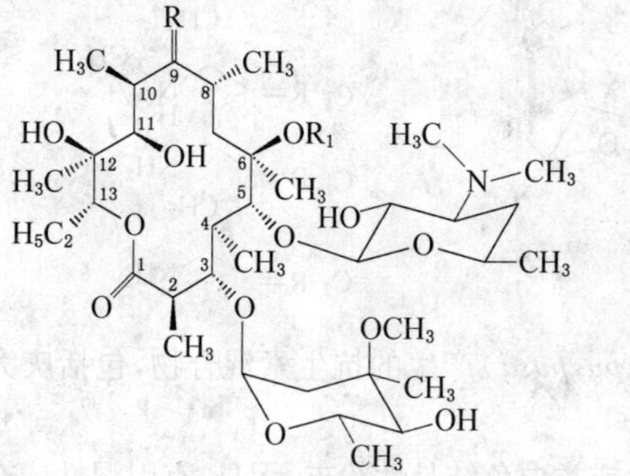

R	R_1	药物
O	H	红霉素
$NOCH_2O(CH_2)_2OCH_3$	H	罗红霉素
O	CH_3	克拉霉素

红霉素（Erythromycin）

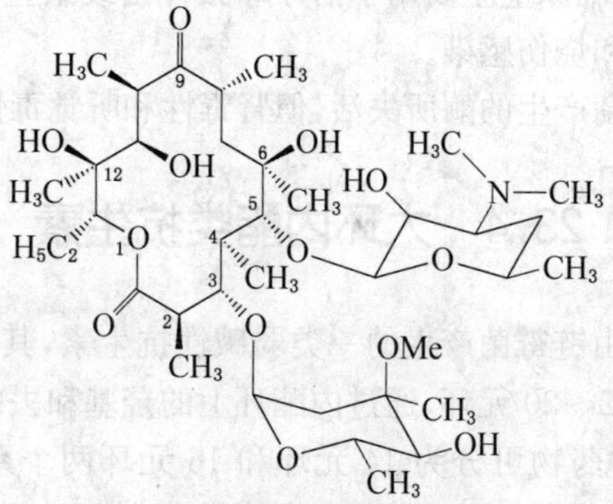

化学名为 3-[(2,6-二脱氧-3-C-甲基-3-O-甲基-1-α-L-核-己吡喃糖基)氧]-13-乙基-6,11,12-三羟基-2,4,6,8,10,12-六甲基-5-[[3,4,6-三脱氧-3-(二甲氨基)-β-*D*-木-己吡喃糖基]氧]-1-氧杂环十四烷-1,9-二酮。

红霉素是由红色链丝菌（*Streptomyces erythreus*）产生的抗生素，包括红霉素 A、红霉素 B 和红霉素 C。红霉素 A 为抗菌主要成分。

本品为白色或类白色的结晶或粉末，无臭、味苦，微有引湿性。本品在甲醇、乙醇或丙酮中易溶，在水中极微溶解，在 25 ℃，每 1 mL 水中可溶本品约 1 mg，饱和水溶液对石蕊试纸呈中性或弱碱性反应，与酸易成盐。在无水乙醇（20 mg/mL）中$[\alpha]_D^{25}$为－71～－78°。

红霉素对各种革兰氏阳性菌有很强的抗菌作用，对革兰氏阴性百日咳杆菌、流感杆菌、淋球菌等亦有效，而对大多数肠道革兰氏阴性杆菌则无活性。红霉素为耐药的金黄色葡萄球菌和溶血性链球菌引起的感染的首选药物。

红霉素水溶性较小，只能口服，由于在酸中不稳定，易被胃酸破环。为了增加其在水中的溶解性，用红霉素碱与乳糖醛酸成盐，得到乳糖酸红霉素，可供注射使用。为了增加红霉素的稳定性和水溶性，将5位的氨基糖2″氧原子上制成各种酯的衍生物，如琥乙红霉素(Erythromycin ethyisuccinate)，在水中几乎不溶。到体内水解后释放出红霉素而起作用。因无味，且在胃中稳定，可制成不同的口服剂型，供儿童和成人应用。

阿齐霉素(Azithromycin)

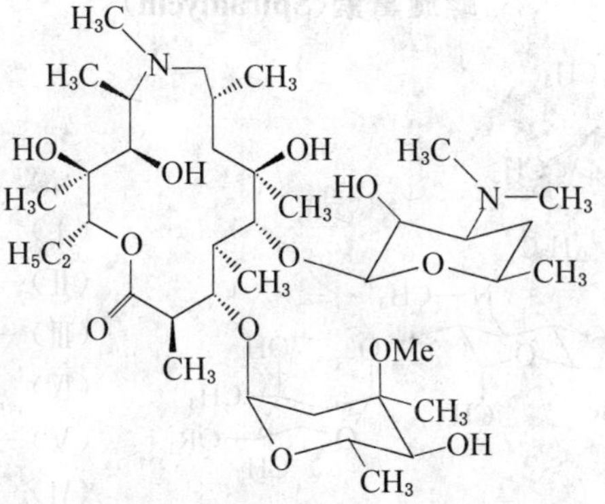

化学名为(2*R*,3*S*,4*R*,5*R*,8*R*,10*R*,11*R*,12*S*,13*S*,14*R*)-13-[(2,6-二脱氧-3-C-甲基-3-O-甲基-1-α-*L*-核-己吡喃糖基)氧]-2-乙基-3,4,10-三羟基-3,5,6,8,10,12,14-七甲基-11-[[3,4,6-三脱氧-3-(二甲氨基)-β-*D*-木-己吡喃糖基]氧]-1-氧杂-6-氮杂环十五烷-15-酮。

阿齐霉素是红霉素大环内酯C_9和C_{10}之间插入N-甲基同时C_9羰基还原为次甲基的扩环衍生物，为15元环的化合物。这样的结构改造，去除了9位酮羰基，使其对酸稳定；同时增加了其脂溶性，产生了独特的药代动力学性质，半衰期比红霉素长，对组织有较强的渗透性。阿齐霉素代谢稳定，在体内不会被代谢生成其他物质，也不和细胞色素P450作用，不会产生药物的相互作用。

本品对流感杆菌等某些革兰氏阴性菌的抗菌活性比克拉霉素和红霉素强，临床上用于治疗敏感微生物所致的呼吸道、皮肤和软组织感染。

麦迪霉素(Midecamycin)

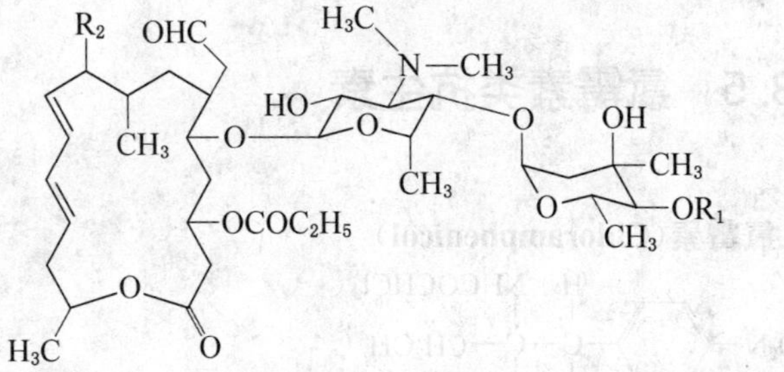

	R_1	R_2
A_1	COC_2H_5,	OH
A_2	$—COC_3H_7$	OH
A_3	$—COC_2H_5$	=O
A_4	$—COC_3H_7$	=O

麦迪霉素是由米加链霉菌(*Streptomyces mycasofaciens*)产生的抗生素，含麦迪霉素A1、麦迪霉素A2、麦迪霉素A3和麦迪霉素A4四种成分，以麦迪霉素A1成分为主。麦迪霉素属于16元环内酯的母核结构，与碳霉胺糖和碳霉糖结合成碱性苷，性状比较稳定。与酒石酸成盐后可溶于水，配制成静脉滴注制剂供临床使用。麦迪霉素对革兰氏阳性菌、奈瑟

氏菌和支原体有较好的抗菌作用，主要用于治疗敏感菌所致的呼吸道感染和皮肤软组织感染。将麦迪霉素和醋酐反应后得到乙酰麦迪霉素（Acetyl midecamycin）可以改善大环内酯抗生素所特有的苦味，而且吸收好，可长时间维持高的组织浓度，因而具有很好的抗菌力，此外还减轻了肝毒性等副作用，使用范围广。

螺旋霉素（Spiramycin）

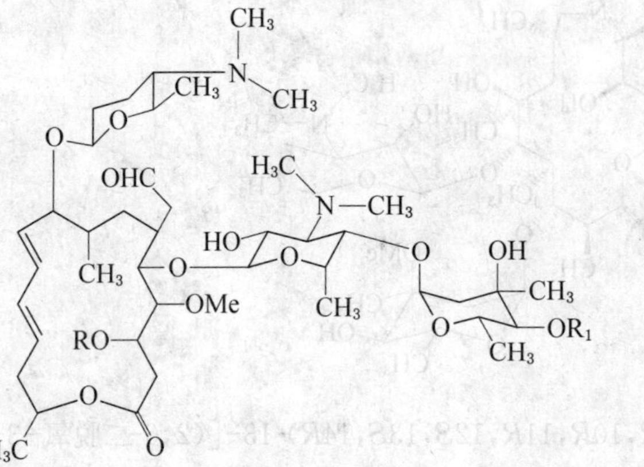

	R	R_1
（Ⅰ）	H	H
（Ⅱ）	$-COCH_3$	H
（Ⅲ）	$-COC_2H_5$	H
（Ⅳ）	H	$-COCH_3$
（Ⅴ）	$-COCH_3$	$-COCH_3$
（Ⅵ）	$-COC_2H_5$	$-COCH_3$

螺旋霉素是由螺旋杆菌新种 *Streptomyces spiramyceticus sp*. 产生的抗生素，含有螺旋霉素Ⅰ、Ⅱ、Ⅲ三种成分，以Ⅱ和Ⅲ成分为主。国外菌种生产的螺旋霉素以Ⅰ为主，国产螺旋霉素以Ⅱ和Ⅲ为主。螺旋霉素是碱性的大环内酯抗生素，味苦，口服吸收不好，进入体内后，有一部分水解脱去碳霉糖变成活性很低的新螺旋霉素，然后进一步水解失活。

为了增加螺旋霉素的稳定性和口服吸收程度，对螺旋霉素的不同位置的羟基酰化所得衍生物可以影响其抗菌活性和稳定性。乙酰螺旋霉素（Acetylspiramycin，Ⅳ-Ⅵ）是对螺旋霉素三种成分乙酰化的产物。国外商品以 4″-单乙酰化合物为主，国内的乙酰螺旋霉素是以 3″，4″-双乙酰化物产物为主。乙酰螺旋霉素体外抗菌活性比螺旋霉素弱，但对酸稳定，口服吸收比螺旋霉素好，在胃肠道吸收后脱去乙酰基变为螺旋霉素发挥作用。

螺旋霉素和乙酰螺旋霉素抗菌谱相同，对革兰氏阳性菌和奈瑟氏菌有良好抗菌作用，主要用于治疗呼吸道感染、皮肤、软组织感染、肺炎、丹毒等。

23.5 氯霉素类抗生素

氯霉素（Chloramphenicol）

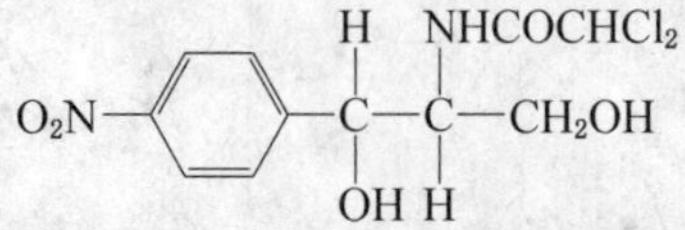

化学名为 *D*-苏式-（－）-N-［α-（羟基甲基）-β-羟基对硝基苯乙基］-2，2-二氯乙酰胺。

氯霉素是由委内瑞拉链霉菌（*Streptomyces venezuelae*）培养滤液中得到的，确立分子结构后次年即用化学方法合成，并应用于临床。

本品含有 2 个手性碳原子，存在 4 个旋光异构体。其中仅 1*R*，2*R*(−)或 *D*(−)苏阿糖型有抗菌活性，为临床使用的氯霉素。合霉素(Synthomycin)是氯霉素的外消旋体，疗效为氯霉素的一半。

本品为白色或微带黄绿色的针状、长片状结晶或结晶性粉末，味苦；mp 149～152 ℃；在甲醇、乙醇、丙酮或丙二醇中易溶，在水中微溶；在无水乙醇中呈右旋性，$[\alpha]_D^{20}$ 为＋18.5～＋21.5°；在醋酸乙酯中呈左旋性，$[\alpha]_D^{20}$ 为－25.5°。

本品性质稳定，能耐热，在干燥状态下可保持抗菌活性 5 年以上，水溶液可冷藏几个月，煮沸 5 小时对抗菌活性亦无影响。在中性、弱酸性(pH 为 4.5～7.5)条件下较稳定，但在强碱性(pH＞9)或强酸性(pH＜2)溶液中，都可引起水解，水解生成对硝基苯基-2-氨基-1，3-丙二醇。

氯霉素对革兰氏阴性及阳性细菌都有抑制作用，但对前者的效力强于后者。临床上主要用以治疗伤寒、副伤寒、斑疹伤寒等。其他如对百日咳、砂眼、细菌性痢疾及尿道感染等也有疗效。但若长期和多次应用可损害骨髓的造血功能，引起再生障碍性贫血。

将氯霉素中的硝基用强吸电子基甲砜基取代后得甲砜霉素(Thiamphenicol)，其抗菌谱与氯霉素基本相似，但抗菌作用较强。该药临床主要用于治疗呼吸道感染、尿路感染、败血症、脑炎和伤寒等，副反应较少。混旋体与左旋体的抗菌作用基本一致。

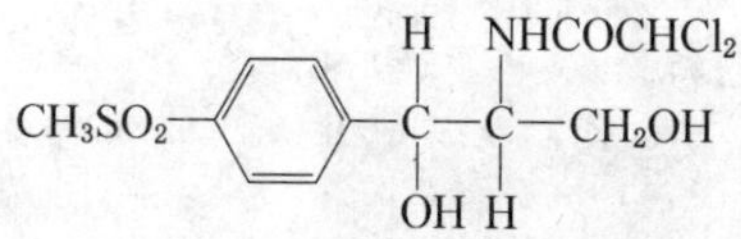

甲砜霉素

氯霉素的合成方法为：对硝基-α-氨基苯乙酮用醋酐酰化后与甲醛缩合，得对硝基-α-乙酰氨基-β-羟基苯丙酮，在异丙醇中用异丙醇铝还原，得消旋的苏阿糖型-1-对硝基苯基-2-乙酰氨基-1，3-丙二醇，盐酸水解后以氢氧化钠中和，用诱导结晶法拆分，生成D(−)苏阿糖型-1-对硝基苯基-2-氨基-1，3-丙二醇，再在甲醇中与二氯乙酸甲酯作用，即得本品。

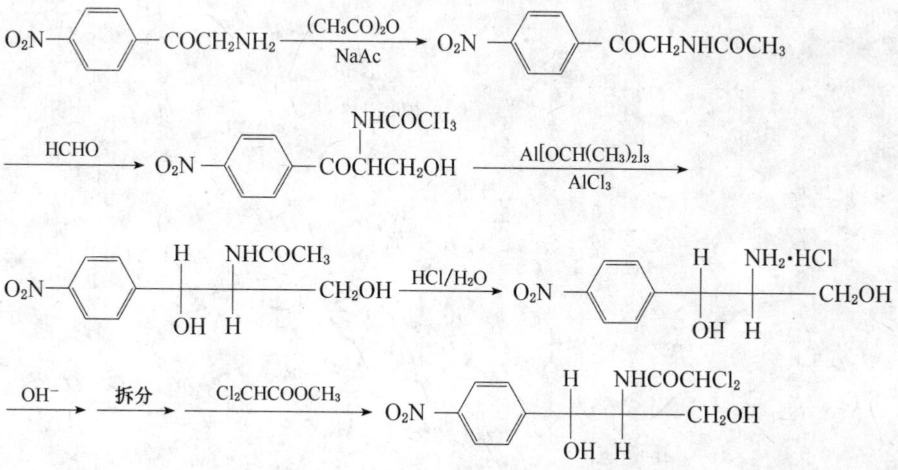

习　题

1. 解释或举例说明：
   (1) 6-APA　(2) 7-ACA　(3) 抗菌谱
   (4) β-内酰胺酶抑制剂　(5) 单环β-内酰胺类抗生素
2. 氨苄西林、阿莫西林都含有具有手性中心苯甘氨酸的侧链，其手性中心具有何种立体构型？
3. 简述β-内酰胺抗生素的分类、结构特征及作用机制。
4. β-内酰胺抗生素的基本母核有哪些？写出结构式。
5. 举例说明耐酸、耐酶和广谱青霉素的结构特点。
6. 为什么青霉素抗生素间易发生交叉过敏反应而头孢菌素抗生素间却较少发生？
7. 试简述半合成头孢菌素的构效关系。
8. 解释四环素类药物和大环内酯类抗生素在哪些化学条件下会发生分解而失活？
9. 对红霉素进行结构改造的目的是什么？
10. 氯霉素类抗生素有2个手性碳原子、4个旋光异构体，其中哪一个旋光异构体活性最强？
11. 第二代和第三代头孢菌素药物结构的7位都有一个甲氧基肟取代基，它对抗菌作用有何影响。
12. 写出氯霉素的合成方法。

24 抗肿瘤药物

恶性肿瘤是一种严重威胁人类健康的常见病和多发病，人类因恶性肿瘤而引起的死亡率居所有疾病死亡率的第二位，仅次于心脑血管疾病，在我国已跃居首位。肿瘤的治疗方法有手术治疗、放射治疗和药物治疗(化学治疗)，但在很大程度上仍以化学治疗为主。

肿瘤的特点是细胞或变异细胞异常增殖，常形成肿块。临床上将人体瘤分为良性和恶性两大类。良性肿瘤称为**瘤**，包在荚膜内，增殖慢，不侵入周围组织，即不转移；恶性肿瘤称为**癌**，不包在荚膜内，增殖迅速，侵入周围组织(转移)，潜在的威胁性大。

抗肿瘤药(**Antineoplastic drugs**)是指抗恶性肿瘤的药物，又称抗癌药。自从1943年氮芥用于治疗恶性淋巴瘤后，几十年来化学治疗已经有了很大的进展，已能成功地治愈部分病人或明显地延长病人的生命，因此抗肿瘤药物在肿瘤治疗中占有越来越重要的地位。随着肿瘤病因学、致癌因素、癌变过程和药物作用机理等的不断深入研究，以及分子生物学、细胞生物学不断取得进展，为抗肿瘤药物的研究提供了新的方向和新的作用靶点。

根据作用原理和来源，可将现有的抗肿瘤药物分为烷化剂、抗代谢药物、抗肿瘤天然药物(包括抗肿瘤抗生素及抗肿瘤植物药有效成分)、金属配合物抗肿瘤药物及其他抗肿瘤药物等。

24.1 烷 化 剂

烷化剂(Alkylating agents)是抗肿瘤药物中使用最早的药物，也是非常重要的一类药物。这类药物在体内能形成缺电子的活泼中间体或其他具有活泼的亲电性基团的化合物，进而与生物大分子(主要是DNA)中含有丰富电子的基团(如氨基、巯基、羟基、羧基等)发生共价结合，使其丧失活性或使DNA分子发生断裂，从而抑制恶性肿瘤细胞的生长。

烷化剂属于细胞毒类药物，其选择性差，在抑制和毒害增生活跃的肿瘤细胞的同时，对其他增生较快的正常细胞(如骨髓细胞、肠上皮细胞、毛发细胞和生殖细胞等)也产生抑制作用，因而会产生许多严重的副反应，如恶心、呕吐、骨髓抑制、脱发等。

按化学结构，目前临床上使用的烷化剂可分为氮芥类、乙撑亚胺类、甲磺酸酯及多元醇类、亚硝基脲类等。

24.1.1 氮芥类

氮芥类是β-氯乙胺类化合物的总称，其发现源于第二次世界大战期间使用的一种毒气——芥子气，后来发现其对淋巴癌有治疗作用，但由于毒性太大，不能药用。在此基础上发展出氮芥类抗肿瘤药物。

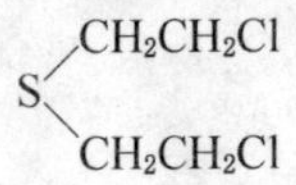

芥子气

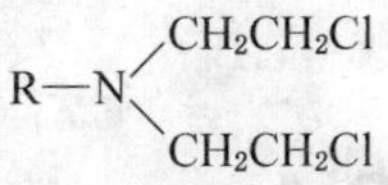

氮芥类药物

氮芥类药物的结构是由两部分组成的，通式中的双-β-氯乙氨基部分（氮芥基）称为烷基化部分，是抗肿瘤活性的功能基，R 为载体部分，主要影响药物在体内的吸收、分布等药代动力学性质，也会影响药物的选择性、抗肿瘤活性及毒性。通过选择不同的载体，可以达到提高药物的选择性和疗效、降低毒性的目的，这对氮芥类药物的设计具有重要的意义。

1）氮芥类药物的发展

根据载体结构的不同，氮芥类药物可分为脂肪氮芥、芳香氮芥、氨基酸氮芥、甾类氮芥及杂环氮芥等。

盐酸氮芥（Chlormethine hydrochloride）是最早用于临床的抗肿瘤药物，它为脂肪氮芥，只对淋巴瘤有效，对其他肿瘤如肺癌、肝癌、胃癌等无效，其选择性差，毒副作用大，而且不能口服。为了降低毒性，将载体换成芳香烃，得到芳香氮芥如苯丁酸氮芥（Chlorambucil，瘤可宁），其毒副作用降低，主要用于治疗慢性淋巴细胞白血病，临床用其钠盐，可口服给药。

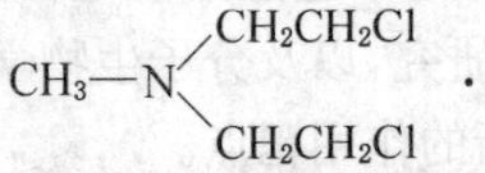

盐酸氮芥

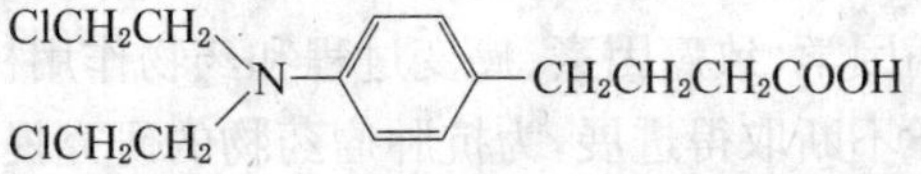

苯丁酸氮芥

为了提高氮芥类药物的活性和降低其毒性，增加药物在肿瘤部位的浓度和亲和力，从而增加药物疗效，曾考虑将载体换成天然存在的化合物，如氨基酸、嘧啶碱基等。例如，用苯丙氨酸为载体，得到美法仑（Mephalan，溶肉瘤素），以尿嘧啶为载体，得到乌拉莫司汀（Uramustine）。但早期这些设想并未能获得成功，尽管如此，美法仑仍在广泛应用于临床，因其对卵巢癌、乳腺癌、淋巴肉瘤和多发性骨髓癌等有较好的疗效，但选择性仍不高。我国研究者将美法仑的 NH_2 进行甲酰化，得到氮甲（Formylmerphalan，甲酰溶肉瘤素），其适应证和美法仑基本相同，但毒性低于美法仑，而且可口服给药（美法仑须注射给药）。在美法仑和氮甲分子中都有一个手性碳原子，故它们均存在两个旋光异构体，其中左旋体的活性强于右旋体，临床使用的为外消旋体。

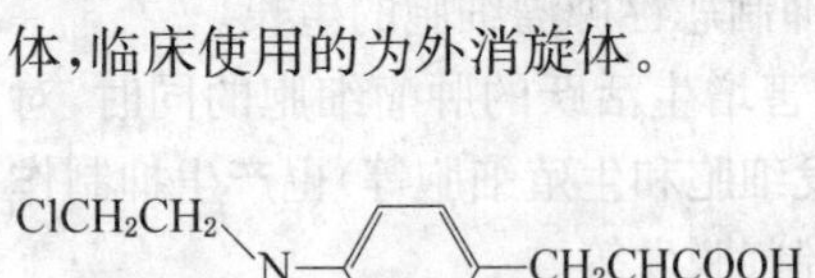

美法仑

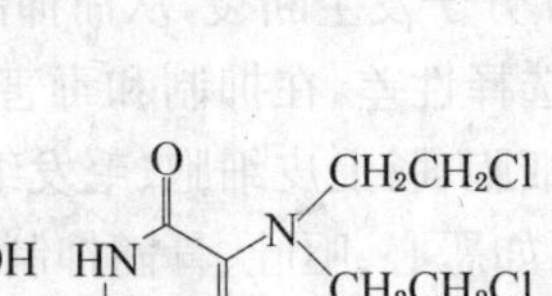

乌拉莫司汀

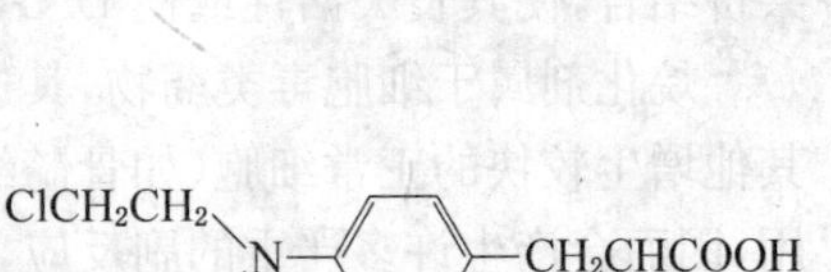

氮甲

由于某些肿瘤细胞中存在甾体激素的受体，用甾体激素作为载体，使药物具有烷化剂和激素的双重作用，同时可增加药物对肿瘤组织的选择性，如泼尼莫司汀（Prednimustine）是将氢化泼尼松（见 25.2.4）的 C_{21} 羟基和苯丁酸氮芥的羧基形成酯而得，临床用于治疗恶性淋巴瘤和慢性淋巴细胞型白血病，选择性好，毒性比苯丁酸氮芥小。

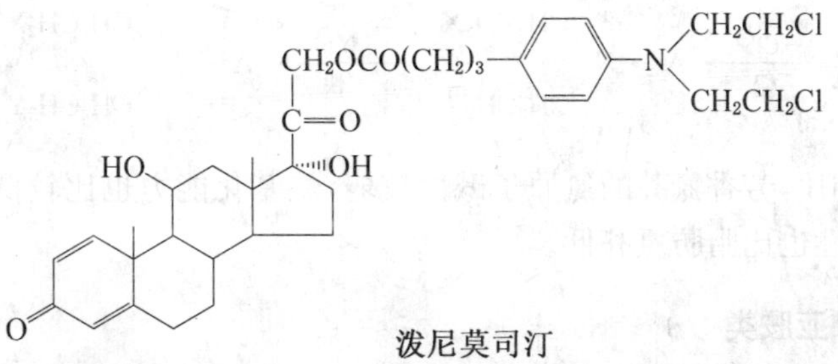

泼尼莫司汀

为了提高氮芥类的选择性，降低其毒性，运用前药原理设计得到环磷酰胺(Cyclophosphamide)和异环磷酰胺(Ifosfamide)，由于在氮原子上连有吸电子的环状磷酰氨基，该基团的存在使氮原子上的电子云密度减少，从而降低了氮原子的亲核性，也降低了卤烃的烷基化能力。环磷酰胺和异环磷酰胺在体外无抗肿瘤活性，在体内经酶代谢活化后发挥作用，毒性比其他氮芥类药物小。环磷酰胺的抗瘤谱较广，为临床常用药物，异环磷酰胺比环磷酰胺的治疗指数高，毒性小，临床用于乳腺癌、肺癌、恶性淋巴瘤及卵巢癌的治疗。

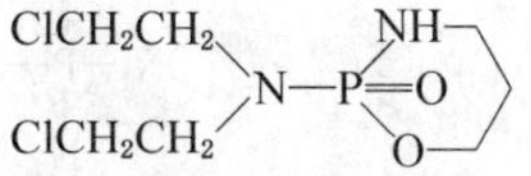

环磷酰胺

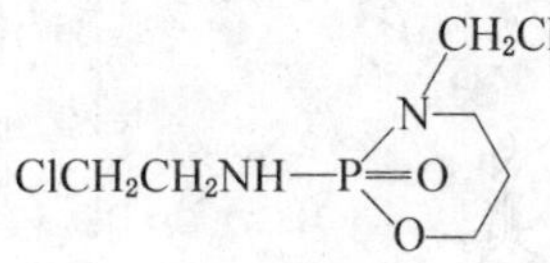

异环磷酰胺

2) 氮芥类药物的作用机制

氮芥类药物的作用历程与载体结构有关。载体部分为脂肪烃基的脂肪氮芥，其氮原子碱性比较强，易进攻β-碳原子，使氯原子离去，生成高度活泼的乙撑亚胺离子，该离子为亲电性的强烷化剂，极易与细胞成分中的亲核中心起烷化作用。

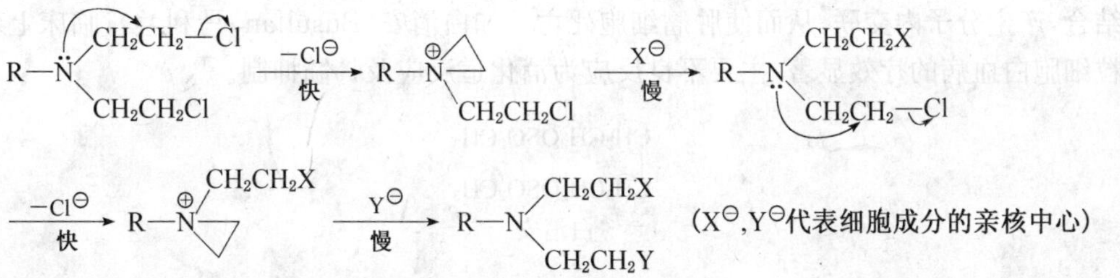

脂肪氮芥的烷化历程是双分子亲核取代反应(S_N2)，反应速率取决于烷化剂和亲核中心的浓度。脂肪氮芥属强烷化剂，抗肿瘤活性强，但毒性也较大。

芳香氮芥由于氮原子上的孤对电子和芳环产生共轭作用，减弱了氮原子的碱性，其作用机制也发生了改变，不像脂肪氮芥那样很快形成稳定的环状乙撑亚胺离子，而是先失去氯原子生成碳正离子中间体，再与亲核中心作用。其烷化历程为单分子亲核取代反应(S_N1)，反应速率取决于烷化剂的浓度。

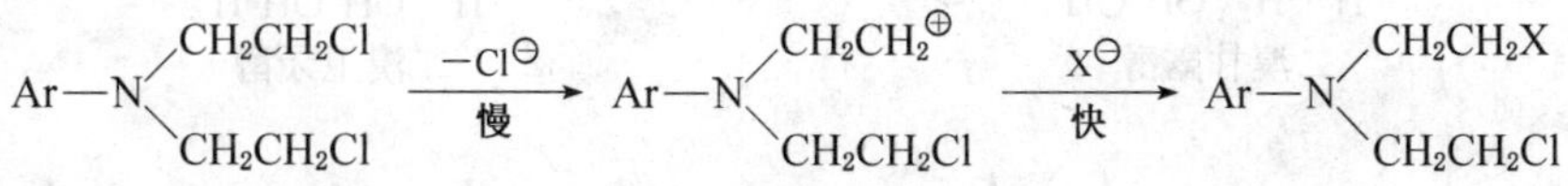

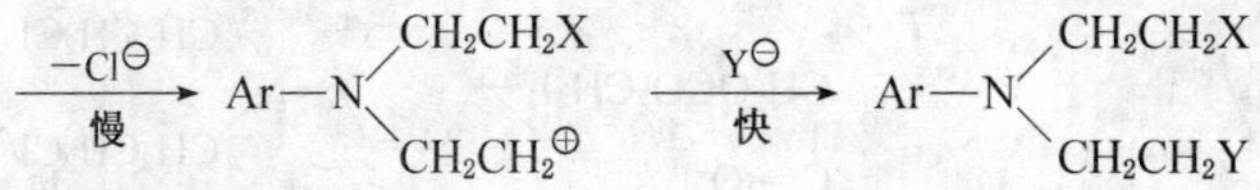

与脂肪氮芥相比，芳香氮芥的氮原子碱性较弱，烷基化能力也比较低，因此抗肿瘤活性比脂肪氮芥弱，毒性也比脂肪氮芥低。

24.1.2 乙撑亚胺类

氮芥类药物尤其是脂肪氮芥类药物是通过转变为乙撑亚胺活性中间体而发挥作用的，因此合成了一系列乙撑亚胺的衍生物。最早用于临床的是三乙撑亚胺(Triethylene melamine)，其治疗作用和毒性与盐酸氮芥相似，目前在临床上已很少使用。

为了降低乙撑亚胺的反应性，减少毒副反应，在氮原子上用吸电子基团取代，得到乙撑亚胺的磷酰胺衍生物，用于临床的主要有替哌(Tepa)和塞替哌(Thiotepa)。替哌主要用于治疗白血病，塞替哌是治疗膀胱癌的首选药物。

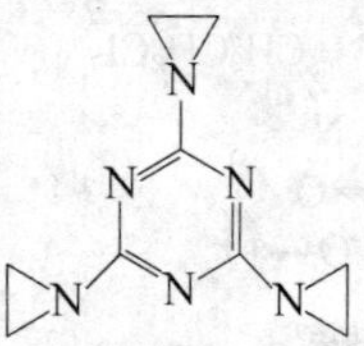

三乙撑亚胺

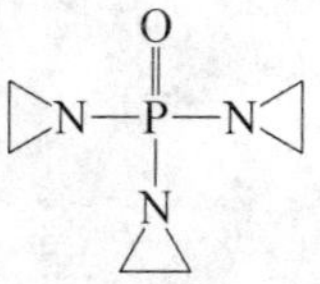

替哌

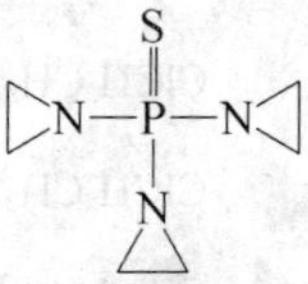

塞替哌

24.1.3 甲磺酸酯类及多元醇类

甲磺酸酯类及多元醇类属于非氮芥类烷化剂。

甲磺酸酯是较好的离去基团，离去后生成的碳正离子具有烷化作用，可与DNA中鸟嘌呤结合，产生分子内交联，从而使肿瘤细胞死亡。如白消安(Busulfan，马利兰)，临床上对慢性粒细胞白血病的疗效显著，主要不良反应为消化道反应及骨髓抑制。

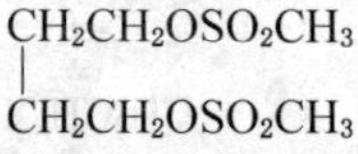

白消安

用作抗肿瘤药的多元醇类药物主要是卤代多元醇，如二溴甘露醇(Dibromomannitol)和二溴卫矛醇(Dibromodulcilol)，两者在体内都脱去溴化氢形成环氧化物而产生烷化作用。二溴甘露醇主要用于治疗慢性粒细胞型白血病，二溴卫矛醇的抗瘤谱较广，对某些实体瘤如胃癌、肺癌、结直肠癌、乳腺癌等有一定的疗效。

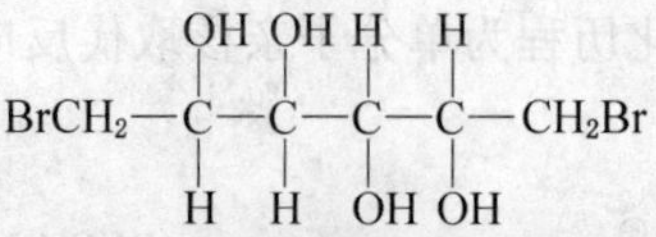

二溴甘露醇

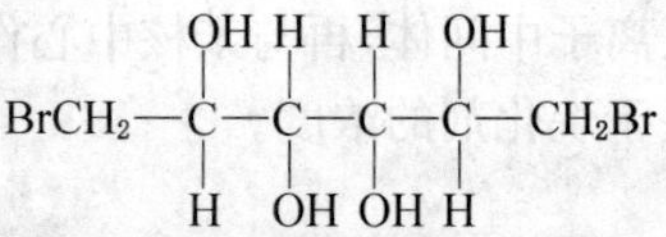

二溴卫矛醇

24.1.4 亚硝基脲类

亚硝基脲类具有β-氯乙基亚硝基脲的结构特征，具有广谱的抗肿瘤活性，该类药物具有较强的亲脂性，易通过血脑屏障进入脑脊液中，因此适用于脑瘤和其他中枢神经系统肿瘤的治疗，其主要副作用为迟发性和累积性的骨髓抑制。亚硝基脲类药物结构中N-亚硝基的存在，使得该氮原子和邻近羰基之间的键变得不稳定，在生理pH条件下，分解生成亲电性的基团，对DNA进行烷基化而发挥抗肿瘤活性。临床使用的药物有卡莫司汀(Carmustine，BCNU，卡氮芥)、洛莫司汀(Lomustine，CCNU，环己亚硝脲)、尼莫司汀(Nimustine，ACNU)等。

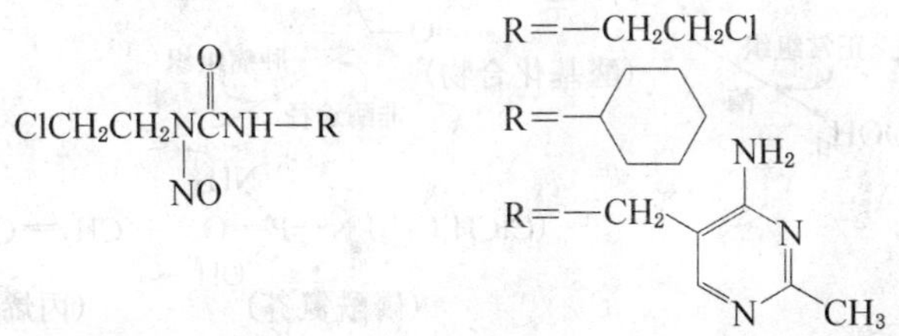

卡莫司汀

洛莫司汀

尼莫司汀

卡莫司汀对脑瘤的治疗效果较好，洛莫司汀对脑瘤的疗效不及卡莫司汀，但对何杰金氏病、肺癌及若干转移性肿瘤的疗效优于卡莫司汀。尼莫司汀临床用其盐酸盐，为水溶性的亚硝基脲类药物，能缓解脑瘤、消化道肿瘤、肺癌、恶性淋巴瘤和慢性白血病，其骨髓抑制和胃肠道反应较轻。

环磷酰胺(Cyclophosphamide)

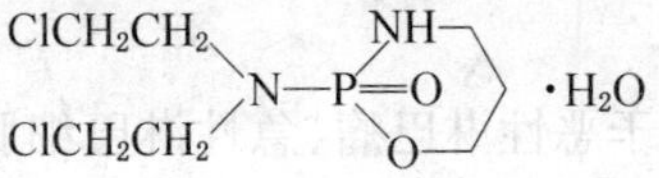

化学名为N,N-双-(β-氯乙基)-N′-(3-羟丙基)磷酰二胺内酯一水合物，又名癌得星(Endoxan，Cytoxan)。

本品为白色结晶或结晶性粉末(失去结晶水即液化)，无臭、味微苦，mp 49～53 ℃；可溶于水，2%水溶液的pH为4.0～6.0。

本品水溶液不稳定，易水解生成下列两种不溶于水的产物，遇热更易分解。因此本品应在溶解后短期内使用。

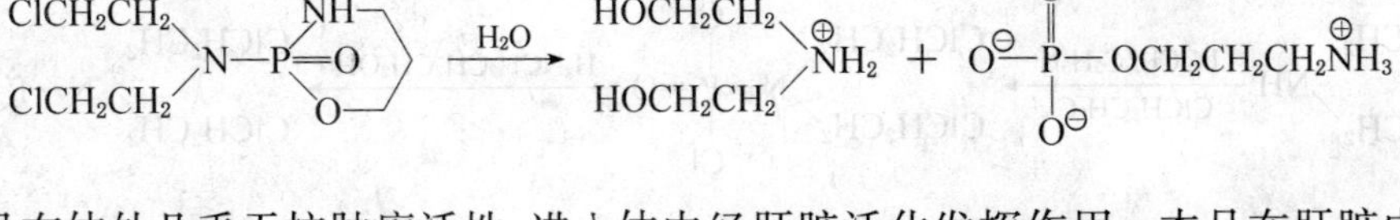

本品在体外几乎无抗肿瘤活性，进入体内经肝脏活化发挥作用。本品在肝脏内被氧化生成4-羟基环磷酰胺，通过互变异构生成开环的醛基化合物，两者在正常组织中分别经酶促反应进一步氧化为无毒的代谢产物4-酮基环磷酰胺和羧基化合物，所以对正常组织一般无影响。而肿瘤组织中因缺乏正常组织所具有的酶，不能进行上述转化，而是经β-消除生成丙烯醛、磷酰氮芥及去甲氮芥，三者都是较强的烷化剂。

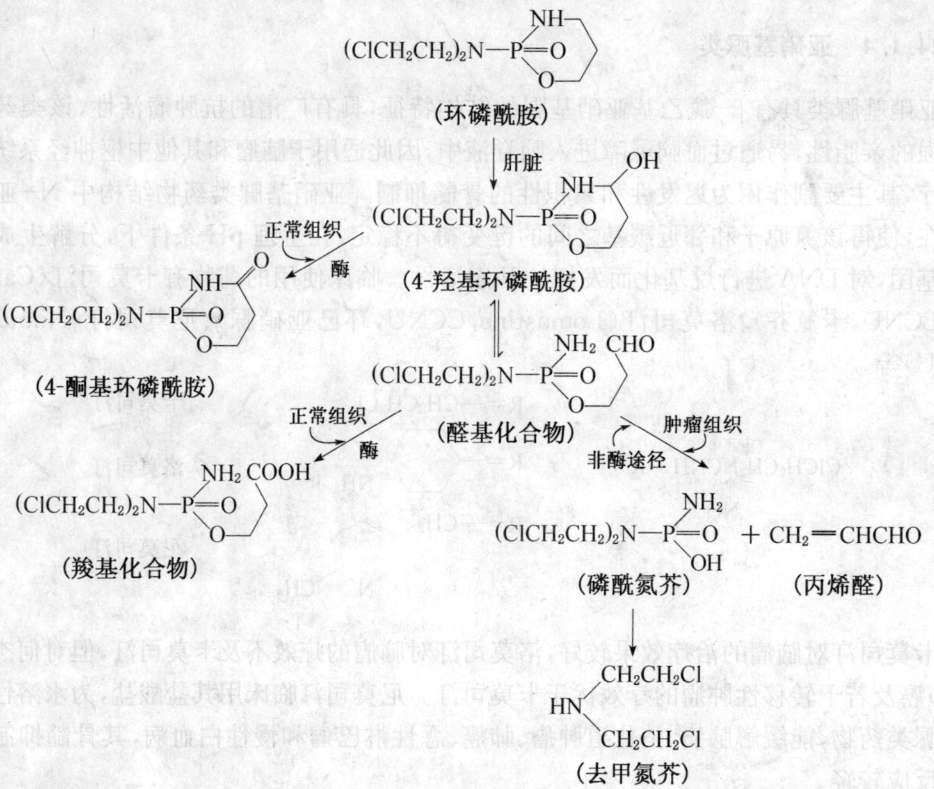

虽然磷酰氮芥的氮芥基也连在吸电子的磷酰基上，但是其游离羟基在生理 pH 条件下可解离成氧负离子，从而降低了磷酰基对氮原子的吸电子作用，因此磷酰氮芥具有较强的烷化能力。

本品的抗瘤谱较广，主要用于恶性淋巴瘤、急性淋巴细胞白血病、多发性骨髓瘤、肺癌、神经母细胞瘤等，对乳腺癌、卵巢癌、鼻咽癌也有效，毒性比其他氮芥类药物小。

氮芥类药物的合成是以二乙醇胺作为原料，用氯化亚砜或三氯氧磷等试剂进行氯代得到的。

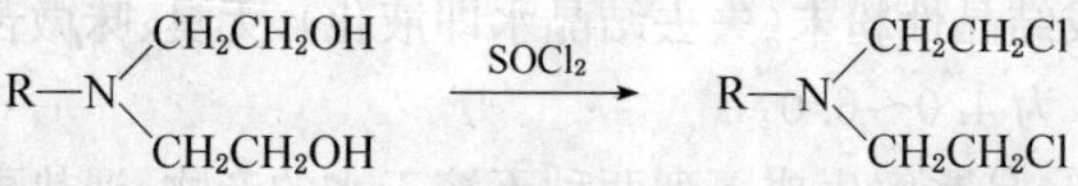

在环磷酰胺的合成中，用过量的三氯氧磷同时进行氯代和磷酰化，生成氮芥磷酰二氯，再和 3-氨基丙醇缩合即得。

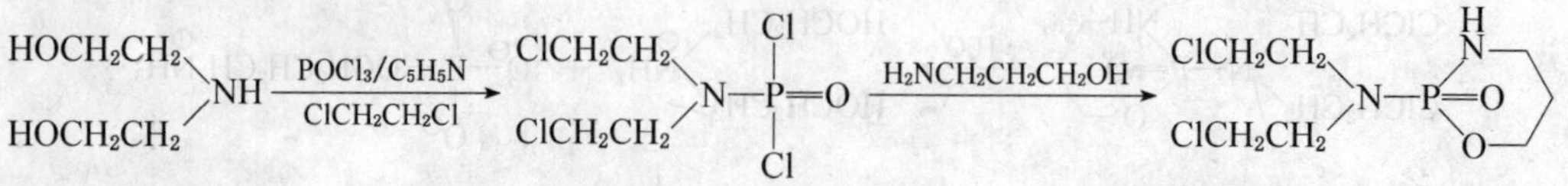

塞替哌(Thiotepa)

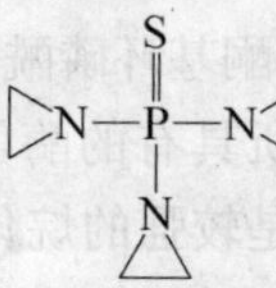

化学名为三(1-氮杂环丙基)硫代磷酰胺。

本品为白色结晶性粉末，无臭或几乎无臭，mp 52～57 ℃；易溶于水、乙醇、氯仿和乙醚中，略溶于石油醚中。

本品对酸不稳定，不能口服，在胃肠道吸收较差，须通过静脉注射给药。本品进入体内后迅速分布到全身，在肝脏中被代谢生成替哌而发挥作用，因此塞替哌可认为是替哌的前体药物。

本品临床上主要用于治疗卵巢癌、乳腺癌、膀胱癌和消化道癌，是治疗膀胱癌的首选药物，可直接注射到膀胱中，效果最好。

卡莫司汀(Carmustine)

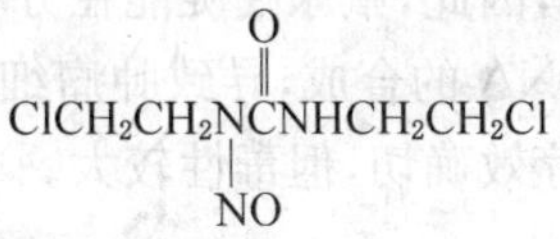

化学名为1,3-双-(2-氯乙基)-1-亚硝基脲，又名卡氮芥。

本品为无色或微黄色结晶或结晶性粉末，无臭，mp 30～32 ℃，熔融时同时分解；溶于乙醇或甲醇，不溶于水。

本品的氢氧化钠溶液加入酚酞指示液后，用硝酸溶液滴加至无色，再加入硝酸银溶液，则生成白色沉淀。

本品在酸性和碱性溶液中均不稳定，分解放出氮气和二氧化碳。

本品具有较强的亲脂性，主要用于脑瘤及中枢神经系统肿瘤，对恶性淋巴瘤、多发性骨髓瘤、急性白血病及何杰金氏病也有效，与其他抗肿瘤药合用可增强疗效。

24.2 抗代谢药物

抗代谢药物(Antimetabolic drugs)通过对DNA合成中所需的叶酸、嘌呤、嘧啶及嘧啶核苷进行干扰，从而抑制肿瘤细胞生存和复制所必需的代谢途径，导致肿瘤细胞死亡。

抗代谢药物在肿瘤的化学治疗上占有重要的地位(约为40%)，也是肿瘤化疗常用的药物。目前尚未发现肿瘤细胞有独特的代谢途径，但是由于正常细胞与肿瘤细胞的生长分数不同，所以抗代谢药物能更多地杀灭肿瘤细胞，而对正常细胞的影响较小，但对一些增殖较快的正常组织如骨髓、消化道黏膜等也呈现一定的毒性。

抗代谢药物的抗瘤谱比其他抗肿瘤药物窄，临床上多数用于治疗白血病，但对某些实体瘤也有效。

抗代谢药物是利用代谢拮抗原理设计的抗肿瘤药物，它们与正常代谢物(叶酸、嘌呤、嘧啶等)的结构很相似，通常是采用生物电子等排原理将正常代谢物的结构作细微的改变而得。

常用的抗代谢药物有嘧啶拮抗物、嘌呤拮抗物、叶酸拮抗物等。

24.2.1 嘧啶拮抗物

嘧啶拮抗物主要有尿嘧啶衍生物和胞嘧啶衍生物。

1）尿嘧啶衍生物

尿嘧啶是体内正常的嘧啶碱基，其掺入肿瘤组织的速度比其他嘧啶快，利用生物电子等排原理，以氟原子代替尿嘧啶 5 位上的氢原子，得到氟尿嘧啶（Fluorouracil，5-Fu）。

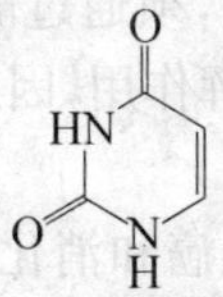
尿嘧啶

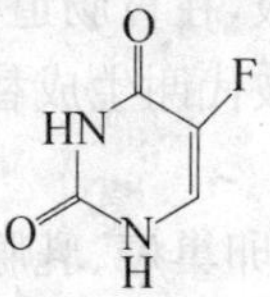
氟尿嘧啶

氟的原子半径和氢的原子半径相近，氟化物的体积与原化合物几乎相等，加上 C—F 键特别稳定，在代谢过程中不易分解，因此，氟尿嘧啶能在分子水平代替正常代谢物尿嘧啶，抑制胸腺嘧啶合成酶，从而干扰了 DNA 的合成，导致肿瘤细胞死亡。氟尿嘧啶的抗瘤谱比较广，是治疗实体肿瘤的首选药物，疗效确切，但毒性较大。

2）胞嘧啶衍生物

在研究尿嘧啶类衍生物的构效关系时发现，将尿嘧啶 4 位的氧用氨基取代得到的胞嘧啶衍生物也具有较好的抗肿瘤活性，如阿糖胞苷（见 22.6.2），它和正常代谢物胞苷的化学结构极为相似，在体内转化为活性的三磷酸阿糖胞苷（Ara-CTP），抑制 DNA 多聚酶及少量掺入 DNA 中，从而阻止 DNA 的合成，抑制肿瘤细胞的生长，临床上主要用于治疗急性粒细胞白血病。

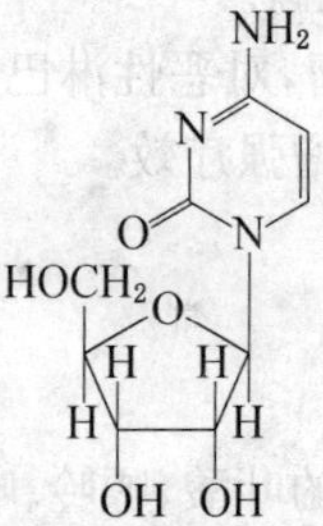
胞苷

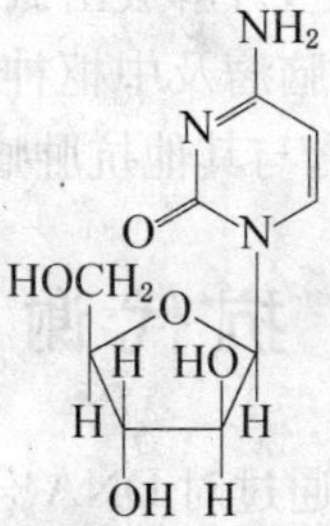
阿糖胞苷

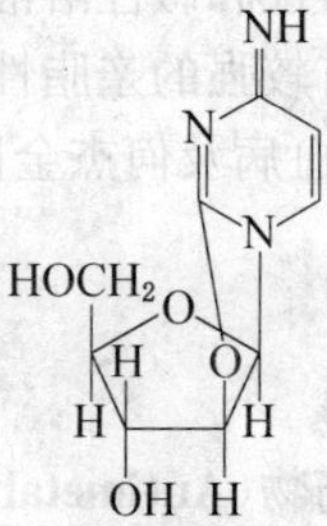
环胞苷

环胞苷（Cyclocytidine）为阿糖胞苷的合成中间体，体内代谢速度比阿糖胞苷慢，作用时间长，副作用较轻，可用于各类急性白血病的治疗，亦可用于治疗单疱疹病毒角膜炎和虹膜炎。

24.2.2 嘌呤拮抗物

腺嘌呤和鸟嘌呤是 DNA 和 RNA 的重要组分，次黄嘌呤是腺嘌呤和鸟嘌呤生物合成的重要中间体。嘌呤类抗代谢物主要是次黄嘌呤和鸟嘌呤的衍生物。

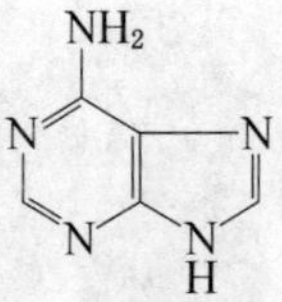
腺嘌呤

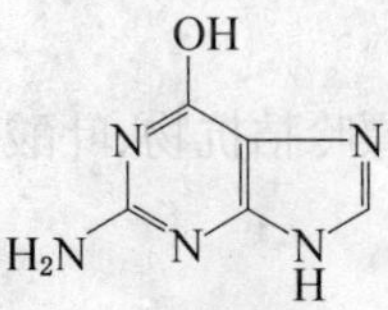
鸟嘌呤

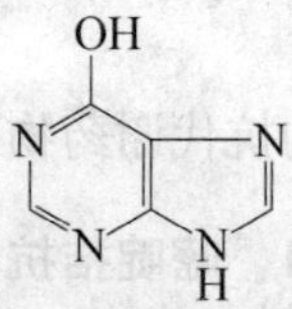
次黄嘌呤

将次黄嘌呤6位的羟基用巯基取代，得到巯嘌呤(Mercaptopurine，6-MP)，临床主要用于各种急性白血病的治疗，但是其水溶性较差，显效慢。我国学者从人工合成胰岛素时曾用亚磺酸钠使S—S键断裂形成水溶性 $RSSO_3Na$ 衍生物中受到启发，合成了磺巯嘌呤钠(Sulfomercapine sodium，溶癌呤)。磺巯嘌呤钠为巯嘌呤的前体药物，在体内遇酸或巯基化合物均易分解成巯嘌呤而发挥作用。由于肿瘤组织的pH值比正常组织低，而且巯基化合物的含量也比较高，因此该药对肿瘤组织可能有一定的选择性。

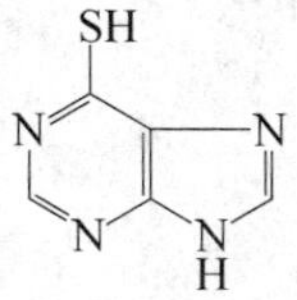

巯嘌呤

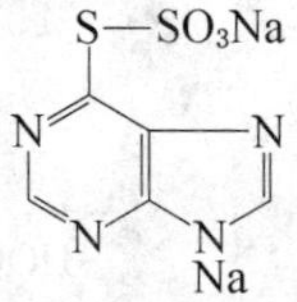

磺巯嘌呤钠

24.2.3 叶酸拮抗物

叶酸是核酸合成所需的代谢物，也是红细胞发育生长的重要因子，临床可用作抗贫血药。当体内叶酸缺乏时，白细胞减少，因此叶酸拮抗物可用于缓解急性白血病。

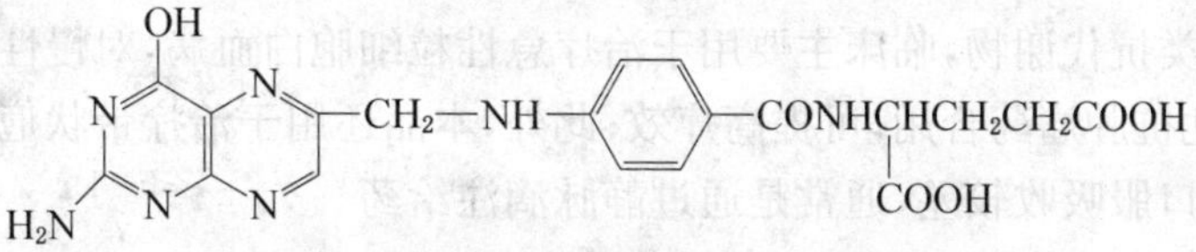

叶酸

氨基喋呤(Aminopterine)和甲氨喋呤(Methotrexate)均是叶酸的衍生物，在结构上与叶酸差别很小，两者通过抑制二氢叶酸还原酶，影响核酸的合成而起到抗肿瘤的作用。

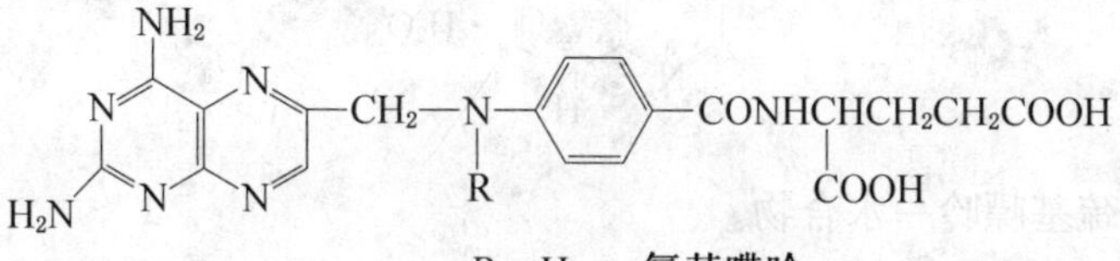

R=H　氨基喋呤
$R=CH_3$　甲氨喋呤

氨基喋呤曾用于白血病，现主要用于治疗银屑病。甲氨喋呤和二氢叶酸还原酶的亲和力比二氢叶酸强1 000倍，使二氢叶酸不能转化为四氢叶酸，从而影响辅酶F的生成，最终抑制DNA和RNA的合成，阻止肿瘤细胞的生长，临床主要用于治疗急性白血病等。

氟尿嘧啶(Fluorouracil)

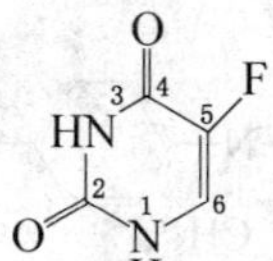

化学名为5-氟-2,4(1H,3H)-嘧啶二酮，又名5-氟尿嘧啶。

本品为白色或类白色结晶或结晶性粉末，mp 281～284 ℃（分解）；略溶于水，微溶于乙醇，不溶于氯仿，可溶于稀盐酸或氢氧化钠溶液。

本品为尿嘧啶衍生物，抗瘤谱较广，对绒毛膜上皮癌及恶性葡萄胎有显著疗效，对结肠癌、直肠癌、胃癌、乳腺癌、头颈部癌等有效，是治疗实体肿瘤的首选药物。

盐酸阿糖胞苷（Cytarabine hydrochloride）

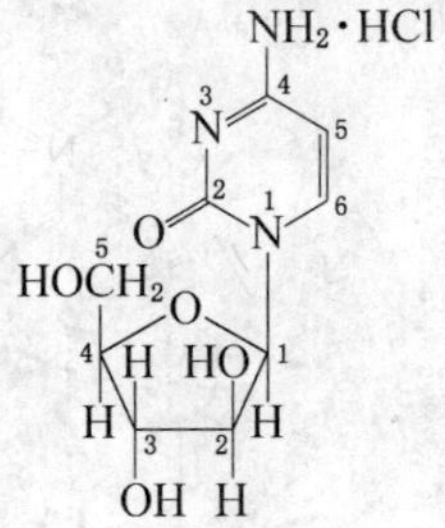

化学名为 1β-*D*-阿拉伯呋喃糖基-4-氨基-2(1H)-嘧啶酮盐酸盐。

本品为白色细小针状结晶或结晶性粉末，mp 190～195 ℃（分解）；极易溶于水，略溶于乙醇，不溶于氯仿；有旋光性，$[\alpha]_D^{25}$ +127°(H_2O)。

本品为嘧啶类抗代谢物，临床主要用于治疗急性粒细胞白血病，对慢性粒细胞白血病的疗效较差；与其他抗肿瘤药合用，可提高疗效；此外，本品还用于治疗带状疱疹病毒所引起的角膜炎等。本品口服吸收较差，通常是通过静脉滴注给药。

巯嘌呤（Mercaptopurine，6-MP）

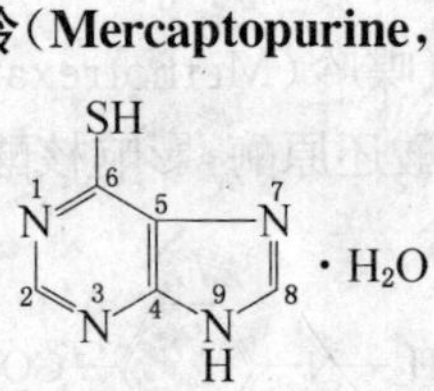

化学名为 6-巯基嘌呤一水合物。

本品为黄色结晶性粉末，无臭，味微甜；极微溶于水和乙醇，几乎不溶于乙醚；遇光易变色。

本品分子中的巯基可与氨反应，生成铵盐而溶解。

本品为嘌呤类抗代谢物，临床对绒毛膜上皮癌和恶性葡萄胎有显著疗效，对急性和慢性粒细胞白血病也有效；缺点是易产生耐药性，不溶于水，显效慢。

甲氨喋呤（Methotrexate，MTX）

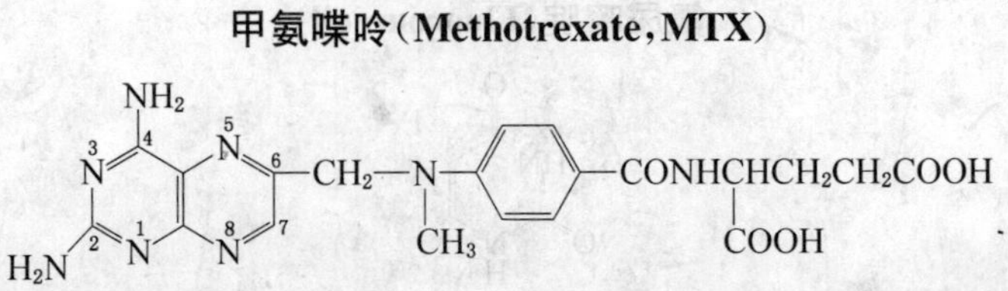

化学名为 *L*-(+)-N-[对-[[(2,4-二氨基-6-喋啶基)甲基]甲氨基]苯甲酰基]

谷氨酸。

本品为橙黄色结晶性粉末；几乎不溶于水、乙醇、氯仿或乙醚，易溶于稀碱溶液，溶于稀盐酸。

本品在强酸性溶液中不稳定，酰胺键发生水解，生成谷氨酸和喋呤酸而失去活性。

本品为叶酸类抗代谢物，临床主要用于治疗急性白血病、绒毛膜上皮癌和恶性葡萄胎，对头颈部肿瘤、乳腺癌、宫颈癌、消化道癌和恶性淋巴癌也有一定的疗效。本品大剂量使用时会引起中毒，可用亚叶酸钙(Calcium Folinate)解救，亚叶酸钙可提供四氢叶酸，与甲氨喋呤合用，可降低毒性而不降低抗肿瘤活性。

24.3 抗肿瘤天然药物

抗肿瘤天然药物主要包括抗肿瘤抗生素、抗肿瘤植物药有效成分及其半合成衍生物。

24.3.1 抗肿瘤抗生素

抗肿瘤抗生素是由微生物产生的具有抗肿瘤活性的化学物质，大多是直接作用于DNA或嵌入DNA中干扰其模板的功能。常用的抗肿瘤抗生素主要有多肽类和醌类两大类。

1) 多肽类抗生素

放线菌素D(Dactinomycin D，更生霉素)是从放线菌 *Streptomyces pervulus* 中分离得到的抗生素。放线菌D与DNA的结合能力较强，但结合的方式是可逆的。它通过抑制以DNA为模板的RNA多聚酶，从而抑制RNA的合成。临床主要用于治疗肾母细胞瘤、恶性淋巴瘤、绒毛膜上皮癌、何杰金氏病、恶性葡萄胎等；与其他抗肿瘤药合用，可提高疗效。

博莱霉素(Bleomycin，争光霉素)是放线菌 *Streptomyces verticillus* 产生的一类水溶性的碱性糖肽类抗生素，可抑制胸腺嘧啶核苷酸掺入DNA，从而干扰DNA的合成。临床上主要用于鳞状上皮细胞癌、宫颈癌和脑癌的治疗。

上述药物结构从略。

2) 醌类抗生素

丝裂霉素C(Mitomycin C)是从放线菌培养液中分离出的一种抗生素，我国发现的自力霉素经证明与其为同一化合物。

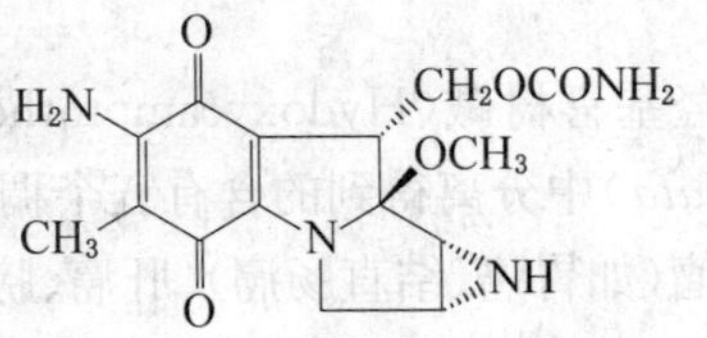

丝裂霉素C

丝裂霉素C临床上用于治疗各种腺癌(如胃、胰腺、直肠、乳腺等)，对某些头颈癌和骨髓性白血病也有效。由于其能引起骨髓抑制，故较少单独应用，通常与其他抗癌药合用。

阿霉素(Doxorubicin，多柔比星)和柔红霉素(Daunorubicin)为蒽醌类抗肿瘤抗生素，也为苷类抗生素。

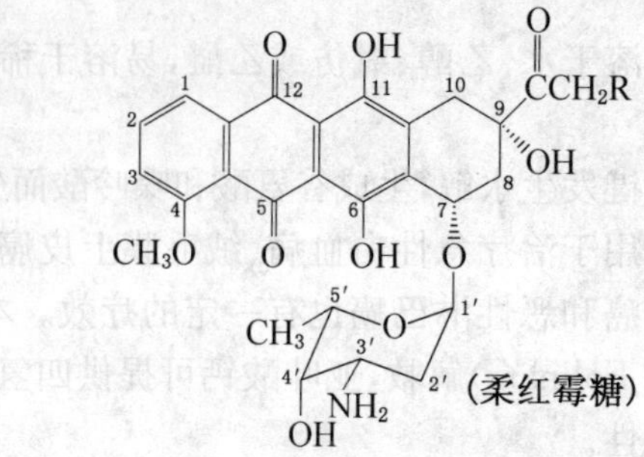

R=H　柔红霉素
R=OH　阿霉素

阿霉素的抗瘤谱较广，不仅可用于治疗急、慢性白血病和恶性淋巴瘤，还可以用于治疗乳腺癌、膀胱癌、甲状腺癌、肺癌、卵巢癌等实体瘤。柔红霉素主要用于治疗急性白血病。阿霉素和柔红霉素的主要毒副作用为骨髓抑制和心脏毒性。对这类抗生素的研究致力于寻找心脏毒性较低的药物，主要是对柔红霉糖的氨基和羟基的改造。

新设计的化合物保留蒽醌母核，用其他有氨基（或烃胺基）的侧链代替氨基糖结构，有可能保持活性而减小心脏毒性，如米托蒽醌（Mitoxantrone）为全合成的药物，其抗肿瘤作用是阿霉素的5倍，心脏毒性较小，临床用于治疗晚期乳腺癌、非何杰金氏病、淋巴瘤和成人急性淋巴细胞白血病的复发。

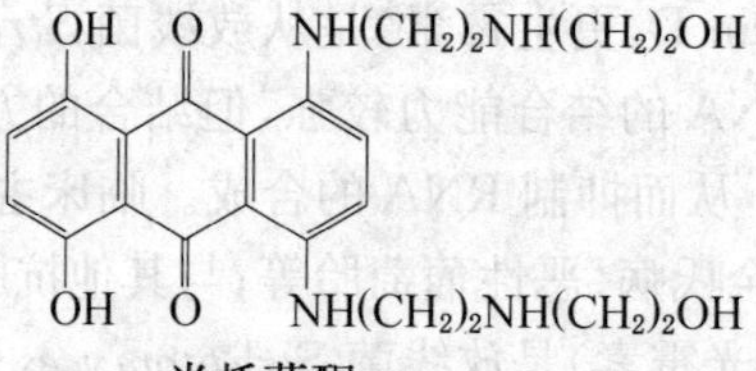

米托蒽醌

24.3.2　抗肿瘤的植物药有效成分及其衍生物

从植物中寻找抗肿瘤药物，在国内外已成为抗肿瘤药物研究的重要组成部分。对天然药物有效成分进行结构修饰而得到一些半合成衍生物，从中寻找疗效更好的抗肿瘤药物，这方面的研究近年来发展较快。

1）喜树生物碱类

喜树碱（Camptothecin）、羟基喜树碱（Hydoxycamptothecin）是从我国特有的珙珂科植物喜树（*Camptotheca accuminata*）中分离得到的含有五个稠合环的内酯生物碱。喜树碱有较强的细胞毒性，对消化道肿瘤（如胃癌、结直肠癌）、肝癌、膀胱癌和白血病等恶性肿瘤有较好的疗效，但毒性较大，而且水溶性差，使其临床应用受到限制。羟基喜树碱的毒性比喜树碱低，但同样不溶于水。

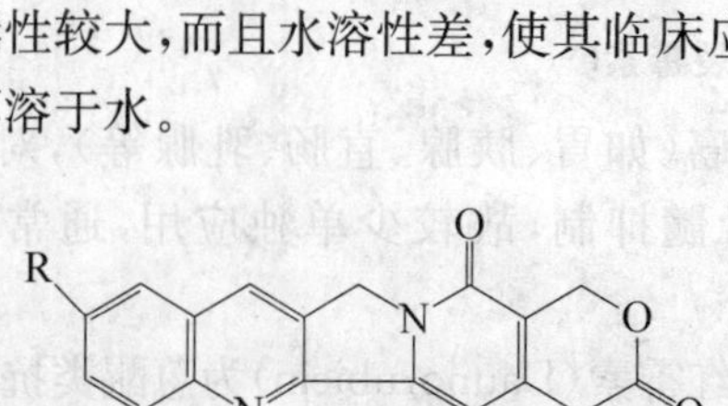

R=H　喜树碱
R=OH　羟基喜树碱

20世纪80年代后期，人们发现喜树碱类药物的作用靶点是哺乳动物的**DNA拓扑异构酶Ⅰ(TopoⅠ)**。**DNA拓扑异构酶(Topoisomerase，Topo)**是调节DNA空间构型的动态变化的关键性核酶，该酶主要包括TopoⅠ、TopoⅡ两种类型。以TopoⅠ、TopoⅡ为靶分子设计各种酶抑制剂，使其成为抗肿瘤药物，已成为肿瘤化疗的新热点。喜树碱类药物是TopoⅠ抑制剂，其抗癌机制并非抑制该酶的催化活性，而是通过阻断酶与DNA反应的最后一步，从而导致DNA断裂和细胞死亡。

近年来人们致力于寻找高效、低毒、水溶性较好的喜树碱衍生物，开发出几种较理想的药物，如伊立替康(Irinotecan，CPT-11)和拓扑替康(Topotecan)等。

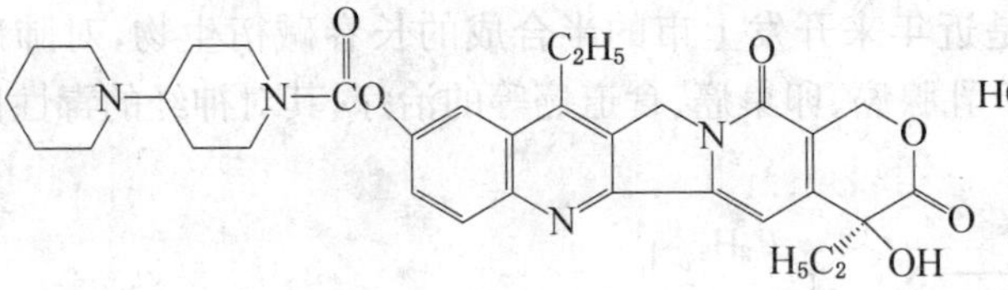

伊立替康

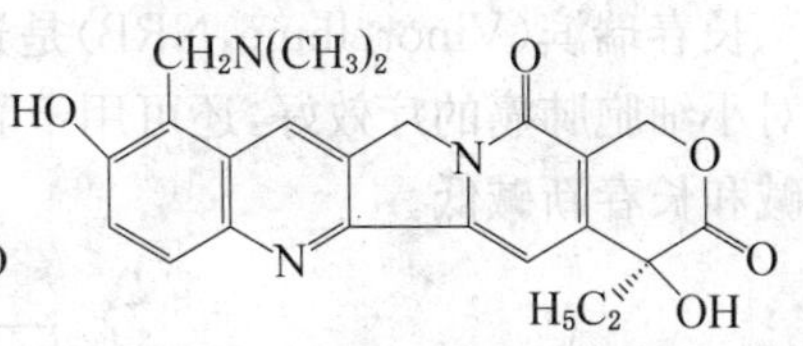

拓扑替康

伊立替康是1994年在日本上市的新的抗肿瘤药物，临床用其盐酸盐，以增加水溶性。主要用于小细胞和非小细胞肺癌、结肠癌、卵巢癌、子宫癌、恶性淋巴瘤等的治疗。拓扑替康是另一个半合成的水溶性喜树碱衍生物，1996年被美国FDA批准上市，主要用于转移性卵巢癌的治疗，对小细胞肺癌、乳腺癌、结肠癌、直肠癌的疗效也很好。

2) 鬼臼生物碱类

鬼臼毒素(Potophyllotoxin)是从喜马拉雅鬼臼(*Podophyllum emodi*)和美洲鬼臼(*Podophyllum peltatum*)的根茎中提取得到的一种生物碱，为一种有效的抗肿瘤成分，但毒性反应严重，不能用于临床。经结构改造，得到半合成的衍生物，如依托泊苷(Etoposide，VP-16)和替尼泊苷(Teniposide，VM-26)。

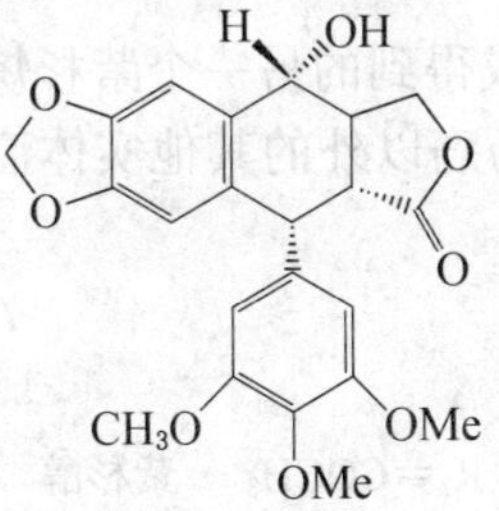

鬼臼毒素

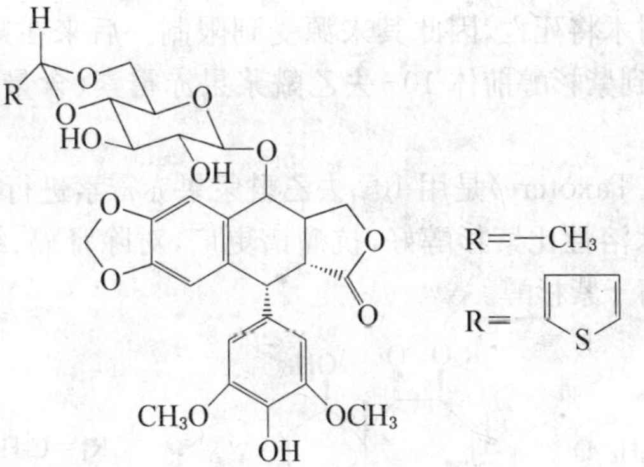

依托泊苷

替尼泊苷

依托泊苷对小细胞肺癌的疗效显著，为小细胞肺癌化疗的首选药物。替尼泊苷的脂溶性高，易通过血脑屏障，为脑瘤的首选药物。

3) 长春碱类

长春碱类抗肿瘤药是由夹竹桃科植物长春花(*Catharanthus*或*Vinca roseal*)分离得到的具有抗癌活性的生物碱，主要有长春碱(Vinblastine，VLB)和长春新碱(Vincristine，

VCR)，它们对淋巴细胞白血病有较好的疗效。

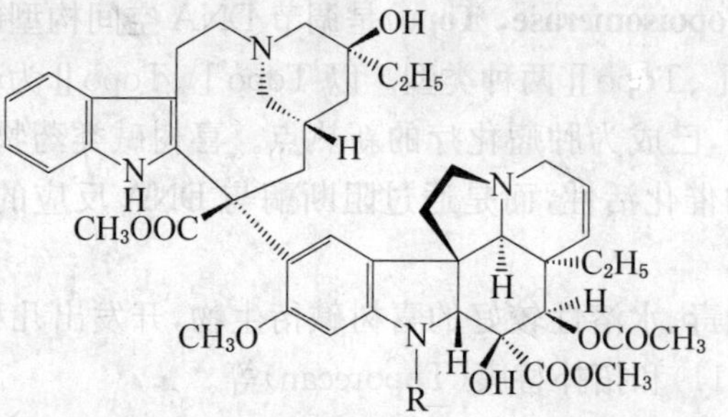

R＝CH_3　长春碱
R＝CHO　长春新碱

长春瑞滨(Vinorelbine，NRB)是近年来开发上市的半合成的长春碱衍生物，对肺癌尤其对小细胞肺癌的疗效好，还可用于乳腺癌、卵巢癌、食道癌等的治疗，其对神经的毒性比长春碱和长春新碱低。

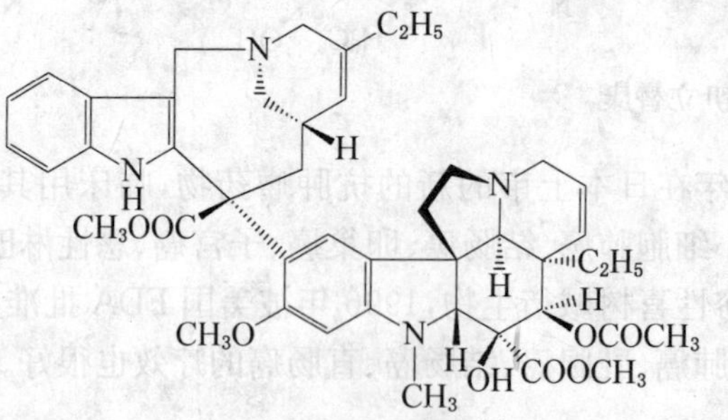

长春瑞滨

4) 紫杉烷类

紫杉醇(Taxol)最先是从美国西海岸的短叶红豆杉(*Taxus breviolia*)的树皮中提取得到的一个二萜类化合物，主要用于治疗卵巢癌、乳腺癌及非小细胞肺癌。

由于紫杉醇在数种红豆杉属植物中的含量很低(最高约 0.02%)，加之紫杉生长缓慢，树皮剥去后，树木将死亡，因此其来源受到限制。后来在浆果紫杉(*Taxus baccata*)的新鲜叶子中提取得到紫杉醇前体 10-去乙酰浆果赤霉素(含量约 0.1%)，以此通过半合成的方法制备紫杉醇。

紫杉特尔(Taxotere)是用 10-去乙酰浆果赤霉素进行半合成得到的另一个紫杉烷类抗肿瘤药物，其水溶性比紫杉醇好，抗瘤谱更广，对除肾癌、结直肠癌以外的其他实体瘤都有效，而且活性高于紫杉醇。

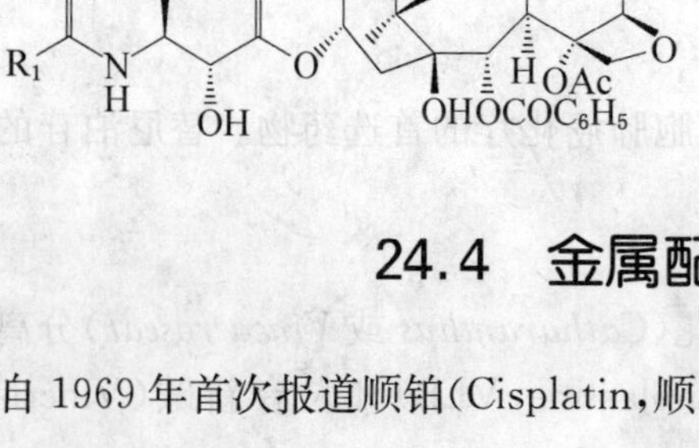

R_1＝C_6H_5　R_2＝$COCH_3$　紫杉醇
R_1＝$OC(CH_3)_3$　R_2＝H　紫杉特尔

24.4 金属配合物抗肿瘤药物

自 1969 年首次报道顺铂(Cisplatin，顺氯氨铂)对动物肿瘤有强烈的抑制作用后，引起人们对金属配合物抗肿瘤药研究的重视，合成了大量的金属配合物，其中尤以铂的配合物研究得最多。

顺铂临床用于治疗膀胱癌、前列腺癌、肺癌、头颈部癌等都具有较好的疗效，但毒副反应大，长期使用会产生耐药性。为了克服顺铂的缺点，用不同的胺类（乙二胺、环已二胺等）和各种酸根（无机酸、有机酸）和铂配合，合成了一系列铂的配合物，如卡铂（Carboplatin，碳铂）是 20 世纪 80 年代上市的第二代铂配合物，其抗瘤谱与顺铂类似，但肾毒性、消化道反应和耳毒性均较低，对小细胞肺癌、卵巢癌的效果比顺铂好，但对膀胱癌和头颈部癌的效果不如顺铂。异丙铂（Iproplatin）是八面体构型的铂配合物，水溶性比顺铂高，抗瘤谱较广，主要用于肺癌、乳腺癌、淋巴肉瘤、白血病等的治疗，其肾毒性很低。

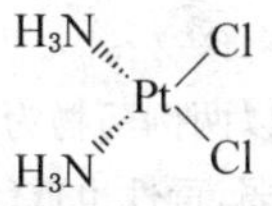
顺铂

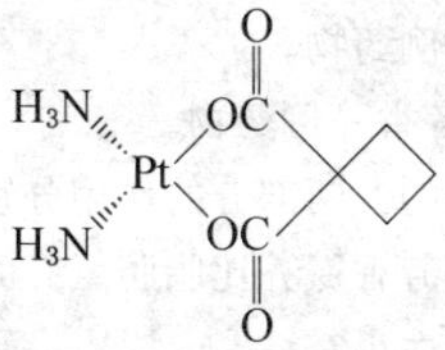
卡铂

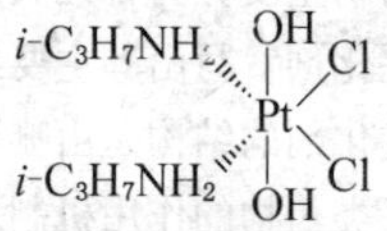
异丙铂

目前正在研究开发第三代抗肿瘤的铂配合物。

顺铂（Cisplatin）

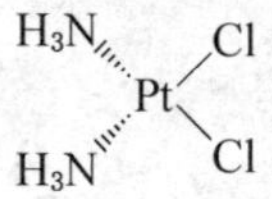

化学名为顺式-二氯二氨合铂。

本品为亮黄色或橙黄色的结晶性粉末，无臭；易溶于二甲基亚砜，略溶于二甲基甲酰胺，微溶于水，不溶于乙醇；本品为顺式异构体，其反式异构体无效。

本品在室温条件下对光和空气稳定，可长期贮存。本品加热至 170 ℃即转化为反式异构体，继续加热至 270 ℃，熔融同时分解成金属铂。

本品的作用机制是使肿瘤细胞的 DNA 停止复制，阻碍细胞的分裂。临床主要用于治疗膀胱癌、前列腺癌、肺癌、头颈部癌、乳腺癌、恶性淋巴癌和白血病等，与甲氨喋呤、环磷酰胺等药有协同作用。本品毒副作用较大，长期使用会产生耐药性。

卡铂（Carboplatin）

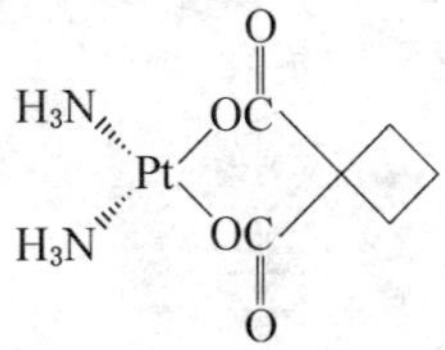

化学名为顺二氨络（1，1-环丁烷二羧酸）铂，又称碳铂。

本品为白色粉末或结晶性粉末，无臭；略溶于水，不溶于乙醇、丙酮、氯仿或乙醚。

本品为80年代设计开发的第二代铂配合物，其抗瘤谱和抗肿瘤活性与顺铂类似，但肾脏毒性及消化道反应较低，临床治疗小细胞肺癌、卵巢癌的效果比顺铂好，对膀胱癌和头颈部癌的效果则不如顺铂。卡铂和顺铂之间没有交叉耐药性。

习　题

1. 解释或举例说明：
   (1) 烷化剂　(2) 5-Fu　(3) 6-MP
   (4) DNA拓扑异构酶抑制剂　(5) 抗代谢物设计原理
2. 抗肿瘤药物主要分为哪几大类？各举一例药物。
3. 什么是烷化剂？写出其主要结构类型，各举一例药物。
4. 氮芥类烷化剂的结构是由哪两部分组成的？两部分的作用分别是什么？试以两例药物为例说明。
5. 试从氮芥类药物的作用机制思考为什么芳香氮芥比脂肪氮芥的抗肿瘤活性弱，毒性也低。
6. 为什么环磷酰胺比其他氮芥类药物的毒性小？
7. 抗代谢抗肿瘤药物是如何设计出来的？试举一例药物说明。
8. 试写出环磷酰胺、卡莫司汀、氟尿嘧啶、巯嘌呤及阿糖胞苷的化学结构及主要临床用途。
9. 以二乙醇胺为原料合成环磷酰胺。

25　甾体化合物和甾类药物

25.1　甾体化合物

甾体化合物广泛存在于动植物体内，其中有些在动物生理活动中起着十分重要的作用。一些植物所含的甾体化合物可以直接作药用。

25.1.1　甾体化合物的基本碳架和命名

甾体化合物结构的基本骨架（甾核）为环戊烷骈多氢菲的四环结构，其中A、B和C环为六元环，D环为五元环。

常见的甾体母核有6种，分别为甾烷、雌甾烷、雄甾烷、孕甾烷、胆烷及胆甾烷。

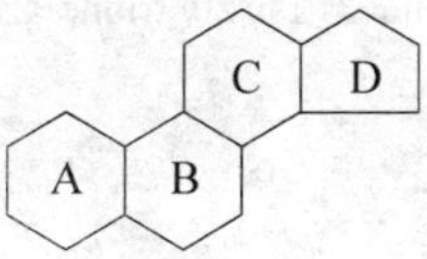

甾烷(gonane)

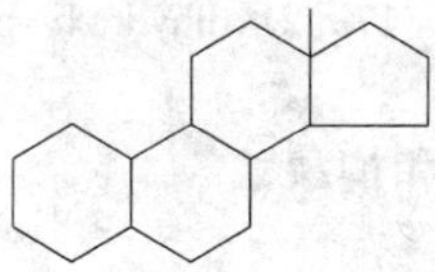

雌甾烷(estrane)

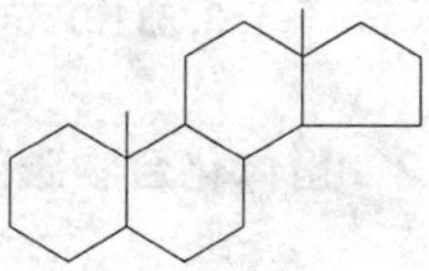

雄甾烷(androstane)

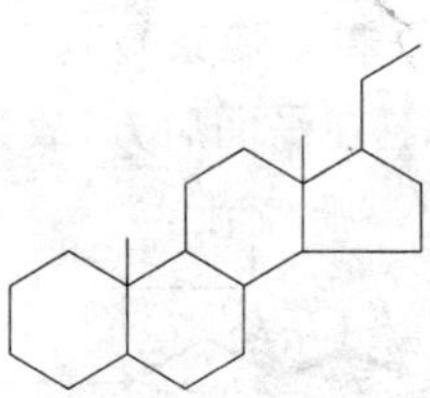

孕甾烷(pregnane)

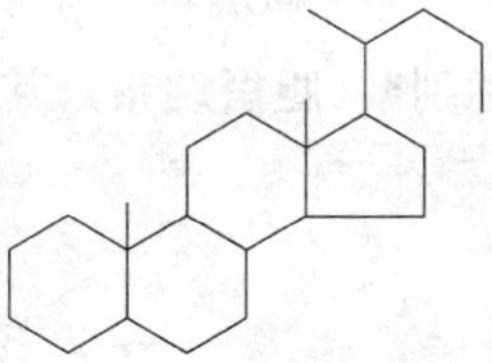

胆烷(cholone)

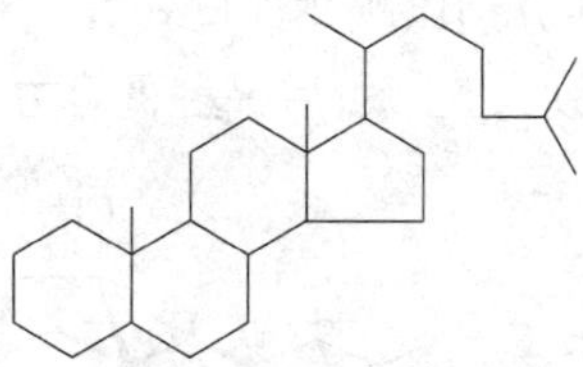

胆甾烷(cholestane)

甾体化合物所有的碳原子都按特殊规定给予编号，以胆甾烷为例。

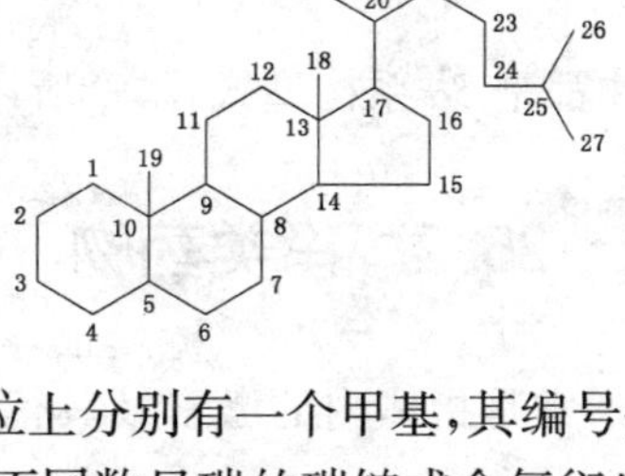

在甾体化合物10位及13位上分别有一个甲基，其编号分别为19和18，这两个甲基称为角甲基。17位上的侧链为含不同数目碳的碳链或含氧衍生物。

甾体化合物命名方法为：选择母核；母核编号；写出取代基或官能团的名称、数目、位置，给出母核名称。有不同构型时应标明其构型。与母核相连的基团以实线相连，表示该基团在环平面的前方，称**β型**；若以虚线相连，表示该基团在环平面的后方，称**α型**，若以波纹线相连，则表示该基团的构型尚未确定。双键位置也用所在碳原子的位置表示，如1，3，5(10)三烯，代表1、2位，3、4位，5、10位存在双键，有时习惯采用"Δ"表示双键，如Δ^4代表4、5位存在双键。

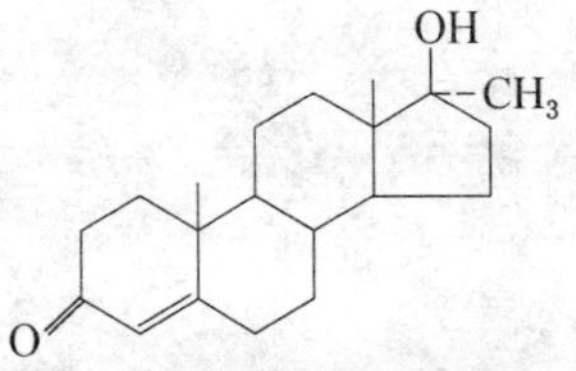

17α-甲基-17β-羟基-雄甾-4-烯-3-酮
17α-methyl-17β-hydroxy-androst-4-ene-3-one

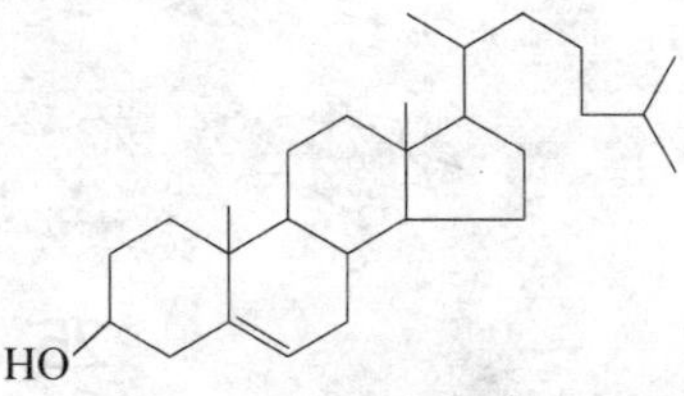

Δ^5-3β-羟基胆甾烯
Δ^5-3β-hydroxycholestene

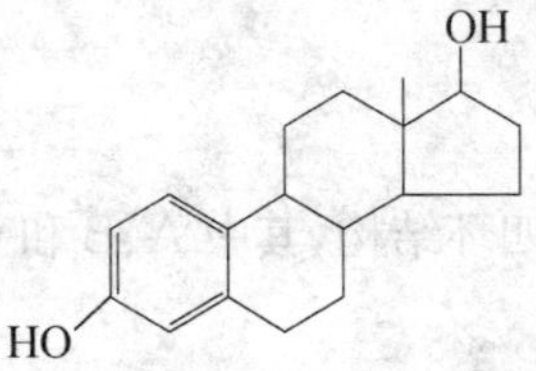

3，17β-二羟基-1，3，5(10)-雌三烯
3，17β-dihydroxy-1，3，5(10)-estratriene

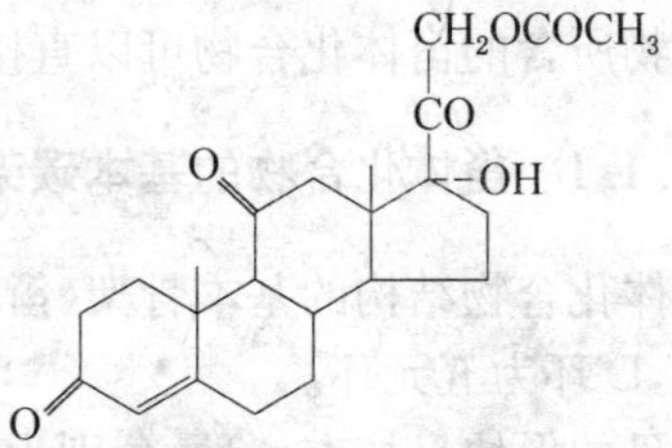

17α，21-二羟基-孕甾-4-烯-3，11，20-三酮-21-醋酸酯
17α，21-dihydroxy-pregn-4-ene-3，11，20-trione-21-acetate

25.1.2 甾体化合物碳架的构型和构象

甾体化合物基本骨架中有6个手性碳原子，理论上A、B、C、D四环应有64(2^6)种稠合方式，由于大多数稠合方式能量高、不稳定，所以绝大部分甾核以BC、CD反式稠合方式存在，AB环分别以顺式或反式方式稠合。前一种稠合方式称**正系**(**粪甾烷系**)，其5位氢在平面前方，故为5β系；后一种稠合方式称**别系**(**胆甾烷系**)，其5位氢在平面后方，故为5α系。

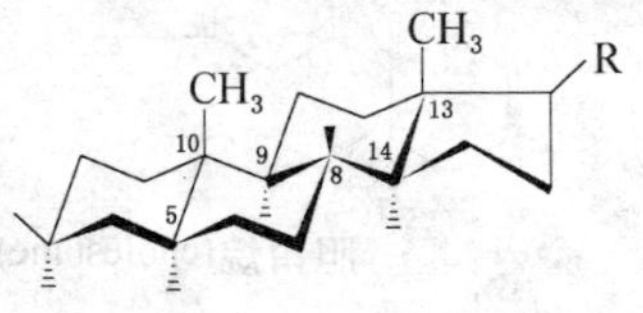

5α系构型式
别系(胆甾烷系)

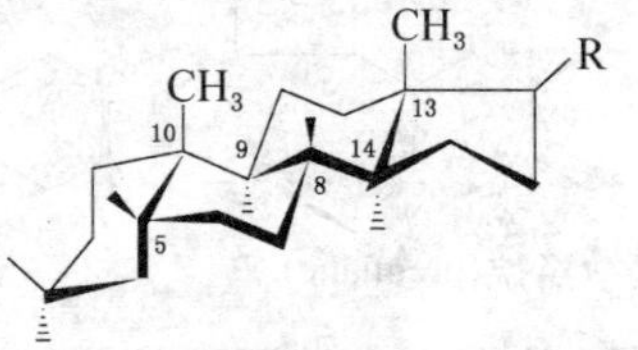

5β系构型式
正系(粪甾烷系)

几乎所有的天然甾类化合物都是5α系构型式，本章所讨论的甾类药物也均属此类。

25.2 甾类药物

甾类药物(**Steroidal drugs**)通常是指体内的激素及其衍生物或结构改造后得到的拮抗剂和激动剂。

甾体激素是一类重要的内分泌激素，在机体发育、生殖、体内平衡等方面有着重要作用。甾体激素分为性激素和**肾上腺皮质激素**(**Adrenocorticoids**)。

天然的甾体激素以极低的浓度(0.1～1.0 nmol/L)存在于体内,其中大部分与血浆蛋白可逆性结合,仅少量以游离态存在,并经扩散通过细胞膜进入靶细胞,与胞内特异性受体结合,产生激素效应。

25.2.1 雌激素

雌激素(Estrogens)是最早被发现的甾体激素,天然的雌激素有雌酮(Estrone)、雌二醇(Estradiol)及雌三醇(Estriol),它们主要由雌性动物卵巢分泌产生,肾上腺皮质及男性睾丸也有少量分泌。在体内,雌激素具有促进雌性动物第二性征发育及性器官成熟,与孕激素一起完成女性性周期、妊娠、授乳等方面的作用;此外,还具有降低胆固醇的作用。临床上用于雌激素缺乏症、性周期障碍、绝经综合症、骨质疏松、乳腺癌和前列腺癌等的治疗,也是口服避孕药的主要成分之一。雌激素类药物包括天然的雌性激素及其衍生物和非甾类雌性激素。

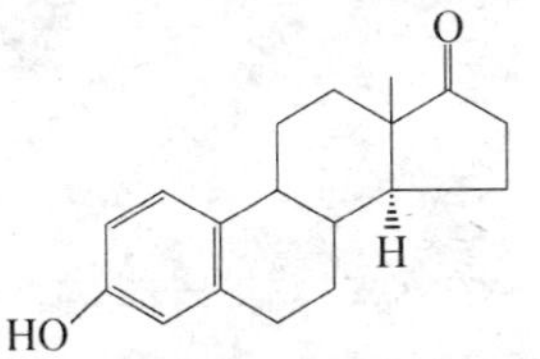

雌酮

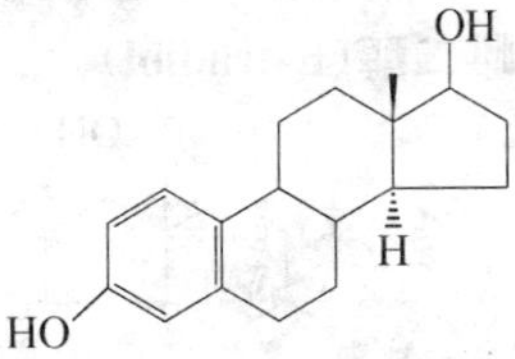

雌二醇

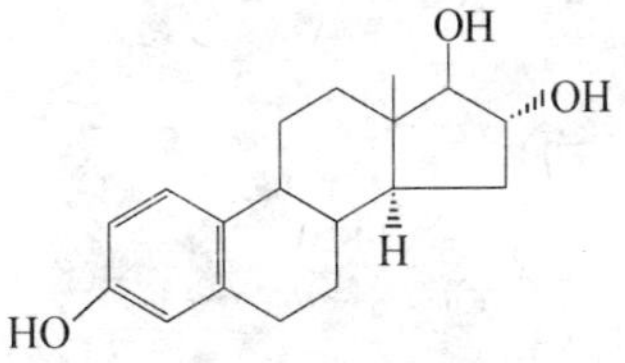

雌三醇

雌酮、雌二醇及雌三醇是20世纪30年代从孕妇尿中分离出来的,它们在体内的生物合成起源于胆固醇。研究发现,许多组织的相关酶能将雌二醇与雌酮实现互变,最终代谢产物均为雌三醇。雌二醇为活性最强的内源性雌激素,雌酮、雌三醇的生物活性分别为雌二醇的1/10、1/30。天然雌激素口服后经胃肠道微生物降解及肝脏的代谢迅速失活,因而口服只有很低的活性。为了延长其半衰期,增强作用效果,常采用两种解决办法:一是将雌二醇的3位或17β位的羟基酯化,使其在体内水解缓慢释放出游离雌二醇而延长作用时间,如雌二醇-3-苯甲酸酯、雌二醇-3,17-二丙酸酯。这类酯的衍生物虽然长效,但仍不能口服,常做成注射剂,供肌注使用;二是在雌二醇分子中17α位引入取代基,如乙炔基,以增大空间位阻,减少在体内相关酶作用下被氧化或羟基化的可能性,使其成为口服有效的药物,如炔雌醇(Ethinylestradiol)、炔雌醚(Quinestriol)。

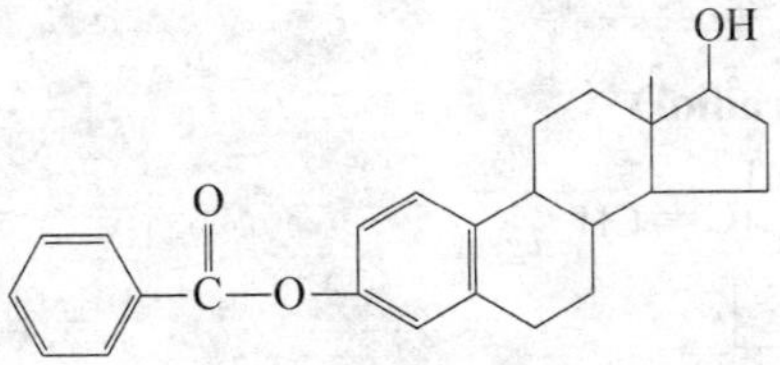

雌二醇-3-苯甲酸酯

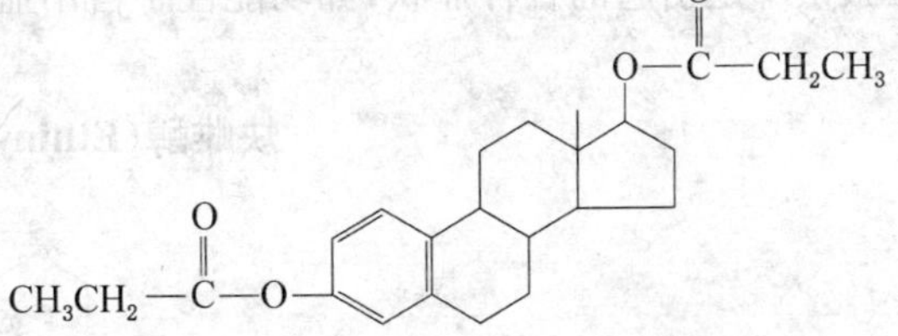

雌二醇-3,17-二丙酸酯

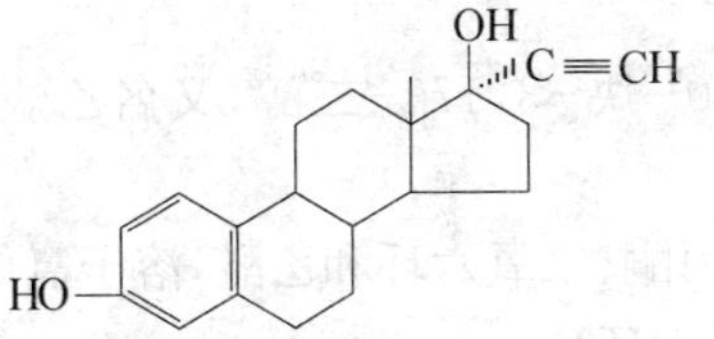

炔雌醇

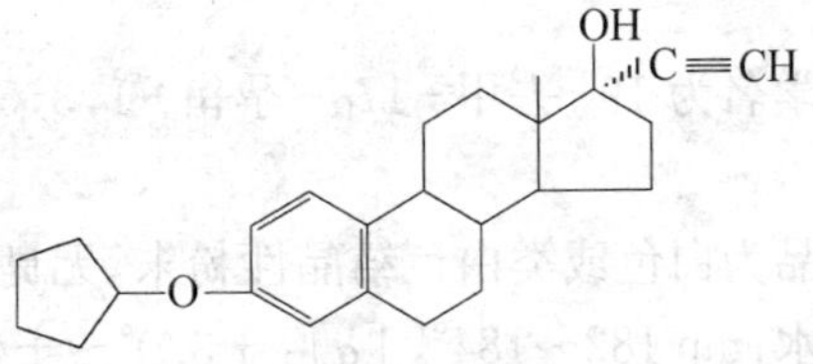

炔雌醚

一些非甾体结构化合物也具有雌激素活性。如反式的1,2-二苯乙烯(Stilbene)的衍生物,因具有与天然雌激素相似的空间结构,故具有雌激素样的活性。如反式己烯雌酚(Diethylstilbestrol),它与雌二醇的分子长度和宽度极为相似,活性相近,且价格便宜,临床上被作为雌二醇的替代品,已被广泛地使用。己烯雌酚必须是反式异构体,顺式异构体的活性仅为反式体的1/10。

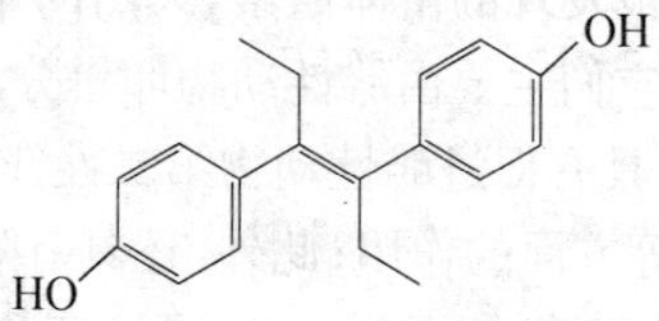

反式己烯雌酚

雌二醇(Estradiol)

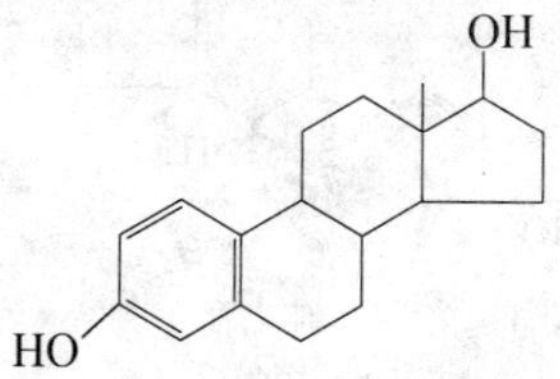

化学名为雌甾-1,3,5(10)-三烯-3,17β-二醇(或见25.1.1)。

本品为白色或乳白色结晶粉末,有吸湿性,无臭无味,几乎不溶于水,略溶于乙醇,溶于丙酮、氯仿、乙醚和碱性水溶液,在植物油中亦可部分溶解;mp 175～180℃,$[\alpha]_D^{25}$ +75～+82°(c=1,二氧六环)。

本品有极强的生物活性,其治疗剂量非常低;10^{-8}～10^{-10} mol/L的浓度对靶器官即能表现出活性。本品口服易被破坏,多采用肌注或外用给药,其血浆蛋白结合率约50%,在体内经肝和肠迅速代谢为活性较弱的雌酮和雌三醇,代谢物与葡萄糖醛酸或硫酸结合后,从尿中排出,仅有少部分以原形排泄。

临床上常用的本品制剂有注射剂、凝胶剂、贴片及口服缓释片,主用于卵巢功能不全或雌激素不足引起的各种症状,如功能性子宫出血,原发性闭经、绝经期综合征等。

炔雌醇(Ethinylestradiol)

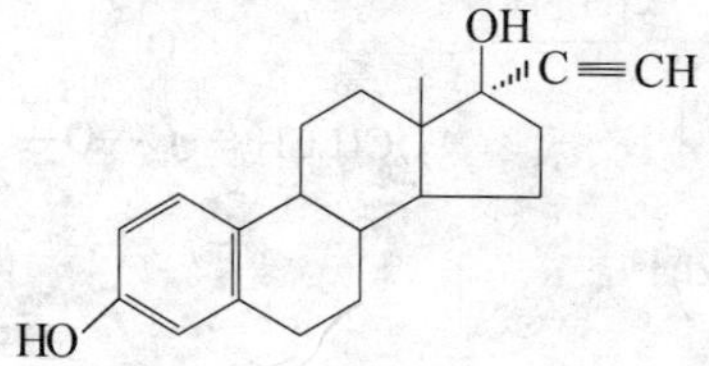

化学名为19-去甲-17α-孕甾-1,3,5(10)-三烯-20-炔-3,17β-二醇,又名乙炔雌二醇。

本品为白色或类白色结晶性粉末,无臭,易溶于乙醇、丙酮、二氧六环和乙醚,溶于氯仿,不溶于水;mp 182～184°,$[\alpha]_D^{24}$ +3.0°～+4.0°(c=2,二氧六环)。

本品为强效雌激素，其活性为雌二醇的7～8倍，己烯雌酚的20倍；口服吸收好，生物利用度约40%～50%，消除半衰期为6～14小时；临床上用于月经紊乱、功能性子宫出血、绝经综合征、子宫发育不全等病症的治疗；与孕激素合用，对抑制排卵有协同作用，增强避孕效果，为口服避孕药中最常用的雌激素，如与炔诺酮或甲地孕酮配伍可制成口服避孕片。

己烯雌酚（Diethylstilbestrol）

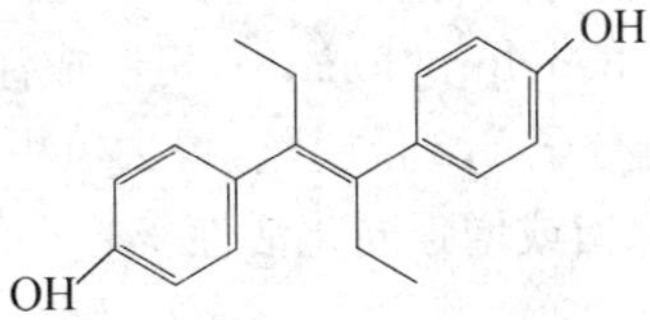

化学名为(*E*)-4,4′-(1,2-二乙基-1,2-亚乙烯基)双苯酚。

本品为白色结晶或结晶性粉末，无臭；溶于乙醇、氯仿、乙醚及脂肪油，几乎不溶于水，溶于稀氢氧化钠溶液；mp 169～172℃。

本品为人工合成的非甾类雌激素，口服吸收良好，其作用为雌二醇的2～3倍，临床用途与雌二醇相同。多制成口服片剂，也可将其溶在植物油中制成针剂使用。

25.2.2 雄激素和同化激素

雄激素（Androgens）具有性和代谢两方面的活性，即具有雄性活性和蛋白同化活性。雄性活性主要指维持雄性生殖器官的发育及促进第二副性征形成的作用；而同化活性包括促进蛋白质的合成代谢，减少蛋白质的分解代谢，促使肌肉发达、体重增加，促使钙磷元素在骨组织中的沉积，加速骨的钙化，促进组织的新生和肉芽的形成等生理作用。经结构改造将同化作用与雄性活性分开，并进一步增强同化作用而发展成的激素类物质，称为同化激素（Anabolic agents）。

1) 雄性激素

1935年，David从公牛睾丸中分离出天然的雄性激素睾酮（Testosterone，睾丸素）。睾酮主要由睾丸间质细胞分泌，肾上腺皮质、卵巢和胎盘也有少量分泌。睾酮进入靶细胞后，经5α-还原酶作用还原为5α-二氢睾酮（5α-DHT），它是雄激素在细胞中的活性形式。5α-二氢睾酮与细胞核中的雄激素受体蛋白结合，产生激素效应。睾酮易在消化道被破坏，体内代谢快，作用时间短，口服无效。将其17位羟基酯化，得丙酸睾酮（Testosterone propinate）等，可增加脂溶性，减慢代谢速度，延长疗效；在17α位引入取代基，使2°醇转变为3°醇，3°醇不易被氧化，同时也增加了空间位阻，使代谢比较困难，如甲睾酮（Methyltestosterone），具口服活性，舌下给药更有效。

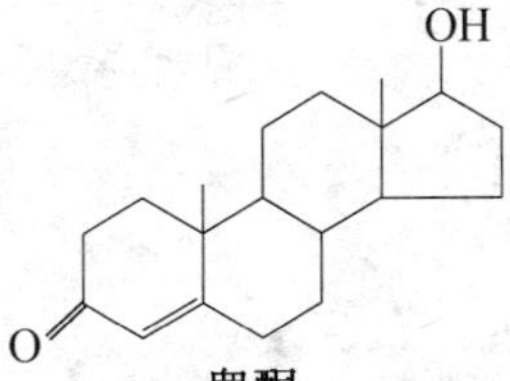

睾酮

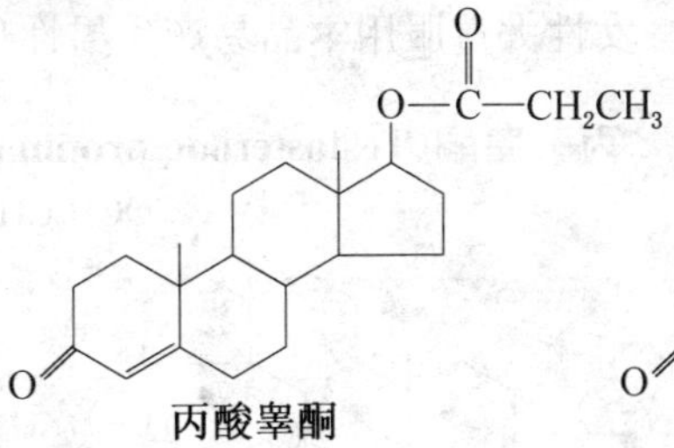

丙酸睾酮

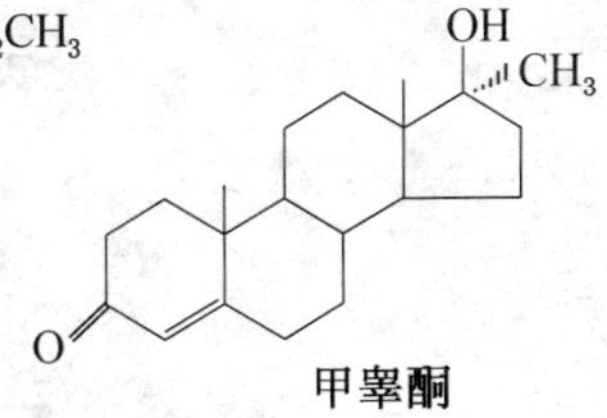

甲睾酮

2）同化激素

睾酮作为同化激素用于临床，但由于它有很强的雄激素活性，故不是理想的同化激素。经过结构改造，可增强同化作用，降低雄性活性。一般结构改造方法为：①2位引入取代基，如羟甲烯龙（Oxymetholone，康复龙），为甲睾酮的结构改造产物，其同化活性为母体的3倍多，雄性活性仅为其1/2。②10位去甲基，常称为19-去甲雄激素。如19-去甲睾酮的同化活性与丙酸睾酮相同，但雄性活性却要低得多。将19-去甲睾酮的17β-羟基用苯丙酸酯化，得苯丙酸诺龙（Nandrolone phenylpropionate），可制成注射剂供肌注使用，作用时间长。③对A环进行改造，如在甲睾酮分子1，2位脱氢，得去氢甲睾酮（Methadienone，美雄酮、大力补）。在9α位引入卤素也可保留或增强同化活性。

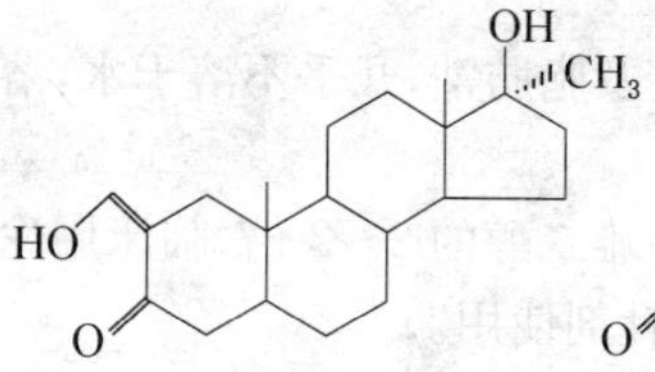

羟甲烯龙

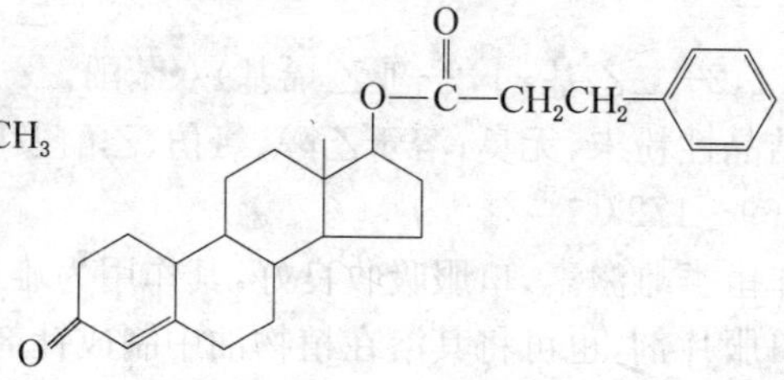

苯丙酸诺龙

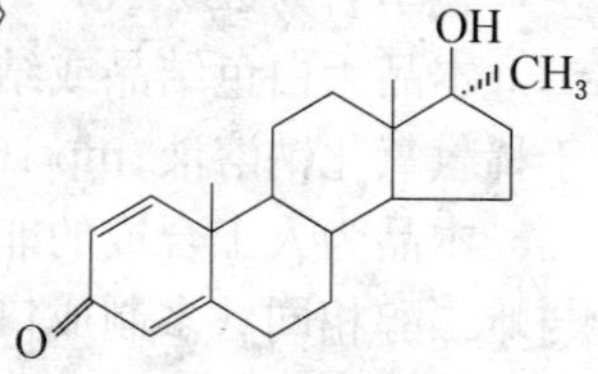

去氢甲睾酮

在睾酮17α位引入乙炔基则得乙炔基睾丸素，出乎意料，它只有微弱的雄激素活性，口服显示强力的孕激素活性，称之为妊娠素（见25.2.3）。

甲睾酮（Methyltestosterone）

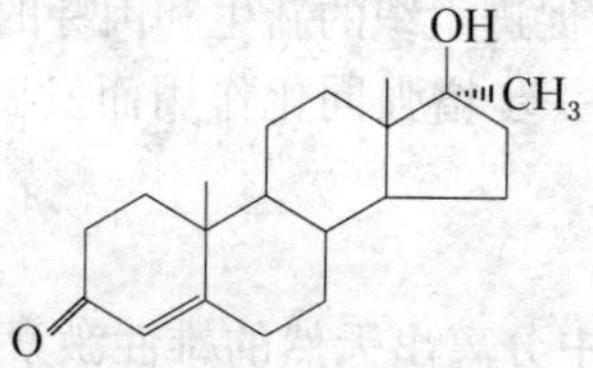

化学名为17α-甲基-17β-羟基-雄甾-4-烯-3-酮，又称甲基睾丸素。

本品为白色或类白色结晶性粉末；无臭、无味，微有吸湿性，遇光易变质；易溶于乙醇、丙酮和氯仿，溶于乙酸乙酯，略溶于乙醚，在植物油中溶解，不溶于水；mp 163～167℃，$[\alpha]_D^{25}$ +79°～+85°（c=1，乙醇）。

本品作用与天然睾酮相同，但口服有效，能从胃肠道吸收，消除半衰期2.7 h；还可从口腔黏膜吸收。由于口服经肝脏代谢失活，降低疗效，故以舌下含服为宜，且不减少剂量。临床上主要用于治疗男性雄激素缺乏所引起的各种疾病，亦可用于女性功能性子宫出血、老年性骨质疏松等病症的治疗。女性大量服用本品易产生男性化的副作用。

丙酸睾酮（Testosterone propinate）

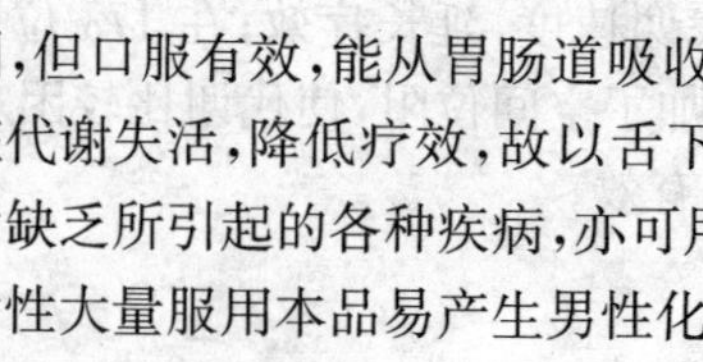

化学名为 17β-羟基-雄甾-4-烯-3-酮丙酸酯，又称为丙酸睾丸素。

本品为白色结晶或类白色结晶性粉末，无臭；极易溶于氯仿，易溶于乙醇、乙醚，溶于乙酸乙酯，微溶于植物油，不溶于水。mp 118～122℃，$[\alpha]_D^{25}$ +83°～+90°(c=10，二氧六环)。

本品作用与睾酮相同，为睾酮的长效衍生物；口服无效，常制成注射剂供肌注使用，且作用时间长久，一次注射给药可维持药效 2～3 天。

苯丙酸诺龙(Nandrolone phenylpropionate)

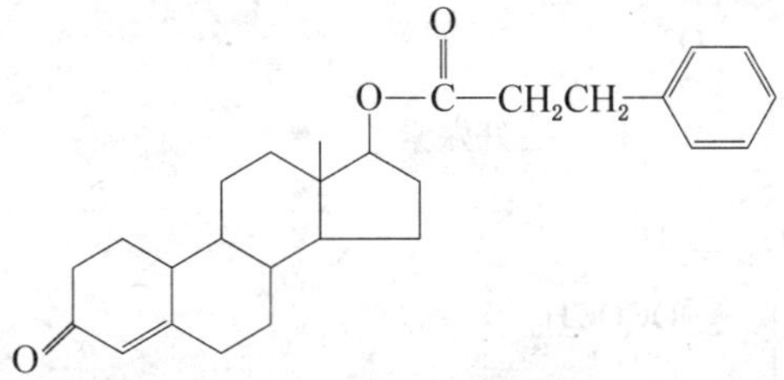

化学名为 17β-羟基-雌甾-4-烯-3-酮苯丙酸酯，又称为苯丙酸去甲睾酮。

本品为白色或类白色结晶性粉末，有特殊臭味；溶于乙醇，略溶于植物油，几乎不溶于水；mp 95～96℃，$[\alpha]_D$ +58°(氯仿)。

本品为 C_{10} 去甲基的雄激素衍生物，由于 C_{10} 失甲基后其雄性活性降低，蛋白同化活性相对增强，为较早使用的同化激素药物。常制成注射剂供肌注使用，且维持作用时间长，达 1～2 周。临床上用于慢性消耗性疾病、严重灼伤、手术前后、骨折不易愈合的骨质疏松症、早产儿、儿童发育不良等疾病的治疗。长期使用本品有轻微男性化作用及肝脏毒性。

25.2.3 孕激素和甾体避孕药

孕激素(Progestins)为孕甾烷类化合物，它是由雌性动物黄体所分泌的。1934 年从雌猪卵巢中分离出活性物质黄体酮(Progesterone)，它具有维持妊娠和正常月经的功能，可用于纠正与此有关的疾患，同时还具有妊娠期间抑制排卵的作用，是天然的避孕药。生物体内还存在其他孕激素，但活性比黄体酮弱许多。

1) 合成孕激素

黄体酮在体内极易代谢失活，因而口服活性很低，临床上只能进行肌肉注射。因此，人们希望通过结构改造找到长效及口服有效的孕激素。有意思的是，在寻找口服孕激素的研究中，第一个成为口服有效药物的不是黄体酮衍生物，而是睾丸酮衍生物妊娠素(Ethisterone)。

因此，按化学结构可将合成孕激素分为黄体酮衍生物及睾丸酮衍生物。

在黄体酮分子中 17α 位引入乙酰氧基，所得化合物有一定的口服活性，在此基础上，在 C_6 上引入双键、卤素或甲基，不仅可提高分子的脂溶性，延长药物作用时间，还可明显增强其孕激素活性，如甲孕酮(Medroxyprogesterone)、甲地孕酮(Megestrol)、氯地孕酮(Chloromadinone)均为典型的口服孕激素，临床常和雌激素配合使用作为口服避孕药。

妊娠素口服有效，将妊娠素分子中 19 位的甲基去掉，得到炔诺酮(Norethisterone)，其孕激素活性为妊娠素的 5 倍。在炔诺酮 18 位增加一个甲基，得炔诺孕酮(Norgestrel)，其活性是炔诺酮的 5～10 倍，它是一个消旋体，其中右旋体无活性，左旋体才是活性成份，被称为左炔诺孕酮(Levonorgestrel)。

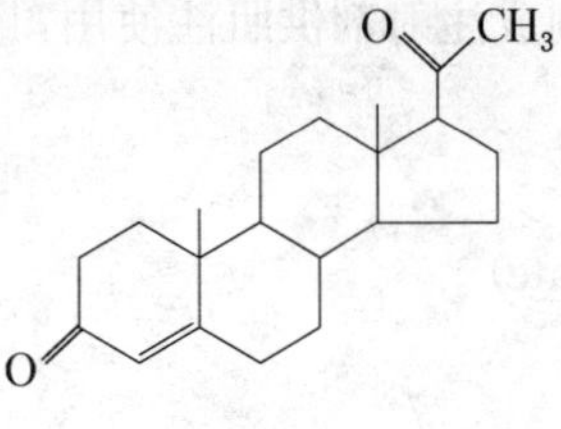

黄体酮

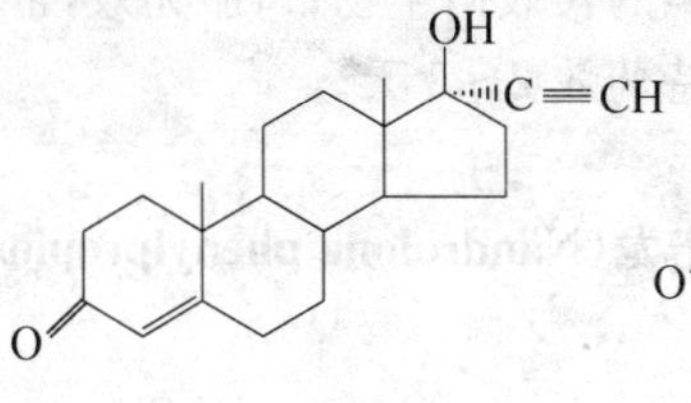

妊娠素

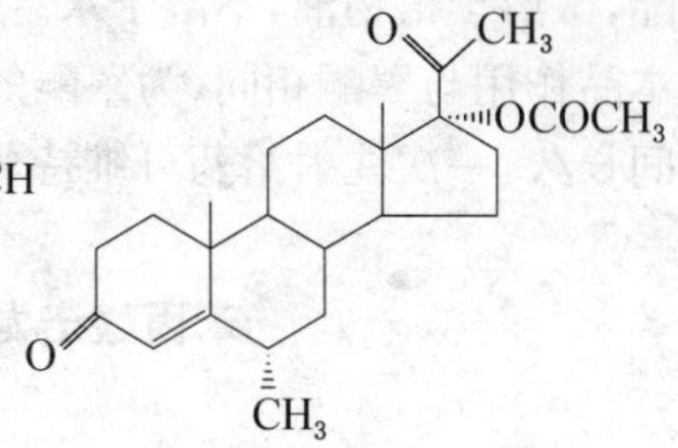

甲孕酮

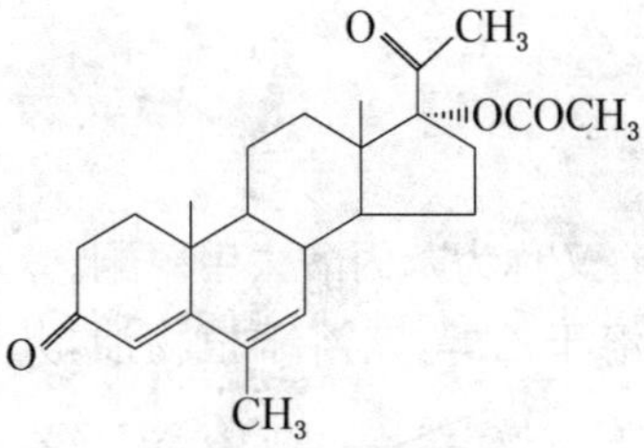

甲地孕酮

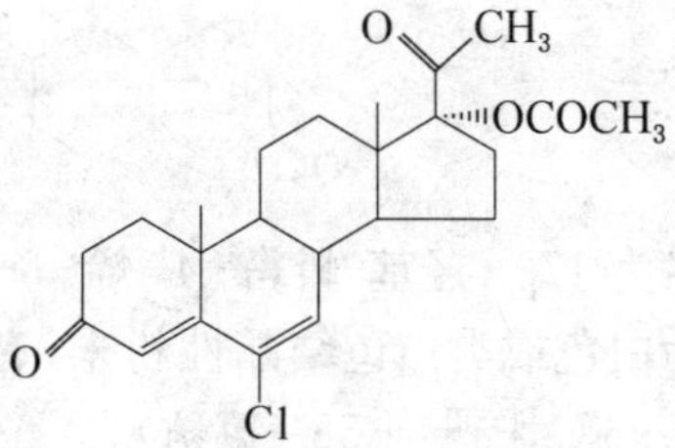

氯地孕酮

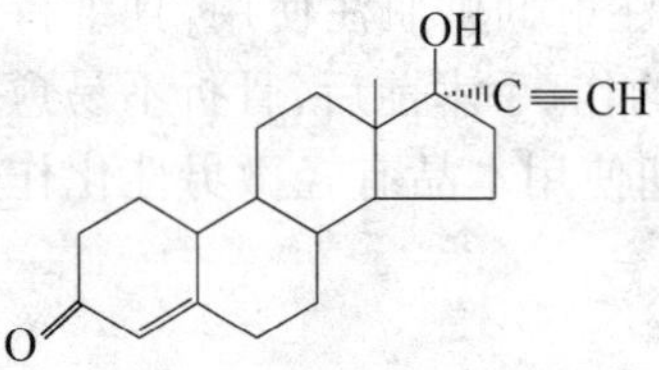

炔诺酮

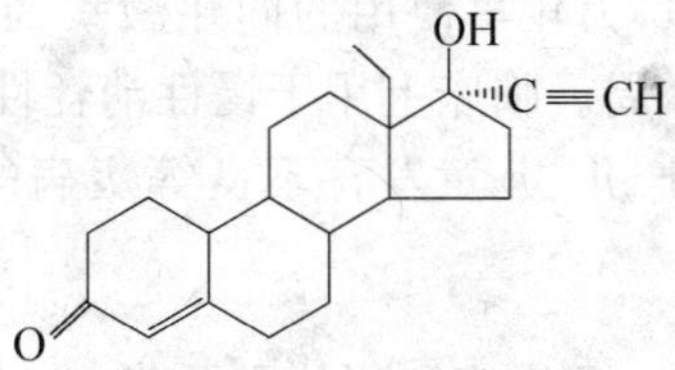

左炔诺孕酮

2）甾体避孕药

20 世纪 50 年代末，出现了口服甾类避孕药(Contraceptives)，它的创制是人类控制生育的重大突破。人类的生殖过程包括卵子的产生、成熟、排卵、受精、着床及胚胎发育等多个环节。阻断任何一个环节，就可达到避孕或终止妊娠的目的。根据作用机理的不同，可将甾类避孕药大致分为抑制排卵、抗着床和抗早孕等类型。甾类避孕药的主要成分为雌激素、孕激素或两者的混合物。根据不同的需要，可将孕激素和雌激素制成多种给药途径(口服、外用、注射等)及时效长短不同的剂型。如由孕激素和短、长效雌激素组成的复方制剂，可分别作为短、长效避孕药，其作用主要是抑制排卵。常见的具有口服活性的孕激素类避孕药已作叙述。

双炔失碳酯(Anorethindrane dipropionate)为 A 环去掉一个碳原子所得到的化合物，它可影响子宫内膜的发育，具有抗着床作用。

抗孕激素米非司酮(Mifepristone)是孕激素拮抗剂，在妊娠早期可诱发流产，来达到避孕的目的。

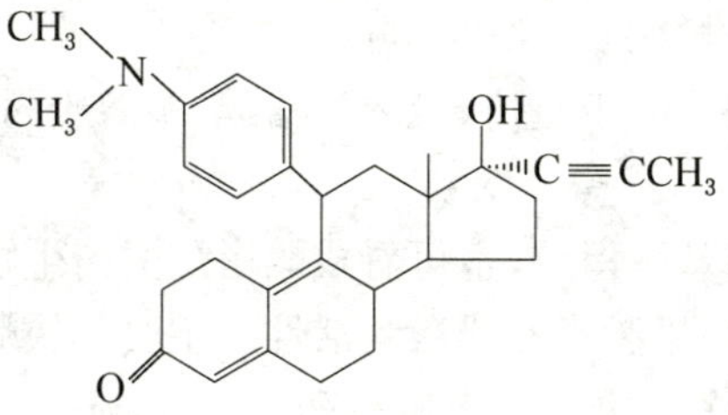

米非司酮

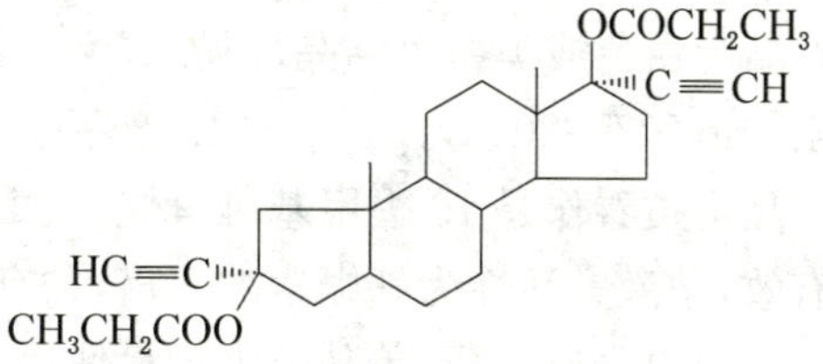

双炔失碳酯

黄体酮(Progesterone)

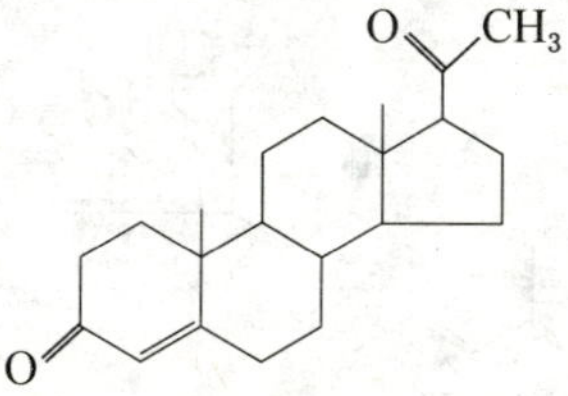

化学名为孕甾-4-烯-3,20-二酮,又名孕酮。

本品为白色或类白色结晶性粉末,无臭无味;极易溶于氯仿,溶于乙醇、丙酮、二氧六环,微溶于植物油,不溶于水。本品有两种晶型,从稀醇溶液中得到棱柱状α-型晶体,mp 127~131℃,从石油醚中结晶得到针状的β-型晶体,mp 121℃,二种晶型生物活性无差别,且可互相转化。$[\alpha]_D^{20}$ +172°~+182°(c=2,二氧六环)。

本品口服经体内迅速代谢而失活,一般采用注射给药,也可舌下含用或阴道、直肠给药。临床主要用于黄体酮不足引起的先兆性流产和习惯性流产、月经不调等症的治疗。

醋酸甲地孕酮(Megestrol acetate)

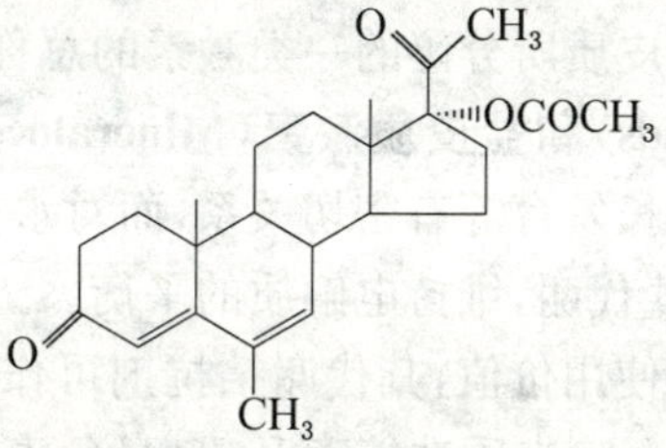

化学名为6-甲基-17α-羟基孕甾-4,6-二烯-3,20-二酮醋酸酯。

本品为白色或类白色结晶或类白色结晶性粉末,无臭、无味;易溶于氯仿,溶于丙酮,乙酸乙酯,略溶于乙醇,微溶于乙醚,不溶于水;mp 214~216℃,$[\alpha]_D^{24}$ +5°(氯仿)。

本品为高效孕激素,口服时孕激素作用约为黄体酮的75倍,注射时约为后者的50倍,无雌激素和雄激素活性。除与雌激素配伍用作口服避孕药外,也可单独作为速效避孕药使用。

炔诺酮(Norethisterone)

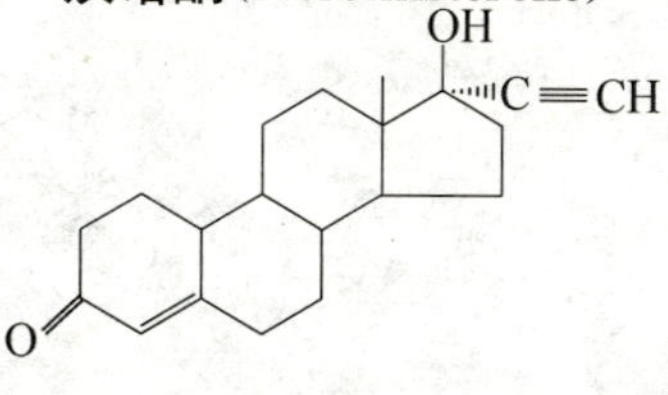

化学名为17β-羟基-19-去甲-17α-孕甾-4-烯-20-炔-3-酮。

本品为白色或类白色结晶性粉末，无臭，味微苦；溶于氯仿，微溶于乙醇，略溶于丙酮，不溶于水；mp 203～204℃，$[\alpha]_D^{20}$ −31.7°(氯仿)。

本品可被看作是19去甲基雄甾烷、或19去甲基孕甾烷，也可看成雌甾烷的衍生物。其口服有效，孕激素活性为妊娠素的5倍，并有轻度的雄激素和雌激素活性。主要与炔雌醇合用作为短效口服避孕药；单独较大剂量使用时，可作为速效探亲避孕药。另外，还可用于功能性子宫出血、不育症、痛经等症的治疗。

左炔诺孕酮(Levonorgestrel)

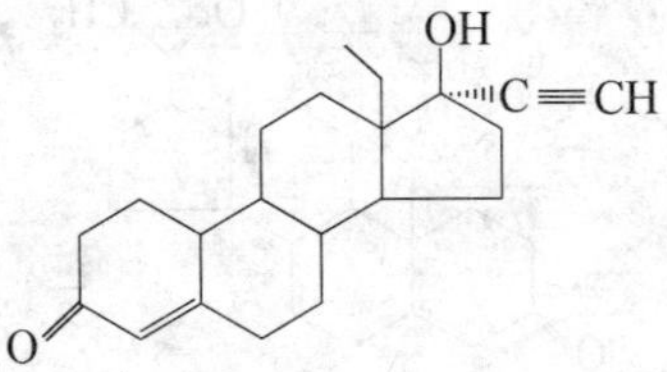

化学名为*D*(−)-17α-乙炔基-17β-羟基-18-甲基-雌甾-4-烯-3-酮。

本品为白色或类白色结晶性粉末，无臭、无味；溶于氯仿，微溶于甲醇，不溶于水；mp 235～237℃，$[\alpha]_D^{20}$ −32.4°(c=0.496，氯仿)。

本品为消旋炔诺孕酮的左旋体，其活性比炔诺孕酮强1倍，故使用剂量可减少一半，是应用较为广泛的一种口服避孕药。与炔雌醇配伍成复方制剂可作为短效口服避孕药；通过剂型的改变，还可制成多种长效避孕药。

25.2.4 肾上腺皮质激素

肾上腺位于肾的上内侧，其髓质分泌儿茶酚胺，而它的皮质合成肾上腺皮质激素，天然的肾上腺皮质激素是由肾上腺皮质所分泌的一类激素的总称。按功能可将肾上腺皮质激素分为**糖皮质激素(Glucocorticoids)**和**盐皮质激素(Mineralocorticoids)**。糖皮质激素主要与机体糖、脂肪、蛋白质代谢和生长发育等有密切关系，而对水盐代谢作用较弱；盐皮质激素的生理功能主要是调节机体水、盐代谢，维持电解质的平衡。

盐皮质激素无确切的临床使用价值，其代谢拮抗剂可作为利尿药。糖皮质激素具有极为广泛的临床用途，如治疗肾上腺皮质功能紊乱、自身免疫性疾病、变态性疾病、感染性疾病、休克、器官移植排斥反应、白血病及其他造血器官肿瘤等。在此仅讨论糖皮质激素。

可的松(Cortisone)及氢化可的松(Hydrocortisone)是天然的糖皮质激素的代表，它们具有较强的生理活性。但天然的糖皮质激素具有保钠排钾的副作用，可引起浮肿，因此通过对其化学结构的修饰，一方面可以延长作用时间，另一方面可增强其糖皮质活性，减少水钠潴留的副作用。

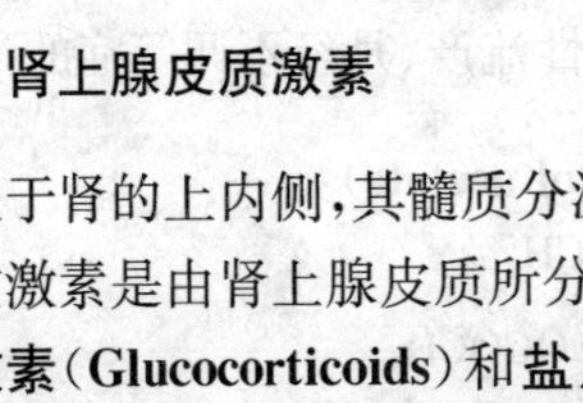

可的松

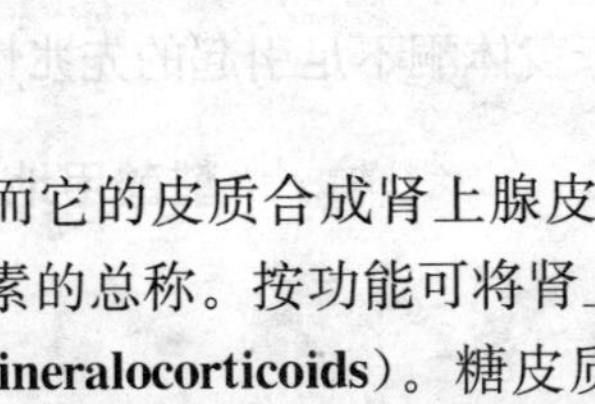

氢化可的松

糖皮质激素的结构改造主要在以下几个方面：

（1）21 位羟基酯化或成盐

将氢化可的松的 21 位羟基酯化，可以增加其稳定性，或者改善分子的溶解性，便于临床用药，如醋酸氢化可的松（Hydrocortisone acetate）和氢化可的松琥珀酸钠（Hydrocortisone sodium succinate），也可将 21 位羟基成盐，如氢化可的松磷酸钠（Hydrocortisone sodium phosphate），改变了药物在水中溶解度小的缺点。

（2）1，2 位引入双键

如将可的松、氢化可的松分子 1，2 位引入双键，分别得到泼尼松（Prednisone）和氢化泼尼松（Prednisolone，泼尼松龙），虽然副作用未明显减少，但抗炎活性增加 4 倍。

（3）9α 位及 6α 位引入卤素

1953 年偶然发现 9α 氟氢化可的松（Fludrocortisone）的抗炎活性为氢化可的松的 11 倍，虽然其盐皮质激素活性也提高百倍以上，但由此可提示新的研究方向。继续进行结构修饰得到氟轻松（Fluocinolone acetonide），其抗炎活性为氢化可的松的 100 倍，但由于钠潴留活性也大幅度增加，故仅作为外用制剂使用。

（4）16，17 位引入甲基及羟基

在 16 位引入甲基，16α，17α 位引入羟基，可明显降低副作用，增强其糖皮质活性，如曲安西龙（Triamcinolone）、曲安奈德（Triamcinolone acetonide）、地塞米松（Dexamethasone）等均为临床常用的糖皮质激素类药物。曲安西龙抗炎作用较氢化可的松强，水钠潴留作用则较轻微，但有其他副作用；曲安西龙 16α，17α 位羟基与丙酮缩合得曲安奈德，其作用更强，是一长效的糖皮质激素类药物；将曲安西龙 16α 位羟基更换为甲基，得地塞米松，其抗炎作用比可的松强 30 倍，显著降低了钠水潴留；将地塞米松 16α 甲基更换为 16β 甲基，得倍他米松（Betamethasone），可用于治疗类风湿病及皮肤病，效果与地塞米松相当。

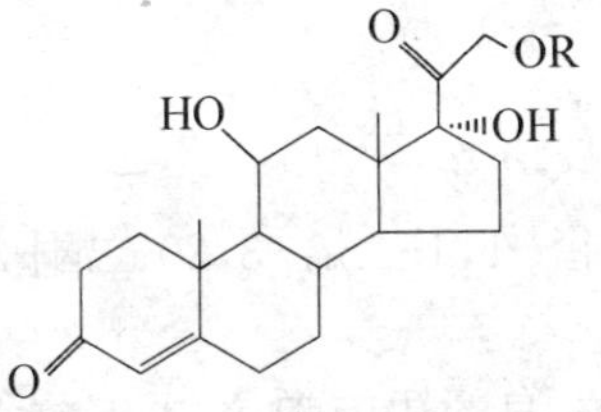

醋酸氢化可的松	R＝CH_3CO－
氢化可的松琥珀酸钠	R＝$Na^{+-}OOCCH_2CH_2CO$－
氢化可的松磷酸钠	R＝Na_2O_3P－

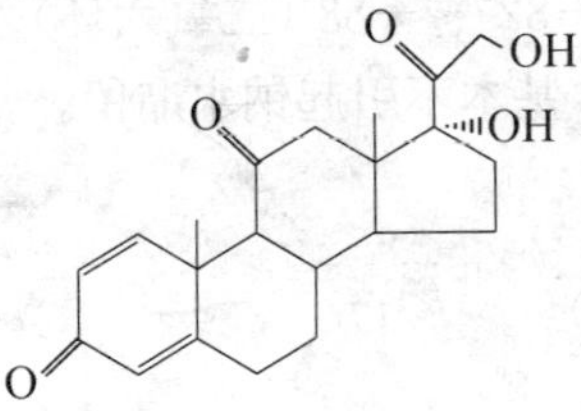

泼尼松

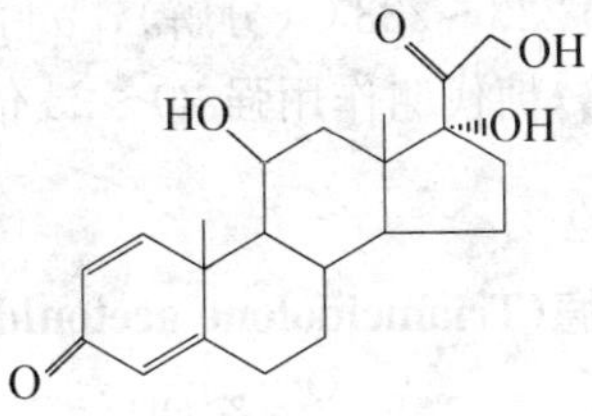

氢化泼尼松

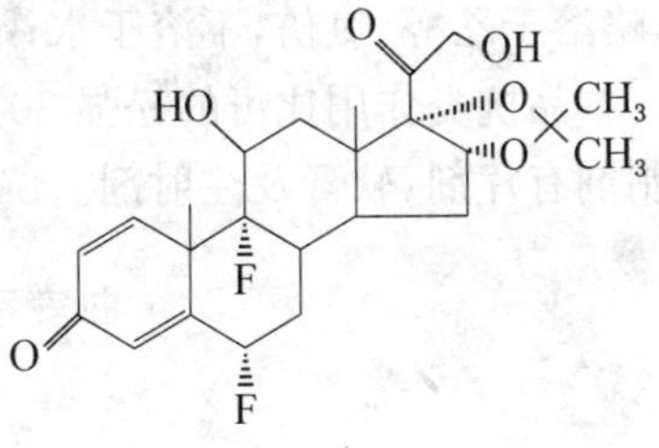

氟轻松

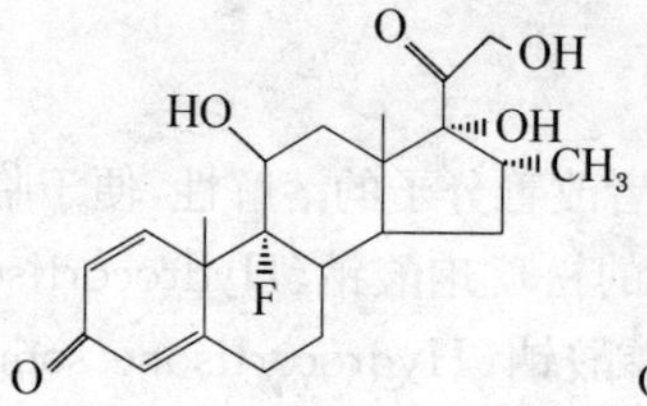

地塞米松

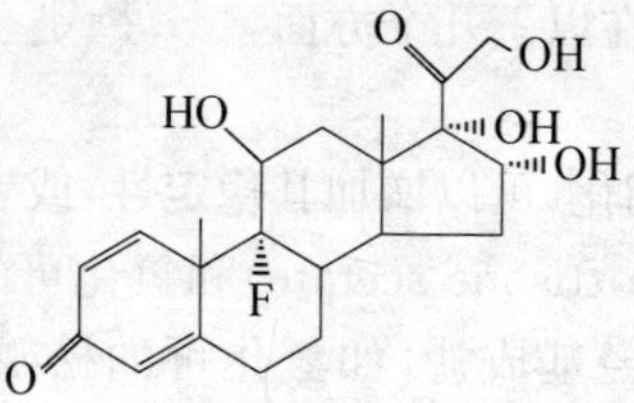

曲安西龙

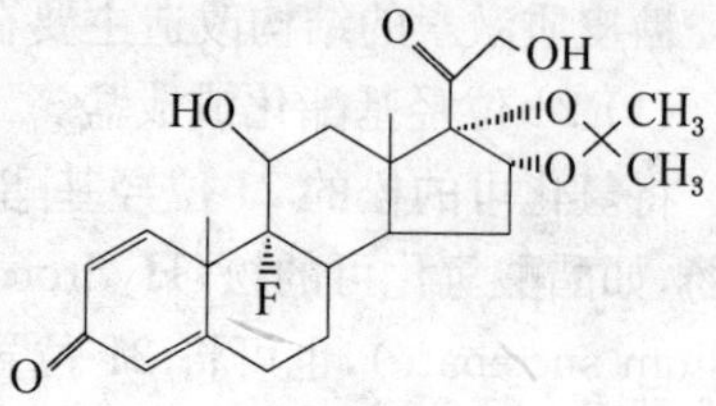

曲安奈德

氢化泼尼松(Prednisolone)

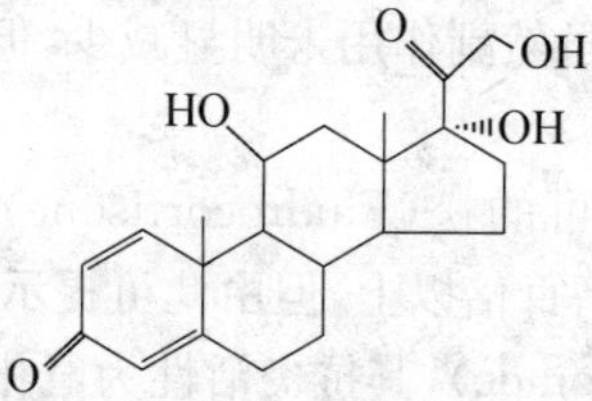

化学名为11β,17α,21-三羟基-孕甾-1,4-二烯-3,20-二酮,又名泼尼松龙,强的松龙。

本品为白色或类白色结晶性粉末,无臭、味苦;溶于甲醇、二氧六环,略溶于丙酮,微溶于氯仿,几乎不溶于水;mp 240～241℃(分解),$[\alpha]_D^{25}$ +102°(二氧六环)。

本品为氢化可的松的衍生物,其抗炎、抗过敏作用较强,水钠潴留和排钾副作用较小。通常转化成醋酸酯、磷酸酯钠盐使用,所用制剂有口服片剂、胶囊剂、眼膏及注射剂等。

醋酸地塞米松(Dexamethasone acetate)

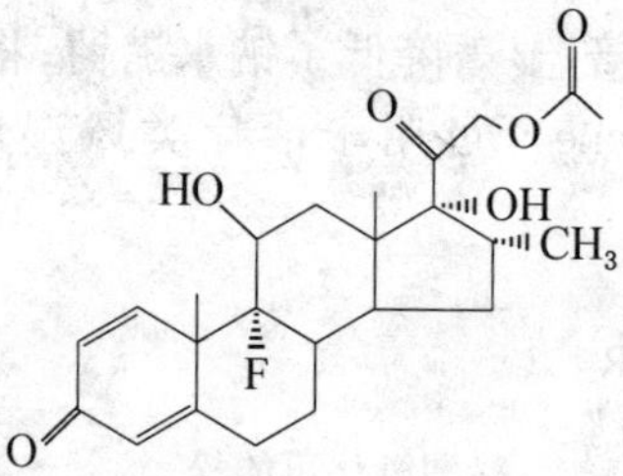

化学名为16α-甲基-9α-氟-11β,17α,21-三羟基-孕甾-1,4-二烯-3,20-二酮-21-醋酸酯,又名醋酸氟美松。

本品为白色或类白色结晶或结晶性粉末,无臭、味微苦;易溶于丙酮,溶于甲醇或无水乙醇,略溶于乙醇、氯仿,不溶于水;mp 223～233℃(分解),$[\alpha]_D^{25}$ +82°～+88°(二氧六环)。

本品抗炎作用比可的松强30倍,糖代谢作用强20～25倍,基本不引起钠水潴留。常用的制剂有片剂、软膏及注射剂。

曲安萘德(Triamcinolone acetonide)

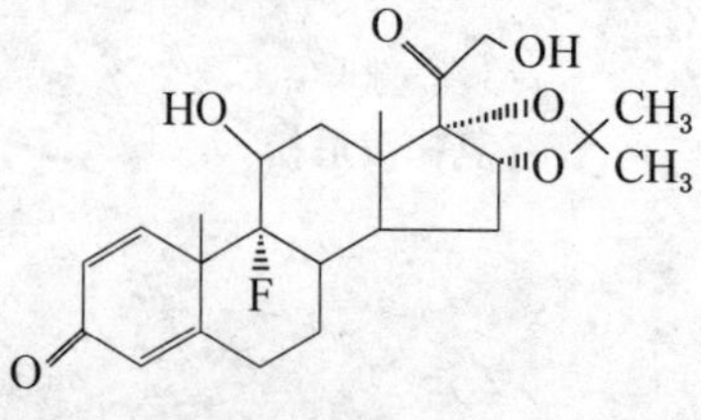

化学名为 9α-氟-11β,21-二羟基-16α,17-[(1-甲基亚乙基)双(氧)]-孕甾-1,4-二烯-3,20-二酮。

本品为白色或类白色结晶性粉末,无臭;溶于氯仿,微溶于甲醇、丙酮、乙酸乙酯,不溶于水;mp 292～294℃,$[\alpha]_D^{23}$ +109°(c=0.75,氯仿)。

本品为曲安西龙的缩醛衍生物,临床上常用其醋酸酯,是一长效的糖皮质激素类药物。其作用机理与曲安西龙相似,但抗炎、抗过敏作用较强且持久,肌注后数小时内生效,经 1～2 日达最大效应,作用可维持 2～3 周。适用于治疗各种皮肤病、过敏性鼻炎、关节痛、支气管哮喘、肩周炎、腱鞘炎、滑膜炎、急性扭伤、慢性腰腿痛及眼科炎症等。临床上使用的制剂有注射剂、气雾剂、软膏、乳膏、滴眼液及洗剂。

氟轻松(Fluocinolone acetonide)

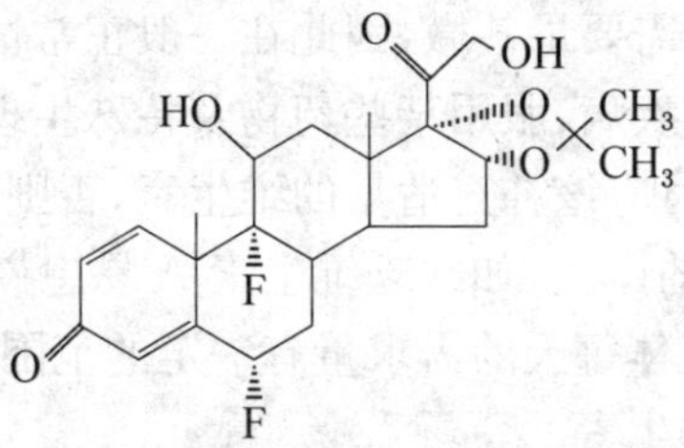

化学名为 6α,9α-二氟-11β,21-二羟基-16α,17-[(1-甲基亚乙基)-双(氧)]-孕甾-1,4-二烯-3,20-二酮。本品为白色或类白色结晶性粉末,无臭、无味;略溶于丙酮、二氧六环,微溶于乙醇,不溶于水;mp 265～266℃,$[\alpha]_D$ +95°(氯仿)。

本品为曲安奈德的 6α 氟代物,其抗炎活性与钠潴留活性均大幅度增加,且后者增幅更大,故仅作为外用制剂,治疗各种皮肤病,如神经性皮炎、湿疹、接触性皮炎、皮肤瘙痒病、牛皮癣、盘状红斑狼疮等,且使用浓度低,疗效快。

习 题

1. 举例说明雌激素、雄激素、孕激素及糖皮质激素的结构特征。
2. 雌二醇为内源性生物活性物质,如何对雌二醇进行结构改造以寻找具有口服活性的雌激素?
3. 试比较己烯雌酚和天然雌二醇的结构有何相似之处?
4. 孕激素最主要的用途是什么? 常用的避孕药是由哪些成分组成的?
4. 为什么大多数肾上腺皮质激素药物的 C_{21} 的羟基都制备成醋酸酯?
5. 半合成孕激素有哪几种结构类型? 各自的先导化合物是什么? 是如何通过结构改造得到的?
6. 糖皮质激素的结构改造主要在哪几方面? 各给出一例药物。

26 维生素

维生素(**Vitamins**)是维持机体正常代谢功能所必需的微量有机物质。哺乳动物所需的维生素绝大多数是从食物中直接摄取的,而有些有机物经体内代谢或在微生物作用下可变成维生素,这类有机物称为维生素原,如β-胡萝卜素即为维生素 A 原,7-脱氢胆固醇为维生素 D_3 原。

机体对各种维生素的每日需要量甚微,因此在一般正常情况下,机体内的维生素不会缺乏,只有在营养不良、患有某些疾病、服用某些药物及特殊生理需要如妊娠、哺乳等情况下会导致维生素的需要量增加,此时应该补充适量的维生素,否则会影响机体的生长发育和正常生理活动,甚至导致某些疾病的产生,如缺乏维生素 A 易患夜盲症,缺乏维生素 D 易患佝偻病等。但维生素不是营养品,机体每天的需求量有一定的范围,服用过量会导致不良反应,甚至产生疾病,因此应合理使用维生素。

目前已发现的维生素有 60 余种,其中有 13 种被世界公认。维生素化学结构各异,生理功能也各不相同,一般可根据溶解度不同将维生素分为脂溶性维生素和水溶性维生素两大类。

26.1 脂溶性维生素

脂溶性维生素(**Fat soluble vitamins**)包括维生素 A(视黄醇)、D(钙化醇)、E(生育酚)、K(凝血维生素)等。它们易溶于大多数有机溶剂,不溶于水;在食物中与脂类共存,并一同被吸收,当脂类吸收不良如肠道梗阻或长期腹泻时,其吸收亦减少;因脂溶性维生素排泄较慢,体内易于积蓄,故摄取过多会引起中毒。

脂溶性维生素中以维生素 A 和维生素 D 在营养上更为重要,缺少它们将分别引起维生素 A 和维生素 D 缺乏症。维生素 E 缺乏病仅在动物实验时观察到。因肠道细菌可以合成维生素 K,所以人类维生素 K 缺乏症多系吸收障碍或因长期使用抗生素和维生素 K 的代谢拮抗剂所致。

26.1.1 维生素 A

1913 年 McCollum 等从动物脂肪及鱼肝油的提取液中得到能显著改善动物生长的脂溶性物质,并发现其能预防及治疗干眼病,称为维生素 A。维生素 A 主要包括维生素 A_1 和维生素 A_2。维生素 A_1 又称视黄醇(Retinol),主要存在于哺乳动物和海水鱼中,如鱼油、脂肪、肝、蛋黄中。维生素 A_2 又称 3-脱氢视黄醇(3-dehydroretinol),主要存在于淡水鱼中,其生物活性为维生素 A_1 的 30%～40%。此外,植物中的β-胡萝卜素(β-Carotene)在体内相关酶的作用下可转化为维生素 A_1,称为维生素 A 原。

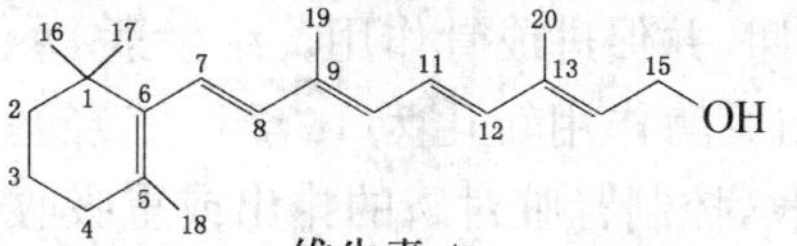

维生素 A_1

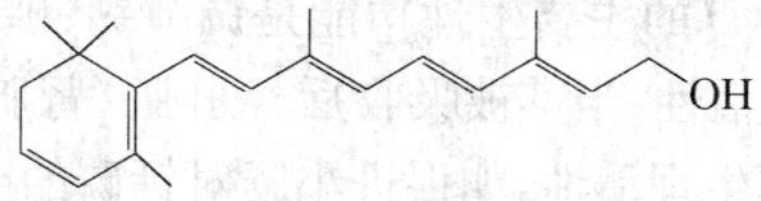

维生素 A_2

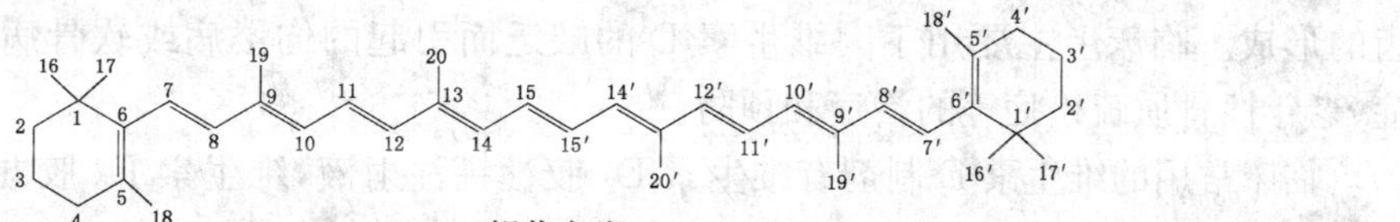

β-胡萝卜素

维生素 A_1 具有多烯结构，其侧链上有 4 个双键，理论上有 16 个顺反异构体，但由于空间位阻，已知的异构体数目少得多。天然维生素 A 主要为全反式结构，仅有少量的 13-Z 型异构体，在各种异构体中，全反式结构的活性最高，其余异构体的活性为全反式结构的二分之一到五分之一。

维生素 A 的结构有高度特异性。改变脂肪侧链的长度、增加环内双键，均使生物活性降低；侧链上的四个双键必须与环内双键共轭，否则活性消失；分子中双键被全部氢化或部分氢化，亦丧失活性；将伯醇基酯化或转化成醛基，活性不变，但转换成羧基（维生素 A 酸）时，其活性仅为维生素 A 的十分之一。

维生素 A 分子结构中不饱和双键的存在，使其对紫外线不稳定，且易被空气氧化，生成环氧化合物，加热、紫外线和重金属离子等可加速其氧化，所以维生素 A 纯品应贮存于铝制容器、充氮气密封置阴凉干燥处保存。

维生素 A 长期贮存，可发生部分异构化，生成 9-Z 型和 11-Z 型异构体，使其活性降低。

为了增加维生素 A 的稳定性，通常将其转化为酯类化合物。临床上常用的维生素 A 类药物有维生素 A 醋酸酯、维生素 A 棕榈酸酯。

维生素 A 具有促进生长、维持上皮组织如皮肤、结膜、角膜等正常机能的作用，并参与视紫质的合成。临床上主要用于因维生素 A 缺乏引起的夜盲症、角膜软化、皮肤干燥、粗糙及黏膜抗感染能力低下等症的治疗；还用于妊娠、哺乳期妇女和婴儿等的适量补充。

26.1.2 维生素 D

维生素 D 是抗佝偻病维生素的总称，目前发现至少有 10 种，均为甾醇衍生物，其中最常见是维生素 D_2（麦角骨化醇，Ergocalciferol）和维生素 D_3（胆骨化醇，Colecalciferol）。维生素 D 常与维生素 A 类共存于鱼肝油中，此外，鱼类的肝脏、脂肪组织以及蛋黄、乳汁、奶油、鱼子中也含有一定量的维生素 D。

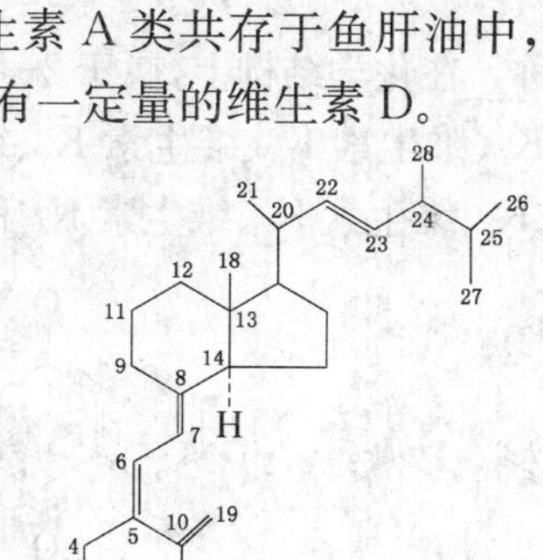

维生素 D_2

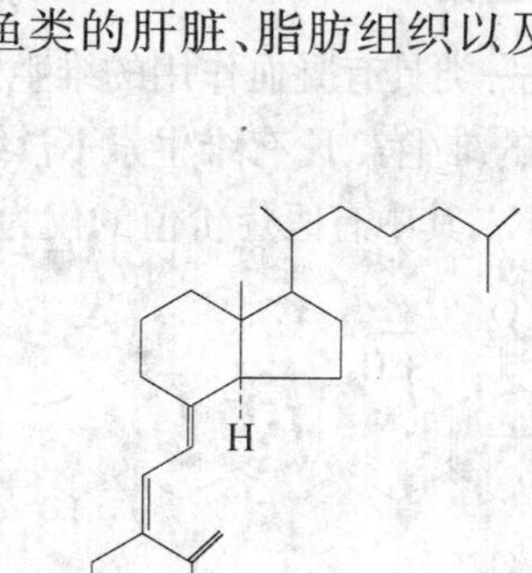

维生素 D_3

维生素 D 的主要生理功能是调节钙、磷代谢，并促进成骨作用。维生素 D_2、维生素 D_3 本身无生理活性，当其被吸收后经肝脏、肾脏相关酶作用转化为 1α,25－二羟基维生素 D_2(D_3)而发挥生理活性，如促进小肠对钙磷的吸收，控制肾脏对磷的排出或重吸收，从而维持血浆中钙、磷的正常水平；促进成骨细胞的形成和促进钙在骨质中的沉积，有助于骨骼和牙齿的形成。临床上主要用于因维生素 D 的缺乏而引起的佝偻病或软骨病、婴儿手足搐搦症、老年性骨质疏松症等的治疗和预防。

临床常用的维生素 D 制剂有维生素 D_2 胶性钙注射液，维生素 D_2 胶丸、片，维生素 D_3 注射液，维生素 AD 胶丸，维生素 AD 滴剂等。

26.1.3 维生素 E

维生素 E 是一类与生育有关的维生素的总称。在化学结构上，均为苯并二氢吡喃衍生物，因其分子中含有酚羟基，与其生理活性及生殖功能有关，故维生素 E 又称为生育酚。已知的维生素 E 有 8 种，即 α、β、γ、δ、ε、$ζ_1$、$ζ_2$ 和 η－生育酚，它们之间因苯环上甲基的位置和数目不同及侧链中双链的数目不同而相互区别。各种异构体显示出不同强度的生理活性，其中 α－生育酚活性最强，δ－生育酚活性最弱。天然的生育酚大都是右旋体，而人工合成品则为消旋体。

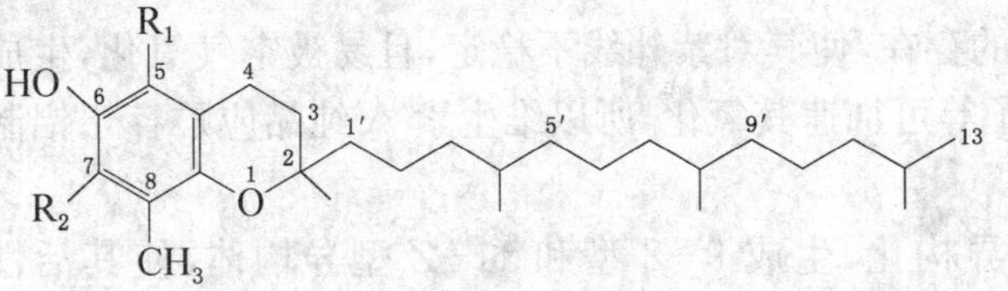

R_1	R_2	
CH_3	CH_3	α－生育酚
CH_3	H	β－生育酚
H	CH_3	γ－生育酚
H	H	δ－生育酚

另外 4 种生育酚为前 4 种相应的 3',7',11'－三烯化合物。

由于维生素 E 结构中含有酚羟基，因此其遇光、空气易被氧化成 α－生育醌及失去甲基的二聚体。为了增加其稳定性，常将其转化为酯的衍生物，如维生素 E 醋酸酯(Vitamin E acetate)。

维生素 E 多存在于植物中，以麦胚油、花生油、玉米油中含量最为丰富。维生素 E 与人和动物的生殖功能有关，具有抗不育作用；另外维生素 E 具抗氧作用，对生物膜的保护、稳定及调控作用，使其具有抗衰老作用。临床上常用于习惯性流产、不孕症及更年期障碍、进行性肌营养不良、间歇性跛行及动脉粥样硬化等的防治，还可用于脂溶性药物的抗氧剂。

临床上常用的维生素 E 制剂有维生素 E 片、胶丸及注射液。

26.1.4 维生素 K

维生素 K 是一类具有凝血作用的维生素的总称。在化学结构上，属于 2－甲基萘醌和萘胺的衍生物。常见的维生素 K 有维生素 K_1、维生素 K_2、维生素 K_3、维生素 K_4、维生素 K_5、维生素 K_6 和维生素 K_7，其中有医疗价值的仅为维生素 K_1、维生素 K_2、维生素 K_3 和维生素 K_4。

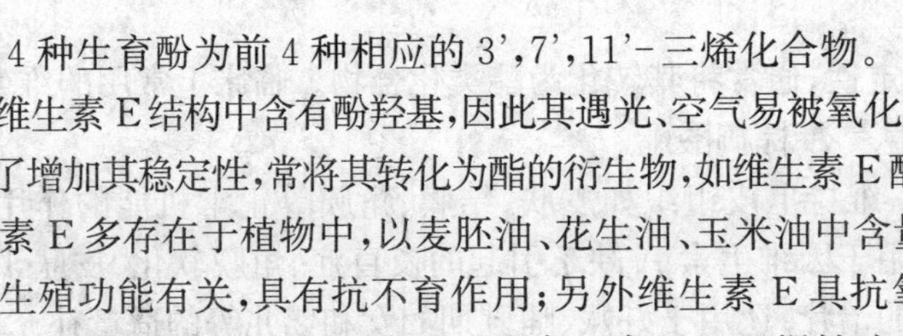

维生素 K_1

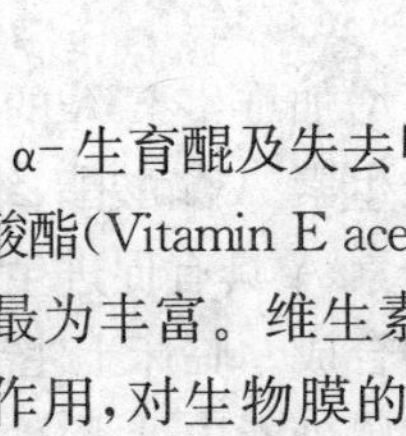

维生素 K_3

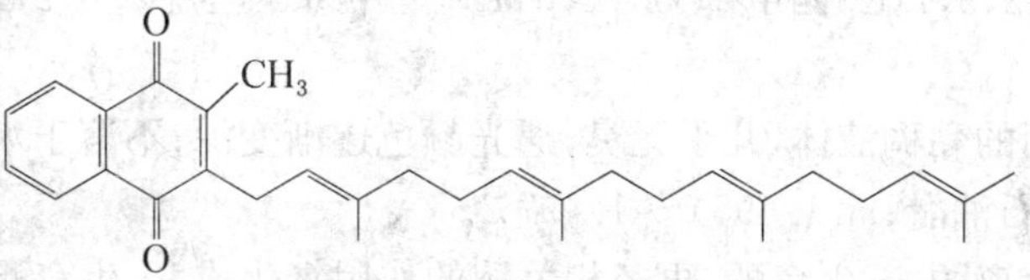

维生素 K_2

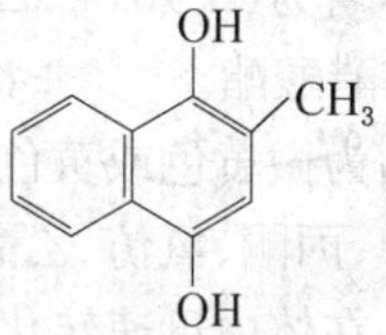

维生素 K_4

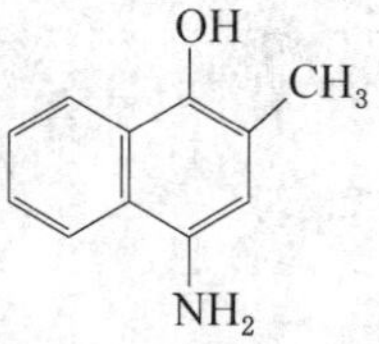

维生素 K_5

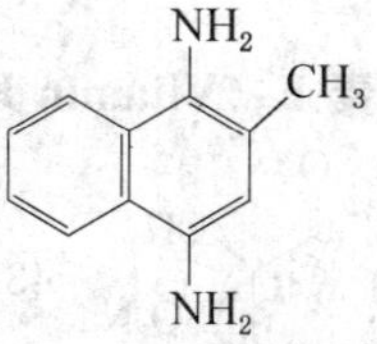

维生素 K_6

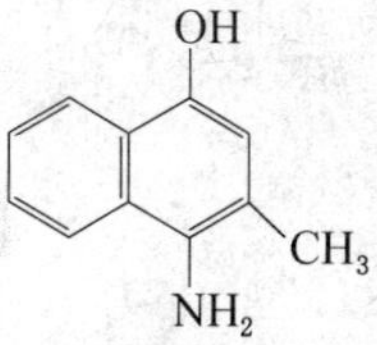

维生素 K_7

维生素 K 主要存在于绿色植物中，尤以苜蓿、菠菜中含量最为丰富；另外人体肠道细菌亦可产生维生素 K，并被机体吸收利用。当长期服用抗菌药物或食物中缺乏绿色蔬菜时可能会发生维生素 K 缺乏症；新生儿因肠道中细菌不足或吸收不良，也可暂时出现维生素 K 缺乏症。

维生素 K 的生理功能主要是加速血液凝固，促进肝脏合成凝血酶原所必需的因子。其中维生素 K_3 的生物活性最强，而维生素 K_1 的作用快而持久。为了增加维生素 K_3 的溶解度，便于临床使用，常将其转化为磺酸钠盐。临床上常用的维生素 K 制剂有维生素 K_1、维生素 K_3 注射液，主要用于凝血酶原过低症、新生婴儿出血症等的防治。

维生素 A 醋酸酯(Vitamin A acetate)

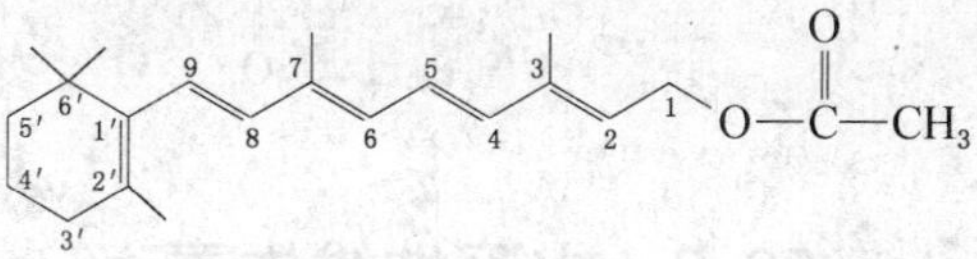

化学名为(全-*E* 型)-3,7-二甲基-9-(2,6,6-三甲基-1-环己烯基)-2,4,6,8-壬四烯-1-醇醋酸酯。

本品为黄色菱形结晶，mp 57～60℃；不溶于水，易溶于乙醇、氯仿和乙醚。本品在体内被酶催化水解生成维生素 A_1，进而氧化成视黄醛(Retinal)和视黄酸(Retinic acid，维生素 A 酸)。

临床上使用的制剂主要有胶丸剂或与维生素 D 组成的复方胶丸和滴剂。

维生素 E 醋酸酯(Vitamin E acetate)

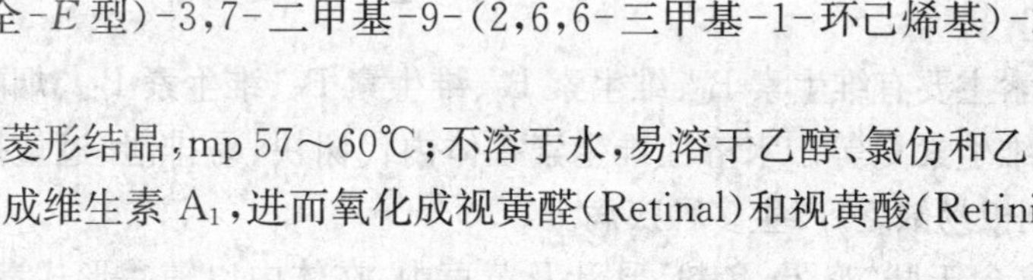

化学名为(±)3,4-二氢-2,5,7,8-四甲基-2-(4,8,12-三甲基十三烷基)-2H-苯并吡喃-6-醇醋酸酯。

本品为微黄色或黄色透明的黏稠液体，几乎无臭，遇光颜色逐渐变深；不溶于水，易溶于无水乙醇、丙酮、氯仿、乙醚和石油醚；n_D^{20} 1.495 0～1.497 2。

本品在体内迅速转化为游离的 α-生育酚，再经相关酶的作用氧化成 α-生育醌和 α-生育酚二聚体，最后与葡萄糖结合经胆汁和肾排出。

维生素 K_3（Vitamin K_3）

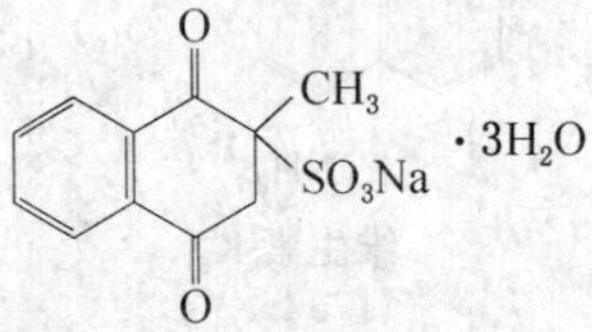

化学名为 2-甲基-1,4-二氧-1,2,3,4-四氢萘-2-磺酸钠盐三水合物。

本品为白色结晶或结晶性粉末，几乎无臭；有引湿性，遇光易变色；易溶于水，微溶于乙醇，不溶于乙醚和苯。

在水溶液中，本品与甲萘醌及亚硫酸氢钠间存在动态平衡，当与空气中的氧气、酸或碱作用时，亚硫酸氢钠分解，平衡被破坏，甲萘醌从溶液中析出。光和热会加速上述变化，加入氯化钠或焦亚硫酸钠可增加其稳定性，故本品宜遮光、贮存在惰性气体中。

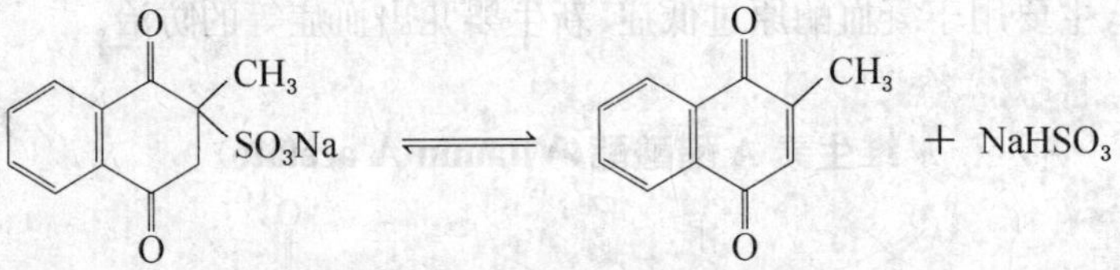

26.2 水溶性维生素

水溶性维生素主要有维生素 B_1、维生素 B_2、维生素 B_6、维生素 B_{12}、烟酸、烟酰胺、生物素、叶酸和泛酸、维生素 C 等。水溶性维生素在体内代谢快、易排泄，过量摄取不易积蓄中毒，若营养不良则极易缺乏，产生多种疾病。

维生素 B_{12} 富含于肝、鸡蛋、鱼粉、乳汁及黄豆中，在体内以辅酶形式参与代谢，促进叶酸、四氢叶酸等辅酶的合成与催化，临床上主用于治疗恶性贫血。

烟酸在体内转化为烟酰胺，而烟酰胺则为辅酶Ⅰ和辅酶Ⅱ的组成部分，在生物氧化中起传递氢的作用，临床上用于粗皮病的治疗。

泛酸广泛存在于动植物组织细胞的原生质中，以酵母、肝脏、蛋黄、麦胚、米糠中最为丰富，泛酸是辅酶 A 的组成成分，与体内的氨基酸、脂肪、糖等代谢相关，人体缺乏泛酸时可出现头痛、运动失调、消化功能紊乱等症状，补充泛酸可使上述症状缓解或消失；另外泛酸是治疗白细胞减少症、原发性血小板减少、紫癜、动脉硬化、心肌梗塞的重要辅助用药。

叶酸广泛存于绿叶、酵母、蘑菇以及动物的肝脏中，以多种辅酶参与一碳单位的代谢，是红细胞生长发育的必需因子,用于治疗巨幼红细胞性贫血。

本节主要讨论维生素 B_1、维生素 B_2、维生素 B_6 和维生素 C。

26.2.1 B 族维生素

B 族维生素是一个大家族,至少包括十余种维生素,其共同特点是:①在自然界常共同存在,最丰富的来源是酵母和肝脏。②从低等的微生物到高等的动物都需要它们作为营养要素。③从化学结构看,除个别外,大多含氮。④该类化合物易溶于水,对酸稳定,易被碱破坏。

1) 维生素 B_1

天然维生素 B_1(Vitamin B_1)存在于酵母、猪肉、米糠、麦麸、车前子、杨梅、花生等各种食物和植物中,粗粮中的维生素 B_1 比精白米、面粉中含量多,维生素 B_1 现主要由人工合成。维生素 B_1 被肌体吸收后转化为具生物活性的硫胺焦磷酸酯,作为脱羧酶的辅酶参与糖的代谢。当缺乏维生素 B_1 时,糖代谢受阻,出现多发性神经炎、肌肉萎缩、下肢浮肿等症状,临床上常称为脚气病;维生素 B_1 还有维持正常的消化腺分泌和胃肠道蠕动的作用,从而促进消化功能。临床上常见的维生素 B_1 制剂有维生素 B_1 片剂及其注射液,用于因维生素 B_1 缺乏而引起的脚气病及消化不良等疾病的治疗。

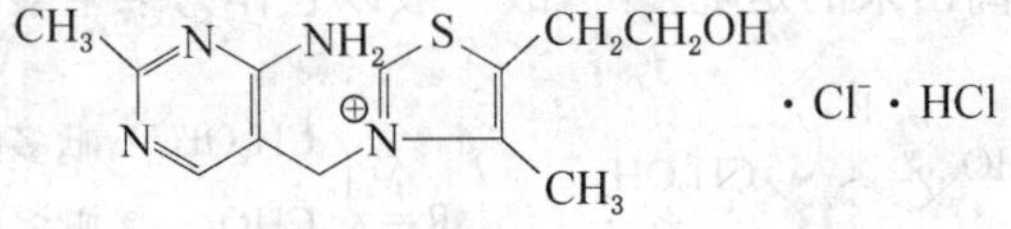

维生素 B_1

维生素 B_1 化学名为氯化-4-甲基 3-[(4-氨基-2-甲基-5-嘧啶基)甲基]-5-(2-羟乙基)噻唑盐酸盐,又名盐酸硫胺。

维生素 B_1 为白色结晶性粉末,味苦,有较强的吸湿性;mp 245~250℃(分解);易溶于水,微溶于乙醇,不溶于乙醚;1%~1.5%的水溶液 pH 为 2.8~3.3。

维生素 B_1 在固体状态时,性质稳定。其水溶液随 pH 值升高稳定性减小,在碱性溶液中很快分解,继而可部分氧化成具荧光的硫色素,遇光或有铜、铁、锰等金属离子存在时,能加速氧化反应。

维生素 B_1 在体内吸收慢,且易被硫胺酶破坏而失效,针对这些缺点,相继合成了一些衍生物,如丙舒硫胺(Prosultiamine)、呋喃硫胺(Fursultiamine)、奥扎硫胺(Octotiamine)等(结构略),现已应用于临床。

2) 维生素 B_2

化学名为 7,8-二甲基-10-(*D*-核糖型-2,3,4,5-四羟基戊基)异咯嗪,又名核黄素。

维生素 B_2(Vitamin B_2)为橙黄色结晶性粉末,微臭、味微苦;mp 278~282℃(分解),微溶于水,不溶于乙醇和氯仿;由于硼砂和烟酰胺可增加本品在水中的溶解度,故可作为维生素 B_2 制剂的助溶剂。

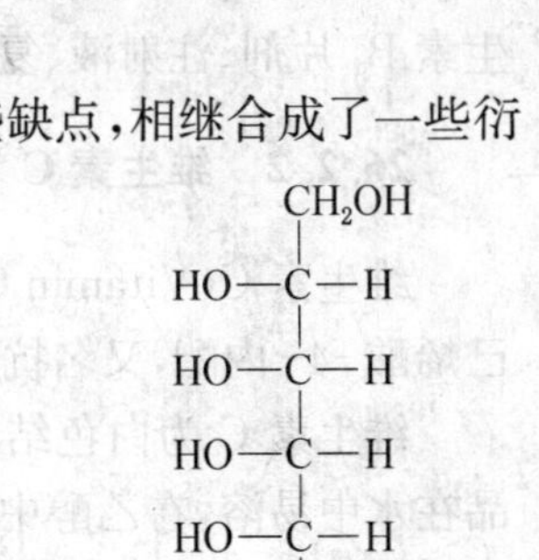

维生素 B_2

维生素 B_2 为两性化合物,可溶于酸和碱,其饱和水溶液的

pH 值为 6。其水溶液呈黄绿色荧光。由于分子中异咯嗪环的 1 位和 5 位间构成共轭双键体系,易发生氧化还原反应,故维生素 B_2 有氧化型和还原型两种形式,在体内氧化还原过程中起传递氢的作用。

维生素 B_2 对光线极不稳定,分解速度随温度升高而加速;在酸性或中性液中分解为光化色素,在碱性液中分解成感光黄素。

维生素 B_2 在矿酸水溶液中较稳定,但在碱性液中极易变质分解。

维生素 B_2 广泛存在于动植物中,其中以米糠、酵母、肝、蛋黄中含量最为丰富,药用的多为人工合成品。研究表明维生素 B_2 在体内经磷酸化后生成黄素单核苷酸和黄素腺嘌呤二核苷酸,以辅酶形式参与糖、脂肪、蛋白质的代谢而发挥作用。当机体缺乏维生素 B_2 时,影响正常的氧化还原过程,使代谢受阻而发生病变,如口角炎、唇炎、舌炎、眼结膜炎和阴囊炎等。

临床上维生素 B_2 主要用于因微生物中维生素 B_2 的缺乏所引起的各种黏膜及皮肤炎症。常用的制剂有维生素 B_2 片剂及注射液;另外为了延长其作用时间,将其酯化,制成月桂酸酯,为长效核黄素(Riboflavin laurate)。

3) 维生素 B_6

维生素 B_6(Vitamin B_6)包括吡多醇、吡多醛、吡多胺,它们均为四取代吡啶衍生物,且可互相转化。由于最初分离出来的是吡多醇,故一般以它作为维生素 B_6 的代表。

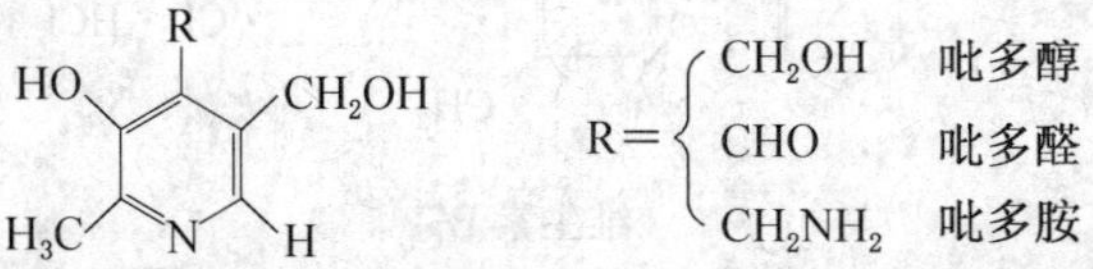

维生素 B_6 干燥品对空气和光稳定,水溶液可被空气氧化变色,随 pH 升高氧化加速;在中性溶液中加热发生聚合而失去活性。另外与三氯化铁作用呈红色,与硼酸可形成配合物。

维生素 B_6 在体内经磷酸化代谢形成各自的 5-磷酸酯,以辅酶形式参与氨基酸的代谢。缺乏维生素 B_6 可产生呕吐、中枢神经兴奋等症状,临床上用于治疗因放射治疗引起的恶心、妊娠呕吐及异烟肼等药物引起的周围神经炎、白细胞减少症、痤疮、脂溶性湿疹等病症。维生素 B_6 在动植物中分布很广,谷类外皮含量尤为丰富。临床上常用的维生素 B_6 制剂有维生素 B_6 片剂、注射液、复方维生素 B 片及注射液。

26.2.2 维生素 C

维生素 C(Vitamin C)化学名为 *L*(+)-苏糖型-2,3,4,5,6-五羟基-2-己烯酸-4-内酯,又名抗坏血酸(Ascorbic acid)。

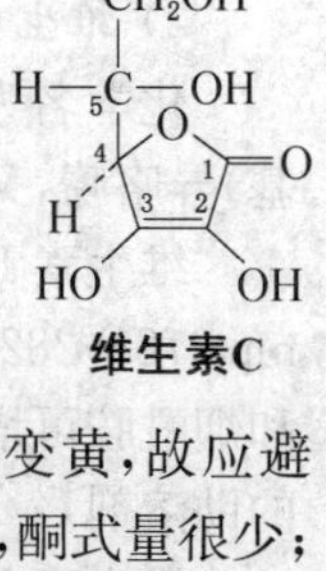

维生素C

维生素 C 为白色结晶或结晶性粉末,无臭、味酸,久置色渐变微黄。本品在水中易溶,在乙醇中略溶,在氯仿和乙醇中不溶;mp 190~192℃,$[\alpha]_D^{20}$ +20.5°~21.5°。

维生素 C 分子中有 2 个手性碳原子,故有 4 个光学异构体,其中以 *L*-(+)-抗坏血酸活性最高。本品干燥的固体较稳定,但遇光及湿气,色渐变黄,故应避光、密闭保存。本品在水溶液中可发生互变异构,其中主要以烯醇式(Ⅰ)存在,酮式量很少;

两种酮式异构体中,2-氧代物(Ⅱ)较3-氧代物(Ⅲ)稳定,可以分离出来。

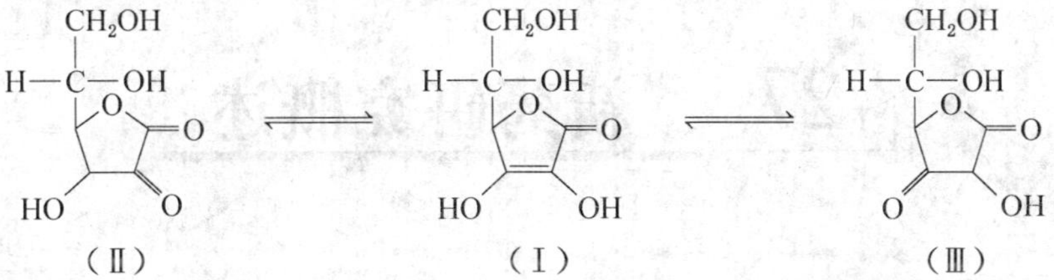

维生素C具很强的还原性,易被空气氧化,光、热、碱及重金属离子可加速其氧化反应。其水溶液可以被硝酸银、空气中的氧、三氯化铁及碘等弱氧化剂氧化,生成去氢抗坏血酸,且二者可以互相转化。去氢抗坏血酸在无氧条件下易发生脱水和水解反应。在酸性条件下反应更快,进而脱羧生成呋喃甲醛,以至氧化聚合而呈色,这也是维生素C在贮存过程中变色的主要原因。所以本品应密闭避光贮存,溶液剂中应使用二氧化碳饱和用水,pH值应控制在5.0~6.0之间,并加入EDTA和焦亚硫酸钠或半胱氨酸等作稳定剂。

维生素C广泛存在于水果、蔬菜中,尤其在柑、橘、鲜枣、番茄中含量最为丰富。维生素C为胶原和细胞间质合成所必需,若摄入不足可致坏血病。在机体生物氧化和还原过程中,维生素C起重要作用,其参与氨基酸代谢、神经递质的合成、胶原蛋白和组织细胞间质的合成,并可降低毛细血管通透性、降低血脂、增强机体抗御疾病的能力等。临床上主要用于坏血病的预防与治疗及肝硬化、急性肝炎和砷、汞、铅、苯等慢性中毒时的肝脏损害、急慢性传染病等的辅助治疗。另外还用作食品添加剂、抗氧剂及化学工业中的粘合剂。临床上常用的维生素C制剂有其片剂及注射液。为了增加其稳定性、延长作用时间,科学家合成了一系列维生素C的衍生物,如维生素C钙盐、钠盐、镁盐,维生素C硬脂酸酯、棕榈酸酯等也已应用于临床或食品工业。

习 题

1. 试述维生素A、维生素C、维生素B_1、维生素B_2的结构特征。
2. 引起维生素A不稳定的结构因素是什么?如何减少对其结构的破坏?
3. 试述维生素A、维生素D、维生素E、维生素K、维生素B_1、维生素B_2、维生素B_6及维生素C的临床应用。
4. 为什么维生素E可以作为一种有效的抗氧剂?
5. 试述维生素C的不稳定性。
6. 维生素C为什么会有酸性?
7. 如何合理使用维生素?试举例说明。

27 新药研究概述

新药一般是指第一次用作药物的新的化学实体，这些药物或以单方或以复方制成各种制剂供临床使用。新药的创制是一项系统工程，其研究与开发涉及了多个学科和领域，包括分子生物学、生物信息学、分子药理学、药物化学、计算机科学以及分析化学、药理学、毒理学、药剂学、制药工艺学等等。这些环节的有机结合可以促进新药研制的质量与速度，使创制的新药更具有安全性、有效性和可控性。安全、有效和可控是药物的基本属性，从一定意义上来说，这些属性是由药物的化学结构所决定的，因此，构建药物的化学结构是创制新药的起始点和主要组成部分，**药物分子设计（Molecular drug design）**则是实现新药创制的主要途径和手段。

新药的创制大体分 4 个阶段：生物靶点的选择，检测系统的确定，先导化合物的发现，先导化合物的优化。

创制新药，首先要确定所针对的疾病目标，并选定药物作用的靶点，生物靶点的选定是研制新药的起步点。随着人类基因组计划的实施和分子生物学方法的应用，越来越多的药物作用靶点被认知，一些新颖的重要的酶和受体成为研制具独特作用机理的药物的新靶点。

作用靶点选定后，需要建立可对其作用进行评价的、检验测定的生物模型。一般开始是用离体的方法，在分子水平、细胞水平或离体器官进行活性评价，在此基础上再用实验动物的病理模型进行体内试验。显然，这些体外或体内的模型应定性和定量地反映出药物对所选定的靶点的作用方式和作用程度，并与临床的病理过程相关联。

以上体现了新药创制中药理学的准备，而化合物或物质上的准备则是药物化学和分子设计的任务。

药物分子设计大体可分为两个阶段，即**先导化合物的发现（Lead discovery）**和**先导化合物的优化（Lead optimization）**。先导化合物又称原型物，是通过各种途径和方法得到的具有某种生物或药理活性的化合物，但有许多其他缺点，如药效不太强，特异性不高，毒副作用较大，溶解度不理想或药代动力学性质不合理等。这些先导化合物一般不能直接作为药物使用，但可作为新的结构类型和活性物质，利用药物化学的一些基本原理（如电子等排、前药、软药等）对其进一步进行结构修饰和改造（即先导化合物的优化），以使生物学性质臻于完善，达到安全、有效和可控的药用目的。

27.1 先导化合物的发现

先导化合物的发现可有多种途径：从天然活性物质中筛选和发现先导化合物；以生物化学或药理学为基础发现先导化合物；从药物的代谢产物中发现先导化合物；从药物的临床副作用的观察中发现先导化合物；由药物合成的中间体作为先导物；通过组合化学的方法得到

先导化合物；用普筛方法发现先导化合物，等等。下面分别给以简单介绍。

27.1.1 从天然活性物质中筛选和发现先导化合物

天然产物是药物最古老的来源。千百年来，由于物种进化、生存竞争和自然选择，使得微生物、动物和植物产生了大量的具有强烈生理活性的产物。这些产物或被直接作为药用，或成为先导化合物而被改造为优秀的药物。

1）从植物中发现和分离有效成分

青蒿素（Artemisinine）是我国科学家从中药黄花蒿（*Artemisia annula*）中分离出的倍半萜类化合物，具有强效的抗疟作用，对氯喹耐药的恶性疟原虫感染的小鼠有明显治疗作用。青蒿素分子中含有的过氧键被证明是必要的药效团。青蒿素的生物利用度较低，而且复发率较高，采用结构修饰方法合成的二氢青蒿素及其甲基化产物蒿甲醚（Artemether）和琥珀酸单酯钠青蒿琥酯（Artesunate）的生物利用度有所提高，抗疟效果更好，临床用于治疗各种疟疾。

从植物中发现和分离有效成分作为先导化合物，再进行结构修饰和优化来发现新药的例子比较多，如从太平洋红豆杉属（*Taxus*）植物树皮中分离得到肿瘤治疗药物紫杉醇（Paclitaxel），从喜树（*Camptotheca acumulata*）中分离得到喜树碱（Camptothecin）。以喜树碱为先导化合物经结构修饰和优化得到的半合成抗肿瘤药物伊立替康（Irinitecan）、拓扑替康（Topotecan）等已在临床使用（详见 24.3.2）。

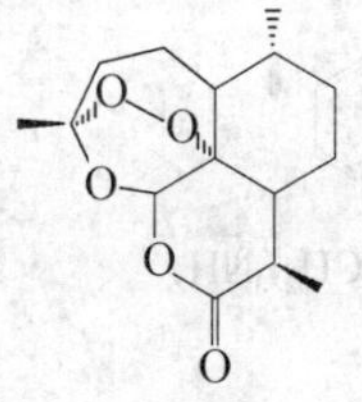

青蒿素

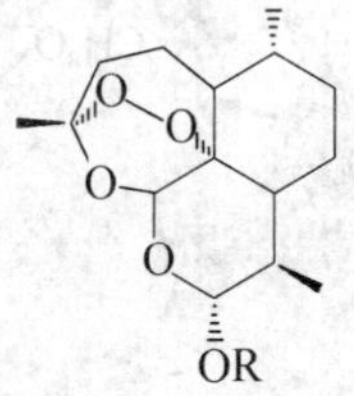

二氢青蒿素 R＝H

蒿甲醚 $R=CH_3$

青蒿琥酯 $R=COCH_2CH_2-COONa$

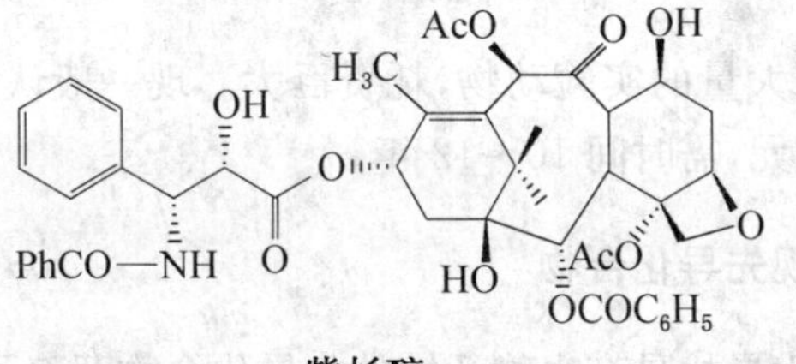

紫杉醇

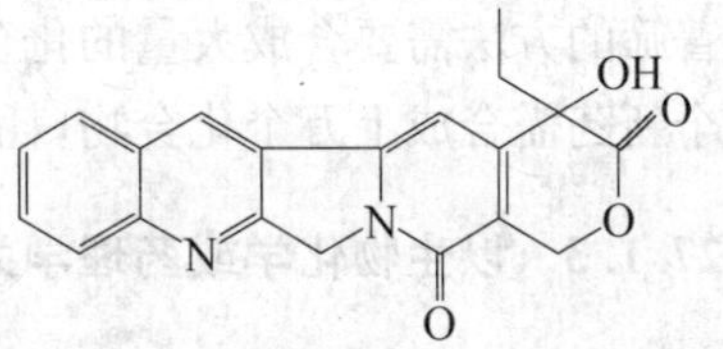

喜树碱

2）从微生物发酵得到

某些微生物的次级代谢产物与人体内的正常代谢产物的结构具有相似性，这可能是在生物的长期进化过程中保存下来的，以至微生物的代谢产物可能对人体的某个生化过程有干预作用。如从头孢菌属真菌产生的代谢产物中分离得到抗生素头孢菌素 C，该物质本身抗菌效力差，但毒性比较小，与青霉素很少有或无交叉过敏反应，并对酸和酶稳定。在头孢菌素 C 的基础上对其 7 位氨基的侧链进行修饰得到一批抗菌活性好，可口服的广谱半合成头孢菌素类药物（详见 23.1.3）。

3）从内源性活性物质结构研究得到

黄体酮是内源性活性物质，当天然黄体酮口服使用时，在胃肠道易被破坏而失效，只能肌肉注射。对黄体酮进行结构改造,制得黄体酮类药物已用于临床,如甲地孕酮(详见25.2.3)。

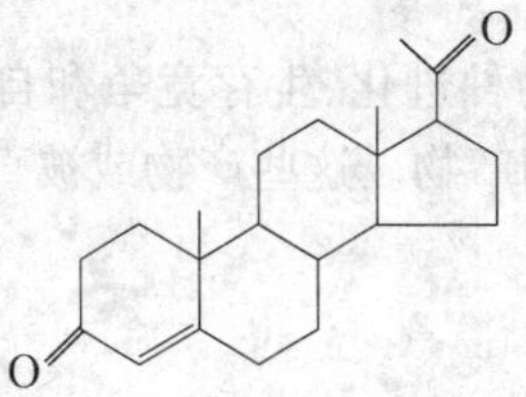

黄体酮

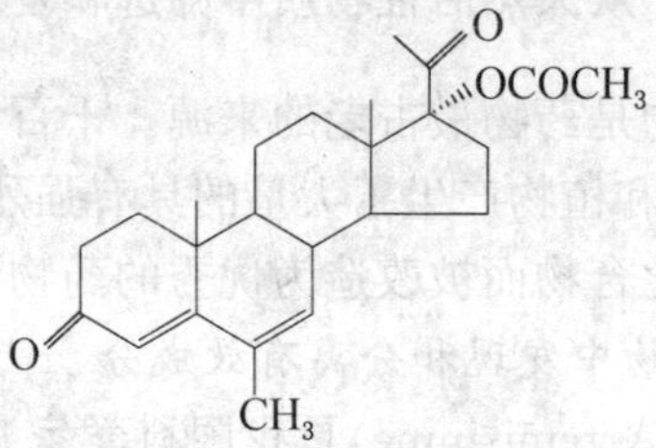

甲地孕酮

27.1.2 用普筛方法发现先导化合物

用普遍泛筛的方法或用"一药多筛"的方法对各种来源的化学实体进行筛选仍是先导化合物发现的重要途径。普筛的化合物可以是有机化工产品及其中间体,也可以是特有或稀有植物、海洋生物、微生物代谢产物以及低等动植物中分离得到的活性成分。这种普筛的方法虽然具有相当大的盲目性,但却可以得到新结构类型或新作用特点的先导物。如二战期间,17 个大学及商业实验室参加寻找代替奎宁的抗疟药的研究工作。用小鸡作为动物模型,每个化合物的评价需用 50~120 只小鸡,共用 15 000 多个化合物进行了筛选,最后得到了两个优秀的抗疟药氯喹(Chloroquine)和伯胺喹(Primaquine)。

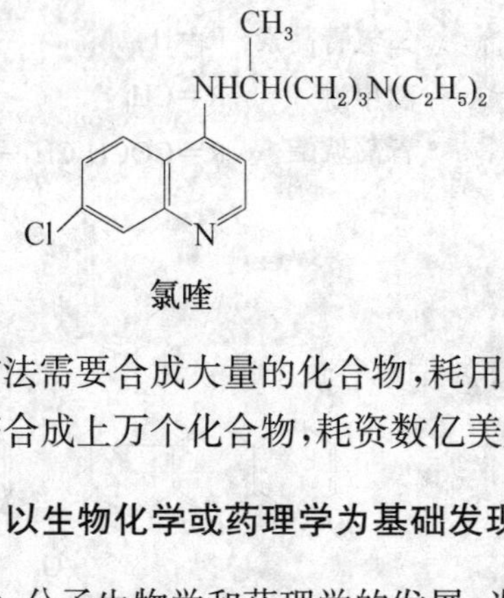

氯喹

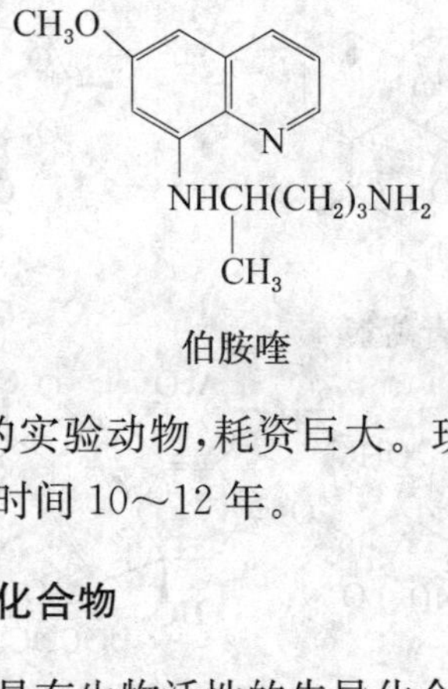

伯胺喹

普筛的方法需要合成大量的化合物,耗用大量的实验动物,耗资巨大。现一般认为,得到一个新药需合成上万个化合物,耗资数亿美元,需时间 10~12 年。

27.1.3 以生物化学或药理学为基础发现先导化合物

生物化学、分子生物学和药理学的发展,为寻找具有生物活性的先导化合物开辟了广阔的领域,为药物分子设计提供了新的靶点和先导物。如酶、受体、离子通道等的发现为新药的设计提供了基础。

1) *以酶作为药物作用靶*

对于高血压病人,体内肾素-血管紧张素-醛固酮系统比较活跃,其中血管紧张素转化酶(ACE)可将十肽结构的血管紧张素Ⅰ转化为八肽结构的血管紧张素Ⅱ,该物质可使血管平滑肌收缩,同时促进醛固酮的生物合成,使血压升高。鉴于血管紧张素转化酶与羧肽酶 A(Carboxy peptidase A)的结构和功能有相似之处,以羧肽酶 A 的抑制剂 D-苄基琥珀酸为结构,设计了琥珀酰-*L*-脯氨酸,对 ACE 有较弱的抑制作用,在此基础上以此为先导物,经结构改造,优化出 ACE 抑制剂类抗高血压药物巯甲丙脯酸。

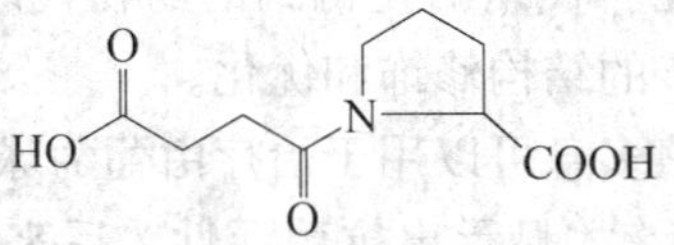
琥珀酰-*L*-脯氨酸

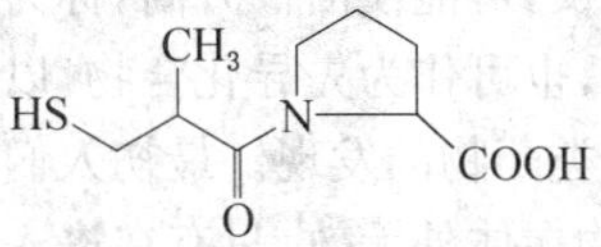
巯甲丙脯酸

其他常见的酶抑制剂如β-内酰胺酶抑制剂、二氢叶酸还原酶抑制剂、羟甲戊二酰辅酶A还原酶抑制剂、环氧合酶抑制剂、单胺氧化酶抑制剂等见有关章节。

2）以受体作为药物作用靶

受体激动剂及受体拮抗剂均可用于药物设计。如组胺作为自身活性物质在体内至少有两种受体与之结合，即H_1受体和H_2受体。H_1受体拮抗剂具有阻止组胺对机体致敏的作用，但它对与胃液分泌有关的H_2受体却没有抑制作用。为了研制抗消化道溃疡药，以H_2受体为靶点，以组胺为化学起始物，寻找对组胺H_2受体有抑制作用的物质。研究发现4-甲基组胺对H_1受体和H_2受体激动作用的强度不同，对H_2受体的激动作用强于H_1受体，故对其结构进行改造。将4-甲基组胺侧链氨基用各种基团代替，发现用胍基替代后对H_2受体的激动作用仅为最大活性的一半，为部分激动剂。此后，改变胍基的碱性，将其更换为脲基或硫脲基，得到布立马胺(Burimamide)，具有H_2受体拮抗作用，进一步进行改造，得西咪替丁。而雷尼替丁和法莫替丁等H_2受体拮抗剂分别是用呋喃环和噻唑环替换西咪替丁中咪唑环得到的有效抗溃疡药(详见18.2)。

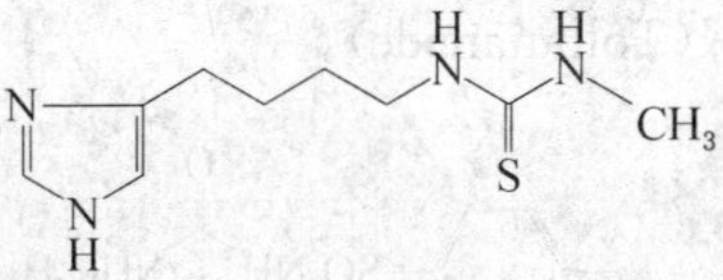
布立马胺

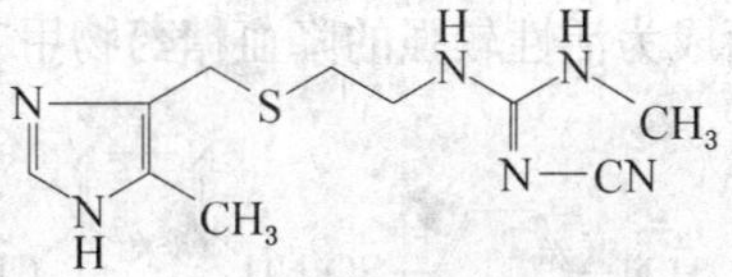
西咪替丁

其他常见的用作药物作用靶的受体如肾上腺能受体、血管紧张素Ⅱ受体、多巴胺受体、胆碱受体等见有关章节。

3）以离子通道作为药物作用靶

如钙拮抗剂(如二氢吡啶类、苯烷基胺类及其他类)、钠通道阻断剂(如膜稳定剂普鲁卡因胺、利多卡因、美西律等)、钾通道阻断剂(如胺碘达隆)、钾通道开放剂(如降压药吡那地尔)等，详见第21章。

4）以DNA作为药物作用靶

生物烷化剂类抗肿瘤药物(如氮芥、环磷酰胺等)能在体内形成缺电子的活泼中间体或其他具有活泼亲电性基团的化合物，进而与DNA等生物大分子中含有丰富电子的基团结合，使其丧失活性或使DNA分子发生断裂，从而抑制恶性肿瘤细胞的生长。

27.1.4 从药物的代谢产物中发现先导化合物

对于机体来讲，进入体内的药物是一种外来异物，机体为自身保护和防御的需要，力图将进入体内的药物进行代谢，通过生物转化反应，生成水溶性较高的化合物，以利于排出体外。经过生物转化后，有些药物代谢产物降低或失去了活性，称为**代谢失活**；有些药物的代谢产物正好相反，可能使活性升高，称为**代谢活化**。代谢活化得到的药物代谢产物，可直接作为药物使用，也可作为先导化合物，以便进一步的结构修饰和优化。

例如磺胺类药物的发现。最初人们发现百浪多息可以用于治疗由葡萄球菌引起的败血症，但是该药物在体外无效，只有在进入生物体后，才显示出抗菌活性。后来在服用百浪多息的病人和动物的尿中找到了代谢产物磺胺，磺胺在体内体外试验时都有抗菌作用，随后磺胺不仅作为抗菌药物在临床上直接使用，而且还以其为先导物设计合成和发展成为一类磺胺类抗菌药物(见22.1)。

27.1.5 从药物临床副作用的观察中发现先导化合物

药物用于人体后，常常会产生多种生物活性，当其中一种作用是主要作用而且是作为治疗用途使用时，另外的次要作用则相对于治疗作用来讲是药物的副作用，因此，一般来说这些多样性作用对于研制特异性药物是不利的。然而，通过对药物副作用的密切观察和对药物作用机理的深入研究，可以以此作为新药研制的线索，也就是说将观察到的药物临床副作用，发展成为另一种治疗作用，同时扬弃原有的药理作用。

例如20世纪40年代用磺胺异丙噻二唑治疗伤寒病，当加大使用的剂量时则会造成病人死亡，死因是由于药物刺激胰腺释放出胰岛素，导致急性和持久性地血糖降低，但这并没有引起人们利用此副作用研究口服降血糖药的注意。与此同时，临床又发现具有抗菌活性的氨磺丁脲(Carbutamide)具有更强的降血糖作用，后用于临床。

以氨磺丁脲为先导物的研究发现，当将结构中苯环上的氨基换为甲基后药物的抗菌作用消失，而成为活性较强的降血糖药物甲苯磺丁脲(Tolbutamide)。

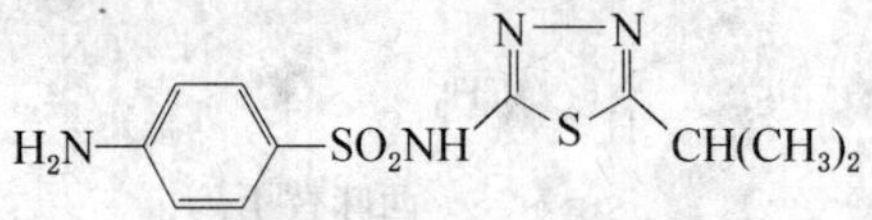

磺胺异丙噻二唑

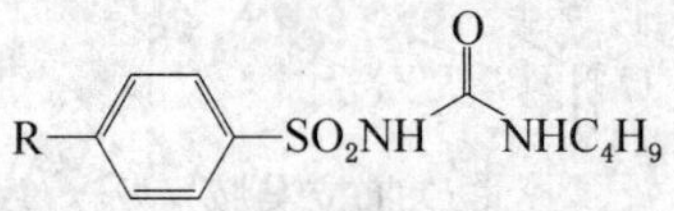

氨磺丁脲 $R=NH_2$

甲苯磺丁脲 $R=CH_3$

又如在使用异烟肼和异丙烟肼治疗结核病时，发现患者服用后情绪提高。研究表明，异丙烟肼可抑制单胺氧化酶，故临床上可用于治疗抑郁型精神病。经结构改造得到一些肼类及胺类抗抑郁药，如苯乙肼(Phenelzine)和司来吉兰(Selegiline)。

米诺地尔(Minoxidil)直接作用于血管平滑肌，扩张外周血管，临床用作降血压药。后发现长期服用米诺地尔会促进毛发生长，故该药已作为局部用药治疗脱发症。

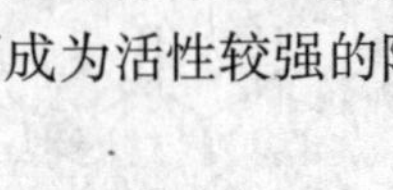

苯乙肼

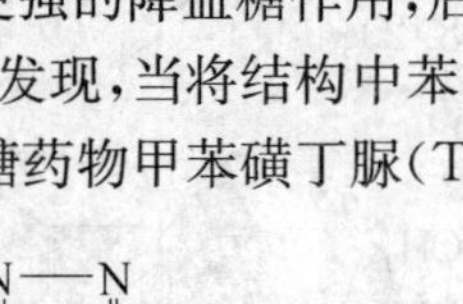

司来吉兰

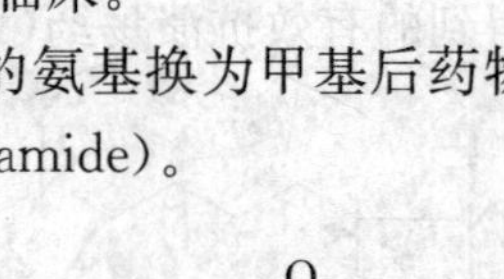

米诺地尔

27.1.6 由药物合成的中间体作为先导物

药物或天然活性物质在合成的过程中，往往产生许多中间体，这些中间体的化学结构和目标合成药物或天然活性物质具有相似或相关性，因而有可能产生相似、相同或更优良的活性。

例如：抗肿瘤药物阿糖胞苷在合成过程中得到了中间体环胞苷，在药物筛选的过程中发现该化合物也具有抗肿瘤活性，且体内代谢比阿糖胞苷慢，抗肿瘤作用时间长，副作用较轻，最后开发成为治疗白血病的药物。

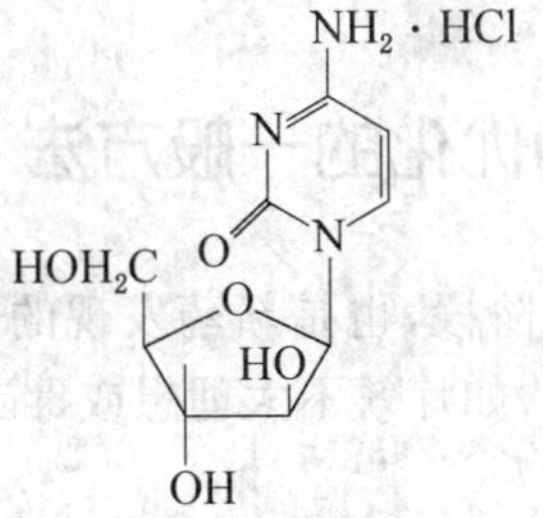

阿糖胞苷

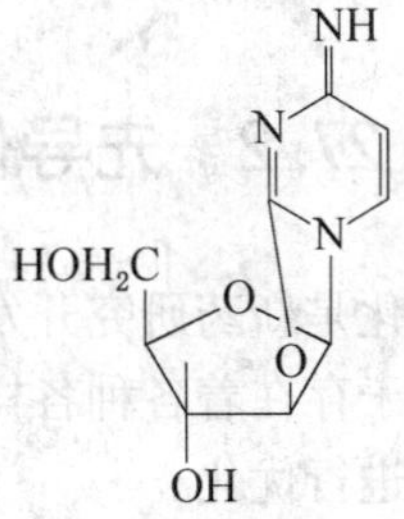

环胞苷

27.1.7 幸运发现

1）青霉素的发现

青霉素的发现开辟了抗生素药物治疗的新纪元，而这个划时代的成就却完全始于偶然事件。Fleming 幸运地、适时地抓住了数个凑在一起的机遇，发现了青霉素。首先，Fleming 所在的实验室的青霉菌污染了他的培养基，该菌株又是为数不多的青霉素产生菌；其次，他所用的琼脂培养基中有其他细菌与青霉菌同时生长，构成了观察青霉素抗生作用的环境，而且所设定的培养条件也适合于这两种菌株的生长；最重要的是，Fleming 在未计划和未预料的实验中，观察到细菌生长点和抑菌圈的出现，并得出正确的结论。

2）苯二氮䓬的发现

第一个作为安定药的氯氮䓬的发现也纯属偶然。Sternbach 在从事安定药物研究时，原计划合成苯并庚氧二嗪，未得到目的物，而得到喹唑啉-N-氧化物，该化合物无安定作用，以至终止了该研究项目。两年后在清洗仪器时发现瓶中存在的以为是喹唑啉-N-氧化物的结晶，经药理试验，意外发现有明显的安定作用。进一步根据反应条件推导可能的产物，确证该结晶是苯并二氮䓬的结构。

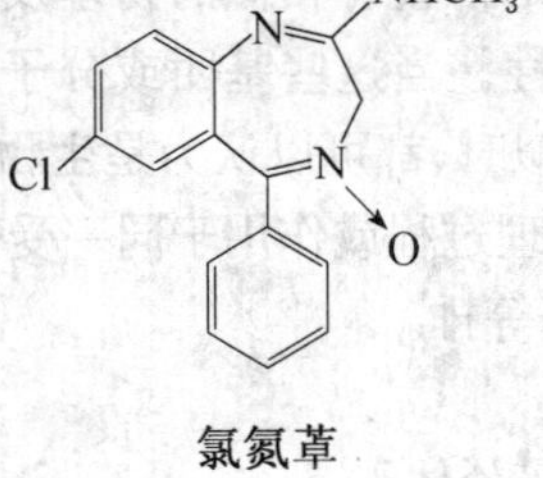

氯氮䓬

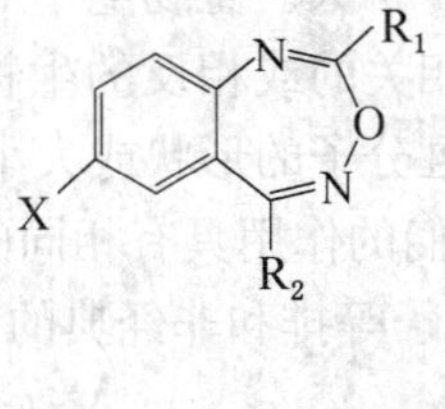

苯并庚氧二嗪

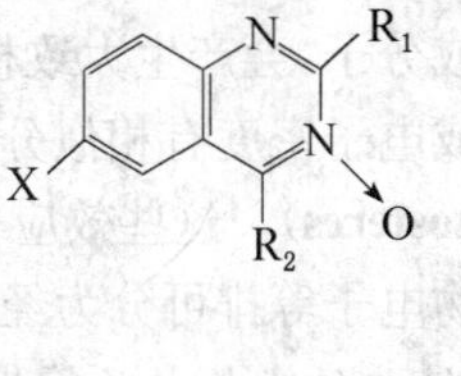

喹唑啉-N-氧化物

27.1.8 通过组合化学的方法得到先导化合物

组合化学(**Combination chemistry**)合成是以多聚体为载体,以不同的化合物构件单元为组合,连接反应为特征,进行平行、系统、反复地合成、得到大量的化学实体,构成组合化合物库的合成技术。组合化学方法可以快速合成数量巨大的化合物,组成化合物库,结合先进的筛选技术,如群集筛选、高通量筛选等,加快了先导化合物的发现速度。近年来,人们将计算机辅助设计和组合化学合成相结合来设计先导化合物,利用**计算机辅助药物设计**(**CADD**)的方法,以增加药物设计的合理性,利用组合化学合成技术的快速性,缩短了药物发现的周期。

27.2 先导化合物优化的一般方法

先导化合物的优化是新药研究开发的第二阶段,也是新药发现的重要内容。前期研究发现的先导化合物由于存在着各种各样的缺陷,如疗效不太理想或毒副作用比较大等等,需要在研究的第二阶段进行优化。

一般来说,优化的策略是根据先导化合物结构的复杂程度和要达到的目标而定的。结构较复杂的先导物用简化结构的方法,即将复杂结构的化合物解体成小分子(设计剖裂物),分子大小适中的化合物则仿效原化合物的结构设计类似物,也可以将两个相同或不同活性的分子缀合在一起,形成**孪生药物**(**Twin drugs**)或**拼合物**。

27.2.1 生物电子等排原理

1919年,物理学家Langmuir提出电子等排的概念,他发现一些电子结构相似的原子、游离基、基团和分子具有相似的理化性质,如周期表同一列的原子表现出性质上的相似性。1925年Grimm提出氢化物取代的概念,即周期表中C、N和O等原子每结合一个氢原子,即与下一列原子或基团形成电子等排组,见表27-1。

表 27-1 Grimm 氢化物取代的概念

C	N	O	F	Ne
	CH	NH	NH_2	OH_2
		CH_2	CH_3	NH_3
				CH_4

1951年,Friedman将这个概念从纯化学过渡到药物化学,提出**生物电子等排**(**Bioisosterism**)这个术语。此后,其含义逐步扩大。生物电子等排是指具有相似的物理及化学性质的基团或分子,会产生大致相似或相关的或相反的生物活性。当这些基团或分子的外电子层相似或电子密度有相似分布,而且分子的形状或大小相似时,都可以认为是**生物电子等排体**(**Bioisosteres**)。这些效应表明它们的作用具有相同的生理过程或作用于同一受体。

生物电子等排可分为经典的电子等排和非经典的电子等排。

1) 经典的生物电子等排

经典的电子等排体可分为一价、二价、三价、四价和环等价体。

一价原子和基团包括 F、Cl、Br、I、CH_3、NH_2、OH 和 SH 等。如抗过敏药苯海拉明，其苯环的对位引入 Cl、Br、CH_3 甚至 CH_3O 都具有抗过敏活性(见 18.1)。

二价原子和基团包括—CH_2—、—NH—、—O—、—S—及—Se—等，—$COCH_2R$、—CONHR、—COOR 等也为生物电子等排体。如抗癫痫药乙内酰脲类、噁唑烷酮类及丁二酰亚胺类中—NH—、—O—、—CH_2—为生物电子等排体，均为有效的抗癫痫药(见 16.2)，这三种药物也可看作环等价的电子等排。

三价原子和基团有 —CH═ 、—N═ 、—P═ 和 —As═ 等，这类电子等排更多出现在环内。如抗菌药萘啶羧酸和喹啉羧酸类，萘啶环变为喹啉环，扩大了抗菌谱，提高了抗菌活性(见 22.2)。

四取代原子有—C—和—Si—。

环等价体中，环中的基团一般有 —CH═CH— 、—NH—、—O—、—S—、—CH_2—等。如苯环与噻吩环为环等价体。

2) 非经典的生物电子等排

非经典电子等排不需要有相同数目的原子，也不必遵循经典生物电子等排的立体和电子的规则，但是必须要产生相似的生物活性。

(1) 可交换基团

例如，下列两个化合物在苯环的间位都有不同取代基，但都能与受体以氢键相互作用，表现出几乎相同的活性。

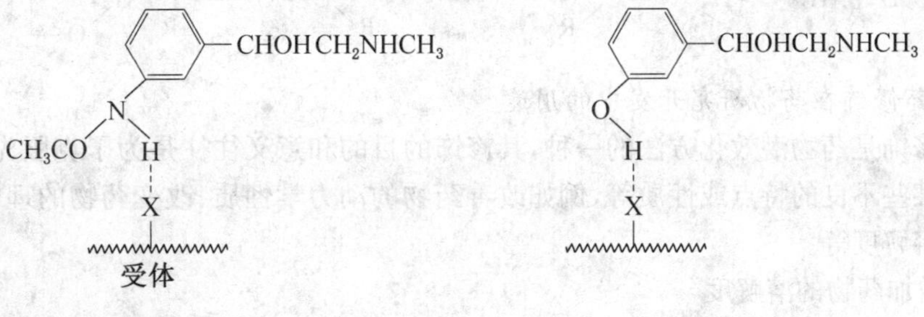

(2) 环与非环的替代

最熟悉的例子是己烯雌酚与雌二醇。

27.2.2 前药原理

前药是指一些无药理活性的化合物，这些化合物在生物体内可经过生物转化或化学的途径转化为活性的药物。**前药修饰**通常是以有活性的药物作为修饰对象，通过结构改变使其变为无活性化合物，再在体内转化为活性药物。

1) 前药修饰的方法

前药的修饰通常是将药物(原药)与某种无毒性化合物(或称**暂时转运基团**)用共价键相

连结，生成新的化合物，即前药。前药到达体内作用部位后，其暂时转运基团在生物体酶或化学因素的作用下，可逆地裂解释放出原药而发挥药理作用。

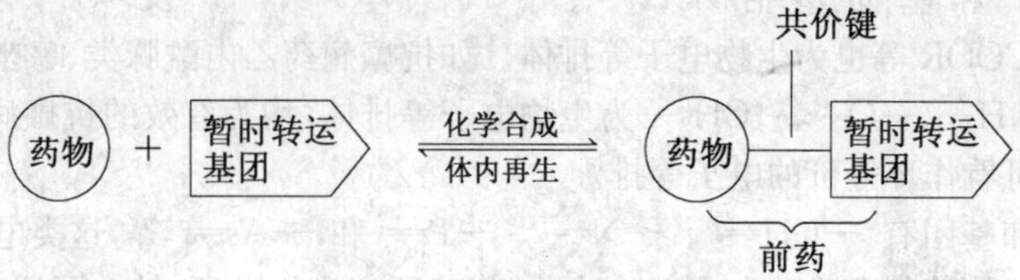

为了设计、制备前药，需要利用原药分子中的官能团，如羟基、羧基、氨基、羰基等，与暂时转运基团形成酯、酰胺、亚胺等易裂解的共价键。

(1) 形成酯基

含有醇羟基、酚羟基或羧基的药物可将这些官能团与暂时转运基团通过形成酯基得到前药。形成的酯进入体内后，在体内多种酯酶的作用下，前药的酯键水解释放出原药。

(2) 形成酰胺

胺类药物通常可通过形成酰胺进行修饰，也可以将胺与氨基酸形成肽键，利用体内的肽酶进行水解释放出原药而发挥作用。

(3) 形成亚胺

结构中含有氨基或羰基的药物，可以通过形成亚胺的修饰来制备前药，由于亚胺在酸性条件容易解离，这种前药进入体内后很容易裂解成原药发挥作用。

(4) 形成缩合产物

含羰基的药物还可以与二醇等双官能团化合物反应生成缩合产物。这些缩合产物很易被酸催化裂解。

2) 前药修饰在药物研究开发中的用途

前药修饰是药物潜效化方法的一种，其修饰的目的和意义往往是为了克服先导化合物或药物中某些不良的特点或性质等，例如改善药物的动力学性质、改变药物的理化特性、增加药物的溶解度等。

(1) 增加药物的溶解度

对于一些水不溶性药物，由于在水溶液中溶解度低，不仅影响到其在体内的转运过程和作用部位的有效浓度，而且还影响剂型的制备和使用。

例如双氢青蒿素的抗疟活性强于青蒿素，但水溶性低不利于注射应用，将其制成青蒿琥酯(见 27.1.1)，由于琥珀酸含两个羧基，一个羧基与双氢青蒿素形成单酯，另一个游离羧基可形成钠盐，故增加了水溶性，不仅可以制成注射剂，而且还提高了生物利用度，临床用于治疗各种疟疾。

(2) 改善药物的吸收和分布

氨苄西林含有游离的氨基和羧基，极性较强，口服生物利用度较低，将其羧基制成新戊酰氧甲基酯，即匹氨西林，由于羧基酰化增加了脂溶性，体内可被定量吸收，酯键在酶催化下水解，产生原药氨苄西林(见 23.1.2)。

(3) 增加药物的化学稳定性

具有软化子宫、使子宫成熟的前列腺素 E_2 化学性质不稳定，因为其分子结构上含有 β-羟基环戊酮和游离羧基结构，在酸催化下易失水成不饱和环酮前列腺 A_2 而失效，若将前列腺素 E_2 的酮基制成乙二醇缩酮，得到稳定的固体产物，可提高化学稳定性。

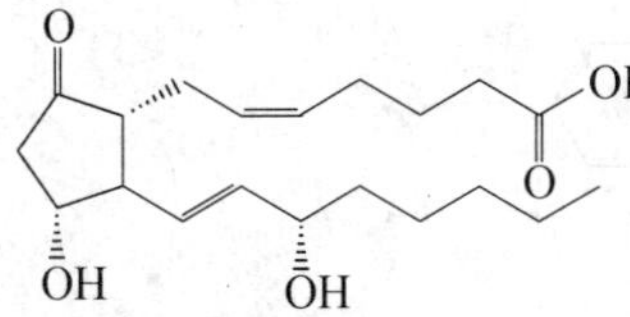

前列腺素 E_2

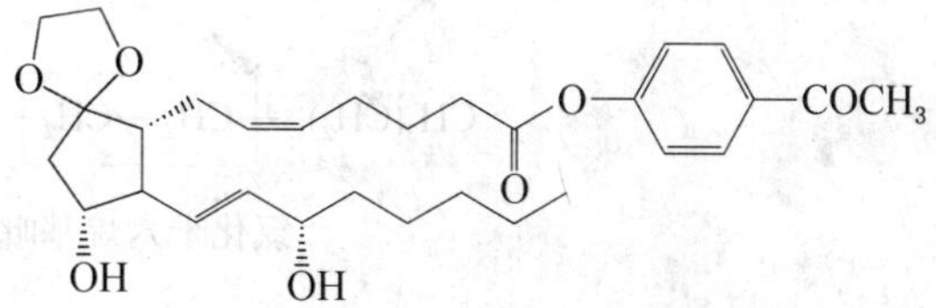

(4) 降低毒性、减少不良反应

羧酸和酚类变成酯后，在体内容易被水解产生原药，其毒副作用往往也会被降低。例如，阿司匹林具有较强的酸性，故对胃肠道具有刺激作用，严重者会引起溃疡和消化道出血。将阿司匹林与对乙酰氨基酚利用拼合的方法形成酯，得到贝诺酯，该药在体内水解得到二个药物同时发挥作用，同时降低了阿司匹林对胃肠道的刺激作用(见 17.1.2)。

(5) 延长药物的作用时间

将药物制成前药后，由于前药需在体内转化成原药才能发挥作用，这个转化过程是缓慢的，而且是渐进性的，故可延长药物的作用时间。例如将雌二醇中的酚羟基酯化制成雌二醇苯甲酸酯，在体内慢慢水解释放出雌二醇发挥作用，作用持续时间较长(见 25.2.1)。

(6) 消除药物不适宜的性质

药物的苦味和不良气味常常影响患者特别是儿童用药。例如，氯洁霉素在口服给药时，味道比较苦，将氯洁霉素制备成棕榈酸酯可解决口服时味苦的缺陷。氯洁霉素的棕榈酸酯进入体内后经过水解生成氯洁霉素发挥作用。

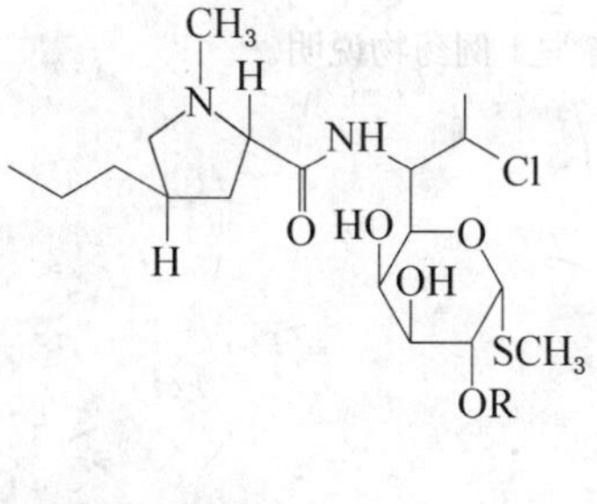

氯洁霉素　　R=H

氯洁霉素棕榈酸酯　　$R=COC_{15}H_{31}$

27.2.3　硬药和软药

硬药和软药是二个不同的概念。**硬药(Hard drug)**是指不能被机体代谢或不易被代谢，或要经过多步反应而失活的药物。由于硬药很难发生代谢失活，因此很难从生物体内消除。

软药(Soft drug)是指本身具有治疗作用的化学实体，在体内作用后，经预料的和可控制的代谢作用，转变成无活性和无毒性的化合物。软药与前药也不相同，前药是无活性的化合物被代谢活化，软药则是活性药物被代谢失活，两者在设计原理上是相反的过程。设计软药的目的是在药物起效后，即刻经简单的代谢转变为无活性和无毒的物质，因而，减少了药物的毒副作用，提高了治疗指数和安全性。

例如：氯化十六烷基吡啶鎓是一个具抗真菌作用的硬药，在体内作用后难以代谢，产生副作用。将其化学结构中的碳链改成电子等排体酯基后得到软药。该软药和氯化十六烷基吡啶鎓相比均具有相同的疏水性碳链，抗菌作用亦相同，但由于该软药在体内容易发生水解失活，因而其毒性降低 40 倍，具有较高的治疗指数。

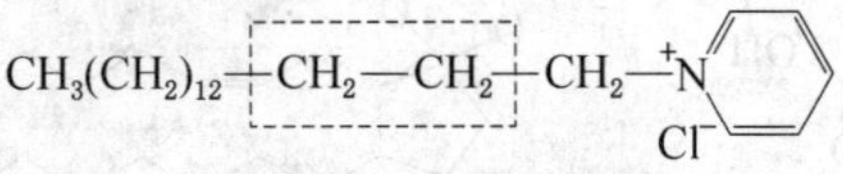

氯化十六烷基吡啶鎓

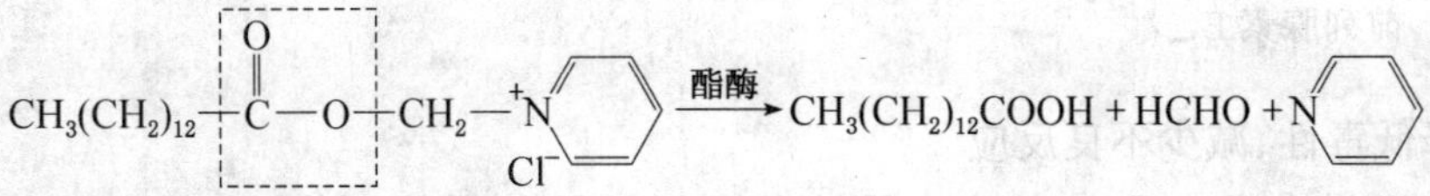

习　题

1. 什么是先导化合物？先导化合物的发现有哪几种途径？
2. 请简要说明先导化合物的发现与新药研究开发之间的关系。
3. 从药物代谢产物寻找和发现新的先导化合物是新药发现的途径之一，请从已学过的知识中举例说明。
4. 天然药物是宝贵的化合物库，在从天然药物中得到先导化合物后，如何进行结构优化，以古柯碱经结构优化得到盐酸普鲁卡因为例加以说明。
5. 什么是生物电子等排？为什么生物电子等排基团在互换后会引起相似活性、相关活性或者是相反的活性？
6. 用前药原理对药物结构进行优化，有哪些用途？
7. 软药、硬药、前药有哪些区别？各有什么用途？
8. 离子通道可作为药物作用靶，请指出 3 种离子通道并各举 1 例药物说明。

习题参考答案

第 1 章

1. 略

2. (1) CH_3CHCl_2,$C_2H_4Cl_2$　　(2) $CH_3CH_2OCH_2CH_3$　$C_4H_{10}O$

(3) $CH_2{=}CH_2$,C_2H_4　　(4) $CH_3C{\equiv}CH$　C_3H_4

(5) $CH_3CH(OH)CH_3$　C_3H_8O　　(6) $BrCH_2COCH_2Br$　$C_3H_4Br_2O$

3. (1)与(6),(2)与(5),(3)与(7),(4)与(8)

4. (1)与(2),(3)与(6),(4)与(5),(7)与(8)

5. (1) $H_3C{-}Cl > H_3C{-}Br > H_3C{-}I$　　(2) $CH_3CH_2{-}OH > CH_3CH_2{-}NH_2$

6. (1)、(2)、(3)、(4)、(6)有极性,(5)无极性

第 2 章

1. (1) 3,3-二乙基戊烷　　(2) 2,2,7-三甲基-6-乙基壬烷

(3) 2-甲基-3-正丙基己烷　　(4) 2,2,3,3-四甲基戊烷

(5) 2,5-二甲基-3,4-二乙基己烷　　(6) 3,7-二甲基壬烷

2. (1) $CH_3CH(CH_3)CH_2CH_3$　　(2) $CH_3C(CH_3)_2{-}CH_2CH_3$

(3) $CH_3{-}CH(CH_3){-}CH(CH_2CH_3){-}CH_2CH_3$　　(4) 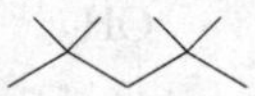

3. 略

4. (1) $CH_3CH_2{-}$　　(2) $(CH_3)_2CH{-}$

(3) $(CH_3)_3C{-}$　　(4) $(CH_3)_2CHCH_2CH_2{-}$

5. (1) 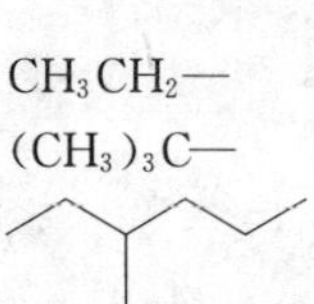 ,错,正确名称为:2-甲基-3-乙基己烷。

(2) 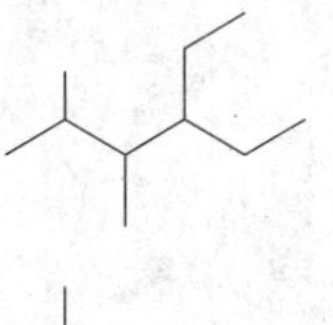 ,正确。

(3) 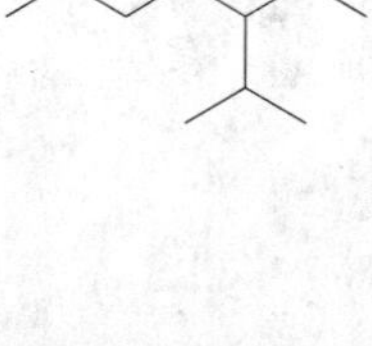 ,错,正确名称为:2,6-二甲基-3-乙基庚烷。

(4) 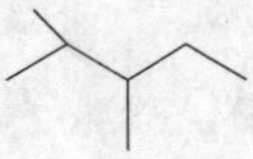 ，错，正确名称为：2，3-二甲基戊烷。

6. (2)＞(3)＞(1)

7. 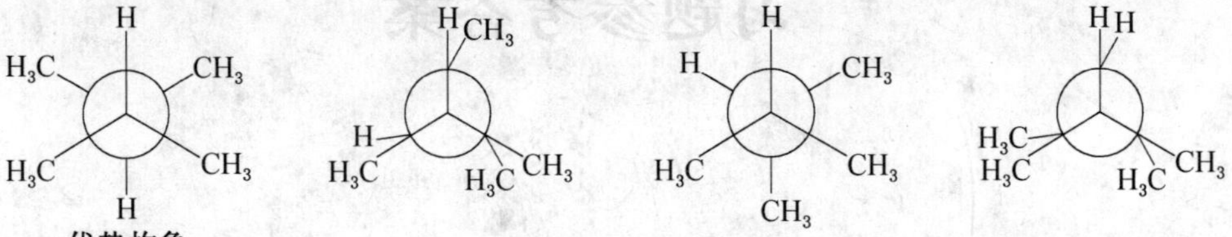

优势构象

8. $(CH_3)_3C—C(CH_3)_3$

第 3 章

1. 略
2. 略
3. (1) 3-甲基-2-乙基-1-丁烯　　(2) 顺-1，3-二甲基环己烷
   (3) 4-乙基-3-正丙基-1-己烯　　(4) 反-1，3-二甲基环丁烷
   (5) *Z*-2，2-二甲基-3-乙基-3-己烯　　(6) 2-甲基-3-环丙基戊烷
4. (1) 无，(2) 有 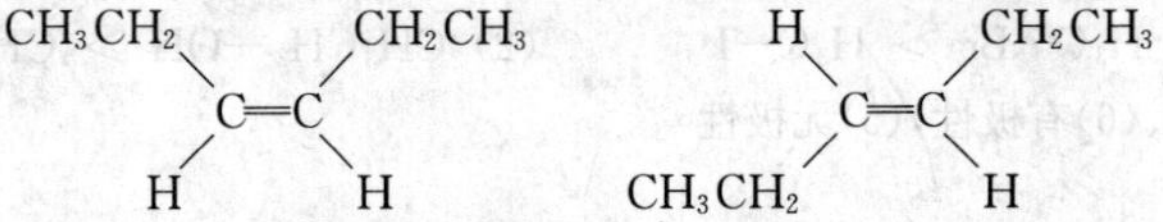

   (3) 无，(4) 有 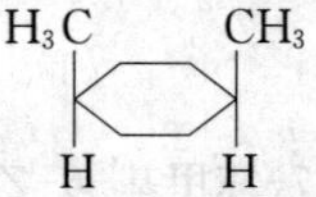 和 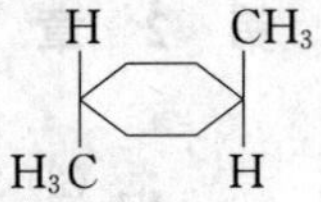

   (5) 无，(6) 无
5. 稳定性：(3)＞(2)＞(1)
6. ① 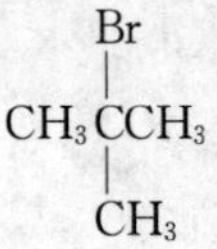　② 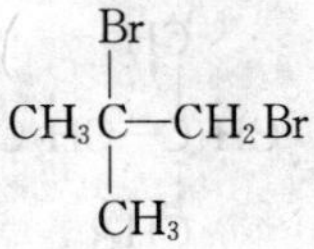　③ 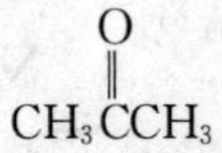 $+CO_2+H_2O$

   ④ 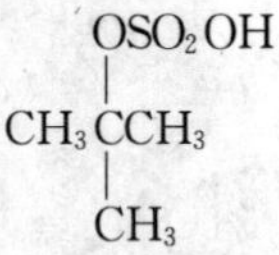　⑤ 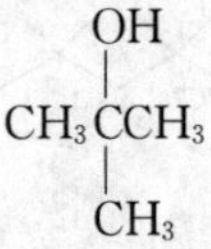　⑥ 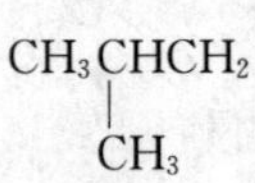

   ⑦ 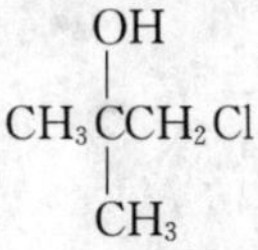　⑧ CH_3COCH_3+HCHO　⑨ $(CH_3)_3C—OH$

   ⑩ 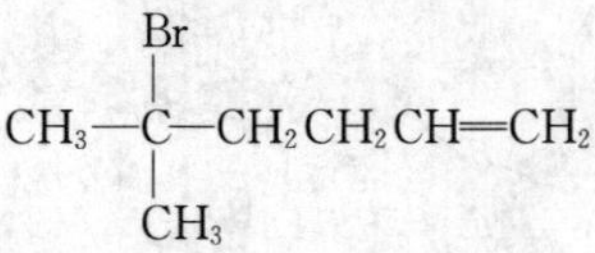　⑪ 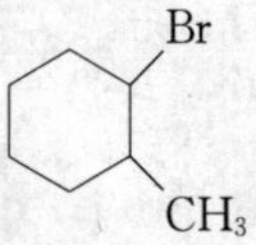

   ⑫ 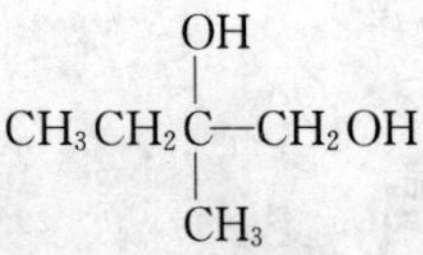　⑬ 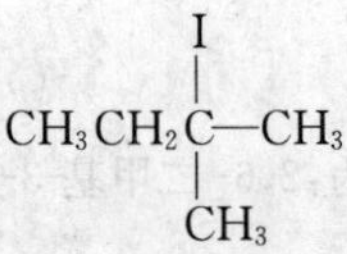

7. 略

8. 用 $KMnO_4$ 氧化，有 MnO_2 生成者为烯。

9. (1) 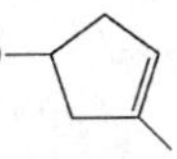 (2) $CH_2=CHCH=CH_2$

10. (1) 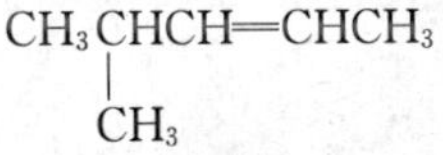 (2) 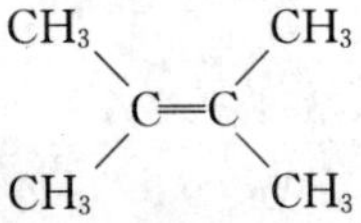

(3) $CH_3CH=CHCH_2CH=CH_2$ (4) 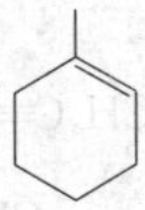

11. (1) 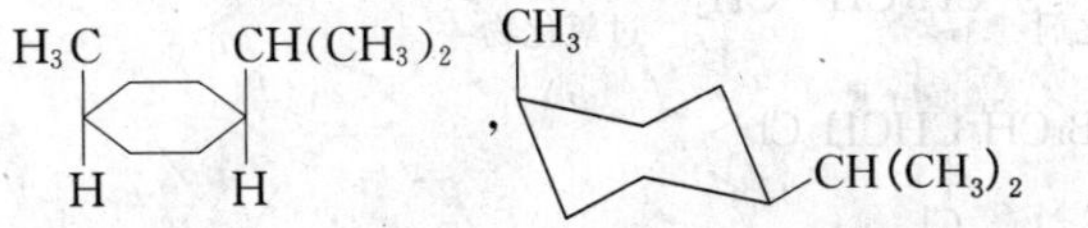

(2) 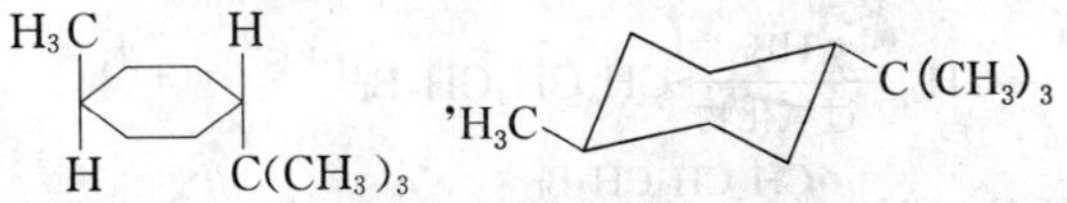

12. 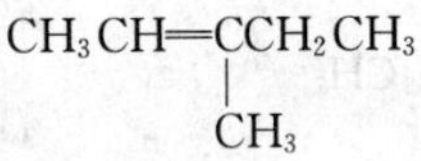 或 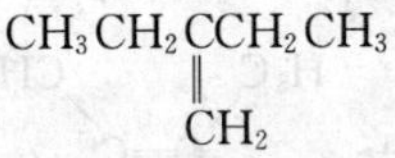

第 4 章

1. 略

2. (1) 2,2,5-三甲基-3-己炔 (2) 4-甲基-2-庚烯-5-炔

(3) 1-环己基-1,3-丁二烯 (4) 4-甲基-1,5-庚二炔

(5) 2-乙基-1,3-环戊二烯 (6) (2*Z*,4*E*)-5-甲基-2,4-庚二烯

3. (1)①>② (2)①>② (3)①>② (4)②>①

4. (1) 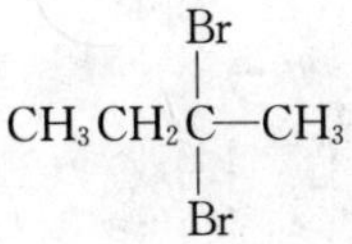 (2) 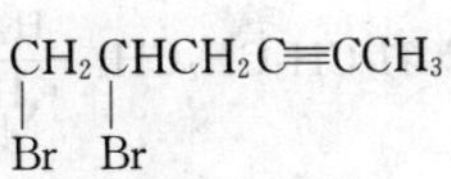

(3) 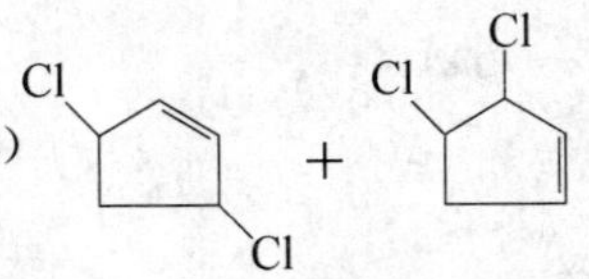 (4) 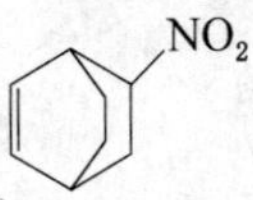

(5) (a) $CH_3CH_2CH_2CH=CHBr$，(b) $CH_3CH_2CH_2C\equiv CCu$

(6) (a) OHC—CHO +(b)$OHCCH_2CHO$

(7) (a) 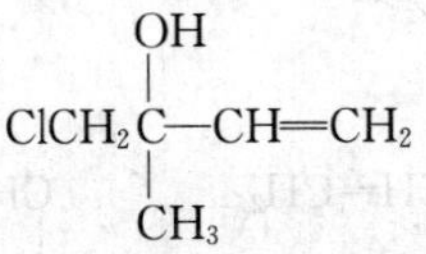 +(b) 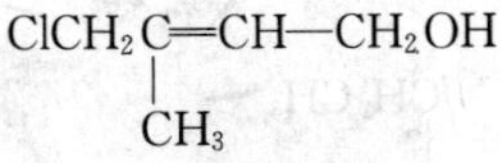

(8) (a) $CH_3CH_2C\equiv CNa$，(b) $CH_3CH_2C\equiv CCH_2CH_3$，

(c) $CH_3CH_2COCH_2CH_2CH_3$

(9) 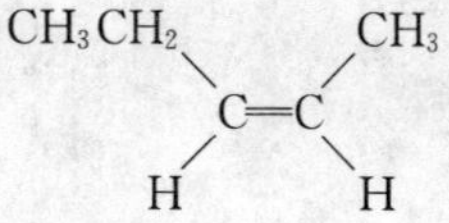　　(10) Li/(液)NH_3

(11) $HOOCCH_2CH_2CH_2C(=O)CH_2COOH$　　(12) $CH_3CH(Br)CH_2CH(Br)CH_3$

5. 除(2)外均可。

6. 略。

7. A. 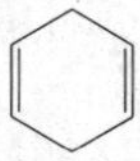　B. 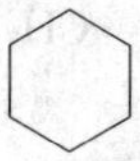

8. A. $CH_3CH_2C{\equiv}CH$　B. $CH_3C{\equiv}CCH_3$

9. (1) $CH_3C{\equiv}CH \xrightarrow[\text{Lindlar 催化剂}]{H_2} CH_3CH{=}CH_2 \xrightarrow[\text{过氧化物}]{NBS}$

$BrCH_2CH{=}CH_2 \xrightarrow{Cl_2} BrCH_2CH(Cl)CH_2Cl$

(2) $CH_3C{\equiv}CH \longrightarrow CH_3CH{=}CH_2 \xrightarrow[\text{过氧化物}]{HBr} CH_3CH_2CH_2Br$

$CH_3C{\equiv}CH \xrightarrow{NaNH_2} CH_3C{\equiv}CNa \xrightarrow{CH_3CH_2CH_2Br}$

$CH_3C{\equiv}CCH_2CH_2CH_3 \xrightarrow[\text{Lindlar 催化剂}]{H_2}$ 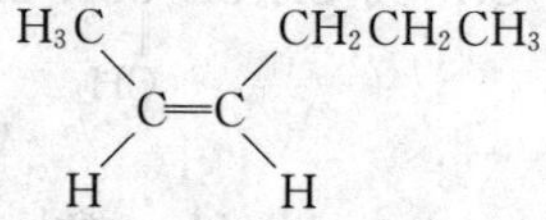

10. (1) $CH{\equiv}CH \longrightarrow CH_2{=}CH_2 \xrightarrow{HBr} CH_3CH_2Br$　$HC{\equiv}CH \xrightarrow{2NaNH_2} NaC{\equiv}CNa$

$\xrightarrow{2CH_3CH_2Br} CH_3CH_2C{\equiv}CCH_2CH_3 \xrightarrow{\text{Li/液 }NH_3}$ 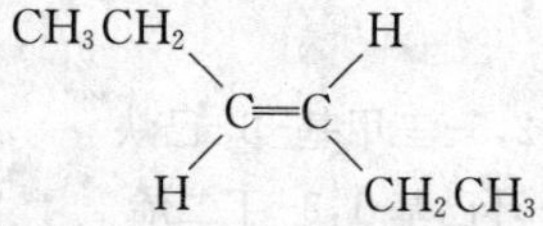

(2) $HC{\equiv}CH \xrightarrow{NaNH_2} HC{\equiv}CNa \xrightarrow{CH_3CH_2Br} HC{\equiv}CCH_2CH_3$

$\xrightarrow[\text{Lindlar}]{H_2} H_2C{=}CHCH_2CH_3 \xrightarrow[\text{过氧化物}]{HBr} CH_3CH_2CH_2CH_2Br \xrightarrow{HC{\equiv}CNa}$

$HC{\equiv}CCH_2CH_2CH_2CH_3 \xrightarrow[HgSO_4]{H_2O/H^+} CH_3COCH_2CH_2CH_2CH_3$

第 5 章

1. 略。

2. (1) $CH_3CH_2\overset{*}{C}HDCH(CH_3)_2$　(2) $CH_3\overset{*}{C}HClCH{=}CH_2$

(3) 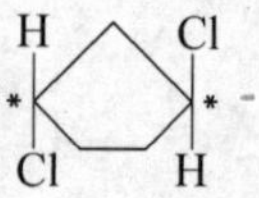　(4) 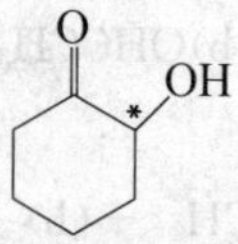

(1) 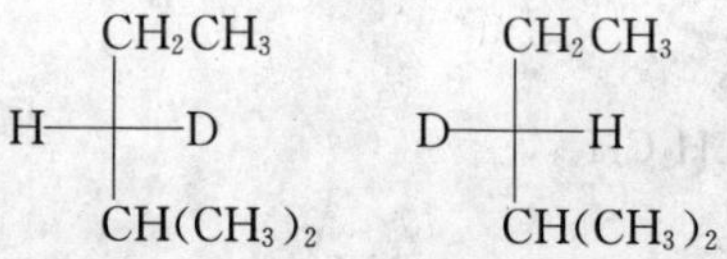　(2) 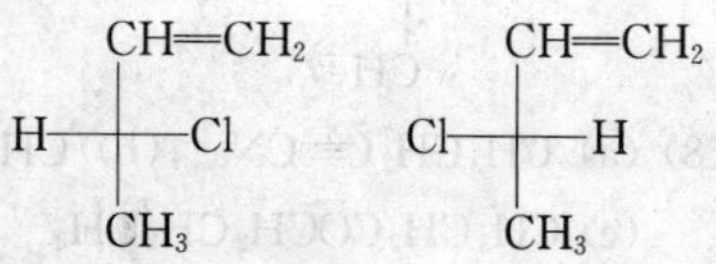

(3) 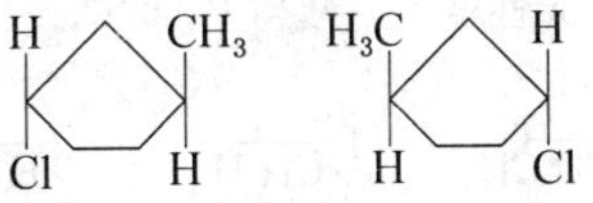

(4) 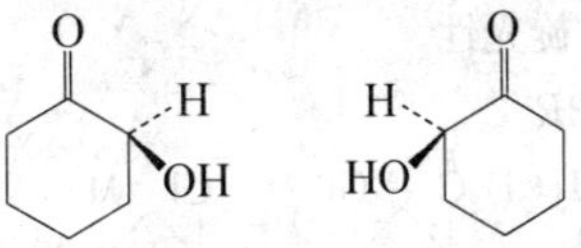

(2) 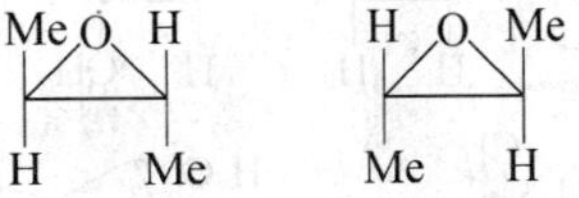

3. (1) 无手性,有对称中心

(3) 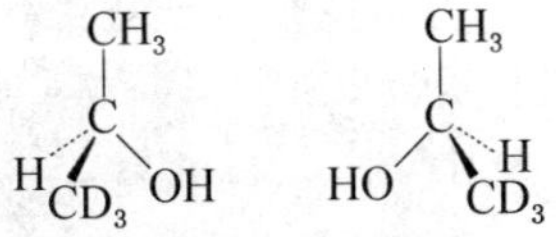

(4) 无手性,有对称平面

(5) 无手性,有对称平面

(6) 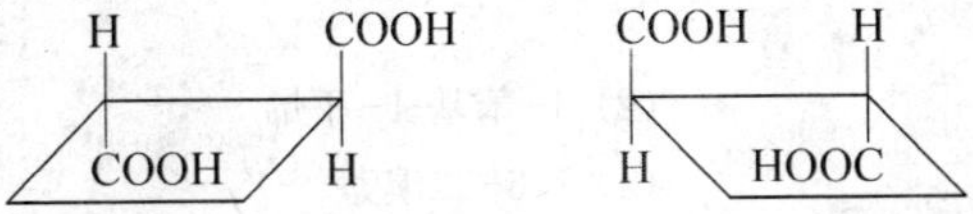

(7) 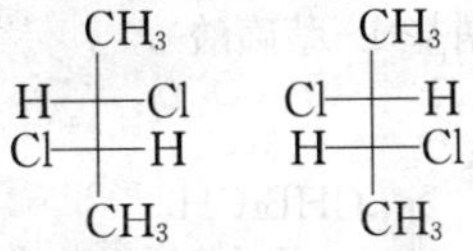

(8) 无手性,有对称平面

4. (1) *R*

(2) *R*

(3) 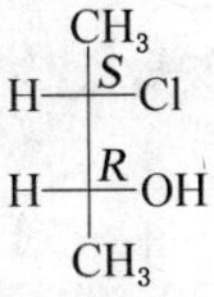

(4) 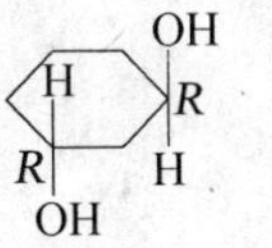

(5) 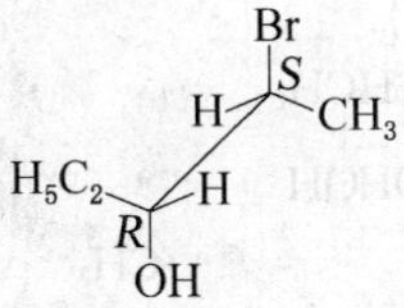

(6) *S*

5. (1)不相同　(2)相同　(3)不相同

6. (1)和(2)相同

(3)和(4)相同

7. (1) 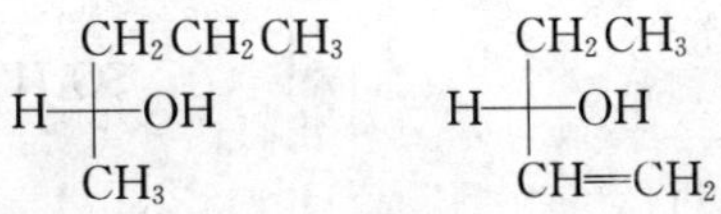

8. (1) 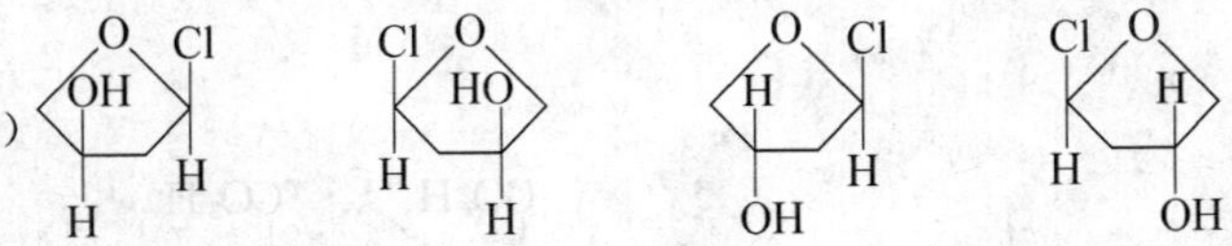

(2) 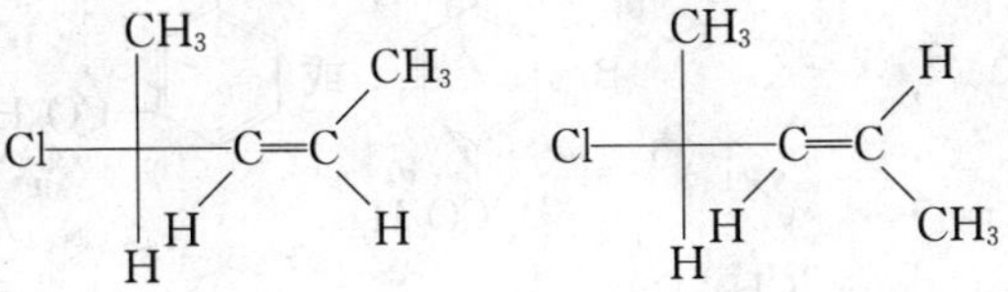

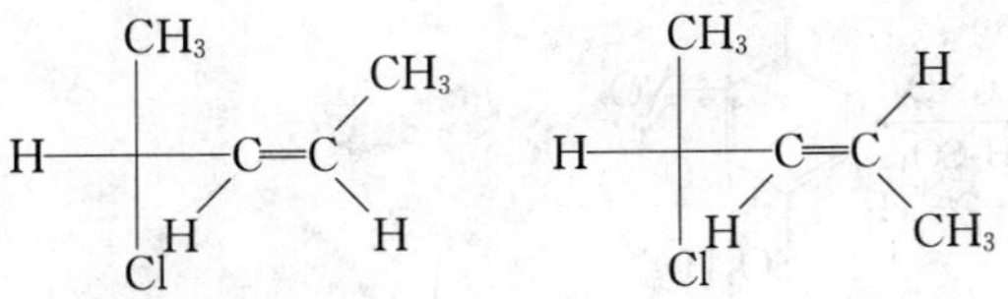

9. (1) 都有旋光性　　(2) 无旋光性

(3) $2R,3R$

10. 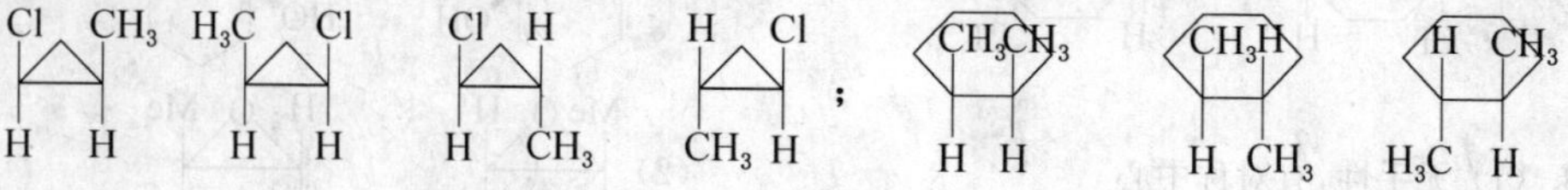

11. 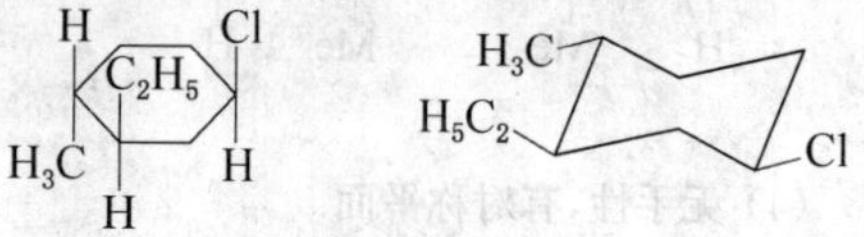

第 6 章

1. (1) 对溴乙苯　　(2) 3-苯基-1-丁烯

(3) 2-氯-4-硝基苯甲醛　　(4) 1,6-二溴萘

(5) E-3-(3-氯苯基)-2-己烯　　(6) 6-硝基-1-萘磺酸

2. (2)>(1)>(3)>(4)

3. (1) ① 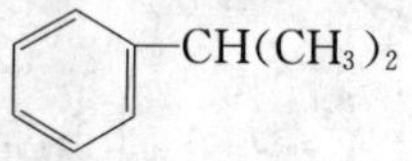　② 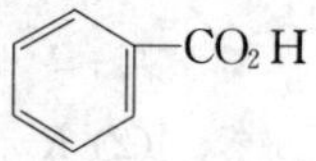　(2) 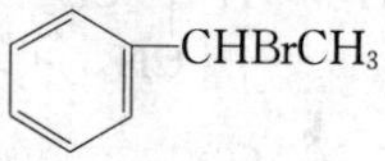

(3) 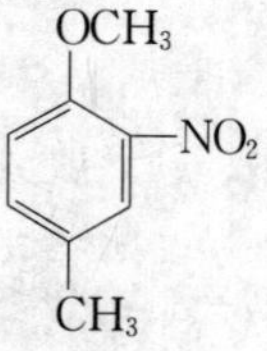　(4) 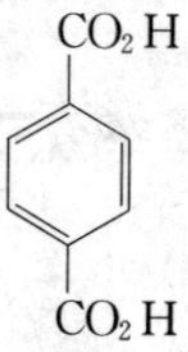

(5) ① 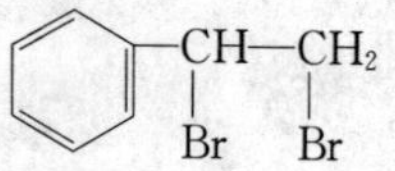　② 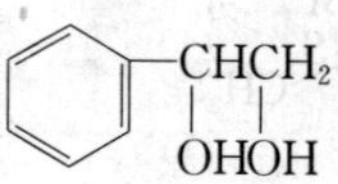

(6) 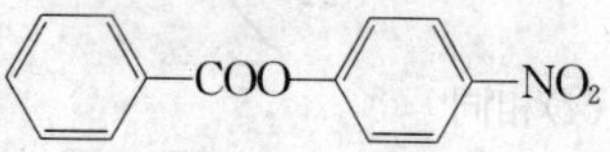　(7) ① $H_2SO_4/\triangle$　② 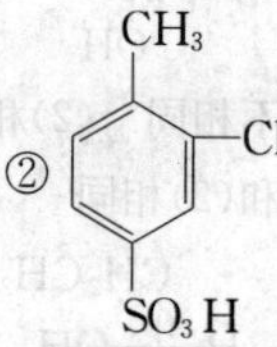

(8) 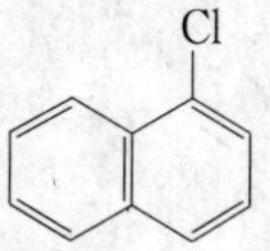

4. A. 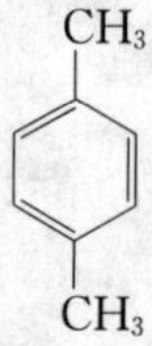 或 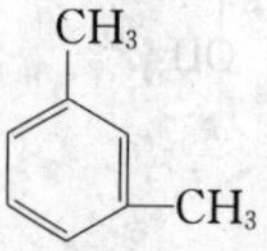　B. 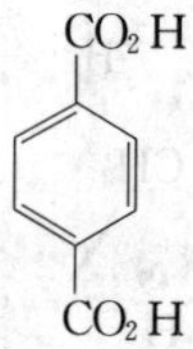 或 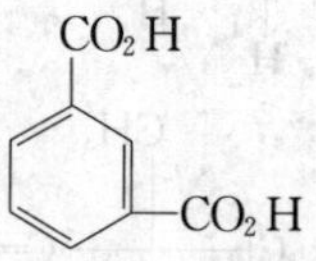

5. (1) 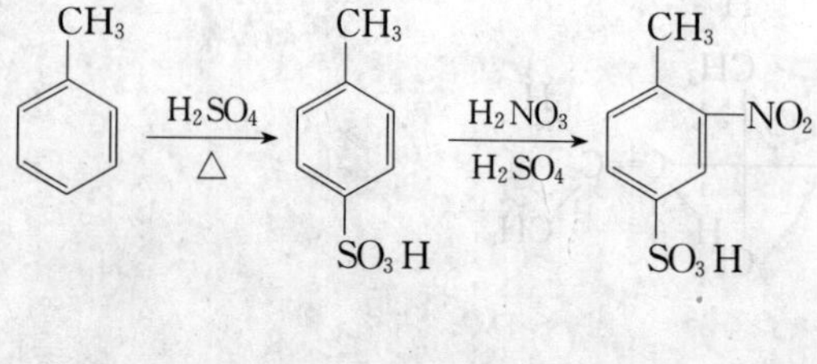

(2) 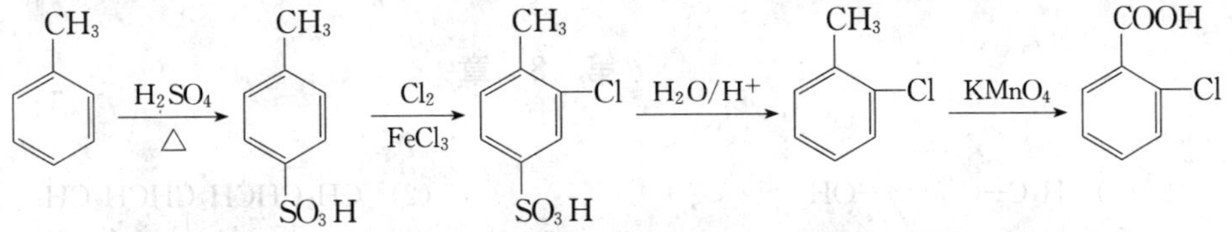

第 7 章

1. (1) 3-溴-1-丁烯
   (2) *R*-3-氯-1-戊烯
   (3) 3-溴环己烯
   (4) 1-苯基-2-溴-2-甲基丙烷
   (5) 3,4-二溴乙苯
   (6) (1*R*,3*S*)-1-甲基-3-氯环己烯

2. 略

3. (1) $CH_3CH_2CH_2OH$
   (2) $CH_3CH{=}CH_2$
   (3) $CH_3CH_2CH_2MgBr$
   (4) $CH_3CH_2CH_2D$
   (5) $CH_3CH_2CH_2C{\equiv}CCH_3$
   (6) $CH_3CH_2CH_2NHCH_3$
   (7) $CH_3CH_2CH_2CN$
   (8) $CH_3CH_2CH_2ONO_2$
   (9) $CH_3COOCH_2CH_2CH_3$
   (10) $CH_3CH_2CH_2I$

4. (1) ①NBS/过氧化物 ② 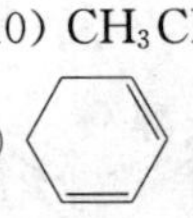
   (2) ①Cl_2/光照 ②Mg/无水乙醚 ③D_2O
   (3) ① 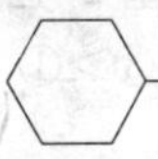—CH_2CH_2Br ② 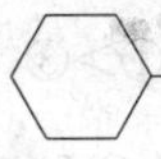—CH_2CH_2CN
   (4) 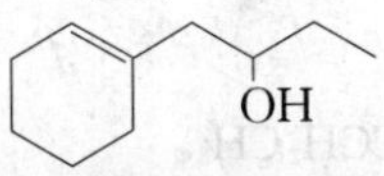
   (5) ① Cl—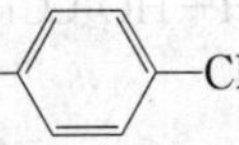—CH_2ONO_2 +②AgCl

5. (1) HCl与烯烃加成,无过氧化物效应。
   (2) 反应物是1个3°卤烃,在C_2H_5ONa/C_2H_5OH条件下,主要发生消除反应,而不是取代反应。
   (3) 反应物是1个1°卤烃,在$NaOH/H_2O$条件下,主要发生取代反应,而不是消除反应。
   (4) 格氏试剂被 —OH 分解,无法制备。
   (5) 应得到 $C_6H_5CH{=}CHCH(CH_3)_2$

6. (1)③>②>① (2)②>①>③ (3)③>①>②

7. $(CH_3)_2ClCH(CH_3)_2$

8. (A) $CH_3CH_2CH(CH_3)CH{=}CH_2$ (B) $CH_3CH_2CH(CH_3)CH_2CH_3$

9. (1) 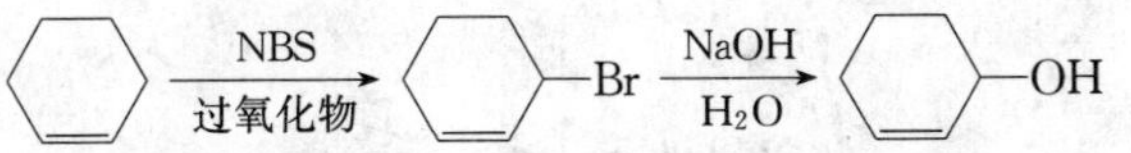
   (2) $CH_2{=}CH_2 \xrightarrow{HBr} CH_3CH_2Br$

   $CH{\equiv}CH \xrightarrow[\text{液氨}]{NaNH_2} NaC{\equiv}CNa \xrightarrow{CH_3CH_2Br} CH_3CH_2C{\equiv}CCH_2CH_3$

   $\xrightarrow[HgSO_4]{H_2O/H^+} CH_3CH_2COCH_2CH_2CH_3$

   (3) $CH_3CH_2CH_2Br \xrightarrow[\triangle]{OH^-} CH_3CH{=}CH_2 \xrightarrow[\text{过氧化物}]{NBS} BrCH_2CH{=}CH_2 \xrightarrow{Br_2} CH_2(Br)CH(Br)CH_2(Br)$

第 8 章

1. (1) 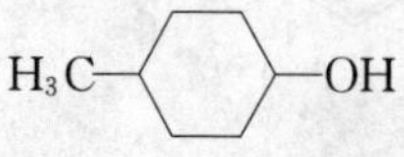

(2) $CH_3CH(OH)CH_2CH(OH)CH_2CH_3$

(3) $C_6H_5CH(OH)CH_2CH(Cl)CH_2CH_2CH_3$

(4) $CH_3CH_2CH_2SH$

(5) 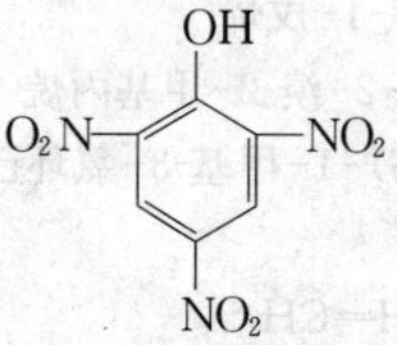

(6) 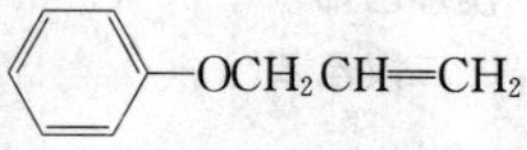

(7) $(CH_3CH_2)_2SO_4$

(8) 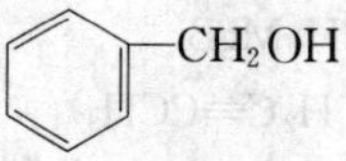

2. (1) 3-正丙基-2,4-戊二醇 (2) 顺-4-甲基环己醇
(3) 2,6-二溴苯酚 (4) 2,4-二硝基苯酚
(5) 2-正丙基-3-丁烯-1-醇 (6) 3-溴-1-丙醇
(7) 乙基烯丙基醚 (8) 4-溴苯乙醇
(9) 苯乙醚 (10) 2-甲基-4-甲氧基-2-己烯

3. (1)②>③>① (2)②>①>③ (3)④>②>⑥>⑤>①>③ (4)②>③>①

4. ① $CH_3COOH+HO_2CCH_2CH_2COOH$ ② 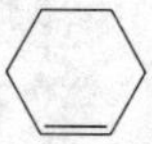
③ H_2SO_4/△ ④ $(CH_3)_2C(OH)CH_2CH_3$
⑤ $HOCH_2CH_2CH_2SNa$ ⑥ 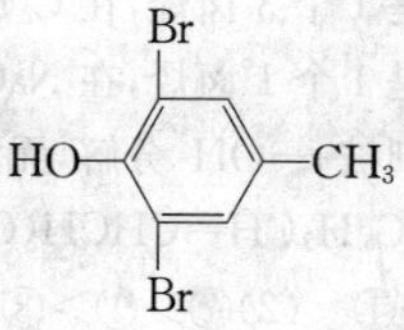
⑦ 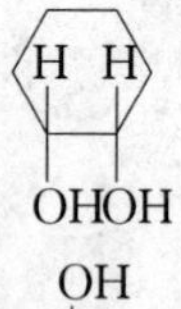 ⑧ $CH_3CH{=}CHCH_2Br$
⑨ 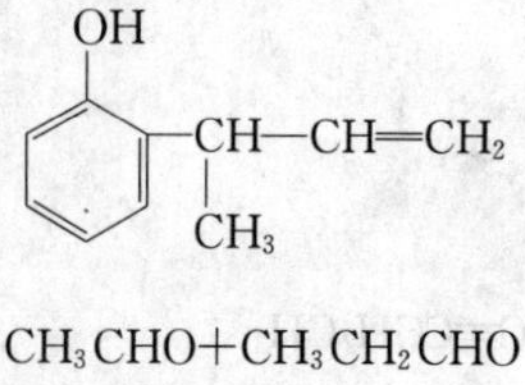 ⑩ $C_6H_5CH{=}CHCH_3$
⑪ $CH_3CHO+CH_3CH_2CHO$ ⑫ 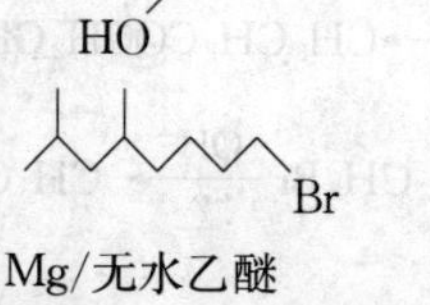
⑬ CH_3I ⑭
⑮ HBr/过氧化物 ⑯ Mg/无水乙醚

⑰ $CH_3(CH_2)_4OH$

5. A 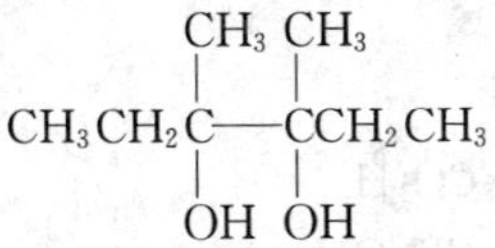
B 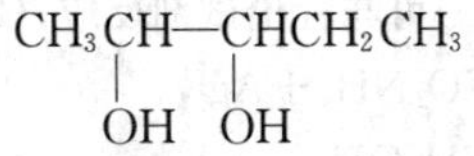

C 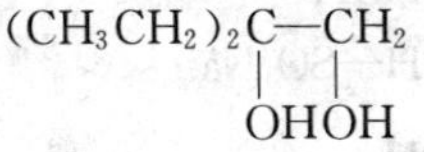

6. A 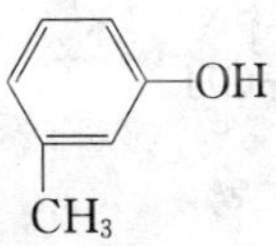

7. A. 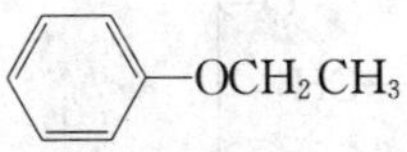
B. 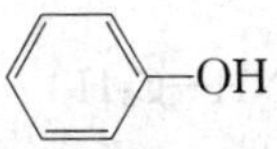

C. CH_3CH_2I
D. CH_3CHO

8. (1) 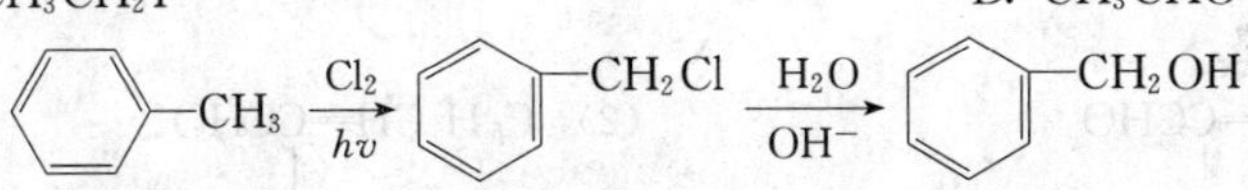

(2) 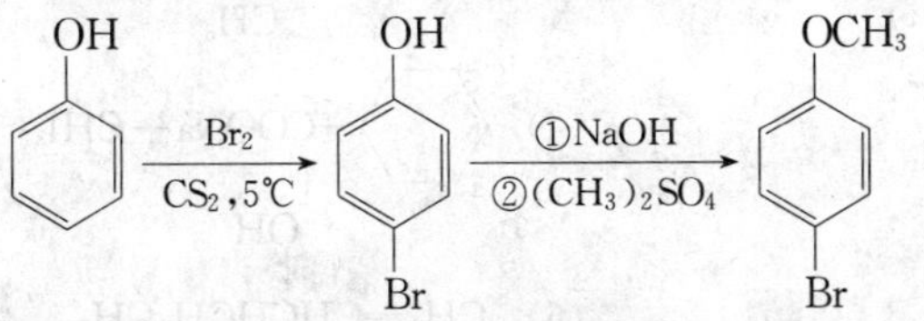

(3) 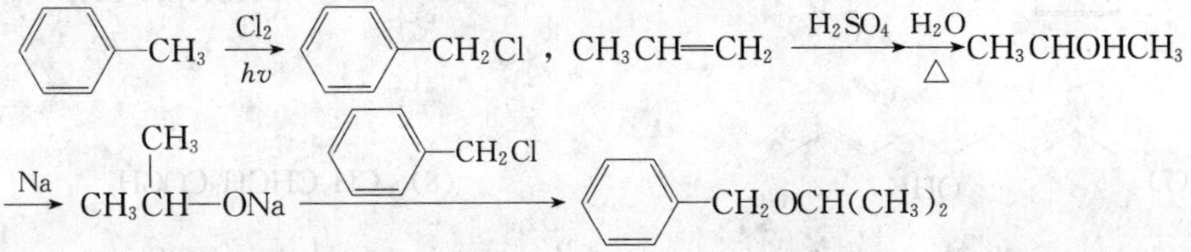

(4) $CH_2{=}CHCH_3 \xrightarrow[\text{过氧化物}]{NBS} CH_2{=}CHCH_2Br \xrightarrow{(CH_3)_2CHONa} (CH_3)_2CHOCH_2CH{=}CH_2$

异丙醇钠的合成见(3)。

第 9 章

1. (1) 4-甲基-3-戊烯-2-酮
(2) 对羟基苯甲醛
(3) 2-甲基环戊酮
(4) 4-甲基-2-戊酮
(5) 4-苯基-3-丁酮醛
(6) 苯甲醛缩二乙醇
(7) S-4-甲氧基-2-戊酮
(8) 2,5-二甲基-2-环己烯酮

2. (1) 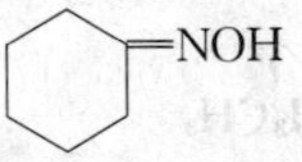
(2) 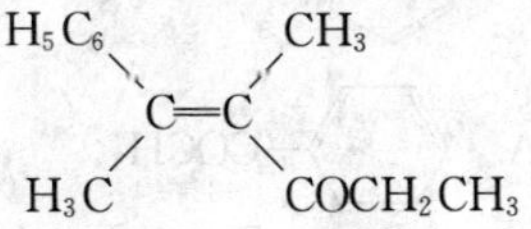

(3) $(CH_3)_2C(OC_2H_5)_2$
(4) 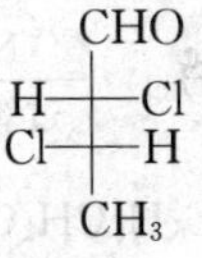

(5) 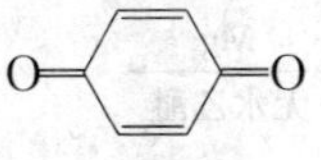
(6) $C_6H_5CH{=}NNHC_6H_5$

3. (1)(2)

4. (2)、(4)、(5)、(6)、(7)

5. (1)、(2)、(5)可与杜伦试剂反应;(2)、(5)可与斐林试剂反应

6. (1) $C_6H_5CO_2NH_4 + Ag\downarrow$ (2) $C_6H_5CO_2H$

(3) $C_6H_5CH_2OH$ (4) $C_6H_5CH_2OH$

(5) $(C_6H_5)_2CHOMgBr$ (6) $C_6H_5CH(OH)—SO_3Na$

(7) $C_6H_5CH(OH)—CN$ (8) $C_6H_5CH{=}N—OH$

(9) $C_6H_5CH{=}NNH—C_6H_5$ (10) 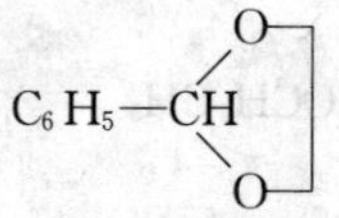

7. (1) 不反应,其余产物略。

8. (1) $CH_3CH_2CH_2CH{=}C(C_2H_5)CHO$ (2) $C_6H_5CH{=}C(CH_3)CHO$

(3) $(CH_3)_3CCH_2OH + HCOO^-$ (4) 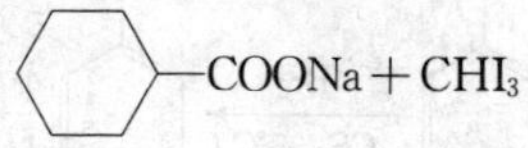

(5) 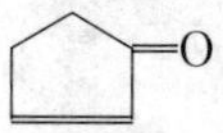 (6) $CH_2{=}CHCH(OH)CH_2CH_3$

(7) 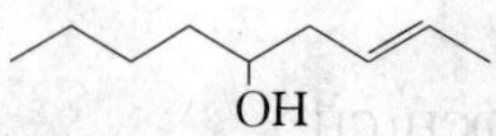 (8) $CH_3CH(CN)CH_2COCH_3$

(9) (A) 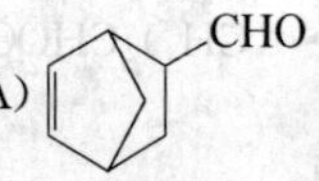 (B) 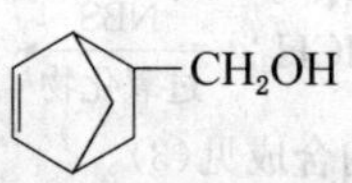

(10) (A) 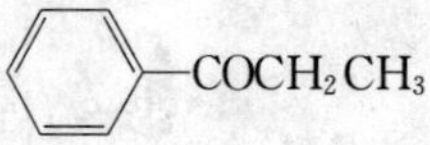 (B) 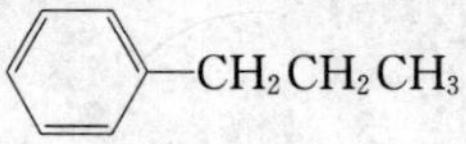

9. (1) A. 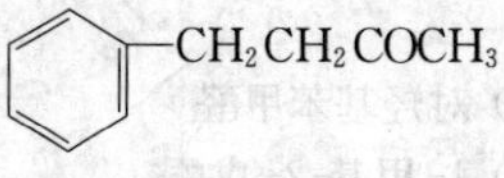 或 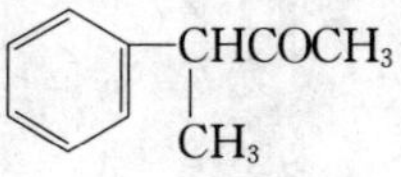

B. CHI_3

C. 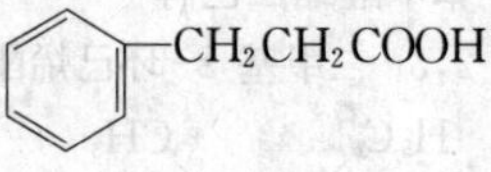 或 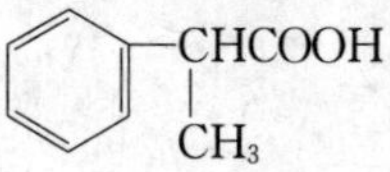

(2) A. 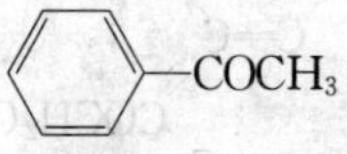 B. 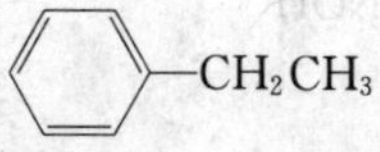

10. (1) $C_6H_5CH_3 \xrightarrow[\text{过氧化物}]{NBS} C_6H_5CH_2Br \xrightarrow[\text{无水乙醚}]{Mg} C_6H_5MgBr$ 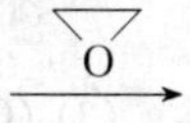

$\xrightarrow{H_3^+O} C_6H_5CH_2CH_2CH_2OH$

(2) 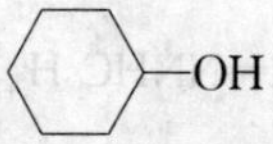 $\xrightarrow[H_2SO_4]{KMnO_4}$ 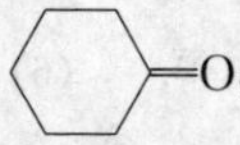, $C_2H_5OH \xrightarrow{HBr} C_2H_5Br \xrightarrow[\text{无水乙醚}]{Mg}$

C_2H_5MgBr， 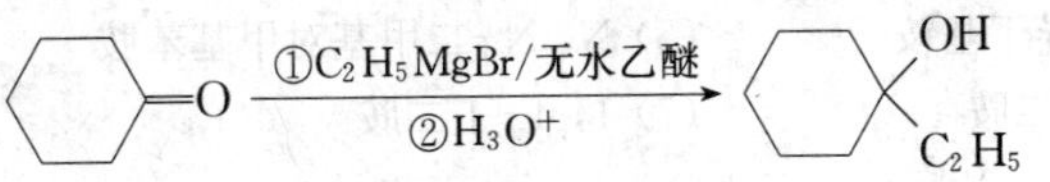

第 10 章

1. (1) 2-甲基-6-庚烯酸　(2) 对苄氧基苯甲酸　(3) E-4-甲基-3-辛烯酸甲酯
   (4) N,N-二甲基环丁基甲酰胺　(5) β-氯丙酰氯　(6) 邻苯二甲酸酐
   (7) 5-溴-2-萘甲酸　(8) 3-(4-氯苯基)丙烯酰胺
2. 略
3. (1) ④>③>②>①　(2) ②>①>③　(3) ④>③>②>①　(4) ④>①>②>③
4. (1) ②>④>①>③　(2) ①>②>④>③　(3) ②>③>①
5. (1) ①CH_3CH_2COONa　②CH_3CH_2COOH　(2) $CH_3CH_2COOC_2H_5$　(3) CH_3COCl
   (4) $CH_2—COOH$ / $CH_2COOC_2H_5$　(5) $CH_3CONHCH_3$　(6) 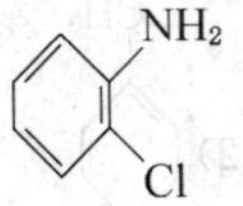　(7) 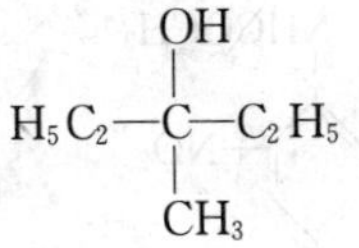
   (8) $CH_2=CHCOOC_4H_9$-n　(9) 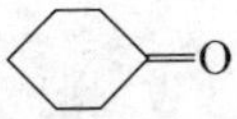　(10) 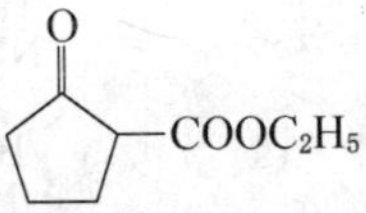
6. A. $CH_3COOCH=CH_2$　B. $CH_2=CHCOOCH_3$

第 11 章

1. (1) α-甲基-δ-羟基己酸　(2) α-甲基-γ-溴丁酸　(3) δ-甲基-δ-己内酯
   (4) γ-甲基-β-戊酮酸甲酯　(5) δ-氨基-β-巯基己酸
2. (1) 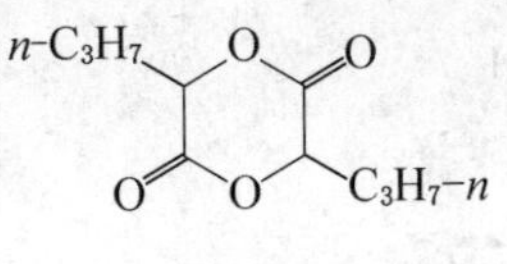　(2) $CH_3CH(OH)COOH$　(3) 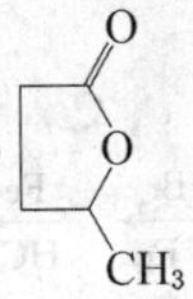　(4) $CH_3CH=CHCOOH$
   (5) ① 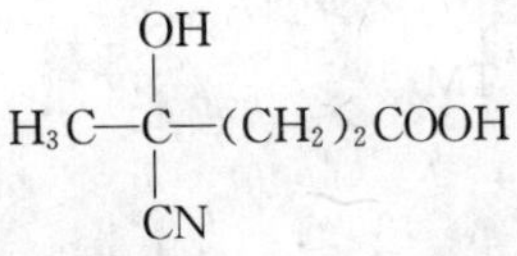　② 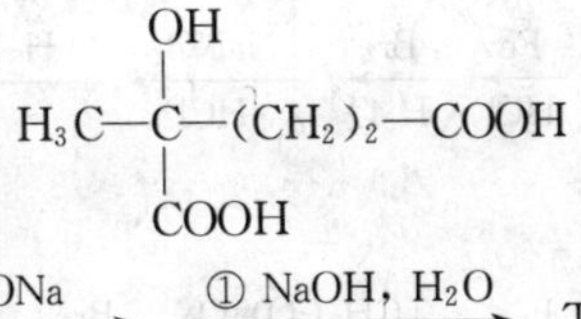　(6) 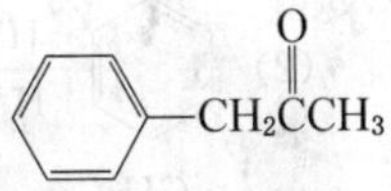
3. (1) $CH_3COCH_2COOC_2H_5 \xrightarrow[②\ CH_3CH_2CH_2Br]{①\ C_2H_5ONa} \xrightarrow[②\ H^+,\triangle]{①\ NaOH,\ H_2O}$ TM
   (2) $CH_3COCH_2COOC_2H_5 \xrightarrow[②PhCH_2Cl]{①\ C_2H_5ONa} \xrightarrow[②\ CH_3I]{①\ C_2H_5ONa} \xrightarrow[②\ H^+,\triangle]{①\ NaOH,H_2O}$ TM
4. (1) $CH_2(COOC_2H_5)_2 \xrightarrow[②CH_3CH_2CH_2Br]{①C_2H_5ONa} \xrightarrow[②H^+,\triangle]{①NaOH,\ H_2O}$ TM
   (2) $CH_2(COOC_2H_5)_2 \xrightarrow[②BrCH_2CH_2CH_2Br]{①C_2H_5ONa} \xrightarrow[②H^+,\triangle]{①NaOH,\ H_2O}$ TM

第 12 章

1. (1) 3-甲基丁胺　(2) 乙基异丙基胺　(3) 氢氧化四乙铵

(4) 碘化三甲基异丁基铵　　(5) N，N-二甲基对甲基苯胺

(6) N-苯基对苯二胺　　(7) 1，4-丁二胺

2. 略

3. (1) ②>①>③>④　(2) ④>③>①>②

4. (1) $CH_3CH_2CH_2CH_2\overset{+}{N}H_3Cl^-$　　(2) $CH_3CH_2CH_2CH_2NHCOCH_3$

(3) $(CH_3)_2CHCONHCH_2CH_2CH_2CH_3$　　(4) 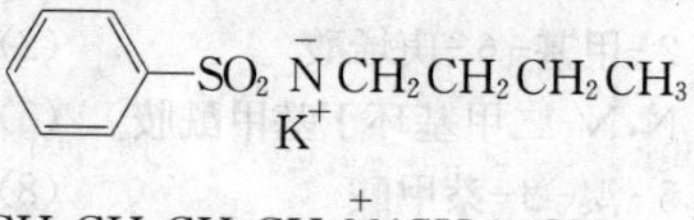

(5) $CH_3CH_2CH_2CH_2NHCH_2CH_3$　　(6) $CH_3CH_2CH_2CH_2\overset{+}{N}(CH_3)_3OH^-$

(7) $CH_3CH_2CH{=}CH_2$

(8) $CH_3CH_2CH{=}CH_2 + CH_3CH_2CH_2CH_2OH + CH_3CH_2CH(OH)CH_3 + N_2$ 等

5. (1) 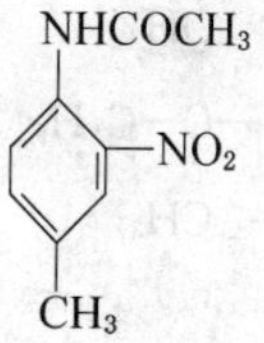　(2) 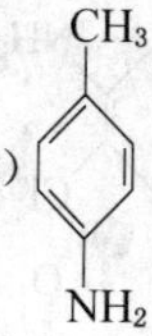　(3) 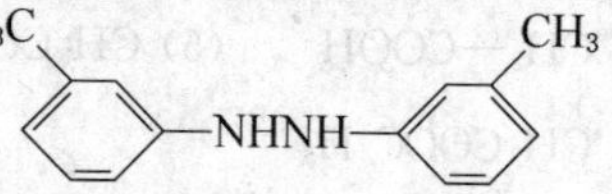

(4) 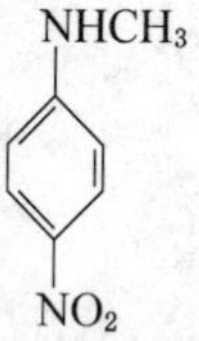　(5) 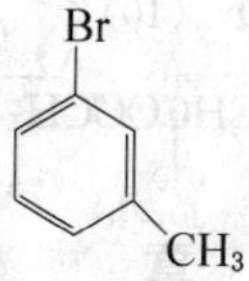　(6) 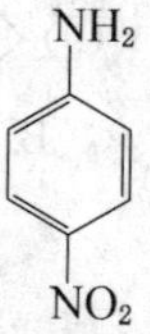

(7) $CH_2{=}CH_2 + CH_3CH_2CH_2N(CH_3)_2$　(8) 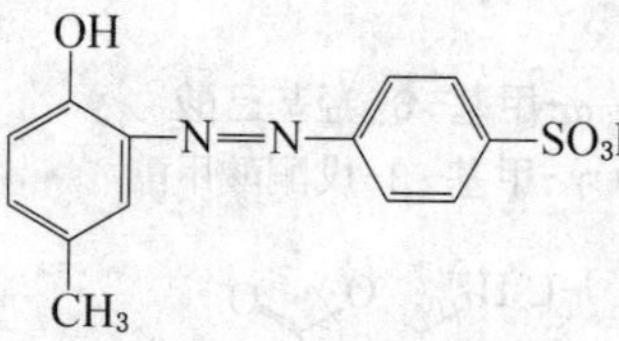

6. (1) 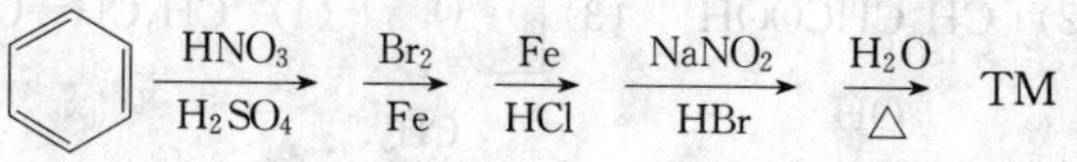

(2) 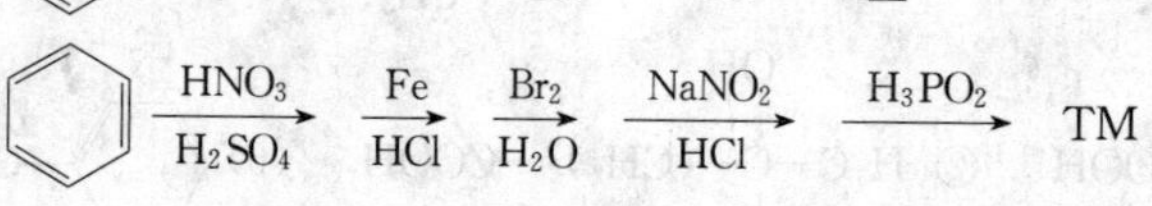

(3) 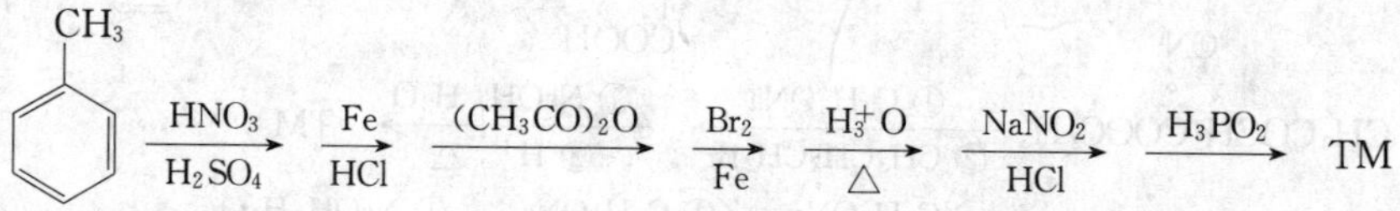

7. A. 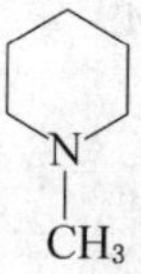　B. 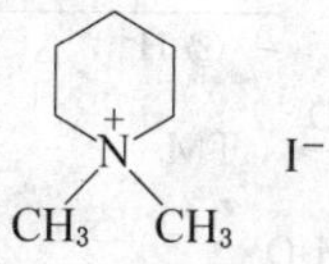　C. 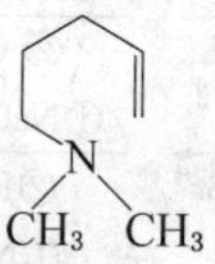　D. $CH_2{=}CHCH_2CH{=}CH_2$

第 13 章

1. (1) 5-溴-2-呋喃甲酸　(2) 1-苯基-4-硝基咪唑　(3) 2-溴-4-氨基嘧啶

(4) 2-甲基-5-溴噁唑　(5) 5,6-二氯-3-吲哚乙酸　(6) 4,8-二甲基异喹啉

(7) 6-巯基嘌呤

2. 略

3. (1) 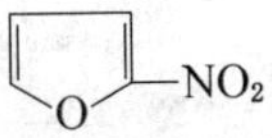 (2) 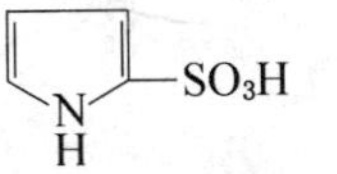 (3) 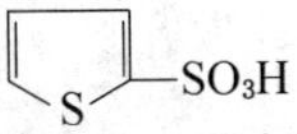 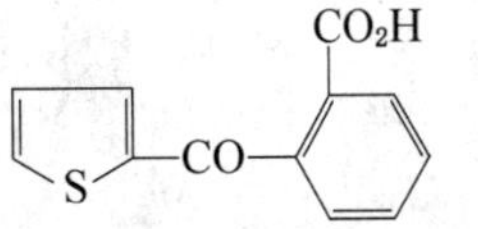

(4) 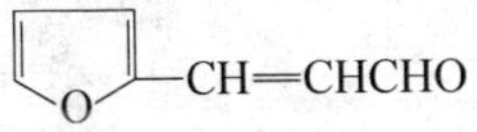 ① 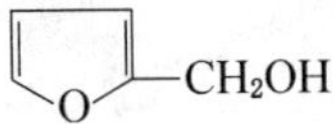 ② 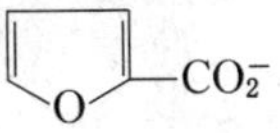

(5) ① 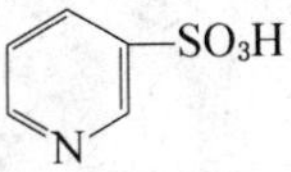 ② 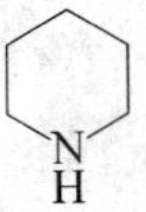 (6) 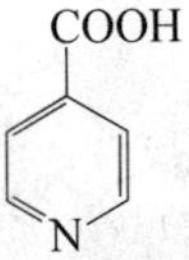 (7) 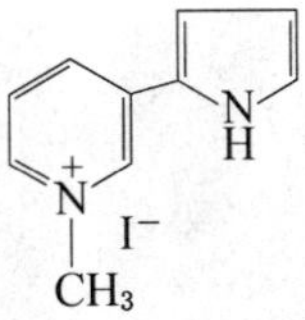 (8) 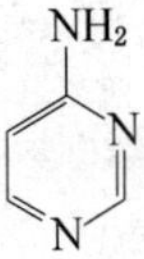

4. (2) (4) (5)

5. (1) 用对甲苯磺酰氯处理，滤除生成的固体即可除去六氢吡啶。

(2) 在室温下用浓 H_2SO_4 处理，分出酸层即可除去噻吩。

6. (4)>(1)>(2)>(3) 7. 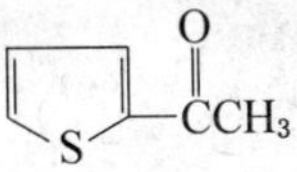

第 14 章

1. 略 2. 略

3. (1) 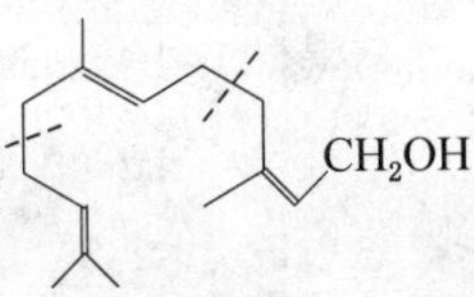 (2) 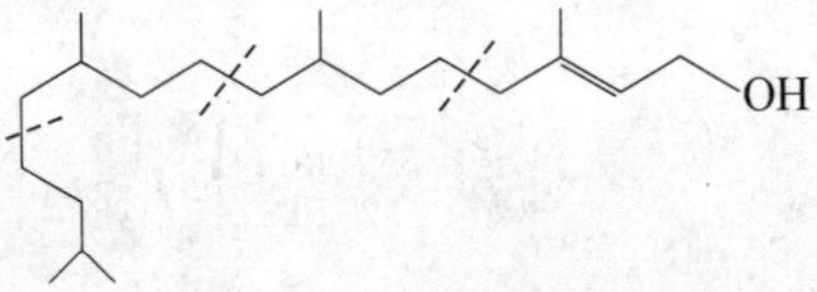 (3) 略

4. (1) 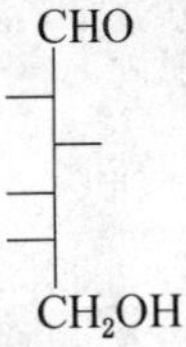

L-(−)-葡萄糖

(2) 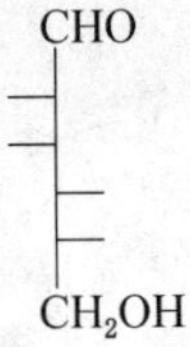

D-(+)-甘露糖

(3) 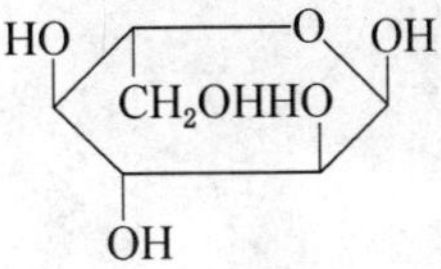

β-*L*-(−)-吡喃葡萄糖

5. (1) 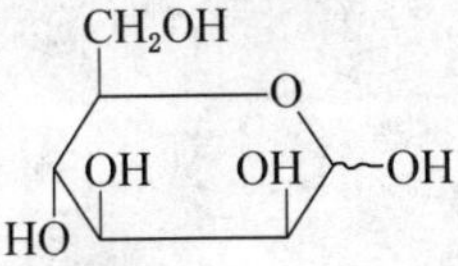 (2) 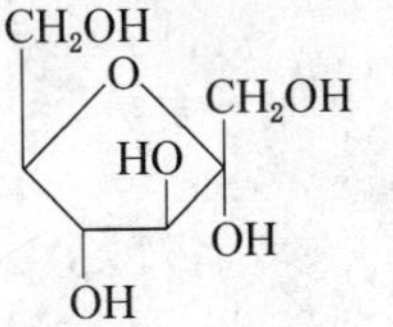 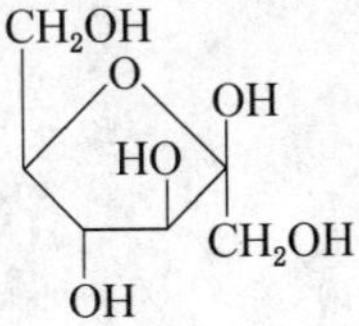

(3) 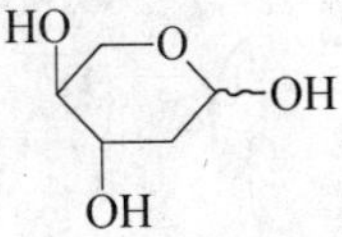 (4) 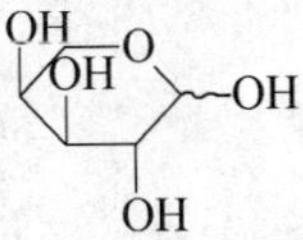

6. 略 7. 略

8. A. 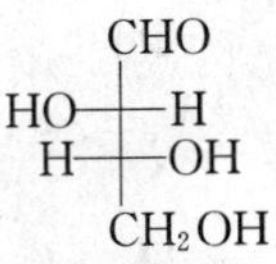 B. 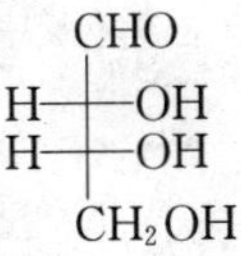

第 15 章至第 27 章的习题答案略。